第Ⅰ章	がん診療の基礎知識	Ⅰ
第Ⅱ章	がん診療におけるEBMと臨床試験	Ⅱ
第Ⅲ章	各種がんの治療	Ⅲ
第Ⅳ章	転移がんのマネジメント	Ⅳ
第Ⅴ章	副作用のマネジメント	Ⅴ
第Ⅵ章	オンコロジック・エマージェンシー	Ⅵ
第Ⅶ章	腫瘍随伴症候群	Ⅶ
第Ⅷ章	緩和療法	Ⅷ
第Ⅸ章	患者支援	Ⅸ

1 頭頸部癌 ·············· 86
2 甲状腺癌 ·············· 93
3 肺癌/胸腺腫・胸腺癌
　①肺癌 ················ 99
　②胸腺腫・胸腺癌 ······ 110
4 乳癌 ················· 115
5 胃癌 ················· 138
6 食道癌 ··············· 146
7 結腸・直腸癌/肛門癌
　①結腸・直腸癌 ········ 157
　②肛門癌 ············· 175
8 肝・胆・膵癌
　①肝細胞癌 ············ 179
　②胆道癌 ············· 186
　③膵癌 ··············· 190
9 GIST/小腸腫瘍/消化管・膵神経内分泌腫瘍
　①GIST ··············· 196
　②小腸腫瘍 ············ 201
　③消化管・膵神経内分泌腫瘍 ···· 205
10 婦人科がん
　①卵巣癌 ············· 213
　②子宮体癌 ············ 221
　③子宮頸癌 ············ 226
11 泌尿器がん
　①膀胱癌 ············· 232
　②前立腺癌 ············ 239
　③腎癌 ··············· 255
12 胚細胞腫瘍
　①精巣胚細胞腫瘍 ······ 264
　②卵巣胚細胞腫瘍 ······ 274
13 骨・軟部腫瘍 ········· 276
14 造血器腫瘍
　①白血病 ············· 297
　②ホジキンリンパ腫・成熟B細胞腫瘍・成熟T/NK細胞腫瘍 ···· 312
　③形質細胞腫瘍 ········ 323
15 原発不明がん ········· 329
16 皮膚癌
　①悪性黒色腫 ·········· 337
　②皮膚の有棘細胞癌（扁平上皮癌）···· 346
　③皮膚の基底細胞癌 ···· 349
　④皮膚のメルケル細胞癌 ···· 351

がん診療
スタンダードマニュアル
がん薬物療法からサポーティブケアまで

編集　勝俣範之・東 光久・後藤 悌・白井敬祐・高野利実・森 雅紀・山内照夫

Evidence-Based Practice

Signe

はじめに

　この『がん診療スタンダードマニュアル』の前バージョンである『がん診療 UP TO DATE』を刊行してから，6年が過ぎた．

　がん診療もこの6年で大きく変化した．何といっても，2014年に免疫チェックポイント阻害薬のニボルマブが承認されたことは大きい．免疫チェックポイント阻害薬は，2013年のScience誌のブレイクスルー・オブ・ザ・イヤーのトップにも選出され，がん治療に革命をもたらしたと言える．免疫チェックポイント阻害薬の開発のきっかけとなったPD-1を発見した本庶佑先生が，2018年にノーベル賞を受賞したことは記憶に新しいところである．2019年現在，免疫チェックポイント阻害薬は6剤が承認されており，今後，ますます開発が進められると思われる．

　2019年は，「がんゲノム元年」と呼ばれる年でもあった．次世代シークエンサーの開発により，がんのゲノム異常がいっぺんにわかるようになった．2019年にがんゲノム検査（がん遺伝子パネル検査）が承認されたことは大きなイベントであった．ただし，ゲノム検査により適合した治療薬が見つかる確率はまだ約10%程度であり，治療薬が見つかっても研究レベルの段階ということになり，実際に効果があるかどうかは不明であるが，知見を重ねることによって，今後ますますゲノム医療が進んでいくことが期待される．

　この『がん診療スタンダードマニュアル』には，日進月歩のオンコロジーの情報だけでなく，エビデンスの考え方，ガイドラインの使い方，臨床試験の方法論，また，副作用マネジメント，腫瘍随伴症候群，緩和療法など幅広い情報が収載されている．本改訂では，これらの内容をアップデートするだけではなく，新規項目も追加した．1例を挙げると，緩和療法の章では，トピックである早期緩和ケア，ACP（アドバンス・ケア・プランニング）についても解説していただいた．とかく，がん診療は臓器別診療になりがちであるが，支持療法，緩和療法も，がん診療に携わるすべての医療者に知ってほしい内容である．がん診療で，患者の価値観・QOL（生活の質）を大切にすることは，最も大切な目的の一つである．

　この『がん診療スタンダードマニュアル』は，これから腫瘍内科医を目指そうとする若手医師に大いに活用していただきたい．また，それ以外のがん診療に携わる医師・看護師・薬剤師などにも積極的に活用していただきたいと思う．内容に関しては，随時，質問・要望・コメントなどをいただきたい．

　最後に，この企画を最初から最後まで情熱をもち，途中へこみながらも，根気よくサポートし，やり遂げてくださったシーニュの藤本浩喜氏に深く感謝する．

2019年11月

　　がん患者さんのあらゆる問題に対して，共に悩み，共に闘っていく，患者さんの良きパートナーとなることを目指して

日本医科大学武蔵小杉病院　腫瘍内科
勝俣範之

協力者一覧

編集

勝俣 範之	日本医科大学武蔵小杉病院 腫瘍内科	
東　光久	福島県立医科大学 白河総合診療アカデミー／白河厚生総合病院 総合診療科	
後藤　悌	国立がん研究センター中央病院 呼吸器内科	
白井 敬祐	ダートマス大学 腫瘍内科	
高野 利実	虎の門病院 臨床腫瘍科	
森　雅紀	聖隷三方原病院 緩和ケアチーム	
山内 照夫	聖路加国際病院 腫瘍内科	

執筆

東　光久	福島県立医科大学 白河総合診療アカデミー／白河厚生総合病院 総合診療科	Ⅴ章16, Ⅶ章1
天笠 允仁	昭和大学藤が丘病院 内科学講座腎臓内科部門	Ⅴ章14
安藤 雄一	名古屋大学医学部付属病院 化学療法部	Ⅸ章5
今滝　修	香川大学医学部 血液内科	Ⅲ章14①②③
上野　誠	神奈川県立がんセンター 消化器内科	Ⅲ章8②③
榎田 智弘	マウントサイナイ医科大学 腫瘍内科／国立がん研究センター東病院 頭頸部内科	Ⅳ章2
扇田　信	聖路加国際病院 腫瘍内科	Ⅲ章7①②
大木 遼佑	NTT東日本関東病院 腫瘍内科	Ⅲ章11③
大谷 弘行	九州がんセンター 緩和ケアチーム	Ⅷ章6
大野　智	島根大学医学部附属病院 臨床研究センター	Ⅸ章7
尾崎 由記範	虎の門病院 臨床腫瘍科	Ⅲ章6, Ⅲ章11①③
小野寺 恵子	日本医科大学武蔵小杉病院 看護部	Ⅴ章9, Ⅴ章11, Ⅸ章8
小田切 拓也	小牧市民病院緩和ケア科	Ⅷ章9
片山　宏	国立がん研究センター中央病院 臨床研究支援部門	Ⅱ章5
勝俣 範之	日本医科大学武蔵小杉病院 腫瘍内科	Ⅴ章1, Ⅴ章5
勝屋 友幾	カリフォルニア大学サンディエゴ校	Ⅲ章3②
門倉 玄武	諏訪中央病院 腫瘍内科	Ⅰ章3①②, Ⅰ章4①②③, Ⅴ章10, Ⅸ章4
金井 久子	聖路加国際病院 看護部	Ⅴ章8
北野 敦子	聖路加国際病院 腫瘍内科	Ⅸ章3
清田 尚臣	神戸大学医学部附属病院 腫瘍センター	Ⅲ章1, Ⅲ章2
弦間 昭彦	日本医科大学付属病院 呼吸器内科	Ⅴ章6, Ⅴ章7
後藤　悌	国立がん研究センター中央病院 呼吸器内科	Ⅱ章1, Ⅱ章2
此松 晶子	日本医科大学武蔵小杉病院 薬剤部	Ⅴ章9, Ⅴ章11
小山 隆文	国立がん研究センター中央病院 先端医療科	Ⅳ章1
近藤 千紘	虎の門病院 臨床腫瘍科	Ⅲ章6, Ⅲ章11①②③
齋藤 好信	日本医科大学付属病院 呼吸器内科	Ⅴ章6
酒井　瞳	近畿大学医学部 内科学腫瘍内科部門	Ⅴ章1, Ⅴ章5

佐貫 直子	三重県立総合医療センター 放射線治療科 ■	I章5
篠﨑 勝則	県立広島病院 臨床腫瘍科 ■	III章9①②③
柴田 大朗	国立がん研究センター 研究支援センター 生物統計部 ■	II章5
白井 敬祐	ダートマス大学腫瘍内科 ■	III章16①②③④
杉本 由香	三重大学医学部地域血液内科講座／武内病院 ■	VI章3, VI章4
鈴木 龍児	福島県立医科大学 白河総合診療アカデミー／白河厚生総合病院 総合診療科 ■	VII章2
陶山 浩一	熊本大学医学部附属病院 がんセンター ■	III章6
清家 正博	日本医科大学付属病院 呼吸器内科 ■	V章7
髙木 浩一	聖路加国際病院 消化器内科 ■	III章5
高野 利実	虎の門病院 臨床腫瘍科 ■	III章6, III章11①③
武田 篤也	大船中央病院 放射線治療センター ■	I章5
立松 典篤	国立がん研究センター東病院 骨軟部腫瘍・リハビリテーション科 ■	IX章6
田中 江里	葉山ハートセンター ■	V章12
田辺 真彦	東京大学医学部附属病院 乳腺・内分泌外科 ■	IX章9
田辺 裕子	虎の門病院 臨床腫瘍科 ■	III章6, III章11①③
次橋 幸男	天理よろづ相談所病院 在宅世話どりセンター ■	VII章3
津田 享志	川崎市立多摩病院 腫瘍内科 ■	VIII章3
土井 美帆子	県立広島病院 臨床腫瘍科 ■	IV章5①②③④
内藤 陽一	国立がん研究センター東病院 乳腺・腫瘍内科 ■	III章13
中島 裕理	虎の門病院 臨床腫瘍科 ■	III章6
中野 絵里子	聖路加国際病院 腫瘍内科 ■	III章4
永野 悦子	聖路加国際病院 看護部 ■	V章4
名倉 功二	りんくう総合医療センター 国際診療科／総合内科感染症内科 ■	IX章1
西 智弘	川崎市立井田病院 かわさき総合ケアセンター腫瘍内科／緩和ケア内科 ■	V章3, VIII章2
西村 直樹	聖路加国際病院 呼吸器内科 ■	III章3①
西脇 宏樹	昭和大学藤が丘病院 内科学講座腎臓内科部門 ■	V章14
萩原 淳司	大阪市立大学大学院医学研究科 肝胆膵病態内科学 ■	III章8①
橋本 淳	聖路加国際病院 腫瘍内科 ■	III章15
原野 謙一	国立がん研究センター東病院 先端医療科／乳腺・腫瘍内科 ■	I章1, I章2, III章10①②③
古川 茂宜	福島県立医科大学産科婦人科学講座 ■	V章13
堀江 良樹	聖マリアンナ医科大学 腫瘍内科 ■	VIII章3
増田 淳	虎の門病院 臨床腫瘍科 ■	III章11②
松岡 歩	名古屋大学医学部付属病院 化学療法部 ■	IX章5
松本 光史	兵庫県立がんセンター 腫瘍内科／外来化学療法センター ■	III章12①②
松本 優	日本医科大学武蔵小杉病院 呼吸器内科 ■	V章7
松本 禎久	国立がん研究センター東病院 緩和医療科 ■	VIII章4
黛 芽衣子	Emmaus Life Sciences, Inc ■	VIII章7

丸田 雄一	昭和大学藤が丘病院 内科学講座腎臓内科部門 ■	V章14
三浦 裕司	虎の門病院 臨床腫瘍科 ■	III章6, III章11 ①②③
水谷 友紀	杏林大学医学部 総合医療学／腫瘍内科学 ■	II章4
村田 光麻	京都大学大学院医学研究科 皮膚科学 ■	V章15 ①②
森 信好	聖路加国際病院 感染症科 ■	V章2
森 雅紀	聖隷三方原病院 緩和ケアチーム ■	VIII章8 ①②③④
安田 武洋	天理よろづ相談所病院 化学療法室／呼吸器内科 ■	VI章1, VI章2
山内 英子	聖路加国際病院 ブレストセンター ■	IX章2
山田 博英	聖隷浜松病院 緩和医療科 ■	VIII章5
山田 祐	国際医療福祉大学病院 心療内科 ■	VIII章1
吉井 由美	奈良県立医科大学 腫瘍センター ■	IV章3, IV章4
吉村 健一	広島大学 総合医療研究推進センター ■	II章3
渡邊 裕之	奈良県立医科大学附属病院 薬剤部 ■	I章6

（50音順．所属は執筆時のもの）

目次

はじめに ……………………………………………………………………………………………… iii

第Ⅰ章 がん診療の基礎知識　　1

1. 腫瘍内科医の役割とチーム医療 …………………………………………………… 2
2. がん薬物療法の理論と適応 …………………………………………………………… 8
3. 臓器障害時の抗がん薬投与方法
   - ①肝障害時の薬物療法 …………………………………………………………… 15
   - ②腎障害時の薬物療法 …………………………………………………………… 21
4. 効果, 安全性の評価方法
   - ①performance status (PS) ……………………………………………………… 28
   - ②RECIST1.1 ……………………………………………………………………… 29
   - ③CTCAE5.0 ……………………………………………………………………… 34
5. 放射線腫瘍学の基礎知識 …………………………………………………………… 36
6. 抗がん薬ミキシング時の注意点と曝露問題 …………………………………… 43

第Ⅱ章 がん診療におけるEBMと臨床試験　　53

1. エビデンスレベルとガイドライン …………………………………………………… 54
2. がん情報とインターネット ………………………………………………………… 57
3. 臨床試験のデザインと解析 ………………………………………………………… 61
4. 臨床試験の倫理 ……………………………………………………………………… 71
5. 臨床試験にかかわる制度・臨床試験登録 ………………………………………… 75

第Ⅲ章 各種がんの治療　　85

1. 頭頸部癌 ………………………………………………………………………………… 86
2. 甲状腺癌 ………………………………………………………………………………… 93
3. 肺癌／胸腺腫・胸腺癌
   - ①肺癌 ……………………………………………………………………………… 99
   - ②胸腺腫・胸腺癌 ………………………………………………………………… 110
4. 乳癌 ……………………………………………………………………………………… 115
5. 胃癌 ……………………………………………………………………………………… 138
6. 食道癌 …………………………………………………………………………………… 146
7. 結腸・直腸癌／肛門癌
   - ①結腸・直腸癌 …………………………………………………………………… 157

    ②肛門癌 ･･･ 175
  8 肝・胆・膵癌
    ①肝細胞癌 ･･ 179
    ②胆道癌 ･･ 186
    ③膵癌 ･･ 190
  9 GIST/ 小腸腫瘍 / 消化管・膵神経内分泌腫瘍
    ①GIST ･･ 196
    ②小腸腫瘍 ･･ 201
    ③消化管・膵神経内分泌腫瘍 ･･ 205
 10 婦人科がん
    ①卵巣癌 ･･ 213
    ②子宮体癌 ･･ 221
    ③子宮頸癌 ･･ 226
 11 泌尿器がん
    ①膀胱癌 ･･ 232
    ②前立腺癌 ･･ 239
    ③腎癌 ･･ 255
 12 胚細胞腫瘍
    ①精巣胚細胞腫瘍 ･･ 264
    ②卵巣胚細胞腫瘍 ･･ 274
 13 骨・軟部腫瘍 ･･ 276
 14 造血器腫瘍
    ①白血病 ･･ 297
    ②ホジキンリンパ腫・成熟 B 細胞腫瘍・成熟 T/NK 細胞腫瘍 ･･････････････ 312
    ③形質細胞腫瘍 ･･ 323
 15 原発不明がん ･･ 329
 16 皮膚癌
    ①悪性黒色腫 ･･ 337
    ②皮膚の有棘細胞癌（扁平上皮癌）･･ 346
    ③皮膚の基底細胞癌 ･･ 349
    ④皮膚のメルケル細胞癌 ･･ 351

第Ⅳ章　転移がんのマネジメント　355

 1 脳転移 ･･ 356
 2 肺転移 ･･ 365
 3 肝転移 ･･ 371
 4 骨転移 ･･ 374
 5 がん性胸膜炎・腹膜炎・髄膜炎・心膜炎
    ①がん性胸膜炎 ･･ 379
    ②がん性腹膜炎 ･･ 383

③がん性髄膜炎 ··· 387
④がん性心膜炎 ··· 391

第Ⅴ章 副作用のマネジメント　395

1. 骨髄抑制 ··· 396
2. 感染症 ··· 403
3. 悪心・嘔吐 ·· 414
4. 口腔粘膜炎 ·· 424
5. 下痢 ·· 434
6. 肺毒性 ··· 439
7. 心毒性 ··· 447
8. 脱毛 ·· 453
9. 性機能障害 ·· 457
10. 薬剤性神経障害 ·· 460
11. 血管外漏出 ·· 466
12. 二次発がん ·· 470
13. 投与時反応 ·· 475
14. 腎毒性 ··· 479
15. 皮膚障害
    ①抗EGFR薬関連 ·· 486
    ②その他の薬剤 ·· 490
16. 免疫関連有害事象 ··· 495

第Ⅵ章 オンコロジック・エマージェンシー　501

1. 上大静脈症候群 ·· 502
2. 脊髄圧迫 ··· 508
3. 腫瘍崩壊症候群 ·· 514
4. 高カルシウム血症 ··· 519

第Ⅶ章 腫瘍随伴症候群　525

1. 腫瘍随伴症候群の総論 ·· 526
2. 播種性血管内凝固 ··· 534
3. 血栓塞栓症 ·· 539

第Ⅷ章 緩和療法　547

1. がん患者とのコミュニケーション・スキル ·· 548
2. 早期からの緩和ケアとadvance care planning（ACP） ······························· 554

- 3 積極的治療中止の判断 …………………………………………… 559
- 4 ホスピス・緩和ケア病棟，在宅緩和ケアとの連携 …………… 564
- 5 緩和ケアチームの機能 …………………………………………… 570
- 6 不安，うつへの対処 ……………………………………………… 577
- 7 疼痛マネジメント ………………………………………………… 582
- 8 症状マネジメント
  - ①悪心・嘔吐 …………………………………………………… 592
  - ②食欲不振 ……………………………………………………… 595
  - ③呼吸困難 ……………………………………………………… 599
  - ④せん妄 ………………………………………………………… 602
- 9 終末期の緩和療法 ………………………………………………… 605

第IX章 患者支援　617

- 1 がんの予防・検診 ………………………………………………… 618
- 2 がんサバイバーシップ …………………………………………… 623
- 3 妊娠とがん ………………………………………………………… 627
- 4 がんと肥満 ………………………………………………………… 633
- 5 高齢者のがん診療 ………………………………………………… 638
- 6 がんのリハビリテーション ……………………………………… 641
- 7 補完代替医療 ……………………………………………………… 645
- 8 がん患者の支援・ケア …………………………………………… 650
- 9 遺伝性がんと遺伝カウンセリング ……………………………… 658

　　索引 ………………………………………………………………… 665

凡例

治療法に関して，エビデンスに基づく薬剤，用量，投与方法を記載した．本文解説および治療法例に文献を付し，エビデンスレベルは以下のとおり「★」で表した．

★★★：ランダム化比較試験の結果に基づいて世界的にも標準的治療としてコンセンサスが得られている．もしくはそれに相当するエビデンスがあり，強く推奨できるもの．
 ★★：ランダム化比較試験の結果には基づいていないが，第Ⅱ相試験レベルのエビデンスがある．もしくはランダム化比較試験の結果はあるが標準的治療としてのコンセンサスが十分に得られていないもの．
  ★：一般的には使用されるが，エビデンスに乏しいもの（ケースシリーズ，ケースレポートレベルのエビデンスがあるもの．自施設ではこうしている，など）．

［謹告］
　治療法例は1つの基準，参考として示したものであり，画一的な治療を推奨するものではありません．
　薬剤の投与にあたっては，対象となる患者さんの状態，エビデンスとなる文献，日本の添付文書，最新安全性情報等をご確認いただき慎重に投与していただくことを要望します．薬剤によっては，日本の保険で未承認，適用外の投与量，投与方法を記しているものもありますのでご注意ください．

第 I 章

がん診療の基礎知識

I-1 腫瘍内科医の役割とチーム医療

がん診療の基礎知識

腫瘍内科医の役割

- 悪性腫瘍は，全人口の半数近くが一生のうち一度は罹患する疾患であり，日本人の死因第1位である．
- 腫瘍内科学とは，がんの薬物療法を中心とした学問で，medical oncology の日本語訳である．腫瘍内科学のカバーする領域は非常に広い（表1）．①がんの検出と診断（画像，組織診断，遺伝子診断，病期診断），②がん薬物療法（抗がん薬，分子標的薬，ホルモン剤など）の薬理作用・適応・投与方法・毒性，また放射線治療や手術療法などの集学的治療，③支持療法，精神腫瘍学的アプローチ，緩和医療，④医療倫理学，⑤臨床試験と生物統計学，をカバーする．つまり，がんの診断から治療までの全分野をカバーする専門領域であり，手術を行う外科医，放射線治療を行う放射線治療専門医，緩和ケア医，患者をサポートする看護師，薬剤師，臨床検査技師，臨床試験コーディネーター（clinical research coordinator：CRC）など，がん患者に携わる多くの職種と連携しながら，がん治療を行うコーディネーターの役割を果たす．腫瘍内科の診療する疾患は，すべての悪性腫瘍と，その関連疾患の内科的治療である．
- 腫瘍内科は米国で発展した専門科で，1960年頃より発展してきたといわれている．全米の医学部に腫瘍内科学の講座が存在し，化学療法を施行する医師は米国では内科医である．しかしながら，日本においてはがん医療をこれまで支えてきたのは外科医であり，執筆時現在も多くの施設で外科医が化学療法を行っている．日本では腫瘍内科学がいまだ独立した学問として存在せず，各臓器疾患の一部として取り扱われ，細々と診療，研究，教育が行われている．大学の講座に腫瘍内科学のあるところは極めて少なく，腫瘍内科学に関する教育が卒前にほとんど行われていない．
- 抗がん治療を行うためには，その前提として全般的な内科知識と経験が必要である．また，近年の化学療法，分子標的治療の進歩は目覚ましく，内科的マネジメントは複雑化を極めている．よって日本においても，本来は内科医が化学療法ならびにがん患者のトータルコーディネートを行うべきである．
- 2002年に日本臨床腫瘍学会が発足した．グローバルスタンダードの腫瘍内科専門医を育成することを目的とし，専門医認定，学術集会や教育セミナーの実施，教科書発刊などを行っている．2005年よりがん薬物療法専門医試験が実施され，2019年までに1330名のがん薬物療法専門医が誕生している．しかし，腫瘍内科学，臨床腫瘍学を内科医がリードするためには，専門医がまだまだきわめて不十分である．

表1 腫瘍内科学のカバーする範囲

1. がん薬物療法の基礎・トランスレーショナルリサーチ
   分子生物学，分子薬理学，腫瘍生物学，生化学，病理学，腫瘍免疫学
2. がん薬物療法の臨床
   抗がん薬・分子標的薬・ホルモン剤の作用機序・特性・投与方法・適応・効果・毒性とその判定，臨床薬理学，集学的治療，緩和医療，セカンドオピニオン
3. 臨床試験と evidence-based medicine（EBM）
   生物統計学，医の倫理，臨床試験，EBM
4. 多職種への教育
   医師，看護師，薬剤師，臨床検査技師，臨床コーディネーター（clinical research coordinator：CRC），患者，メディア，行政

チーム医療

- 患者にとって最良のがん医療を実現するためには，医師，看護師，薬剤師，医療ソーシャルワーカーなど多職種による連携，すなわちチーム医療が非常に重要である．チーム医療の定義は，「医療に従事する多種多様な医療スタッフが，各々の高い専門性を前提に，目的と情報を共有し，業務を分担しつつも互いに連携・補完し合い，患者の状況に的確に対応した医療を提供すること」（チーム医療の推進に関する検討会，2010年3月，厚生労働省）である．

- 医師間においては，腫瘍内科，外科，病理科，緩和ケア科，放射線治療科などが，患者を中心として連携する（図1）．また医師，看護師，臨床検査技師，臨床試験コーディネーター（CRC），薬剤師が，患者のトータルケアのために連携する（図2）．さらに，医療従事者のみならず，家族や行政，製薬企業を含めた大局的なチーム医療の概念も提唱されている（図3[1]，表2）．
- チーム医療のABCとして，直接患者の診療にあたる職種（team A：active care），患者が効果的に治療を受けられるようにサポートする職種（team B：base support），患者の診療を支える基盤となる職種（team C：community support）があり，これらのチームが協働して患者を支える．
- そのようなチーム医療を実現するためには，まず各職種がプロフェッショナルとしての意識をもち，責任と誇りをもつこと，そして他職種の専門性を理解し，職種間で情報を共有し議論することが重要である．
- 以下に，各職種の役割について述べる．

図1 チーム医療の形式（1） 多診療科による multidisciplinary care

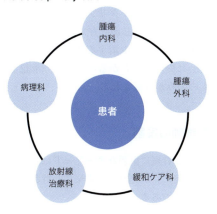

図2 チーム医療の形式（2） 多職種による multidisciplinary care

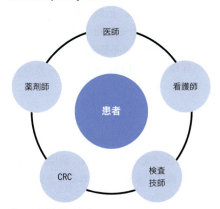

1 腫瘍内科医の役割

1 チーム医療のコーディネーター

- チーム医療を行うにあたり，医師はリーダーとしての役割を担う．チーム医療の分業を指示し，進捗を管理し，全体を統括する．

2 患者診察，治療方針決定

- 患者を診察する際，その患者が化学療法に適するかを判断することは重要である．患者の疾患，病期，その病期に則した治療を，正確に判断する必要がある．特に外来で化学療法を行う場合では，以下

図3 チーム医療のABC[1]

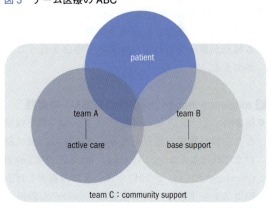

表2 チーム医療のABC

team A：active care	team B：base support	team C：community support
直接患者の診療にあたる	効果的に治療を受けられるようにサポートする	診療を支える基盤となる
医師 看護師 薬剤師 放射線技師 臨床試験コーディネーター 栄養士 リハビリ療法士 病理技師 など	看護師 臨床心理士 ソーシャルワーカー 音楽療法士 家族，友人 絵画療法 アロマセラピー など	家族，友人 研究者 製薬メーカー 医療機器メーカー 患者団体 マスメディア 財界 政府 など

の点に気をつける必要がある．

1) 化学療法による制約がある
- 持続的な点滴や尿量測定などの細かな管理が必要な治療，抗がん薬を連日投与する必要のある治療，有害事象の種類・頻度・対応が明らかでない治験薬の第Ⅰ相試験，重篤な有害事象の出現が予想される治療，治療により腫瘍崩壊症候群を起こす可能性があり投与後に腎機能や電解質など全身管理を要する治療，重篤なアレルギー反応を起こす治療に関しては，外来で行うべきではない．

2) 患者の全身状態が悪い
- 全身状態不良（performance status［PS］3以上），多量の胸腹水，コントロール不良の糖尿病，感染症合併，心機能・呼吸機能低下，肝腎障害，骨髄浸潤による造血障害のある患者では，有害事象が重篤となる可能性があるので，外来で行うべきではない．

3) 社会的状況
- 有害事象に対する対応を，患者本人もしくは家族が主体的に取り組む必要がある．もし患者本人の理解力がない，もしくはサポートする家族がいない場合は，外来化学療法を行うのが困難となる．
- また，患者の自宅と通院する医療機関が地理的に離れ通院に時間がかかる場合，また通院に加え重篤な有害事象発現時の医療機関による迅速な対応が困難な場合は，外来化学療法を行うことは難しい．
- 抗がん薬投与のみを自院で行い，患者の自宅近郊の医療機関に発熱などの有害事象発現時に受診できる態勢が整っていれば，外来化学療法を行うことができる．

3 evidence-based medicine（EBM）の実践
- 標準的でないレジメンを採択したり，投与量を減量したり投与間隔を延長したりすることは，厳に避けなければならない．American Society of Clinical Oncology（ASCO）が2012年に，ケアの質を上げ治療コストを下げるために重要な5つのがん診療のポイントを提唱した．
- 全身状態が悪い（PS 3または4），前回治療でエビデンスに基づいた治療において治療効果が得られなかった，臨床試験に適格でない，または残された治療オプションがこれまでの臨床試験で効果が示されていない場合，さらなる抗がん治療を行うべきではないと提唱されている[2]．

4 治療レジメンの作成，管理
- エビデンスに基づいた標準的な化学療法を行うこ

と，また抗がん薬の適正な投与方法を確認し，さらに制吐薬や抗アレルギー薬などの支持療法の薬剤を適正に投与することが重要である．
- 治療レジメンは，院内で統一して管理するべきである．その理由は，医療安全の確保と化学療法の標準化，院内業務の集約・効率化である．複数の診療科が同一の抗がん薬や支持療法の薬剤を異なった方法で用いていれば，それを取り扱う看護部や薬剤部が医療過誤を起こす危険がある．
- レジメン管理の原則：
  ① 施行できるがん化学療法のレジメンは，事前に登録されたものに限定する．登録済みレジメンは，病院内のオーダリングシステムに組み入れられ，そこからしか処方できないようにする．
  ② 新規レジメンを申請する際は，レジメン審査委員会に提出し，しかるべき審査，承認を受けたもののみが登録される．

2 看護師の役割

- 化学療法の看護に重要なキーワードは，がん化学療法が「確実に」「安全に」「安楽に」行われることを支えることである．

1 「確実に」
- レジメンや治療計画を正確に理解すること，確実に血管確保を行うこと，治療計画に基づき確実に投与を行うこと，またその際に適切な器材を選択すること（フィルターの必要性，輸液ポンプの適応など），血管外漏出の予防，早期発見に努めることが重要である．

2 「安全に」
- 患者の安全に対して，安全な投与量の管理，抗がん薬の保管方法（光，温度，pH，濃度，溶解後の経過時間）や搬送が安全に行われるよう管理することが重要である．
- また，抗がん薬を取り扱う医療従事者の安全性にも考慮する．抗がん薬の曝露や感染を防ぐためにマスク，手袋の装着を行うなどの対処が必要である．また，安全な廃棄物の処理（投与後の器材，針）も重要である．

3 「安楽に」
- 患者が快適に外来化学療法を受けるための支援を行う．具体的には，治療を受ける患者の治療への不安や疑問を受け止め，治療意思決定の支援を行う，

化学療法に伴う有害事象をアセスメントする，また，社会的な問題（経済的側面，生活環境，家族の問題など）を抱える患者の声に耳を傾け，しかるべき部署への橋渡しを行うことである．これらの取り組みは，患者やその家族の支援，地域医療施設との連携，緩和ケア導入など，化学療法を行う患者と家族の多くが抱える問題の解決に，有効であると考えられる．

3　薬剤師の役割

- 化学療法に携わる薬剤師の役割は「安全，確実に調剤する」「がん薬物療法に関する専門知識を医療従事者，患者へ適切に情報提供する」ことである．がん薬物療法に精通した薬剤師を育成する必要が求められ，2007（平成19）年度には，がん専門分野にかかる一定水準の知識と技能を有する「がん薬物療法認定薬剤師」制度が新設された．

1　安全，確実な調剤

- 抗がん薬調剤者の安全と薬剤の無菌性を確保するためには，安全キャビネットを使用することが望まれる（図4）．
- クリーンベンチは，high efficiency particulate air filter（HEPAフィルター）でろ過したエアーをベンチ内に吹き出すことにより，作業空間を陽圧にして無菌性を保つ構造である．調剤者にエアーが直接吹きかかるため，抗がん薬を混合調剤する際のエアロゾルに直接曝露する危険性がある．そのため，安全性の面から適切ではない．一方，安全キャビネットはエアーが調剤者にかかることがないため，調剤者の安全性を確保できる．
- また，クリーンルームの使用も重要である．抗がん薬を調剤する際に，浮遊する微粒子の混入や微生物による汚染の危険性をなくした無菌環境にて調剤を行うことができる．
- さらに，調剤者は抗がん薬に直接触れる可能性があるため，キャップ，ゴーグル，マスク，保護ガウン，グローブを着用する．

2　がん薬物療法に関する専門知識を医療従事者，患者へ適切に情報提供する

- 高度な薬学知識に基づくレジメン管理，医薬品情報管理，外来での患者指導（化学療法の内容説明，有害事象とその対処法の説明），薬剤管理指導（乳腺，呼吸器，消化器，血液，幹細胞移植，緩和ケアなどの分野ごと），医薬品管理（麻薬，向精神薬）を行う．適宜，医師や看護師に指導を行う．
- 患者への指導に関しては，筆者の施設では，薬剤調製の待ち時間や点滴時間を利用して服薬指導を行っている．特に初回投与時には，患者は不安を抱えているため，時間をかけて服薬指導を行う．既往歴，アレルギー歴，合併症の有無，内服薬の有無といった患者情報収集を行い，治療内容の確認，抗がん薬の投与量確認，支持療法薬の処方があればその内容確認を行う．初回の服薬指導時には，治療内容をわかりやすく説明したパンフレットを用いて指導する．パンフレットを用いると，患者が自宅に帰っても何度も読み返し確認でき，また家族にも治療内容や副作用に関する情報を共有してもらえるという効果が得られる．

4　医療ソーシャルワーカーの役割

- がん患者は，がんによる身体的な問題だけではなく，心理・社会的な問題も抱えていることが多く，全人的なケアが重要となる．特に心理・社会的な問題に対応するのが，医療ソーシャルワーカーで

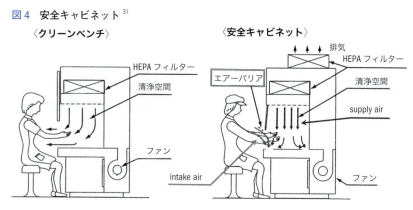

図4　安全キャビネット[3)]

〈クリーンベンチ〉　　〈安全キャビネット〉

クリーンベンチと安全キャビネットの相違

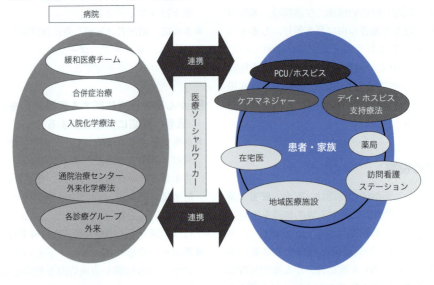

図5 医療ソーシャルワーカーの業務

ある．

- 医療ソーシャルワーカーの業務は，化学療法にまつわる心理・社会的問題の解決調整援助，受診・受療援助，経済的問題の解決調整援助，社会資源の活用，開発である．特に外来化学療法においては，地域医療機関への依頼，介護保険，高額療養費制度などのサービスの紹介といった重要な業務を担うこととなる（図5）．

1 地域医療機関への依頼

- 治療病院から自宅までの距離が遠い場合，外来化学療法中に緊急の有害事象（発熱など）が発生する状況を想定し，自宅近郊の緊急時対応病院をあらかじめ決めておくことが重要である．また，在宅看護や訪問診療を希望される場合もあり，その際の医療機関の紹介を行う．さらに，化学療法不応性となった場合の緩和ケア病院の紹介業務も行う．その際，患者の希望（慣れ親しんだ地域での療養，経済的な側面，ペットと共に過ごすなど患者特有の希望）に沿い，かつ家族にとってもアクセスの簡便な施設を紹介することが必要である．
- これらの医療機関の紹介業務は，患者ならびに家族の心理・社会的な問題を的確に把握し，かつ紹介先病院の特徴，提供できるサービスを把握する必

要があるため，非常に高度なコミュニケーション，情報収集の能力が必要となる．

2 社会サービスの活用

- 治療費が高額となり，支払いが困難な状況となるケースがある．また，在宅療養を行う際に訪問看護などのサービスを受けることとなる．その際，高額医療費制度や介護保険など経済的な問題を解決できるサービスを紹介し提供することは，重要な役割である．

5 チーム医療の実践

- これまで示したように，患者を中心として医師，看護師，薬剤師，医療ソーシャルワーカーなどの多職種が連携して，患者を支えることが非常に重要である．
- 他職種とのコミュニケーションとして，日々の診療におけるディスカッションは大切であるが，定期的に各職種が一堂に会するカンファレンスを行うことも効果的である．症例カンファレンスを行うことにより，治療経過，抗がん薬投与中の問題点，心理・社会的問題を共有することができ，患者にとってよりよい医療を提供することが可能となる．

文献

1) Nat Rev Clin Oncol 2010; 7(9): 544-7.
2) J Clin Oncol 2012; 30(14): 1715-24.
3) 日本病院薬剤師会監. 抗がん薬調整マニュアル—抗悪性腫瘍剤の院内取扱指針 第2版. じほう, 2009.

(原野謙一)

がん診療の基礎知識

I-2 がん薬物療法の理論と適応

- どのような薬物療法を行うかは，そのがん種，がんの進行状態，患者の状態，治療目的などを総合して判断される．そのうえで，腫瘍内科医は治療により期待しうる効果とそれに伴うリスク，毒性を明確に患者に伝えてから，治療を行う．治療目的が治癒，延命，症状緩和なのかによって患者の治療に対する取り組み，姿勢，生き方が変わってくるため，正確な判断が求められる．

がん薬物療法の目的

- がん薬物療法を行うにあたり，その治療目的を明確にする必要がある．
- 治せる可能性のあるがんであれば，治癒を目的として治療を行う．治せないがんであれば，がんとの共存（延命）を目指し，また，がんに伴う痛みや呼吸苦といった症状を緩和しQOLを改善する治療を行う．
- がん種により薬物療法の有効性が異なる（表1）．
- A群に示すがんであれば，抗がん薬単独で治癒が期待できるため，がん薬物療法が絶対適応となる．その際，比較的高度な副作用が出現しても許容されることが多い．
- B群に示すがんであれば，抗がん薬単独で治癒することは難しいが，延命が十分に期待できる．この群のがんにおいては，再発予防目的の術後化学療法や，放射線療法や手術との集学的治療が行われることが多い．
- C群に示すがんにおいては，抗がん薬単独で治癒は得られない．延命効果は得られるが，B群ほどは期待できない．特に再発がんとなった際には，抗がん薬治療のみでなく症状緩和，QOL改善も重要な治療目標となる．

がん薬物療法の役割

1 術前化学療法

- 手術不能な局所進行がんに対して，ダウンステージングを行うことで切除可能にするために行う．もしくは，切除可能ではあるが腫瘍径の大きながんに対して，縮小手術を行うことで機能温存を図るために行う．さらに，美容性の確保（特に乳癌における乳房温存術），腫瘍に対する薬物療法の感受性評価，初期の微小浸潤を根絶する目的もある．
- 術前化学療法の有効性が示されているがん種は，咽頭癌，食道癌，乳癌，胚細胞腫瘍，卵巣癌，骨肉腫，頭頸部癌，膀胱癌，肛門癌である．

2 術後化学療法

- 手術後に微小転移を根絶することで，治癒率の向上，再発の予防を目的とする．対象となるのは，化学療法が有効であり再発のリスクの高いがんである．術後なるべく早期に開始し，一定期間化学療法を行う．
- 術後化学療法の有効性が示されているのは，乳癌，食道癌，胃癌，大腸癌，子宮体癌，卵巣癌，非小

表1 各悪性腫瘍に対するがん薬物療法の有効性

薬物療法の種類	効果のある悪性腫瘍
A群：治癒が期待できる	急性骨髄性白血病，急性リンパ性白血病，ホジキンリンパ腫，非ホジキンリンパ腫（中・高悪性度），胚細胞腫瘍，絨毛癌，小児癌
B群：高い延命効果が期待できる	乳癌，卵巣癌，小細胞肺癌，非小細胞肺癌，大腸癌，多発性骨髄腫，慢性骨髄性白血病，非ホジキンリンパ腫（低悪性度），腎細胞癌，前立腺癌，悪性黒色腫
C群：延命，症状緩和が期待できる	軟部組織肉腫，頭頸部癌，食道癌，子宮体癌，子宮頸癌，胃癌，膀胱癌，膵癌，肝細胞癌，胆道癌，脳腫瘍，甲状腺癌

表2 Easter Cooperative Oncology Group performance status (ECOG-PS)

PS	状態
0	無症状で社会活動ができ，制限を受けることなく発病前と同等にふるまえる．
1	軽度の症状があり，肉体労働は制限を受けるが，歩行，家事や事務などの軽作業や座業はできる．
2	歩行や身の回りのことはできるが，時に少し介助がいることもある．軽作業はできないが，日中の50%以上は起居している．
3	身の回りのことはある程度できるが，しばしば介助が必要で，日中の50%以上は就床している．
4	身の回りのこともできず，常に介助が必要で，終日就床を必要とする．

細胞肺癌，膵癌である．

3 化学放射線療法

- 主に局所進行期のがんに用いられる．放射線による局所制御効果と，抗がん薬による全身への微小遠隔転移根絶効果がある．さらに抗がん薬のなかには，放射線の感受性を高める作用を有するものもある．また，化学放射線療法は手術に比べて，臓器や組織の形態や機能を温存することができる．
- 化学放射線療法の有効性が示されているのは，食道癌，非ホジキンリンパ腫，小細胞肺癌，子宮頸癌，頭頸部癌，肛門管癌である．

4 延命，症状緩和

- 多くの進行固形癌において，抗がん薬のみで治癒を目指すことは困難である．その際の治療の目標は，延命，症状緩和である．

がん薬物療法の原則

- がん薬物療法を行ううえで，以下の原則を守る．
  ① そのがんに対する標準治療またはそれに準ずる治療として，確立した治療を行う．
  ② 患者のperformance status (PS)，栄養状態が良好である．
  ③ 患者は適切な臓器機能（骨髄，腎，肝，心肺機能など）を有している．
  ④ インフォームドコンセントが得られている．
  ⑤ 定められた投与量，投与間隔をできる限り守り，有害事象に応じて適宜投与量や間隔を調整する．
- 全身状態の評価として，Eastern Cooperative Oncology Group (ECOG) のPS評価 (表2) が広く用いられている．化学療法を行うことのできる適応は，PS 0～2である．

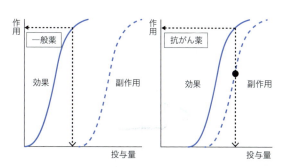

図1 一般薬と抗がん薬の違い（用量-作用曲線）

- 抗がん薬の投与量設定は，副作用が許容範囲内で，かつより高い抗腫瘍効果を示す量が理想的である．しかしながら一般薬に比べて，抗がん薬は治療域と副作用域が近接しているために，高い投与量では副作用の発現頻度が高くなり，時に致命的となる（図1）．したがって，投与量を厳重に確認することが重要である．

化学療法の理論的背景

1 細胞増殖モデル

- 腫瘍細胞増殖・治療モデルとして，1970年代にSkipper modelが提唱された[1]．腫瘍細胞は，すべての細胞が一定速度で分裂している場合，腫瘍の容積は指数関数的に増加し，ある限界に達した段階で生物は死亡するとした（図2）．抗がん薬が腫瘍細胞を死滅させる時，腫瘍細胞は一定の割合で死んでいき，それはlogarithm (log) で示される．すなわち，存在するがん細胞の数にかかわらず，対数的に一定の割合が死滅する（図3）という考え方である（log kill hypothesis）．
- 例えば，90%の腫瘍細胞が死滅する場合を1 logの減少（10^{-1}）といい，99%の腫瘍細胞が死滅する場合を2 logの減少（10^{-2}）と表現する．1回の治療で

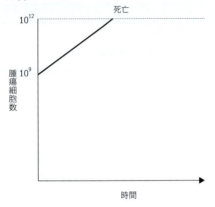

図2　Skipper model

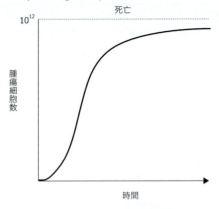

図4　Gomperzian growth pattern model

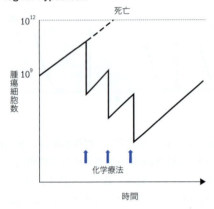

図3　log kill hypothesis

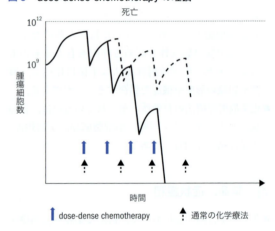

図5　dose-dense chemotherapy の理論

これらの割合で死滅するなら，治療回数が多いほど，または治療前の腫瘍細胞が少ないほど，根絶の可能性が高いと想定される．この理論は，術後化学療法や大量化学療法の理論的根拠となっているが，実際は腫瘍細胞によって薬剤感受性が異なるため，増殖パターンはより複雑である．

- そこで，Gompertzian growth pattern model が提唱された[2]．実際の腫瘍の多くは，その中に分裂増殖している細胞と分裂していない細胞が混在し，または増殖に伴い血流の乏しい部分は壊死に陥るなどしているため，腫瘍が増大するにつれて次第に増殖のスピードが落ちるS字形の増殖パターンを示すというモデルである（図4）．

2　薬物療法理論

1　Norton-Simon 理論

- NortonとSimonは，前述のGompertzian modelから，「小さな腫瘍は栄養分や酸素が十分に供給されるため，増殖している細胞数が多く，大きくなるにつれてこれらの供給が十分でなくなるので，増殖する細胞は少なくなる．そして増殖のスピードの速い細胞ほど，抗がん薬の感受性が高く死滅するスピードも速い．ゆえに，Gompertzian growth pattern では腫瘍が小さいほど死滅させやすい」という考えを示した．この理論から，抗がん薬の投与間隔を詰めて（density）治療することにより，サイクル間に再増悪する細胞数をより効果的に減少させることができると考えた[3]（図5）．これが dose-dense chemotherapy の理論である．この dose-dense chemotherapy の理論は，乳癌，卵巣癌において有効性が示されている．

- また，ヘテロながん細胞集団を根絶する際には，縮小しやすい増殖速度の速い細胞集団のみでなく，緩徐に増殖するがん細胞集団も根絶する必要がある．そこでまず，ある薬剤で増殖速度の速いがん細胞を根絶し，次に薬剤を逐次的に変更し，緩徐に増殖するがん細胞を根絶するという sequential chemotherapy（逐次化学療法）の理論が示された（図6）．

2 Goldie-Coldman 理論

- この理論は，がん細胞は時間の経過とともに，自然に薬剤耐性を獲得し増殖するという仮説である（図7）．
- この仮説から，交叉耐性のない有効な薬剤をできるだけ多く同時に使えば，薬剤耐性を引き起こす前に治癒できる，とする多剤併用療法の理論が組み立てられた（図8）．この理論は，悪性リンパ腫などのがんで実用化されているが，実際には多剤を同時に投与することによる毒性が強く，一般化されていない．
- 感受性のある薬剤を数多く同時期に投与することが困難である場合，薬剤を二分し交互に投与することにより治療効果を期待する alternating chemotherapy（交替療法）が組み立てられた（図9）．Ewing 肉腫における VDC/IE 療法，Burkitt リンパ腫に用いられる CODOX-M/IVAC 療法，絨毛癌に用いられる EMA/CO 療法などが実用化されている．その他のがん種ではホジキンリンパ腫，乳癌，小細胞肺癌などで試みられたが，効果を挙げているものはない．乳癌においてドセタキセルと CMF 療法（シクロホスファミド＋メトトレキサート＋フルオロウラシル）の alternating chemotherapy と sequential chemotherapy の第 III 相臨床比較試験が行われ，sequential chemotherapy のほうが生存率において上回っていた[4]．

分子標的治療の理論

- 分子標的薬は，腫瘍細胞内のさまざまな分子に特異的に作用することにより，抗がん作用を発揮する薬剤である（図10）[5]．分子生物学的研究の進歩により，がんに特異的に発現する標的が明らかになりつつあり，現在多くの分子標的薬が開発されつつある．
- 当初，分子標的薬は従来の抗がん薬と異なり，がん細胞の増殖を抑制するのみで副作用も少ないと考

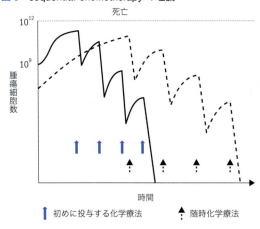

図6 sequential chemotherapy の理論

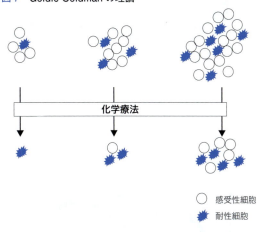

図7 Goldie-Coldman の理論

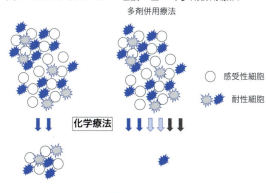

図8 Goldie-Coldman の理論に基づく多剤併用療法

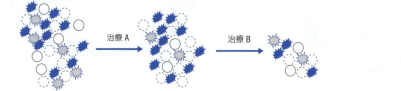

図9 Goldie-Coldman の理論に基づく交替療法

えられた．しかし，実際には肺毒性，消化器毒性，肝毒性，皮膚毒性などの臓器障害が出現している．分子標的薬が必ずしも腫瘍細胞のみに特異的ではなく，正常細胞にも存在していることによるものと考えられる．

■ 主な分子標的薬を以下に示す．

1 抗体医薬

■ がん細胞表面に発現されている遺伝子産物に結合し，作用を発揮する．代表的なものに，リツキシマブ（標的：CD20），ベバシズマブ（VEGF），トラスツズマブ（HER2），セツキシマブ（EGFR），パニツムマブ（EGFR）などがある．

■ また，抗体医薬に放射性同位元素や毒物を

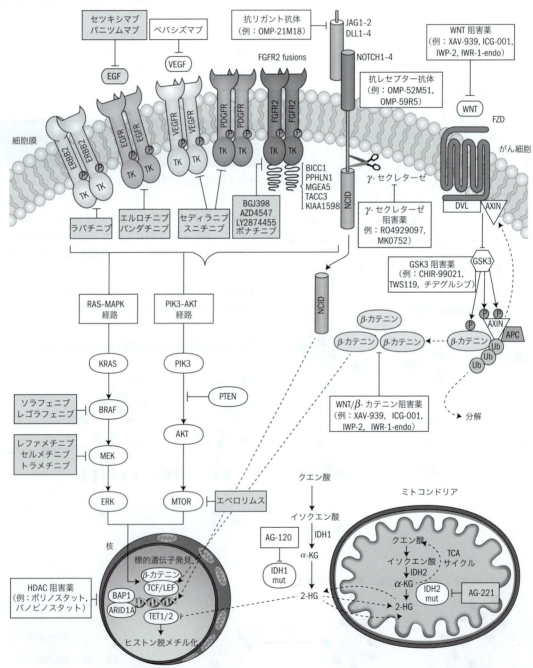

図10 主な分子標的薬の作用部位[5]

ⓒ2015 American Association for Cancer Research

結合させたものもあり，それを免疫複合体（immunoconjugate）という．急性骨髄性白血病に用いられるCD33抗体であるゲムツズマブ，HER2陽性乳癌に用いられるT-DM1などが該当する．

2 シグナル伝達阻害薬

- がん細胞表面に存在する受容体から，PI3k/Akt/mTOR経路，Ras/BRAF/MEK経路など，さまざまなシグナル伝達系が作用し，がんの増殖に寄与している．そのようながん細胞の特定の分子の活性部位に結合し阻害することにより，細胞増殖を抑制する．代表的なものに，ゲフィチニブ（標的：EGFR），エルロチニブ（EGFR），ラパチニブ（HER2），イマチニブ（bcr-abl）などがある．

3 プロテアソーム阻害薬

- 細胞内での蛋白分解を行うプロテアソームを阻害することにより，不要な蛋白が増加し作用を発揮する．代表的なものに，多発性骨髄腫に用いられるボルテゾミブがある．

免疫療法

- がん細胞を直接攻撃する殺細胞薬，分子標的薬とは異なり，がん細胞を直接攻撃せずに免疫能を高めることにより抗腫瘍効果を得る免疫療法が，近年目覚ましく進歩している．
- 免疫療法は，がんに対する免疫応答を増強することによって，標的となるがんを治療するアプローチである（図11）[6]．がんの免疫療法は，これまで長きにわたりがん治療研究の傍流であったが，ここ数年で新薬が次々と開発され，進行がん患者において大規模臨床試験で全生存期間を延長するほどの効果が示されている．執筆時現在，特に治療効果が示されている免疫療法は，免疫細胞を標的としたモノクローナル抗体療法，養子免疫療法である[6]．
- これまでの臨床試験で有効性が示されているモノクローナル抗体は，CTLA-4とPD-1を標的とした抗体医薬である．免疫チェックポイント阻害薬とも呼ばれる．

1 CTLA-4

- T細胞が成熟するためには，樹状細胞などの抗原提示細胞からの刺激が必要である．その最初のステッ

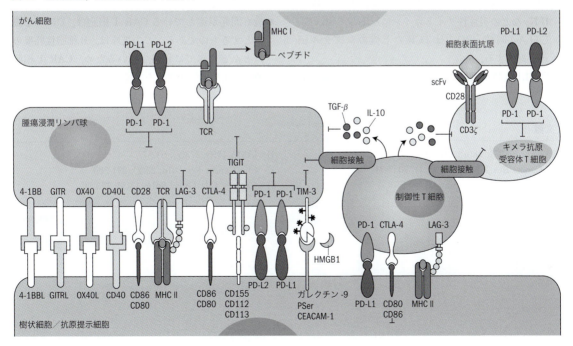

図11 腫瘍細胞，免疫細胞表面の受容体[6]

プは，T細胞表面のT細胞レセプター（TCR）が抗原提示細胞（antigen presenting cell：APC）表面のMHC分子上に提示された抗原ペプチドを認識することである（図11）．十分にT細胞が成熟するためにはこのステップのみでは不十分で，第二のステップとして，T細胞表面のCD28がAPC表面のCD80もしくはCD86と結合することにより，T細胞が成熟する．

- しかしながら，いったんこの結合が起こると，T細胞表面に，T細胞の機能を阻害するCTLA-4受容体が出現し，CD28よりも高い親和性でCD80，CD86に結合する．このCTLA-4の発現は，TCRがMHCと結合してから間もなく始まり，CTLA-4の活性化は，TCR/CD28結合によるT細胞刺激を制限する．したがってCTLA-4は，T細胞の機能抑制に中心的な役割を果たす．
- このCTLA-4を標的としたがん免疫療法の開発が，現在の潮流の先駆けとなった．CTLA-4がT細胞の活性調節にかかわることが判明した後，CTLA-4受容体を阻害する薬剤が，がんワクチン療法の追加治療として注目を集めるようになった．転移性悪性黒色腫に対するイピリムマブ（抗CTLA-4抗体）の有効性が認められている．

2 PD-1

- PD-1は，T細胞上に発現している第二の抑制系の受容体である．PD-1のリガンドであるPD-L1，PD-L2はAPCや腫瘍細胞表面に表出し，特にIFNγなどの炎症性サイトカインに反応して現れる．CTLA-4同様，PD-1はTCRの下流のシグナル伝達を抑制する．
- PD-L1は腫瘍細胞表面に存在し，T細胞の機能抑制を仲介し，また肺癌，卵巣癌，大腸癌などでは，腫瘍細胞にPD-L1が発現していると予後が不良であることが報告されている．現在，PD-1（ニボルマブ，ペンブロリズマブ），PD-L1（アテゾリズマブ，アベルマブ）をターゲットとした免疫療法が注目されている．

3 養子免疫療法

- 養子免疫療法は，生体外で腫瘍に対する免疫応答を有するT細胞を増殖し，その後体内に戻す治療である．養子免疫療法は，以前より注目されていた治療法であった．しかしこれまで，がん細胞あるいはがん周囲の組織が有する腫瘍免疫回避機構のため，治療効果が得られなかった．具体的には，T細胞が標的とする腫瘍抗原は自己抗原であることから免疫原性が低い，またがん細胞がHLA分子や共刺激分子の発現を低下させる，さらにがん細胞やがん周囲の組織，制御性T細胞からインターロイキン10やTGF-βなどのT細胞抑制因子が分泌され，T細胞の活性化が妨げられる，などが原因であった．
- しかし近年，これらの腫瘍免疫回避機構に打ち勝つための遺伝子操作を加えた人工T細胞受容体を，患者T細胞に遺伝子導入し，そのT細胞を体外で増殖培養した後に，患者に輸注するという細胞療法が考案された．この人工T細胞受容体は，キメラ抗原受容体（Chimeric antigen receptor：CAR）と呼ばれる．
- 最も開発が進んでいるCAR T細胞は，CD19を標的とするものである．この抗原は，B細胞性腫瘍のほとんどすべてに発現しているため，CAR T細胞療法のよい適応と考えられる．

文献

1) Cancer 1971; 28(6): 1479-99.
2) Cancer Res 1988; 48(24 Pt 1): 7067-71.
3) Oncologist 2001; 6 Suppl 3: 30-5.
4) JAMA 1995; 273(7): 542-7.
5) Clin Cancer Res 2016; 22(2): 291-300.
6) Nat Rev Clin Oncol 2016; 13(5): 273-90.

（原野謙一）

I 3 臓器障害時の抗がん薬投与方法

がん診療の基礎知識

① 肝障害時の薬物療法

概要

- 化学療法中の患者に生じる肝障害の原因として，投与薬剤による直接肝臓毒性，ウイルス性肝炎や肝硬変などの背景肝疾患の増悪，抗がん薬の肝代謝が減じて骨髄毒性をはじめとする全身毒性が増強すること，などが考えられる．
- 抗がん薬の肝毒性は，直接的な肝細胞障害や胆汁うっ滞などの薬剤性肝障害以外にも，炎症の誘導，血管内皮障害，肝類洞閉塞症候群などが原因となりうる．鑑別を要する病態として，肝原発巣や転移巣の増大による症状，併存肝疾患の増悪，抗がん薬以外の薬剤による肝障害などが考えられる．担がん患者の肝機能障害を認めた場合，CT，MRI，超音波などの画像検査で器質的病変を除外しつつ，前述の可能性を外していくことが重要である．
- 抗がん薬による肝障害は，無症候性でデータのみの異常から，急性の黄疸症状まで多岐にわたる．やむを得ず肝障害存在下で化学療法を導入する場合，肝毒性薬を回避し，適切な投与量を決定する必要がある．肝障害時に投与量調整が推奨されている薬剤を表1に示す．

表1 肝機能障害時の具体的な化学療法薬の用量調整[1]

以下の薬剤は肝機能障害時の減量基準が表記または推奨されている薬剤である．詳細に関しては，添付文書も参考にしてほしい．ただし，下記の点に注意すること．
① 実臨床では，肝機能以外でも投与量の決定に関与する複数のパラメータがあるため，これらの要素を包括的に考慮して投与量を決定する．
② 検査値のみに着目せず，患者の全身状態を十分考慮して決定する（例：検査値が正常な肝炎や肝硬変が存在する）．
③ 下記に未記載の薬剤は，肝機能障害における減量の検討が行われていない薬剤である．

6-メルカプトプリン	減量不要．
IFN-α	減量不要．
IL-2	腹水，脳症，黄疸などの肝不全症状では投与しない．再投与は高度肝機能障害改善後7週以上空けてから．
アカラブルチニブ	Child-Pugh分類A，Bでは不要．高度では未検証だがおそらく減量が必要．
アザシチジン	減量不要．
アスパラギン酸	減量不要
アテゾリズマブ	軽度では減量不要．中等度以上ではおそらく減量が必要だが未検証．
アナストロゾール	原則的には減量不要だが，減量が望ましい．
アパルタミド	Child-Pugh分類A，Bでは不要．高度では未検証だがおそらく減量が必要．
アファチニブ	Child-Pugh分類A，Bでは減量不要．Child-Pugh分類Cでは未検証だがおそらく減量が必要．
アフリベルセプト	中等度までは減量不要．重度ではおそらく必要だが未検証．
アベマシクリブ	Child-Pugh分類A，Bでは不要．高度では未検証だがおそらく減量が必要．
アベルマブ	中等度までは減量不要．ビリルビン>3×ULNでは減量が望ましい．
アレクチニブ	軽度では減量不要．中等度以上では未検証．
アレンツズマブ	データなし
イキサゾミブ	軽度では減量不要．中等度以上では減量するべきである．
イソトレチノイン	軽度から中等度での公式な減量基準なし．おそらく減量が必要．

（つづく）

(つづき)

イダルビシン	ビリルビン≧1.5〜3.0mg/dL または AST≧60〜180mg/dL で25%減量．ビリルビン＞3.0〜5.0mg/dL または AST≧180mg/dL では50%減量．ビリルビン＞5.0mg/dL では投与しない．
イノツズマブ	軽度では減量不要．中等度以上ではおそらく減量が求められるが未検証．
イホスファミド	減量不要．
イブルチニブ	公式な減量基準なし．肝障害時にはおそらく何らかの調整が必要．
イマチニブ	ビリルビン＞1.5mg/dL または AST＞2.5×ULN で1段階 (400→300, 600→400mg/dL) 減量．ビリルビン＞3.0mg/dL または AST＞5×ULN では投与しない．
イリノテカン	公式な減量基準なし．肝障害時はおそらく減量が必要．
エストラムスチン	減量不要．
エトポシド	ビリルビン≧1.5〜3.0mg/dL または AST≧60〜180mg/dL で50%減量．ビリルビン＞3mg/dL または AST≧180mg/dL では投与しない．
エベロリムス	中等度では5mg/日に減量（Child-Pugh分類B）．高度では投与しない（Child-Pugh分類C）．
エリブリン	軽度では$1.1mg/m^2$に，中等度では$0.7mg/m^2$に減量．高度では未検証．
エルロチニブ	公式な減量基準なし．ビリルビン＞3×ULN の高度では減量または中止が無難．
エロツズマブ	軽度では減量不要．中等度以上ではおそらく減量が求められるが未検証．
オキサリプラチン	減量不要．
オシメルチニブ	中等度までは不要．重度では未検証．
オビヌツズマブ	未検証．
オファツムマブ	データなし．
オラパリブ	軽度では減量不要．中等度以上では未検証．
カペシタビン	公式の減量基準なし．中等度以上では慎重な経過観察が無難．
カボザンチニブ	軽度肝機能障害では不要．中等度以上では使用を避ける．
カルフィルゾミブ	データなし．
カルボプラチン	減量不要．
カルムスチン	減量不要．
クラドリビン	減量不要．
ゲフィチニブ	公式の減量基準なし．高度では減量や中断が必要．
ゲムシタビン	減量不要．
ゲムツズマブ	軽度では減量不要．中等度以上ではおそらく減量が必要だが未検証．
ゴセレリン	減量不要．
酢酸メゲストロール	減量不要．
サリドマイド	データなし．
三酸化ヒ素	投与量調整不要
シクロホスファミド	ビリルビン≧3.0〜5.0mg/dL または AST＞180mg/dL で25%減量．ビリルビン＞5.0mg/dL では投与しない．
シスプラチン	減量不要．
シタラビン	公式の減量基準なし．
ストレプトゾシン	減量不要．
スニチニブ	Child-Pugh分類A，Child-Pugh分類Bでは減量不要．Child-Pugh分類Cではおそらく減量が必要であるが，公式な減量基準はない．
セツキシマブ	減量不要．
セリチニブ	軽度では減量不要．中等度以上では慎重な経過観察，おそらく減量が必要．
ソラフェニブ	公式な減量基準なし．
ダウノルビシン	ビリルビン≧1.5〜3.0mg/dL で25%減量．ビリルビン＞3.0mg/dL で50%減量．ビリルビン＞5.0mg/dL で投与しない．

(つづく)

(つづき)

ダカルバジン	減量不要.
ダクチノマイシン	ビリルビン＞3.0mg/dL で 50％に減量.
ダブラフェニブ	軽度では減量不要. 中等度以上ではおそらく減量が必要.
タモキシフェン	減量不要.
ダラツムマブ	軽度では減量不要. 中等度以上ではおそらく減量が必要.
チオテパ	公式の減量基準なし.
チサゲンレクルユーセル	データなし.
テガフール・ギメラシル・オテラシル	ビリルビン＞1.5×ULN では投与しない. AST, ALT いずれかが＞5×ULN では投与しない.
テモゾロミド	減量不要.
デュルバルマブ	軽度では減量不要. 中等度以上ではおそらく減量が必要だが未検証.
ドキソルビシン	ビリルビン≧1.5～3.0mg/dL で 50％減量. ビリルビン＞3.1～5.0mg/dL で 75％減量. ビリルビン＞5.0mg/dL で投与しない.
ドキソルビシンリポソーム	ドキソルビシンと同じ.
ドセタキセル	ビリルビン＞1.5mg/dL, AST＞60mg/dL, ALP＞2.5×ULN では使用を避ける.
トポテカン	減量不要.
トラスツズマブ	減量不要.
トラベクテジン	軽度では減量不要. ビリルビン≧1.5～3.0mg/dL かつ AST, ALT いずれかが≦8.0×ULN では減量. ビリルビンが 3～10×ULN を超える高度の肝機能障害では, AST, ALT の値によらず使用するべきではない.
トラメチニブ	軽度では減量不要. 中等度以上ではおそらく減量が必要.
トリフルリジン・チピラシル	軽度では減量不要. 中等度以上では未検証.
トレチノイン	ビリルビン 3.1～5.0mg/dL または AST＞180mg/dL では, 25mg/m^2 を上限とする. ビリルビン＞5.0mg/m^2 では投与すべきではない.
ニボルマブ	軽度では不要. 中等度以上は未検証だが, おそらく減量が必要.
ネシツムマブ	軽度から中等度では減量不要. 高度では未検証.
ネラパリブ	軽度では減量不要. 中等度以上では未検証.
ネララビン	データなし.
パクリタキセル	ビリルビン≧1.5mg/dL, AST≧60～180mg/dL における公式な減量推奨はない. ビリルビン 5.0mg/dL, AST＞180mg/dL では投与しない.
パゾパニブ	中等度では 200mg/日に減量. 高度では公式のガイドラインなし.
パニツムマブ	減量不要.
パルボシクリブ	軽度では減量不要. 中等度以上では未検証.
ビカルタビド	公式の減量基準なし. ビリルビン 3.0mg/dL ではおそらく減量が必要.
ヒドロキシウレア	減量不要.
ビノレルビン	ビリルビン＜2.0mg/dL では減量不要. 2.0≦ビリルビン≦3.0mg/dL で 50％, 3.1≦ビリルビン≦5.0 で 75％減量. ビリルビン＞5.0 では投与しない.
ビンクリスチン	ビリルビン＜1.5mg/dL かつ AST＜60mg/dL では減量不要. ビリルビン 1.5～3.0mg/dL かつ 60≦AST≦180 で 50％減量. ビリルビン＞3.0mg/dL または AST＞180mg/dL では投与しない.
ビンブラスチン	ビリルビン＜1.5mg/dL かつ AST＜60mg/dL では減量不要. ビリルビン 1.5～3.0mg/dL かつ 60≦AST≦180 で 50％減量. ビリルビン＞3.0mg/dL または AST＞180mg/dL では投与しない.
ブスルファン	減量不要.
プララトレキサート	データなし.
ブリガチニブ	軽度では減量不要. 中等度以上は未検証.
ブリナツモマブ	データなし.

(つづく)

(つづき)

フルオロウラシル	公式の減量基準なし．ビリルビン＞ 5.0mg/dL では投与しない．
フルタミド	公式の減量基準なし．ビリルビン＞ 3.0mg/dL ではおそらく減量が必要．
フルダラビン	減量不要．
ブレオマイシン	減量不要．
プロカルバジン	公式な減量基準なし．肝障害時はおそらく何らかの調整が必要．
ベネトクラクス	中等度までは減量不要．重度ではおそらく必要だが未検証．
ベバシズマブ	データなし．
ペムブロリズマブ	軽度では減量不要．中等度以上は未検証だが，おそらく減量が必要．
ベムラフェニブ	中等度までは減量不要．重度ではおそらく必要だが未検証．
ペメトレキセド	減量不要．
ペルツズマブ	データなし．
ベンダムスチン	軽度では慎重に使用．中等度（AST または ALT ＞ 2.5 〜 10 × ULN ＋ ビリルビン＞ 1.5 × ULN），または高度（ビリルビン＞ 3 × ULN）では投与しない．
ボスチニブ	軽度，中等度，高度のいずれも 200mg/ 日に減量．
ポナチニブ	AST，ALT いずれかが＞ 3 × ULN では 30mg に減量．AST，ALT いずれかが＞ 3 × ULN ＋ ビリルビン＞ 2 × ULN ＋ ALP ＜ 2 × ULN では投与しない．
ポマリドミド	ビリルビン＞ 2.0mg/dL かつ AST，ALT いずれかが 3 × ULN より高値の場合投与しない．
ボリノスタット	データなし．
マイトマイシン C	減量不要．
ミトキサントロン	公式な減量基準なし．肝障害時，特にビリルビン＞ 3.0mg/dL では減量考慮．
ミトタン	公式な減量基準なし．肝障害時はおそらく減量が必要．
メトトレキサート	ビリルビン＞ 3.1 〜 5.0mg/dL または AST ＞ 180mg/dL では 25% 減量．ビリルビン＞ 5.0mg/dL では投与しない．
メルファラン	減量不要．
ラパチニブ	中等度までは減量不要．高度（Child-Pugh 分類 C）では 750mg/ 日に減量．
ラムシルマブ	データなし．
リツキシマブ	減量不要．
リュープロレリン（リュープロリド）	減量不要．
ルカパリブ	軽度では減量不要．中等度以上は未検証だが，おそらく減量が必要．
ルテチウム -177 標識ソマトスタチンアナログ	軽度または中等度の肝機能障害では，投与量調整は不要．AST によらずビリルビン＞ 3 × ULN の高度肝機能障害では未検証であり，使用には十分な注意を要する．
レゴラフェニブ	中等度までは不要だが，高度では投与しない．
レナリドミド	公式な減量基準なし．
レンバチニブ	中等度までは減量不要．高度では 10 〜 14mg/ 日に減量．
ロムスチン	減量不要．

AST：アスパラギン酸アミノトランスフェラーゼ，ALT：アラニンアミノトランスフェラーゼ，ULN：基準値上限，ALP：アルカリフォスファターゼ

B 型肝炎ウイルスの再活性化

■ HBV（hepatitis B virus）感染患者に化学療法を行うと HBV が再増殖することがあり，これを HBV 再活性化と呼ぶ．HBV 再活性化は，HBs 抗原陽性の「HBV 非活動性キャリア」からの再活性化と，HBs 抗原陰性だが，HBc 抗体陽性，または HBs 抗体陽性の「HBV 既往感染者」からの再活性化に分かれる．非活動性キャリアは既往感染者よりも HBV 再活性化率が高いが，既往感染者でもステロイドや化学療法による HBV 再活性化が報告されており，既往感染者の HBV 再活性化による B 型肝炎を「de novo 肝炎」と呼び，劇症化率が高いことが知られ

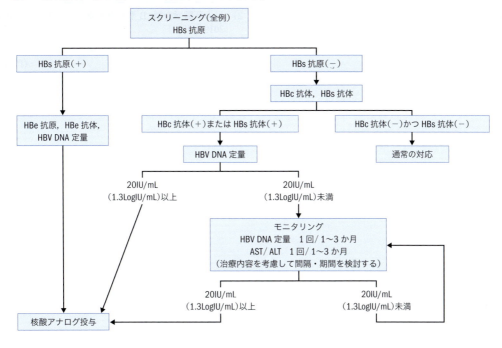

図1 免疫抑制・化学療法により発症するB型肝炎対策ガイドライン[2]

ている．日本でも「免疫抑制・化学療法により発症するB型肝炎対策ガイドライン」が策定されている（図1）[2]．

■ スクリーニングの具体的な流れは図1を参照のこと．HBs抗原陽性では，HBe抗原，HBe抗体，HBV-DNA定量を測定し核酸アナログを投与する．HBs抗原が陰性では，HBc抗体，HBs抗体を測定し，いずれかが陽性ならHBV-DNA定量を測定する．HBV-DNAが20 IU/mL以上の場合，核酸アナログを投与する．20 IU/mL未満の場合は，HBV-DNA定量とAST，ALTを1～3か月毎にモニタリングし，上昇を認めた場合は直ちに核酸アナログを投与する．

■ HBV再活性化のリスクは，固形腫瘍より血液腫瘍での化学療法で高い．特に造血幹細胞移植やリツキシマブ，フルダラビン，ステロイドなどを使用する場合，高率のHBV再活性化率の報告があるため，注意が必要である．しかし，HBV再活性化は肝炎発症と同義ではないため，HBV-DNAの陽転化を認めた場合，速やかに核酸アナログを投与すれば肝炎発症割合を抑制することが可能である．このため，ガイドラインでも速やかな核酸アナログの投与が強調されている．

■ 一方で，固形腫瘍のHBV再活性化割合は血液腫瘍と比較して低く，核酸アナログの投与によって肝炎の発症が抑止できるかの明確なエビデンスは不足しているが，ステロイドやアントラサイクリンを使用した化学療法などで再活性化の報告を認め，ガイドライン上は固形腫瘍も図1に則ったスクリーニングが必要とされる．

■ 再活性化による肝炎は免疫抑制や化学療法期間中のみならず，治療中断した後も発症しうるので注意が必要である．HBVのモニタリングは，治療終了後も少なくとも1年間は継続することが望ましいとされる．特に造血幹細胞移植では，GVHD（graft versus host disease：移植片対宿主病）に対する長期の免疫抑制療法や，免疫再構築までの期間によりHBV再活性化が遅れることが多く，長期のHBV-DNAモニタリングが推奨されている．

■ HBV再活性化の治療は肝臓専門医との連携が重要であり，化学療法継続の可否についても十分検討する必要がある（必ずしも中止しなくてはならないというわけではない）．使用する核酸アナログは，ラミブジンにエビデンスが豊富であるものの，長期投与で耐性形成が懸念されるため，ガイドライン上ではテノホビルやエンテカビルなどの別の核酸アナログが推奨されている．

■ HBVウイルス再活性化に比して，HCV（hepatitis C virus）が化学療法によって再活性化する報告は少ないため，HCVに関しては特別な対応を必要としない．

文献

1) Edward Chu, et al: Physicians' Cancer Chemotherapy Drug Manual 2019. Jones & Bartlett Learning, 2018.
2) 日本肝臓学会編. B型肝炎治療ガイドライン 第3.1版. 2019, p78.

（門倉玄武）

I-3 臓器障害時の抗がん薬投与方法

② 腎障害時の薬物療法

概要

- 近年の抗腫瘍療法の発展によって担がん患者の予後が飛躍的延長し，がん患者が慢性腎臓病（chronic kidney disease：CKD）に罹患する可能性が増加している．また，CKDの維持管理や腎代替療法の発展により，CKDや終末期腎臓病（end-stage renal disease：ESRD）の患者の予後も延長している．CKDやESRD患者の担がんリスクは通常集団と比べて高く，このような患者ががんに罹患し，抗腫瘍療法が検討される機会が増加している[1)2)]．

- がんと腎臓を考えるうえでの現状は，なお発展途上である．通常臨床試験で除外されるCKD患者の治療計画策定では，一般的なエビデンスを単純に外挿することはできず，ケースシリーズや薬物動態学的理論（pharmacokinetics：PK）と薬物動力学的理論（pharmacodynamics：PD）の検証などの小規模な報告を参考にせざるをえない．また，急性腎障害（acute kidney disease：AKI）をはじめとする多臓器障害に陥ったがん患者は，救命のために集中治療の対象となる可能性もあるが，背景が制御不良の進行がんでは，病態の改善が困難なこともあり，集中治療がQOLを損ねる可能性もあり，むしろ症状緩和を主体とした治療を検討されることがあるかもしれない．

- このようながんと腎臓の関係に注目する新たなサブスペシャリティを，オンコネフロロジーと呼ぶ．オンコネフロロジーには主に2つの側面が存在する．すなわち，がんに合併する腎臓合併症の検討，および腎臓合併症を有するがん患者の治療検討，である．この領域の発展には，がん治療医と腎臓内科医との協働が求められており，前述のような集中治療医や緩和ケア医との協働も重要となる．オンコネフロロジーに関しては，American Society of Nephrologyがオンラインカリキュラムを策定しているので，一読をお勧めする[3)]．
https://www.asn-online.org/education/distancelearning/curricula/onco/

- 本稿では紙面の関係上，後者の「腎臓合併症を有するがん患者の治療検討」を中心に解説する．日本でも2016年に，がん薬物療法時の腎障害診療ガイドラインが日本腎臓学会，日本癌治療学会，日本臨床腫瘍学会，日本腎臓病薬物療法学会から共同で発表されているため，参考にしてほしい[4)]．

腎機能障害を有するがん患者に対する治療計画の策定

1 クレアチニンによる腎機能評価と課題

- 腎機能は主に糸球体濾過量（glomerular filtration rate：GFR）で推定されるが，GFRの実測は煩雑で実地臨床での施行は困難であり，さまざまな方法で推定される．GFRの推定で最も汎用される値にクレアチニンクリアランス（CrCl）があり，代表的な推定方法を表1に示す．最も汎用される推定式はCockcroft-Gault式である．クレアチニン（Cre）は蛋白と結合せずに糸球体で濾過される．尿細管で少量分泌されるがほとんど再吸収されないため，糸球体濾過量を反映する．

- しかし，Creによる腎機能推定は，表2に示すような複数の問題点を有することを念頭において行うべきである．第一に，Creは腎障害以外で増減する．Creは筋肉でクレアチンが代謝されて産生されるため，筋肉量の増加や筋代謝亢進（感染症などの急性疾患）によってCreは増加し，筋肉量の減少や筋代謝減少（慢性消耗性疾患など）で減少する．高齢や寝たきりの患者では，骨格筋量の減少によりCreが減少した結果，CrClが高値となる傾向がある．

- 第二に，Creの尿細管分泌の増減に作用する病態や薬剤に注意する．ネフローゼ症候群などの高度蛋白尿や糖尿病などでは尿細管分泌が増大し，見かけ上Creが減少することがある．また，シメチジン，トリメトプリム，スピロノラクトン，プロベネシドなど支持療法でしばしば用いられる薬剤は，Creの尿細管分泌を阻害し，見かけ上Creが上昇する．

- 第三に，Creの測定方法が複数存在する点に注意

表1 主な腎機能の推定法

① Cockcroft-Gault 式（CG 式）
CrCl（mL/分）＝（［140－年齢］×体重）÷（血清 Cre ［mg/dL］×72）×（女性ならば 0.85 を乗ずる）

② 24 時間蓄尿クレアチニンクリアランス
CCr（mL/分）＝（尿中 Cre［mg/dL］×尿量［mL/日］）÷（血清 Cre［mg/dL］×24 時間×60 分）

③ estimated GFR（eGFR）
eGFR（mL/分/1.73m^2）＝194×血清 Cre－1.094×年齢－0.287×（女性ならば 0.739 を乗ずる）

表2 クレアチニンによる腎機能評価の問題点

① 腎障害以外での増減
② 尿細管での修飾の増減
③ 複数の測定系の存在
④ Cre 上昇は GFR 低下より遅れる

表3 Calvert の式と適用の注意点

Calvert の式
カルボプラチン投与量（mg/body）＝target AUC×（GFR＋25）

適用の注意点
・血清クレアチニン低値（0.7mg/dL 未満）の患者は，0.7mg/dL を使用してクレアチニンクリアランスを測定する．
・Calvert の式に GFR を代入する際は，GFR が 125mL/分を超えないこと．つまり，AUC 6 であれば 900mg/body が最大量となる．
・投与量変更時に血清クレアチニンが変化した場合は，高い値を用いる．
・BMI の測定を必ず行う．BMI 25 未満であれば，実測体重を投与量決定に用いる．BMI 25 以上であれば，以下の計算式による調整体重を用いる．ただし，BMI 値によって体重の調整を行うことには諸説があり，ASCO のガイドラインでは肥満患者の抗腫瘍薬投与量決定には，実測体重の使用が推奨されている．
・調整体重＝（［実測体重－理想体重］×0.4）＋理想体重 理想体重＝（［身長 cm/2.54］－60）×2.3＋45.5

ASCO：American Society of Clinical Oncology, AUC：area under the curve

する．旧来米国などで採用されていた Cre 測定法は Jaffe 法であったが，真の Cre 値より 0.2mg/dL 程度高値となる傾向があり，よりばらつきの少ない IDMS 法による測定が現在の主流である．一方，日本で多く採用されている Cre 測定法は酵素法であり，Jaffe 法と比較して正確な値を反映し，IDMS 法での測定値と概ね一致する．前述の Cockcroft-Gault 式は，Jaffe 法の時代に策定された GFR の推定式であり，本式に代入される Cre は Jaffe 法の測定値である．したがって，他の測定方法で導かれた Cre 値を Cockcroft-Gault 式に代入すると，GFR が高く導出される[5]．抗菌薬などは安全域が広いため，腎障害時に薬剤投与量を調整する薬剤であってもこの測定系による差異は問題とならないことが多いが，抗腫瘍薬は安全域が狭いため，特に GFR によって直接的に投与量が決定されるカルボプラチンの投与量策定では無視できない[6]．

- 第四に，Cre の上昇するタイミングは GFR 低下タイミングより一般的に遅延する．GFR が低下した後，日単位の経過で Cre が上昇するため，急性腎障害の早期診断に Cre は向かない．急性腎障害の早期診断バイオマーカーに関して現在研究が進んでいるが，執筆時現在で十分な感度特異度を有するマーカーはない[4]．

2 eGFR による腎機能評価

- estimated GFR（eGFR）は，慢性腎臓病のステージングを主目的として策定された腎機能評価法であるが（表1），実測のイヌリンクリアランスとの乖離もクレアチニンクリアランス（CrCl）より少なく，糸球体濾過量をよく反映するとされ，がん薬物療法治療計画策定時の腎機能評価に使用してよいとされる[4)7)]．ただし本来，抗がん薬の投与量を設定する目的でつくられた式ではないため，eGFR を治療設計に用いたエビデンスは少ないことに注意する．

- eGFR は通常，欧米人の標準体型とされる 1.73m^2 あたりの推定 GFR として計算される．つまり，eGFR の単位は mL/分/1.73m^2 と体表面積で補正された値であることに，注意が必要である．eGFR を治療計画策定に用いる場合，体表面積や体重で投与量が決まる薬剤，すなわち多くの殺細胞薬や分子標的薬の場合，1.73m^2 による体表面積補正ありの eGFR をそのまま用いて腎機能を評価してよい．一方で，1.73m^2 の体表面積補正を外して腎機能評価を行う最も代表的なケースはカルボプラチンの投与量策定時であり，実際の体表面積を eGFR に乗する必要がある．ほかにも，固定用量の薬剤投与があり，セツキシマブやペルツズマブなどの分子標的薬などが該当するが，腎機能障害時にこれらの薬剤の用量調整を必要とするエビデンスは乏しい[4]．

3 カルボプラチンの投与量決定

- カルボプラチンの投与量は Calvert の式によって決定されるが，GFR 値によって投与量が大きく変化する．GFR には Cockcroft-Gault 式によって計算さ

れた値を代入するが，計算値をそのまま代入するとカルボプラチンが過量投与となる危険性が指摘されていることから[8]，National Cancer Instituteは，適用の注意点を示している(表3)．

4 透析患者の薬物投与計画

- 多くの抗がん薬は腎を経由して排出されるにもかかわらず，腎や透析によるクリアランスのデータはほとんどなく，不完全である．透析患者での薬剤の適切な投与量や投与のタイミングに関する推奨は，小規模のケースシリーズやエキスパートオピニオンに依存しているのが現状である．比較的投与報告がある薬剤を表4に示す．
- 透析患者では抗がん薬の腎毒性は問題とならないが，血中濃度の過剰な上昇や排泄遅延などにより，骨髄毒性をはじめとする全身性の用量依存性の毒性に曝露するリスクが増大する．180例弱の透析中のがん患者を対象とした多施設後向き解析では，半数以上は非転移設定ながら，生存期間の中央値は13.5か月と予後不良であった．薬物療法が施行された割合は30％に満たなかったが，多くの場合，添付文書に従った用量調節や投与タイミングの調整が施行されても，40％以上で全身毒性の増強が認められた[9]．
- 透析患者に薬物療法を導入する際には，①用量の調節，②投与時期の調整，の検討が重要となる．すなわち薬剤投与量を調整し過量曝露と全身毒性の軽減に努めること，また透析による薬剤クリアランスのタイミングを考慮して抗がん薬の投与時期を調整することが必要である．またこれらのPK/PDの観点以外にも，薬剤の分布容積(distribution volume：Vd)や，蛋白非結合型分率(fraction unbound：fu)を考慮する．各薬剤の投与量，投与スケジュールに関しては，文献を参照してほしい[10)11]．

- 分布容積(L)は，体内の総薬物量(mg)と血漿中の薬物濃度(mg/dL)の比で表され，薬物の組織移行の指標である．一般的に脂溶性薬剤は，臓器や筋肉などの血漿外組織に分布し，血漿中の薬物濃度が低くても体内の総薬物量が大きい場合があり，Vdも増大し，透析性が低下する．脂溶性薬剤は一般的に肝代謝薬剤が多いが，代謝産物が腎を経由する場合もあるため，必ずしも安全性が高いというわけではない．

- 透析膜の除去限界は2万〜3万Daとされ，分子量が大きい物質は濾過されにくい．したがって，分子量の大きい抗体製剤は濾過されない．また，アルブミン(分子量65000Da)やα酸性糖蛋白(分子量44100Da)などと結合した薬物も，透析や限外濾過による除去は受けず，遊離型薬物のみが透析膜を通過する．したがって，蛋白結合率の大きい薬物では透析性が低下する．この血漿中前薬物濃度に対する蛋白非結合型薬物濃度の比を，蛋白非結合型分率(fu)と呼ぶ．fuが高い物質は除去率が低下し，透析性が低下する．

- 血液透析導入時は通常，薬剤半減期は延長しているため，半減期が長い薬剤は投与期間を延長するよりも1回投与量を減量するほうが，過剰な高濃度曝露リスクは低下する．

表4 血液透析時に投与報告がある薬剤と，投与を避ける薬剤[12]

①比較的投与報告がある薬剤
カルボプラチン，シスプラチン，シクロホスファミド，エトポシド，ジェムシタビン，ゴレセリン，オキサリプラチン，パクリタキセル，ポナチニブ，ソラフェニブ
②投与を避ける報告がある薬剤
ブレオマイシン，ドキソルビシン，フルダラビン，5FU，ヒドロキシウレア，イブルチニブ，イダルビシン，イフォスファミド，イマチニブ，イリノテカン，リュープロレリン，メトトレキサート，ペメトレキセド

記載のない薬剤の安全性は不明である．また，腹膜透析で安全に投与できる薬剤の報告はほとんどない．

5 各薬剤の腎機能による投与量調節

- 前述したカルボプラチンを除く各薬剤の腎障害時の投与量調節案を，表5に示す．これらは必ずしもエビデンスに基づいたものではないため，個々の患者に応用する際には全身状態などを総合的に判断して，投与量を決定する．

表5 腎障害時の薬剤投与量[12]

6-メルカプトプリン	公式な減量推奨なしだが，腎機能によって投与量，投与間隔を調節する．
IFN-α	減量不要．
IL-2	血清クレアチニン≧4.5mL/dLでは投与しない．
L-アスパラギナーゼ	CrCl＜60mL/分で中止．

(つづく)

(つづき)

アカラブルチニブ	中等度までは減量不要．高度，ESRD では未検証．
アテゾリズマブ	減量不要．
アナストロゾール	減量不要．
アパルタミド	中等度までは減量不要．高度，ESRD では未検証．三酸化ヒ素（アルセニック・トリオキサイド）：公式な減量推奨はないものの，おそらく腎機能によって減量が必要．
アファチニブ	軽度は減量不要．中等度，高度ではおそらく減量が必要．
アベマシクリブ	中等度までは減量不要．高度，ESRD では未検証．
アベルマブ	減量不要．
アレクチニブ	中等度までは減量不要．高度，ESRD では未検証．
アレンツズマブ	データなし．
イキサゾミブ	中等度までは減量不要．高度または ESRD では減量すべき．
イソトレチノイン	データなし．
イダルビシン	減量不要．
イノツズマブ	軽度，中等度，高度で減量不要．ESRD では未検証．
イホスファミド	CrCl ＞ 60mL/ 分では減量不要．46 ≦ CrCl ≦ 59 で 20％減量．31 ≦ CrCl ≦ 45 で 25％減量．CrCl ＜ 30mL/ 分で 30％減量．
イブルチニブ	中等度までは減量不要．高度または透析中は未検証．
イマチニブ	減量不要．
イリノテカン	減量不要．
エストラムスチン	データなし．
エトポシド	CrCl ＞ 50mL/ 分では減量不要．10 ≦ CrCl ≦ 50mL/ 分で 25％減量．CrCl ＜ 15mL/ 分で 50％減量．
エベロリムス	減量不要．
エリブリン	軽度では減量不要．中等度から高度では $1.1mg/m^2$ に減量．
エルロチニブ	減量不要．
エロツズマブ	減量不要．
オキサリプラチン	公式の減量推奨なし．CrCl ＜ 20mL/ 分では投与しない．
オシメルチニブ	中等度までは不要．高度または ESRD は未検証．
オビヌツズマブ	中等度までは不要．高度または ESRD は未検証．
オファツムマブ	データなし．
オラパリブ	軽度では不要．中等度では減量が必要（300mg/ 日で分 2）．高度または ESRD は未検証．
カペシタビン	CrCl ＞ 50mL/ 分では減量不要．30 ≦ CrCl ≦ 50mL/ 分で 25％減量．CrCl ＜ 30mL/ 分では投与を避ける．
カボザンチニブ	軽度～中等度では減量不要．高度では投与を避ける．
カルフィルゾミブ	減量不要．
カルボプラチン	本文解説を参考のこと．
カルムスチン	CrCl ＜ 60mL/ 分で投与を避ける．
クラドリビン	CrCl ＞ 50mL/ 分では減量不要．10 ≦ CrCl ≦ 50mL/ 分で 25％減量．CrCl ＜ 10mL/ 分で 25％減量．
クロファラビン	CrCl ＞ 60mL/ 分では減量不要．30 ≦ CrCl ≦ 60mL/ 分で 50％減量．CrCl ＜ 10mL/ 分で 25％減量．高度（CrCl ＜ 30mL/ 分）または透析中は未検証．
クロラムブシル	減量不要．
ゲフィチニブ	減量不要．
ゲムシタビン	減量不要．
ゲムツズマブ	中等度までは減量不要．高度または透析中は未検証．

(つづく)

(つづき)

ゴセレリン	減量不要.
酢酸メゲストロール	データなし.
サリドマイド	公式の減量推奨なし.
シクロホスファミド	CrCl > 20mL/分では減量不要. 10 ≦ CrCl ≦ 20mL/分で25％減量. CrCl < 10mL/分で50％減量.
シスプラチン	CrCl > 60mL/分では減量不要. 30 ≦ CrCl ≦ 60で50％減量. CrCl < 30で投与中止.
シタラビン	公式な推奨はないが, おそらく腎機能によって用量調節が必要.
ジブ-アフリベルセプト	データなし.
ストレプトゾシン	CrCl > 60mL/分では減量不要. 10 ≦ CrCl ≦ 50mL/分で25％減量. CrCl < 10mL/分で投与しない. CrCl < 60mL/分では 50～75％減量.
スニチニブ	データなし.
セツキシマブ	減量不要.
セリチニブ	データなし.
ソラフェニブ	減量不要.
ダウノルビシン	血清クレアチニン ≧ 3.0mL/dL で50％減量.
ダカルバジン	公式な推奨はないが, おそらく腎機能によって用量調節が必要.
ダクチノマイシン	データなし.
ダサチニブ	減量不要.
タモキシフェン	減量不要.
ダラツムマブ	減量不要.
チオテパ	公式の減量推奨なし.
チサゲンレクロイセル	データなし.
テガフール・ギメラシル・オテラシル	CrCl < 60mL/分では1段階減量, CrCl < 30mL/分では投与しない.
テムシロリムス	減量不要.
テモゾロミド	データなし.
デュルバルマブ	中等度までは減量不要. 高度では未検証だがおそらく減量が必要.
ドキソルビシン	減量不要.
ドセタキセル	減量不要.
トポテカン	CrCl ≧ 40mL/分では減量不要. 20 ≦ CrCl < 40mL/分で50％減量. CrCl < 20mL/分では投与しない.
トラスツズマブ	データなし.
トラベクテジン	中等度までは減量不要. 高度または ESRD では未検証.
トラメチニブ	中等度までは減量不要. 高度では未検証.
トリフルリジン・チペラシル	中等度までは減量不要. 高度または ESRD では未検証.
トレチノイン	腎障害時は 25mg/m^2 を上限とする.
ニボルマブ	減量不要.
ニラパリブ	中等度までは減量不要. 高度または透析中は未検証.
ネシツムマブ	公式検証なし.
ネララビン	公式な減量推奨なし. 中等度以上は用量調節がおそらく必要.
パクリタキセル	減量不要.
パゾパニブ	減量不要.
パニツムマブ	減量不要.
パルボシクリブ	中等度までは不要. 高度では未検証.
ビカルタミド	減量不要.

(つづく)

（つづき）

ヒドロキシウレア	10 ≦ CrCl ≦ 50mL/ 分で 50％減量．CrCl ＜ 10mL/ 分で 80％減量．
ビノレルビン	減量不要．
ビンクリスチン	減量不要．
ビンブラスチン	減量不要．
ブスルファン	減量不要．
プララトレキサート	公式な減量推奨なし．中等症以上では用量調節がおそらく必要．
ブリガチニブ	中等度までは減量不要．高度，ESRD では未検証．
ブリナツモマブ	中等度までは減量不要．高度，ESRD では未検証．
フルオロウラシル	減量不要．
フルタミド	データなし．
フルダラビン	CrCl ＞ 70mL/ 分では減量不要．30 ≦ CrCl ≦ 70mL/ 分で 20％減量．CrCl ＜ 30mL/ 分で投与を避ける．
ブレオマイシン	CrCl ＞ 50mL/ 分では減量不要．10 ≦ CrCl ≦ 50mL/ 分で 25％減量．CrCl ＜ 10mL/ 分で 50％減量．
プロカルバジン	CrCl ＜ 30mL/ 分では中止．
ベネトクラクス	中等度までは減量不要．高度または ESRD では未検証．
ベバシズマブ	データなし．
ペムブロリズマブ	減量不要．
ペメトレキセド	CrCl ＞ 45mL/ 分では減量の必要なし．CrCl ＜ 45mL/ 分では投与中止．
ペルツズマブ	中等度までは減量不要．高度では公式な減量推奨なし．
ベンダムスチン	CrCl ＜ 30mL/ 分で避ける．
ボスチニブ	軽度では減量不要．中等度以上では減量が必要．ESRD では未検証．
ポナチニブ	軽度では用量調節不要．中等度以上ではおそらく用量調節が必要．
ポマリドミド	血清クレアチニン＜ 3.0mL/dL では減量不要．血清クレアチニン＞ 3.0mL/dL では投与しない．
ボリノスタット	減量不要．
マイトマイシン C	CrCl ＞ 60mL/ 分では減量不要．10 ≦ CrCl ≦ 60 で 25％減量．CrCl ＜ 10 で 50％減量．
ミトキサントロン	減量不要．
ミトタン	データなし．
メトトレキサート	CrCl ＞ 60mL/ 分では減量不要．30 ≦ CrCl ≦ 60mL/ 分で 50％減量．CrCl ＜ 30mL/ 分で投与しない．
メルファラン	公式な減量推奨なし．ただし腎障害時は慎重に使用．
ラパチニブ	減量不要．
ラムシルマブ	データなし．
リツキシマブ	データなし．
リポゾーマルドキソルビシン	ドキソルビシンと同じ．減量不要．
リュープロレリン（リュープロリド）	データなし．
ルカパリブ	中等度までは減量不要．高度または ESRD は未検証．
ルテチウム -177 標識ソマトスタチンアナログ	中等度までは減量不要．高度または透析中は未検証．
レゴラフェニブ	軽度までは減量不要．中等度以上では公式な推奨はない．
レナリドミド	公式な推奨なし．中等度以上はおそらく減量が必要．
レンバチニブ	軽度，中等度では減量不要．高度では 10 〜 14mg/ 日に減量．ESRD では未検証．
ロムスチン	CrCl ＜ 60mL/ 分では投与を避ける．

sCre：血清クレアチニン値，ESRD：末期腎不全

文献

1) Eur J Intern Med 2011; 22 (4): 399-406.
2) Br J Cancer 2010; 103 (12): 1815-21.
3) American Society of Nephrology. https://www.asn-online.org/education/distancelearning/curricula/onco/
4) 日本腎臓学会, 他編. がん薬物療法時の腎障害診療ガイドライン 2016. ライフサイエンス出版, 2016.
5) 日腎会誌 2005; 47: 804.
6) Ann Oncol 2013; 24 (11): 2746-52.
7) 日本臨床 2008; 66(9): 1725-9.
8) Ann Oncol 2011; 22 Suppl 8: viii29-viii32.
9) Ann Oncol 2013; 24 (2): 501-7.
10) Nat. Rev Nephrol 2015; 11(6): 354-70.
11) 高野利実, 他編. ハイリスクがん患者の化学療法ナビゲーター 第2版. メジカルビュー社, 2017.
12) Edward Chu, et al: Physicians' Cancer Chemotherapy Drug Manual 2019. Jones & Bartlett Learning, 2018.

(門倉玄武)

I-4 効果，安全性の評価方法

がん診療の基礎知識

① performance status (PS)

- performance status (PS) とは，全身状態を総括的に評価する方法である．Eastern Cooperative Oncology Group (ECOG) の設定した ECOG-PS と，Karnofsky performance status (KPS) の 2 種類の評価法がある（表 1，2）．
- ECOG-PS は患者の全身状態を 5 つに分類し，KPS は 0 ～ 100 まで細分化して定義する．近年の研究では ECOG-PS が多く用いられるが，KPS は脳神経外科の診療などに用いられている．これらの値は予後と強固な相関関係にあり，正しく評価することが重要である．
- 固形がんに対する抗がん薬治療においては，ECOG-PS 3 以上は有害事象が高度となる可能性が上昇しベネフィットをリスクが上回るとされ，推奨されない．一般的な化学療法の適応は ECOG-PS 0 または 1 であり，2 の場合は症例毎に検討が必要である．しかし，化学療法が著効する一部の固形がんや血液腫瘍，高い奏効率の見込まれる分子標的薬治療などでは，治療による全身状態の改善が見込まれる場合，ECOG-PS が不良でも化学療法に踏み切る場合がある．

表 1　Eastern Cooperative Oncology Group performance status (ECOG-PS)

PS	状態
0	無症状で社会活動ができ，制限を受けることなく発病前と同等にふるまえる．
1	軽度の症状があり，肉体労働は制限を受けるが，歩行，家事や事務などの軽作業や座業はできる．
2	歩行や身の回りのことはできるが，時に少し介助がいることもある．軽作業はできないが，日中の 50％以上は起居している．
3	身の回りのことはある程度できるが，しばしば介助が必要で，日中の 50％以上は就床している．
4	身の回りのこともできず，常に介助が必要で，終日就床を必要とする．

表 2　Karnofsky performance status (KPS)

KPS	状態	PS
100	正常，臨床症状なし．	0
90	軽い臨床症状はあるが正常の活動が可能．	1
80	かなりの臨床症状があるが，努力して正常の活動が可能．	1
70	自分自身の世話はできるが，正常の活動や労働をすることは不可能．	2
60	自分に必要なことはできるが，時々介助が必要．	2
50	病状を考慮した看護および定期的な医療行為が必要．	3
40	動けず，適切な医療および看護が必要．	3
30	まったく動けず，入院が必要だが死は差し迫っていない．	4
20	非常に重症．入院が必要で精力的な治療が必要．	4
10	死期が切迫している．	4
0	死亡．	4

（門倉玄武）

I-4 効果，安全性の評価方法

がん診療の基礎知識

② RECIST 1.1

背景

- 腫瘍量変化の測定は，実地臨床における化学療法の効果判定に加え，がん臨床試験の主要な評価項目（エンドポイント）である客観的腫瘍縮小効果（objective response）や原病増悪までの期間（無増悪生存期間［progression free survival：PFS］）の導出に重要である．腫瘍量測定の必須条件として客観性，再現性，普遍性が挙げられる．
- 1981年に設定されたWHO基準に基づき，2000年に固形がんにおける効果判定基準として，Response Evaluation Criteria in Solid Tumor（RECIST）ver. 1.0が公表された．RECIST 1.0の特徴としては，①測定可能病変サイズ最小値，②評価病変数に上限を設定（最大10個，各臓器につき最大5個），③腫瘍量の1方向測定を定義したこと，にある．
- しかし，RECIST 1.0頒布後もFDG-PETをはじめとする画像モダリティの発展や，非細胞障害性分子標的薬の開発など，医療技術の急速な進歩は継続し，複数の課題が浮上した．すなわち，①測定可能病変を有しない患者におけるRECISTの適応，② MRIやFDG-PETなどの新規画像モダリティを用いた評価方法，③ 10以下の病変数で評価が可能か，④リンパ節病変の評価方法，⑤非細胞障害性の分子標的薬の効果判定におけるRECISTの適応，である．これらの問題点を受け，多職種によるRECISTワーキンググループが発足し6500例を超える大規模データベースを基軸として，2009年にRECIST 1.0の改訂がなされた．なお，RECIST 1.1の全文日本語訳が，Japan Clinical Oncology Group（JCOG）ウェブサイト（http://www.jcog.jp/doctor/tool/recistv11.html：QRコード）から参照可能である[1)2)]．
- また，血液腫瘍では疾患別の効果判定基準（リンパ腫ではLugano基準，骨髄腫ではIMWG基準など）が存在するため，本稿では触れない．

ベースラインにおける腫瘍の測定

- ①腫瘍病変なのかリンパ節病変なのか，②測定可能病変なのか測定不能病変なのか，の2点を検討する．
- 腫瘍病変は長径を測定し，リンパ節は短径を測定する．

1 測定可能病変

1 腫瘍病変

- 少なくとも1方向で測定が可能であること．
- スライス厚5mm以下のCTで，最大径（長径）が10mm以上の病変であること．
- ただし皮膚の表在小結節などでは，測径器（caliper）による測定で10mm以上，または胸部X線写真で20mm以上の病変が対象．

2 リンパ節病変

- スライス厚5mm以下のCTで，最小径（短径）が15mm以上のもの．

2 測定不能病変

- 上記測定可能病変に該当しない病変．

1 腫瘍性病変

- スライス厚5mm以下のCTで，長径が10mm未満．

2 リンパ節病変

- スライス厚5mm以下のCTで，短径が10mm以上15mm未満．短径10mm未満のリンパ節は病的腫大として扱わない．

3 その他

- 体腔液貯留や軟膜髄膜病変，腫瘤を形成しない皮膚病変やリンパ管症，画像検索では測定不能であるが身体診察上認識可能である腹部臓器の腫大なども，測定不能病変として扱う．

3 注意点

- 囊胞性病変も，定義を満たす場合は測定可能病変とみなすことができる．しかし，他に非囊胞性病変が存在する場合は，後者を標的病変に設定することが望ましい．
- 放射線治療照射範囲内などの局所療法の影響が予測される範囲に存在する病変は，通常，測定可能病変と設定しない．

具体的な測定の実際

1 測定方法

- 以下の3つの原則に注意する．
  ①同一の評価方法，同一の測定技術
  ②治療開始前4週間以内の評価
  ③客観性保持の観点から，臨床評価より画像診断を推奨

2 測定モダリティ

1 CT
- 最も再現性と普遍性にすぐれた方法である．スライス厚は5mm以下が望ましいが，5mmを超える場合は，測定可能病変の最小サイズはスライス厚の2倍とする．標準的撮影範囲は胸部，腹部，骨盤を網羅する領域であるが，病変の分布によって範囲を変更する．
- 造影CTでは，造影剤注入後同一タイミングでの撮影が望ましい（主に門脈相での撮影で評価される）．

2 MRI
- MRIも測定モダリティとして許容されるが，撮影条件に多くの変数が設定されているため，同一の設定で経過を追跡することが望ましい．

3 FDG-PET，PET-CT
- 第Ⅱ相試験における腫瘍縮小効果の形態評価などに，PET検査は汎用されている．病変消退や新規出現などの定性的評価には有用なモダリティであるが，病変径の実測などには，CTなどの定量的評価による補完が推奨される．

4 その他の検査
- 胸部単純X線撮影は，正確な腫瘍測定が困難で原則推奨されない．また，超音波検査も動的検査であり，術者の技量や腸内ガス量によって描出が大きく左右されるため，推奨されない．
- なお，例外的に病理学的完全奏効を確認する目的で，内視鏡検査などによる生検や，体腔液細胞診などが用いられることがある．

5 腫瘍マーカー
- 原則として単独での腫瘍縮小効果判定には用いない．すなわち，腫瘍マーカーが正常範囲であっても腫瘍が縮小したと判断されない．ただし，腫瘍マーカーの意義は疾患によって異なるため，プロトコールでは疾患に応じ測定方法に関して指示を明記する．また，一部の例外が存在し，卵巣癌ではCA125と治療効果に有意な相関が立証されており，腫瘍マーカー値が代替エンドポイントとして使用されている[3]．

3 標的病変，非標的病変の設定

- ベースライン評価において2個以上の測定可能病変を認める場合，以下を原則とする．
- 合計最大5個（各臓器につき最大2病変）を標的病変と設定する．
- 標的病変は，腫瘍病変では長径10mm以上，リンパ節では短径15mm以上を要する．
- 標的病変以外のすべての病変は非標的病変であり，サイズ測定の必要性はない．
- 原則として，最大病変を標的病変に設定することが望ましいが，例えば胃壁病変などでは内腔液貯留量や蠕動により再現性が乏しい場合もあり，標的病変から意図的に除外することも検討される．

腫瘍縮小効果の判定

- 標的病変，非標的病変，新病変の3項目に関して検討する．
- 標的病変はベースライン評価時の径和を算出し，経過中の測定値と比較し効果判定を行う．
- 非標的病変は「あり」「なし」で，明らかな増悪の有無を評価する．
- 新病変は「あり」「なし」で評価する．

1 新病変の定義

- 経過中にベースライン評価にて観察されなかった病

変が同定された場合は，新病変の出現と判定する．同一画像モダリティの使用が前提だが，撮影範囲外の病変が経過中に判明した場合も，新病変の出現と判定する．
- 新病変の同定に対するFDG-PETの有効性に関しては，さらなる検証が必要である．現行ではCTを補完する位置づけにある．すなわち，ベースライン評価でFDG-PETを施行した場合，経過中の新たなFDG-uptake spotの出現は，新病変と定義する．一方で，ベースライン評価でFDG-PETを施行しなかった場合，経過中に新たにFDG-uptake spotが出現した際には，必ずCTで病変の有無を確認する．

2 評価不能

- ある時点において，画像検査や測定が行われなかった場合，その時点での効果は評価不能（not evaluable：NE）となる．

3 標的病変の評価

1 完全奏効（complete response：CR）
- すべての標的病変の消失．リンパ節の場合は短径10mm未満に縮小．

2 部分奏効（partial response：PR）
- ベースラインの総標的病変径和と比べて，30%以上の減少を認めること．

3 進行（progressive disease：PD）
- 経過中の標的病変の最小径和と比較して，20%以上の増加かつ絶対値で5mm以上の増加を認めること．

4 安定（stable disease：SD）
- PRに該当する縮小がなく，PDに該当する進行がないこと．

- 総合的判定は表1を参照のこと．
- 腫瘍病変およびリンパ節のすべての病変において，非常に縮小してしまった場合でも径和に加える．CTのスライス厚以下となった場合，微かに視認可能で病変が残存すると判断すればCTスライス厚値を，消失したと判断した場合は0mmとして記録する．
- 腫瘍が断片化した場合は，各断片の径を用いる．
- 腫瘍が融合した場合は，融合病変の境界が明瞭であれば各々の径を用い，同定不能であれば融合病変

の径を用いる．

表1 標的病変を有する場合の判定

標的病変	非標的病変	新病変	総合効果
CR	CR	なし	CR
CR	nonCR/nonPD	なし	PR
CR	NE	なし	PR
PR	nonPD/ND	なし	PR
SD	nonPD/ND	なし	SD
ND	nonPD	なし	NE
PD	any	any	PD
any	PD	any	PD
any	any	あり	PD

CR：完全奏効，PR：部分奏効，SD：安定，PD：進行，ND：評価欠損，NE：評価不能

4 非標的病変の評価

1 完全奏効（complete response：CR）
- すべての非標的病変の消失かつ腫瘍マーカーが基準値上限以下となっていること．すべてのリンパ節は短径10mm未満に縮小していること．

2 非CR/非PD（nonCR/nonPD）
- 1つ以上の非標的病変の残存かつ/または腫瘍マーカーが基準値上限を超えること．
- 原則として測定可能病変がない場合にSDを適用することは望ましくないため，非標的病変に関してはSDよりもnonCR/nonPDと表記したほうがよい．

3 進行（progressive disease：PD）
- 既存の非標的病変の明らかな増悪．体腔液の著しい増加やリンパ管症の増悪など．

- 総合的判定は表2を参照のこと．

5 新病変に対するPETの役割

- FDG-PETやPET-CTにおける基準はいまだ明確ではないが，第II相試験における腫瘍縮小効果の形態評価などに汎用される．RECIST 1.1においてもFDG-PETに関して言及されている．FDG-PET陽性病変とは，周囲の正常組織よりも2倍以上のFDG uptakeが認められる場合である．臨床では精巣セミノーマなどの疾患では，PETを効果判定として用いてよいとされる．

表2　非標的病変のみを有する場合の判定

非標的病変	新病変	総合効果
CR	なし	CR
nonCR/nonPD	なし	nonCR/nonPD
ND	なし	NE
明らかな増悪	any	PD
any	あり	PD

CR：完全奏効, PR：部分奏効, PD：進行, ND：評価欠損, NE：評価不能

①ベースライン評価でFDG-PET陰性かつ経過中FDG-PET陽性となった場合，新病変として総合効果はPDである．
②ベースライン評価でFDG-PET未施行で経過中FDG-PET陽性となった場合，CTで再評価を施行し，新病変と対応する場合はPD，対応しない場合は経過観察目的でCTの再検を要する．

6　分子標的薬使用時の効果判定

- 分子標的薬使用時の効果判定には注意を要する．いくつかの分子標的薬は，腫瘍の形態的変化を伴いながら効果を奏することがあり，サイズのみの測定ではなく，形態的変化を加味した測定方法なども検証されている[4]．

臨床試験の評価項目

- 臨床試験では，種々の評価項目（エンドポイント）が設定され有効性が検証される．以下，代表的な評価項目を概説する．各評価項目は，原則として臨床試験ごとに設定されているが，各々で若干の差異が存在することがあるため，詳細は成書を参考にしてほしい．
- エンドポイントの解釈で留意すべき点は，観察者による判定の相違やバイアスが入りやすいエンドポイントかどうかである．バイアスが入りやすいエンドポイントを「ソフトなエンドポイント」と呼び，一方で誰がみても同じ結果である場合は「ハードなエンドポイント」と呼ぶ．
- 一般的に最もハードなエンドポイントは全生存期間であるが，全生存期間の測定には膨大な労力とコスト，時間が必要なことがあり，他の代替エンドポイントを設定して全生存期間測定の代わりに当てることがある．しかし，代替エンドポイントは全生存期間よりもソフトであり，さまざまなバイアスが入りやすいため，解釈には注意が必要である．

1) 全生存期間（overall survival：OS）
- 起算日（患者をいずれかの群にランダムに割り付けた時点）から，あらゆるイベントによる死亡までの期間．

2) 無増悪生存期間（progression free survival：PFS）
- 起算日（患者をいずれかの群にランダムに割り付けた時点）または治療開始日から，あらゆるイベントによる死亡または病変の増悪が，客観的に確認されるまでの期間．

3) 無再発生存期間（relapse free survival：RFS）
- 起算日（患者をいずれかの群にランダムに割り付けた時点）または外科的手術時点から，あらゆるイベントによる死亡または再発が客観的に確認されるまでの期間．
- 病変が完全奏効（CR）を満たす患者に適用される．

4) 無病生存期間（disease free survival：DFS）
- 起算日（患者をいずれかの群にランダムに割り付けた時点）または外科的手術時点から，あらゆるイベントによる死亡または再発と二次発がんが客観的に確認されるまでの期間．
- 乳癌などの長期フォローアップにおいて二次発がんの出現が問題となることがあり，無再発生存期間（RFS）と区別される．

5) 治療成功期間（time to treatment failure：TTF）
- 起算日（患者をいずれかの群にランダムに割り付けた時点）または治療開始日から，あらゆるイベントによる死亡や客観的な病変の増悪，有害事象を含めたあらゆる原因による治療中止までの期間．

6) 奏効期間（response duration）
- 最初に完全奏効（CR）または部分奏効（PR）が得られた日を起点として，あらゆるイベントによる死亡または客観的な病変の増悪までの期間．
- 完全奏効期間（complete response duration）とは，CRの基準が満たされた日を起点として，全死亡または客観的な病変増悪までの期間を指す．

7) 無事象生存期間（event free survival：EFS）
- 起算日（患者をいずれかの群にランダムに割り付けた時点）または治療開始日から，あらゆるイベントによる死亡，客観的な病変の増悪や重篤な有害事象などが発症するまでの期間．

8) 無進行期間（time to progression：TTP）
- 起算日（患者をいずれかの群にランダムに割り付けた時点）または治療開始日から，病変の増悪が客観的に確認される，または病変の増悪による死亡（現病死）までの期間．
- 増悪が証明できない死亡の場合，つまり他病死は，

センサードケース(打ち切り例)とする.
- あらゆるイベントによる死亡を勘案する無増悪生存期間(PFS)との混同に注意する.

免疫チェックポイント阻害薬における効果判定

- 免疫チェックポイント阻害薬は,がん細胞に対して特異的な免疫応答を及ぼすことによって抗腫瘍効果を発揮するが,効果の発現までに一定の時間を要することがあり,いったん病変が増大した後に再度縮小する現象(偽増悪[pseudoprogression])が認められることがある.偽増悪が生じた場合,従来のRECISTによる効果判定では早期にPDと扱われ,免疫チェックポイント阻害薬の効果が過小評価される可能性が指摘されている.
- この問題に対して,RECISTとは異なる効果判定基準であるirRC(immune-related response criteria)やirRECIST(immune-related RECIST)などの効果判定基準が提唱されている[5)6)].また,RECISTのワーキンググループが主導となって作成されたガイドラインであるiRECISTも公表された[7)].原則的にはRECIST 1.1を踏襲した内容であるが,より効果の確定を重要視した内容であり,単回の増悪判定でPDとせず,iUPD(immune unconfirmed PD)として,4〜8週後の再検によってPDを確定させる概念(immune confirmed PD:iCPD)などが新たに導入された.
- ただし,これらの効果判定基準は十分に確立された基準とは言い難く,iRECISTガイドラインもvalidationの不足に関して言及されており,エンドポイントとしてiRECISTを用いる場合はRECISTの結果も併記が望ましいとしており,今後の知見の蓄積が重要となるであろう.

文献

1) Eur J Cancer 2009; 45(2): 228-47.
2) Japan Clinical Oncology Group (JCOG). 固形がんの治療効果判定のための新ガイドライン(RECIST ガイドライン)改訂版 version 1.1 —日本語訳 JCOG版. http://www.jcog.jp/doctor/tool/recistv11.html
3) J Natl Cancer Inst 2004; 96(6): 487-8.
4) JAMA 2009; 302(21): 2338-44.
5) Clin Cancer Res. 2009; 15(23): 7412-20.
6) Ann Oncol 2014; 25(Supplement 4): 361.
7) Lancet Oncol 2017; 18(3): e143-52.

(門倉玄武)

I-4 効果，安全性の評価方法

③ CTCAE 5.0

背景・定義

- Common Terminology Criteria for Adverse Events（CTCAE）とは，有害事象共通用語規準といい，米国 National Cancer Institute（NCI）が主導し世界共通で使用されることを意図して作成された，有害事象に関しての評価規準である．本規準の設定意義は，有害事象に関する「全世界的共通尺度」の策定にあり，異なる研究グループが実施する研究データに関して，有害事象の解釈や相互比較が可能となる．
- 執筆時現在の CTCAE の最新版は 2018 年に改訂された version 5.0（第 5 版）[1]であり，Japanese Clinical Oncology Group（JCOG）のサイトから日本語版の閲覧が可能であるため，詳細内容に関しては当該サイト（http://www.jcog.jp/doctor/tool/ctcaev5.html：QR コード）を参照してほしい．
- 主な構成として，器官別大分類（system organ class：SOC）によってまず 26 のカテゴリーに分類され，有害事象（adverse event：AE）と重症度を示すグレード（Grade）にて構成される．
- AE とは，治療や処置に際して観察される，あらゆる意図しないまたは好ましくない徴候，症状，疾患を指し，治療や処置との因果関係は求めないこととされる．すなわち，治療と関連がないと考えられる有害事象もすべて包括するため，副作用，合併症，毒性，手術合併症をすべて含むものと定義される．
- Grade は，正常を 0，死亡を 5 と定義し，6 段階に有害事象の重症度を分類する．しかし，脱毛などの一部の有害事象では，Grade 3，4，5 などが設定されていない．逆に発熱性好中球減少症など，Grade 1，2 が設定されていない重篤な有害事象も存在する．
- version 5.0 は前版 version 4.0 と比較して，原則的には大きな変更はない．しかし，いくつかの検査値（アラニンアミノトランスフェラーゼ増加，アルカリホスファターゼ増加，アスパラギン酸アミノトランスフェラーゼ増加，血中ビリルビン増加，GGT 増加）において，治療開始前（ベースライン）の値が正常か異常かで Grade の定義が 2 つ存在する項目が新たに作られた．

原則

1 nearest match

- Grade 評価において，観察される有害事象が複数の Grade の定義に該当する場合は，nearest match の原則を用いて総合的に判断する．そもそも患者に実際に生じている有害事象をクリアに分類することは不可能であり，CTCAE 上の有害事象も抽象的な部分が散見され，各項目の記載には幅をもたせていることが多い．その場合，患者の全身状態を総合的に評価し，最も近い Grade はどこかという観点で，Grade を決定する必要がある．
- 例えば，「1 回輸液したから食欲不振の Grade 3 である」など，少しでも当てはまる場合に重篤な Grade を記載することは誤りである．

2 no modification at baseline

- no modification at baseline とは，治療前の状況により Grade 調整をしないということである．例えば，もともと自覚症状のほとんどない Grade 1 の末梢神経障害がある患者が，化学療法施行によって洋服のボタンかけができないなどの日常動作が極めて制限される状態（Grade 3）となった場合，本患者の有害事象としては末梢神経障害の Grade 3 であり，Grade 3 − Grade 1 ＝ Grade 2 ではない．

実臨床での応用

- Grade 2 以下は一般的に軽度の毒性と判断され，該

当する有害事象によって治療中断する必要はない．一方でGrade 3以上の有害事象は，高度の毒性と判断され有害事象が回復するまでの治療中断と，以後の化学療法において投与量の削減が求められる．原則入院の可否は，Grade 3以上であるかどうかで判定することが多い．
- しかしながら，Gradeのみで治療の継続や中断を判断してはならない．実臨床での治療方針の決定は，患者の状態，原疾患や併存疾患，治療の目標設定，治療効果，患者の苦痛や希望などのさまざまな因子からなる臨床的判断を総括して，慎重に行うべきである．
- 例えば，緩和ケア目的の化学療法の場合，患者のQOLを著しく阻害するような有害事象は，たとえGrade 2以下の通常であれば許容範囲内の有害事象と判断される事象であっても，治療中断の重要な根拠となる．また，血液腫瘍や胚細胞腫瘍など，化学療法によって根治を狙える疾患である場合は，Grade 3以上の高度の骨髄抑制が出現しても，顆粒球コロニー刺激因子や血液補充療法を併用しつつ化学療法を継続することも十分にありうる．このような場合，患者のおかれた状況やレジメン，プロトコールごとに設定されている減量基準に則って行うべきである．

文献

1) Japan Clinical Oncology Group(JCOG). Common Terminology Criteria for Adverse Events(CTCAE) version 5.0 有害事象共通用語基準 v5.0 日本語訳JCOG版. http://www.jcog.jp/doctor/tool/CTCAEv5J_20180915_v21_1.pdf

（門倉玄武）

I-5 放射線腫瘍学の基礎知識

がん診療の基礎知識

治療に使われる放射線とその作用

1 治療に使われる放射線

- 放射線治療は，アプローチの違いによって，外部照射，内部照射（密封小線源治療），内用療法，に分けられる．
- 最も多く用いられているのが外部照射であるが，そのほとんどはリニアック装置によるX線を使った治療である．X線は本質的には光子線であり，内部照射で用いるガンマ線と同一である（表1）．また，電子線はエネルギーの減衰が急峻であるため，皮膚や体表に近い部位（皮膚癌など）の照射に適する（図1）．

2 放射線の作用

1 生物効果

- 放射線基礎医学の詳細は成書に譲るが，簡略に述べ

表1　治療に利用される電離放射線の種類と治療適用

発生源	荷電粒子	主な適用例	電磁波（光子線）	主な適用例
加速器	重粒子線（炭素線）	肺，肝，頭頸部，前立腺腫瘍などの深部腫瘍に加え，放射線低感受性腫瘍や重要臓器に隣接する腫瘍	X線	多くの腫瘍に適用 ・汎用リニアック ・高精度専用機（サイバーナイフ，トモセラピーなど）
	陽子線	肺，肝，頭頸部，前立腺腫瘍などの深部腫瘍に加え，小児腫瘍や重要臓器に隣接する腫瘍		
	電子線	皮膚などの表在病変 ・汎用リニアック		
放射性同位元素	アルファ線	骨転移のある去勢抵抗性前立腺癌への内用療法（ラジウム223）	ガンマ線	脳腫瘍（コバルト60） ・ガンマナイフ 子宮頸癌への腔内照射（イリジウム192） 前立腺癌への小線源治療（ヨード125）
	ベータ線	標識抗体療法（イットリウム90） バセドウ病や甲状腺癌への内用療法（ヨード131）		

その他，中性子線（非荷電粒子，直接作用主体）なども利用される．

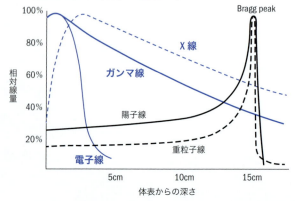

図1　各種放射線の生体内での線量分布

ると，放射線による生物効果の本質はDNA二重鎖切断である．通常の治療に用いられる光子線，電子線では，電離作用により周辺の水分子から発生したラジカルなどの形成を介した「間接作用」が主となる．一方，重粒子線はDNAを直接切断する「直接作用」を伴い，同じ吸収線量で細胞に与える損傷の強さの相対比は3倍弱とされる．

2 放射線障害

- 放射線治療は，同じ部位に照射できる量に限りがある．各臓器に許容可能な線量の上限（耐容線量）があり，これを超えると一定の割合で重篤な障害が生じるためである．
- 放射線治療による正常組織の障害は，その発生時期により，急性期，亜急性期および晩期（慢性期または遅発性）に分けられる．
- 急性障害は照射中から終了後早期（1か月以内）に発生する．典型的には照射中の皮膚炎，粘膜炎，放射線宿酔などであり，多くは回復するが，重度の急性障害は慢性障害に移行することもある．亜急性障害は照射開始後2〜6か月で発生する．例として放射線肺臓炎がある．晩期障害は6〜12か月以降に発生し，例として放射線性の肺線維症や脊髄症（しびれや麻痺），粘膜や皮膚組織の壊死が挙げられる．これは照射によるサイトカインや増殖因子の活性化により，間質組織の線維化や血管の閉塞（組織の虚血性変化）が不可逆性に起こるためとされている．これらの変化は無症候性であっても残存する．過去に照射歴のある部位に追加照射を行うことにより，その組織の耐容線量を超えれば障害が出現し，しばしば不可逆的機能障害に至る．
- 過去に照射歴があり，再照射により耐容線量を超える場合にはしばしば適用外となる．しかし，照射によるメリットが大きいと予想される場合や，晩期障害が問題となるほどの長い予後が見込めない場合には，説明のうえで照射することもある．

分割照射

1 分割照射の理論的背景

1 致死損傷と亜致死損傷

- 一般に腫瘍細胞のDNA損傷の修復能力は正常細胞より劣り，修復不可能な場合は「致死損傷」を，修復可能な場合は「亜致死損傷」をきたす．1回線量

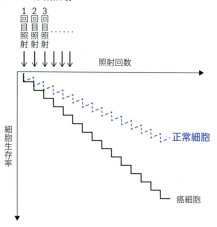

図2 分割照射

を小さくし分割照射すると，正常細胞では次の照射までに（照射後数時間で），亜致死損傷からの回復が進む．一方，回復不十分な腫瘍細胞では，修復前に次の損傷が加わり致死損傷となることで，両者の効果に差をつけることができる（図2）．これが放射線治療を分割照射とする理由である．

2 4つのR

- 分割照射には「4つのR」という理論があり，前述の回復（Repair）のほかに，照射後に休止していた細胞分裂が再開する再増殖（Repopulation）がある．さらに，治療後半に再増殖能が加速され，制御率が低下する（加速再増殖）．また，細胞周期によって放射線感受性は異なるが，分割照射によりS期後半の細胞（放射線抵抗性）がG2-M期（放射線高感受性）に分布する（再分布［Redistribution］）．一方，酸素に富む細胞は放射線感受性が高いが，血管からの距離が遠いために低酸素分圧であった細胞が，分割照射期間中に腫瘍縮小により血管に近づいて酸素化され，放射線感受性が高くなることを再酸素化（Re-oxygenation）と呼ぶ．

2 さまざまな線量分割スケジュール

- 化学療法において，薬剤の強度を高めるために投与スケジュールを変えること（dose-dense療法）と同様に，放射線治療では，「線量分割」の方法で放射線の強度を変えることがある．

1 通常分割照射

- 一般的に，通常分割照射とは，1回線量2Gy（ないし1.8Gy）を1日1回実施することを指す．週5回，約5〜7週間かけて，合計約50〜70Gyを照射す

る方法が，多くのがん種で採用されている．

2 寡分割照射

- 放射線治療の強度は合計線量だけでなく，1回線量にも依存する．例えば1回10Gyで照射し，総線量50Gy/5回照射した場合の生物学的な強度は，1回2Gyで行った場合で換算すると総線量83Gyと同程度になり，50Gy/25回の通常分割照射より強度が増す．これを寡分割照射といい，後述する体幹部定位放射線治療などで用いられる．
- また，有痛性骨転移でしばしば用いられる30Gy/10回は，20Gy/5回などの方法と同等の除痛効果があり，近年では骨破壊の程度の少ない有痛性骨転移には8Gy/1回照射も用いられるようになっている（ただし生存中に再照射を要する割合が約2倍）ことが示されている[1]．

3 加速過分割（多分割）照射

- 放射線治療中の腫瘍の加速再増殖の影響を抑え，照射期間の短縮を目的とする加速過分割（多分割）照射では，1回1.2〜1.5Gyを1日2〜3回照射する．照射間隔は，正常組織が照射後の亜致死損傷から十分回復する6時間以上空けるのがよいとされている．一部の頭頸部癌や肺癌（限局期小細胞肺癌への1日2回，45Gy/30回照射など）で有用性が証明されている．
- 分割照射では，全治療過程のうち数日程度の休止は治療効果にさほど影響はないと考えられているが，頸部癌，食道癌や肺癌などで，総照射期間の延長が局所制御率低下につながることが報告されており，いったん開始された放射線療法は，よほどの急性障害がない限り休止なく完遂させることが望ましい．

放射線治療の方針と手順

- 放射線治療の手順を図3に示す．このうち，いくつかの要素について解説する．

1 放射線治療計画

- 治療計画では，まず治療体位（および固定具装着）で治療時と同じ呼吸方法で撮影されたCT画像が，治療計画装置（コンピュータ上の線量計算ソフトウェア）に転送される．その後，CT画像上で標的病変と，それに近接した正常臓器（リスク臓器）の輪郭を入力し，処方線量とリスク臓器の許容線量を決定する．作成した輪郭に合わせて照射野を設定し，ビームの数や方向を選択したのち，体内での線量分布をソフトウェアで計算（シミュレーション）する．
- CTをもとにした三次元治療計画では，任意の体積とそれに対する線量がグラフで示される（線量体積ヒストグラム［dose-volume histogram：DVH］）

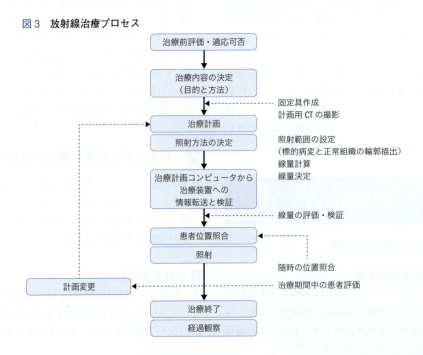

図3　放射線治療プロセス

図4 胸部照射の線量体積ヒストグラムの1例

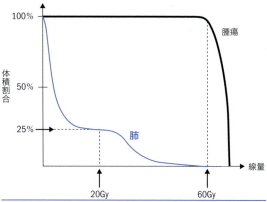

治療計画CT上で輪郭が入力された各体積（体全体，標的，危険臓器など）の線量を計算し，線量と体積の関係をグラフ化したもの．図では20Gy以上照射される肺の体積が全肺の25%となっている．

（図4）．これらのパラメータとアウトカムの相関関係を知ることにより，定量的に耐容線量を把握できる．例えば肺では，「20Gy以上照射される肺の体積」が40%を超えると有意に放射線肺臓炎の頻度が増加するという報告があるため[2]，これをできるだけ下回るよう留意し，特に同時化学放射線療法の場合は，重症肺炎の発症を予防するために35%以下を目標に計画する．

2 照射範囲の設定

- 多くの外科手術で「病巣切除とリンパ節郭清」が標準術式であるのと同様，根治を目的とした放射線治療においても，「原発巣＋転移リンパ節＋予防的リンパ節領域」が標的体積となる．リンパ節領域を照射範囲に含めることは潜在病変の根絶を目的とするが，いたずらに照射範囲が大きくなることは，毒性が増強し，原発巣への線量増加を困難にする．
- 例えば非小細胞肺癌の根治照射では，従来は縦隔・肺門などのリンパ節領域に対し40Gy程度の予防的リンパ節照射を行い，その後原発巣と転移リンパ節へ20Gy程度を追加することが標準とされてきた．しかし，原発巣の制御率が依然として不良ななかで，予防的リンパ節照射を行いながら線量を増加することは有害事象の増加により困難である．そこで，予防的リンパ節照射の省略と高線量照射を行う有用性の検証が試みられたものの，さまざまな要因により高線量照射の有用性が再現性をもって示されず，いまだに最適な照射範囲についての一定の結論は得られていない[3)4)]．

3 線量の決定

- 放射線腫瘍医は，個々の病状に応じ，さまざまな要因を考慮して線量を決定する．
- まず，治療目的により線量は大きく変わる．根治照射であれば毒性の許容範囲内でより多くの総線量を投与する．一方で，姑息（緩和）照射であれば，症状緩和に必要なだけの線量を選択する．
- また，1回線量が多いほど晩期障害の可能性が高まる．治癒（＝晩期毒性が問題となるほど長期の予後）を見込む場合，通常分割照射で安全に照射する必要があるため，治療期間が長期にわたることも許容される．逆に，再発や転移に対する緩和照射で迅速な効果発現を目指す場合は長期生存が期待できないため，1回線量の増加を許容する．ただし再発や転移でも，長期生存が期待できると判断した場合は，十分な総線量を長期間かけて治療する．
- 腫瘍の放射線感受性によっても線量は変わる．一般に，分裂期にある幼若な細胞は放射線感受性が高いため，少ない線量で制御が期待される（例：造血系腫瘍では30～40Gy）．
- 腫瘍量も重要であり，一部の放射線高感受性腫瘍を除けば，巨視的腫瘍であれば大線量を要する（例：60～70Gy）．一方，潜在的な病巣であれば少ない線量となる（例：術後照射や予防的なリンパ節領域には46～50Gy）．
- 周囲の正常臓器の耐容線量や，患者の同部位への照射歴に依存して線量が制限されることも多い．

治療可能比の向上

1 治療可能比＝正常細胞の耐容線量/細胞致死線量

- がん治療が成立するためには，細胞致死効果ががん細胞に選択的に作用する必要がある．放射線治療において効果の選択性に寄与しているのは，がん細胞と正常細胞の放射線感受性の差である．これを「治療可能比＝正常細胞の耐容線量／細胞致死線量」と定義した場合，その値が1を超えると治療が成立し，値が大きいほど腫瘍制御の可能性が高まる．
- 図5は，腫瘍と正常組織の線量反応曲線である．線量-効果関係はS状曲線となり，急峻な勾配がある．この勾配はがん種や個体によってさまざまであるが，わずかな線量差が臨床的な影響を及ぼすことが予想される．現実的には，腫瘍と正常組織の放射線感受性の差が小さいことが多いため，腫

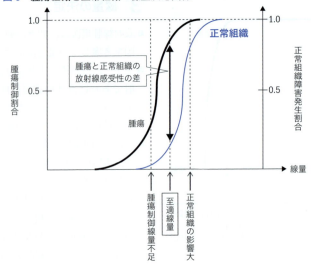

図5 腫瘍組織と正常組織の線量反応曲線

瘍のS状曲線を左方移動（化学療法の併用など），正常組織のS状曲線を右方移動（技術進歩による線量集中性の向上など）させるなどして，治療可能比を向上させる工夫が必要である．

2 治療可能比の向上：薬剤の併用

- 化学療法と放射線を併用することにより，①作用機序の異なる薬剤との相互作用により局所効果を向上し，②両者の毒性を分散してそれぞれの使用量を減少させることが期待できる．
- 放射線と薬剤の相乗効果（増感作用）としては，放射線障害の促進（ハロゲン化ピリミジン），放射線障害からの回復阻害（ゲムシタビン，フルダラビン），放射線感受性の高い細胞周期での停止（タキサン），腫瘍細胞の再酸素化，再増殖細胞の除去などの作用がある．各種の局所進行がんにおいて，同時併用化学放射線療法が放射線単独や逐次併用よりも生存率や局所生存率を改善することが示され，多くの進行がんにおいて，標準治療の1つとなっている．増感作用は，毒性の増強と表裏一体であるが，多くは一過性かつ可逆的であり，長期生存や臓器温存が得られるならば許容可能と考える．

3 治療可能比の向上：放射線の空間的線量分布の改善

1 小線源治療

- 小線源治療では，粒状または針状の小さな容器に密閉された放射性同位元素（小線源）を，患部管腔臓器に挿入（腔内照射）または患部組織に刺入（組織内照射）するなどして，内部より照射する（表1）．
- 患部で最も強い放射線が照射され，距離の二乗に反比例して放射線が減衰するため，周囲の不要な被曝を軽減できる．

2 術中照射

- 術中照射も，線量集中性を高める方法の1つである．例えば膵癌は放射線低感受性であるにもかかわらず，周囲を胃や十二指腸などの放射線高感受性の臓器に囲まれる．開腹して腸管を照射野外に移動させ，露出した腫瘍床に対し脊髄に届かないエネルギーの電子線で照射すれば，1回に大線量の照射が可能である．

3 定位照射

- 高精度放射線治療の1つである定位照射は，三次元的に多方向から集光照射を行うことで，ビームが交差する部分に線量を集中させつつ，周辺組織への被曝を限りなく分散させる．病変部に大線量を照射できるため，手術に匹敵する局所効果が得られる．当初は脳のような静止した（小さな）標的に対する定位手術的照射（radiosurgery）として発展した．近年では，肺や肝臓など体内変動のある標的に対しても，その位置ずれへの対策を技術的に担保できるようになり，体幹部の（小さな）腫瘍へ適応が拡大した．体幹部定位放射線治療（stereotactic body radiation therapy：SBRT）は，高齢者や耐術能のない早期肺癌における標準治療の1つとなっている．例えば肺癌では，48Gy/4回や50〜60Gy/5回などの寡分割照射で治療される．

図6　強度変調放射線治療（IMRT）と多門（回転）照射の線量分布
・上段：前立腺癌に対する回転原体照射（A）と回転型のIMRT（B）の比較．Aでは直腸内82Gy（矢頭）は許容できず，総線量の減量を要する．Bでは同じ82Gyの領域は直腸を回避しており（矢頭），尿道の線量も低減（矢印）している．
・下段：食道近傍の肺癌に対する前後斜入対向4門照射（C）と回転型のIMRT（D）の比較．通常の照射では食道にも腫瘍と同程度の線量が照射されている（C矢印）が，IMRTにより食道の周囲の高線量領域が凹型に回避されている（D矢印）．

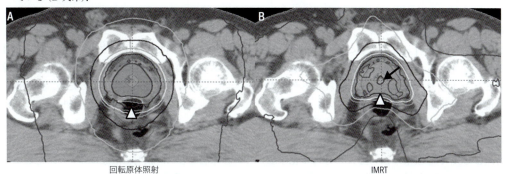
回転原体照射　　　　　　IMRT

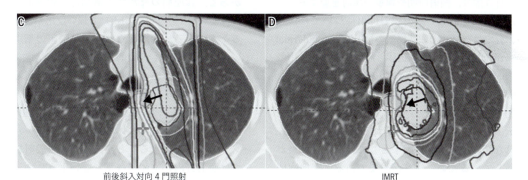
前後斜入対向4門照射　　　　　　IMRT

4 強度変調放射線治療

- 強度変調放射線治療（intensity-modulated radiation therapy：IMRT）の"intensity-modulated"（強度変調）とは，標的腫瘍に一致する理想的な線量分布図を作成することを目的として，照射野形状を変化させる重金属製の"絞り"（multileaf collimator）を複雑にコンピュータ制御させる治療法である．従来は均一であった各照射野内の放射線強度に濃淡をつけ，これを多方向から重ね合わせることで，線量分布を標的腫瘍の形状に三次元的に一致させ（図6），標的腫瘍への十分な線量投与と，近隣リスク臓器への線量低減の両立が可能となる．
- IMRTは，前立腺癌（直腸の保護），頭頸部癌（唾液腺や脊髄の保護）や脊髄への再照射（脊髄の保護）などでメリットが大きい．
- SBRTやIMRTはいずれも高精度治療の一部でやや紛らわしいが，SBRTは小さな腫瘍に対しピンポイントに線量を集中させる治療を指し，IMRTは前述の照射技術（方法）を指す．そのため，IMRTの照射技術を用いたSBRTも可能である．また，昨今メディアなどで目にすることの多い「サイバーナイフ」「トモセラピー」「ノバリス」などは，いずれも光子線を用いた高精度放射線治療「専用機」であり，照射精度や本質的な抗腫瘍効果には大きな差はない．最も普及しているX線のリニアックであっても，これらの高精度放射線治療専用機と遜色ない治療が可能である．

5 粒子線の利用

- 陽子線や重粒子線治療は，その物理的特性として，体内深部でBragg peakと呼ばれる急峻なエネルギーのピークを有する（図1）．重粒子線は，線量集中性が高いだけでなく，ラジカルを介さずにDNAを直接切断する作用のため，X線より生物学的効果もすぐれる（約3倍弱）．
- 粒子線治療は長らく高度先進医療として行われてきたが，執筆時現在は一部（限局性小児腫瘍への陽子線治療，切除非適応の骨軟部腫瘍，一部の頭頸部腫瘍や前立腺癌への陽子線または重粒子線治療）で保険適用が認められるようになった．

放射線治療に関する注意事項

1 放射線との併用を避ける薬剤

- 放射線治療と薬剤の毒性が特に重複する場合，併用は困難である．例えば，ゲムシタビンやブレオマイシンは肺への照射と併用することで，重篤な呼吸器毒性を生じる恐れがある．同様に，心臓への照射とアントラサイクリン，中枢神経系への照射と葉酸代謝拮抗薬で，毒性が増強する．照射野が限局していれば放射線による骨髄毒性は限定的であるが，照射野のなかに骨髄が広範囲に含まれる場合，G-CSFや造血系に強い障害を与える化学療法を行う際は，照射時期や線量の検討を要する．
- また，分子標的薬と放射線の併用については検証が十分ではない．頭頸部癌への抗EGFR (epidermal growth factor receptor) 抗体と放射線治療の併用で臨床的に相乗効果が示されたセツキシマブでは[5]，皮膚障害は放射線やセツキシマブ単独での治療時に比べて重篤になりやすく，高頻度である．EGFR遺伝子変異陽性肺癌で使用されるゲフィチニブは，重篤な肺臓炎のリスク因子としての間質性肺炎が共通しているため，注意が必要である．実地臨床では，相乗効果を期待した放射線との同時併用は行われない．ベバシツズマブなどの血管新生阻害薬は，1回線量の多い照射との併用で遅発性消化管毒性が報告されている．同時併用のみならず，1年以上経過してからの使用においても毒性が生じているため，照射歴に留意して慎重に投与すべきである[6]．分子標的薬は，遠隔転移・再発例に使用されることが多いため，緩和照射時にも使用薬剤の確認は欠かせない．
- HER2陽性術後乳癌に対するトラスツズマブと放射線療法の同時併用は，短期的には重篤な有害事象は報告されておらず，右側乳房もしくは胸壁照射に関しては問題なく施行できるが，左側に関しては心臓への長期的影響が不明である．

2 照射適応が懸念される病態

- 間質性肺炎例では，化学療法や手術による急性増悪リスクが高いことが知られているが，放射線照射においても同様である[7]．このため，局所進行例で局所制御が症状改善に有益と予想される場合など，リスクを上回るメリットがある場合に，放射線治療を選択する．
- 膠原病患者は，放射線治療に強い反応を起こすことがある．膠原病のなかでも活動性の強皮症や全身性エリテマトーデス（SLE）で強い反応が認められるようである．関節リウマチでは障害の増加はないようであるが，一般的に膠原病は肺疾患を合併することが多いため，肺の有害事象に注意して治療する必要がある．
- ペースメーカーや植え込み型除細動器は，強い電磁波ノイズを受けると本体の設定変更やオーバーセンシングが発生することがあるため，放射線治療では照射野内に本体が含まれないようにする．また，本体が照射野外にあっても，放射線治療装置から発生する電磁波や中性子の影響により動作異常のリスクがあるため，治療前後の動作確認など，関係各部署との連携は欠かせない．
- 妊娠中の放射線治療は，原則的に禁忌である．非妊娠時は，基本的には照射野外にある臓器の被曝は無視してよい．しかし，妊娠中は胚や胎児の放射線感受性が高いため，子宮が照射野外で，さらに腹部を遮蔽しても，無視できない量を被曝する可能性がある．

文献

1) Clin Oncol (R Coll Radiol) 2012; 24(2): 112-24.
2) Int J Radiat Oncol Biol Phys 1999; 45(2): 323-9.
3) Am J Clin Oncol 2007; 30(3): 239-44.
4) Lancet Oncol 2015; 16(2): 187-99.
5) Lancet Oncol 2010; 11(1): 21-8.
6) Int J Radiat Oncol Biol Phys 2015; 92(3): 568-76.
7) Intern Med 2009; 48(9): 665-72.

（佐貫直子，武田篤也）

I-6 抗がん薬ミキシング時の注意点と曝露問題

がん診療の基礎知識

抗がん薬にはがんを治療する効果がある反面，ヒトへの発がん性があることが知られている．1935年，英国のHaddowが「実験動物で抗がん薬には発がん性がある」ことを報告し，抗がん薬による健康影響への関心が高まっていった．その後，抗がん薬を含めたそれらを取り扱う医療従事者の健康に影響を及ぼす薬剤をhazardous drugs[1]と定義し，海外ではさまざまなガイドラインが策定され，適切な取り扱いが推奨されてきた．日本においては，2015年に「がん薬物療法における曝露対策合同ガイドライン」が発刊され[2]，各施設でこのガイドラインに基づいた曝露対策が実施されている．また，米国では米国薬局方にHD曝露対策に関する新たな基準として「USP800」が公布された[3]．後述するようにこれには，抗がん薬を含めたHDの調製に際し，さらに厳しい適合基準が設けられている．

抗がん薬の曝露

1 hazardous drugs とは

- hazardous drugs（HD）とは，曝露によって健康障害をもたらすか，または疑われる薬品をいう．つまり，ヒトまたは動物に対して①発がん性，②催奇形性または他の発生毒性，③生殖毒性，④低用量での臓器毒性，⑤遺伝毒性，⑥上記基準によって有害であると設定された既存の薬剤に類似した新薬の化学構造および毒性プロファイル，を示し，これら6項目のうち，1つ以上に該当するものとされる[1]．

- 医療従事者が調製や搬送などの過程で曝露の機会が多くなると，発がん性や催奇形性の問題が懸念される．発がん性については，度重なるHDの曝露により，正常細胞のDNAや染色体が影響を受けてがん化する恐れがある．催奇形性については，妊娠中にHDの曝露を受けることで，胎児に障害が起こり，奇形を起こす恐れがある．また，精子や卵子が影響を受け，流産や不妊の原因になることも懸念される．National Institute for Occupational Safety and Health（NIOSH）では，HDとして取り扱う抗がん薬として表1のものを定めている[4]．

表1 NIOSHによる医療現場で使用するhazardous drugのリスト（2016年版），グループ1：hazardous drugとして扱うべき抗がん薬（本邦承認薬品抜粋）
改訂予定あり．https://www.cdc.gov/niosh/index.htm

薬剤名	日本での販売名	FDA胎児危険度分類[*1]	IARC発がん性リスク	追記
BCG	イムシスト イムノブラダー	C		調製に用いた器具はバイオハザードとして扱うなど，特別な注意が必要
アキシチニブ	インライタ	D		マウスにおいてヒトの曝露量より低い曝露で催奇性，胚・胎児毒性
アクチノマイシンD	コスメゲン	D		
アザシチジン	ビダーザ	D	2A	
アナストロゾール	アリミデックス	X		
アビラテロン	ザイティガ	X		妊娠中または妊娠の可能性のある女性は防護衣（例：手袋）なしで取り扱わないこと

（つづく）

(つづき)

アファチニブ	ジオトリフ	D		服用中または服用後2週間の女性は避妊すべき
アフリベルセプト	ザルトラップ	C		ウサギにおいてヒトの曝露量より低い曝露で胚毒性および催奇形性があり，胎児に外見，内臓，骨格の形成異常あり
イキサゾミブ	ニンラーロ	-		服用中または服用後3か月間は，男性および妊娠可能な女性は効果的な避妊措置を取らなければばならない
イダルビシン	イダマイシン	D		
イホスファミド	イホマイド	D		
イマチニブ	グリベック	D		
イリノテカン	カンプト，トポテシン	D		
エキセメスタン	アロマシン	X		
エストラムスチン	エストラサイト	X		
エトポシド	ベプシド，ラステット	D	1	
エピルビシン	ファルモルビシン	D		
エベロリムス	アフィニトール，サーティカン	D		
エリブリン	ハラヴェン	D		
エルロチニブ	タルセバ	D		
エンザルタミド	イクスタンジ	X		マウスにおいて患者への推奨投与量より低い曝露で胚・胎児毒性
オキサリプラチン	エルプラット	D		
カバジタキセル	ジェブタナ	D		
カペシタビン	ゼローダ	D		フルオロウラシルに代謝される
カルフィルゾミブ	カイプロリス	D		服用中または服用後2週間の女性は避妊すべき
カルボプラチン	パラプラチン	D		
カルムスチン	ギリアデル	D	2A	
クラドリビン	ロイスタチン	D		
クリゾチニブ	ザーコリ	D		
クロファラビン	エボルトラ	D		
ゲムシタビン	ジェムザール	D		
ゲムツズマブオゾガマイシン	マイロターグ	D		
ゴセレリン	ゾラデックス	X		
サリドマイド[*2]	サレド	X		
三酸化ヒ素	トリセノックス	D	1	
シクロホスファミド	エンドキサン	D	1	
シスプラチン	ブリプラチン ランダ アイエーコール	D	2A	
シタラビン	キロサイド	D		
シタラビン オクホスファート	スタラシド	D		
ストレプトゾシン	ザノサー	D	2B	
スニチニブ	スーテント	D		
ソラフェニブ	ネクサバール	D		

(つづく)

(つづき)

ダウノルビシン	ダウノマイシン	D	2B	
ダカルバジン	ダカルバジン	C		
ダサチニブ	スプリセル	D		
ダブラフェニブ	タフィンラー	D		服用中または服用後 2 週間の女性は避妊すべき
タモキシフェン	ノルバデックス	D	1	
チオテパ	リサイオ	D	1	
デガレリクス	ゴナックス	X		
テムシロリムス	トーリセル	D		
テモゾロミド	テモダール	D		
ドキソルビシン	アドリアシン ドキシル	D	2A	
ドセタキセル	タキソテール	D		
トラスツズマブエムタンシン	カドサイラ	D		抗体薬物複合体
トラメチニブ	メキニスト	D		ヒトへの推奨投与量より少ない量で胎児毒性と堕胎
トリフルリジン・チピラシル	ロンサーフ	-		ヒトへの推奨投与量より少ない量または同程度の量の曝露で胚・胎児致死と毒性
トレミフェン	フェアストン	D		
ニロチニブ	タシグナ	D		
ネララビン	アラノンジー	D		
ノギテカン	ハイカムチン	D		
パクリタキセル	タキソール アブラキサン	D		
パゾパニブ	ヴォトリエント	D		
パノビノスタット	ファリーダック	-		服用中または服用後 1 か月の女性は避妊すべき
バンデタニブ	カプレルサ	D		
ビカルタミド	カソデックス	X		
ヒドロキシカルバミド	ハイドレア	D		ボトル，カプセルの取り扱い注意
ビノレルビン	ナベルビン	D		
ビンクリスチン	オンコビン	D		
ビンブラスチン	エクザール	D		
ブスルファン	ブスルフェクス マブリン	D	1	
プララトレキサート	ジフォルタ	D		
フルオロウラシル	5-FU	D		
フルタミド	オダイン	D		男性のみ対象
フルダラビン	フルダラ	D		
フルベストラント	フェソロデックス	D		
ブレオマイシン	ブレオ	D	2B	
ブレンツキシマブベドチン	アドセトリス	D		抗体薬物複合体
プロカルバジン	塩酸プロカルバジン	D	2A	
ベキサロテン	タルグレチン	X		
ベムラフェニブ	ゼルボラフ	D		

(つづく)

(つづき)

ペメトレキセド	アリムタ	D		
ペルツズマブ	パージェタ	D		警告(FDA)：胚・胎児死亡と先天異常が示されている
ベンダムスチン	トレアキシン	D		
ペントスタチン	コホリン	D		
ボスチニブ	ボシュリフ	D		
ポナチニブ	アイクルシグ	D		
ポマリドミド	ポマリスト	X		生殖能力のある女性は，服用中または服用後4週間は二重避妊を用いる，または異性間性交渉を継続的に慎む
ボリノスタット	ゾリンザ	D		ヒトへの推奨量より少ない量で有害な胚・胎児への影響
ボルテゾミブ	ベルケイド	D		
マイトマイシンC	マイトマイシン	D	2B	
ミトキサントロン	ノバントロン	D	2B	
ミトタン	オペプリム	D		
メトトレキサート	メソトレキセート	X		
メドロキシプロゲステロン*2	ヒスロンH	X		
メルカプトプリン	ロイケリン	D		
メルファラン	アルケラン	D	1	
リュープロレリン	リュープリン	X		
レゴラフェニブ	スチバーガ	D		警告(FDA)：重篤そして時折致命的な肝毒性が示されている ヒトでの推奨投与量よりも少ない量で妊娠の全喪失
レトロゾール	フェマーラ	X		
レナリドミド*2	レブラミド	X		サリドマイド誘導体 警告(FDA)：肢の異常，奇形 基礎研究において猿の子にサリドマイド様の四肢欠損
ロミデプシン	イストダックス	D		

*1　Food and Drug Administration(FDA)胎児危険度分類は2015年6月に廃止された
*2　グループ2：hazardous drugとして扱うべき抗がん薬以外，に分類されているが，抗悪性腫瘍薬として用いられるため表示した

FDA 胎児危険度分類

カテゴリーA：ヒトの妊娠初期3か月間の対照試験で胎児への危険性は証明されず，またその後の妊娠期間でも危険であるという証拠もない．
カテゴリーB：動物生殖試験では胎仔への危険性は否定されているが，ヒト妊婦での対照試験は実施されていない．もしくは，動物生殖試験で有害な作用が証明されているが，ヒトでの妊娠3か月間の対照試験ではこの有害作用は実証されておらず，またその後の妊娠期間でも危険であるという証拠がない．
カテゴリーC：動物生殖試験では胎仔に催奇形性，胎仔毒性，その他の有害作用があることが証明されているが，ヒト妊婦での対照試験は実施されていない．もしくは，ヒト，動物ともに試験は実施されていない．
カテゴリーD：ヒトの胎児に明らかに危険であるという証拠があるが，危険であっても，妊婦への使用による利益が容認されることもある．
カテゴリーX：動物またはヒトでの試験で胎児異常が証明されている．もしくは，ヒトでの使用試験で胎児への危険が証明されている．

IRAC 発がん性リスク分類

グループ1：ヒトに対する発がん性が認められる
グループ2A：ヒトに対する発がん性がおそらくある
グループ2B：ヒトに対する発がん性が疑われる
グループ3：ヒトに対する発がん性が分類できない
グループ4：ヒトに対する発がん性がおそらくない

表2 抗がん薬の曝露による影響についての主な報告[5)〜16)]

項目	報告内容	引用文献
急性症状	薬剤師が抗がん薬を調製した際に，頭のふらつき，めまい，頭痛，顔面の紅潮，悪心などの不快な影響が生じた	5
	8つの病院に勤務する看護師263名を対象に，抗がん薬の取り扱いの有無で質問紙調査にて比較したところ，抜け毛，皮疹，立ちくらみ，週末には症状消失など，ほぼすべての症状にて抗がん薬取り扱い群でオッズ比が有意に上昇していた．	6
遺伝子異常	がん病棟に勤務する看護師の尿から変異原性物質が検出された．	7
	抗がん薬を取り扱う看護師の姉妹染色分体交換頻度が事務職員と比較して増加していた．	8
	抗がん薬を長時間取り扱う看護師の染色体断裂や姉妹染色分体の交換頻度が，他の病棟や抗がん薬を短時間しか取り扱わない看護師，事務職員と比較して，有意に高かった．	9
	安全キャビネットがないなどの不適切な安全対策のもとで調製作業を行ったときのみ，尿中の変異原性が高く，保護具や設備を改善したところ，尿中の変異原性物質はみられなくなった．	10
	安全キャビネットを使用せず抗がん薬を取り扱っている看護師とコントロール群との間で，末梢血リンパ球の小核の出現頻度を比較し，有意差を認めた．抗がん薬取り扱い頻度や保護具の使用状況との間には関連がみられなかったが，抗がん薬曝露年数においては有意差が認められた．	11
生殖異常	看護師を対象に行った抗がん薬に関する質問紙調査の結果，30〜45歳の者において，月経機能障害と現在抗がん薬を取り扱っていることに有意な相関が認められた．	12
	妊娠前，もしくは妊娠期間中に，母親もしくは父親が抗がん薬を取り扱っていた曝露群と，抗がん薬を取り扱っていない非曝露群の，自然流産と死産の出現率を比較して，職業性抗がん薬曝露に関しては，自然流産のリスクは1.5倍，自然流産と死産の複合リスクは1.4倍で有意であったが，死産のリスクは有意差がみられなかった．また，父親が職業性抗がん薬曝露を受けたことによる妻の妊娠への影響に関しては有意差はみられなかったが，増加傾向は認められた．	13
	看護師の職業性曝露と自然流産のリスクに関する調査において，初期妊娠期間における職業的曝露と流産の関係を調査したところ，抗がん薬を1日1時間未満取り扱った群と1時間以上取り扱った群で，有意に流産のリスクが増加していた．	14
発がん性への影響	腫瘍内科で抗がん薬を取り扱う看護師のがん発症率を調査した結果，白血病の相対リスクは有意に増加を認めた．	15
	がん治療のためにアルキル化薬などの治療を受けた後に発症する白血病あるいは骨髄異形成症候群では5番，7番，11番染色体の異常が多いとされているが，抗がん薬に曝露した職員のDNAは，5番または7番染色体，および5番染色体のみの損傷の頻度が有意に増加していた．	16

2 曝露の影響

■ 抗がん薬の曝露による影響は発がん性，催奇形性に加え，臓器障害や急性症状（過敏反応，免疫反応，消化器症状，循環器症状，神経症状など）などが報告されている（表2）[5)〜16)]．いずれの報告からも，抗がん薬への曝露対策が十分でない場合には，その業務に携わる医療従事者に影響が及んでいることがうかがい知れる．

3 曝露の経路と機会

■ 抗がん薬の曝露の経路としては，吸入や経口摂取，皮膚接触などさまざまであることが指摘されている[2)]．また，曝露の機会としては，抗がん薬の調製作業や運搬，投与，抗がん薬を投与された患者のケアや廃棄物の運搬など，さまざまな場面での曝露機会が指摘され，医療従事者のみならず，清掃業者や廃棄物処理業者，洗濯業者などにも職業性曝露の危険が及んでいると考えられている[2)]．

■ 抗がん薬の曝露は，どれだけ曝露を受けているのかについて，放射性物質の被曝をモニタリングできるような有効な手段がないため，安全な曝露限度は存在するものではなく，汚染をゼロにすることを目標にしなければならないと指摘されている[2)]．このため，抗がん薬の取り扱いにかかわるすべての職員は，適切な曝露防止についての教育を受けて，施設においても適切な曝露対策を実施しなければならない．

曝露予防対策

■ International Society of Oncology Pharmacy Practitioners (ISOPP) と Oncology Nursing Society (ONS) は，抗がん薬の曝露予防に関するヒエラルキーコントロールを示している[17)18)]．ヒエラルキーコントロールとは，職業上の危険性への曝露を排除

または最小限にするためのリスクマネジメントの概念である．ONSのヒエラルキーコントロールは4段階で構成されており，効果の高い順に，レベル1（除去・置換），レベル2（エンジニアリングコントロール［機械・器具によるコントロール］），レベル3（作業実践を含む組織的管理コントロール），レベル4（個人防護具［PPE］），となっている．

- がん化学療法においては，レベル1（除去・置換）は不可能であるため，レベル2以降の対策を施設で実施する必要がある．

1 エンジニアリングコントロール

- 抗がん薬から医療従事者を隔離することで曝露を減らす方法を指す．例としては，安全キャビネットやアイソレーターといった調製設備，閉鎖式薬物移送システム（closed system drug transfer devices：CSTD）といった調製器具を使用することが該当する．しかしながら，これらは完全に曝露を除去できるものではないため，設備と器具を組み合わせて使用することで，さらなる曝露の低減に努めなければならない．

2 作業実践を含む組織的管理コントロール

- 抗がん薬の曝露予防のための指針，手順，スケジューリング業務，職員の教育および訓練，能力の評価を組織的に行うことを指す．具体的には，抗がん薬の調製，運搬・保管，投与，廃棄，投与中・投与後の患者の排泄物・体液の取り扱い，抗がん薬がこぼれたときの安全な取り扱いに関する指針・手順，を設定する．これは，抗がん薬の曝露経路と機会にかかわるすべての職種に対して実施する必要がある．

1 職員の管理・教育・研修

- 施設において，抗がん薬を取り扱うすべての職員に対し，安全な手順および特定の業務を実施するのに必要な機器に関して，広範囲の実技を伴う研修を行うことが重要とされている．その内容には，安全キャビネット，PPE，急性曝露や抗がん薬の漏出に伴う応急処置が含まれる．これらの研修を通して，曝露に対する知識を深め，スキルを評価するとともに，認識や態度を変えるための動機づけをすることが期待される[2]．施設管理者に対しては，これらの管理を徹底するための環境整備や職員教育に取り組むことが要求される．

2 廃棄物の取り扱い

- 日本では，抗がん薬を含むHDの調製・投与過程で発生する廃棄物の保管や運搬・廃棄処理に関する特別な法規制は存在しない．廃棄に関しては，以下の指針に準じて，各施設で手順を明確にする必要がある[19]．
  ① 残液，薬剤の容器，ディスポーザブル製品の器具，用具，清掃に使用した布，ペーパータオルおよび使用したPPEなどの抗がん薬に汚染された物は，他の一般廃棄物と区別して廃棄する．
  ② 残液がアンプルの場合，ディスポーザブルの注射シリンジに入れ，ルアーロックチップなどを装着して廃棄する．バイアルの場合，バイアルに戻して廃棄する．
  ③ 最終的な処理方法について，現時点では抗がん薬に汚染されたものは，焼却処理する．

3 排泄物の処理

- 抗がん薬を投与された患者の排泄物・体液には，投与後一定期間，抗がん薬の残留物と，薬剤の活性代謝物が含まれる．一般に薬剤の大半は投与後48時間以内に排泄されるため，抗がん薬投与後48時間は，患者の便・尿・吐物，胸水・腹水，血液，乳汁，大量の発汗など，またこれらにより汚染されたリネン類への接触は，曝露の危険性があるものとし，取り扱いの際はPPEを装着する．
- 患者への教育としては，男性でも排尿の際には便座に腰かけて行うこと，使用後のトイレはフタをして水を流すこと（飛散防止のため），排泄物が皮膚についたらただちに水道水で十分に洗い流しさらに石けんで洗うこと，などの対策を，あらかじめ伝えるとよい[17)18)]．

4 抗がん薬がこぼれたとき（スピル時）の処理

- 各施設において，抗がん薬のこぼれ（スピル）予防について，指針や管理体制を含む手順の文書を作成することが重要である．抗がん薬を取り扱うすべての場所に，こぼれた際の処理に使用する物品一式（スピルキット）を設置し，適切に利用できるよう職員の教育を行う必要がある．アルコールは揮発性があるため，こぼれた抗がん薬の処理には使用してはならない[2]．

3 個人防護具（PPE）

- 個人防護具（personal protective equipment：PPE）は個々の医療従事者を曝露から保護するものであ

り，抗がん薬耐性試験済みの手袋，ガウン，マスク，保護メガネ，その他の防護具を指す．取り扱いの程度などによって，医療従事者は適切なPPEを選択する必要がある．抗がん薬取り扱いの際には，前述のエンジニアリングコントロールを実施していても，PPEは必ず装備しなければならない．

抗がん薬ミキシング時の注意点[19]

1 調製設備

- 抗がん薬の調製は，安全キャビネットにて行うことが推奨される．これらは，調製者を抗がん薬の曝露から守り，かつ調製環境の汚染を防止するための設備である．一方，無菌調製を行うための設備としてクリーンベンチがあるが，こちらは装置外からの異物の混入を防ぐため，内部を陽圧にして無菌環境を提供している．そのため，クリーンベンチで抗がん薬を調製すると，調製者への曝露が増大するため，使用してはならない．
- 安全キャビネットは，I，II，IIIの3つのclassに分類されている．抗がん薬の調製には，class IIタイプB2もしくはclass III（アイソレーター）が推奨されている．class IIタイプB2は，キャビネット内のエアーバリアで内部の汚染空気が調製者側に流れ出るのを遮断しており，かつキャビネット内の空気が，HEPAフィルターを通して100％屋外に放出されるため，外部への汚染を防ぎ，内部の高い洗浄機能が維持される．

2 調製時の服装

- 調製時には必ずPPEを装着する．
  ① 手袋：手袋は，抗がん薬の耐性試験にて良好な成績が得られている製品を，二重に装着することが推奨される．その際，色違いの手袋を使用すると，ピンホールや破損が見つけやすくなる．破損や汚染した場合は，速やかに交換する．破損や汚染がなくても，一定時間で交換する．
  ② ガウン：ディスポーザブル製品で，かつ長袖で袖口があり，手袋をはめる時に袖口の上にかぶせられる形状のものを使用する．
  ③ マスク：抗がん薬の直接的な接触を防止するために使用する．N95規格のマスクが望ましいが，装着時の呼吸困難感から使用が難しいため，サージカルマスクの上にガウンのマスクを重ねて使用する方法が推奨される．
  ④ 保護メガネ：目を薬剤の飛沫から保護するために用いられる．
  ⑤ キャップ：頭髪を薬剤の飛沫より保護し，また調製室内に毛髪を落とさないために用いる．頭髪が完全に覆るディスポーザブルのものを使用し，着用の際には毛髪をすべてキャップ内に収めるようにする．

3 調製に用いる器具

① ルアーロック式シリンジ：注射針が簡単に外れないルアーロック式（注射針ねじ込み式）の注射シリンジを用いる．
② 注射針：18Gまたは21Gを使用する．アンプルを調製する場合は，ガラス細片の混入を防ぐため，フィルター針を使用することが望ましい．
③ 閉鎖式薬物移送システム（CSTD）：調製時に発生するエアロゾルを封じ込めるための器具である．バイアル調製時には，作業環境の汚染と調製者の曝露の低減化を図ることができるため，使用することが望ましい．CSTDは，安全キャビネットやPPEの代替品としてみなされないため，これらと併用して用いる必要がある．

4 調製手技

1 シリンジ・注射針の選択

- シリンジは，採取薬液量より少し容量の大きいシリンジ（シリンジ容量の75％以内で収まる量）を選択する．薬液量に対してシリンジ容量が大きすぎると誤差が大きくなるため，計測量がシリンジ規格量の3分の1以下となる場合は，1規格小さいシリンジを使用する．
- 注射針は，採取薬液量が多い場合や薬液の粘稠度が高い場合は18Gを，採取薬液量が少ない場合は21Gを選択する．

2 溶解液採取（陰圧操作の徹底）

- 抗がん薬の入ったバイアルから薬液を吸引する場合は，バイアル内が陽圧になると注射針の挿入部位からエアロゾルが噴出する危険性があるので注意する．また，過度の陰圧になっている場合も，抗がん薬を高濃度に含んだエアーが発生しやすいので注意する．
- 揮発性の高い抗がん薬調製の際には，CSTDを用いて調製することが推奨される．すべての抗がん

薬をCSTDで調製することが望ましいが，CSTD自体が高額であるため，施設ごとにCSTDで調製する薬剤を検討する．2014（平成26）年の診療報酬改定では，悪性腫瘍に用いられるすべての抗がん薬を対象にCSTDを使用して調製すると，「無菌製剤処理料1」として180点の診療報酬が加算されることとなっている．

5 調製後の清掃

- 調製に使用した器具は，専用の廃棄物容器に廃棄する．廃棄物の処理については，前述「廃棄物の取り扱い」に準じて行う．安全キャビネット内の清掃は，0.3M水酸化ナトリウム液を用いた2回以上の拭き取り，また汚染した薬剤によっては2％次亜塩素酸ナトリウムと1％チオ硫酸ナトリウムによる拭き取りが推奨されている．ただし，次亜塩素酸ナトリウムは一般にステンレス表面での使用は腐食の原因となるため禁じられており，使用の際には注意する必要がある．オゾン水による抗がん薬の除染効果についても報告されている[20]．
- これらの薬剤の使用が困難な場合であれば，水拭きを繰り返し行う．拭き取りの際には汚染の拡散防止を考慮し，手前から奥の方向に拭き取るか，外側から中心に向かって拭き取るようにする．

その他の抗がん薬曝露対策

1 医療現場における抗がん薬を含めたHDの投与経路別の取り扱い

- NIOSHは剤型および投与経路別に，抗がん薬を含めたHDの取り扱い（PPEとエンジニアリングコントロール）に関する指針を発表している[4]．内服薬であっても，粉砕や脱カプセルなどにより曝露のリスクが高くなるため，調製時または投与時には注意が必要である（表3）．

表3 医療現場におけるhazardous drugs（HD）を扱う医療従事者に対する投与経路および剤型別個人防護具（PPE）とエンジニアリングコントロール

剤型	調製/投与	二重の化学療法用手袋	防護ガウン	保護メガネ	呼吸保護器具	換気/エンジニアリングコントロール
すべての剤型のHD	受取，開封，保管	不要（漏出していないときは一重手袋使用可）	漏出時は必要	不要	漏出時は必要	不要
包装された錠剤/カプセル	単位分量パッケージからの投与	不要（漏出していないときは一重手袋使用可）	不要	不要	不要	該当なし
錠剤/カプセル	分割，粉砕，またはカプセルの加工	必要	必要	不要	エンジニアリングコントロール下で実施しない場合は必要	必要
	投与	不要（漏出していないときは一重手袋使用可）	不要	嘔吐または吐き出す可能性がある場合に必要	不要	該当なし
経口/経管投与液剤	調製	必要	必要	エンジニアリングコントロール下で実施しない場合は必要	エンジニアリングコントロール下で実施しない場合は必要	必要
	投与	必要	必要	嘔吐または吐き出す可能性がある場合に必要	不要	該当なし
局所用薬剤（外用剤）	調製	必要	必要	エンジニアリングコントロール下で実施しない場合は必要	エンジニアリングコントロール下で実施しない場合は必要	BSCまたはCACIが必要
	投与	必要	必要	液体が飛び散る場合は必要	吸入する可能性がある場合は必要	該当なし

（つづく）

（つづき）

皮下注射/筋肉内注射	準備（バイアルから抜き取る場合）	必要	必要	エンジニアリングコントロール下で実施しない場合は必要	エンジニアリングコントロール下で実施しない場合は必要	BSC または CACI が必要
	準備されたシリンジからの投与	必要	必要	液体が飛び散る場合は必要	不要	該当なし
静脈注射または筋肉内注射する薬剤をバイアルまたはアンプルから採取や調製する場合	調製	必要	必要	不要	不要	BSC または CACI が必要 CSTD の使用を推奨
	投与	必要	必要	液体が飛び散る場合は必要	不要	該当なし 剤型が許す限り USP800 に準拠し CSTD が必要
灌流液	調製	必要	必要	エンジニアリングコントロール下で実施しない場合は必要	エンジニアリングコントロール下で実施しない場合は必要	BSC または CACI が必要 CSTD の使用を推奨
	投与（膀胱，温熱化学療法［HIPEC］，四肢灌流など）	必要	必要	必要	必要	該当なし
吸入用散剤/液剤/エアゾール療法	調製	必要	必要	エンジニアリングコントロール下で実施しない場合は必要	エンジニアリングコントロール下で実施しない場合は必要	BSC または CACI が必要
	エアゾール投与	必要	必要	必要	必要	適用できるなら必要
	投与	必要	必要	液体が飛び散る場合は必要	吸入する可能性がある場合は必要	該当なし
体液中の薬剤と代謝物	廃棄と清掃	必要	必要	液体が飛び散る場合は必要	吸入する可能性がある場合は必要	該当なし
薬物汚染廃棄物	廃棄と清掃	必要	必要	液体が飛び散る場合は必要	吸入する可能性がある場合は必要	該当なし
漏出物（こぼれ）	清掃	必要	必要	必要	必要	該当なし

BSC：安全キャビネット，CACI：アイソレーター，CSTD：閉鎖式薬物移送システム

2 USP800 で示された HD に対する曝露対策[3]

- USP とは米国薬局方（United States Pharmacopeia）のことである．その 800 章にて HD への取り扱いに関する記述がなされており，これらは 2019 年 12 月 1 日，米国において法的強制力をもつ基準として発効される予定である（2018 年 10 月 25 日現在）．詳細はここでは割愛するが，そのなかでは以下の厳しい指針が示されている．
- HD の調製室は陰圧の部屋であること
- HD の調製時には，剤型が合えば CSTD を使用すべきであること
- HD の投与時には，剤型が合えば CSTD を使用しなければならないこと
- 環境拭き取りサンプリングについて，初回と，その後少なくとも 6 か月ごとに定期的に実施し，初回サンプリングと比較して HD による汚染が見られないかをモニタリングすべきである．汚染がみつかった場合は原因を特定し，記録を残し，汚染の原因を抑えなければならない．
- 調製時に着用するガウンは，HD の透過性耐性が証明されていること
- 保護メガネとフェイスシールドを併用すること（フェイスシールドのみでは眼と顔面を十分に保護できない）

■ 今後は医療従事者を抗がん薬の曝露から守るために，これらのことを念頭においた曝露対策を，各施設が実施する必要があるかもしれない．

文献

1) NIOSH ALERT. National Institution of Occupational Safety and Health, 2004.
2) 日本がん看護学会, 日本臨床腫瘍学会, 日本臨床腫瘍薬学会編. がん薬物療法における曝露対策合同ガイドライン. 金原出版. 2015.
3) USP800: Hazardous Drugs -Handling in Healthcare Setting-. The United States Pharmacopeia Convention, 2014.
4) NIOSH List of Antineoplastic and Other Hazardous Drugs in Healthcare Settings 2016. National Institution of Occupational Safety and Health, 2016.
5) Am J Hosp Pharm. 1980; 37: 1184-6.
6) Med Lav. 2003; 94: 432-9.
7) Lancet. 1979; 9: 1250-1.
8) Scand J Work Environ Health. 1980; 6: 299-301.
9) Cancer Treat Rep 1981; 65: 607-10.
10) Arch Toxicol. 1983; 54: 25-33.
11) Hum Exp Toxicol 2002; 21: 129-35.
12) Cancer Nurs. 1995; 18: 439-44.
13) J Occup Environ Med. 1999; 41: 632-8.
14) Am J Obstet Gynecol. 2012; 206: 327. e1-8.
15) Br J Ind Med. 1992; 49: 855-61.
16) J Occup Environ Med. 2010; 52: 1028-34.
17) Standards of practice: Safe handling of cytotoxics. International Society of Oncology Pharmacy Practitioners, 2007.
18) Safe handling of hazardous drugs 2nd edition. Oncology Nursing Society, 2011.
19) 日本病院薬剤師会監修, 抗がん薬調製マニュアル 第3版, じほう, 2014.
20) 医療薬学. 2015; 41: 740-9.

(渡邊裕之)

第II章

がん診療におけるEBMと臨床試験

II 1 エビデンスレベルとガイドライン

がん診療におけるEBMと臨床試験

エビデンスレベル

- 生物の最大の特徴は，多様性であるといえる．それぞれの個体によって，生理反応や，介入に対する反応も異なる．医学においても，各個人の予後，治療への反応は異なり，再現性は必ずしも認められない．しかしながら，医療行為を行うときには，その効果を予想して，何かしらの判断をする必要がある．最良の治療方法を選択するために，あらゆる知識が動員される．従来の判断根拠は，生理学の知識と医療者の経験であった．医学の父と称される古代ギリシャのヒポクラテスの誓いのなかには，「書きものや講義その他あらゆる方法で私のもつ医術の知識をわが息子，わが師の息子，また医の規則にもとづき，約束と誓いで結ばれている弟子どもに分かち与え，それ以外のだれにも与えない」（小川鼎三訳）と記載されている．
- しかし，その後の医学の科学的な発展のおかげで，知見や技術は莫大な量となった．各医療者がすべてを経験・把握し，実践することはもはや不可能である．そこで，あらゆる医学的知識を集約した「辞書」（MEDLINE/PubMed などのデータベース）とその「利用手引き」（ガイドライン）をつくることが求められた．医療は，この外的なエビデンスと各個人の臨床的な経験に基づいて，行われることとなった．
- 情報を整理するにあたって，その重みづけはとりわけ重要な作業である．古今東西，無数の医学的研究が行われてきた．確実性，再現性と社会的な合意に基づき，科学的に妥当性のある結論を導く方法が，徐々に確立してきている．エビデンスレベルは，医学的な疑問に対する答えを最も効率的に入手するための経験的な方法であり，それは科学的な確からしさに基づいて分類・格づけされている．
- エビデンスの階層化によって臨床決断を導かれると仮定することは，evidence-based medicine（EBM）の基本原則の1つである[1]．エビデンスに基づく医

療は，カナダのマクマスター大学で David Sackett らにより提唱され，Gordon Guyatt によって1990年より EBM と名づけられた[2)3]．1998 年には英国オックスフォード大学からエビデンスレベルが具体的に提唱された．最新版は 2017 年であり[4]，日本語訳（『診療ガイドライン作成マニュアル 2017』[5]）は Minds（マインズ）のサイト（http://minds.jcqhc.or.jp/n/：QR コード）から入手可能である．

ガイドライン

1 ガイドラインとは

- 医療情報は 4S（systems, summaries, synopses, studies）に分類することが提唱されている（表1）[6]．さらに synopses の代わりに synopses of synthesis, synthesis, synopses of study の 6S に分類するという案もある[7]．このなかで，ガイドラインは summary に分類されるが，synopses で記載されるような解釈に基づく指針が含まれるガイドラインも増えつつある．ガイドラインは蓄積された医学的知識を集約し，診療に適用するための「手引き」である．1990 年には米国の科学アカデミーに属する Institute of Medicine が，診療ガイドラインを「医療者と患者が特定の臨床場面で適切な決断を下せるよう支援する目的で，体系的な方法に則って作成された文書」と定義し，その作成にあたって

表1 臨床情報源の種類[6]

system	教科書型の情報源．診療上の決断や指示を方向づけする別の情報と臨床的なエビデンスをまとめたもの．
summary	論文のシステマティック・レビューと診療ガイドライン．利用者がその情報を評価して，判断することが求められる．
synopsis	研究やシステマティック・レビューの概要．専門医によって検討されたものであり，どのように使うかといったアドバイスなどが含まれている．
study	個々の研究．

- は，EBMの手順で行うことに最大の特徴があるとした[5)8)]．
- 日本では医療情報サービスであるMindsガイドラインライブラリ（http://minds.jcqhc.or.jp/n/）において，約500（そのうち，がんは約130）のガイドラインが掲載され，作成の手引きも公表されている[5)]．ここではガイドラインは，「診療上の重要度の高い医療行為について，エビデンスのシステマティック・レビューとその総体評価，益と害のバランスなどを考量して，患者と医療者の意思決定を支援するために最適と考えられる推奨を提示する文書」と定義されている．
- ガイドラインには作成，介入，評価の3つの段階がある．各ガイドラインは，作成後に介入・評価の段階を経て，改訂（作成）を繰り返すことが理想的とされている．作成の手順は，表2[5)]のとおりである．いわゆるパブリックコメントは，介入に該当する．
- ガイドラインの利用にあたっては，「推奨」される診療内容がどのように選ばれているのかを十分に理解しておく必要がある．表3[5)]にはMindsの推奨グレードを記載した．2014年に新たな基準となり，臨床的疑問（Clinical Question）から始まり，エビデンスの質の評価，益と害のバランス，価値観と好み，コストなどから総合的に判断されるGRADE（Grading of Recommendations Assessment, Development and Evaluation：http://gradeworkinggroup.org：QRコード）が採用された．推奨とエビデンスはそれぞれ分けられて，臨床的疑問への回答がなされている．推奨度は総合的に判断されるため，同じテーマであってもガイドラインごとに内容が異なることがある．

2　ガイドラインの使い方

- EBMでは，「臨床的状況・環境」「研究によるエビデンス」「患者の価値観と行動」から意思決定をすることが，「臨床家としての経験・熟練」と考えられている[9)]．診療ガイドラインは，最良の研究によるエビデンスの集約であるが，それぞれの患者に決まった治療法といった医学的な介入を強制するものではない．ガイドラインに則った治療が可能な場合は，全体の60〜95％との報告もある[10)]．
- また，エビデンスを無批判に使用するのではなく，その限界を知ったうえで使用することも求められる．Appraisal of Guidelines Research and Evaluation (AGREE) instrument (AGREE共同計画)といった評価手法も開発されている[11)]（日本語版：http://minds4.jcqhc.or.jp/minds/guideline/pdf/AGREE2jpn.pdf：QRコード）．一方で，ガイドラインと大きく異なる診療行為をする場合には，その理由を診療記録に記載することが，医療の質の観点からも望ましい[12)]．
- EBMには2つの基本原則がある．エビデンスの重みづけに基づいて臨床判断をすること，および，意思決定者が利益とリスク，デメリット，そして代わりとなる治療などの介入方法に関連するコス

表2　ガイドライン作成過程の手順[5)]

1. 作成目的の明確化
2. 作成主体の決定
3. 事務局・診療ガイドライン作成組織の編成
4. スコープ作成
5. システマティック・レビュー
6. 推奨作成
7. 診療ガイドライン草案作成
8. 外部評価・パブリックコメント募集
9. 公開
10. 普及・導入・評価
11. 改訂

表3　エビデンス総体のエビデンスの確実性（質）[5)]

A（高）	効果の推定値に強く確信がある．
B（中）	効果の推定値に中程度の確信がある．
C（低）	効果の推定値に対する確信は限定的である．
D（とても低い）	効果の推定値がほとんど確信できない．

エビデンス総体とは，臨床的疑問に対して収集しえたすべての研究報告を，アウトカムごと，研究デザインごとに評価し，その結果をまとめたもの．

推奨の強さ	推奨	弱い推奨	推奨なし（評価不能）	弱い推奨	非推奨
数字	1	2		2	1
推奨の表現	〜を行うよう推奨する．	〜を行うよう提案する．	行うことを指示する・否定するための根拠が明確でない．	〜を行わないよう提案する．	〜を行わないよう推奨する．

トを常に比較すること，である．その判断を導くうえでは，患者の価値観を重視する[13]．

文献

1) Guyatt G, et al. Users' Guides to the Medical Literature. McGraw-Hill Professional. 2008. p860.
2) BMJ 1996; 312(7023): 71-2.
3) J Intensive Care Med 1992; 7(6): 275-82.
4) Oxford Centre for Evidence-Based Medicine. 2016 Levels of Evidence.
5) 小島原典子, 他編. 診療ガイドライン作成マニュアル 2017.
6) ACP J Club 2001; 134(2): A11-3.
7) Ann Intern Med 2009; 151(6): JC3-2, JC3-3.
8) Institute of Medicine (U.S.). Committee on Clinical Practice Guidelines, Field MJ, Lohr KN. Guidelines for clinical practice. National Academies Press. 1992. p426.
9) BMJ 2002; 324(7350): 1350.
10) JAMA 1990; 263(22): 3077, 3081, 3084.
11) Qual Saf Health Care 2003; 12(1): 18-23.
12) BMJ 1999; 318(7184): 661-4.
13) ACP J Club 1996; 125(3): A14-6.

（後藤　悌）

がん診療におけるEBMと臨床試験

II-2 がん情報とインターネット

がん情報を入手できる主なウェブサイト

1 国内

❶ がん対策情報センター　がん情報サービス
http://ganjoho.jp/public/index.html
- 発信元：国立がん研究センターがん対策情報センター
- 一般，医療関係者によって各項目が分類されている．各種がんは網羅的に解説がなされている．初歩的な内容が中心で，情報の信頼性は高い．統計などの一次情報が充実している．

❷ Minds（マインズ）ガイドラインライブラリ
http://minds.jcqhc.or.jp/n/
- 発信元：厚生労働省委託事業；EBM（根拠に基づく医療）普及推進事業
- 一般，医療関係者によって分類されている．がんだけでなく，各種ガイドライン，コクラン・レビューなどが収集されている．ガイドラインは必ずしも新しくない．

❸ がん情報サイト
http://cancerinfo.tri-kobe.org/
- 発信元：医療イノベーション推進センター
- 米国National Cancer Institute（NCI）のPhysician Data Query®（PDQ®）の日本語版，および全米を代表する21のがんセンターで結成されたガイドライン策定組織National Comprehensive Cancer Network（NCCN）ガイドラインの日本語版を見ることができる．米国の資料の翻訳であるため，日本の実情とは相違のあるところや，情報が最新版でないところもあるが，きわめて有用な情報源である．

❹ がん診療ガイドライン
http://www.jsco-cpg.jp/top.html
- 発信元：日本癌治療学会
- 2019年6月時点で，29のがん腫と9つの支持療法のガイドラインを見ることができる．各部位の専門学会が提供するウェブサイトへのリンクが貼られているものもある．

❺ 日本臨床腫瘍学会
http://www.jsmo.or.jp/about/kanko.html
- 発信元：日本臨床腫瘍学会
- 2018年1月時点で10のガイドライン・ガイダンスを発信している．臓器特異的でない，臨床腫瘍学をカバーしている．有料や会員限定のものもある．

❻ ICR臨床研究入門
http://www.icrweb.jp/icr/
- 発信元：厚生労働省研究班
- 利用するには登録が必要．がん情報というよりは，臨床研究に関する教育サイト．医師，臨床研究コーディネーター，データマネジャー，倫理審査委員会委員，倫理審査委員会事務局スタッフ，企業など，臨床研究に携わるすべての人を対象としている．ビデオ講義と資料が中心で，資料はダウンロード可能．

❼ 製薬会社と関連するサイト
- 各製薬会社は，それぞれの製品にかかわるがん種のサイトとかかわっていることがある．治療の項目では多少のバイアスがありうるが，疾患の説明などは患者向けにわかりやすくなされていることが多い．

2 海外
- 有益な情報を発している海外のサイトは無数にある．学会，公的機関などがガイドラインを積極的に開示している．以下に，がん全般を扱っている

代表的なサイトを挙げる．

1 National Comprehensive Cancer Network（NCCN）

https://www.nccn.org/

- 米国の 28 の Cancer Center によるガイドライン．
- 網羅的にフローチャート形式でつくられているので，わかりやすい．ただし，evidence-based guideline ではなく，consensus-based guideline である．
- 化学療法のテンプレートや，薬剤の compendium もあるが，有料になっている．
- 日本語のサイト（前掲の「がん情報サイト」）
https://www2.tri-kobe.org/nccn/

2 American Society of Clinical Oncology（ASCO）のガイドライン

https://www.asco.org/research-guidelines

- evidence-based guideline であり，信頼性が高い．利益相反（COI）も厳重に管理されており，ガイドラインの panel chair または co-chair は，COI が free であることが義務づけられている．網羅的につくられてはいないので，すべてのがん種，すべてのトピックを検索できるわけではない．

3 European Society for Medical Oncology（ESMO）のガイドライン

https://www.esmo.org/Guidelines

- Pan-Asian Adapted Guideline もつくられており，有用性が高い．網羅的に，がん種，支持療法全域に渡ってつくられている．COI による著者の制限はない．

4 National Cancer Institute（NCI）のウェブサイト：NCI Physician Data Query（PDQ®）

https://www.cancer.gov/types

- 米国国立がん研究所（NCI）が作成したデータベース．がん種別に医師向け，患者向けに詳細に記載がある．網羅的に記載され，エビデンスレベルの記載もある．ガイドラインの手法を使って作成されているわけではなく，情報データベースであるが，最新の情報まで網羅されており，有用性は高い．日本語版のサイトもある（http://cancerinfo.tri-kobe.org/）[前掲の「がん情報サイト」]．

5 Multinational Association of Supportive Care in Cancer（MASCC）

http://www.mascc.org/

- 支持療法に特化した学会．

6 コクラン（Cochrane Collaboration）

http://www.cochrane.org/

- エビデンスに基づく総説などを掲載する国際的ネットワーク．

7 Agency for Healthcare Research and Quality（AHRQ）

http://www.guideline.gov/

- 米国のガイドライン集．

8 National Health Services（NHS）Evidence

https://www.evidence.nhs.uk/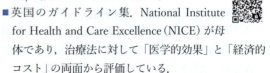

- 英国のガイドライン集．National Institute for Health and Care Excellence（NICE）が母体であり，治療法に対して「医学的効果」と「経済的コスト」の両面から評価している．

9 Ontario Medical Association（OMA）

https://www.oma.org/

- カナダのガイドライン集．

10 その他の有料サイト

- Clinical Evidence, PIER, UpToDate, DynaMed, EBM Guidelines, Merck Manual, ACP Journal Club, InfoPOEMs, Bandolier などがある．

インターネットがん情報の問題点

- インターネットの進歩によって，情報量は飛躍的に増えた．エビデンスに基づく医療は，医療情報が PubMed，MEDLINE などに格納，一般公開されているからこそ，発展してきたといえる．この恩恵を被っているのは，もちろん医療従事者だけではない．患者もまた，医療情報の収集にインターネットを積極的に利用している[1]．
- だれもが簡単に情報を発することができるようになると，その信用性が問題になる．1990 年代からこの問題は指摘されている．一時は，インターネットから医療情報を入手するのは，「消火栓から出てくる水を飲むようなもの」と，まったく信用ができないと論評されていた[2]．

- インターネットで情報を収集する際には，Googleに代表されるような検索エンジンを利用することが一般的である．米国ではGoogleで「cancer」について検索すると，ガイドラインや病院からの治療情報などが上位にランキングされるようになってきた．しかしながら日本では，エビデンスに則らない医療を推奨する広告が数多く掲載されるのみならず，ランキングでも上位にくる．さらに，ブログなどによる闘病記などが目立つことも，米国とは異なっている[3]．
- 厚生労働省もこの問題に取り組みはじめ，2017年6月に医療に関する広告規制の見直しを医療法等改正法にて実施した．また8月には，「医業等に係るウェブサイトの監視体制強化事業」も開始された．さらに2018年には「医業若しくは歯科医業又は病院若しくは診療所に関する広告等に関する指針（医療広告ガイドライン）に関するQ&Aについて」の改訂も行い，ウェブサイトによる情報提供も規制の対象となることが明示された．
- 日本の掲載情報の問題は，医療情報の枠を超えた社会的な問題である．そのような情報が患者の目に入りやすいこと，患者にとってみればエビデンスに基づく医療との差異がネットでの情報収集だけではわからないことについて，医療従事者は十分に留意すべきである．

医療情報の評価方法

- 医療情報の信頼性は，どのように評価すればよいのであろうか．
- 1997年，「米国医師会雑誌」にインターネットのサイトを見るときに留意することとして，4点が示された（表1）[4,5]．医学的な評価については言及しておらず，倫理的な評価にとどまっているものの，その簡便性から，その後もしばしば利用されている．
- 評価ツールは数多く発表されており，それらは行動規範，品質保証，利用案内，フィルター，第三者機関による認証などに分類することができる[6]．しかしそのなかで利用されているものはわずかであり，また評価方法の再現性，客観性が検討されているものも少ない[7]．

表1　インターネットの医療統計を評価するツール[4,5]

authorship	オーサーシップ
source	引用文献などの情報源
currency	最終更新日
disclosure	所有者，出資者，広告政策，利益相反

図1　HONコード認証ロゴ

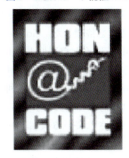

- 執筆時現在，最も普及しているものは，国際連合に公認された非営利・非政府組織，Health on the Net（HON）による評価方法であろう．多くの言語にその規範が訳されており，日本語版（http://www.hon.ch/HONcode/Pro/Japanese/：QRコード）もある．
- HONが提唱する8つの規範を遵守していることを条件に，サイトからの申請に基づいて，認証ロゴ（図1）の掲載が許可される（1年ごとに更新が必要）．クリックすると，申請日，更新日などを確認することができる．海外のサイトには掲載されていることも多いので，そのような目で見てみると興味深い．日本にも同じような機関があるが，参加医療機関が少なく，あまり参考にならない．

インターネットの情報の未来

- 情報インフラの整備に伴い，インターネットの情報は文字，音声，映像と進化してきている．今までは一方向性であった情報も，ブログやtwitter，facebookといったソーシャルメディアの進歩によって双方的になっている[8]．がん医療においても，これらの新しいメディアを使った情報の共有が進んでいる[9,10]．さらに，今までの医療情報は医療従事者から発信されているものばかりであったが，患者からの情報も広く収集して，集合知としていく動きもみられる[11]．インターネットが，医療者と患者の情報の非対称を補完するものになることが期待される．
- インターネットには情報が収集されているものの，その利用方法は各自に委ねられる．以前は，ディレクトリ型と称され，各サイトをそれぞれの特徴ごとに階層化し整理することが多かった．例えば，肺癌のガイドラインであれば，家庭・医療＞医療

- >がん>臓器>肺といった階層に収納されていた．
- しかし 1996 年に設立された Google は，まったく別の方法で情報を整理した．Google 独自のシステムで，世界中のサイトを巡回して情報を収集し，索引をつくる．利用者が Google を利用して検索をすると，Google はその索引から，利用者が求めていると思われる情報を順次表示する．この方法が，今最も多く利用されている検索エンジンの土台となっている．
- Google も正しい医療情報を収集できるように，継続的に順位づけなどを改善しているが，医療情報においてはこの方法ではなお，信頼性の確保，利便性において不十分である．米国では，インターネットの検索などで日本と比べると有意義なサイトへ誘導されやすいにもかかわらず，米国臨床腫瘍学会でも「医療者から案内されたサイトを信用すること」を促している[12]．
- 日本でも，医療者から積極的にインターネット上の医療情報の問題点，参考にしてほしいサイトなどを，患者に提供することが望ましいであろう．

文献

1) N Engl J Med 2010; 362(9): 859-60.
2) Lancet 1998; 352 Suppl 2: SII39-43.
3) J Thorac Oncol 2009; 4(7): 829-33.
4) JAMA 1997; 277(15): 1244-5.
5) JAMA 1998; 279(8): 611-4.
6) BMJ 2002; 324(7337): 598-602.
7) Int J Med Inform 2005; 74(1): 13-9.
8) Jpn J Clin Oncol 2012; 42(5): 368-74.
9) J Med Internet Res 2007; 9(2): e12.
10) J Med Internet Res 2011; 13(1): e16.
11) Dave deBronkart. Meet e-Patient Dave. http://www.ted.com/talks/lang/en/dave_debronkart_meet_e_patient_dave.html
12) American Society of Clinical Oncology. Evaluating Cancer Information on the Internet. https://www.cancer.net/research-and-advocacy/introduction-cancer-research/evaluating-cancer-information-internet

（後藤　悌）

II-3 臨床試験のデザインと解析

がん診療におけるEBMと臨床試験

がん臨床試験の開発相

- 臨床試験は第Ⅰ相，第Ⅱ相，第Ⅲ相のように段階的に実施される．相が進むにつれて，検証性が高まるように計画されるのが一般的である（図1）．
- がん領域で実施される場合，一般に第Ⅰ相試験は，安全性の観点からのスクリーニングを主たる目的として実施し，この結果をもとに用量の最適化などが行われる．
- 第Ⅱ相試験は，有効性の観点からのスクリーニングを主たる目的として実施し，この結果をもとに，続く第Ⅲ相試験に進むべき有望な治療であるかを評価する．
- 検証性を高めた大規模試験として実施される第Ⅲ相試験では，第Ⅱ相試験までの数々のスクリーニングを突破した新しい治療法に対する最終段階の評価として，標準治療と直接比較される．これにより新しい治療法に関する総合的な評価が行われる．

がん臨床試験のデザインと解析

1 第Ⅰ相試験

- 第Ⅰ相試験は，新しい治療の初期の安全性に関して評価することを主たる目的として実施される（表1）．当該治療または当該薬剤の投与を，ヒトに初めて実施する試験（first-in-human study）として実施されることも多い．
- 初期の安全性に関する典型的な評価デザインとして，急性・亜急性の毒性について，有害事象に関する国際的な共通用語規準である National Cancer Institute Common Terminology Criteria for Adverse Event（CTCAE）による Grade 4 血液毒性または Grade 3 の非血液毒性を評価し，これにより用量制限毒性（dose limiting toxicity：DLT）の発現状況を評価することが挙げられる．DLT 発現状況を評価した結果に基づき，最小不耐量や最大耐量（maximum tolerated dose：MTD）の推定が行われ，次相となる第Ⅱ相試験に用いる推奨用量（recommended dose：RD）が決定される．
- このほかにも薬物動態の評価，投与方法（投与スケ

図1 治療法の開発（臨床試験）

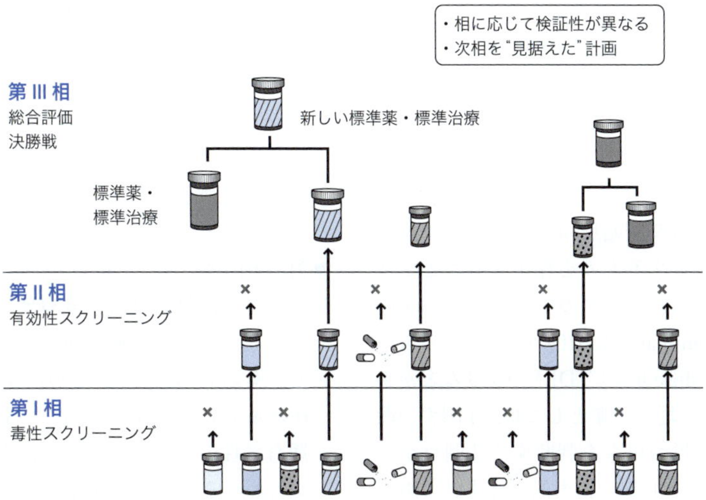

表1　がん第Ⅰ相試験の目的

- first-in-human
  - 初期の安全性の評価が主
- 用量制限毒性（dose limiting toxicity: DLT）の発現状況の評価
  - 急性・亜急性毒性
  - NCI-CTCAEのG4血液毒性／≧G3非血液毒性（脱毛など除く）
- 最大耐量（maximum tolerated dose: MTD）の推定
  - 最小の不耐量／最大の耐量／一定のDLTが発現する用量
- 第Ⅱ相の推奨用量（recommended dose: RD）の決定
  - MTDあるいはその少し下の用量，総合的に決定
- 薬物動態の評価
- 投与経路，投与スケジュールの選択
- 副次的に，初期の有効性評価

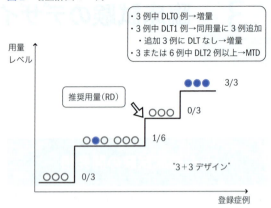

図2　増量計画の一例

- 3例中DLT0例→増量
- 3例中DLT1例→同用量に3例追加
  - 追加3例にDLTなし→増量
- 3または6例中DLT2例以上→MTD

"3+3デザイン"

ジュールや投与経路など）の選択，また初期の探索的な有効性に関する評価なども，副次的な目的とされうる．また近年では，用量探索後に拡張コホートを設定し，より大きな症例数規模での安全性の評価，および早期有効性の推定が行われる．

■ リスク・ベネフィットのバランスの観点から，がん領域では他の領域に比べると極めて高い頻度での毒性発現を許容範囲としている．このため，その評価を行う第Ⅰ相試験でも，他の領域に比べると極めて高い頻度での毒性発現が予想される．被験者保護の観点から，がん領域で実施する第Ⅰ相試験では患者，特にほかに有効な治療法が存在しない患者を対象とすることになり，この点が，健常者を対象として第Ⅰ相試験を実施することが一般的である他の領域と大きく異なる．また患者を対象とする一方で，第Ⅰ相試験を実施する一定期間にわたった詳細な観察を可能とするため，一般には全身状態のよい患者に限定して対象とすることになる．これより，第Ⅰ相試験の対象となる患者集団は，選択された限られた集団であるといえる．

■ 一般的に第Ⅰ相試験の主たる評価対象は安全性にあり，有効性ではない．このため，特別な必要性を有する状況を除いては，がん種を1つに特定せず，複数のがん種を対象として実施することが多い．

■ 第Ⅰ相試験の典型的なデザインとして，安全性が十分に担保できる用量を開始用量とし，毒性を確認しながら徐々に増量するものを採用することが多い．開始用量としては，マウスの10％致死量（lethal dose for 10% of animals：LD10）の1/10，イヌの最小中毒量（toxic dose low：TDL）の1/3などがよく用いられている．増量手順としては，3例ずつ段階的に投与して増量の可否を判断する3例コホート法（3+3デザイン）が，慣習的に好まれて用い

られている（図2）．また近年では，より効率性にすぐれる試験デザインとして，高度な統計モデルに基づく逐次的再評価法（continual reassessment method：CRM法），個体内増量法，薬物動態情報に基づく方法なども提案され，それぞれの適応事例も報告されている．通常，第Ⅰ相試験は非盲検下で実施される．

■ 第Ⅰ相試験の結果を得てから実施される第Ⅱ相試験や第Ⅲ相試験に比べると，第Ⅰ相試験の時点では情報の不確実性が極めて高く，この観点からリスクの高い試験である．このため，厳密な被験者管理を行う必要性があり，単施設または少数精鋭施設で実施されることが望ましい．症例数に関しては，十数から数十例の規模までの範囲で実施されることが多いが，目的および必要性に応じて，より大きな規模で実施されることもある．

2　第Ⅱ相試験

1　第Ⅱ相試験のデザインと解析

■ 第Ⅱ相試験では，第Ⅰ相試験のスクリーニングを突破した治療法の有効性についての探索的評価が主たる目的となる（表2）．第Ⅰ相試験で決定した推奨用量について，早期有効性の評価が行われる．有効性を評価するため，一般にがん種を限定して実施される．

■ 第Ⅱ相試験では，「新しい治療法が次相の第Ⅲ相試験での評価に進むべき有望な治療であるか」という観点からの評価が可能となるように計画される．奏効率（response rate），完全奏効率（complete response rate：CR率）などの抗腫瘍効果指標を早期有効性の指標として用い，有効性の程度の推定が行われることが一般的となっている．第Ⅰ相試験

表2 がん第II相試験の目的

・がん種を限定した評価
・推奨用量（RD）における有効性の探索的評価 　　抗腫瘍効果（奏効率，完全奏効率など） 　　有効性の程度の推定
・安全性の評価，毒性プロファイルの更新
・RDにおける薬物動態解析
・第III相試験で評価すべき有望な薬剤・治療法であるかを評価

に引き続いて安全性も評価され，毒性プロファイルに関しても情報を更新する．

■試験デザインとしては，非盲検の単群試験として実施されることが多いものの，開発過程における必要性から，後述するようなランダム化を伴う多群試験として実施されることもある．また，早期に有望でないことが判断される場合に試験中止（早期無効中止）を行うことを目的として，第II相試験の途中での1回の中間解析を含むようなデザイン（二段階デザイン［two-stage design］）が用いられることも多い．

■第I相試験に比べて幅広い複数の施設で実施されるが，第III相試験に比べると不確実性が高くリスクも高いため，適切な管理が可能な専門施設に限って実施されることが望ましい．症例数に関しては，数十から100例規模までの範囲で実施されることが多い．

2 第II相試験の検定に基づく症例数設計の一例

■臨床試験を計画する際には，科学性・倫理性の双方の観点から，適切な症例数設計を行うべきである．がん領域で実施される典型的な第II相試験では，奏効など二値の評価項目（エンドポイント）を用いた単群試験デザインが採用されることが多く，そこでは検定に基づく症例数設計法が一般に用いられる．

■一例として，ここでは当該試験で否定したい奏効率の値を閾値奏効率，真の奏効率がそれ以上であった場合に第III相試験へ進む価値があると考える値を期待奏効率として，それぞれ設定する典型的な状況を考える．この状況で閾値奏効率を20％とすることは，その試験の結果を得た後に奏効率を算出し，この20％を帰無仮説とする検定において有意差が示された場合，新しい治療法を第III相試験の評価を行うべき有望なものであると考えることを意味する．ここで奏効率は，その典型的な分布である二項分布に従うとし，また閾値奏効率を20％，期待奏効率を40％とする．

■最初の思考実験として，臨床試験の症例数を仮に20例とする．真の奏効率が閾値奏効率，期待奏効率にそれぞれ等しい場合と別に，20例の臨床試験を実際に実施した場合に得られる結果のバラツキを数理的に求めたものを図3に示す．この図より，真の奏効率が閾値奏効率に等しいとすると「4例の奏効」が最も観察されやすく，期待奏効率に等しいとすると「8例の奏効」が最も観察されやすいことが確認できる．一方，実際に観察される奏効例数にはランダムな偶然誤差が含まれるため，閾値奏効率20％に等しい状況でも，偶然により期待奏効率を上回る結果も得られることが確認できる．

■この2つの分布に基づいて，症例数設計が行われる．閾値奏効率20％を帰無仮説とした場合にp値が5％未満になるのは，20例中8例（40％）以上の奏効が得られた場合である．これは，もしも奏効率20％が正しいとすると，8例以上の奏効例が観察される確率が5％未満であることを意味し，これがp値のそもそもの定義である．p値に基づいて判断するうえで，$p > 5\%$であれば有意差なし，$p \leq 5\%$であれば有意差ありと判断するのは，αエラーを5％以内に抑えることに等しい．厳密に言い換えれば，この判断方式に基づいて検定を行った場合，真の奏効率が閾値奏効率20％に等しいのにもかかわらず，$p < 5\%$となり，これにより誤って有意差ありと判断してしまう確率が5％以内に抑えられていることに対応する．これは前述のp値の定義，および検定における判断方式から自明である．

■$p \leq 5\%$の場合に有意差ありとする判断方式を用いる場合，このαエラーと両極に位置するものとして，βエラーが存在する．この状況では，期待奏効率40％に等しいにもかかわらず，偶然により奏効例が7例以下（$p > 5\%$）となり，誤って有意差なしと判断するものとして整理できる．このβエラーを1から減じた値を，検出力という．この状況で検出力は，βエラーの定義から，期待奏効率に等しい場合に有意差（$p \leq 5\%$）を検出できる確率として導くことができる．図3より，これまでに想定した症例数を20例とする設定での検出力を算出すると，58％となる．

■真の奏効率が第III相試験へ進む価値があると考えている値40％に等しいにもかかわらず，試験結果に基づいて有意差あり（$p \leq 5\%$）と判断できる確率を意味する検出力が60％にも足らないのは，試験の精度として十分であるとはいえない．この検出力は，症例数を増加するにつれて高めることが

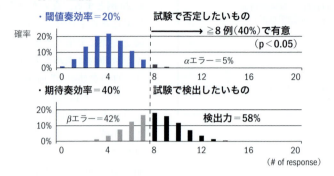

図3 第II相試験の症例数設計の実際①

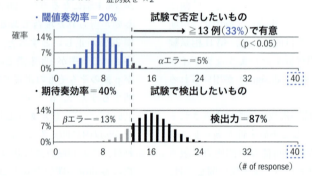

図4 第II相試験の症例数設計の実際②（例：症例数を2倍）

できる．このため，概念的には20例から1例ずつ症例数を増加し，検出力が十分になる症例数を求めればよいことがわかる．例えば40例まで増加させると，40例中13例（33%）の奏効例が観察された場合に p ≦ 5% となり，これより検出力は87%に到達する（図4）．症例数20例の場合に比べて，検出力として十分な値まで上昇することがわかる．一般に臨床試験の症例数設計では，検出力の適切性の目安として80～90%が用いられていることが多い．

3 第II相試験の例：ソラフェニブの進行肝細胞がん患者を対象とした第II相試験

■ 進行肝細胞がん患者を対象としてソラフェニブ（ネクサバール®）の有効性スクリーニングを目的とした第II相試験が実施された[1]．残念ながら，本試験の公表論文の記述では，症例数設計に関して詳細が不明である．しかしながら断片的な記載をたどると，奏効率が7%以下の場合にこの治療法を否定したいと述べていることから，閾値奏効率として7%を想定していると考えられる．また，最終的に完全奏効（CR）または部分奏効（partial response：PR）の症例が15例以上となった場合に有意と判断すると述べていることから，有意水準は α = 約10% としていると考えられる．閾値奏効率7%，有意水準 α = 10% とすると，本試験の症例数は147例であることから，本試験は期待奏効率12～14%に対して80～90%程度の検出力をもつものとしてデザインされたものであると解釈することができる．期待奏効率として12～14%を用いることが本試験において適切であるかは，本試験の目的とするものに依存している．

■ 本試験の結果として，3例のPR，8例のminor response（MR），46例のstable disease（SD）が報告されている．これらより，CR/PR率は2.2%，MRまで含めると8%となる．残念ながら，閾値奏効率を7%とすると有意差なしとなる．しかしながら，本試験に引き続いて第III相試験が実施されている．このあたりが本論文の歯切れの悪さにつながっているのかもしれないが，本試験の副次評価項目の結果や関連する試験のデータを最大限に咀嚼したうえで，総合的な観点から，ソラフェニブが本対

象集団に対して有望であると判断されたのであろう．

4 多群第II相試験デザイン

- 第II相試験の段階で，多群試験デザインが採用されることがある．しかしながら，検証的な目的に対して直接比較デザインが用いられる第III相試験とは異なる目的で，多群試験デザインが用いられることに留意する必要がある．
- 第II相試験の段階で多群試験デザインが採用される典型例として，以下の場合がある．
  ①治療の候補が同時に複数存在する状況で，そのなかで開発の優先順位をつけたい場合（複数の新しい治療法から選択したい状況）
  ②複数の用量や投与スケジュールの候補が存在する状況で，そのなかで最適化を行いたい場合（新しい治療法の最適化を目的とする状況）
  ③単群試験の結果と比較可能性となるよいヒストリカル・コントロールが存在しない場合（同時対照の設定が不可避である状況）
- それぞれの目的に応じて適切な試験デザインを用いる必要があるが，第II相試験の主たる目的は検証的比較ではなく，新しい治療法が次相の第III相試験での評価に進むべき有望な治療であるかを評価することにあることに，特に留意すべきである．
- ①や②の場合，標準治療を含まず，複数の候補治療法にランダム化するデザインが用いられる．特に①の場合には，優先順位をつけるという目的に合致する選択デザイン（selection design）を用いることが一般的である．
- ③の典型例として，単群試験では評価可能な適切なエンドポイントが存在しない状況が挙げられる．例えば，生存エンドポイントは患者背景への依存度が高く，症例登録の恣意性（選択バイアス）がその結果に大きな影響を与えやすいため，単群試験デザインでは適切な評価が難しいとされている．生存エンドポイント以外には適切なエンドポイントが存在しないような場合，スクリーニングを行う第II相段階でも，ランダム化により同時対照群（一般に標準治療群）を設定することが求められる．
- 多群第II相試験デザインの欠点として，症例数の規模が検証的試験に近づくにつれて，たとえ検証的試験設定ではないとしても，その試験結果がエビデンスとして過大に位置づけられてしまいやすいことが，しばしば指摘されている．もともと第II相試験であって，検証的設定で計画されたもの

でないことを十分に考慮すべきである．たとえ第II相試験で予想よりも大きな群間差を示していたとしても，慎重な解釈を行うのが賢明であろう．

3 第III相試験

1 第III相試験のデザインと解析

- 第III相試験には，新しい標準治療を決めるという観点から，検証性の高いデザイン（検証的試験デザイン）が用いられる．一般に，新しい治療法の有効性の検証を目的として，標準治療を同時対照群に設定したランダム化比較試験が行われる（表3）．標準治療がいまだ確立されていない疾患においては，支持療法（best supportive care：BSC）群やプラセボ群を含む無治療群と比較することもある．
- 第III相試験のエンドポイントは，第III相試験の検証性から，真のエンドポイントである全生存期間が第一選択となる．全生存期間とは，死因を問わないあらゆる死亡をイベントとして測定したイベント発生までの期間を指す．ただし状況に応じて，真のエンドポイントに対する代替性（surrogacy）が認められた代替エンドポイント（surrogate endpoint）が存在する場合には，より効率性にすぐれるエンドポイントとして，無増悪生存期間や無再発生存期間などを用いることも一般的になってきている．
- 代替エンドポイントを利用する場合には，当該エンドポイントの代替性が劣るほど，エンドポイントとして誤った結論を導きやすくなることを十分に理解したうえで，臨床試験の計画，および結果の解釈を行うべきである．代替エンドポイントの利用にあたっては，事前に十分な検討を行うのが賢明である．安全性を含む他のエンドポイントについても，大規模試験の設定で同時対照と比較することで，早期試験よりも詳細な検討が可能となる．
- 標準治療との位置づけにより，優越性試験あるいは非劣性試験として実施される．ランダム化試験に対しては，主にintention-to-treat（ITT）の原則に基づく解析が用いられる．がん領域では，試験途中で群間比較を行う中間解析が計画されることも多い．
- 第III相試験は多施設で実施されることが一般的で

表3 がん第III相試験の目的

- 有効性の検証，検証（的）試験
  標準治療とのランダム化比較
  真の指標（生存率，生存期間）を用いた評価
- 安全性の評価

あり，日常診療により近い症例が登録される．この点において，第I相試験や第II相試験よりも一般化可能性を有する試験結果として，解釈することができる．症例数は数百以上の規模で実施されることが多いものの，当該の必要性に応じて1000例以上となることも決してまれではない．

2 優越性試験と非劣性試験

- 新しい治療法の毒性が標準治療に比べて相対的に強いと想定される場合，優越性試験（superiority trial）として計画される（図5）．リスク・ベネフィットバランスの観点から，新しい治療は安全性で負ける可能性が予想されている以上，有効性において標準治療にすぐれなければ，新たな標準治療として受け入れられがたい．典型的な例として，同時対照がBSCやプラセボを含む無治療である場合，ベースとなる治療法に新たな薬剤を追加（add-on）する場合などが挙げられる．これらの場合，当然ながら，有効性において同時対照にすぐれなければ，新しい治療法の有効性を認めるわけにはいかない．

- 一方，新しい治療法の毒性が標準治療に比べて総合的に軽減されるなど，新しい治療法に有効性以外にも著しいメリットを有する場合，非劣性試験（non-inferiority trial）として計画される（図5）．そこでは新しい治療法が標準治療と比べて，一定（δとする）以上劣らないかを評価することになる．δは非劣性許容下限（non-inferiority margin）と呼ばれるものであり，新しい治療法の有効性以外のメリットとのバランスを考慮するなどにより設定される．

- 試験目的に対応した計画を立てるうえで，適切なδを設定することが重要である．δの設定根拠の妥当性により，非劣性試験の質は大きく左右されうる．δを大きく設定すれば必要症例数も少なくなるが，一方でその精度の低下により，有効性以外のメリットとのバランスを考えると，一般に臨床試験の解釈が難しくなる．δを大きくすればするほど，必要症例数は少なくなり，有意差が出やすくなるのである．この場合，実際は臨床的に明らかに問題となるほどかなり負けているのに，統計的には非劣性が証明できてしまう．つまり，非劣性試験の結果が有意（例えば$p < 5\%$）になった状況でも，観察された試験結果に基づいて否定できるのは，厳密には同時対照群に比べてδ以上は劣らないことのみであることを，十分に理解しておくべきである．

- それぞれの状況において，δをどのように設定するのが最も適切であるかに関しては現在でも議論が多いため，個々の試験計画時には，少なくとも研究者間での意思疎通を十分に図るべきであろう．

3 ランダム化

- ランダム化とは，ある患者を複数の治療法のなかの1つに，何らかの任意の確率（厳密には0より大きく1より小さな確率）に基づいて割り付けることをいう．ランダム化を伴う試験またはそのデザインを，ランダム化比較試験（randomized controlled trial：RCT）と呼ぶ（図6）．

- ランダム化の重要性を簡潔に説明するため，ここでは例として，手術群と化学療法群を比較する目的でランダム化を伴わない研究を実施し，その結果を図7のように得ている状況を考える．ここではその結果として，手術群が化学療法群に比べて有意にまさっていることがわかる．

- しかしながら，この試験結果には大きなピット

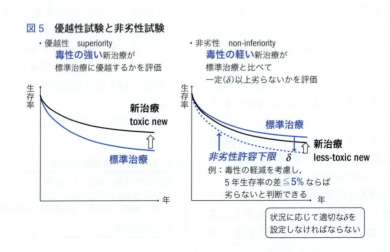

図5　優越性試験と非劣性試験

図6　検証的試験におけるランダム化の重要性

・ランダム化
　　何らかの"確率"に基づいて治療割り付けする

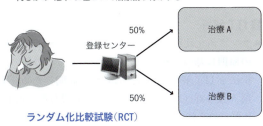

ランダム化比較試験（RCT）

図7　"非"ランダム化比較試験（手術 vs. 全身化学療法）

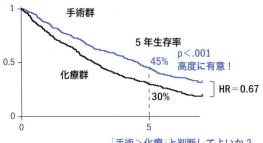

「手術＞化療」と判断してよいか？

図8　「全身状態」で層別してみると…

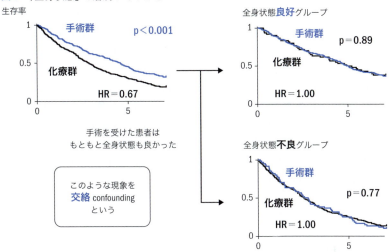

フォールがある．実は，全身状態（performance status：PS）が良好なグループと良好でないグループの別に結果をまとめ直してみると，それぞれのグループで手術群と化学療法群にまったく差がないことがわかる（図8）．それぞれのグループ内では生存曲線も完全に重なっているにもかかわらず，結果的に手術を受けられた患者はもともと全身状態も良好であり，一方で全身状態が良好でない患者が化学療法群に偏っていたため，全身状態によるグループを併合した全体での結果では，手術群がすぐれているようにみえたのである．このような現象を交絡という．ここでは，いずれの治療を受けるかは病状にもかかわる全身状態に関連があったため，交絡が生じたと考えられる．交絡がある状況では，適切な群間比較が行えないことは明らかである．

■この交絡を防ぐための最善の方法が，ランダム化である．確率のみに基づいて複数の群をつくることで，群間の比較可能性が担保される．ここで比較可能性とは，仮にいずれの群にも同じ治療を行

うとしたら，いずれの群に関しても等しい結果が期待できることを表す．つまり，現実的には別の治療を行い，互いに結果を比較する目的で例えば2つの群に分けるのであるが，仮に両群ともに同じ治療をしてしまったとしたら，その後で得られる結果が同じになる2つの群の間は，比較可能であることになる．ランダム化によって得られたそれぞれの比較可能な群に，実際に異なる治療を行った後，結果が異なり，群間差が観察されたならば，それは治療の差のみによってもたらされたものであると結論づけることが可能となる．直感的にも，群ごとの症例数が増えるにつれてこの結論の確からしさが増すことはご理解いただけよう．この意味において，ランダム化を行わない限り，厳密な比較可能性を保証することは困難である．

■がん領域では，重要な予後因子のいくつかがすでにわかっていることが多いため，ランダム化の際に群間でこれらのバランスがとれるような何らかの工夫を伴うことが多い．そもそもランダム化は，既知の予後因子のみに限らず，未知の予後因子で

さえも，群間でバランスをとるという意味で比較可能性を保証することから，すべての既知の予後因子を必ず考慮しなければならないわけではない．しかしながら，既知の予後因子の重要性が先行研究からも明白な場合には，これらを考慮することで精度の向上（検出力の向上）を期待できる．実際には統計的な問題ではないが，試験結果を発表する際の見栄えの問題から，背景因子に明らかな偏りが生じないように考慮することもよくある．ランダム化の手順さえ適正であればバイアスを生み出すものではないが，現状は往々にして，些細な背景因子の偏りにより，公表された試験結果の信憑性に嫌疑をかけられてしまうことも多い．なお本来的には，過剰な数の予後因子を考慮することによって失われる比較可能性のほうが，問題になりうる．極端な例ではあるが，複数の遺伝子情報を因子として群間でバランスがとれるようにすることを想定すると，遺伝子情報を密にするほど，各水準の症例数は減少してしまい，実際的にランダム化できない状況になることが想像できよう．

- 実際に重要な予後因子を考慮するランダム化法として，層別割付法や最小化法（Pocock-Simon 法）などがある．層別割付法は，因子ごとにランダム化を行う方法である．例えば臨床病期 2 と 3 で別々にランダム化を行えば，群間で臨床病期のバランスをとることができる．層別割付法は，それまでの割り付けの結果には依存しないという意味で，静的割付法に分類することができる．
- 最小化法は，試験に新たに登録された患者をランダム化する際に，それまでに登録された患者の背景によって生じていた群間バランスの不均衡が解消されやすいようにランダム化する方法である．それまでの割り付けの結果に基づいて，動的に治療割り付けを行うという意味で，動的割付法に分類される．

4 ITT 解析

- ランダム化比較試験では，intention-to-treat（ITT）の原則に基づく解析が一般的である．この種の解析法を ITT 解析という．ここでは説明のため，薬剤 A 投与群（以下，A 群）と薬剤 B 投与群（以下，B 群）のそれぞれに 100 例ずつ，両群 200 例のランダム化比較試験を想定する．この試験では不幸にも，多数の患者に対して割り付けどおりの治療が行われていないことがわかっている（図 9）．詳しくは，A 群に割り付けられた患者のうち正しく治療を遵守した患者は 60 例（60％）のみであり，残り 40 例（40％）は割り付けの不遵守により治療 B が行われている．また他方，B 群でも A 群よりは遵守状況が良好であるものの，20 例（20％）の患者には反対の治療 A が行われている．
- このような場合に，どのように群間比較を行えばよいであろうか．ここではいくつか考えられる方法のうち，以下の 3 つの解析について順に整理してみよう．

  方法 1：各群の遵守例のみに限った比較
  方法 2：実際に受けた治療で再定義した群を用いた比較
  方法 3：割り付けられた群を用いた比較

- まず，方法 1 として提示した遵守例のみに限って解析する場合を考える．図 9 に示したとおり，方法 1 を用いた場合には A 群がまさっている．試験の目的は薬剤間で比較を行うことにあるので，正しく薬剤を投与された症例のみに限って群間比較を行うことは，直感的にも理にかなっているようにみえる．しかしながら結論を先に述べると，この方

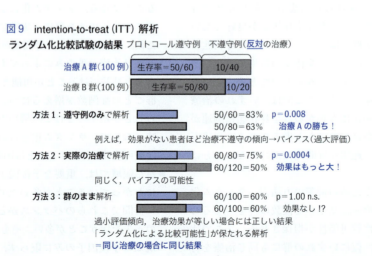

図 9 intention-to-treat（ITT）解析

法1は妥当な群間比較とはいえない．治療に反応しない患者ほど遵守しない傾向があると考えるのは，医学領域ではよくあることである．あるいは目の前の試験結果において，その傾向が否定できると考えるよりも，否定できないと考えるほうが一般に自然であろう．図9の試験においても，治療効果のない患者ほど遵守しないとする．この状況で方法1を用いるとA群からはそのような患者が多く除かれやすくなるため，A群の結果は過大評価となり，その結果として群間差を過大評価することにつながる．

- 方法2として示した，実際に受けた治療で再定義した群を用いて群間比較を行った場合も同様のことがいえる．方法1と同様に，直感的には妥当な解析のようにみえるかもしれないが，同様の偏りにより過大評価の傾向がある．

- 方法3のように，治療遵守状況に依存せず，割り付けられた群をそのまま用いて群間比較を行う場合を最後に考える．この解析では，反対の治療を受けている患者が一定割合で含まれることにより，群間差を過小評価してしまう傾向がある．直感的な理解のために補足すると，例えば薬剤Bがプラセボであったとすると，A群でも一定数が有効成分の含まれないプラセボで治療されることになるため，群間差は全患者が正しく治療を受けた場合に比べて薄まってしまう．しかしながら，この過小評価傾向は薬剤Aと薬剤Bの治療効果に差がある場合だけに生じる問題である．もしも薬剤Aと薬剤Bの有効性が等しいとすると，方法3を用いて群間比較を行った場合には，群間差がないという結果を正しく観察することができる．直感的な理解のために補足すると，実は薬剤Aと薬剤Bはまったく同じ薬剤であるとすると，薬剤Aを投与しようと薬剤Bを投与しようと得られる結果は同一となり，これより薬剤Aと薬剤Bの効果は等しいと正しい判断を得ることができる．同じ治療効果の場合に同じ結果になるのは，前述した「ランダム化による比較可能性」にも通じるものである．方法3をITT解析といい，前述の方法1と方法2とは異なり，前述した比較可能性を正しく保つことができる方法であるといえよう．ここで述べた性質により，ITT解析はランダム化比較試験の解析で第一選択として用いるべき標準的な方法として，広く認知されるに至っている．

5 中間解析

- 中間解析は，試験途中に行われる有効性に関する試験治療群間の比較を意図したすべての解析と一般に定義されている．試験の症例数は，個々の試験目的に対応する評価に十分な精度を確保するべく設計されているにもかかわらず，この点において精度が十分ではないといえる試験途中で有効性を評価することの正当性は，どこから導かれているのであろうか．

- 実はその正当性は，研究倫理および被験者保護の観点からの要請に基づいている．ヘルシンキ宣言の第20条（表4）でも，「医師は潜在的な利益よりもリスクが高いと判断される場合，または有効かつ利益のある結果の決定的証拠が得られた場合は，直ちに研究を中止しなければならない」とされている．試験途中であっても，有効性における優劣，あるいは安全性の問題が明らかになったような場合，被験者保護の観点から，試験を継続するのは適切ではないと考えられるからである．

- 中間解析は，試験を実施する研究者に対する独立性が確保された委員によって構成される効果安全性評価委員会（data and safety monitoring committee：DSMC）によって実施される．米国 Food and Drug Administration（FDA）のガイドラインでも，死亡率などを評価することになる致死性疾患を対象とした臨床試験に対して，DSMCの設置およびそれによる中間解析を求めている．

- 全25例の単群試験を想定してみよう．この試験では，全25例の結果を得た後に最終解析を行うと，奏効率として13/25（52％）が得られ，閾値奏効率45％に対してp値を算出すると有意ではない（p > 37％）との結果が得られる（図10）．ここで，この試験において1例の結果が得られるたびに毎回p値を計算したとすると，どうなったであろうか．実際に行ってみると，試験途中で実に3回も有意性（p < 5％）を観察することができる（図10）．しかし，この現象が本治療法の有効性を示していると考えるのは早計であろう．この結果は単に，通常の有意水準5％を用いて中間解析を何度も行うと，誤った判断（ここではαエラー）を犯す可能性が高まることを表しているのである．また例えば，5年間の試験で毎年末に計5回の解析を同様に実施

表4 ヘルシンキ宣言第20条（2008年10月 第59回 WMAソウル総会にて改訂：日本医師会訳）

20．医師は，内在するリスクが十分に評価され，かつそのリスクを適切に管理できることを確信できない限り，人間を対象とする研究に関与することはできない．医師は潜在的な利益よりもリスクが高いと判断される場合，または有効かつ利益のある結果の決定的証拠が得られた場合は，直ちに研究を中止しなければならない．

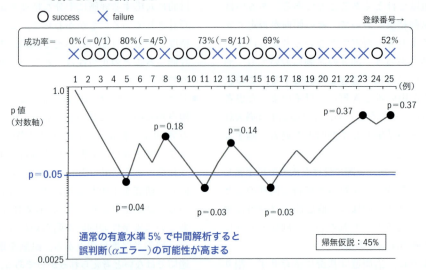

図10 試験途中で何度も解析すると…：多重性の問題

するならば，誤って有効であると早合点してしまう確率は13％になることが知られている．p値の算出を複数回行うことにより，多重性が生じ，αエラーを犯す確率が当該試験において事前に定めていた有意水準よりも大きくなってしまう．

- 中間解析を試験計画に含める場合，ここに挙げたような多重性の問題を回避することを目的として，各解析に多重性を調整した有意水準を用いる方法があり，この方法を中間解析法という．また，中間解析の実施により試験の信憑性が失われることを避けるため，事前に計画した少数回の解析を行うことが一般に勧められている．
- 代表的な中間解析法としてPocock法やO'Brien-Fleming法，あるいはそれらを一般化した方法として位置づけることが可能なα消費関数法などがある．例えば，試験期間のちょうど真ん中でO'Brien-Fleming法を用いて1回のみの中間解析を行う場合，中間解析の有意水準は0.52％，最終解析の有意水準は4.8％となる．
- 早期有効中止した試験の結果は，治療効果・群間差を過大評価する傾向があるので，注意が必要である．「瞬間風速」的に群間差が開いた瞬間で試験中止の判断が行われうるためであり，平均的な「風速」によるものではないためである．生存時間をエンドポイントとする場合，生存曲線は真実に対して過大に曲線間が開くことになり，またハザード比も過大に1から離れた値が観察される．
- また同様の理由により，早期無効中止した試験の結果も過小評価傾向を有する．特に，早期有効中止した試験の結果は，その程度に大小はあるものの，真実に対して過大かつ印象深い結果として提示され，一流雑誌に掲載される傾向があるため，十分な注意が必要である．実際に，早期有効中止した試験はその後で追加追跡を行うと，たとえクロスオーバー治療がなかったとしても，平均値への回帰という現象により，群間差が薄まる結果が観察されやすい．

文献

1) J Clin Oncol 2006; 24(26): 4293-300.

（吉村健一）

がん診療における EBM と臨床試験

II-4 臨床試験の倫理

研究倫理とは

- 臨床研究では，将来の患者のために医学を進歩させるという「目的」により，不可避的に研究対象者（患者）を「手段」として用いざるをえない（従来，「被験者」が一般的であったが，「人を対象とする医学系研究に関する倫理指針」に従い，本稿では「研究対象者」とする）．これは，臨床研究に参加する研究対象者に対して，自分自身にとっては「他者」である将来の患者の利益のために，何らかのリスクや負担を負わせることを意味し，倫理学では一種の「搾取（exploitation）」と位置づけられる．このような行為が正当化されるためには一定の条件を満たす必要があると考え，これについて論じる学問分野・学術領域を，「研究倫理（clinical research ethics）」と呼ぶ[1)2)]．

- 昨今日本では，研究活動における不正行為（研究不正）が社会的に大きく取り上げられていることもあり，研究不正を念頭において，臨床研究の倫理が議論される傾向にある．2017年4月に交付された臨床研究法（平成29年法律第16号）でも，臨床研究に対する信頼を確保することが目的の1つに掲げられており，「臨床研究の倫理」が「"研究不正"に関する倫理」を意味すると受け止められるかもしれない[3)]．

- しかし，そもそも「研究倫理」は「人を対象とする研究（research involving human subjects）の倫理」であり，主に研究対象者の権利や福祉の保護について論じるものである．一方，研究不正は「研究者」の行為（の不当性/妥当性）として論じられるべきものであって，研究倫理とは別に「研究公正（research integrity）」というテーマで議論されるべきという意見もある[4)]．実際，これまでに流布している研究倫理に関するガイダンスの多くでは，研究対象者保護について論じられており，研究不正についての記載はほとんどない．よって本稿では，研究不正については述べず，主に研究対象者保護について，すなわち「研究倫理」について述べることとする．

研究倫理の枠組み

- よく知られた研究倫理の枠組みとして，Emanuelらが2000年代に提唱した8要件がある[1)5)6)]．これは，臨床研究が倫理的なものであるための必要条件を8つに要約したものであり，それらを研究開始から終了までの時間軸に沿って並べたものである．

- そこに含まれる概念は，既存の研究倫理に関するガイダンス（ニュルンベルク要綱，ヘルシンキ宣言，ベルモントレポート，人を対象とする生物医学研究の国際的倫理指針［International Ethical Guidelines for Biomedical. Research Involving Human Subjects］など）の骨子をほぼ包含しているといえる．この枠組みは，まったく新しく編まれたものではなく過去に論じられてきた研究倫理の要件をまとめ直したものといえ，世界的にも一定の理解を得ることに成功している．

- なお，Emanuelらの枠組みは適宜更新されているため，本稿では現時点での最新版とされる"The Oxford Textbook of Clinical Research Ethics"での枠組みを紹介する（表1）[1)]．

1 協同的なパートナーシップ (collaborative partnership)

- 患者を，研究結果を出すための手段もしくは対象（object）としてではなく，研究を協力して成し遂げるための「パートナー」として遇する必要があるという理念である．
- 過去には，費用や設備の事情により発展途上国で

表1 Emanuelらの8要件[1)]

| 1. 協同的なパートナーシップ (collaborative partnership) |
| 2. 社会的価値 (social value) |
| 3. 科学的妥当性 (scientific validity) |
| 4. 公正な研究対象者選択 (fair participant selection) |
| 5. 適切なリスク・ベネフィットバランス (favorable risk-benefit ratio) |
| 6. 独立審査 (independent review) |
| 7. インフォームド・コンセント (informed consent) |
| 8. 研究対象者の尊重 (respect for participant) |

は実施できないような治療について，発展途上国において臨床試験が行われてきており，それらに対して，先進国による「搾取」であるとの批判もまたなされてきた．例えば，アフリカで実施されたacquired immune deficiency syndrome (AIDS) に対する治療薬の治験である．この治験で使用された薬剤は非常に高額であったため，欧米の製造販売承認が得られた後も，治験が実施されたアフリカ諸国では，実質的には同薬剤が使用できなかった．つまり，当該治験が実施された発展途上国は，治療開発に伴うリスクを負っただけで，その成果は自国民には還元されず，一方で，先進国はそのリスクを負わずに成果のみを得たということになる．

- こういった研究における「搾取」の事例での反省から，患者を「手段」ではなく「パートナー」として扱い，研究計画の段階から，研究が実施される国や地域コミュニティと十分に話し合うことの重要性が認識されるようになった．
- 患者を「パートナー」として扱うということは，研究計画に患者が積極的にかかわること，いわゆる患者参画 (patient and public involvement：PPI) を推奨することも意味する．従来，臨床研究の価値は研究者が決めており，そこには研究結果の影響を受けることになる患者の視点が抜けていた．このため，研究の前段階での患者参画の重要性が認識されるようになった．
- 実際，1990年代以降，欧米では研究計画そのものを研究者と患者が共同で作り上げる試みが進展しており，2000年代になると英国では政策として，PPI が推進されるようになっている[7]．現時点では，日本における PPI 活動はそれほど目立っていないものの，臨床研究グループのなかには患者団体との話し合いを始めているグループもある．

2　社会的価値 (social value)

- 研究開始に際して，まずはその研究の「価値」について検討し，明確にする必要があるという理念である．
- 研究に価値がなければ，研究対象者（患者）に与える些細なリスクさえ正当化できない．そのため，どんな価値があるのか，どれくらい価値があるのか，結果を日常診療に還元できる仕組みはあるか，などを具体的に検討したうえで，臨床研究を計画，実施する必要がある．
- 臨床研究の価値とは，医療の進歩・発展に直接貢献すること，または人体の仕組みの解明に役立つ重要な知見など間接的に将来の医療の進歩に結びつくこと，とされる．逆に，臨床的に意味のない仮説の検討や，一般化できない結果しか得られないもの，すでにわかっていることしか導き出せない無駄な重複は，「価値がない」研究とされる[8]．
- このため，社会的価値のある研究を実施するには，研究が実施される分野の，最新で網羅的かつ公平な知識が必要である．すでに報告されているエビデンスをくまなく調べることはもちろんのこと，現在行われている臨床研究についても把握する必要がある．
- なお，現在行われている臨床試験は，臨床試験登録システムを利用すると検索することができる．代表的な臨床試験登録システムとして，米国の ClinicalTrials.gov (http://clinicaltrials.gov/：QR コード①)，日本の臨床研究実施計画・研究概要公開システム (https://jrct.niph.go.jp/：QR コード②) や UMIN 臨床試験登録システム (http://www.umin.ac.jp/ctr/index-j.htm：QR コード③) がある．ほかに国立がん研究センターが作成している「がんの臨床試験を探す」(http://ganjoho.jp/public/dia_tre/clinical_trial/search/search1-1.html：QR コード④) などがあるので参考にしてほしい．

① 　② 　③ 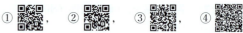　④

3　科学的妥当性 (scientific validity)

- 臨床研究は科学的に妥当な方法で計画・実施される必要があるという理念である．
- 科学的に妥当でない研究（方法論が間違っている，データの扱いが適切でないなど）では，誤った研究結果を世に出すことになるため，将来の患者の不利益につながる．このため，科学的に妥当な方法で臨床研究を実施する必要がある．なお，ここでいう「科学的に妥当」とは，ヘルシンキ宣言でも述べられているように，「広く正しいと認められた科学的原則に基づいて研究を計画・実施する」ことを指す．
- 新しい治療の考案が，独創的で斬新なアイデアに基づいてなされることは，大幅な治療効果の改善に結びつく可能性がある点で是とされるが，一方，その治療を「独創的で斬新な」方法によって評価することは，必ずしも「科学的に妥当」とはみなされない．広く読まれている教科書や総説，ガイドラインで認められている方法に基づいて，臨床試験を行うべきである．具体的には，適切に研究がデ

ザインされ，結果の解釈が可能かつ問題解決に有用な評価項目を設け，適切にデータが管理され，適切な方法で解析され，研究が完遂できる見込み（実現可能性）があるような臨床研究を行うべきである．
- したがって，科学的妥当性を有した臨床研究を実施するためには，少なくとも適切にデータ管理をする人材（データマネージャー）や，適切に解析をする人材（生物統計家）が必須である．

4 公正な研究対象者選択 (fair participant selection)

- 研究対象者の選択は，公正である必要があるという理念である．
- ベネフィットと負担のフェアな分配（justice：正義/公正）を実現するために，以下の3つの要素をすべて満たす必要がある．

1 研究対象者の選択は科学的な理由によってのみなされているか

- 科学的な研究を実施することを目的として，研究対象者の選択は公正になされる必要がある．社会的に弱い立場にある者（製薬企業の社員，その病院の職員，その大学の学生，囚人など）を研究に組み入れることや，特別に便宜を図った者を選択するような不公平な選択はすべきでない．また，逆に，科学的根拠がないにもかかわらず，特定の集団や個人を除外することも，公正な選択でないとされる．

2 研究成果の恩恵を受ける集団と研究対象者集団が乖離していないか

- 研究の結果からベネフィットを得る集団と研究対象者集団が異なってはならない．前述のAIDS治療薬の治験が該当する．また，多くの抗がん薬の早期開発治験は米国で先行して行われているが，それに対して有効性/安全性が確認された後，日本で後期開発を行ったりbridging試験のみ行って日本に導入するといったことも，公正でない例の1つといえる（こうしたいわゆる「ドラッグラグ」は，日本国民の不利益であるという側面があるのと同時に，「米国国民が早期開発のリスクを負い，日本国民が利益を得る」，つまり米国国民/患者からの批判の対象となりうるという側面もあることは知っておく必要がある）．

3 研究対象者のリスクが最小化され，ベネフィットが最大化されるように選択されているか

- 治療効果が期待できない患者，期待されるベネフィットに比して過度のリスクを負うことが予想される患者は，研究対象者から除外する必要がある．

5 適切なリスク・ベネフィットバランス (favorable risk-benefit ratio)

- 研究対象者が受けるベネフィットや社会が得るベネフィットに比して，その研究対象者が受けるリスクが過度であってはならないという理念である．
- 可能な限り，ベネフィットを大きく不利益を小さくするためには（beneficence：善行/与益/恩恵），以下の3つの視点での吟味が必要である．

1 研究対象者のリスク（身体的，心理的，社会的，経済的）を最小化できているか

- リスクは可能な限り，小さくする必要がある．リスクが最小化されていないと判断される場合は，医療スタッフの配置，方法の変更，モニタリングの強化，除外規準の変更などの可能性を検討する．

2 研究対象者および社会に対するベネフィットは最大化されているか

- ベネフィットは可能な限り，最大化する必要がある，ただし，ここでのベネフィットとは，「研究に参加した個々の患者に対する治療上のベネフィット（治癒やQOLの向上など）」だけでなく「新しい治療法の安全性や有効性が明らかになることによる社会的なベネフィット（将来世代へのベネフィット）」の2種類を指す．
- リスクは研究対象者のみが負っているが，ベネフィットは研究対象者本人だけでなく社会も受けていることに注意する必要がある．

3 リスクとベネフィットのバランスは適切か

- 文字どおり，リスクとベネフィットのバランスが適切もしくは許容範囲であるかの検討を行う必要がある．なお，前述のとおり，リスクとベネフィットは非対称である点に注意する（個々人におけるリスクとベネフィットのバランスを論ずる通常の医療倫理の考え方とは異なる）．

6 独立審査 (independent review)

- 研究当事者以外の第三者審査により，研究計画は審

査される必要があるという理念である．
- 研究者は，社会に対して研究の意義・必要性を説明する義務があるため，第三者である審査員にその意義を理解，納得してもらう必要がある．また，リスク・ベネフィットバランスは数字やアルゴリズムでは表現できないため，一般の立場の人，法・倫理の専門家，医療者，研究者などからみても意義のある研究であるという「合意」のうえに，人を対象とする研究は正当化される．よって，多様な職種の審査員により，研究対象者のリスクに比べて当該研究の意義がまさるかどうかを吟味され認めてもらうことが，独立審査の目的である．
- なお，適切な審査を行うには，さまざまな立場の委員が，公正かつ中立である必要があるため，治験審査委員会・倫理審査委員会はともに，委員の構成要件が定められている．「人を対象とする医学系研究に関する倫理指針」（平成29年文部科学省・厚生労働省告示第1号）では，倫理審査委員会は，医学研究の専門家，人文社会学の専門家，一般の立場を代表する者から構成される必要があり，かつそのなかには外部委員を含む必要がある．また，審査委員は男女両性で構成されることも求められている．

7 インフォームド・コンセント (informed consent)

- 研究対象者が，適切に情報を与えられ，それを理解したうえで，自由意志に基づいて同意することが必要であるという理念（官庁では統一的に「意思」を用いることになっているため「自由意思」が正しいと思っている人も多いが，正しくは「自由意志」である）．
- 研究対象者を人として尊重（respect for persons：人格の尊重）するためには，研究対象者が研究に参加するか否かの意志決定を，自由かつ適切に行える状況をつくる必要がある．このため，インフォームド・コンセントの目的は，研究参加の意志決定を支援することである．決して，研究者や組織を防御するために同意を取得しているわけではない．
- インフォームド・コンセントに求められる原則は以下の3つである．
  ①情報（information）：適切かつ十分な情報を提示．
  ②理解（comprehension）：提示した情報の適切な理解が必要．
  ③自発性（voluntariness）：十分な情報を適切に理解したうえでの自発的な同意が必要．

8 研究対象者の尊重 (respect for participant)

- いかなるときも，研究対象者は「人」として尊重される必要があるという理念である．
- 「1 協同的なパートナーシップ」が研究開始前の倫理的配慮に関するものであったのに対し，この「研究対象者の尊重」は研究開始後の倫理的配慮が主となる．つまり，インフォームド・コンセントを得た後も，研究対象者に対する保護・倫理的配慮は続けられるべきことを述べている要件である．
- 具体的には，①プライバシーの保護，②研究参加後の同意の撤回の自由，③研究開始後に新たに判明した情報の提供，④（プロトコール治療終了後も含めて）適切な治療・ケアが受けられること，およびその継続的な確認・監視，⑤研究の結果・成果を知らせること，である．

文献

1) Ezekiel J. Emanuel: The Oxford Textbook of Clinical Research Ethics. Oxford University Press. 2008.
2) James L. Bernat著, 中村裕子監訳. 臨床家のための生命倫理学—倫理問題解決のための実践的アプローチ. 協同医書出版社, 2007.
3) 厚生労働省. 臨床研究法について.
   http://www.mhlw.go.jp/stf/seisakunitsuite/bunya/0000163417.html
4) 田代志門. 研究倫理とは何か—臨床医学研究と生命倫理. 勁草書房, 2011.
5) JAMA 2000; 283(20): 2701-11.
6) J Infect Dis 2004; 189(5): 930-7.
7) 血液内科 2016; 73(1): 128-32.
8) JCOG（日本臨床腫瘍研究グループ）：倫理原則ポリシー.
   http://www.jcog.jp/basic/policy/A_020_0010_04.pdf

〔水谷友紀〕

II-5 臨床試験にかかわる制度・臨床試験登録

がん診療における EBM と臨床試験

- 現在の標準治療は，過去に実施された臨床試験の結果に基づいており，新たな標準治療（新しい治療法）を確立するには臨床試験を行う必要がある．がん領域では，薬剤の開発のみで標準治療が確立することは少なく，薬剤の併用療法，薬物療法・手術・放射線治療を複数組み合わせた集学的治療を要することから，研究者主導の臨床試験が必要となる．
- 臨床試験を行う際には，現在，ある適応症が「医薬品，医療機器等の品質，有効性及び安全性の確保等に関する法律」（略称：医薬品医療機器等法，旧薬事法，2014 年 11 月 25 日改正）[1]で承認され保険適用されている医薬品のみならず（保険診療下での臨床試験），これらに該当しない未承認・適応外の医薬品の使用が必要な場合もある．
- 研究者主導臨床試験を規制する法令はこれまではなく，ヘルシンキ宣言[2]や各種倫理指針を遵守する形で実施されてきた．しかし，2012 年以降数々の研究不正が発覚し，「人を対象とする医学系研究に関する倫理指針」[3]の公布（2014 年 12 月）や，臨床研究法の成立（2017 年 4 月）など，昨今臨床研究を実施する環境が変貌しつつある．
- 本稿では，「研究の種類と従うべき法令・指針」と「臨床試験登録」に分けて説明する．「研究の種類と従うべき法令・指針」では，まず改正された倫理指針と新しく成立した臨床研究法について概説する．次いで，日本で医師自らが未承認医薬品や適応外医薬品を用いた新しい治療法を確立するにあたって，知っておくべき臨床試験にかかわる制度として，医師主導治験と先進医療 B（旧高度医療評価制度）を紹介する．なお，医師主導治験，先進医療制度はともに，医薬品のみならず医療機器も対象としているが，本稿では医薬品に限って説明することとする．
- 続いて「臨床試験登録」では，臨床試験登録の仕組みが設けられた経緯と，日本と海外の現状について説明する．
- まず，本稿で用いる用語で押さえておくべきものを表 1 に示す．

表 1　用語の解説

用語	内容
未承認医薬品	①国内外の薬事制度で承認されていない医薬品 ②いずれかの他国の薬事制度で承認されているものの，日本の医薬品医療機器等法上の承認を得ていない医薬品
適応外医薬品	医薬品医療機器等法で何らかの適応が承認されているものの，対象疾患に対して医薬品医療機器等法上の承認がない医薬品
混合診療	保険診療と保険外診療を併用して行うこと．原則として禁止されており，保険外診療を併用する場合は自費診療（全額自己負担）とみなされる．ただし，例外として，評価療養・選定療養は保険診療との併用が認められており，その場合は評価療養・選定療養に係る部分のみ自己負担となる．
評価療養	保険給付の対象とすべきものであるか否かについて，適正な医療の効率的な提供を図る観点から評価を行うことが必要なもの．具体的には以下が該当する． ①先進医療 ②医薬品，医療機器，再生医療等製品の治験に係る診療 ③医薬品医療機器等法承認後で保険収載前の医薬品，医療機器，再生医療等製品の使用 ④薬価基準収載医薬品の適応外使用 ⑤保険適用医療機器再生医療等製品の適応外使用
選定療養	特別の病室の提供など被保険者の選定に係るもの．具体的には以下が該当する． ①特別の療養環境（差額ベッド） ②歯科の金合金等 ③金属床総義歯 ④予約診療 ⑤時間外診療 ⑥大病院の初診 ⑦小児う蝕の指導管理 ⑧大病院の再診 ⑨180 日以上の入院 ⑩制限回数を超える医療行為
特定臨床研究 （臨床研究法における定義）	①未承認・適応外の医薬品等を用いた臨床研究 ②製薬企業等から資金提供を受けて実施する臨床研究
治験	厚生労働省から承認（薬事承認）を得ることを目的として行われる臨床試験．これまでに患者に使われたことのない新しい薬剤や医療機器，あるいはある疾患に対して使われたことのない薬剤や医療機器の安全性や有効性を調べるために行われる．主に企業主導で行われるが，後述のように医師主導で実施されることもある．

研究の種類と従うべき法令・指針

- 治験は，医薬品医療機器等法，医薬品の臨床試験の実施の基準に関する省令（Good Clinical Practice［GCP］省令）に従って実施される．一方，研究者主導で行われる治験以外の臨床試験はヘルシンキ宣言や倫理指針を遵守して実施することとされていたが，それ自体は法律ではないこともあり，たとえ遵守されていなくても法律に基づく罰則などはなく，法的拘束力がないことが問題となってきた．
- 2012年以降，日本では数々の研究不正の事案が発覚し，これらの研究不正事案の問題点として，研究者と企業の間の不適切な利益相反関係や，カルテやデータの保管が不十分であったり，モニタリングや監査が行われていないなど，研究の質の確保がされていないことが指摘された．これらの問題点を踏まえ，倫理指針の見直しに加えて，一部の臨床試験においては倫理指針では不十分と考えられ，法制化がなされることとなった．

1 人を対象とする医学系研究に関する倫理指針

- 従来の臨床研究倫理指針と疫学研究倫理指針の適用関係が不明確になっていたこともあり，2014年12月に「人を対象とする医学系研究に関する倫理指針」（以下，医学系指針）として統合された．主な内容として，以下の①〜⑤がある．
  ①研究機関の長および研究責任者の責務に関する規定：研究機関の長へ研究に対する総括的な監督義務が課され，研究責任者の責務が明確化された．
  ②研究に関する登録・公表に関する規定：介入研究を実施する場合，事前に研究の概要を公開データベースに登録し，研究終了後も遅滞なく研究結果を登録することが求められる．
  ③利益相反の管理に関する規定：研究責任者や研究者は当該研究に係る利益相反に関する状況について，透明性を確保することが求められる．
  ④研究に関する試料・情報等の保管に関する規定：軽微を超える侵襲かつ介入の研究に係る情報は，研究終了後5年または結果の最終公表後3年のいずれか遅い日まで，保管することが求められる．
  ⑤モニタリング・監査に関する規定：軽微を超える侵襲かつ介入の研究について，研究責任者に対し，モニタリングや必要に応じた監査の実施が求められる．
- これらは研究不正事案の問題点を踏まえて設けられた規定である．
- その後，「個人情報保護法等の改正」に伴い，医学系指針においても研究における個人情報の適切な取り扱いを確保するため，2017年2月に同指針の改正が告示された．介入研究である臨床試験を実施する場合は，インフォームド・コンセントを取得して実施することから，研究計画書に試料・情報の提供に関する記録の作成や保管について適切に記載されていれば，すでに実施中の臨床試験において特段の手続きは不要である．本稿とは趣旨の異なる内容であることから，詳細は実際の指針本文とガイダンスを参照していただきたい[3)4)]．
- なお，2014年12月に改正された際には，経過措置が設けられ，2015年4月1日の施行日以降に研究機関の長が許可する研究から適用されたが，2017年2月の改正には経過措置はなく，従前の指針で実施中の試験も，2017年5月末より新指針が適用されることとなった．加えて，公的研究費を受けて実施している臨床試験で新指針を遵守していない場合には，「補助金の交付決定の取り消し，返還等の処分を行うことがある」と通知に明記された[2)]．

2 臨床研究法

- 数々の研究不正事案を踏まえて，2017年4月14日臨床研究法が公布され，2018年4月1日より臨床研究法と臨床研究法施行規則が施行された．臨床研究法の施行後，特定臨床研究（表1）を実施する場合には，法律遵守が義務となる．
- 研究の計画段階〜実施中に必要となる対応の概略を図1に示す．
- 計画段階では，①認定臨床研究審査委員会（Certified Review Board：CRB）[6)]の審査，②CRBの意見を添付して実施計画を厚生労働大臣に届出，③研究費等の提供を受ける企業との契約締結，が必要となる．
- 研究実施中には，④モニタリング・監査の実施，⑤記録の保存，⑥CRBと厚生労働大臣へ重篤な有害事象の報告と実施状況に関する定期的な報告，⑦企業は当該研究に関する資金提供（研究費・寄付金・講演料など）の公開，が義務づけられることとなる．
- これらの遵守義務に違反した場合には，厚生労働大臣は改善命令を行い，それに従わない場合には研

図1 特定臨床研究の実施の流れ[5]

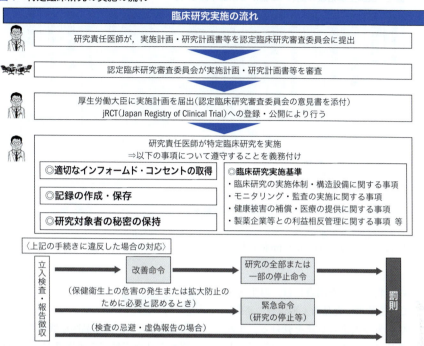

究の停止を命じることが可能であり，最高3年の懲役，300万円の罰金を科することも可能となった．
- 施行に必要となる政省令等についての説明は，紙面の都合上割愛する。詳細については，厚生労働省のウェブサイト「臨床研究法について」[7]をご確認いただきたい．
http://www.mhlw.go.jp/stf/seisakunitsuite/bunya/0000163417.html

3 医師主導治験

- 医師主導治験は，採算性などの理由から企業が積極的に開発しない医薬品であるなどの場合に，日本では未承認または適応外の医薬品について，医師自らが治験を実施することで薬事承認を取得する制度である．
- 2002年7月の薬事法改正により，「自ら治験を実施する者」に関する規定が初めて設けられ，2003年6月のGCP省令の改正により，薬事法上未承認・適応外の医薬品を用いた治験を医師自ら実施することが可能となった[8]．
- 医師主導治験は，後述の先進医療と同様，保険外併用療養費制度下の評価療養の対象と扱われ，通常の診療に係る部分については保険診療下での実施が可能とされている[9)10]．
- 医師主導治験では，治験依頼者（企業が実施する治験で企業が果たす役割を担うもの）が存在せず，医師自らが治験を実施する者としてGCPを遵守し，治験を企画立案し，必要な書類の作成，手続きを行わなければならない．すなわち，治験実施計画書，治験薬または治験機器概要書，症例報告書の見本などの作成に始まり，治験計画届書や副作用報告書の提出，モニタリング手順書，監査に関する計画書および業務に関する手順書などの作成，治験総括報告書の作成も自ら治験を実施する者が行うことになる[11]（図2）．
- これらの作業，手続きなどは，企業が実施する治験であれば相当の人数で行われているが，現状の医師主導治験では，医師および治験コーディネーター（CRC）などの限られた人数の協力者で行わざるをえない．医師主導治験をより活発に実施するには，マンパワーの確保，インフラ整備が必要である．
- 医師主導治験の結果，当該医薬品の安全性・有効性が確認された場合には，治験薬提供者（企業）によって厚生労働省に薬事法上の製造販売承認申請がなされ，独立行政法人医薬品医療機器総合機構（PMDA）により審査されることとなる．
- PMDAでは，申請資料が倫理的かつ科学的に信頼できるものであるかどうかが調査される（信頼性調査）とともに，当該医薬品の効果や副作用，品質などについての審査（承認審査）がなされ，有効性が示され，安全上の問題が臨床的に得られるメリッ

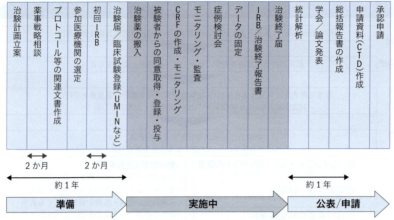

図2 医師主導治験の流れ（準備から承認申請まで）

日本医師会治験促進センターのウェブサイトより引用（一部修正）
http://www.jmacct.med.or.jp/project_d2011/2010/roadmap.html

トに見合うものと判断された場合には，厚生労働省に設置されている薬事・食品衛生審議会の諮問・答申を経て，厚生労働大臣の承認を受ける，すなわち，当該医薬品は薬事承認され，その後保険収載（保険適用）されることとなる．
- 社団法人日本医師会治験促進センターが，治験推進研究事業として医師主導治験の実施を支援してきた影響もあってか，医師主導治験の届出件数は増加傾向にある[12)13)]．
- 医師主導治験は，特に多施設共同で実施する場合には，治験届の届出手続きや治験薬管理などに運用しにくい面があった．しかし，2012年の関連通知の改訂により手続きの簡略化がなされ，治験調整医師（当該治験実施計画書の解釈その他の治験の細目について調整する業務を担う医師）の役割が広がり，実施しやすくなった[14)15)]．治験届の届出については，これまで「自ら治験を実施する者」の届出書類に参加医療機関の治験責任医師（＝自ら治験を実施する者）全員連名での記名押印が必要であった多施設共同試験において，「自ら治験を実施する者」を代表する「治験調整医師」が届け出ることが可能となり，他の「自ら治験を実施する者」の記名押印が不要となった．また，治験薬管理についても，これまで治験薬の容器や被包に「自ら治験を実施する者」全員の氏名，職名，住所を列記していたものが，治験審査委員会（IRB）の承認が得られれば，「治験調整医師」のみの氏名，職名，住所の記載で可となった．

4 先進医療

- 先進医療とは，医薬品医療機器等法において，未承認または適応外である医薬品・医療機器，または保険適用外の医療技術を実施するにあたり，「評価療養」として保険診療との併用（いわゆる混合診療）を認める制度のことである．
- 先進医療の対象となる医療技術の内容により，先進医療Aと先進医療Bに分類される．未承認または適応外の体外診断薬・検査薬を使用する場合など人体への影響が極めて小さい場合は先進医療Aに分類され，個別患者の使用成績としてデータが集積される．一方，未承認または適応外の医薬品・医療機器を使用する医療技術，未承認または適応外の医薬品・医療機器を使用しない医療技術であっても有効性・安全性の評価が必要な技術は先進医療Bに分類され，臨床試験として実施することが定められている．
- 先進医療を実施するにあたっては，実施医療機関の要件を設定し，その医療機関の承認を得て，厚生労働大臣へ届出（先進医療会議で審査・承認）が必要となる．
- 2019年6月1日現在，先進医療Aは29種類，先進医療Bは60種類実施されている．本稿は，臨床試験にかかわる制度がテーマであることから，以降は主に臨床試験として実施することが求められている先進医療Bについて解説する．
- 先進医療Bとは，薬事承認に関する制度ではなく，健康保険の適用外の医療技術の取り扱いを解決するための制度である．この制度がなければ，保険適用外の医療技術を用いた臨床試験は自由診療の

図3 先進医療を受けた場合の医療費のイメージ

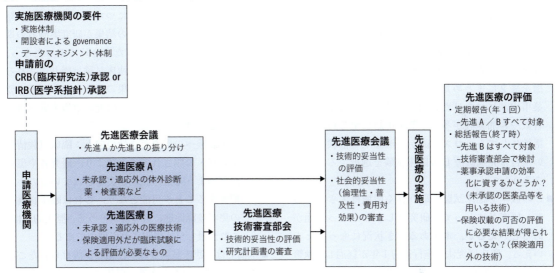

図4 先進医療Bの流れ（申請から研究終了まで）

もと（全額患者自己負担または研究費負担）で行うことになるが，先進医療Bとして認められると，先進医療技術に関連する費用を除く医療費は保険が適用される．

- 先進医療技術に関連する費用について薬剤の場合を例にすると，企業からの無償提供，研究費購入，患者負担のいずれかで対応して，臨床試験が実施される（図3）．
- 先進医療は治験とは別の制度で，臨床研究法上の臨床研究に該当するものは臨床研究法と「先進医療に係る通知」，それ以外は「人を対象とする医学系研究に関する倫理指針」と「先進医療に係る通知」に基づいて実施が求められる．先進医療Bで臨床試験を進める場合の概略を示す（図4）．
- まず，申請医療機関の研究責任医師は，臨床研究法上の臨床研究を実施する場合はCRBで，それ以外の場合は倫理審査委員会（IRB）で審査・承認を得る．その後，先進医療会議に申請すると，まずは先進医療AかBかの振り分けが行われ，先進医療Bの場合，先進医療技術審査部会の審査，先進医療会議の2つのステップを経て承認された場合に試験が開始できる．
- 実施中は，年1回の実施状況報告（定期報告）が行われ，研究終了時には総括報告書を作成し，先進医療技術審査部会の評価を受ける．治験とは異なり，先進医療Bで実施した臨床試験のデータは，薬事承認申請には使うことができないが，「公知申請」により効能・効果の承認が可能となることはありうる．
- いずれにしても，先進医療Bで臨床試験を実施する際には，試験終了後何をめざすのか（薬事承認申請をめざす，保険収載申請をめざすなど）のロードマップを描いておく必要がある．
- 先進医療に関する詳細な情報は，概要説明，各種通知，過去の会議資料・議事録などが厚生労働省のウェブサイトに掲載されているため是非ご参照いただきたい[16]．

http://www.mhlw.go.jp/stf/seisakunitsuite/bunya/kenkou_iryou/iryouhoken/sensiniryo/

表2 医師主導治験，先進医療Bの臨床試験，通常の研究者主導試験のまとめ

	法令・指針	主な目的	薬事承認申請データへの利用	混合診療
医師主導治験	薬機法GCP省令	未承認薬・適応外薬の薬事承認申請目的の臨床試験	○	○
先進医療Bの臨床試験	臨床研究法先進医療通知	健康保険が適用されない薬剤（≒未承認薬・適応外薬）を併用した臨床試験	△（公知申請の可能性あり）	○
上記以外の臨床試験	臨床研究法/医学系指針	既承認薬や手術・放射線治療を用いた，標準治療確立のための臨床試験	×	×

5 小括

- 未承認・適応外の医療技術を用いた臨床試験を実施する場合には，医師主導治験か先進医療Bの臨床試験を行うかは，目的や状況によって変わりうる．通常の研究者主導臨床試験も含め，それぞれの特徴を表2にまとめた．使い分けとしては，確実に薬事申請につなげたい場合には医師主導治験，患者数や参加施設が多く，薬事申請に至る可能性を犠牲にしても，コスト面から医師主導治験が難しい場合は先進医療Bの臨床試験を選択することになろう．
- この数年で臨床試験を取り巻く環境は大きく変わり，研究者にとっては研究をしづらくなった面があるといえるが，本来あるべき状況になったともいえる．臨床研究法も施行後約1年が経過し（執筆時現在），さまざまな問題点も提起され幾分かは解決されているが，引き続き最新の情報を入手するようにしていただきたい．

臨床試験登録

- 現行のヘルシンキ宣言や医学系指針[3]には，研究者の責務として，臨床試験を実施する場合には患者登録開始前に一般公開されているデータベースに研究計画の内容を登録することが定められている．今でこそあたり前のようなこの要件も，ヘルシンキ宣言では2000年，医学系指針では前身の「臨床研究に関する倫理指針」[17]の2008年の改正時に，新たに設けられた項目である．
- また，臨床試験を実施する際には，以下の①～③の理由により，臨床試験情報の登録・公開が必要である．
  ① 科学的側面：臨床試験情報を登録・公開することにより，試験進捗に加え，試験結果が論文化（公表）されているのかどうかが把握できるようになるため，いわゆる公表バイアスの防止につながる．
  ② 倫理的側面：臨床試験情報の登録・公開は同様の臨床試験の乱立防止につながる．仮に試験結果がネガティブ（試験の結果が研究実施者の期待に反するものであった場合）であったなら，同じ治療法を評価する臨床試験は繰り返されるべきではない．試験結果の公開により，不必要な研究・意義が失われた研究の重複実施を避けることに役立つ．
  ③ 臨床試験へのアクセス性の向上：臨床試験情報が登録・公開されることにより，研究者や患者がどのような臨床試験が実施されているのかを把握することが可能となり，これは臨床試験への患者登録促進にもつながりうる．歴史的には，これが最も早く提唱された理由である．
- 本稿では，臨床試験登録の仕組みが設けられたこれまでの経緯，日本と海外の現状について概説する．

1 臨床試験登録の歴史的背景

- 臨床試験登録の仕組みは，1997年に米国で施行されたFDA近代化法113条（Section 113, Food and Drug Administration Modernization Act of 1997）により，重篤または生命を脅かす疾患を対象に，新規薬剤を使用する臨床試験を実施する際には登録が必須とされたことに始まる．その結果，2000年にClinicalTrials.gov[18]の運用が開始された．以降の臨床試験登録に関して，特筆すべき事柄を表3に示す．
- 従来，前向き研究（臨床試験）においては，その実施中にどのような臨床試験が実施されているのかに関する情報が公表されることはなく，試験が中止になったり，結果が研究実施者にとって都合の悪い・ネガティブな結果であった場合には，論文化（公表）されないといった問題が生じていた．また，都合の良い・ポジティブな結果が得られた場合のみ公表され，そうでない場合には公表されないため，臨床試験の結果を統合するメタアナリシ

表3 臨床試験登録の歴史的経緯

年	主な臨床試験登録
1997	FDA近代化法113条
2000	ClinicalTrials.govの運用開始
2004	欧州で登録制度（EudraCT）の運用開始 医学雑誌編集者国際委員会（ICMJE）より声明
2005	UMIN-CTR，JapicCTI運用開始（日本） WHO/ICTRP設立
2006	JMACCT運用開始（日本）
2007	FDA改正法 Section 801 ClinicalTrials.govへの開始時の試験登録と試験結果の公表を義務化（報告期限あり，罰則あり）
2008	ClinicalTrials.govへ試験結果データベース追加
2013	EudraCTでも試験結果のサマリーを登録開始
2017	FDA改正法 Section 801-The final rule, NIH policy 報告対象，結果の公表時期を明示（NIHの研究費で実施する試験はすべて対象，試験終了後1年以内に公表）
2018	jRCT運用開始（日本）

- EudraCT: European Union Drug Regulating Authorities Clinical Trials
- ICMJE: International Committee of Medical Journal Editors
- UMIN-CTR: University hospital Medical Information Network-Clinical Trials Registry
- JapicCTI: Japan Pharmaceutical Information Center Clinical Trials Information
- WHO/ICTRP: World Health Organization/International Clinical Trials Registry Platform
- JMACCT: Japan Medical Association Center for Clinical Trials
- NIH: National Institutes of Health
- jRCT: Japan Registry of Clinical Trials

スも過大評価となってしまっているといった，いわゆる公表バイアスも指摘されていた．

- このような背景を受けて，2004年9月に，主要な医学雑誌の編集者の集まりである医学雑誌編集者国際委員会（International Committee of Medical Journal Editors：ICMJE）が，「生医学雑誌への投稿のための統一規定（Uniform Requirements for Manuscripts Submitted to Biomedical Journals）」を発表し，医学雑誌に臨床試験結果を投稿する際には，探索的段階の試験等を除き事前に試験情報の登録・公開を必須とすることを表明した[19]．
- ほぼ時を同じくして，WHO（World Health Organization：世界保健機関）においても，臨床試験の登録と公開の問題を，取り組むべき課題として掲げていた．2005年8月には，臨床試験とその結果についての情報へ容易にアクセスできることを目的とした，国際的臨床試験登録プラットフォーム（International Clinical Trials Registry Platform：ICTRP）[20] プロジェクトを立ち上げ，WHOが定めた要件を満たす臨床試験登録・公開する機関として，WHO Primary Registry[21] の認定を開始している．
- WHO ICTRPは，各国・各団体が運営する「臨床試験登録システム」の統合を目的としており，WHOやICMJEをはじめ，世界各国の臨床試験登録機関との連携のもと，運営されている．

2 臨床試験登録システムへの登録項目

- WHO ICTRPでは，以下の24項目を最低限必須な登録項目と定めている[22]．
  ①Primary Registry and Trial Identifying Number（試験の識別番号）
  ②Date of Registration in Primary Registry（試験登録日）
  ③Secondary Identifying Numbers（Primary Registry以外の試験の識別番号）
  ④Source (s) of Monetary or Material Support（研究費や資材提供元）
  ⑤Primary Sponsor（主たる試験実施組織）
  ⑥Secondary Sponsor (s)（共同実施組織）
  ⑦Contact for Public Queries（試験の問い合わせ先）
  ⑧Contact for Scientific Queries（試験責任者の連絡先）
  ⑨Public Title（試験の簡略名）
  ⑩Scientific Title（試験の正式名）
  ⑪Countries of Recruitment（試験実施国）
  ⑫Health Condition (s) or Problem (s) Studied（対象疾患）
  ⑬Intervention (s)（介入の内容）
  ⑭Key Inclusion and Exclusion Criteria（主な適格規準と除外規準）
  ⑮Study Type（試験のタイプ）
  ⑯Date of First Enrollment（登録開始日）
  ⑰Target Sample Size（予定登録数）
  ⑱Recruitment Status（研究の進捗状況）
  ⑲Primary Outcome (s)（プライマリーエンドポイント）
  ⑳Key Secondary Outcomes（セカンダリーエンドポイント）
  ㉑Ethics Review（研究倫理委員会）
  ㉒Completion date（研究終了日）
  ㉓Summary Results（結果の要約）
  ㉔IPD sharing statement（データシェアリングに関する宣言）
- 臨床試験を実施する研究者には，上記の公開情報により，対象となる患者集団，試験治療の詳細，臨

表4 Japan Primary Registries Network (JPRN)

登録機関名	システム名	URL
国立大学附属病院長会議	UMIN臨床試験登録システム	http://www.umin.ac.jp/ctr/index-j.htm
財団法人日本医薬情報センター	臨床試験情報（JapicCTI）	http://www.clinicaltrials.jp/user/cte_main.jsp
社団法人日本医師会	臨床試験登録システム	https://dbcentre3.jmacct.med.or.jp/jmactr/
厚生労働省	臨床研究実施計画・研究概要公開システム	https://jrct.niph.go.jp/

床試験のデザインの情報を参考にすることが可能となる．すなわち，無駄な臨床試験の重複を避ける，実施中の試験の情報を加味した研究計画を立てる，あるいは共同研究の可能性を図ることが可能となる．

■ また，患者や日常診療を行う臨床医にとっては，どのような臨床試験が実施されているかの情報を広く収集することができることから，患者登録促進にもつながりうる．

■ 加えて，近年，臨床試験の結果についても情報公開することに関して，米国・欧州・日本で議論が進んでいる[23]．特に，米国では法令（FDA改正法 Section 801）に基づいて登録される臨床試験においては，期限内に有害事象を含めた結果の報告・公開が義務づけられ，従わない場合には罰金や研究費の返還などの罰則規程が法で定められている[24)25)]．

3 臨床試験登録の仕組み

1 米国における臨床試験登録機関

■ 2000年に運用が開始されたClinicalTrials.govは，WHOのPrimary Registryではないが，ICMJEが当初の「統一規定」のなかで登録要件を満たす機関として記載していた「登録システム」で，米国国立衛生研究所（National Institutes of Health：NIH）が運営し，米国医学図書館（National Library of Medicine：NLM）が支援する，最も権威のある登録システムの1つであり，登録数においても世界最大である．

■ 先に述べたとおり，米国では1997年のFDA近代化法により，治験許可申請（Investigational New Drug application）を提出して実施する臨床試験ではClinicalTrials.govへの登録が義務づけられたが，罰則のない義務であり，ClinicalTrials.gov運用開始4年後に法を遵守して登録されていた試験は，約7割であった．

■ その後，2007年のFDA改正法により，FDAの規制対象となる薬剤・生物製剤を用いた臨床試験（第I相試験を除く），FDAの規制対象となる機器を用いた臨床試験（小規模な実施可能性試験を除く）を実施する場合には，患者登録開始後21日以内に試験内容に関する情報（試験の目的，対象患者，試験デザイン，実施責任者，問い合わせ先など）の登録義務が生じるようになった．2007年12月26日以降にFDAに承認申請をする際には，FDA改正法の要件を満たして臨床試験登録されていることを示す証明書（臨床試験登録番号の記載が必要）を提出することが求められている[26)]．また，NIHからの研究助成を受けて実施する臨床試験についても，同証明書を研究報告書に含めなければならなくなった．さらに，臨床試験の結果についても，プライマリーエンドポイントの解析のためのデータ収集後1年以内に登録することが義務づけられた．これらに違反した場合には，10,000 USドル以下の罰金や，研究費の差し止め・返還などの罰則が課せられる．

2 日本における臨床試験登録機関

■ 日本においては，国立大学附属病院長会議（UMIN臨床試験登録システム）[27)]，財団法人日本医薬情報センター（JapicCTI）[28)]，社団法人日本医師会（臨床試験登録システム）[29)]から構成されるJapan Primary Registries Network（JPRN）が，2008年10月16日にWHO Primary Registryとして認められた (表4)．

■ また，JPRNの運営にあたっては，国立保健医療科学院も参画しており，これら3つの登録機関にある情報を横断的に検索することが可能な「臨床研究情報ポータルサイト」を運営している[30)]．日本における臨床試験登録の実際や経緯など，より詳細な

表5 「人を対象とする医学系研究に関する倫理指針」の条文

第9 研究に関する登録・公表

1. 研究の概要及び結果の登録
　研究責任者は，介入を行う研究について，国立大学附属病院長会議，一般財団法人日本医薬情報センター又は公益社団法人日本医師会が設置している**公開データベース**に，当該研究の概要をその実施に先立って登録し，研究計画書の変更及び研究の進捗に応じて適宜更新しなければならず，また，**研究を終了したときには，遅滞なく，当該研究の結果を登録しなければならない**．ただし，研究対象者等及びその関係者の人権又は研究者等及びその関係者の権利利益の保護のため非公開とすることが必要な内容として，倫理審査委員会の意見を受けて研究機関の長が許可したものについては，この限りでない．

2. 研究結果の公表
　研究責任者は，研究を終了したときは，遅滞なく，研究対象者等及びその関係者の人権又は研究者等及びその関係者の権利利益の保護のために必要な措置を講じた上で，当該研究の結果を公表しなければならない．また，侵襲（軽微な侵襲を除く．）を伴う研究であって介入を行うものについて，結果の最終の公表を行ったときは，遅滞なく研究機関の長へ報告しなければならない．

内容はUMIN-CTRサイトを参照いただきたい．
http://www.umin.ac.jp/ctr/

- 臨床研究に関する倫理指針（2008年7月31日全部改正）より，侵襲かつ介入を伴う研究を実施する際には事前に臨床研究計画を登録することが，研究責任者の責務として明示されることとなった．さらに，2015年4月より施行された医学系指針（2017年2月28日一部改正）では，あらたに「研究に関する登録・公表」（第3章 第9）が設けられた（表5）．
- 詳細な解説は当該指針のガイダンスに譲るとして，日本でも介入研究を実施する場合には，研究計画の登録のみではなく，結果の登録についても求められることとなった．ただし，法令ではないこともあり，罰則規定はない[3]．
- 前述のとおり，2018年4月より臨床研究法が施行され，それに伴い厚生労働省は臨床研究データベース「jRCT（Japan Registry of Clinical Trials）」を新設した[31]．臨床研究法に基づき実施する臨床研究は，jRCTに登録することが義務づけられ情報公開される．なお，jRCTも2018年12月5日にWHO Primary Registryとして認められた．

3 日米以外の臨床試験登録機関

- 日本を含め，WHO Primary Registryとして認められている臨床試験登録機関を表6に示す．欧州で

表6 WHOがPrimary Registryとして認めている臨床試験登録機関

臨床試験登録機関名	国名
Australian New Zealand Clinical Trials Registry（ANZCTR）	オーストラリア・ニュージーランド
Brazilian Clinical Trials Registry（ReBec）	ブラジル
Chinese Clinical Trial Register（ChiCTR）	中国
Clinical Research Information Service（CRiS），Republic of Korea	韓国
Clinical Trials Registry - India（CTRI）	インド
Cuban Public Registry of Clinical Trials（RPCEC）	キューバ
EU Clinical Trials Register（EU-CTR）	EU諸国
German Clinical Trials Register（DRKS）	ドイツ
Iranian Registry of Clinical Trials（IRCT）	イラン
ISRCTN.org	イギリス
Japan Primary Registries Network（JPRN） UMIN CTR Website JapicCTI Website JMACCT CTR Website jRCT Website	日本
Thai Clinical Trials Registry（TCTR）	タイ
The Netherlands National Trial Register（NTR）	オランダ
Pan African Clinical Trial Registry（PACTR）	南アフリカ
Peruvian Clinical Trial Registry（REPEC）	ペルー
Sri Lanka Clinical Trials Registry（SLCTR）	スリランカ

も，2013年に欧州医薬品庁（European Medicines Agency）がEudraCTを更新し，結果の要約の公開を開始した．しかし，臨床研究の詳細情報を公開することに関する法令がないこと，EU加盟国間の方針・制度の違いがあることから，結果に関しては登録されていないものが多い．

4 小括

- ICMJEメンバーの医学雑誌へ臨床試験結果を投稿するには，臨床試験情報が登録・公開されていることが必須とされていること，日本でも2008年の全部改正で「臨床研究に関する倫理指針」に明記されたこともあり，臨床試験登録は浸透してきた．さらに，近年臨床試験の結果の要約についても，

- 試験終了後に公開する流れにあったが，実際に結果の公表がされている割合が低いことが問題とされている．
- 米国では，2017年1月18日以降に開始または実施中の公的研究費で行う臨床試験に関しては，期限内に結果を公表することが法令で定められた．日本でも，医学系指針・臨床研究法いずれにおいても臨床試験の結果の公表が定められている．研究者にとっては，従前よりも厳しくなったと思われるかもしれないが，人を対象とする医学研究を行うすべての研究者が遵守するヘルシンキ宣言にも謳われている研究者の責務であることを，改めて認識すべきであろう．

文献

1) 厚生労働省. 薬事法等の一部を改正する法律について. http://www.mhlw.go.jp/stf/seisakunitsuite/bunya/0000045726.html
2) 日本医師会. ヘルシンキ宣言. http://www.med.or.jp/wma/helsinki.html
3) 厚生労働省. 人を対象とする医学系研究に関する倫理指針（本文）（平成29年2月28日一部改正）. http://www.mhlw.go.jp/file/06-Seisakujouhou-10600000-Daijinkanboukouseikagakuka/0000153339.pdf
4) 厚生労働省. 人を対象とする医学系研究に関する倫理指針（ガイダンス）（平成29年5月29日一部改正）. http://www.mhlw.go.jp/file/06-Seisakujouhou-10600000-Daijinkanboukouseikagakuka/0000166072.pdf
5) 厚生労働省. 臨床研究法の概要. https://www.mhlw.go.jp/content/10800000/000460132.pdf
6) 厚生労働省. 倫理審査委員会認定構築事業. http://www.mhlw.go.jp/stf/seisakunitsuite/bunya/ninteiirb.html
7) 厚生労働省. 臨床研究法について. http://www.mhlw.go.jp/stf/seisakunitsuite/bunya/0000163417.html
8) 藤原康弘編. 医師主導治験業務の実際. じほう, 2008.
9) 全国健康保険協会. 保険外併用療養費. http://www.kyoukaikenpo.or.jp/8,20862,25.html
10) 厚生労働省. 保険診療と保険外診療の併用について. http://www.mhlw.go.jp/topics/bukyoku/isei/sensiniryo/heiyou.html
11) Clinical Research Professionals. 2010; 18: 36-9.
12) 公益社団法人日本医師会治験促進センター「医師主導治験」. http://www.jmacct.med.or.jp/clinical-trial/about.html
13) https://www.pmda.go.jp/review-services/trials/0014.html
14) 厚生労働省.「医薬品の臨床試験の実施の基準に関する省令」の運用について（薬食審査発1024第1号, 平成23年10月24日）. http://www.jmacct.med.or.jp/report/d_gcp.html
15) 厚生労働省. 自ら治験を実施しようとする者による薬物に係る治験の計画の届出等に関する取扱いについて（薬食審査発0221第1号, 平成24年2月21日）.
16) 厚生労働省. 先進医療の概要について. http://www.mhlw.go.jp/stf/seisakunitsuite/bunya/kenkou_iryou/iryouhoken/sensiniryo/
17) 厚生労働省. 臨床研究に関する倫理指針（平成20年7月31日全部改正）. http://www.mhlw.go.jp/general/seido/kousei/i-kenkyu/rinsyo/dl/shishin.pdf
18) ClinicalTrials.gov https://clinicaltrials.gov/
19) Clinical Trial Registration. A Statement from the International Committee of Medical Journal Editors. http://www.icmje.org/news-and-editorials/clin_trial_sep2004.pdf
20) International Clinical Trials Registry Platform (ICTRP). http://www.who.int/ictrp/en/
21) International Clinical Trials Registry Platform (ICTRP), Primary Registry. http://www.who.int/ictrp/network/primary/en/
22) WHO Trial Registration Data Set. http://www.who.int/ictrp/network/trds/en/
23) 保健医療科学 2015;64:297-305.
24) Clinical Trials Registration and Results Information Submission; Final Rule. Federal Register 2016; 81: 64982-65157.
25) N Engl J Med 2016; 375:1998-2004.
26) 2007年FDA改正法（Food and Drug Administration Amendments Act of 2007）成立に伴う米国における臨床試験登録および結果開示への影響. https://dbcentre3.jmacct.med.or.jp/JMACTR/App/JMACCT/Sources/FDAAA2007.pdf
27) UMIN Clinical Trials Registry (UMIN-CTR). http://www.umin.ac.jp/ctr/
28) Japan Pharmaceutical Information Center Clinical Trials Information (JAPIC-CTI). http://Clinicaltrials.jp/
29) Japan Medical Association Clinical Trials Registry (JMACTR). https://dbcentre3.jmacct.med.or.jp/jmactr/Default_Eng.aspx
30) 臨床研究情報ポータルサイト http://rctportal.niph.go.jp/
31) Japan Registry of Clinical Trials (jRCT) https://jrct.niph.go.jp/

（片山　宏，柴田大朗）

第III章

各種がんの治療

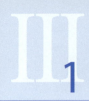

各種がんの治療

頭頸部癌

疫学・診断

1 疫学・予後

- 頭頸部癌の2013年の罹患数は2万3954人で，日本では7番目に多い悪性腫瘍であり[1]，2016年の死亡数は8619人で，日本人の悪性腫瘍による死亡の2.3%を占める[2]．
- 口腔・咽頭・喉頭に関する年齢調整罹患率は男性：18.2，女性：4.6（人口10万人対，2012年），また年齢調整死亡率は男性：4.9，女性：1.1（人口10万人対，2015年）であり，明らかに男性に多い悪性腫瘍である．近年においては，口腔・咽頭に関しては罹患率および死亡率ともに増加傾向であり，喉頭については横ばい傾向である．
- 原発部位は，口腔，鼻副鼻腔，上咽頭，中咽頭，下咽頭，喉頭，唾液腺に大別される．頭頸部悪性腫瘍全国登録（2014年度）によれば，原発部位別頻度は，口腔26％，喉頭21％，下咽頭20％，中咽頭17％，鼻・副鼻腔7％，唾液腺6％，上咽頭3％であった．Stage別には，Stage III/IVの進行がんが約70％を占めており，すでに進行した状態で発見されることも多く，予後は不良である[3]．

2 リスク因子

- 喫煙，飲酒はよく知られた発症リスク因子である．field cancerizationという発症リスク因子を同じくする頭頸部・気道・食道粘膜においては，同時性異時性多発がんを生じることが多いという概念も知られており[4]，年率2～6％でsecond primary tumorがこの領域に発生するという報告もある[5]～[7]．
- 頭頸部癌のなかでも，中咽頭癌の発症とヒトパピローマウイルス（human papilloma virus：HPV）の関係はよく知られている．特にHPV-16/18がその発症に関与しているとされており，HPV関連の中咽頭癌の25～50％を占め，予後は良好とされている[8]～[15]．
- 上咽頭癌のうち，WHO分類におけるnonkeratinizing carcinoma（differentiated, undifferentiated）の発症に，Epstein-Barrウイルス（EBV）は深く関与している．中国南部，東南アジア，アラスカ，北アフリカに多く，罹患率に地域差があるのが特徴である．北米に多いEBVの関与がないWHO分類におけるkeratinizing squamous cell carcinomaに比べて，放射線や化学療法に対する感受性が高いとされる（表1）．

3 診断

1 症状

- 頭頸部癌の症状は，原発の部位，頸部リンパ節転移の状態などによって異なる．舌，喉頭以外は，原発巣による症状は早期には少なく，頸部リンパ節腫脹が初発症状となることも多い．以下に，原発部位による症状と頸部リンパ節腫脹に伴う症状を示す．
- 鼻・副鼻腔：鼻出血，鼻閉，頰部痛
- 口腔：口内炎様症状，疼痛，嚥下障害，出血
- 上咽頭：鼻出血，鼻閉，中耳炎，外転神経麻痺
- 中咽頭：咽頭痛，嚥下障害，出血
- 下咽頭：嚥下時痛，呼吸苦，血痰
- 喉頭：嗄声，咽頭違和感，呼吸苦，血痰
- 頸部リンパ節転移：頸部リンパ節腫脹，疼痛，迷走

表1 WHO分類と地域分布

WHO分類		EBV related	北米 %	中国南部 %	日本 %	放射線感受性
keratinizing squamous cell carcinoma		No	25	2	19	低
nonkeratinizing carcinoma	- differentiated	Yes	12	3	81	高
	- undifferentiated	Yes	63	95		

表2 頭頸部悪性腫瘍全国登録（日本頭頸部癌学会，2014年度）

組織型	組織型の頻度
扁平上皮癌	87%
腺様嚢胞癌	1.9%
粘表皮癌	1.2%
唾液腺導管癌	1.1%
腺癌	0.9%
悪性黒色腫	0.8%

神経反射，舌下神経麻痺

2 診断
- 以下のような画像評価が一般的に行われる．
  - 原発巣評価：頭頸部内視鏡検査，CT検査，MRI検査
  - 進展度評価：頸部超音波検査，CT検査，MRI検査，PET検査
  - 重複がん評価：上部消化管内視鏡検査
- 特にPET-CTについては，化学放射線療法終了後12週の時点で治療効果判定として行うことの有用性が報告されている[16]．

3 病理組織分類
- 日本頭頸部癌学会による頭頸部悪性腫瘍全国登録（2014年度）を表2に示す[3]．

4 病期分類（ステージング）（UICC第8版，2017）

- T因子はそれぞれの部位・亜部位によって定義され，N因子は以下のように定義されている．

1 TNM分類

領域リンパ節（N）

・中咽頭-p16陰性および口腔・下咽頭・喉頭
- NX　領域リンパ節の評価が不可能
- N0　領域リンパ節転移なし
- N1　最大径≦3cmの同側単発性リンパ節転移
- N2a　3cm＜最大径≦6cmの同側単発性リンパ節転移
- N2b　最大径≦6cmの同側多発性リンパ節転移
- N2c　最大径≦6cmの両側/対側リンパ節転移
- N3a　最大径＞6cmのリンパ節転移で，節外浸潤なし
- N3b　臨床的節外浸潤あり

・中咽頭-p16陽性
- NX　領域リンパ節の評価が不可能
- N0　領域リンパ節転移なし
- N1　一側のリンパ節転移で最大径がすべて≦6cm
- N2　対側または両側のリンパ節転移で最大径がすべて≦6cm
- N3　最大径＞6cmのリンパ節転移

・上咽頭癌
- NX　領域リンパ節の評価が不可能
- N0　領域リンパ節に転移なし
- N1　輪状軟骨の尾側縁より上方の片側性リンパ節転移および/または片側/両側咽頭後部リンパ節転移で最大径≦6cm
- N2　輪状軟骨の尾側縁より上方の両側性リンパ節転移で最大径≦6cm
- N3　最大径＞6cmの頸部リンパ節転移，および/または輪状軟骨の尾側縁より下方に進展

2 病期分類

- p16陽性中咽頭癌以外（上咽頭癌除く）：

Stage	T	N	M
0	Tis	N0	M0
I	T1	N0	M0
II	T2	N0	M0
III	T3	N0	M0
	T1, T2, T3	N1	M0
IVA	T4a	N0, N1	M0
	T1, T2, T3, T4a	N2	M0
IVB	T4b	Any N	M0
	Any T	N3	M0
IVC	Any T	Any N	M1

- p16陽性中咽頭癌：

Stage	T	N	M
0	Tis	N0	M0
I	T1, T2	N0, N1	M0
II	T1, T2	N2	M0
	T3	N0, N1, N2	M0

III	T1, T2, T3	N3	M0
	T4	Any N	M0
IV	Any T	Any N	M1

■ 上咽頭癌:

Stage	T	N	M
0	Tis	N0	M0
I	T1	N0	M0
II	T1	N1	M0
	T2	N0, N1	M0
III	T1, T2	N2	M0
	T3	N0, N1, N2	M0
IVA	T4	N0, N1, N2	M0
	Any T	N3	M0
IVB	Any T	Any N	M1

治療

1 頭頸部癌の原発部位別の標準治療の概略

■ 原発部位別,病期別で,日本における頭頸部癌の標準治療は異なっている.

1 上咽頭癌

- 解剖学的な理由から,外科的切除はほとんど行われない.Stage I/II の早期であれば放射線療法,Stage III/IV の局所進行期であれば化学放射線療法が標準的である.
- しかし,近年 Stage II の上咽頭癌に対する化学放射線療法の有用性が報告されている.Chen らは Chinese 1992 Stage II の上咽頭癌に対して第 III 相比較試験を行い,weekly シスプラチン+放射線療法の 5 年生存率が 95% と,放射線単独療法の 86% に比べて有意にまさっていることを報告した(HR = 0.3;95 % CI 0.12-0.76, p = 0.007)[17].ほとんどが EBV 関連の上咽頭癌であり,endemic area ではない地域でも同様の結果となるかは不明である.しかし,この結果を受けて EBV 関連の Stage II の上咽頭癌に対しては,化学放射線療法を行うことが勧められる.
- 局所進行期(Stage III/IV)の上咽頭癌に対する標準治療は,シスプラチン+放射線療法とそれに引き続き行う PF(シスプラチン+フルオロウラシル[5-FU])療法である.これは INT0099 試験という第 III 相試験が根拠となっている[18].しかし近年では,PF 療法による追加化学療法の有用性については議論があり,化学放射線療法後に追加化学療法を行うことが標準的であるが,全身状態なども考慮して症例ごとに検討すべきと考えられている[19)20].さらに,中国から EBV 関連の局所進行上咽頭癌に対するゲムシタビン+シスプラチンによる導入化学療法が生存に寄与することが示されており,新たな標準治療となる可能性がある[21].

2 口腔癌

- I/II 期であれば外科的切除あるいは放射線治療,III/IV 期の局所進行例であれば外科的切除が標準的である.局所進行期に対する化学放射線療法は海外では行われることもあるが,非常に予後不良であり,日本では外科的切除が優先されている.

3 鼻副鼻腔癌

- ほとんどを占める上顎洞癌は,T1/T2 の早期であれば外科的切除,80% 程度を占める T3/T4 の進行がんであれば,動注化学療法と放射線治療を併用することが広く行われている.
- 一方で,欧米では外科的切除+術後放射線療法が標準的とみなされており,日本で広く行われている動注化学放射線療法とを直接比較した試験結果はなく,どちらの治療法がすぐれているのかは結論が出ていない.

4 中咽頭癌

- I/II 期であれば放射線治療,III/IV 期の局所進行例になると外科的切除が標準であるが,切除による機能障害(嚥下障害,構音障害)が著しい場合は,化学放射線療法が行われることが多い.切除不能であれば,化学放射線療法が標準的である.

5 下咽頭・喉頭癌

- I/II 期であれば放射線治療,III/IV 期の局所進行例になると外科的切除が標準的であるが,喉頭温存を希望する場合,あるいは切除不能である場合は,化学放射線療法が標準的である.

2 頭頸部扁平上皮癌に対する非外科的治療の詳細

1 局所進行頭頸部扁平上皮癌に対する化学放射線療法

- 局所進行頭頸部扁平上皮癌は切除可能だが,機能温存(喉頭温存)を目的として非外科的治療を行う場

合と，切除不能例に対して非外科的治療を行う場合とに分けられる．いずれの場合も化学放射線療法が標準治療である．放射線治療単独に化学療法を上乗せすることの有用性は，Pignon らのメタアナリシスからも証明されている[22)23)]．

1) 切除可能局所進行頭頸部扁平上皮癌に対する化学放射線療法

■ 切除可能局所進行頭頸部扁平上皮癌に対する化学放射線療法の有用性を示した最も重要なランダム化比較試験は RTOG91-11 試験である．本試験は，喉頭全摘が必要となるような Stage III/IV の喉頭扁平上皮癌患者を対象に，シスプラチン（100mg/m^2，3週毎）を同時併用する化学放射線療法（3W-シスプラチン＋放射線療法）群と，PF 療法による導入化学療法の後に放射線療法を行う群と，放射線療法単独群の3群を比較した[24)]．主要評価項目である2年喉頭温存率は 3W-シスプラチン＋放射線療法群が88%と，導入化学療法群75%および放射線療法単独群70%に比較して，有意に良好であった．この結果と前述のメタアナリシスの結果から，機能温存を目的とする非外科的標準治療は，3W-シスプラチン＋放射線療法と認識されている．

3W-シスプラチン＋放射線療法 ★★★[24)]

シスプラチン
100mg/m^2　静注　day 1, 22, 43

放射線治療
2Gy/fr×35 回（計 70Gy）　1日1回

2) 切除不能局所進行頭頸部扁平上皮癌に対する化学放射線療法

■ 局所進行頭頸部癌には，遠隔転移を伴っていなくても，時に切除不能な病態が存在する．これは，技術的に外科的切除が困難な場合，技術的には切除可能だが生命予後が不良であることが容易に予測される場合，切除可能だが切除後の嚥下・発声などの機能が著しく損なわれる可能性がある場合，に分けられる．

■ このような切除不能局所進行頭頸部扁平上皮癌に対する化学放射線療法の有用性を示す重要なランダム化比較試験として，Intergroup0126 試験がある[25)]．本試験は，切除不能局所進行頭頸部扁平上皮癌患者に対して，放射線療法単独群，PF 療法を同時併用する化学放射線療法群（PF＋放射線療法）と 3W-シスプラチン＋放射線療法群の3群を比較するものであった．この結果，3W-シスプラチン＋放射線療法群の3年生存率が有意に良好であることが示された．

■ 本試験結果と前述のメタアナリシスの結果から，切除不能局所進行頭頸部扁平上皮癌に対する標準治療は，3W-シスプラチン＋放射線療法と認識されている．

3W-シスプラチン＋放射線療法 ★★★[25)]

シスプラチン
100mg/m^2　静注　day 1, 22, 43

放射線治療
2Gy/fr×35 回（計 70Gy）　1日1回

2 局所進行頭頸部癌に対する導入化学療法（ICT）

■ 導入化学療法（induction chemotherapy：ICT）とは，放射線療法や化学放射線療法などの局所治療の前に行う化学療法のことである．導入化学療法の有用性は以前から注目されており，導入化学療法として TPF（ドセタキセル＋シスプラチン＋5FU）療法が従来の PF（シスプラチン＋5FU）療法を有意に上回ることは，複数のランダム化比較試験で証明されている[26)～28)]．しかし，TPF 療法を用いた導入化学療法が，標準治療である化学放射線療法と比較して有意にすぐれた治療法であることについては，これまでの質の高い臨床試験やメタアナリシスにおいて生存に寄与することが証明されていない[22)23)29)～32)]．

■ しかし導入化学療法には，切除可能局所進行頭頸部癌に対して機能温存目的にて行う場合と，切除不能局所進行頭頸部癌に対して行う場合に大別され，機能温存目的での導入化学療法の使用は，治療オプションの1つと認識されている．その根拠としては，導入化学療法に対する治療反応性が良好な場合に引き続き放射線療法を行うことは，最初から手術を行うことと比較して生存成績に悪影響を与えないことが，1990年代の喉頭癌における VALCSG 試験や，下咽頭癌における EORTC のランダム化比較試験で示されているためである[33)34)]．また，GORTEC2000-01 試験において，喉頭摘出を要するような局所進行喉頭・下咽頭癌に対して，TPF 療法は PF 療法と比較して有意に喉頭温存率を改善することが示されており[28)]，メタアナリシスでも TPF 療法が PF 療法よりもすぐれていることが示されているからである[35)]．

■ 以上のことから，TPF 療法による導入化学療法は，機能温存目的での切除可能局所進行頭頸部癌に対する治療オプションであるが，局所進行頭頸部癌に対する標準治療は，依然として化学放射線療法であることには変わりはない．このため実地臨床

において，導入化学療法の使用には慎重であるべきである．

導入化学療法（TPF療法）★★ [26)~28)]
ドセタキセル
75mg/m² 静注 day 1
シスプラチン
75mg/m² 静注 day 1
5-FU
750mg/m² 静注 day 1～5
3週毎
day 5～15の間は予防的抗菌薬の内服を行う（原著ではシプロフロキサシン 1000mg/日）．

3 セツキシマブ併用放射線療法

- セツキシマブは抗EGFRキメラ抗体である．Bonnerらは Stage III/IV の局所進行頭頸部扁平上皮癌を対象に，放射線療法に対するセツキシマブの上乗せ効果を検証するランダム化比較試験を行い，セツキシマブ併用放射線療法（セツキシマブ＋放射線療法）が放射線療法単独と比較して生存期間を有意に延長することを報告した（HR = 0.74, p = 0.03）．この結果，セツキシマブの放射線療法に対する上乗せ効果が示されたといえる [36)37)]．

- ただし，本試験の対象である Stage III/IV の局所進行頭頸部扁平上皮癌の標準治療は現時点で化学放射線療法であり，化学放射線療法とセツキシマブ＋放射線療法を比較する質の高いランダム化比較試験も存在しないため，セツキシマブ＋放射線療法は治療オプションの1つと位置づけられている．さらには，p16陽性中咽頭癌において2つの第III相試験でセツキシマブ併用放射線療法が3W-シスプラチン＋放射線療法と比較して生存成績で劣ることが示されたため，HPV関連のp16陽性中咽頭癌に対するセツキシマブ併用放射線療法は行わないことが勧められる [38)39)]．

- また，標準治療である3W-シスプラチン＋放射線療法に対するセツキシマブの上乗せ効果を検討したランダム化比較試験である RTOG 0522 試験において，3W-シスプラチン＋放射線療法に対するセツキシマブの上乗せ効果は示されなかった [40)]．このため，化学放射線療法とセツキシマブの併用は推奨されない．

セツキシマブ＋放射線療法★★ [36)]
セツキシマブ
400mg/m² 静注 day -8,
250mg/m² 静注 day 1, 8, 15, 22, 29, 36, 43
放射線治療
2Gy/fr×35回（計70Gy） 1日1回

4 術後化学放射線療法

- 局所進行頭頸部癌における術後の局所再発，あるいは術後の遠隔転移の頻度は高い．特に，顕微鏡的断端陽性，リンパ節の節外浸潤を伴う場合には，再発高リスク群と考えられている [41)~43)]．

- このような局所進行頭頸部癌術後再発高リスク群の予後の向上を目指して，術後化学放射線療法の有用性を検証する重要なランダム化第III相試験が，欧州（EORTC22931）と米国（RTOG95-01）で行われた [41)42)]．両試験とも，再発リスク因子を有する口腔・中下咽頭・喉頭を原発巣とする頭頸部扁平上皮癌を対象とし，3W-シスプラチン＋放射線療法と放射線療法単独とを比較した．両試験における再発リスク因子の定義は異なるものの，EORTC22931試験では無病生存期間（DFS）および全生存期間（OS）において，RTOG95-01試験では局所領域制御率（LRC）および無増悪生存期間（PFS）において，3W-シスプラチン＋放射線療法は放射線療法単独より有意に良好であった [41)42)]．

- 両試験の統合解析 [43)] では，全生存期間において，3W-シスプラチン＋放射線療法は放射線療法単独より有意に良好であり，両試験に共通する再発リスク因子である顕微鏡的断端陽性（incomplete resection：ICR）もしくはリンパ節外浸潤（extra nodal extension：ENE）を有する患者では，さらに術後化学放射線療法の有用性が高い結果であった（HR for OS = 0.702）．その一方で，再発リスク因子として ICR および ENE を有しない患者においては，術後化学放射線療法の明らかな有用性は示されなかった．

- また，ほかのがん種とは異なり頭頸部癌においては，術後化学療法単独で生存を改善したという質の高いエビデンスはなく，術後化学療法単独は行うべきではない [44)45)]．

3W-シスプラチン＋放射線療法★★★ [41)42)]
シスプラチン
100mg/m² 静注 day 1, 22, 43

放射線治療
2Gy/fr×35回（計66Gy）　1日1回，週5回，合計35回

5 転移再発頭頸部扁平上皮癌に対する化学療法

- 転移再発頭頸部扁平上皮癌の予後は非常に悪く，化学療法を行っても生存期間中央値は6〜9か月程度である[46)〜52)]．治療の主な対象は，局所再発病巣に対する根治的治療（手術，放射線治療）が困難である症例や，遠隔転移症例である．
- 化学療法に関してはMortonらが，シスプラチン単剤による化学療法がbest supportive careに比較して，生存においてまさることを示したが[47)]，その後，多剤併用療法がシスプラチン単剤と比較して生存において有意にすぐれているという第III相試験の報告はなかった．しかし，生存期間の有意な延長は認めないものの，奏効率や無増悪生存期間の延長を期待して，転移再発頭頸部扁平上皮癌の標準的な化学療法としてPF療法を代表とするプラチナ併用化学療法が行われてきた[46)49)〜52)]．
- このような状況のなか，2008年にVermorkenらが初回化学療法の標準治療と考えられるプラチナ製剤＋5-FU療法に対するセツキシマブの上乗せ効果を検証するランダム化比較試験（EXTREME試験）の結果を報告した[53)]．プラチナ製剤＋5-FU療法にセツキシマブを加えた場合の生存期間中央値は10.1か月であり，プラチナ製剤＋5-FU療法のみの7.4か月に比べて，有意に良好であった（HR = 0.80，p = 0.04）．この結果，転移再発頭頸部扁平上皮癌の初回化学療法の標準治療は，プラチナ製剤＋5-FU＋セツキシマブ療法と認識されている．

PF（CF）＋セツキシマブ療法 ★★★[53)]

シスプラチン
100mg/m^2　静注　day 1

または

カルボプラチン
AUC 5　静注　day 1

5-FU
1000mg/m^2　静注　day 1-5

セツキシマブ
400mg/m^2　静注　day 1（初回），250mg/m^2　毎週

3週毎
6サイクル終了後は，効果が持続していればセツキシマブによる維持療法を行う．

- 転移・再発頭頸部扁平上皮癌の初回化学療法不応例の予後は不良である．根治的・術後化学放射線療法として用いたプラチナ製剤併用放射線療法や，転移再発頭頸部癌に対する初回治療としてのプラチナ製剤併用化学療法による治療中，もしくは治療終了後6か月以内に再発・増悪した患者を，プラチナ抵抗性頭頸部扁平上皮癌という．プラチナ抵抗性頭頸部扁平上皮癌の予後は非常に不良であり，これまで生存期間中央値は5〜6か月程度と報告され，ランダム化比較試験において生存期間を改善する薬剤は認められていなかった[54)55)]．
- このような対象に対して，ヒト型IgG4抗PD-1抗体であるニボルマブと，対照群である研究者選択治療群（メトトレキサート　40〜60mg/m^2　毎週，ドセタキセル　30〜40mg/m^2　毎週，もしくはセツキシマブ　400mg/m^{2}に引き続き250mg/m^2　毎週）とを2対1に割り付けて比較するCheckMate141試験が行われた[56)]．主要評価項目は全生存期間（OS）であり，試験治療群であるニボルマブの生存期間中央値は7.5か月で，研究者選択治療群の5.1か月を有意に上回った（HR = 0.70；97.73% CI 0.51-0.96，p = 0.01）．このため，ニボルマブはプラチナ抵抗性頭頸部扁平上皮癌に対する標準治療と認識されている．

ニボルマブ療法 ★★★[56)]

ニボルマブ
3mg/kg静注　2週毎

標準治療のチェックに役立つウェブサイト

海外

National Comprehensive Cancer Network (NCCN) のガイドライン
- 閲覧には簡単な会員登録が必要．
- Head and Neck Cancers

https://www.nccn.org/professionals/physician_gls/default.aspx

European Society for Medical Oncology (ESMO) のガイドライン
- 2012年から改訂されていない．

https://www.esmo.org/Guidelines/Head-and-Neck-Cancers

文献

1) Center for Cancer Control and Information Services NCC, Japan. Cancer incidence (1975-2012). 2012.
2) Center of Cancer Control and Information Sevices NCC, Japan. Cancer mortality (1958-2015). 2015.
3) Japanese Journal of Head and Neck Cancer 2016; 42: 1-14.
4) Cancer 1953; 6: 963-8.
5) Cancer 1994; 74: 1933-8.
6) Ann Otol Rhinol Laryngol 2002; 111: 204-9.
7) Int J Radiat Oncol Biol Phys 1989; 17: 449-56.
8) N Engl J Med 2007; 356: 1944-56.
9) J Clin Oncol 2006; 24: 736-47.
10) J Natl Cancer Inst 2008; 100: 261-9.
11) N Engl J Med 2010; 363: 24-35.
12) Cancer 2013; 119: 2005-11.
13) Cancer Med 2013; 2: 933-41.
14) Int J Clin Oncol 2013; 18: 824-8.
15) Oncology 2014; 87: 173-82.
16) N Engl J Med 2016; 374: 1444-54.
17) J Natl Cancer Inst 2011; 103: 1761-70.
18) J Clin Oncol 1998; 16: 1310-7.
19) Lancet Oncol 2012; 13: 163-71.
20) J Clin Oncol 2017; 35: 498-505.
21) N Engl J Med 2019; 31: doi: 10.1056/NEJMoa 1905287. [Epub ahead of print]
22) Lancet 2000; 355: 949-55.
23) Radiother Oncol 2009; 92: 4-14.
24) N Engl J Med 2003; 349: 2091-8.
25) J Clin Oncol 2003; 21: 92-8.
26) N Engl J Med 2007; 357: 1705-15.
27) N Engl J Med 2007; 357: 1695-704.
28) J Natl Cancer Inst 2009; 101: 498-506.
29) Ann Oncol 2014; 25: 216-25.
30) J Clin Oncol 2014; 32: 2735-43.
31) Lancet Oncol 2013; 14: 257-64.
32) Ann Oncol. 2017; 28(9): 2206-12.
33) N Engl J Med 1991; 324: 1685-90.
34) J Natl Cancer Inst 1996; 88: 890-9.
35) J Clin Oncol 2013; 31: 2854-60.
36) N Engl J Med 2006; 354: 567-78.
37) Lancet Oncol 2010; 11: 21-8.
38) Lancet 2019; 393(10166): 40-50.
39) Lancet 2019; 393(10166): 51-60.
40) J Clin Oncol 2014; 32: 2940-50.
41) N Engl J Med 2004; 350: 1937-44.
42) N Engl J Med 2004; 350: 1945-52.
43) Head Neck 2005; 27: 843-50.
44) 癌と化学療法 1994.; 21: 1169-77.
45) PLoS One 2015; 10: e0116965.
46) J Clin Oncol 2001; 19: 1088-95.
47) Cancer Chemother Pharmacol 1985; 15: 283-9.
48) Cancer Treat Rep 1985; 69: 577-81.
49) J Clin Oncol 1992; 10: 257-63.
50) J Clin Oncol 1992; 10: 1245-51.
51) J Clin Oncol 2005; 23: 3562-7.
52) J Clin Oncol 2005; 23: 8646-54.
53) N Engl J Med 2008; 359: 1116-27.
54) Lancet Oncol 2011; 12: 333-43.
55) Lancet Oncol 2015; 16: 583-94.
56) N Engl J Med. 2016 Nov 10; 375(19): 1856-67.

（清田尚臣）

III 各種がんの治療

2 甲状腺癌

疫学・診断

1 疫学・予後

- 日本の2012年の甲状腺癌の罹患数は1万3906人であり，日本人の悪性腫瘍に占める割合としては高くないが，罹患数および年齢調整罹患率ともに近年増加傾向にある[1]．2015年の死亡数は1729人で，日本人の悪性腫瘍による死亡の0.5%程度に過ぎない[2]．以下に年齢調整罹患率と年齢調整死亡率を示すが，女性の罹患率が高い悪性腫瘍であることがわかる．また，年齢調整罹患率で見ると，男性では1980年代から，女性では2000年前後から増加傾向を示している．
- 2012年年齢調整罹患率（人口10万人対）　男性：4.1　女性：12.3
- 2015年年齢調整死亡率（人口10万人対）　男性：0.4　女性：0.5
- 甲状腺癌の予後は，一般的に他の悪性腫瘍と比較して非常に良好であり緩徐進行性といえる．最も多い乳頭癌全体の10年生存率は90%以上，次に多い濾胞癌の10年生存率は80%以上とされる[3]．しかし，乳頭癌と濾胞癌に代表される分化型甲状腺癌でも，放射性ヨウ素治療不応となると，10年生存率は10%程度にまで低下する[4]．髄様癌の10年生存率は70%程度であり，分化型甲状腺癌に比べるとやや予後は不良である．未分化癌は非常に予後が悪く，一般的には生存期間中央値は6か月以内とされる[3]．

2 リスク因子

- 甲状腺癌の確立されたリスク因子は放射線被曝のみであるが，特に小児期の曝露は感受性が高く，乳頭癌との関連が大きい．甲状腺組織の発達に関連する甲状腺刺激ホルモン（thyroid-stimulating hormone：TSH）の増加は，甲状腺癌のリスク因子であると考えられている．また，TSH制御に不可欠であるヨードは，摂取過剰で乳頭癌の，欠乏で濾胞癌のリスク因子となることが知られている．髄様癌の約30%は多発性内分泌腺腫症（multiple endocrine neoplasia：MEN）2A/Bとして発症するように，遺伝性甲状腺癌も存在する[3]．

3 診断

1 症状

- 一般的には，無痛性で硬い前頸部腫瘤や頸部リンパ節腫脹として指摘されることが多い．MEN2型のような遺伝性の髄様癌では，舌や口唇などの粘膜下神経腫，マルファン様体型，四肢過伸展，腸骨神経節腫，角膜神経肥厚などの身体的特徴を併発する．未分化癌では急速に増大する頸部腫瘤のために，呼吸困難，嗄声，嚥下障害，疼痛などを呈することが多い．

2 診断

- 以下のような画像評価が一般的に行われる．
  - 原発巣評価：頸部超音波検査，CT検査，MRI検査，シンチグラフィ検査
  - 進展度評価：頸部超音波検査，CT検査，MRI検査，PET検査

1）超音波検査

- 低侵襲で有用性が高い検査法である．微細石灰化，haloの欠如，境界不整，内部低エコー，腫瘍内血流増加，縦横比≧1などの特徴的所見を組み合わせることで正診率が高くなる．さらに，超音波ガイド下穿刺吸引細胞診（fine-needle aspiration：FNA）による組織学的診断も行えるため，非常に有用である．

2）シンチグラフィ検査

- ^{123}Iシンチグラフィは甲状腺が血中の無機ヨードを捕獲し，これを有機化して甲状腺ホルモンを合成する性質を利用しており，腫瘍が非機能性であれば^{123}Iは取り込まれない．^{201}Tlシンチグラフィは，^{201}TlClがカリウムと生物学的に類似性を有することを利用して，濾胞癌などの診断の補助に用いら

表1　甲状腺癌の組織学的分類（抜粋）[3]

a. 乳頭癌 papillary carcinoma
特殊型 variants
　1) 濾胞型乳頭癌 papillary carcinoma, follicular variant
　2) 被包型乳頭癌 papillary carcinoma, encapsulated variant
　3) 大濾胞型乳頭癌 papillary carcinoma, macrofollicular variant
　4) 好酸性（膨大）細胞型乳頭癌 papillary carcinoma, oxyphilic (oncocytic) cell variant
　5) びまん性硬化型乳頭癌 papillary carcinoma, diffuse sclerosing variant
　6) 高細胞型乳頭癌 papillary carcinoma, tall cell variant
　7) 篩（・モルラ）型乳頭癌 papillary carcinoma, cribriform (-morular) variant
　付）微小癌 microcarcinoma

b. 濾胞癌 follicular carcinoma
浸潤様式から見た分類
　1) 微少浸潤（被包）型濾胞癌 follicular carcinoma, minimally invasive (encapsulated)
　2) 広汎浸潤型濾胞癌 follicular carcinoma, widely invasive
特殊型
　1) 好酸性細胞型濾胞癌 follicular carcinoma, oxyphilic cell variant
　2) 明細胞型濾胞癌 follicular carcinoma, clear cell variant

c. 低分化癌 poorly differentiated carcinoma

d. 未分化癌 undifferentiated (anaplastic) carcinoma

e. 髄様癌（C細胞癌）medullary carcinoma (C-cell carcinoma)
　付）混合性髄様・濾胞細胞癌 mixed medullary and follicular cell carcinoma

f. 悪性リンパ腫 malignant lymphoma

れる．

3) 血液・生化学検査

■ サイログロブリンは，正常の濾胞上皮細胞で合成される甲状腺ホルモン産生にかかわる糖蛋白である．がん特異的な物質ではないため良性疾患でも上昇することがあり，分化型甲状腺癌のスクリーニングには推奨されない．しかし，分化型甲状腺癌の甲状腺全摘後は正常の甲状腺組織がない状態であり，術後の病勢診断として有用な腫瘍マーカーとなる．

■ カルシトニンおよびcarcinoembryonic antigen（CEA）は甲状腺髄様癌で上昇することが知られているが，スクリーニング検査としては適さず，病勢の評価に有用な腫瘍マーカーである．

3 病理組織分類

■ 甲状腺癌を組織型で大きく分類すると，乳頭癌が最も多く90％前後，次いで濾胞癌（約5％），未分化癌（2〜3％），髄様癌（1〜2％）となる．詳細な組織学的分類は表1に示すとおりである[3]．

4 病期分類（ステージング）（UICC第8版，2017）

■ TNM分類を以下に示す．一般的に予後因子として知られているのは，年齢（45歳未満は予後良好），腫瘍径，甲状腺被膜外浸潤，リンパ節転移，遠隔転移であり，これらを組み合わせてリスク分類されている．

1 TNM分類

■ 乳頭癌，濾胞癌，髄様癌，未分化癌：

原発腫瘍（T）	
TX	原発腫瘍の評価が不可能
T0	原発腫瘍がない
T1	甲状腺に限局し最大径が2cm以下の腫瘍
T1a	甲状腺に限局し最大径が1cm以下の腫瘍
T1b	甲状腺に限局し最大径が1cmを超え2cm以下の腫瘍
T2	甲状腺に限局し最大径が2cmを超え4cm以下の腫瘍
T3	甲状腺に限局し最大径が4cmを超える腫瘍，または前頸筋群にのみ浸潤する甲状腺外進展を認める腫瘍
T3a	甲状腺に限局し最大径が4cmを超える腫瘍
T3b	大きさに関係なく前頸筋群に浸潤する腫瘍
T4	
T4a	甲状腺の被膜を越えて進展し，皮下軟部組織，喉頭，気管，食道，反回神経のいずれかに浸潤する腫瘍
T4b	椎前筋筋膜，縦隔内の血管に浸潤する腫瘍，または頸動脈を全周性に取り囲む腫瘍

領域リンパ節（N）	
NX	領域リンパ節の評価が不可能
N0	領域リンパ節転移なし
N1	領域リンパ節転移あり
N1a	レベルVI（気管前または気管傍リンパ節，喉頭前/Delphianリンパ節），または上縦隔リンパ節への転移
N1b	その他の同側頸部リンパ節，両側もしくは対側の頸部リンパ節または咽頭後リンパ節への転移

遠隔転移（M）
M0　遠隔転移なし
M1　遠隔転移あり

2 病期分類

■ 分化癌：

Stage	T	N	M
年齢：＜ 55 歳			
I	Any T	Any N	M0
II	Any T	Any N	M1
年齢：≧ 55 歳			
I	T1a, T1b, T2	N0	M0
II	T3	N0	M0
	T1, T2, T3	N1	M0
III	T4a	Any N	M0
IVA	T4b	Any N	M0
IVB	Any T	Any N	M1

■ 甲状腺髄様癌：

Stage	T	N	M
I	T1a, T1b	N0	M0
II	T2, T3	N0	M0
III	T1, T2, T3	N1a	M0
IVA	T1, T2, T3	N1b	M0
	T4a	Any N	M0
IVB	T4b	Any N	M0
IVC	Any T	Any N	M1

■ 未分化癌：

Stage	T	N	M
IVA	T1, T2, T3a	N0	M0
IVB	T1, T2, T3a	N1	M0
	T3b, T4a, T4b	N0, N1	M0
IVC	Any T	Any N	M1

治療

■ いずれの組織型においても，外科的切除が第一選択である．乳頭癌は一般に予後がよいため，日本では甲状腺葉切除が行われる場合も多いが，欧米で

表 2　アブレーションの適応となるリスク因子[3]

- 腫瘍径＞ 1.5cm
- 45 歳以上
- 多発性病巣
- 腺外浸潤
- 脈管侵襲
- リンパ節転移
- 全摘後のサイログロブリン高値
- 遠隔転移

は甲状腺全摘出術が行われるのが一般的である．
■ そのうえで，残存甲状腺組織の除去を目的としたアブレーションとして，30 〜 100mCi の ^{131}I 放射性ヨウ素治療を行う．アブレーションの対象となるリスクについては，欧米では表 2 のようなリスクを有する患者が高リスクと考えられている[3]．しかし，日本では放射性ヨウ素治療を行える施設が不足しているため，適応となる患者すべてにアブレーションを行ってはいない．また，TSH を抑制することで再発率の低下や生存率の向上を示すデータもあり，リスクを有する患者では，甲状腺ホルモンを投与して血中 TSH を測定感度（0.1mU/L）以下となるように TSH 抑制療法を行うことが多い．一方で，TSH 抑制療法には心血管イベントリスクの上昇や骨粗鬆症のリスク上昇などの問題もあり，低リスク患者には推奨されないと考えられている[4]．
■ 転移・再発時の治療としては，分化型甲状腺癌では ^{131}I 放射性ヨウ素治療と放射性ヨウ素治療不応時の薬物療法がある．治療的に放射性ヨウ素治療を行う場合は，^{131}I 内用を 1 回に 100 〜 150mCi で 6 〜 12 か月毎に行う．転移・再発病巣における放射性ヨウ素取り込みがあれば 10 年生存率は 56％で，取り込みがない場合の 10 年生存率が 10％であるのと比較して明らかに良好であり，必ず提示すべき治療法だといえる[5]．

1 放射性ヨウ素治療不応転移・再発分化型甲状腺癌の薬物療法

ソラフェニブ ★★★[6]

ソラフェニブ
400mg　内服　1 日 2 回

レンバチニブ ★★★[7]

レンバチニブ
24mg　内服　1 日 1 回

■ 放射性ヨウ素治療不応分化型甲状腺癌の定義を，

表3 臨床試験における放射性ヨウ素治療不応分化型甲状腺癌の定義

DECISION 試験	SELECT 試験
登録前 14 か月以内に RECIST による増悪が確認	登録前 13 か月以内に独立画像判定（RECIST）による増悪が確認
上記かつ以下のうち 1 つ以上を満たす ・放射性ヨウ素取り込みのない標的病変を有する ・放射性ヨウ素取り込みのある病変であっても， 　- 登録前 16 か月以内の RAI 後に増悪が確認されている 　- 登録前 16 か月以上前の場合，2 回以上の RAI 歴と直近の RAI 後 16 か月以内に増悪が確認 ・RAI の累積線量で 600mCi 以上の治療を受けている	上記かつ以下のうち 1 つ以上を満たす ・放射性ヨウ素取り込みのない標的病変を有する ・放射性ヨウ素取り込みのある病変であっても， 　- 登録前 12 か月以内の RAI 後に増悪が確認されている ・RAI の累積線量で 600mCi 以上の治療を受けている

RECIST：response evaluation criteria in solid tumors, RAI：放射性ヨウ素治療

表4 放射性ヨウ素治療不応分化型甲状腺癌に対する分子標的薬の有効性 [6)7)9)]

DECISION 試験	プラセボ	ソラフェニブ	HR	p 値
奏効率	0.5%	12.2%	−	< 0.0001
無増悪生存期間中央値（月）	5.8	10.8	0.59 (0.45 〜 0.76)	< 0.0001
生存期間中央値（月）	not reached	not reached	0.80 (0.54 〜 1.19)	0.138

SELECT 試験	プラセボ	レンバチニブ	HR	p 値
奏効率	1.5%	64.8%	−	< 0.001
無増悪生存期間中央値（月）	3.6	18.3	0.21 (0.14 〜 0.31)	< 0.001
生存期間中央値（月）	not reached	not reached	0.73 (0.50 〜 1.07)	0.10

表3に示す．この定義を満たす場合には，緩徐進行性の分化型甲状腺癌であっても予後が不良であるため薬物療法を考慮する[5)〜8)]．放射性ヨウ素治療不応である転移・再発分化型甲状腺癌の治療は，ドキソルビシンが Food and Drug Administration（FDA）に承認されているが，その効果は限定的である．

■ しかし，2014 年に放射性ヨウ素治療不応分化型甲状腺癌に対するソラフェニブとプラセボとのランダム化比較試験（DECISION）にて，主要評価項目である無増悪生存期間を有意に延長させた（表4）[6)]．さらに，ソラフェニブと同様に VEGFR1, 2, 3 を中心に FGFR, RET, KIT, PDGF-α などを阻害するレンバチニブも放射性ヨウ素治療不応分化型甲状腺癌に対するランダム化比較試験（SELECT）においてプラセボと比較して有意に無増悪生存期間を改善している（表4）[7)9)]．これらの結果を受けて，日本では両薬剤ともに使用可能である．

■ 一方で，放射性ヨウ素治療に不応でない分化型甲状腺癌に対する有効性は証明されておらず，放射性ヨウ素治療未施行の患者に使用することには慎重であるべきである．

2 転移・再発甲状腺髄様癌に対する薬物療法

バンデタニブ療法 ★★★ [10)]

バンデタニブ
300mg　内服　1 日 1 回

ソラフェニブ療法 ★★ [11)12)]

ソラフェニブ
400mg　内服　1 日 2 回

レンバチニブ療法 ★★ [13)14)]

レンバチニブ
24mg　内服　1 日 1 回

■ 転移・再発甲状腺髄様癌に対する薬物療法としては，バンデタニブとカボザンチニブがいずれもランダム化比較試験で有効性が証明されており FDA からの承認を受けている[10)15)]．バンデタニブは VEGFR，EGFR および RET を抑制し，カボザンチニブは VEGFR，RET および MET を抑制することで効果を発揮する．それぞれのランダム化比較試験における有効性を表5に示す．この結果を

表5 髄様癌に対するバンデタニブとカボザンチニブの有効性[10) 15)]

	プラセボ	バンデタニブ	HR	p値
奏効率	13%	45%	—	＜0.001
無増悪生存期間中央値（月）	19.3	not reached	0.46（0.31〜0.69）	＜0.001
生存期間中央値（月）	not reached	not reached	0.89（0.48〜1.65）	—
	プラセボ	cabozantinib	HR	p値
奏効率	0%	28%	—	＜0.001
無増悪生存期間中央値（月）	4	12	0.28（0.19〜0.40）	＜0.001
生存期間中央値（月）	not reached	not reached	0.98（0.63〜1.52）	—

表6 甲状腺未分化癌に対する薬物療法[16) 17)]

	パクリタキセル	レンバチニブ
phase	第Ⅱ相	第Ⅱ相
N	56	17
奏効率	21%	24%
無増悪生存期間中央値（月）	—	7.4
生存期間中央値（月）	6.7	10.6

受けて，日本ではバンデタニブが使用可能である．また，ソラフェニブおよびレンバチニブについては髄様癌に対する国内外の第Ⅱ相試験において一定の有効性と安全性が示されており，日本では髄様癌に対しても両薬剤が使用可能である[11)〜14)]．

3 甲状腺未分化癌に対する薬物療法

パクリタキセル療法 ★★[16)]

パクリタキセル
80mg/m² 静注 毎週

レンバチニブ療法 ★★[17)]

レンバチニブ
24mg 内服 1日1回

■ 甲状腺未分化癌は頻度が低く予後が非常に悪いこともあり，十分に確立した薬物療法はない．殺細胞性抗がん薬ではドキソルビシンやパクリタキセルが中心に開発されており，特にパクリタキセルは国内でも第Ⅱ相試験（N＝56）が行われ一定の有効性と安全性が確認されている[16)]．分子標的薬についてはレンバチニブの国内第Ⅱ相試験の未分化癌コホート（N＝17）が報告されており，十分な症例数ではないが有効性が注目されている[17)]．これらの治療成績を表6に示すが，いまだに甲状腺未分化癌に対する治療成績は十分ではなく，さらなる治療開発が期待される．

標準治療のチェックに役立つウェブサイト

海外

NCCN（National Comprehensive Cancer Network）のガイドライン
- 閲覧には簡単な会員登録が必要．
- Thyroid carcinoma

https://www.nccn.org/professionals/physician_gls/default.aspx

文献

1) Cancer Registry and Statistics. Cancer Information Service, National Cancer Center, Japan. 2012.
2) Cancer Registry and Statistics. Cancer Information Service, National Cancer Center, Japan. 2015.
3) 日本内分泌外科学会, 日本甲状腺外科学会編. 甲状腺腫瘍診療ガイドライン 2010 年版. 金原出版, 2010.
4) J Clin Oncol 2013; 31: 4046-53.
5) J Clin Endocrinol Metab 2006; 91: 2892-9.
6) Lancet 2014; 384(9940): 319-28.
7) N Engl J Med 2015; 372(7): 621-30.
8) Thyroid 2017; 27(9): 1135-41.
9) Cancer Sci 2015; 106(12): 1714-21.
10) J Clin Oncol 2012; 30(2): 134-41.
11) J Clin Oncol 2010; 28(14): 2323-30.
12) Thyroid 2017; 27(9): 1142-8.
13) Clin Cancer Res 2016; 22(1): 44-53.
14) Future Oncol 2019; 15(7): 717-26.
15) J Clin Oncol 2013; 31(29): 3639-46.
16) Thyroid 2016; 26(9): 1293-9.
17) Front Oncol 2017; 7: 25.

(清田尚臣)

III 各種がんの治療

3 肺癌／胸腺腫・胸腺癌

① 肺癌

疫学・診断

1 疫学・予後

- 日本の肺癌罹患数は2014年で11万2618人と推計されている[1]．一方，肺癌の死亡者は2017年の集計で7万4120人であり，がん死の第1位である[2]．
- 疫学的には肺癌に限らず，全がんの死亡数と罹患数増加は人口の高齢化を主因としており，人口の高齢化の影響を除いた年齢調整率でみると，肺癌の死亡数は1990年代半ばをピークに減少してきており，肺癌の生存率は治療の進歩とともに上昇してきているといえる．しかし，罹患数に比して死亡者数が多いことからも，難治がんであることがわかり，全ステージ合わせた5年相対生存率は31.9%と不良である．日本人の年間死亡者数は約120万人なので，単純計算では日本人の約17人に1人は肺癌で亡くなっていることになる．

2 リスク因子

- 喫煙が明らかなリスク因子である．タバコの消費量と肺癌の罹患・死亡は大いに関係があり，タバコの消費が1970年頃急激に減少した米国では，その後肺癌の死亡数は1990年頃までにピークを越えて，ゆっくりと減少傾向にある．日本ではタバコの消費量は緩やかな減少傾向であり，罹患数，死亡数ともにまだ増加傾向が続いている．

3 診断

■1 症状

- 肺癌は進行するまで無症候性のことが多く，健診としての胸部X線撮影で必ずしも早期がんを発見できていないこともあり，難治性にさせている．局所進行した場合の症状は，咳，痰，血痰，胸痛，呼吸困難などがある．中枢性肺癌で閉塞性肺炎に伴う症状が初発症状であることもしばしばである．肺尖部肺癌の場合，ホルネル症候群を呈することもある．また，肺癌は発見時に遠隔転移していることが多く，初発症状が転移性脳腫瘍による麻痺などの神経学的症状であったり，転移性骨腫瘍によるがん性疼痛であったりすることもしばしばみられる．

■2 診断

1) 検診（スクリーニング）
- 日本では健診として胸部X線撮影が行われているが，治癒可能な早期肺癌の段階で診断できないことも多く，最近では低線量CTを組み合わせる任意検診も増えている．低線量CT検診は，特に重喫煙者での有用性が示されている[3]．

2) 画像診断
- 躯幹部の病変の存在診断と治療効果判定のための計測には躯幹部造影CTを実施する．骨転移の診断には骨シンチグラフィを実施する．脳転移の診断には脳造影MRIが最もすぐれる．PET/CT検査は，FDGの集積を原発巣と比較して，リンパ節や遠隔臓器病変が転移かどうかの機能的診断に有益である．

3) 検体検査
- 腫瘍マーカーは，腺癌で上昇することが多いCEAやSLX，扁平上皮癌で上昇することが多いシフラ，小細胞癌で上昇することが多いPro-GRPやNSEなどがしばしば測定されるが，あくまでも補助診断であり，上昇している場合には治療効果判定の補助になる．
- 肺癌の確定診断のための病理診断としては，気管支内視鏡（気管支鏡）での腫瘍生検や肺門縦隔リンパ節生検，CTガイド下腫瘍生検などが実施される．気管支鏡は，近年はコンピュータグラフィックスを利用した仮想気管支鏡画像でのナビゲーションシステムや，超音波気管支鏡による末梢病変や縦隔病変といった内視鏡到達不能部位の観察技術が進歩し，診断に役立っている．非侵襲的には喀痰細胞診，がん性胸水が示唆される場合には胸水穿刺による胸水細胞診検査も実施される．しかし，後述するように，特に非小細胞肺癌では組織型の

- 診断と遺伝子変異の診断のためにはまとまった量の腫瘍組織が得られるほうが望ましく，病理組織診断での確定診断が最終的には必要になる．
- 病理診断では，古典的な HE 染色のみならず，腫瘍表面抗原では腺癌系の TTF-1，扁平上皮癌系の p40 をはじめとする免疫組織化学検査を行うことが推奨される[4]．大きく分けて非小細胞肺癌と小細胞肺癌に分類し，さらに非小細胞肺癌では治療選択肢が変わるため，非扁平上皮非小細胞肺癌と扁平上皮癌に分類する．非扁平上皮非小細胞肺癌で最も多いのが腺癌である．
- 肺癌，特に非扁平上皮非小細胞肺癌では，その細胞のがん化をドライブしている強力な遺伝子変異がいくつか同定されている．そのような遺伝子変異をドライバー変異といい，ドライバー変異を起こした異常蛋白はそのがん細胞の増殖を強く規定している．その異常蛋白の働きを止める分子標的薬が相次いで開発されており，後述するように非小細胞肺癌 Stage（病期）IV では，治療の判断樹に大きく影響する．よって，特に非扁平上皮非小細胞肺癌では単に組織学的診断のみならず，治療薬の存在するドライバー変異の有無も検査する必要がある．具体的には，上皮成長因子受容体（epidermal growth factor receptor：EGFR）の遺伝子変異や，anaplastic lymphoma kinase（ALK）遺伝子転座による ALK 融合遺伝子，ROS1 融合遺伝子，BRAF V600E 変異の存在を，組織検体や時に胸水などの細胞診検体で検査する．
- さらに近年，がん免疫において，がん細胞表面や間質組織にある programmed death-ligand 1（PD-L1）という蛋白が，細胞障害性 T リンパ球（cytotoxic T lymphocyte：CTL）の programmed death（PD）-1 という蛋白を刺激することで，CTL のアポトーシスを生じて免疫寛容になることがわかり，PD-1 や PD-L1 をブロックする抗体医薬が，CTL の機能を取り戻す免疫チェックポイント阻害薬として実用化されている．これらの免疫チェックポイント阻害薬は，がん組織におけるリガンド側の PD-L1 発現の多いほうが効果は高く，Stage IV の非小細胞肺癌では必要時に組織診断で PD-L1 の免疫染色を行い，その発現率に基づいて治療判断する．
- 肺癌では，①組織型，②Stage，③年齢，④performance status（PS），⑤バイオマーカー診断（遺伝子変異の有無や PD-L1 発現の有無，ただし Stage IV のみで検討）の5つが分かれば，治療方針を決めることができる．

4 病期分類（ステージング）（UICC 第8版，2017）

- Union for International Cancer Control（UICC）- International Association for the Study of Lung Cancer（IASLC）の TNM 分類と，日本の肺癌取扱い規約は共に 2017 年 1 月 1 日付で第 8 版になった[5]．下記にその TNM 分類を示す．

1 TNM 分類

原発腫瘍（T）	
TX	原発腫瘍の局在同定が不可能か，あるいは画像上や気管支鏡では観察できないが，喀痰または気管支洗浄液中に悪性細胞が存在する場合
T0	原発腫瘍を認めない
Tis	上皮内癌
T1	充実成分径が 3cm 以下で，健常肺組織，または臓側胸膜に覆われ，気管支鏡的にがん浸潤が葉気管支より中枢に及ばないもの（すなわち主気管支に及んでいない）[*1]
T1mi	微少浸潤性腺癌[*2]
T1a	充実成分径が 1cm 以下の腫瘍[*1]
T1b	充実成分径が 1cm 超かつ 2cm 以下の腫瘍[*1]
T1c	充実成分径が 2cm 超かつ 3cm 以下の腫瘍[*1]
T2	充実成分径が 3cm 超かつ 5cm 以下；または次のいずれかの特徴を伴う腫瘍[*3] ・主気管支に浸潤が及ぶが，気管分岐部には及ばないもの．気管分岐部までの距離は問わない ・臓側胸膜に浸潤する腫瘍 ・随伴する無気肺または閉塞性肺炎が肺門領域まで達し，片肺の部分または全体に及んでいる
T2a	充実成分径が 3cm 超かつ 4cm 以下の腫瘍
T2b	充実成分径が 4cm 超かつ 5cm 以下の腫瘍
T3	充実成分径が 5cm 超かつ 7cm 以下の腫瘍；または次のいずれかに直接浸潤する腫瘍：胸壁（superior suicus tumour を含む），壁側胸膜，横隔神経，心膜；または原発巣と同一肺葉内の不連続な副腫瘍結節

T4		充実成分径が7cm超；または次のいずれかに浸潤する腫瘍：横隔膜，縦隔，心臓，大血管，気管，反回神経，食道，椎体，気管分岐部；または原発巣と同側の異なる肺葉内の副腫瘍結節
領域リンパ節（N）		
NX		領域リンパ節評価不能
N0		領域リンパ節転移なし
N1		同側の気管支周囲かつ/または同側の肺門・肺内リンパ節への転移で原発腫瘍の直接浸潤を含める
N2		同側縦隔リンパ節かつ/または気管分岐部リンパ節への転移
N3		対側縦隔，対側肺門，同側あるいは対側の前斜角筋，鎖骨上窩リンパ節への転移
遠隔転移（M）		
M0		遠隔転移なし
M1		遠隔転移あり
	M1a	対側肺内の副腫瘍結節；胸膜または心膜の結節，悪性胸水，悪性心囊水*4
	M1b	肺以外の一臓器への単発遠隔転移がある*5
	M1c	肺以外の一臓器または多臓器への多発遠隔転移がある

*1 腫瘍の浸潤が気管支壁内に限局しているまれな表層浸潤型のものは，大きさと無関係に，中枢側への浸潤が主気管支に及ぶものでもT1aに分類する．
*2 置換性パターンを示す孤立性腺癌（3cm以下）で，1つの病巣の浸潤部分の充実成分径が5mm以下のもの．
*3 これらの特徴を示すT2腫瘍は，腫瘍径が4cm以下または測定不能であればT2aとし，腫瘍径が4cm超，5cm以下であればT2bとする．
*4 肺癌と関係のある胸水（心囊水）の多くは腫瘍によるものである．しかしながら少数の患者では，胸水（心囊水）が血性・滲出性でなく，複数回の細胞診が陰性のことがある．そうした検査や臨床所見から腫瘍との関連性がないと判断される場合は，胸水（心囊水）を病期判定の要素から外す．
*5 単発の遠隔リンパ節（領域リンパ節以外）転移を含む．

2 病期分類

Stage	T	N	M
潜伏がん	TX	N0	M0
0	Tis	N0	M0
IA1	T1mi	N0	M0
	T1a	N0	M0
IA2	T1b	N0	M0
IA3	T1c	N0	M0
IB	T2a	N0	M0
IIA	T2b	N0	M0
IIB	T1a	N1	M0
	T1b	N1	M0
	T1c	N1	M0
	T2a	N1	M0
	T2b	N1	M0
	T3	N0	M0
IIIA	T1a	N2	M0
	T1b	N2	M0
	T1c	N2	M0
	T2a	N2	M0
	T2b	N2	M0
	T3	N1	M0
	T4	N0	M0
	T4	N1	M0
IIIB	T1a	N3	M0
	T1b	N3	M0
	T1c	N3	M0
	T2a	N3	M0
	T2b	N3	M0
	T3	N2	M0
	T4	N2	M0
IIIC	T3	N3	M0
	T4	N3	M0
IV	Any T	Any N	M1
IVA	Any T	Any N	M1a, M1b
IVB	Any T	Any N	M1c

治療

1 小細胞肺癌の治療

■小細胞肺癌の治療は，限局型（limited disease：LD）と進展型（extensive disease：ED）に分けて考えることが多い．肺内の原発部位，病側肺門縦隔鎖骨上窩リンパ節転移，病側胸水貯留までをLDとし，それ以上に病変が広がったものをEDと呼ぶ．

1 Stage I

■小細胞肺癌では，手術適応はTNM分類でいうStage Iに限られる．ランダム化比較試験は存在しないが，術後補助化学療法としてシスプラチン＋

エトポシド療法（PE療法）を行うことで，3年生存率68%と良好な成績が得られる[6]．

PE療法 ★★[6]

シスプラチン		
100mg/m²	静注	day 1
エトポシド		
100mg/m²	静注	day 1～3
3週毎　4サイクル		

2 限局型（LD）

■ LDでは，PE療法の第1サイクルに根治的放射線治療を併用する．根治的放射線治療は，化学療法後逐次ではなく化学療法と同時に[7]，第1サイクル開始と同時期に[8]，1日2回の加速過分割照射[9]で行うのがよいとされている．日本人で下記治療を行った場合の生存期間中央値は27.2か月と報告されている[7]．

PE療法＋同時根治的放射線治療 ★★★[7]

シスプラチン		
80mg/m²	静注	day 1
エトポシド		
100mg/m²	静注	day 1～3
4週毎　4サイクル		
同時胸部放射線治療		
1.5Gy/fr（6時間以上あけて1日2回の加速過分割照射）×30回（計45Gy）　月～金（15 business days）		

■ 上記治療で完全奏効（CR）になった場合，予防的全脳照射（prophylactic cranial irradiation：PCI）を実施すると，全生存期間と無疾患生存期間が改善することが知られている[10]．

予防的全脳照射（PCI）★★★[10]

予防的全脳照射
25Gy/10fr[11]

3 進展型（ED）

■ 脳転移には全脳照射を中心に放射線治療を考慮するが，小細胞癌は放射線治療のみならず薬物療法の感受性も良好なので，腫瘍緊急症や症状緩和目的時には，有効な化学療法を残している場合では放射線治療よりも化学療法が優先されることが多い．

■ EDに関して，日本でPE療法とシスプラチン＋イリノテカン療法（PI療法）の比較試験が実施され，PI療法の全生存における優越性が示されたため，PI療法が好んで選択されるが[12]，同レジメンの欧米での追試ではPI療法の優越性は示されなかった[13]ので，欧米では今でもPE療法が標準的とされる．日本人にPI療法を行った場合の生存期間中央値は12.8か月と報告されている[12]．高齢者やPS不良例では，カルボプラチン＋エトポシド療法（CE療法）を考慮する[14]．

PE療法 ★★★[12)13]

シスプラチン		
80mg/m²	静注	day 1
エトポシド		
100mg/m²	静注	day 1～3
3週毎　4サイクル		

PI療法 ★★★[12)13]

シスプラチン		
60mg/m²	静注	day 1
イリノテカン		
60mg/m²	静注	day 1, 8, 15
4週毎　4サイクル		

CE療法（高齢者，PS不良例）★★★[14]

カルボプラチン		
AUC 5mg/mL/分	静注	day 1
エトポシド		
80mg/m²	静注	day 1～3
3～4週毎　4サイクル		

※本書発刊時点では，カルボプラチン＋エトポシド＋アテゾリズマブ療法も承認されている．

4 再発・再燃小細胞肺癌

■ 再発・再燃小細胞肺癌では一次治療から90日以後の再発・再燃をsensitive relapseといい，90日以内の再発・再燃をreflactory relapseとして分けて考えることが多い．再発・再燃小細胞肺癌においてbest supportive careに比べて，ノギテカン内服療法（日本では未承認）が生存期間を延長することが示されている[15]．ノギテカン内服療法とノギテカン点滴静注療法は同等の抗腫瘍効果が示されており[16]，主にsensitive relapseで使用される．アムルビシン静注療法はノギテカン点滴静注療法と比べてreflactory relapse例で生存期間を延長している可能性が示されており，再発・再燃例の二次治療として頻用される[17]．sensitive relapseでは一次治療レジメンを再開・継続することも選択肢になる．

ノギテカン療法 ★★★ [16]

ノギテカン
1.0mg/m² 静注 day 1～5 3週毎 病勢進行するまで継続

アムルビシン療法 ★★★ [17]

アムルビシン
35～40mg/m² 静注 day 1～3 3週毎 病勢進行するまで継続

sensitive relapse では一次治療レジメンの再開・継続も選択肢になる. ★★

2 Stage I～III 非小細胞肺癌の治療

■ 肺癌の TNM 分類は 2017 年 1 月 1 日に第 8 版に改訂されたが, おおよそは Stage I は肺内の原発巣のみ, Stage II は肺門リンパ節転移あり, Stage III は縦隔リンパ節転移あり, Stage IV は遠隔転移あり, になる.

1 Stage IA（腫瘍径 2cm 以下）

■ この Stage では, 根治手術が優先される. 術前術後補助化学療法の効果は示されていない. 基礎疾患や年齢から根治手術を断念したときは, 体幹部定位放射線照射を実施することが勧められる.

2 Stage IA（腫瘍径 2cm を超えるもの）, Stage IB

■ この Stage では, 根治手術＋術後補助化学療法（UFT［テガフール・ウラシル］内服 2 年間）を行うことで生存が改善することが示されている [18]. 基礎疾患や年齢から根治手術を断念したときは, 体幹部定位放射線照射を実施することが勧められる.

術後補助 UFT 内服療法 ★★★ [18]

テガフール・ウラシル
125mg/m² 1日2回 内服 連日 1～2年間

3 Stage II～IIIA（手術可能例）

■ この Stage では, 根治手術＋術後補助化学療法を行うことで生存が改善することが示されている [19]. 統合解析の結果, シスプラチン＋ビノレルビン療法で死亡リスクを 20% 減少できることが示されており [19], 最も汎用されている.

術後補助シスプラチン＋ビノレルビン療法 ★★★ [19]

シスプラチン
80mg/m² 静注 day 1

ビノレルビン
25mg/m² 静注 day 1, 8

3週毎 4サイクル

4 Stage IIIA～IIIB（手術不能例）

■ 手術不能例では, 化学療法と同時に根治的放射線照射を併用して治療する. その場合の化学療法のレジメンは下記に示すものがよく実施されている. 生存期間中央値は 16.6～26.8 か月と報告されている [20]～[22]. なお, シスプラチン＋ビノレルビン療法については, 国内第 I 相試験の結果を受けて, 日本で汎用されている投与法を示す [23].

■ 化学放射線療法後の維持療法として, デュルバルマブがプラセボと比較して, 全生存期間を延長させた（HR = 0.68；99.73% CI 0.47-0.997, p = 0.0025）[24] ことから, デュルバルマブを化学放射線療法後に行うことが推奨される.

カルボプラチン＋パクリタキセル＋根治的放射線治療 ★★★ [20]

カルボプラチン
AUC 2mg/mL/分 静注 放射線併用の間は毎週 6サイクル

パクリタキセル
40mg/m² 静注 放射線併用の間は毎週 6サイクル

根治的放射線照射
60Gy/30fr/30 business days 原発巣・病側肺門・縦隔を含む

↓
引き続き,

カルボプラチン
AUC 5mg/mL/分 静注 day 1

パクリタキセル
200mg/m² 静注 day 1

3週毎 2サイクル
デュルバルマブ維持療法に移行する場合は, この 2 サイクルの地固め療法は実施せずに移行する.

シスプラチン＋ドセタキセル＋根治的放射線治療 ★★★ [21]

シスプラチン
40mg/m² 静注 day 1, 8, 29, 36

ドセタキセル
40mg/m² 静注 day 1, 8, 29, 36

根治的放射線照射
60Gy/30fr/30 business days　原発巣・病側肺門・縦隔を含む

シスプラチン＋ビノレルビン＋根治的放射線治療 ★★★ 22) 23)

シスプラチン
80mg/m²　静注　day 1
ビノレルビン
20mg/m²　静注　day 1, 8
4週毎　4サイクル
根治的放射線照射
60Gy/30fr/30 business days　原発巣・病側肺門・縦隔を含む

デュルバルマブ維持療法に移行する場合は，同時化学放射線療法の期間の2サイクルのみ実施し，その後の地固め化学療法2サイクルは実施せずに移行する．

デュルバルマブ化学放射線療法後維持療法 ★★★ 24)

デュルバルマブ
10mg/kg　静注　day 1
2週毎　12か月

3　Stage IV 非小細胞肺癌の一次治療

- 非小細胞肺癌 Stage IV では，症状を有する脳転移，骨転移，がん性胸膜炎などを有する場合には局所放射線照射，胸腔ドレナージなどの局所治療を優先し，その後に全身薬物療法を開始する．Stage IV 全身治療の選択は，組織型，年齢，PS，バイオマーカー診断（ドライバー変異の有無や PD-L1 発現の有無）に基づき，図1のように選択する．なお，この図は日本肺癌学会肺癌診療ガイドライン 2018 年版 25) の推奨治療のうち，各段階の推奨 grade の高いものだけを選んで一部改変のうえ作図してある．

1　非扁平上皮癌でドライバー変異陽性の場合

- ドライバー変異をターゲットにした治療が当てはまる場合，すなわち EGFR 遺伝子変異（エクソン 20 挿入変異を除く），ALK 遺伝子転座，ROS1 遺伝子転座，BRAF V600E が陽性の場合には，その判断樹を優先して経口分子標的薬（チロシンキナーゼ阻害薬：TKI）で治療する．EGFR 遺伝子変異のうちエクソン 20 挿入変異の場合には分子標的薬はあまり奏効しないので，遺伝子変異陰性に準じた判断が優先され図1の②へ進む．
- EGFR-TKI では，ゲフィチニブ 26)，エルロチニブ 27)，アファチニブ 28) がいずれも化学療法との比較試験で無増悪生存期間（PFS）を延長することを

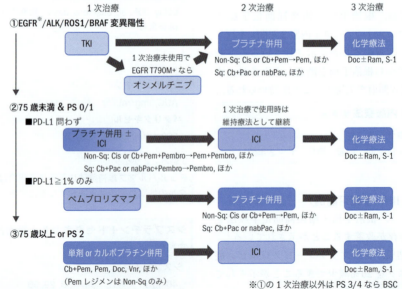

図1　Stage IV 非小細胞肺癌の全身治療（文献 25 を一部改変）

BSC：best supportive care，PS：performance status，Cis：シスプラチン，Cb：カルボプラチン，Pem：ペメトレキセド，Doc：ドセタキセル，Pac：パクリタキセル，Vnr：ビノレルビン，Ram：ラムシルマブ，ICI：免疫チェックポイント阻害薬，Pembro：ペムブロリズマブ

示している．オシメルチニブは，ゲフィチニブ，エルロチニブと比較して，PFSを延長したので，現在では第一選択薬になる[29]．ALK-TKIでは，クリゾチニブが化学療法との比較でPFSを延長することを示しており[30]，アレクチニブがクリゾチニブとの比較でPFSを延長することを示しているので，アレクチニブが第一選択薬になる[31]．ROS1については，クリゾチニブが奏効することが知られている．BRAF V600E陽性例には，ダブラフェニブ＋トラメチニブが高い奏効率を示し，承認された[32]．これらのTKIを使用する場合は，下痢，皮疹，爪周囲炎，肝機能障害，間質性肺炎といった特有の副作用のマネジメントが必要になる．

- EGFR遺伝子変異（エクソン19欠失変異もしくはL858R）陽性の場合：

オシメルチニブ療法 ★★★[29]
オシメルチニブ
80mg/日　1日1回　内服　病勢進行まで継続

ゲフィチニブ療法 ★★★[26]
ゲフィチニブ
250mg/日　1日1回　内服　病勢進行まで継続

エルロチニブ療法 ★★★[27]
エルロチニブ
150mg/日　1日1回　内服　病勢進行まで継続

アファチニブ療法 ★★★[28]
アファチニブ
40mg/日　1日1回　内服　病勢進行まで継続

- ALK遺伝子転座陽性の場合：

アレクチニブ療法 ★★★[31]
アレクチニブ
300mg/回　1日2回　内服　病勢進行まで継続

クリゾチニブ療法 ★★★[30]
クリゾチニブ
250mg/回　1日2回　内服　病勢進行まで継続

- ROS1遺伝子転座陽性の場合：

クリゾチニブ療法 ★★★
クリゾチニブ
250mg/回　1日2回　内服　病勢進行まで継続

- BRAF V600E陽性の場合：

ダブラフェニブ＋トラメチニブ療法 ★★★
ダブラフェニブ
150mg/回　1日2回　内服
トラメチニブ
2mg/回　1日1回　内服

2 非扁平上皮癌でドライバー変異陰性の場合，扁平上皮癌の場合

- 非扁平上皮癌でドライバー変異陰性の場合は，図1の②へ進む．扁平上皮癌ではドライバー変異陽性になることはめったになく，陽性になっても分子標的薬の効果は低いことが報告されているので，遺伝子変異検索は原則行わないで，治療は図1の②に進む．
- このとき75歳未満でPS良好であれば，免疫チェックポイント阻害薬のペムブロリズマブかアテゾリズマブの併用も考慮できる（PD-L1発現は問わない）．非扁平非小細胞肺癌では，シスプラチンもしくはカルボプラチンとペメトレキセドの併用療法という最も汎用されるレジメンにペムブロリズマブを併用すると全生存期間（OS）とPFSが延長することが示されている[33]．

シスプラチン＋ペメトレキセド＋ペムブロリズマブ療法 ★★★[33]
ペムブロリズマブ
200mg　静注　day 1
シスプラチン
75mg/m² 　静注　day 1
ペメトレキセド
500mg/m² 　静注　day 1
3週毎　4サイクル
↓安定（SD）以上なら
ペムブロリズマブ
200mg　静注　day 1
ペメトレキセド
500mg/m² 　静注　day 1
3週毎　病勢進行か合計35サイクルまで継続
ペメトレキセド投与においては，ビタミンB_{12} 1mg筋注9週毎と葉酸0.5mg連日内服を，初回投与の7日前から治療終了後22日目まで実施する．

- さらにアテゾリズマブは，カルボプラチン＋パクリタキセル＋ベバシズマブと併用することで，PFSとOSを改善した[34]．

アテゾリズマブ＋カルボプラチン＋パクリタキセル＋ベバシズマブ（ABCP）療法 ★★★[34]

アテゾリズマブ
1200mg　静注　day 1

カルボプラチン
AUC 6mg/mL/分　静注　day 1

パクリタキセル
175mg/m²　静注　day 1

ベバシズマブ
15mg/kg　静注　day 1

3週毎　4サイクル

↓ SD以上なら

アテゾリズマブ
1200mg　静注　day 1

ベバシズマブ
15mg/kg　静注　day 1

3週毎　病勢進行まで継続

※本書発刊時点では，カルボプラチンまたはシスプラチン＋ペメトレキセド＋アテゾリズマブ療法とカルボプラチン＋nab-パクリタキセル＋アテゾリズマブ療法も承認されている．

- 一方，扁平上皮癌ではカルボプラチンとパクリタキセルもしくはnab-パクリタキセルの併用療法にペムブロリズマブを併用するとOSとPFSが延長することが示されている[35]．

カルボプラチン＋nab-パクリタキセル＋ペムブロリズマブ療法 ★★★[35]

ペムブロリズマブ
200mg　静注　day 1

カルボプラチン
AUC 6mg/mL/分　静注　day 1

nab-パクリタキセル
100mg/m²　静注　day 1, 8, 15

3週毎　4サイクル

↓ SD以上なら

ペムブロリズマブ
200mg　静注　day 1

3週毎　病勢進行か合計35サイクルまで継続

- 化学療法と免疫チェックポイント阻害薬の併用を回避する場合には，がん細胞のPD-L1が1%以上発現していれば，初回治療でペムブロリズマブ単剤が化学療法よりOSとPFSを改善しており，優先して使用できる[36,37]．

ペムブロリズマブ療法 ★★★[36,37]

ペムブロリズマブ
200mg　静注　day 1　3週毎　病勢進行するまで継続

- そうでなければ化学療法剤（S-1以外は静注）で治療する．
- 殺細胞性の化学療法剤においては，プラチナ系化学療法剤を含む2剤併用療法はいずれも治療効果はほぼ同等とされてきた[38]．しかし，非扁平上皮癌においては，シスプラチン＋ペメトレキセド療法がシスプラチン＋ゲムシタビン療法に全生存の優越性を示した[39]ため，ペメトレキセドを含むプラチナ併用療法が主に使用される．ペメトレキセドは扁平上皮癌では効果が低く，使用できない[39]．ベバシズマブは，カルボプラチン＋パクリタキセル療法に対して全生存の上乗せ効果が示されている[40]．しかし，扁平上皮癌，中枢性肺癌，喀血の既往，安定していない脳転移などを有する肺癌では使用できない．
- シスプラチン＋ペメトレキセド療法とカルボプラチン＋パクリタキセル＋ベバシズマブ療法では，4（～6）サイクルの併用療法で病勢制御の得られた場合（SD以上の効果が得られた場合）には，それぞれペメトレキセド単独[41]もしくはベバシズマブ単独[40]での維持療法に移行し，病勢制御の得られている間は維持することが多い．
- 扁平上皮癌では，シスプラチン＋ゲムシタビン療法[38,39]やカルボプラチン＋nab-パクリタキセル療法[42]がよく使用される．
- 使用頻度の高いレジメンのみ下記に例示する．

シスプラチン＋ペメトレキセド療法 ★★★[39]

シスプラチン
75mg/m²　静注　day 1

ペメトレキセド
500mg/m²　静注　day 1

3週毎　4サイクル

↓ SD以上なら

ペメトレキセド
500mg/m²　静注　day 1

3週毎　病勢進行まで継続[41]

ペメトレキセド投与においては，ビタミンB_{12} 1mg 筋注9週毎と葉酸0.5mg連日内服を，初回投与の7日前から治療終了後22日目まで実施する．

シスプラチン＋ゲムシタビン療法 ★★★[38)39)]

シスプラチン
80mg/m^2　静注　day 1

ゲムシタビン
1000mg/m^2　静注　day 1, 8

3週毎　4サイクル

カルボプラチン＋パクリタキセル＋ベバシズマブ療法 ★★★[40)]

カルボプラチン
AUC 6　静注　day 1

パクリタキセル
200mg/m^2　静注　day 1

ベバシズマブ
15mg/kg　静注　day 1

3週毎　4サイクル

↓ SD 以上なら

ベバシズマブ
15mg/kg　静注　day 1　3週毎　病勢進行まで継続

カルボプラチン＋nab-パクリタキセル療法 ★★★[42)]

カルボプラチン
AUC 6mg/mL/分　静注　day 1

nab-パクリタキセル
100mg/m^2　静注　day 1, 8, 15

3週毎　4サイクル

4　Stage IV 非小細胞肺癌の二次治療以降

- EGFR遺伝子変異（エクソン19欠失変異もしくはL858R），ALK遺伝子転座，ROS1遺伝子転座を有し，一次治療をTKIで行った場合には，二次治療で殺細胞性の化学療法剤を使用する（図1）．
- EGFR遺伝子変異（エクソン19欠失変異もしくはL858R）でゲフィチニブ，エルロチニブ，アファチニブのTKIで治療した後に，PS 0～1と良好で，75歳未満で，がん組織の再生検もしくは血漿中腫瘍由来遺伝子診断によるEGFR遺伝子変異再検査でEGFR-TKI治療耐性を規定するT790M変異が検出されたときのみ，EGFR T790M選択的TKIであるオシメルチニブによる二次治療が有効である[43)]．

- EGFR遺伝子変異 T790M 陽性の場合：

オシメルチニブ療法 ★★★[43)]

オシメルチニブ
80mg/日　1日1回　内服　病勢進行まで継続

- かつて化学療法しかなかった時代に二次治療でbest supportive care に対して初めて生存を延長した薬剤はドセタキセルである[44)]．海外では75mg/m^2 で投与されるが，国内では60mg/m^2 が承認用量であり安全性と効果を両立している[45)]．ドセタキセルに対して優越性もしくは非劣性を示した薬剤は長らくなかった．しかし，ペメトレキセドはドセタキセルに対して生存期間中央値で非劣性は証明できなかったが，ほぼ同等の効果で副作用が少ないため[46)]，前治療でペメトレキセドが未使用の場合にはペメトレキセドも好んで使用される．抗血管内皮成長因子受容体（VEGFR）-2抗体のラムシルマブはドセタキセルに併用して全生存の上乗せ効果が示されているが，発熱性好中球減少など副作用も増加する[47)]．S-1内服はドセタキセルに対して全生存の非劣性を証明しており[48)]，選択肢になる．

ドセタキセル療法 ★★★[44)45)]

ドセタキセル
60mg/m^2　静注　day 1　3週毎　病勢進行するまで継続

ペメトレキセド療法 ★★★[46)]

ペメトレキセド
500mg/m^2　静注　day 1　3週毎　病勢進行まで継続

ペメトレキセド投与においては，ビタミンB$_{12}$ 1mg筋注9週毎と葉酸0.5mg連日内服を，初回投与の7日前から治療終了後22日目まで実施する．

ドセタキセル＋ラムシルマブ療法 ★★★[47)]

ドセタキセル
60mg/m^2　静注　day 1

ラムシルマブ
10mg/kg　静注　day 1

3週毎　病勢進行するまで継続

S-1 内服療法 ★★[48)]

テガフール・ギメラシル・オテラシルカリウム（S-1）
80～120mg/body　1日1回　内服　day 1～28　6週毎　病勢進行まで継続

- しかし執筆時現在，この段階では，免疫チェックポイント阻害薬単剤治療が化学療法剤より生存を改

善しており[49)～51)]，化学療法よりも優先して使用される．ペムブロリズマブは，初回治療と同様に二次治療でも PD-L1 が 1%以上陽性で使用可能である[49)]．ニボルマブは，二次治療以降のみ適応であるが，PD-L1 発現を問わず使用可能である[50) 52)]．アテゾリズマブは PD-L1 発現を問わず使用可能である[51)]．しかしいずれの薬剤も，PD-L1 陰性患者での効果は，特に非扁平上皮癌では限定的であることから[50)～52)]，やはり PD-L1 陽性患者での使用がより推奨される．

ニボルマブ療法 ★★★ [50)]
ニボルマブ
240mg　静注　day 1　2 週毎　病勢進行するまで継続

アテゾリズマブ療法 ★★★ [51)]
アテゾリズマブ
1200mg　静注　day 1　3 週毎　病勢進行するまで継続

■ がん細胞の PD-L1 が 1%以上発現している場合：

ペムブロリズマブ療法 ★★★ [49)]
ペムブロリズマブ
200mg　静注　day 1　3 週毎　病勢進行するまで継続

■ 三次治療以降の意義を明確に示したエビデンスには乏しいが，図 1 で残った治療を患者の状態に合わせて実施していくことが多い．

標準治療のチェックに役立つウェブサイト

海外

National Comprehensive Cancer Network (NCCN) のガイドライン
- 閲覧には簡単な会員登録が必要．
- Non-Small Cell Lung Cancer
- Small Cell Lung Cancer
- Lung Cancer Screening

https://www.nccn.org/professionals/physician_gls/default.aspx

- 日本語のサイト

https://www2.tri-kobe.org/nccn/guideline/lung/index.html

Amerian Society of Clinical Oncology (ASCO) のガイドライン
- 信頼性が高く教科書として読むには一番面白い．

https://www.asco.org/research-guidelines/quality-guidelines/guidelines/thoracic-cancer

European Society for Medical Oncology (ESMO) のガイドライン
- Pan-Asian adapted Guidelines があり各国の承認状況の違いがわかりやすい表になっている．

https://www.esmo.org/Guidelines/Lung-and-Chest-Tumours

国内

日本肺癌学会の肺癌診療ガイドライン
- しばしばアップデートされ，日本の適応症に合っている．

https://www.haigan.gr.jp/modules/guideline/index.php?content_id=3

文献

1) Jpn J Clin Oncol 2015; 45(9): 884-91.
2) Vital Statistics in Japan. Ministry of Health, Labour and Welfare. https://www.mhlw.go.jp/english/database/db-hw/vs01.html
3) N Engl J Med 2013; 369(3): 245-54.
4) J Thorac Oncol 2015; 10(9): 1243-60.
5) 日本肺癌学会編．臨床・病理 肺癌取扱い規約　第 8 版．金原出版．2017.
6) J Thorac Cardiovasc Surg 2005; 129(5): 977-83.
7) J Clin Oncol 2002; 20(14): 3054-60.
8) Clin Oncol 2006; 24(7): 1057-63.
9) N Engl J Med 1999; 340(4): 265-71.
10) N Engl J Med 1999; 341(7): 476-84.
11) Lancet Oncol 2009; 10(5): 467-74.
12) N Engl J Med 2002; 346(2): 85-91.
13) J Clin Oncol 2009; 27(15): 2530-5.
14) Br J Cancer 2007; 97(2): 162-9.
15) J Clin Oncol 2006; 24(34): 5441-7.
16) J Clin Oncol 2007; 25(15): 2086-92.
17) J Clin Oncol 2014; 32(35): 4012-9.
18) N Engl J Med 2004; 350(17): 1713-21.

19) J Clin Oncol 2008; 26(21): 3552-9.
20) J Clin Oncol 2010; 28(23): 3739-45.
21) J Clin Oncol 2010; 28(20): 3299-306.
22) Lung Cancer 2004; 46(1): 87-98.
23) Cancer Sci 2004; 95(8): 691-5.
24) N Engl J Med 2018;379(24):2342-50.
25) 日本肺癌学会編. 肺癌診療ガイドライン 2018年版. 金原出版. 2018.
26) N Engl J Med 2010; 362(25): 2380-8.
27) Lancet Oncol 2012; 13(3): 239-46.
28) J Clin Oncol 2013; 31(27): 3327-34.
29) N Engl J Med 2018; 378(2): 113-25
30) N Engl J Med 2014; 371(23): 2167-77.
31) Lancet 2017; 390(10089): 29-39.
32) Lancet Oncol 2017; 18:1307-16.
33) N Engl J Med 2018; 378(22): 2078-92.
34) N Engl J Med 2018; 378(24): 2288-301.
35) N Engl J Med 2018; 379(21): 2040-51.
36) N Engl J Med 2016; 375(19): 1823-33.
37) Lancet 2019; 393(10183): 1819-30.
38) N Engl J Med 2002; 346(2): 92-8.
39) J Clin Oncol 2008; 26(21): 3543-51.
40) N Engl J Med 2006; 355(24): 2542-50.
41) Lancet Oncol 2012; 13(3): 247-55.
42) Lung Cancer 2013; 81(1):97-101.
43) Lancet Oncol 2016; 17(12): 1643-52.
44) J Clin Oncol 2000; 18(10): 2095-103.
45) Cancer Chemother Pharmacol 2001; 48(5): 356-60.
46) J Clin Oncol 2004; 22(9): 1589-97.
47) Lancet 2014; 384(9944): 665-73.
48) Annals Oncol 2017; 28(11): 2698-706.
49) Lancet 2016; 387(10027): 1540-50.
50) N Engl J Med 2015; 373(17): 1627-39.
51) Lancet 2016; 387(10030): 1837-46.
52) N Engl J Med 2015; 373(2): 123-35.

(西村直樹)

III-3 肺癌／胸腺腫・胸腺癌

② 胸腺腫・胸腺癌

疫学・診断

1 疫学・予後

- 胸腺腫と胸腺癌は，胸腺上皮性腫瘍と総称されるが，病理組織学的所見，遺伝子プロファイル，臨床像が異なる疾患である．2004 年の WHO 分類において，胸腺上皮性腫瘍は胸腺腫（Type A，AB，B1，B2，B3）と胸腺癌（Type C）に大別された．
- 2014 年の胸腺上皮腫瘍による死亡数は 393 例，発生頻度は 10 万人年あたり 0.15〜0.32 人（胸腺癌はそのうち 10〜15％）[1]と希少だが，成人の縦隔腫瘍の 35〜50％を占める．外科治療症例を対象とした日本のデータベースには，1991〜2010 年の 20 年間に 3033 例が登録され，男性が 47％，手術時平均年齢は 57 歳（範囲 13〜88 歳），胸腺腫 83％（Type A 7％，AB 23％，B1 20％，B2 22％，B3 11％），胸腺癌 13％であった．
- 予後因子は WHO 分類，正岡分類，術後のがん遺残度である[2)3)]．5 年生存率は，胸腺腫全体で 94.4％，胸腺癌全体で 50.5％，病期別では，I 期 100％，II 期 98.4％，III 期 88.7％，IVa 期 70.6％，IVb 期 52.8％であった．胸腺癌では完全切除例の 5 年生存率は 67％，不完全切除例は 30％，外科切除困難例は 24％であった[4]．胸腺腫では原病死は 50％に過ぎず，20％は重症筋無力症により死亡する[5]．

2 リスク因子

- 環境要因や感染症などのリスク因子は明らかでない．胸腺腫の発症と関連が示唆されている要因として，放射線照射，臓器移植後などの免疫抑制状態，多発性内分泌腫瘍症 1 型（MEN1：副甲状腺機能亢進症，下垂体腺腫，膵消化管内分泌腫瘍など），びまん性大細胞型 B 細胞リンパ腫などの血液腫瘍，胃癌，膵癌，大腸癌，甲状腺癌などの固形腫瘍がある[1]．

3 診断

1 症状

- 胸腺腫の 3 分の 1 が自己免疫疾患を合併し（重症筋無力症の合併 20〜45％，赤芽球癆の合併 3〜5％，低γグロブリン血症 5％など），それによる全身症状を契機に診断されることがある．無症状で，胸部 X 線写真により偶然発見されることも多い．重症筋無力症は Type B での合併が多く，無症状でも血清抗アセチルコリン受容体抗体陽性例は陰性例に比べて，その後の発症リスクが高い（23％ vs. 4％）[6]．
- 胸腺癌は自己免疫疾患を合併することはまれで，腫瘍が増大するまで無症状であることが多く，診断時には 75％が局所進行，もしくは胸膜播種や遠隔転移を有する．腫瘍増大に伴う局所症状には，前胸部痛，咳嗽，呼吸困難などがある．

2 診断

- 縦隔腫瘍の画像診断として，胸部造影 CT が標準的である．他の縦隔腫瘍（非小細胞肺癌の縦隔転移，リンパ腫，甲状腺腫，胚細胞腫瘍など）との質的鑑別診断として，MRI は有用である．胸腺癌では，リンパ節，骨，肝などに転移を生じうるため，遠隔転移診断には PET-CT を考慮してもよい．
- 病理組織学的診断は，経皮的針生検（診断率の点から吸引細胞診は推奨されない）や，胸腔鏡下または開胸生検，診断的治療としての外科切除などにより行う．画像所見や合併症から強く胸腺腫が疑われる場合は[7]，外科手術前の生検は省略してよい．

4 病理・病期分類

- 病理組織学的分類は WHO 分類が用いられる（表 1）[8]．胸腺癌のうち，扁平上皮癌が 90％を占める．
- 病期分類は，正岡分類が最も広く用いられるが，本来は胸腺腫の予後との相関に基づく分類である．治療方針別に II 期を細分化した，正岡-古賀分類も使われる（表 2）[9)10)]．

表1 胸腺上皮性腫瘍のWHO分類（第4版）[8]（抜粋，改変）

WHO分類		悪性度	未熟リンパ球
胸腺腫	Type A	＋	＋（atrophyの'A'）
	Type AB	二相性	
	Type B1	＋＋	＋＋＋＋（bioactiveの'B'）
	Type B2	＋＋＋	＋＋＋
	Type B3	＋＋＋＋	＋＋
胸腺癌（Type C）	扁平上皮癌など	＋＋＋＋＋（carcinomaの'C'）	－（成熟リンパ球のみ）
その他	神経内分泌腫瘍（カルチノイドなど）		

表2 正岡分類[9]，正岡-古賀分類[10]

正岡分類		正岡-古賀分類	
病期	診断規準	病期	診断規準
I	肉眼的に完全に被包され，顕微鏡的にも被膜への浸潤を認めない	I	完全に被膜に覆われている 被膜浸潤しているが貫通していない
II	周囲の脂肪織または縦隔胸膜への肉眼的浸潤，または被膜への顕微鏡的浸潤	IIa	顕微鏡的に被膜を越える浸潤
		IIb	胸膜あるいは周囲脂肪織への肉眼的浸潤 縦隔胸膜や心膜に接してはいるが浸潤していない
III	隣接臓器への肉眼的浸潤：心膜，大血管，肺などへの浸潤	III	隣接臓器への浸潤：縦隔胸膜，心嚢，臓側胸膜あるいは肺，横隔神経，迷走神経，大血管への浸潤
IVa	胸膜または心膜播種	IVa	胸膜または心膜播種
IVb	リンパ行性または血行性転移	IVb	リンパ節転移または遠隔転移

治療

- 希少疾患であるため，ランダム化比較試験は行えず，特に集学的治療（II～III期の周術期治療，IVa期に対する外科治療）では相反する意見がある．そのため，各施設で内科，外科，放射線科による十分な治療方針の検討を行う．以下の記述は，国内外のガイドライン（National Comprehensive Cancer Network［NCCN］[11]，European Society for Medical Oncology［ESMO］[1]，日本肺癌学会[12]）を参考とした．

1 外科的治療

1 胸腺腫

- 予後の改善と，自己免疫疾患の治療[13]の2点から，可能な限り外科切除を行う．
- I～II期：胸腺全摘を行う．顕微鏡的腫瘍残存（R1），肉眼的腫瘍残存（R2）では術後放射線療法を追加する．完全切除例（R0）も，IIb期やType B2，B3では，術後放射線療法を検討してもよい[4)14)15)]．
- III～IVa期（胸膜転移）：化学療法・放射線療法の感受性が高いため[16)17)]，術前化学（放射線）療法＋外科切除（＋術後放射線療法）[18]，外科切除＋術後化学放射線療法などの集学的治療を行う．減量手術による予後改善の報告もあることから[19]，42～85％で外科切除が行われる[4]．R0では術後放射線療法を省略することもある．
- 無再発生存期間中央値は5年で，Type B，Cの15～47％が再発する[3]．局所再発例でも，再発までの期間が3年以上であれば，切除により予後は改善する[20]．

2 胸腺癌

- I～II期：胸腺全摘を行う．胸腺腫よりも悪性度が高いため，R0でも，II期では術後放射線療法を考慮する．
- III～IVa期：集学的治療を行う．胸腺腫と違って，減量手術は推奨されない．

2 放射線療法

- 胸腺腫，胸腺癌ともに，外科切除困難例では根治的

放射線療法（60～70Gy）が推奨される．化学療法との併用（逐次/同時）を行ってもよい[18]．
- 放射線療法は術後3か月以内に開始し，腫瘍の残存に応じてR0では40～50Gy，R1では50～54Gy，R2では60Gy（残存部位に10Gy追加）を照射する．

3 化学療法（すべて保険適用外）

- 胸腺腫，胸腺癌ともに，外科切除や根治的放射線療法が困難な例，再発例に対して，プラチナ製剤併用レジメンによる化学療法を検討する．ただし，予後改善効果は明らかになっていないこと，無治療でも緩徐な経過をとる症例もあることに留意する．
- 前向き研究で一定の治療効果が認められ，NCCNガイドラインに記載のある初回化学療法のレジメンは，胸腺腫ではCAP療法，CODE療法，シスプラチン＋エトポシド療法，胸腺癌ではカルボプラチン＋パクリタキセル療法である[21]．後向き研究で胸腺腫および胸腺癌で良好な治療成績が報告されているレジメンには，ADOC療法がある．
- 胸腺腫では，奏効率の高さ（69% vs. 38%）からアントラサイクリン系レジメンであるCAP療法，CODE療法が推奨される[22]．縦隔に放射線照射歴のある場合，心毒性の点から，非アントラサイクリン系レジメンを選択してもよい．胸腺癌では，奏効率とアントラサイクリン系レジメンとの関連はないとされ（42% vs. 41%）[22]，より毒性の低いカルボプラチン＋パクリタキセル療法が普及している．
- アントラサイクリン系：

CODE療法 ★★[23]（臨床試験での対象は胸腺腫のみ）

シスプラチン
　25mg/m² 静注 day 1/毎週
ビンクリスチン
　1mg/m² 静注 day 1/ 1, 2, 4, 6, 8週目
ドキソルビシン
　40mg/m² 静注 days 1～3/ 1, 3, 5, 7, 9週目
エトポシド
　80mg/m² 静注 days 1～3/ 1, 3, 5, 7, 9週目

9週間
胸腺腫：RR（奏効率）59%，DCR（病勢制御率）96%，mPFS（無増悪生存期間中央値）9.5か月，mOS（生存期間中央値）73か月

CAP療法 ★★[24]（臨床試験での対象は1人を除いて胸腺腫のみ）

シスプラチン
　50mg/m² 静注 day 1
ドキソルビシン
　50mg/m² 静注 day 1
シクロホスファミド
　500mg/m² 静注 day 1

3週毎
胸腺腫：RR 50%，DCR 83%，mPFS 12か月，mOS 38か月

ADOC療法 ★[25)26)]（後向き研究のみ）

シスプラチン
　50mg/m² 静注 day 1
ドキソルビシン
　40mg/m² 静注 day 1
ビンクリスチン
　0.6mg/m² 静注 day 3
シクロホスファミド
　700mg/m² 静注 day 4

3～4週毎
胸腺腫：RR 92%，mPFS 12か月，mOS 15か月
胸腺癌：RR 75%，mPFS 8.4か月，mOS 19か月

- 非アントラサイクリン系：

シスプラチン＋エトポシド療法 ★★[27]

シスプラチン
　60mg/m² 静注 day 1
エトポシド
　120mg/m² 静注 days 1～3

3週毎
胸腺腫：RR 60%，DCR 94%，mPFS 26か月，mOS 52か月

カルボプラチン＋パクリタキセル療法 ★★[28)31)]

カルボプラチン
　AUC 6 静注 day 1
パクリタキセル
　200mg/m² 静注 day 1

3週毎
・胸腺腫：RR 43%，DCR 90%，mPFS 17か月
・胸腺癌：RR 22～36%，DCR 95%，mPFS 5～7.5か月，mOS 20か月

- 再発・増悪時：
- 再発・増悪時は，一次治療で効果のあったレジメン

の再投与（ドキソルビシンの累積による心毒性に注意）や，二次化学療法を検討する．胸腺癌に対しては，比較的治療効果の高いスニチニブ[30]，S-1[31]が汎用されている．なお，スニチニブの治療効果とKIT遺伝子変異との関連は示されていない．

- EGFR，KITの過剰発現があっても，遺伝子変異がなければイレッサやイマチニブなどの分子標的薬は無効である．
- ゲムシタビン，ドセタキセルなどの殺細胞性抗がん薬を検討してもよいが，治療効果は限られているため，臨床試験への参加も治療選択肢である．

スニチニブ療法 ★★ [30]

スニチニブ

50mg/日　内服　4週間投与の後2週間休薬

- 胸腺腫：RR 6％，DCR 81％，mPFS 8.5か月，1年生存率86％
- 胸腺癌：RR 26％，DCR 91％，mPFS 7.2か月，1年生存率78％

S-1 ★★ [31]（臨床試験での対象は胸腺癌のみ）

S-1

40～60mg/m²　内服　2回/日　4週間投与の後2週間休薬

胸腺癌：RR 31％，DCR 65％，mPFS 4.3か月，mOS 23か月

標準治療のチェックに役立つウェブサイト

海外

National Comprehensive Cancer Network (NCCN) のガイドライン

- 閲覧には簡単な会員登録が必要．
- Thymomas and Thymic Carcinomas

https://www.nccn.org/professionals/physician_gls/default.aspx

- 日本語のサイト

https://www2.tri-kobe.org/nccn/guideline/lung/index.html

国内

日本肺癌学会のガイドライン

- 日本肺癌学会によるガイドライン．最新版がweb上で無料公開されている．

https://www.haigan.gr.jp/modules/guideline/index.php?content_id=3

総論から治療レジメンまで，網羅的にカバーされている．

国立がん研究センターのがん情報サービス

- ガイドラインではないが，関連情報として統計，患者相談窓口の連絡先などが記載されている．

https://ganjoho.jp/med_pro/med_info/guideline/evidence/list/edb_thymoma.html

日本胸腺研究会の「胸腺の医学」

- ガイドラインではないが，疾患と治療についての説明がある．

http://plaza.umin.ac.jp/thymus/thymus.html

文献

1) Ann Oncol 2015; 26 Suppl 5: v40-55.
2) Lung Cancer 2005; 50(1): 59-66.
3) Ann Thorac Surg 2004; 77(4): 1183-8.
4) Ann Thorac Surg 2003; 76(3): 878-84; discussion 84-5.
5) J Thorac Oncol 2011; 6(7 Suppl 3): S1691-7.
6) Ann Thorac Surg 2008; 86(3): 941-5.
7) J Thorac Oncol 2014; 9(4): 541-8.
8) J Thorac Oncol 2015; 10(10): 1383-95.
9) Cancer 1981; 48(11): 2485-92.
10) Pathol Int 1994; 44(5): 359-67.
11) NCCN guidelines (Thymomas and Thymic carcinomas) version 3. 2016. https://www.nccn.org/professionals/physician_gls/pdf/thymic_blocks.pdf.
12) 日本肺癌学会．肺癌診療ガイドライン2016年版．金原出版, 2016.
13) N Engl J Med 2016; 375(26): 2570-81.
14) J Thorac Oncol 2010; 5(9): 1454-60.
15) Cancer 2009; 115(23): 5413-20.
16) Ann Intern Med 1998; 129(2): 100-4.
17) Lung Cancer 2004; 44(3): 369-79.
18) J Thorac Cardiovasc Surg 2014; 147(1): 36-44, 6.e1.
19) Eur J Cardiothorac Surg 2015; 47(4): 602-7.
20) J Thorac Oncol 2015; 10(1): 199-205.

21) J Thorac Oncol 2016; 11(1): 115-21.
22) J Cancer Res Clin Oncol 2015; 141(2): 323-31.
23) Br J Cancer 2009; 101(9): 1549-54.
24) J Clin Oncol 1994; 12(6): 1164-8.
25) J Clin Oncol 2002; 25(3): 266-8.
26) Cancer 1991; 68(1): 30-3.
27) J Clin Oncol 1996; 14(3): 814-20.
28) Ann Oncol 2015; 26(2): 363-8.
29) J Clin Oncol 2011; 29(15): 2060-5.
30) Lancet Oncol 2015; 16(2): 177-86.
31) BMC Cancer 2016; 16: 156.

（勝屋友幾）

III 各種がんの治療

4 乳癌

疫学・診断

1 疫学・予後

1 罹患数・死亡数
- 日本の乳癌の罹患数（2013年）は7万6839人，死亡数（2016年）は1万4132人である．罹患率は年々増加傾向にあり，近年の統計では日本人女性の11人に1人が罹患し（2013年），日本人女性の70人に1人が乳癌で死亡する（2016年）．なお，米国での罹患率は6人に1人である．
- 2002～2006年までの統計では，乳癌10年相対生存率は79.3%である[1]．
- 日本における乳癌罹患率は，30歳代から増加が始まり，40歳代後半にピークを迎え，次第に減少する．欧米の統計と比較すると，日本では10歳程度若年層で罹患ピークがあるのが特徴である．

2 予後
- 病期ごとの10年相対生存率（%）（2016年公開）は，以下のとおりである[2]．
  - Stage I： 93.5%
  - Stage II： 85.5%
  - Stage III：53.8%
  - Stage IV：15.6%
  (1999～2002年初回入院治療症例)

2 リスク因子[3]
- 閉経後肥満，未産，授乳経験なし，良性乳腺疾患の既往，高線量被曝，初産年齢が高い，乳癌家族歴，閉経後ホルモン補充療法．

3 診断

1 検診[4)5)]
- 40歳以上を対象にしたマンモグラフィ検診は，死亡率低下の点で意義がある．超音波検診が有用であるエビデンスはないが，実臨床では，マンモグラフィで発見できない乳癌が超音波検査でみつかることもあるため，注意が必要である．なお，乳癌検診の推奨年齢として，欧米のエビデンスは50歳以上となっているが[6]，日本では発症年齢が欧米と比較して若年化していることもあり，40歳以上を検診の対象として推奨している[7]．
- MRI，FDG-PET，CTは，被曝など身体的負担，コストの点から検診では用いない．

2 症状
- しこり，皮膚の変化（発赤，peau d'orange，陥凹など），浮腫，変形，異常乳頭分泌物，疼痛，腋窩のしこり（リンパ節腫大）など．

3 診断[8]
- 乳癌の診断では以下の①～⑥を行う．
  ①問診：現病歴，既往歴，家族歴の聴取．
  ②視診
  ③触診
  ④画像診断：
  - スクリーニング：マンモグラフィ，超音波
  - 術前（広がり）診断：MRI，超音波
  - 転移診断：CT，骨シンチグラフィ，超音波，MRI，PET
  ⑤腫瘍マーカー：スクリーニングには不適である．術後無再発のフォローアップ検査としても不適である．また，現在治療中の進行・再発乳癌患者に対して，治療方針決定因子とならない．病歴・身体所見・画像診断で判断がつかない場合にのみ，補助的に用いる．薬物療法効果判定に補助的に用いてもよいが，腫瘍マーカーの推移のみで治療方針を変更してはならない．補助的に用いてよい腫瘍マーカーは，CA15-3，CEAである[9]．
  ⑥病理組織診：AJCCの病理分類による診断のみならず，薬物療法を施行するにあたり，ホルモンレセプターの発現状況（エストロゲンレセプター［estrogen receptor：ER］±プロゲステロンレセ

プター［progesterone receptor：PgR］），human epidermal growth factor receptor2（HER2）蛋白の発現状況を診断する必要がある．ER陽性の場合，内分泌療法の適応となり，HER2陽性の場合，トラスツズマブ（ハーセプチン®）やラパチニブ（タイケルブ®）の適応が生じる．

4 luminal 分類

- 遺伝子発現解析に基づいて，luminal A，luminal B，HER2-enriched，basal-like の 4 病型に分類することで，生物学的特徴や治療に対する反応を予測することができる[10]．実臨床で個々の症例を遺伝子解析することは非現実的だが，ER，PgR，HER2，増殖因子の発現状況からどの型にあてはまるか予測することができる（表1）．

- luminal A，B 型は最多であり，乳癌全体の約60％を占める．ER 陽性乳癌の大部分がこれに該当する．luminal A 型は ER の発現が強く最も予後のよい型であり，全体の約40％を占める．luminal B 型では ER の発現は弱く，HER2 の発現があるグループである．全体の20％を占め，luminal A 型と比較すると予後が悪い．

- HER2-enriched 型はホルモンレセプター（ER/PgR）が陰性で，HER2 陽性と増殖関連遺伝子が発現している．全体の10〜15％がこれに該当し，HER2 陽性乳癌の約半分が HER2-enriched 型に分類される．トラスツズマブ，ラパチニブといった抗 HER2 療法薬が臨床応用されることで予後が改善した型であるが，これらの薬剤が開発されるまでは最も予後が悪いグループであった．

- basal-like は ER，PgR，HER2 のいずれも発現していないことから，triple-negative breast cancer（トリプルネガティブ乳癌）ともいわれる．この型は breast cancer gene 1（BRCA1）変異と関連が強い．予後は4型のなかでは最悪であるが，化学療法が有効なことも多い．

- またこの4型に加えて claudin-low 型，normal-like 型といった遺伝子分類も追加され，遺伝子解析が今後どのような形で臨床に応用されていくのか注目が集まる．

5 病理組織分類

- 乳管癌が全体の 70〜80％ を占める[11]．
  ① carcinoma, NOS（not otherwise specified）
  ②乳管癌（ductal）：
  - 非浸潤性乳管癌（ductal carcinoma in situ：DCIS）
  - 非浸潤性の成分が多い浸潤癌（invasive with predominant intraductal component）
  - 浸潤癌（invasive）
  - 面皰癌（comedo）
  - 炎症性乳癌（inflammatory）
  - リンパ球浸潤を伴う髄様癌（medullary with lymphocytic infiltrate）
  - 粘液癌（コロイド）（mucinous［colloid］）
  - 乳頭癌（papillary）
  - 硬癌（scirrhous）
  - 腺様癌（tubular）
  - その他（other）
  ③小葉癌（lobular）：
  - 非浸潤性（lobular carcinoma in situ：LCIS）
  - 非浸潤性の成分が多い浸潤癌（invasive with predominant in situ component）
  - 浸潤癌（invasive）
  ④乳頭（nipple）：
  - Paget 病（Paget disease）
  - 非浸潤性乳管癌を伴う Paget 病（Paget disease with intraductal carcinoma）
  - 浸潤性乳管癌を伴う Paget 病（Paget disease with invasive ductal carcinoma）
  ⑤その他（other）：
  - 分類不能な carcinoma（undifferentiated carcinoma）

- 以下のサブタイプは，乳房内に発症しても典型的乳癌とはみなされない．
  - 葉状腫瘍（phyllodes tumor）
  - 血管肉腫（angiosarcoma）
  - リンパ腫（primary lymphoma）

表1 luminal 分類

	ER	PgR	HER2	増殖因子
luminal A	＋＋＋	＋＋＋	−	−
luminal B	＋〜＋＋	−〜＋＋	−〜＋＋＋	＋
HER2-enriched	−	−	＋＋＋	＋
basal-like	−	−	−	＋

4 病期分類（ステージング）(AJCC 第 8 版, 2017)[12]

1 TNM 分類

- 2018 年 1 月より，AJCC 病期分類が第 8 版に更新された．これまでの解剖学的な拡がりによる病期分類だけでなく，バイオマーカー（ER, PgR, HER2, histrogic grade, recurrence score［RS］）が追加された病期分類が提案されている．従来の TNM 分類に予後予測因子となるバイオマーカーを加えることで，より現実的な病期を知ろうとするものである．詳細は American Joint Committee on Cancer（AJCC）8 版[11]を参照のこと．

原発腫瘍（T）
- Tx　原発腫瘍の評価が不可能
- T0　原発腫瘍を認めない
- Tis　非浸潤性（*in situ*）癌
  - Tis（DCIS）　　非浸潤性乳管癌
  - Tis（Paget）　　乳頭に限局する Paget 病は乳腺実質に腫瘍病変がある場合は別物として取り扱う．乳腺実質と連続性のある場合はサイズと組織型で判別する
- T1　最大径 20mm 以下の腫瘍
  - T1mi　最大径 1mm 以下の腫瘍
  - T1a　最大径が 1mm より大きいが 5mm 以下の腫瘍（1.0～1.9mm は 2mm とみなす）
  - T1b　最大径が 5mm より大きいが 10mm 以下の腫瘍
  - T1c　最大径が 10mm より大きいが 20mm 以下の腫瘍
- T2　最大径が 20mm より大きいが 50mm 以下の腫瘍
- T3　最大径が 50mm より大きい腫瘍
- T4　腫瘍径を問わず，胸壁および/または皮膚に直接浸潤（潰瘍形成または皮膚結節）する腫瘍
  - T4a　胸壁への広がりあり（胸筋のみへの浸潤なし）
  - T4b　皮膚潰瘍および/または同側乳房の皮膚結節および/または皮膚浮腫（peau d'orange など）があるが，炎症性乳癌の基準を満たさない
  - T4d　炎症性乳癌．乳房の 3 分の 1 以上の皮膚変化がある．癌細胞の病理学的皮膚浸潤は診断助となるが必須条件ではない

※ LCIS は良性腫瘍として第 8 版の分類から除外された．
※ 主腫瘍と離れて存在する微小な浸潤性腫瘍径は合算して最大径とする．

領域リンパ節（N）
- 同側腋窩リンパ節，乳房内リンパ節，胸骨傍リンパ節，鎖骨上リンパ節が含まれる．頸部リンパ節，対側の腋窩リンパ節などは遠隔転移（M1）とみなされる
- 可能な限り病理学的診断を行うべきである

臨床学的リンパ節分類
- cNX　領域リンパ節転移が評価できない
- cN0　領域リンパ節転移なし
- cN1　可動性のあるレベル I，II 同側リンパ節転移
  - cN1mi　微小転移（0.2～2.0mm の大きさの転移）
- cN2　固定・癒合のあるレベル I，II 同側腋窩リンパ節転移もしくは同側腋窩リンパ節転移のない胸骨傍リンパ節転移
  - cN2a　固定・癒合のあるレベル I，II 同側腋窩リンパ節転移
  - cN2b　同側腋窩リンパ節転移のない胸骨傍リンパ節転移
- cN3　同側鎖骨下（レベル III 腋窩）リンパ節転移，レベル I，II リンパ節転移を伴う胸骨傍リンパ節転移，同側鎖骨上リンパ節転移
  - cN3a　同側鎖骨下（レベル III 腋窩）リンパ節転移
  - cN3b　レベル I，II リンパ節転移を伴う胸骨傍リンパ節転移
  - cN3c　同側鎖骨上リンパ節転移

病理学的リンパ節分類
- pNX　領域リンパ節転移が評価できない
- pN0　領域リンパ節転移なし，もしくは isolated tumor cells（ITCs）のみ
  - pN0（i＋）　0.2mm までの領域リンパ節転移
  - pN0（mol＋）
- pN1　微小転移もしくは 1～3 個の腋窩リンパ節転移，センチネルリンパ節転移陽性かつ臨床的胸骨傍リンパ節転移なし
  - pN1mi　微小転移（0.2～2.0mm の大きさの転移）

pN1a	1〜3個の腋窩リンパ節転移（2.0mm を超える転移が少なくとも1個のリンパ節に存在）	
pN1b	同側乳房内センチネルリンパ節転移（ITC を除く）	
pN1c	pN1a と pN1b の両方	
pN2	4〜9個の腋窩リンパ節転移，腋窩リンパ節転移のない画像診断での同側胸骨傍リンパ節転移	
pN2a	4〜9個の腋窩リンパ節転移（少なくとも1か所で 2.0mm 以上の転移あり）	
pN2b	病理学的診断としての腋窩リンパ節転移がなく，画像診断での同側胸骨傍リンパ節転移あり	
pN3	10個以上の腋窩リンパ節転移，同側鎖骨下（レベル III 腋窩）リンパ節転移，腋窩リンパ節転移を1個以上有する画像診断での同側胸骨傍リンパ節転移，3個以上の腋窩リンパ節転移＋センチネルリンパ節生検などで同定された同側胸骨傍リンパ節転移，同側鎖骨上リンパ節転移	
pN3a	10個以上の腋窩リンパ節転移（少なくとも1か所で 2.0mm 以上の転移あり），同側鎖骨下（レベル III 腋窩）リンパ節転移	
pN3b	pN1a もしくは pN2a に cN2b（画像上胸骨傍リンパ節転移陽性）が加わった状態，pN2a かつ pN1b	
pN3c	同側鎖骨上リンパ節転移	

※ ITC：腫瘍径 0.2mm 未満または腫瘍細胞 200個未満．

遠隔転移（M）

M0　画像診断としての遠隔転移なし
　cM0(i＋)　画像上遠隔転移はないが，末梢血，骨髄，あるいは領域リンパ節以外のリンパ節に 0.2mm を超えない微小転移がある
M1　0.2mm を超える遠隔転移あり．病理学的診断の有無は問わない

※ M の表記に pM0 は使用しない．cM0 もしくは cM1 の表記となるが，cM1 症例で遠隔転移が生検により病理学的に診断された場合のみ pM1 と表記する．

2 病期分類

Stage	T	N	M
0	Tis	N0	M0
IA	T1	N0	M0
IB	T0, T1	N1mi	M0
IIA	T0, T1	N1	M0
	T2	N0	M0
IIB	T2	N1	M0
	T3	N0	M0
IIIA	T0, T1, T2	N2	M0
	T3	N1, N2	M0
IIIB	T4	N0, N1, N2	M0
IIIC	Any T	N3	M0
IV	Any T	Any N	M1

3 予後予測病期分類

■ 核グレード，ホルモンレセプター発現状況，HER2 発現状況，Oncotype Dx 再発スコア（後述）を加えた病期分類．

治療

1 手術適応のある乳癌（非浸潤癌，浸潤癌）

1 非浸潤癌（非浸潤性小葉癌，非浸潤性乳管癌）

1）非浸潤性小葉癌（LCIS）

■ 非浸潤性小葉癌（lobular carcinoma in situ：LCIS）の発症頻度は非浸潤癌の 2.3% と，非常にまれな病態である[13]．LCIS と診断された場合に，注意すべきことは，浸潤癌が同側のみならず，対側，時に両側性に隠れている可能性である．両側もしくは対側に浸潤癌が隠れている確率は，約 1% とされている．したがって，非浸潤性乳管癌（ductal carcinoma in situ：DCIS）とは異なる治療戦略，フォローアップが必要である．

（1）古典的 LCIS（classic LCIS）

■ 腫瘍摘出術で診断された場合，追加切除は不要である．針生検で古典的 LCIS と診断された場合は，腫瘍摘出術を行う．LCIS は乳房内のどこにでも散発しうる多中心性腫瘍であり，LCIS 自体は浸潤癌に発展しないという特徴があるため，腫瘍切除断端は陰性でなくてもよい．

■ 術後の治療選択として，経過観察または術後補助内分泌療法または予防的両側乳房切除術が挙げられる．

- 術後補助内分泌療法は，全生存期間と乳癌関連死亡率の改善に寄与しないことから，絶対的適応ではない．しかしタモキシフェンでは，浸潤癌発症リスクが軽減（6 vs. 12/1000 人）したという NSABP P-1 試験の報告がある[14]．高リスク患者（60歳以上，LCIS の既往がある 35 歳以上，Gail model［乳癌発症のリスクを計算するツール．National Cancer Institute のウェブサイト http://www.cancer.gov/bcrisktool/ より計算ができる］での再発リスクが 1.66%以上）では推奨される[15]．
  http://www.cancer.gov/bcrisktool/
- 高リスクでない患者には，術後無治療で経過観察（4～6 か月毎）を行うことが一般的であるが，高リスクでない患者を対象に術後補助内分泌療法を行う場合には，そのリスクと利益を患者に説明することが重要である．
- 予防的両側乳房切除術±同時再建術も個別化医療の選択肢として挙げられるが，同様に十分な説明が必要である．
- 治療は，腫瘍摘出術±術後補助内分泌療法である．
- 術後補助内分泌療法：

抗エストロゲン製剤 ★★★
• ラロキシフェン（閉経後） 60mg/日　内服
• タモキシフェン 20mg/日　内服
5 年間

アロマターゼ阻害薬 ★★★
• エキセメスタン 25mg/日　内服
• アナストロゾール 1mg/日　内服
5 年間

(2) 多形性 LCIS（pleomorphic LCIS）
- 特殊な病理組織像を有し，浸潤癌との鑑別も難しいため，非浸潤性乳管癌（DCIS）に準じた治療を行う．
- pleomorphic LCIS は，1996 年に新しく定義された診断名であるため，病態や長期予後について不明な点も多い．しかし，予後不良とする報告も少なからずあることから，術後補助内分泌療法を行う妥当性は高い．
- 浸潤部を有する場合は，術後補助内分泌療法が推奨される．
- DCIS を合併している場合は術後補助放射線療法が推奨されるが，多形性 LCIS のみである場合は放射線療法を併用するエビデンスは乏しい．
- 治療は，腫瘍摘出術＋センチネルリンパ節生検＋放射線治療±術後補助内分泌療法または乳房全摘出術＋放射線治療±術後補助内分泌療法である．
- 術後補助内分泌療法：

抗エストロゲン製剤 ★★★
• ラロキシフェン（閉経後） 60mg/日　内服
• タモキシフェン 20mg/日　内服
5 年間

アロマターゼ阻害薬（閉経後） ★★★
• エキセメスタン 25mg/日　内服
• アナストロゾール 1mg/日　内服
5 年間

2）非浸潤性乳管癌（DCIS）
- 治療のゴールは完治，つまり浸潤癌の予防である．手術，術後補助放射線療法，術後補助内分泌療法で治療を行う．乳房全摘出術を施行した場合の再発率は，2%以下とされている[16]．乳房部分切除術＋放射線療法を施行した場合，乳房全摘出術と比較して局所再発率はわずかに上昇するが，生存率の点では同様である．部分切除術の場合は，DCIS を中心に十分な切除断端をとることがポイントである．切除断端に腫瘍の露出があったり，腫瘍までの距離が不十分である場合は，再手術で十分な切除を行う．
- 治療は，乳房部分切除術＋術後補助放射線療法±術後補助内分泌療法または乳房全摘出術±術後補助内分泌療法である．

(1) センチネルリンパ節生検
- 乳房温存術の対象となる患者では，微小浸潤が生検で確認されている場合や画像上浸潤癌の併発が疑われる場合を除いて，センチネルリンパ節生検は不要である．
- 乳房全摘出術を行う場合は，手術検体で浸潤癌が発見される可能性もあるため，センチネルリンパ節生検を施行する[17]．
- センチネルリンパ節生検を試みたにもかかわらず同定できなかった場合，また臨床的に転移が疑わし

いリンパ節が認められる場合は，腋窩郭清を施行する．

(2) 放射線療法

- 乳房部分切除後に放射線治療を追加するメリットを検証した4つの臨床試験（NSABP B-17，EORTC 10853，UKCCR，SweDCIS）の結果をみると，切除のみの群と比較した場合に放射線治療追加群では乳房内再発のリスクが50％以上軽減されている[18)～21)]．また，これらの臨床試験のメタアナリシスでも放射線治療の追加によって同側乳房内への浸潤癌，非浸潤癌の発症頻度が低下することが明らかとなった（HR = 0.49；95% CI 0.41-0.58）[22)]．

(3) 術後補助内分泌療法

- 治療の目的は，同側もしくは対側の浸潤癌発症予防である．DCISで遠隔転移が発見されることはほとんどないため，化学療法の適応はない．
- DCISの約50～75％がエストロゲンレセプター陽性であり，これらの症例が術後補助内分泌療法の対象となる．タモキシフェンの内服で同側乳癌のリスクが40％減少し，対側乳癌では60％減少するが，全生存期間の改善には寄与しない[23)]．
- 閉経後患者に対しては，アロマターゼ阻害薬がよい適応である．閉経後DCIS患者3100人を対象に，全摘出術後にタモキシフェンもしくはアナストロゾールによる5年間の術後補助療法を行った試験（NRG Oncology/NSABP B-35 trial）では，両者間で無病生存期間，全生存期間に有意な差は認められなかったものの，アナストロゾール群で乳癌再発率は低い傾向にあった[24)]．

タモキシフェン療法 ★★★
タモキシフェン
20mg/日　内服　5年間

アナストロゾール療法 ★★★
アナストロゾール
1mg/日　内服　5年間

(4) 術後補助トラスツズマブ療法

- DCISは浸潤癌に比べてHER2陽性率が高いとされている（56% vs. 15%）[25)]が，DCISに対して抗HER2製剤を使用する有用性は認められていないため，American Society of Clinical Oncology/College of American Pathologists (ASCO/CAP) ガイドラインでは，HER2検査自体が推奨されていない．NSABP B-43試験では，HER2陽性・部分切除術後症例に対して放射線と併用した2サイクルのトラスツズマブ治療の有用性が検証されている[26)]．

2 早期乳癌（浸潤癌）

- 早期乳癌とは，腫瘍径が触診2cm以下で，臨床的にリンパ節転移がないと判断された浸潤性乳癌のことである．早期乳癌では手術治療を先行して行う．
- 術後補助療法には放射線療法，化学療法，内分泌療法があるが，手術検体より得られた病理学的診断情報をもとに適応を決定する．術後補助薬物療法の適応を決める際に臨床の現場で用いられているのが，National Comprehensive Cancer Network (NCCN) ガイドライン（表2）[27)]もしくはSt.Gallenのガイドライン（表3）[28)]である．
- Oncotype Dx[29)]：
- 多遺伝子診断検査による個別化した治療計画の提案ができる．
- 化学療法の効果と遠隔再発リスクを評価し，スコアにより術後補助化学療法の適応を決定できる（表4）．
- 対象：
  - リンパ節転移陰性，ホルモン受容体陽性，HER2陰性のStage I～IIIA浸潤性乳癌患者
  - リンパ節転移陽性（1～3個），ホルモン受容体陽性，HER2陰性のStage I～IIIA浸潤性乳癌患者
- 早期乳癌で，術後補助化学療法の必要性を悩む場合，また可能であれば化学療法は避けたいと患者が希望する場合などはよい適応となり，再発リスクが低ければ化学療法の過剰治療を回避できる．ただし，日本では保険適用がないため，検査に40万円近いコストがかかる．

3 局所進行乳癌

1) 局所進行乳癌の定義
- 局所：
- 5cm以上（T3）　または
- 胸壁 and/or 皮膚への進展あり（T4）　または
- 炎症性乳癌（T4d）
- リンパ節転移：
- 同側の固定・癒合されたレベルI，IIリンパ節の腫大あり，もしくはレベルI，IIリンパ節の腫大はないが傍胸骨リンパ節の腫大あり（N2）　または
- 同側鎖骨下リンパ節（レベルIII）腫大あり，もしくは同側腋窩リンパ節腫大＋傍胸骨リンパ節の腫大あり，もしくは鎖骨上リンパ節腫大あり（N3）
- なお，鎖骨上リンパ節の扱いが2002年にAJCC-UICC (Union for International Cancer Control) により変更されている．それまでは遠隔転移として

表2　術後補助薬物療法の適応（NCCN ガイドライン）[27]

	HER2 ＋	HER2 －
ER/PgR ＋	・腫瘍径＞1cm（リンパ節転移の有無にかかわらず）：HT＋抗がん薬＋トラスツズマブ ・0.6cm＜腫瘍径＜1.0cm（リンパ節転移なし）：HT±抗がん薬＋トラスツズマブ ・腫瘍径≦0.5cm or 微小転移（リンパ節転移なし or pN1mi）：±HT	・リンパ節転移陽性：HT＋抗がん薬 ・腫瘍径＞0.5cm（リンパ節転移陰性 or pN1mi）：Oncotype Dx または HT±抗がん薬 ・腫瘍径≦0.5cm or 微小転移（pN1mi）：HT ・腫瘍径≦0.5cm or 微小転移（リンパ節転移陰性）：±HT
ER/PgR －	・腫瘍径＞1cm（リンパ節転移の有無にかかわらず）：抗がん薬＋トラスツズマブ ・0.6cm＜腫瘍径＜1.0cm（リンパ節転移なし or pN1mi）：抗がん薬考慮＋トラスツズマブ ・腫瘍径≦0.5cm or 微小転移（pN1mi）：抗がん薬考慮＋トラスツズマブ ・腫瘍径≦0.5cm or 微小転移（リンパ節転移陰性）：補助療法なし	・腫瘍径＞1cm（リンパ節転移の有無にかかわらず）：抗がん薬 ・0.6cm＜腫瘍径＜1.0cm（リンパ節転移なし or pN1mi）：抗がん薬考慮 ・pN1mi（腫瘍径≦0.5cm or 微小転移）：抗がん薬考慮 ・リンパ節転移陰性（腫瘍径≦0.5cm or 微小転移）：補助療法なし

HT：内分泌療法

表3　術後補助療法の適応（St. Gallen のガイドライン）[28]

St. Gallen 2007 リスク分類

低リスク	リンパ節転移なし，かつ以下のすべてを満たす ・浸潤径 2cm 以下 ・Grade 1 ・脈管浸潤なし ・ER and/or PgR 陽性 ・HER2 過剰発現なし
中等度リスク	リンパ節転移なし，かつ少なくとも以下の1つを満たす ・浸潤径 2cm を超える ・Grade 2～3 ・脈管浸潤あり ・ER，PgR ともに陰性 ・HER2 過剰発現あり リンパ節転移あり（1～3個），かつ以下のすべてを満たす ・ER and/or PgR 陽性 ・HER2 過剰発現なし
高リスク	リンパ節転移あり（1～3個），かつ少なくとも以下の1つを満たす ・ER，PgR ともに陰性 ・Her2 過剰発現 あるいは， リンパ節転移あり（4個以上）

リスク分類別治療選択（St. Gallen 2007）

	ER±PgR 陽性	ER±PgR 陰性
低リスク	内分泌療法	適応なし
中等度リスク	抗がん薬治療＊＋内分泌療法	抗がん薬治療＊
高リスク	抗がん薬治療＊＋内分泌療法	抗がん薬治療＊

＊HER2 陽性症例ではトラスツズマブ（ハーセプチン®）を抗がん薬治療（タキサン系）に併用する．アントラサイクリン系薬剤とトラスツズマブの併用は心毒性の点から実臨床では行わない．

（つづく）

(つづき)

St. Gallen 2009 で決められた治療適応の基準（しきい値）

治療	適応	
内分泌療法	ER ＞ 1%	ER 陰性かつ PgR 陽性はホルモンレセプター陽性ではなく染色のアーチファクト．
分子標的治療 （トラスツズマブ）	病理 ・IHC：強く全周性の染色陽性細胞が 30%以上 ・FISH ＞ 2.2	
化学療法 ・HER2 陽性 （トラスツズマブ併用）	トラスツズマブを化学療法に併用	臨床試験では化学療法＋トラスツズマブのエビデンスのみ．トリプルポジティブ患者に対し，化学療法非併用でよいとするエビデンスはない．
・トリプルネガティブ ・ER 陽性/HER2 陰性（内分泌療法併用）	ほとんどの患者で化学療法実施 リスクに応じて実施	

IHC：immunohistochemistry（免疫組織化学法），FISH：fluorescence *in situ* hybridization

表4 Oncotype Dx（NCCN ガイドライン[27]）

スコア	推奨
＜ 26	化学療法追加のメリットなし．50 歳未満でスコア 16 〜 25 の患者では化学療法追加で遠隔転移リスク減少のメリットあり．
26 〜 30	前向き試験のデータなし．他のリスクを考慮して化学療法追加の適応を決定する．
≧ 31	化学療法の追加を推奨．

扱われていたが，鎖骨上リンパ節転移を有する症例の無病生存期間，全生存期間が Stage IV より Stage III に近いことが判明し，N3 として扱われるようになった[30]．
■ 上記定義にあてはまる場合は，遠隔転移の検索と的確ながんのステージングを治療開始前に行うことが重要である．局所の評価に加え，胸部 CT，腹部 CT もしくは肝超音波検査，骨シンチグラフィ検査を施行する．

2）局所進行乳癌の治療
■ 局所進行乳癌の治療ゴールは無再発であるが，手術単独でコントロールすることは困難であるため，術前・術後補助薬物療法（化学療法，内分泌療法，分子標的薬），術後放射線療法を組み合わせて治療戦略を立てる．
(1) 術前化学療法か術後化学療法か
■ NSABP B-18 試験にて 1523 人の患者を対象に，AC 療法を術前に施行する群と術後に施行する群で全生存期間を比較した．16 年の長期フォローアップの結果，術前化学療法と術後化学療法で予後に差は認められなかった（HR ＝ 0.99；95％ CI 0.85-1.16）[31]．また，FEC 療法を術前もしくは術後に施行した EORTC 10902 試験でも，全生存期間，無増悪生存期間，局所再発率（local recurrence rate）に関して両群間に有意差が認められていない[32]．

表5 術前化学療法の利点と欠点

利点	・腫瘍縮小により乳房温存術が可能になる． ・ダウンステージングで手術可能な状態へ． ・薬物療法の効果が確認できる→無効薬剤を漫然と投与することを回避． ・病理学的完全奏効（pCR）が得られた症例では予後良好（予後予測が可能）．
欠点	・薬物療法無効の場合，腫瘍増大，病勢の進行が生じる．

■ つまり，術前化学療法と術後化学療法のどちらを選択しても，妥当である．例えば，乳房温存を希望する患者では，術前化学療法を勧めるなど，適応を個別化することで，さまざまなメリットが得られる（表5）．
■ 初診時に他臓器転移が発見されていないにもかかわらず，手術±術前・術後補助療法から数年後に転移がみつかる理由は，「微小転移」の存在であるといわれている．微小転移とは，画像検査では発見できないがん細胞の広がりである．手術と補助療法を行っても微小転移が体内に残存していれば，時間とともに転移巣は増大し，CT や超音波などの画像検査で検出され，最終的に転移と診断される．
(2) センチネルリンパ節の扱い
■ 臨床学的（画像上）リンパ節転移陽性症例は，腋窩郭清の対象となり，陰性症例ではセンチネルリン

パ節生検の対象となる．
- 最初から腋窩郭清の対象となるのは，3個以上のリンパ節転移がある場合，1～2個のリンパ節転移があり術後放射線治療を計画していない場合，である（2014 ASCO ガイドライン）．
- 腋窩郭清の適応：
- 臨床学的（画像上）リンパ節転移陽性症例もしくはセンチネルリンパ節転移陽性症例では，腋窩郭清の適応となる．しかし，以下の条件をすべて満たす症例では，腋窩郭清のメリットがなく郭清省略が標準的となりつつある．これらの症例で腋窩郭清を行った場合，3%未満の腋窩再発リスク減，14%のリンパ浮腫合併率増加となるため，デメリットがメリットを上回る可能性が高い[33]．
  - ER 陽性
  - T1，T2
  - 臨床学的（画像上）リンパ節転移陰性かつセンチネルリンパ節転移1～3個．
  - 術後放射線療法が予定されている．

3）術前・術後化学療法

- アントラサイクリン系薬剤とタキサン系薬剤を使用する．順序については明確なエビデンスはなく，この2種類両方のレジメンを使用することがポイントとなる．心機能障害などの理由でアントラサイクリン系薬剤が使用できない場合は，CMF 療法の適応となる．リスクによっては，TC 療法やパクリタキセル（weekly）＋ハーセプチン療法の適応もある．
- 乳癌術後補助療法としての薬物療法は，1976年に Bonadonna らが，リンパ節陽性乳癌を対象に術後無治療群と12か月の CMF 療法群を比較したところ，CMF 療法で再発率が低下するという報告から始まった[34]．その後，投与期間，投与量，投与方法，投与薬剤の種類などを検証するさまざまな臨床試験が行われてきた．
- 1998年になると Early Breast Cancer Trialists' Collaborative Group が，アントラサイクリンを含むレジメンが CMF 療法よりも再発率と死亡率を有意に低下させるというメタアナリシスを報告した[35]．アントラサイクリンを含むレジメンと CMF 療法を比較した臨床試験は複数施行されたが，個々の臨床試験をみると，AC 療法と CMF 療法では，無再発生存期間と全生存期間で有意差はみられていない[36]．CEF 療法では CMF 療法より良好な予後が得られている[37]．AC 療法で有意差が出なかった理由は，これらの臨床試験のプロトコールで規定した治療期間が短すぎたことが原因と考えられるが，AC 療法4サイクルと CMF 療法6サイクルを比較しても，治療期間や毒性の点から AC 療法が選択される流れとなる．結果的に2000年度の National Institutes of Health consensus development conference で，アントラサイクリンを含むレジメンを補助療法として推奨する方針となった．
- その後，アントラサイクリンを含むレジメンにタキサンを追加することで，よりよい治療成績を得ようとする臨床試験が行われるようになった．Henderson らは AC 療法4サイクルの後にパクリタキセルを4サイクル追加することで，無再発生存期間と全生存期間の改善が認められることを発表した[38]．
- これを機に，タキサン系薬剤の種類と投与方法を検証するさまざまな臨床試験が施行されるようになった．2008年に New England Journal of Medicine に掲載された Sparano らの報告によると，AC 療法4サイクル後に tri-weekly パクリタキセル4サイクル，weekly パクリタキセル12サイクル，tri-weekly ドセタキセル4サイクル，weekly ドセタキセル12サイクルの4群を比較し，無再発生存期間と全生存期間が有意に延長されたのは，weekly パクリタキセル12サイクルであった．tri-weekly ドセタキセル4サイクルでも，weekly パクリタキセル12サイクルに次ぎ良好な結果が得られている[39]．
- さらに，それまでは3週に一度の治療期間であったのを2週に一度に短縮する（dose-dense treatment）ことで，より良好な予後が得られるという報告も行われた[40]．また，AC 療法にドセタキセルを追加した TAC 療法6サイクルと AC 療法にフルオロウラシルを追加した FAC 療法6サイクルを比較したところ，TAC 療法で無再発生存期間と全生存期間の改善が認められるという臨床試験も行われた[41]．
- 2006年には，術後補助療法としての AC 療法と TC 療法を比較した臨床試験の結果が報告され，全生存期間では両者間に有意差が認められなかったが，無再発生存期間では TC 療法がすぐれていた（HR = 0.67；95% CI 0.50-0.94，p = 0.015）[42]．
- その後，US Oncology 試験9735で HER2 陰性の手術可能症例を対象に AC 療法と TC 療法が比較され，7年間の追跡では全生存期間，無再発生存期間ともに TC 療法で良好な結果となっている[43]．これらの結果より，比較的低リスクと判断される乳癌や HER2 陰性症例などでは，TC 療法も選択肢の1つとされるようになった．
- また，HER2 陽性の再発ハイリスク患者（リンパ節転移陽性，またはリンパ節転移陰性かつハイリス

ク因子［35歳以下，腫瘍径2cm以上，ER/PgR陰性，tumor Grade 2 or 3など］が1つでもある）を対象に，アントラサイクリンを含まないレジメンでもトラスツズマブ（ハーセプチン®）の併用で良好な予後が得られることが，2011年にSlamonらによって証明された[44]．これは，従来の標準治療であるACT療法（AC療法後にドセタキセル投与）と，ACTH療法（AC療法後にドセタキセル＋トラスツズマブ）と，TCH療法（ドセタキセル＋カルボプラチン＋トラスツズマブ）の3群を比較した第III相臨床試験で，無再発生存期間，全生存期間ともに従来のACT群と比較して，ACTH群とTCH群が有意にすぐれていたという結果となった．ACTH群とTCH群の間では，有意差は認められていない．

■ このようにさまざまな臨床試験が行われてきたなかで，治療効果と毒性のバランスを考慮し，アントラサイクリンを含むレジメン4サイクルの後にタキサンを追加する治療方法が，執筆時現在，標準治療となっている[45)46]．

■ アントラサイクリン系薬剤：

AC療法 ★★★[47]
ドキソルビシン
60mg/m^2　静注　day 1
シクロホスファミド
600mg/m^2　静注　day 1
3週毎　4サイクル
ドキソルビシンの代わりにエピルビシン 90mg/m^2 を使用するEC療法でもよい．

CEF療法 ★★★[48]
フルオロウラシル
500mg/m^2　静注　day 1
エピルビシン
100mg/m^2　静注　day 1
シクロホスファミド
500mg/m^2　静注　day 1
3週毎　4サイクル

dose-dense AC-T療法[40]
〈AC療法〉
ドキソルビシン
60mg/m^2　静注　day 1
シクロホスファミド
600mg/m^2　静注　day 1
2週毎　4サイクル
ペグフィルグラスチム
3.6mg　皮下注　投与後24〜72時間以内
↓
〈PTX療法〉
パクリタキセル
175mg/m^2　静注　day 1　2週毎　4サイクル
ペグフィルグラスチム
3.6mg　皮下注　投与後24〜72時間以内

■ アントラサイクリン系薬剤の代替：

CMF療法 ★★★[34]
シクロホスファミド
100mg/m^2　内服　day 1〜14
メトトレキサート
40mg/m^2　静注　day 1, 8
フルオロウラシル
600mg/m^2　静注　day 1, 8
4週毎　6サイクル

TC療法 ★★[42]
ドセタキセル
75mg/m^2　静注　day 1
シクロホスファミド
600mg/m^2　静注　day 1
3週毎　4サイクル

TCH療法 ★★[44]
〈HER2陽性の場合〉
ドセタキセル
75mg/m^2　静注　day 1
カルボプラチン
AUC 6　静注　day 1
3週毎　6サイクル
トラスツズマブ
抗がん薬投与中は1週毎，抗がん薬終了後は3週毎1年間
・毎週投与時：4mg/kg（初回量），2mg/kg（2回目以降）
・3週毎投与時：8mg/kg（初回量），6mg/kg（2回目以降）

- タキサン系薬剤：

weekly パクリタキセル療法 ★★★ [39]

パクリタキセル
80mg/m² 静注 day 1 毎週 12サイクル

ドセタキセル療法 ★★★ [49]

ドセタキセル
100mg/m² 静注 day 1 3週毎 4サイクル

4）術後放射線療法

（1）部分切除後の放射線療法

- 温存乳房内に遺残している可能性のある微小病変の根絶目的で行う．適応は，乳房部分切除術を施行した全患者にある．リンパ節転移陰性患者を対象に行ったメタアナリシスでは，照射あり群と照射なし群での5年局所再発率が6.7% vs. 22.9%，15年乳癌死亡率が26.1% vs. 31.2%であった[50]．
- 執筆時現在，部分切除後の放射線治療は標準治療とされている．

（2）全摘出後の放射線療法

- 再発高リスク患者に対して局所・領域リンパ節再発の抑制，生存率の向上目的で行う．適応は，腋窩リンパ節転移が4個以上，腫瘍径が5cm（T3）以上，切除断端陽性例である．またER，PgR，HER2いずれの発現も認められないトリプルネガティブ乳癌（TNBC）では局所再発率が高いとされている[51]．TNBC 681症例を対象に，術後胸壁照射を施行した群と術後照射なし群を比較した臨床試験の結果で，術後照射群で5年局所無再発率が高く（88% vs. 75%），5年生存率も良好（90% vs. 79%）な結果であったという報告もある[52]．TNBC患者に対する術後放射線療法は現段階では標準治療とはいえないが，今後の臨床試験の結果が注目される．

5）術前・術後補助療法としての分子標的薬

- 術前・術後補助療法としてのトラスツズマブの適応となるのは，HER2陽性でリンパ節転移陽性，または浸潤腫瘍径が1cm以上[44]（FinHer試験では2cm以上[53]）の患者である．浸潤径1cm未満でのトラスツズマブ使用に明確なエビデンスはないが，NCCNのガイドラインでは，HER2陽性でリンパ節転移陰性のT1b（浸潤径0.6cm以上1.0cm未満）症例，または浸潤径が0.5cm未満でも腋窩リンパ節微小転移あり（≦2mm，pN1mi）の症例ではトラスツズマブの適応を推奨している[27]．
- また HER2 陽性の再発高リスク患者（リンパ節転移陽性，もしくはリンパ節転移陰性だが浸潤系が2cm以上）では，トラスツズマブにペルツズマブを上乗せすることでより良好な予後が期待できる．2012年に Food and Drug Administration（FDA）が抗HER2製剤であるペルツズマブを再発乳癌に承認した．その後，術前・術後補助療法に対しても複数の臨床試験が展開された．
- NeoSphere試験（第II相試験）では，再発リスクの高いHER2陽性患者の術前化学療法（タキサン）にトラスツズマブとペルツズマブを加えることで，より高い病理学的完全奏効（pCR）率が得られることが判明した．ドセタキセルにトラスツズマブとペルツズマブの2剤を追加することで得られたpCR率は46%，ドセタキセル＋トラスツズマブのみでは29%，ドセタキセル＋ペルツズマブのみでは24%であった．なお，トラスツズマブ＋ペルツズマブのみでは17%であった．この3剤併用療法で5年無病再発期間の有意な延長は認められなかったものの，背景には試験のサイズ不足も考慮される[54]．
- また2000人のHER2陽性患者を対象に調査された術前化学療法のメタアナリシスでは，ペルツズマブ上乗せで得られるpCR率は約23〜40%程度，長期予後と相関するとされている[55]．
- 術後補助療法としてのペルツズマブ上乗せを検討した第III相試験（APHINITY試験）では，4800人のHER2陽性・再発高リスク患者を対象に化学療法＋トラスツズマブ＋ペルツズマブ，もしくは化学療法＋トラスツズマブ＋プラセボを比較している．ペルツズマブ上乗せにより3年無病再発期間の延長を認めたが，サブグループ解析で特にリンパ節転移陽性，ホルモンレセプター陰性・HER2陽性のハイリスク群で有意に予後の改善が認められている[56]．
- FDAは2013年にペルツズマブの術前使用を，2017年に術後使用を承認した．日本でもHER2陽性乳癌に対する術前化学療法として，また進行乳癌に対する術後補助療法としてタキサンとトラスツズマブ＋ペルツズマブの併用療法が承認されており，現在では標準治療となっている．
- 抗HER2製剤には心毒性があるため，実臨床では心毒性の副作用があるアントラサイクリン系薬剤との併用は避ける．しかし，アントラサイクリン系薬剤とトラスツズマブを併用することでよりよい治療成績が得られることを期待して，近年，これらの薬剤を併用した臨床試験が複数行われている．そのなかでも規模の大きい3つの第III相試験の結果をみると，個々の報告では併用は安全であ

ると結論づけられている[57)~59)]．ところが，この3つの臨床試験を合併させて（n＝1765，うちアントラサイクリンとトラスツズマブの併用 n＝583）検証すると，心毒性のリスクはこれらの薬剤併用により上昇するという結論に至る（OR＝1.95；95% CI 1.16-3.29）[60)]．術前化学療法という限られた期間での投与でもこの結果が出ているため，臨床試験以外では併用療法を行うべきではない．

抗HER2療法 ★★★

トラスツズマブ
術前：8mg/kg（初回量），6mg/kg（2回目以降）　静注

ペルツズマブ
術前：840mg（初回量），420mg（2回目以降）　静注

3週毎　4サイクル　術後療法と合わせて計18サイクル（1年）
術後の再開時は初回量に戻す．

- HER2陽性でリンパ節転移陰性かつ浸潤径が2cm未満の低リスク患者であれば，パクリタキセルとトラスツズマブ併用療法も考慮される．ACTH療法やTCH療法との直接比較はされていないものの，410人を対象にした第Ⅱ相試験では3年での無再発率が99.2%であり統計学的に推測した場合，長期経過観察で結果が逆転することが考えにくく，低リスク患者では選択肢の1つとなりうる[61)]．

TH療法

パクリタキセル
80mg/m² 静注　day 1　1週毎　12サイクル

トラスツズマブ
8mg/kg（初回量），6mg/kg（2回目以降）　静注　3週毎　18サイクル

6）術後補助内分泌療法

- リスクの高低や閉経状態によらず，ER±PgR陽性の症例では術後補助療法としての内分泌療法が推奨されるが，再発リスクの著しく低い乳癌（腫瘍径1cm未満，リンパ節転移なし，高分化型，脈管侵襲なし）では，副作用とのバランスで適応を決定してよい．
- これらの症例では乳癌細胞がエストロゲン依存性に増殖しているため，エストロゲンの産生抑制・作用阻害を行うことが目標である．閉経前と閉経後ではエストロゲン産生経路が異なるため，治療薬の選択が異なる（図1）[8)]．
- 内分泌療法は，化学療法と放射線治療が終了した後に開始する．
- NCCNのガイドラインでは，閉経を以下のように

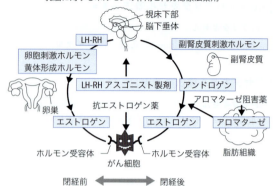

図1　エストロゲン生成経路と使用薬剤[8)]
乳癌に対するホルモンの作用と内分泌療法薬剤

副腎皮質から分泌されたアンドロゲンは，脂肪組織にあるアロマターゼという酵素によって，エストロゲンにつくり変えられる．

定義づけている．
- 卵巣摘出術の既往あり．
- 年齢60歳以上．
- 年齢60歳未満で化学療法・内分泌療法・卵巣抑制がないにもかかわらず，12か月以上にわたって無月経であり，FSHとエストラジオールの値が閉経後の範囲にあること．
- 年齢60歳未満で内分泌療法中の場合は，FSHとエストラジオールが閉経後の範囲にあること．

（1）閉経前

タモキシフェン療法 ★★★

タモキシフェン
20mg/日　内服　5年間

- タモキシフェンが長期予後（overall survival）に与える影響については不明な部分が多かったが，Early Breast Cancer Trialists' Collaborative Group（EBCTCG）が2011年に報告したメタアナリシスの結果（n＝21457）では，15年間の追跡でタモキシフェン投与群では無治療群と比較して再発率を39%低下させ，乳癌死亡率を30%減少させることがわかった[62)]．また，タモキシフェンの重大な副作用として子宮体癌のリスク上昇と血栓症があるが，10年間での死亡率は0.1%未満であり極めてまれな合併症といえる．
- 投与期間については，再発高リスク群（例：腫瘍径5cm以上，リンパ節転移陽性など）では，タモキシフェン10年投与も考慮される．6846人の患者を対象に10年投与（n＝3428）と5年投与（n＝3418）を比較したATLAS試験の結果では，10年の投与で再発率の低下（18% vs. 20.8%, respectively, RR＝0.84；95% CI 0.76-0.94）と，がん死亡率の低下

(9.7% vs. 11.5%, respectively) につながるとされている[63].
- 閉経前でタモキシフェン内服をしている患者は骨量が減少し，閉経後で内服すると骨量は上昇し，骨折率は低下する．閉経前患者がタモキシフェン内服中に著しい骨量減少をきたす場合は，ビスホスホネート製剤の使用も考慮する．

LH-RH アナログ療法 ★★★

ゴセレリン
3.6mg 皮下注 月1回
または
10.8mg 皮下注 3か月毎

リュープロレリン
3.75mg 皮下注 月1回
または
12.25mg 皮下注 3か月毎

2年間

- 閉経前の患者に対して卵巣機能を抑制し，卵巣からのステロイド産生を止めることでエストロゲンを抑え，乳癌細胞の増殖を防ぐ．外科的卵巣摘出術，放射線照射，LH-RH アナログによる抑制の3つの方法がある．タモキシフェンと同時に開始し，2年間併用する．
- 卵巣機能抑制による乳癌再発予防の歴史は長く，1950年代には広く行われていたが，1960年代以降アントラサイクリン系薬剤が臨床応用されるようになると，抗がん薬治療により予後が大きく改善するようになり，卵巣機能抑制が単独で選択されることはなくなった．しかし，抗がん薬治療を行った後に，卵巣機能抑制とタモキシフェンの両者を併用することで無再発生存期間の改善につながることが2005年に報告され，閉経前のER陽性患者に対する標準治療となった[64].
- EBCTCGによるメタアナリシスでは，50歳以下でER陽性の乳癌患者（n = 8000）を対象に，卵巣機能抑制を行った群と行わなかった群での長期予後を比較している．15年での再発率は卵巣機能抑制群で有意に低く（51.6% vs. 47.3%），乳癌死亡率も卵巣機能抑制群で低い（43.5% vs. 40.3%）結果であった[35].
- 外科的卵巣摘出術は，卵巣からのステロイド産生を即座に止めるため即効性はあるが，身体に対する侵襲も大きい．しかし，BRCA遺伝子変異がある患者ではリスク軽減のために選択されることもある．
- 放射線照射による方法は，効果が出現するまでに時間がかかったり，卵巣機能を抑制しきれなかったりすることもあるため，推奨されない．
- LH-RHアナログによる方法は執筆時現在，最も一般的に選択されている方法であり，薬剤を中止すると卵巣機能は戻る．

(2) 閉経後

タモキシフェン療法 ★★★

タモキシフェン
20mg/日 内服 5年間

タモキシフェン→アロマターゼ阻害薬に変更する場合 ★★★

タモキシフェン
20mg/日 内服 2～3年間
→
アロマターゼ阻害薬
内服 2～3年間
・アナストロゾール 1mg/日
・レトロゾール 2.5mg/日
・エキセメスタン 25mg/日

合計5年間

アロマターゼ阻害薬療法 ★★★

アロマターゼ阻害薬
内服 5年間
・アナストロゾール 1mg/日
・レトロゾール 2.5mg/日
・エキセメスタン 25mg/日

- 閉経後乳癌に対しても，タモキシフェンによる長期予後改善は証明されている[35]．アロマターゼ阻害薬のほうがより有効であるというデータも複数認められるが，2010年に出されたASCOガイドラインでは，タモキシフェン2～3年内服後にアロマターゼ阻害薬に変更し合計5年間内服，もしくは最初からアロマターゼ阻害薬を5年間内服することを推奨している[65].
- 5年を超えてのアロマターゼ阻害薬長期投与（10年投与）については，無再発生存期間を延長する可能性はあるが，全生存期間の延長にはつながらないとされている[66]．なお，長期投与を考慮する際には，対象患者の再発リスク，骨粗鬆症のリスクなど長期投与の不利益を天秤にかける必要がある．
- 執筆時現在，実臨床で一般的に使用されているアロマターゼ阻害薬は，アナストロゾール，レトロゾール，エキセメスタンである．このなかでレトロゾールがより有効であることを示唆する実験上のデー

タはあるが[67]，明確なエビデンスはなく，実臨床ではどの薬剤も同等の効果であると認識してよい．
- アロマターゼ阻害薬は卵巣機能が廃絶した患者に適応となるべきであり，抗がん薬による卵巣機能の一時的抑制や妊娠中無月経の患者では注意が必要となる．
- タモキシフェンのほうが術後補助内分泌療法の選択薬として歴史が長いが，アロマターゼ阻害薬の出現により複数の比較試験が行われてきた．
- 最初にランドマークとなった臨床試験はATAC試験である．この試験ではER陽性の閉経後乳癌患者を対象に，術後内分泌療法としてタモキシフェン投与群とアナストロゾール投与群を比較している．10年間の長期追跡結果が2010年に発表され，アナストロゾール群で無再発生存期間が有意に延長したと報告されたが，全生存期間では有意差が認められていない（HR ＝ 0.97；95％ CI 0.88-1.08）．しかし副作用と効果を総合的に考慮した場合，アナストロゾールは妥当な選択肢であると結論づけられた[68)69]．
- その後，BIG 1-98試験でレトロゾール単独群とタモキシフェン単独群，さらにレトロゾールとタモキシフェンを順次投与するsequential群が比較された．無再発生存期間ではレトロゾール単独で有意に改善が認められたものの，全生存期間ではタモキシフェン単独群とレトロゾール単独群に有意差はみられなかった（HR ＝ 0.87；95％ CI 0.75-1.02）．また，sequential群とレトロゾール単独群では無再発生存期間に有意差はなかった．この結果をふまえて，レトロゾールも術後補助内分泌療法の選択肢の1つとなった[70]．
- ATAC試験とBIG 1-98試験のメタアナリシスでは再発率と乳癌死亡率について，アロマターゼ阻害薬のほうがタモキシフェンよりやや良好である結果が出たが，統計学的な有意差は認められていない[71]．
- TEAM試験では，エキセメスタン単独群とタモキシフェンとエキセメスタンを順次投与するsequential群での比較がされ，5年無再発率に有意差は認められず，エキセメスタンも妥当な選択肢とされるようになった[72]．
- アロマターゼ阻害薬が閉経後乳癌の標準治療の1つとして認識されるなかで，タモキシフェン投与後にアロマターゼ阻害薬を投与することで予後の改善が期待できるのではないかとされるようになった．
- National Cancer Institute of Canada Clinical Trials Group (NCIC CTG) MA 17試験では，5年間のタモキシフェン投与後にレトロゾール投与群とプラセボ投与群に分けて比較した．結果は，レトロゾール投与群で無再発生存期間が明らかに延長したため（94％ vs. 90％），この試験は4年で打ち切られた．サブグループ解析をみるとリンパ節転移陽性患者では，レトロゾール投与群で全生存期間が有意に改善している（HR ＝ 0.61；95％ CI 0.38-0.98）[73]．
- またIntergroup Exemestane Study (IES) では，タモキシフェン5年投与群とタモキシフェン2〜3年投与後にエキセメスタンを5年目まで投与する群を比較し，タモキシフェン→エキセメスタン群で，明らかに良好な無再発生存期間を得ている[74]．
- さらに，タモキシフェン→アナストロゾールの検証を行った3つの臨床試験（ARNO 95試験，ABCSG-8，ITA試験）のメタアナリシスでは，タモキシフェンの後にアナストロゾールに変更することで，無再発生存期間の有意な延長（HR ＝ 0.59；95％ CI 0.48-0.74，p＜0.0001）と，全生存期間の改善（HR ＝ 0.71；95％ CI 0.52-0.98）が認められた[75]．
- これらの結果を踏まえ，ER陽性の閉経後乳癌患者では，アロマターゼ阻害薬5年投与，もしくはタモキシフェン2〜3年投与後にアロマターゼ阻害薬に切り替えて5年間投与する方法が，標準治療とされている．副作用の点では，タモキシフェンとアロマターゼ阻害薬の両方を用いるほうがリスクが分散され，マネジメントしやすい．
- 副作用の発現を注意深く観察しながら，個々の患者に合った方法を選択する．

7）術後無再発フォローアップ（ASCOガイドライン[76]より抜粋）
- 問診，身体所見：治療後3年目までは3〜6か月毎，4〜5年目は6〜12か月ごと，以降1年ごと．
- 自己検診：月1回．
- マンモグラフィ：年1回（1年目の撮影は放射線治療から6か月経過後）．
- 婦人科検診：1年毎の定期検診は乳癌の有無にかかわらず，すべての女性に推奨．
- 患者教育：再発兆候などを説明．
- 遺伝カウンセリング：遺伝性乳癌のリスクがある場合は（患者本人あるいは第二度近親者に卵巣癌の既往あり，第一度近親者に50歳以下での乳癌発症歴あり，第二度近親者に2人以上の乳癌患者がいる，本人あるいは血縁者に両側乳癌の既往あり，血縁者に男性乳癌の既往あり），遺伝カウンセリン

図2 再発乳癌治療アルゴリズム（NCCN ガイドライン[27]）

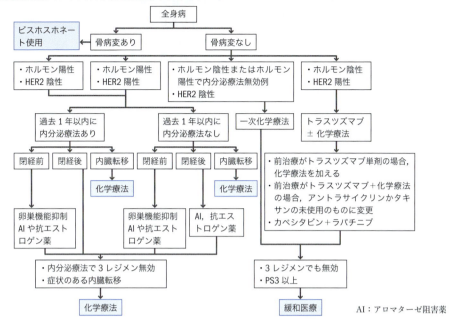

- グの適応とする．
- 定期的な血液検査，画像検査（CT，胸部 X 線撮影，骨シンチグラフィ，肝臓超音波検査，FDG-PET，MRI），腫瘍マーカーの検査は，全生存期間，QOL，費用対効果について有用性が認められておらず，推奨されない．

2 進行再発乳癌（図2）[27]

- 治療のゴールは生存期間の延長，症状の緩和，QOL の維持・改善である．
- 再発後の生存期間中央値は約 2 年とされているが[77]，がんの進行スピードは個々の患者で異なるため，治療の適応を的確に判断することが，進行再発乳癌の治療では求められる．進行再発乳癌の治療を比較する場合に，最も重要視されるのは全生存期間である[78]．治療に対する腫瘍の縮小率（tumor response）は，無病生存期間を予測する因子となるが，予後の点では臨床上あまり意味がない．むしろ，どれだけ症状がコントロールされているか，安定（stable disease：SD）の状態を長く保てるかが治療のポイントとなる[79]．
- がんの進行に伴い全身状態が悪化していくなかで，積極的治療による毒性が治療によって得られるメリットを上回ると判断される場合は，緩和ケアを治療の中心とするシフトチェンジが必要となる．このタイミングを間違えると，患者は無駄な化学療法を受けたり，そのために苦しむ期間が長引いたりすることもあるため，適切なタイミングでの移行が重要となる．
- 治療選択に当たり，ER，PgR，HER2 の発現状況を確認する必要がある．原発巣と転移巣でこれらの発現状況が異なることもあり，2 つの臨床試験を分析した報告では，原発巣と転移巣の間に ERで 13％，PgR で 28％，HER2 で 5％の差が認められている[80]．臨床所見，画像所見上原発巣からの転移として典型的でない場合は転移巣からの生検も考慮する．
- 予後不良因子は以下のとおりである．
- 初期治療後 2 年以内に再発した症例．
- 肝転移，癌性リンパ管症あり．
- HER2 陽性もしくはトリプルネガティブ乳癌．
- 体重減少，performance status（PS）不良，LDH 値上昇．

1 化学療法

- 単剤投与と複数の薬剤を併用する方法があるが，転移再発乳癌では単剤投与を行うのが一般的である．併用療法では腫瘍縮小率が高く，単剤投与と比較してより有効であるように思えるが，治療のゴールが全身状態の維持・改善である転移再発乳癌では，強い毒性と QOL の低下の点で，併用療法は特別な場合を除いて推奨されない．例えば，ECOG E1193 試験では転移乳癌患者を対象に，ドキソルビ

シン単剤，パクリタキセル単剤，これらの併用の3群を比較しているが，腫瘍縮小率と治療効果持続時間では併用療法が有意にすぐれていたものの，全生存期間では3群間で有意差が認められていない（22か月，19か月，22か月）．逆に毒性の点では，併用療法で明らかに高いGradeの有害事象が報告されている[81]．
- カペシタビン，ドセタキセル，ビノレルビン，ゲムシタビンでも同様に，併用療法を行っても有意な全生存期間の延長は認められず，より強い毒性で患者のQOLを低下させた結果となっている[82)〜84)]．
- 転移再発乳癌に対する抗がん薬の2剤併用療法は，適応を慎重に選択すべきである．例えば，腫瘍の増殖スピードが速く，オンコロジック・エマージェンシーとなることを避けるために速やかな腫瘍縮小効果を期待する場合などは，併用療法が妥当である．
- トリプルネガティブ乳癌，特にBRCA遺伝子変異のある乳癌ではプラチナ製剤との併用療法が有効であるとされている．その奏効率は26〜34％と報告されており，既治療例でもある程度の効果が期待できる[85]．
- アントラサイクリン系薬剤：

ドキソルビシン療法 ★★★[81]
ドキソルビシン
60mg/m² 静注 day 1 3週毎

エピルビシン療法 ★★★[86]
エピルビシン
90mg/m² 静注 day 1 3週毎

- 併用療法：

FAC/CAF療法 ★★★[87]
フルオロウラシル
500mg/m² 静注 day 1
ドキソルビシン
50mg/m² 静注 day 1
シクロホスファミド
500mg/m² 静注 day 1
3週毎

AC療法 ★★★[36]
ドキソルビシン
60mg/m² 静注 day 1
シクロホスファミド
600mg/m² 静注 day 1
3週毎

ドキソルビシンの代わりにエピルビシン90mg/m²を使用するEC療法でもよい．

CEF療法 ★★★[88]
フルオロウラシル
500mg/m² 静注 day 1
エピルビシン
100mg/m² 静注 day 1
シクロホスファミド
500mg/m² 静注 day 1
3週毎

AT療法 ★★★[89]
ドキソルビシン
50mg/m² 静注 day 1
＋
・ドセタキセル
75mg/m² 静注 day 1
・パクリタキセル
125〜200mg/m² 静注 day 1
3週毎

- アントラサイクリン系薬剤は不可逆性蓄積毒性の心機能障害があるため，一患者での総投与量が550mg/m²を超えないように注意する．術前・術後療法での投与歴をチェックする．
- タキサン系薬剤：

パクリタキセル療法 ★★★[90]
パクリタキセル
80mg/m² 静注 day 1, 8, 15 4週毎
または
175mg/m² 静注 day 1 3週毎

ドセタキセル療法 ★★★[91]
ドセタキセル
60〜100mg/m² 静注 day 1 3週毎
または
30〜40mg/m² 静注 day 1, 8, 15, 22, 29, 36
8週毎

nab-パクリタキセル（albumin-bound パクリタキセル）療法 ★★[92]

nab-パクリタキセル
100～150mg/m² 静注 day 1 毎週
または
300mg/m² 静注 day 1 3週毎

■ 併用療法：

ドセタキセル＋カペシタビン療法 ★★★[83]

ドセタキセル
75mg/m² 静注 day 1

カペシタビン
950mg/m²/回 内服 1日2回 day 1～14

3週毎

■ 代謝拮抗薬：

カペシタビン療法 ★★[93]

カペシタビン
1250mg/m²/回 内服 1日2回 day 1～14 3週毎

ゲムシタビン療法 ★★[94]

ゲムシタビン
1250mg/m² 静注 day 1, 8 3週毎

■ 併用療法：

GC療法

ゲムシタビン
1000mg/m² 静注 day 1, 8

カルボプラチン
AUC 2 静注 day 1, 8

3週毎

GT療法 ★★★[95]

ゲムシタビン
1250mg/m² 静注 day 1, 8

パクリタキセル
175mg/m² 静注 day 1

3週毎

■ その他の薬剤：

ビノレルビン療法 ★★[84]

ビノレルビン
30mg/m² 静注 day 1 毎週

エリブリン療法 ★★★[96]

エリブリン
1.4mg/m² 静注 day 1, 8 3週毎

2 分子標的薬

■ HER2陽性患者では，トラスツズマブとペルツズマブの併用，ラパチニブに抗がん薬を併用することで，さらに高い効果が期待される．組み合わせる抗がん薬は以下のとおりである．抗がん薬の用量は，抗がん薬単剤投与のときと同じである．

トラスツズマブ＋パクリタキセルほか ★★★[97]

トラスツズマブ
8mg/kg（初回量），6mg/kg（2回目以降） 静注 3週毎

＋
- パクリタキセル
- ドセタキセル
- ビノレルビン
- カペシタビン

■ ペルツズマブはヒト化モノクローナル抗体であり，HER2陽性乳癌の細胞表面に付着することで細胞内の増殖シグナル伝達を阻止する．

■ 808人のHER2陽性の転移・再発乳癌患者を対象に一次治療として，ドセタキセル＋ハーセプチン＋ペルツズマブ群とドセタキセル＋ハーセプチン＋プラセボ群でランダム化割り付けを行った第III相臨床試験が行われた．この試験に参加した患者の約90％は過去に抗HER2療法を受けていない．結果は，ペルツズマブ併用群で有意に全生存期間の延長（56.5か月 vs. 40.8か月，HR＝0.68）と，無再発生存期間の延長（19か月 vs. 12か月，HR＝0.62）が認められた．副作用としては，下痢（67％ vs. 46％），好中球減少症（53％ vs. 50％），発疹（34％ vs. 24％），粘膜障害（27％ vs. 20％），発熱性好中球減少症（Grade 3～4）（14％ vs. 8％），皮膚乾燥（10％ vs. 4％）の頻度は，いずれもペルツズマブ併用群で高い結果であった．抗HER2療法でしばしば問題となる心機能増悪の割合は，両群間でほぼ同等であった（1％ vs. 2％）[98]．

■ 転移・再発乳癌患者を対象とした二次治療以降のペルツズマブ療法については十分なエビデンスがあるとはいえないが，いくつかのデータがある．過去にアントラサイクリン，タキサン，トラスツズマブによる治療歴がある転移・再発乳癌患者66人を対象に，ペルツズマブとトラスツズマブを併用した第II相試験では，奏効率が24％，無再発生存

期間は 5.5 か月であった．この試験では全生存期間について言及されていない[99]．

- トラスツズマブで病勢の増悪があった 29 人を対象にペルツズマブ単剤を投与した試験では，奏効率はわずか 3％，無再発生存期間は 7 週であった．またこの試験で，ペルツズマブ単剤で病勢の増悪後にトラスツズマブ＋ペルツズマブの併用療法を施行した 17 人の奏効率は 18％，無再発生存期間は 17 週であった[100]．
- これらの結果から，転移・再発乳癌に対してペルツズマブを単剤で使用することの臨床的意義はあまりみられないが，HER2 陽性乳癌であれば，トラスツズマブや抗がん薬との併用が推奨される．

トラスツズマブ＋ペルツズマブ＋パクリタキセルほか ★★★ [98)99]

トラスツズマブ
8mg/kg（初回量），6mg/kg（2 回目以降）　静注

ペルツズマブ
840mg（初回量），420mg（2 回目以降）　静注

3 週毎
＋
- パクリタキセル
- ドセタキセル

ラパチニブ併用療法 ★★

ラパチニブ
1250mg/日　内服　連日

カペシタビン [101]
2000mg/m²　内服　day 1 〜 14　3 週毎

- ado-trastuzumab emtansine (T-DM1) は，トラスツズマブと微小管阻害薬 DM1 が結合した分子標的薬である．
- HER2 陽性乳癌患者 137 人を対象に，転移再発後一次治療として，ドセタキセル＋トラスツズマブ群と T-DM1 群で無増悪生存期間を比較した第 II 相試験の結果では，ドセタキセル＋トラスツズマブ群で 9.2 か月，T-DM1 群で 14.2 か月と T-DM1 群で良好な結果であった．全生存期間については，長期観察結果が待たれる．安全性の点では，Grade 3 〜 4 を超える好中球減少，発熱性好中球減少症などは T-DM1 でより少ない結果となっている反面，肺炎，肝機能異常は T-DM1 でより多い結果であった[103]．
- トラスツズマブおよびタキサン系抗がん薬での治療歴を有する HER2 陽性進行乳癌患者 991 人を対象に，T-DM1 群とラパチニブ＋カペシタビン群の 2 群間で無増悪生存期間，全生存期間と安全性を比較した第 III 相試験（EMILIA 試験）では，無増悪生存期間（9.6 か月 vs. 6.4 か月），生存期間中央値（30.9 か月 vs 25.1 か月）の両者で T-DM1 群が良好な結果であった．奏効率は T-DM1 群で 43.6％と有意に高い結果であった（43.6％ vs 30.8％）．Grade 3 〜 4 を超える副作用は，下痢，手足症候群，嘔吐，好中球減少，全身倦怠感などの，抗がん薬使用で一般的にみられるものは，ラパチニブ＋カペシタビン群で多い結果であったが，Grade 3 〜 4 の汎血球減少と肝機能障害については，T-DM1 でより高率に生じる結果となっている（汎血球減少；12.9％ vs. 0.2％）（肝機能障害［AST］；4.3％ vs. 0.8％）[104]．T-DM1 投与患者では，開始後 day 8 で副作用評価目的に採血フォローを行う必要がある．
- なお，治療適応のある心機能障害の既往がある患者や心機能不良（LVEF＜50％）の患者はこの試験では除外されており，心疾患の既往・治療歴がある患者への投与に対する安全性は担保されていない．
- また，日本ではトラスツズマブおよびタキサン系抗がん薬による化学療法の治療歴のある患者が保険対象となっており，HER2 陽性再発乳癌に対して一次治療で使用されることはない．

T-DM1 ★★★ [104]

T-DM1
3.6mg/kg　静注　day 1　3 週毎

- ベバシズマブは，血管新生阻害作用をもつモノクローナル抗体 (monoclonal antibody against vascular endothelial growth factor) である．HER2 の発現状況にかかわらず転移性乳癌患者で適応となるが，単剤での奏効率はわずか 9％であり[105]，抗がん薬と併用使用する薬剤である．ECOG E2100 試験（E2100）ではパクリタキセル単剤群 vs. パクリタキセル＋ベバシズマブ併用群の比較試験が行われた．この試験では，併用療法で奏効率（21％ vs. 37％）と無増悪生存期間（5.9 か月 vs. 11.8 か月）の改善が認められたものの，全生存率（25.2 か月 vs. 26.7 か月）では有意差がみられていない[106]．
- その後，RIBBON-1，RIBBON-2，AVADO 試験といった複数の臨床試験が試みられたが，いずれの結果も全生存率を改善するものではなく，FDA はベバシズマブの承認を取り消している．
- ベバシズマブの適応は適切に判断されるべきであり，リスクを考慮したうえでの慎重な投与が求められる．

ベバシズマブ＋パクリタキセル療法 ★★[106]

ベバシズマブ
10mg/kg　day 1　2週毎

パクリタキセル

- BRCA変異を認めた患者には，三次治療として，オラパリブが化学療法と比べて無増悪生存期間を改善したため[107]，オラパリブも選択肢となる．

オラパリブ療法 ★★[107]（BRCA変異陽性患者）

オラパリブ
300mg/回　1日2回　内服

- 高頻度マイクロサテライト不安定性（microsatellite instabillity：MSI-High）患者に対してはペンブロリズマブの適応が出るが，乳癌におけるMSI-Highの割合は1％未満と報告されている．なおMSI検査の対象となるのは，標準治療が終了し，かつ全身状態が良好で臓器機能が保たれている患者に限られる．

3 内分泌療法

- エストロゲン±プロゲステロン陽性の症例では，PSが良好で内分泌療法で効果がみられはじめる3〜4か月間の間にvisceral crisis（重篤な臓器転移）にならないことが予想される場合，内分泌療法が最初の治療選択肢となる（図2）．
- 直近の内分泌療法終了日より12か月以内に再発した場合は，同じ薬剤は使用しない．
- 閉経前症例では，第一次選択として，タモキシフェンとLH-RHアナログの併用が推奨される．
- 閉経後症例ではアロマターゼ阻害薬＋パルボシクリブ（CDK4/6阻害薬）が第一選択薬となる．666名を対象にレトロゾール＋パルボシクリブとレトロゾール単剤を比較した第III相試験では，併用群で無増悪生存期間の有意な延長（24.8か月 vs. 14.5か月，HR＝0.58；95％ CI 0.46-0.72）を認めた．全生存期間については長期の結果が待たれる[108]．パルボシクリブとレトロゾールの併用で，66.4％にGrade 3以上の好中球減少が認められているが，発熱性好中球減少症の発症は1.8％と低い．そのほか，貧血（5.4％），倦怠感（1.8％）などの報告がされているが自覚症状としての副作用は軽度なことが特徴である．
- 第一選択薬の代替案としては，フルベストラントが挙げられる．FALCON試験は，フルベストラントとアロマターゼ阻害薬を一次内分泌治療として比較した第III相試験であるが，フルベストラントで無増悪生存期間の延長が認められている（16.6か月 vs. 13.8か月，HR＝0.80；95％ CI 0.637-0.999）．しかし，全生存期間に有意差は出ていない．フルベストラントが注射であること，アロマターゼ阻害薬＋パルボシクリブと比較した臨床試験はないことを考慮すると，実臨床ではフルベストラントは内分泌療法の二次治療以降での使用となることが多い[109]．
- フルベストラント＋パルボシクリブは二次内分泌療法として妥当な選択肢である．一次内分泌療法が無効となった閉経後転移乳癌患者521人を対象に，フルベストラント＋パルボシクリブとフルベストラント＋プラセボを比較した第III相試験（PALOMA-3）では，フルベストラント＋パルボシクリブ群で無増悪生存期間の有意な延長が認められている（中央値9.5か月 vs. 4.6か月，HR＝0.46；95％ CI 0.36-0.59）．なお，この試験はパルボシクリブ併用群の結果が非常に良好であったため，中間解析で試験中止となっている．執筆時現在，全生存期間の結果が待たれる[110]．フルベストラント＋アベマシクリブ，非ステロイド性アロマターゼ阻害薬＋アベマシクリブが，それぞれ，プラセボと比較して，無増悪生存期間を改善した[111][112]．
- 一次治療としてのアロマターゼ阻害薬が無効となった場合も，作用機序の異なるアロマターゼ阻害薬やタモキシフェンが奏効する場合がある[113]．
- エキセメスタン（ステロイド性アロマターゼ阻害薬）＋エベロリムス（mTOR阻害薬）は，非ステロイド性アロマターゼ阻害薬が無効となった患者への治療選択肢の1つとなる．アナストロゾール無効となった患者を対象にエキセメスタン＋エベロリムスとエキセメスタン単剤を比較した第III相試験（BOLERO-2）では，併用群で無増悪生存期間（7か月 vs. 3か月，HR for mortality＝0.45；95％ CI 0.35-0.54）と全奏効率（14％ vs. 13％）の改善が認められているが，全生存期間は延長しない[114]．しかし，エベロリムスは副作用も大きく，Grade 3以上の副作用として，口内炎（8％），呼吸困難（4％），非感染性肺炎（3％），肝機能障害（3％）などが報告されている．
- タモキシフェンとエベロリムスの併用も選択肢となりうる．併用群で無増悪生存期間の延長が認められている（8.6か月 vs. 4.5か月，HR＝0.54；95％ CI 0.36-0.81）[115]．
- 黄体ホルモンであるメドロキシプロゲステロンは，タモキシフェン耐性の転移性乳癌に有効性が証明されているが，作用機序についてはいまだ不明な

点が多い．奏効率は約25％，無増悪生存期間は約15か月である[116]．アロマターゼ阻害薬に耐性となった転移性乳癌におけるメドロキシプロゲステロンの有効性を大規模臨床試験というかたちで証明するものはないが，実臨床では閉経後乳癌でも用いる．

- 内分泌療法とトラスツズマブ（ハーセプチン®）の併用については，TAnDEM試験で閉経後再発乳癌患者を対象に，アナストロゾールとトラスツズマブの併用群とアナストロゾール単剤群の比較がされている．無増悪生存期間では併用群がすぐれていた（4.8か月 vs. 2.4か月）が，全生存期間に有意差は認められていない（28.5か月 vs. 23.9か月）．したがって，転移性乳癌に対する内分泌療法とトラスツズマブの併用は標準治療として扱われるべきではないが，早期に症状のコントロールを必要とする場合など特殊なケースでは考慮されてもよい[117]．
- 閉経後再発乳癌患者に対する一次治療として，ラパチニブとレトロゾールの併用療法を検証する第III相試験が行われ，ラパチニブ＋レトロゾール群がプラセボ＋レトロゾール群と比較して無増悪生存期間，全生存期間ともに良好な傾向であり，今後，長期追跡の結果が待たれる[118]．

タモキシフェン療法（閉経前・後）① ★★★

タモキシフェン
20mg/日　内服

LH-RHアナログ療法（閉経前）★★★

ゴセレリン
3.6mg　皮下注　月1回
または
10.8mg　皮下注　3か月毎

リュープロレリン
3.75mg　皮下注　月1回
または
12.25mg　皮下注　3か月毎

アロマターゼ阻害薬療法（閉経後）① ★★★

〈非ステロイド系〉
・アナストロゾール
1mg/日　1日1回　内服
・レトロゾール
2.5mg/日　1日1回　内服

〈ステロイド系〉
・エキセメスタン
25mg/日　1日1回　内服

アロマターゼ阻害薬療法（閉経後）② ★★

〈非ステロイド系〉
・アナストロゾール
1mg/日　1日1回　内服
・レトロゾール
2.5mg/日　1日1回　内服

〈ステロイド系〉
・エキセメスタン
25mg/日　1日1回　内服
＋
パルボシクリブ
125mg/日　1日1回　内服　day 1〜21　その後1週休薬

アロマターゼ阻害薬療法（閉経後）③ ★★

〈非ステロイド系〉
・アナストロゾール
1mg/日　1日1回　内服
・レトロゾール
2.5mg/日　1日1回　内服
＋
アベマシクリブ
150mg/回　1日2回　内服

アロマターゼ阻害薬療法（閉経後）④ ★★

〈ステロイド系〉
エキセメスタン
25mg/日　1日1回　内服
＋
エベロリムス
10mg/日　1日1回　内服

タモキシフェン療法（閉経前・後）② ★★

タモキシフェン
20mg/日　1日1回　内服
＋
エベロリムス
10mg/日　1日1回　内服

フルベストラント療法 ★★★

フルベストラント
500mg/回　筋注　初回，2週間後，4週間後，その後4週毎

フルベストラント併用療法① ★★

フルベストラント

500mg/回　筋注　初回，2週間後，4週間後，その後4週毎

パルボシクリブ

125mg/日　1日1回　内服　day 1〜21　その後1週休薬

フルベストラント併用療法② ★★

フルベストラント

500mg　筋注　初回，2週間後，4週間後，その後4週毎

アベマシクリブ

150mg/回　1日2回　内服

黄体ホルモン療法（閉経前・後）★★

メドロキシプロゲステロン酢酸エステル

600mg/日　200mg/回　1日3回　内服

標準治療のチェックに役立つウェブサイト

海外

European School of Oncology, European Society for Medical Oncology (ESO-ESMO) による進行乳癌診療のガイドライン

 https://www.esmo.org/Guidelines/Breast-Cancer/4th-ESO-ESMO-International-Consensus-Guidelines-for-Advanced-Breast-Cancer-ABC-4

National Comprehensive Cancer Network (NCCN) のガイドライン

- 閲覧には簡単な会員登録が必要．
- 米国の28のCancer Centerによるガイドライン．網羅的にフローチャート形式でつくられているので，わかりやすい．ただし，evidence-based guidelineではなく，consensus-based guidelineである．化学療法のテンプレートや，薬剤のcompendiumもあるが，有料になっている．
- Breast Cancer

 https://www.nccn.org/professionals/physician_gls/default.aspx

- 日本語のサイト

 https://www2.tri-kobe.org/nccn/guideline/breast/index.html

American Society of Clinical Oncology (ASCO) のガイドライン

- evidence-based guidelineであり，信頼性が高い．利益相反（COI）も厳重に管理されており，ガイドラインのpanel chairまたはco-Chairは，COIがfreeであることが義務づけられている．

 https://www.asco.org/research-guidelines/quality-guidelines/guidelines/breast-cancer

European Society of Clinical Oncology (ESMO) のガイドライン

- Pan-Asian Adapted Guidelineもつくられており，有用性が高い．網羅的に，がん種，支持療法全域に渡ってつくられている．COIによる著者の制限はない．

 https://www.esmo.org/Guidelines/Breast-Cancer

国内

日本乳癌学会の乳癌診療ガイドライン

 https://jbcs.gr.jp/guidline/guideline/

国立がん研究センターがん情報センターのサイト：がん情報サービスレファレンスリスト

 https://ganjoho.jp/med_pro/med_info/guideline/evidence/list/edb_breast.html

Minds ガイドラインライブラリ

- 日本の診療ガイドラインは，各学会ごとに作成されているため，ガイドラインの作成方法が微妙に異なっている．また，最新版がWEB上に公開されていないことが多い．COIによる著者の制限に関しては，明らかにしていないガイドラインが多い．

 https://minds.jcqhc.or.jp/

文献

1) 国立がん研究センター　がん対策情報センター. がん統計.
   http://ganjoho.jp/reg_stat/index.html
2) わが国におけるがん登録の整備に関する研究.
   http://www.gunma-cc.jp/sarukihan/seizonritu/
3) 日本乳癌学会編. 科学的根拠に基づく乳癌診療ガイドライン4　検診・診断　2008年版. 金原出版, 2008.
4) J Natl Cancer Inst 2001; 93(11): 824-42.
5) Radiol Clin North Am 2004; 42(5): 793-806.
6) Ann Intern Med 2009; 151(10): 716-26.
7) 日本乳癌検診学会. 米国予防医学専門委員会による乳癌検診推奨に対する日本乳癌検診学会の見解. 2010.
   http://www.jabcs.jp/pages/uspfts.html
8) 聖路加国際病院ブレストセンター編. 乳癌診療ポケットガイド. 医学書院, 2010.
9) J Clin Oncol 2007; 25(33): 5287-312.
10) J Pathol 2004; 203(2): 661-71.
11) Br J Cancer 2005; 93(9): 1046-52.
12) Amin MB, et al eds. AJCC Cancer Staging Manual, 8th edition. Springer, 2017.
13) Adv Surg 1993; 26: 29-72.
14) J Natl Cancer Inst 2005; 97(22): 1652-62.
15) J Natl Cancer Inst Monogr 2010; 2010(41): 197-9.
16) N Engl J Med 1993; 328(22): 1581-6.
17) J Clin Oncol 2005; 23(30): 7703-20.
18) J Natl Cancer Inst 2011; 103(6): 478-88.
19) J Clin Oncol 2006; 24(21): 3381-7.
20) Lancet Oncol 2011; 12(1):21-9.
21) Acta Oncol 2006; 45(5): 536-43.
22) Breast 2009; 18(3): 143-9.
23) Radiother Oncol 2011;100(2): 195-9.
24) Lancet 2016; 387(10021): 849-56.
25) Hum Pathol 1992; 23(9): 974-9.
26) Cancer Res 2011; 71(24 suppl):603s.
27) National Comprehensive Cancer Network（NCCN）guidelines.
    www.nccn.org
28) Ann Oncol 2011; 22(8): 1736-47.
29) N Engl J Med 2018; 379(2): 111-21.
30) J Clin Oncol 2001; 19(3): 628-33.
31) J Clin Oncol 2008; 26(5): 778-85.
32) Breast Cancer Res Treat 2009; 115(1): 101-13.
33) JAMA 2013; 310(13): 1385-94.
34) N Engl J Med 1976; 294(8): 405-10.
35) Lancet 2005; 365(9472): 1687-717.
36) J Clin Oncol 1990; 8(9): 1483-96.
37) J Clin Oncol 1998; 16(8): 2651-8.
38) J Clin Oncol 2003; 21(6): 976-83.
39) N Engl J Med 2008; 358(16): 1663-71.
40) J Clin Oncol 2003; 21(8): 1431-9.
41) N Engl J Med 2005; 352(22): 2302-13.
42) J Clin Oncol 2006; 24(34): 5381-7.
43) J Clin Oncol 2009; 27(8): 1177-83.
44) N Engl J Med 2011; 365(14): 1273-83.
45) Breast Cancer Res Treat 2004; 88: S16-S16.
46) Breast Cancer Res Treat 2005; 94(Suppl 1): S20.
47) J Clin Oncol 2003; 21(22): 4165-74.
48) J Clin Oncol 2001;19(3): 602-11.
49) J Clin Oncol 2006; 24(13): 2019-27.
50) Lancet 2005; 366(9503): 2087-106.
51) J Clin Oncol 2011; 29(21): 2852-8.
52) Radiother Oncol 2011; 100(2): 200-4.
53) N Engl J Med 2006; 354(8): 809-20.
54) Lancet Oncol 2012; 13(1): 25.
55) Lancet 2014; 384(9938): 164-72.
56) N Engl J Med 2017; 377(2): 122.
57) Lancet 2010; 375(9712): 377-84.
58) J Clin Oncol 2005; 23(16): 3676-85.
59) J Clin Oncol 2010; 28(9): 1473-80.
60) Lancet Oncol 2011; 12(3): 209-11.
61) N Engl J Med 2015; 372(2): 134-41.
62) Lancet 2011; 378(9793): 771-84.
63) Lancet 2013; 381(9869): 805-16.
64) J Clin Oncol 2005; 23(25): 5973-82.
65) J Clin Oncol 2010; 28(23): 3784-96.
66) N Engl J Med 2016; 375(3): 209.
67) Ann Oncol 2011; 22(3): 503-14.
68) Lancet Oncol 2008; 9(1): 45-53.
69) Lancet Oncol 2010; 11(12): 1135-41.
70) N Engl J Med 2009; 361(8): 766-76.
71) J Clin Oncol 2010; 28(3): 509-18.
72) Lancet 2011; 377(9762): 321-31.
73) J Natl Cancer Inst 2005; 97(17): 1262-71.
74) Lancet 2007; 369(9561): 559-70.
75) Lancet Oncol 2006; 7(12): 991-6.
76) J Clin Oncol 2016; 34(6): 611-35.
77) J Clin Oncol 1996; 14(8): 2197-205.
78) J Clin Oncol 2008; 26(12): 1987-92.
79) Breast Cancer Res Treat 1999; 58(2): 157- 62.
80) J Clin Oncol 2010; 28: 15s.
81) J Clin Oncol 2003; 21(4): 588-92.
82) J Clin Oncol 2000; 18(12): 2385-94.
83) J Clin Oncol 2002; 20(12): 2812-23.
84) Lancet Oncol 2007; 8(3): 219-25.
85) J Clin Oncol 2009; 27(13): 2163-9.
86) Clin Oncol (R Coll Radiol) 1998; 10(1): 35-8.
87) Cancer 1979; 43(4): 1225-33.
88) J Clin Oncol 2001; 19(4): 943-53.
89) J Clin Oncol 2003; 21(6): 968-75.
90) Cancer Treat Rev 2010; 36(1): 69-74.
91) J Clin Oncol 2000; 18(6): 1212-9.
92) Clin Cancer Res 2006; 12(4): 1317-24.
93) Oncology 2007; 72(1-2): 51-7.
94) Ann Oncol 2005; 16(6): 899-908.
95) J Clin Oncol 2008; 26(24): 3950-7.
96) Lancet 2011; 377(9769): 914-23.
97) N Engl J Med 2001; 344(11): 783-92.
98) N Engl J Med 2015; 372(8): 724-34.
99) J Clin Oncol 2010; 28(7): 1138-44.

100) J Clin Oncol 2012; 30(14): 1594-600.
101) N Engl J Med 2006; 355(26): 2733-43.
102) J Clin Oncol 2010; 28(7): 1124-30.
103) J Clin Oncol 2013; 31(9): 1157-63.
104) N Engl J Med 2012; 367(19): 1783-91.
105) Semin Oncol 2003; 30(5 Suppl 16): 117-24.
106) N Engl J Med 2007; 357(26): 2666-76.
107) N Engl J Med 2017; 377(6): 523-33.
108) N Engl J Med 2016; 375(20): 1925-36.
109) Lancet 2016; 388(10063): 2997-3005.
110) Lancet Oncol 2016; 17(4): 425-39.
111) J Clin Oncol 2017; 35(25): 2875-84.
112) J Clin Oncol 2017; 35(32): 3638-46.
113) Breast Cancer Res Treat 2004; 85(3): 247-54.
114) N Engl J Med. 2012; 366(6):520-9.
115) J Clin Oncol 2012; 30(22): 2718-24.
116) J Clin Oncol 1999; 17(1): 64-73.
117) J Clin Oncol 2009; 27(33): 5529-37.
118) J Clin Oncol 2009; 27(33): 5538-46.

(中野絵里子)

III-5 胃癌

疫学・診断

1 罹患数・死亡数

- 日本の胃癌の罹患数は約13万1893人（2013年），死亡数は4万5531人（2016年）である．近年，年齢調整罹患率の年次推移では減少傾向を示しているものの，50歳以上の男女ともに罹患数は上位を占めている．死亡数においても同様で，年齢調整死亡率は減少しているものの，部位別で比較しても男女ともに上位を占めている．また世界的にも，アジアや南米をはじめとして，がん関連の死亡原因として重要な課題である[1)2)]．

2 予後

- 5年相対生存率は以下のとおりである．
  - Stage I：97.2%
  - Stage II：66.0%
  - Stage III：47.2%
  - Stage IV：7.2%

3 リスク因子

- 胃癌発症にはヘリコバクター・ピロリ（*Helicobacter pylori*）菌の持続感染が重要な役割を担っている．その他，発がんの可能性が考えられている因子として，塩分および高塩分食品が挙げられる．野菜（非でんぷん質のもの）や果物は胃癌を予防する可能性があると評価されている．アスピリンによるcox-2阻害作用における発がん予防の報告もある[3)]．
- 遺伝性びまん性胃癌（hereditary diffuse gastric cancer：HDGC）は，常染色体優性の遺伝形式をとり，CDH1遺伝子変異を伴う症例では，大部分が40歳以前に発症する[4)]．

4 発見契機

- 症状としては，体重減少，食欲不振，上腹部違和感，腹部膨満，吐血，嚥下困難，悪心・嘔吐などが挙げられるが，非特異的である．さらには，水腎症でみつかる腹膜播種を伴う症例や，播種性血管内凝固（disseminated intravascular coagulation：DIC）による出血傾向が初発症状である骨髄播種を伴う症例もある．
- 自覚症状がなくても，検診などで指摘されることも少なくない．胃癌検診として胃（直接）X線検査，胃内視鏡検査，リスク検診としてABC検診などが広く施行されている．ただし，ランダム化比較試験（RCT）での結果をもとにした検診はない．

5 診断

- 診断として内視鏡検査は有用であり，肉眼的診断のみならず原発巣からの組織学的診断，遺伝子関連検査が可能である．また，CT検査やMRI検査によって他臓器転移，リンパ節転移，壁外進展の診断を行う．腹腔鏡検査によって腹膜播種の有無を評価することもある．
- CT検査によるリンパ節の描出能は向上したが，サイズの小さいリンパ節転移の質的診断は依然困難である．複数のモダリティを組み合わせた診断が必要であるが，画像診断の限界も理解したうえでの治療選択が必要である．

6 病理分類

- 「胃癌取扱い規約（第15版）」による組織型分類は，以下のとおりである．
  ① 一般型（common type）
     a. 乳頭腺癌
     b. 管状腺癌（高分化型 tub1，中分化型 tub2）
     c. 低分化腺癌（充実型 por，非充実型 por2）
     d. 印環細胞癌
     e. 粘液癌

② 特殊型（special type）
    a. カルチノイド腫瘍
    b. 内分泌細胞癌
    c. リンパ球浸潤癌
    d. 胎児消化管類似癌
    e. 肝様腺癌
    f. 胃底腺型腺癌
    g. 腺扁平上皮癌
    h. 扁平上皮癌
    i. 未分化癌
    j. その他の癌

7 病期分類（ステージング）（UICC 第8版, 2017）

1 TNM 分類

原発腫瘍（T）
  T1a　粘膜（m）
  T1b　粘膜下層（sm）
 T2　固有筋層（mp）
 T3　漿膜下層（ss）
  T4a　漿膜を貫通（se）
  T4b　隣接臓器に浸潤（si）

領域リンパ節転移（N）
N0　領域リンパ節転移なし
N1　1〜2個の領域リンパ節転移
N2　3〜6個の領域リンパ節転移
N3　7個以上の領域リンパ節転移
 N3a　7〜15個の領域リンパ節転移
 N3b　7〜16個の領域リンパ節転移

遠隔転移（M）
M0　遠隔転移なし
M1　遠隔転移あり

2 病期分類

臨床病期分類（cStage）	N0	N1	N2	N3a	N3b
T1a	I	IIA	IIA	IIA	IIA
T1b	I	IIA	IIA	IIA	IIA
T2	I	IIA	IIA	IIA	IIA
T3	IIB	III	III	III	III
T4a	IIB	III	III	III	III
T4b	IVA	IVA	IVA	IVA	IVA
M1	IVB	IVB	IVB	IVB	IVB

病理病期分類（pStage）	N0	N1	N2	N3a	N3b
T1a	IA	IB	IIA	IIB	IIIB
T1b	IA	IB	IIA	IIB	IIIB
T2	IB	IIA	IIB	IIIA	IIIB
T3	IIA	IIB	IIIA	IIIB	IIIC
T4a	IIB	IIIA	IIIA	IIIB	IIIC
T4b	IIIA	IIIB	IIIB	IIIC	IIIC
M1	IV	IV	IV	IV	IV

■胃癌取扱い規約（第15版）:

病理病期分類（cStage）	M0		M1
	N0	N(+)	Any N
T1/T2	I	IIA	
T3/T4a	IIB	III	IVB
T4b	IVA		

病理病期分類（pStage）	M0					M1
	N0	N1	N2	N3a	N3b	Any N
T1a/T1b	IA	IB	IIA	IIB	IIIB	
T2	IB	IIA	IIB	IIIA	IIIB	
T3	IIA	IIB	IIIA	IIIB	IIIC	IV
T4a	IIB	IIIA	IIIA	IIIB	IIIC	
T4b	IIIA	IIIB	IIIB	IIIC	IIIC	

8 進行胃癌の定義

■がん細胞が胃壁の固有筋層あるいはそれより深くに達しているものをいう．

治療

■「胃癌治療ガイドライン」[5]を参考に以下に示す．

1 限局期

1 Stage I（T1a［M0］，分化型，2cm 以下，UL［潰瘍〈瘢痕〉所見］［−］）

■内視鏡的粘膜切除術（endoscopic mucosal resection：EMR）や内視鏡的粘膜下層切開剝離術（endoscopic sumucosal dissection：ESD）による絶対適応病変である[6)7)]．

2 2cmを超えるUL（－）の分化型cT1，3cm以下のUL（＋）の分化型cT1a，2cm以下のUL（－）の未分化型cT1a

- これらも脈管侵襲（リンパ管侵襲：ly，静脈侵襲：v）がない場合にはリンパ節転移が極めて低いため，内視鏡的治療の適応拡大病変として扱われている．

2 Stage IB～Ⅲに対する手術療法

- 治癒を目的として，定型手術や非定型手術が行われる．定型手術とは，胃の3分の2以上切除とD2リンパ節郭清を含む術式である．一方，進行度に応じて切除範囲やリンパ節郭清範囲を変えて行う非定型手術には，縮小手術と拡大手術がある．
  ① 縮小手術：切除範囲やリンパ節郭清程度が定型手術に満たないもの（D1，D1＋など）．
  ② 拡大手術：他臓器合併切除を加える拡大合併切除手術，D2を超えるリンパ節郭清を行う拡大郭清手術．

3 周術期化学療法

- Stage Ⅱ/Ⅲの術後症例では，ACTS-GC試験（S-1を用いた術後補助療法群と手術単独群とを比較するランダム化比較試験）にて，3年生存率で術後補助療法群が有意差（80.5% vs. 70.1%，$p = 0.003$）をもって良好な結果が報告された[8)]．
- またCLASSIC試験では，手術単独と比較してカペシタビン＋オキサリプラチン併用療法（XELOX）による術後補助化学療法の無病生存期間における優越性が検証された．無病生存期間におけるHRは0.56（95% CI 0.44-0.72，$p < 0.0001$），3年無病生存率は手術単独群59%，XELOX群74%であり，3年生存率は手術単独群78%，XELOX群83%であった（HR＝0.72；95% CI 0.52-1.00，$p = 0.0493$）．T4症例やN3症例など，より進行した病期にて併用療法が積極的に使用される[9)]．
- さらにJACCRO GC-07（START-2）試験では，根治切除（胃切除＋D2郭清）を行ったpStage Ⅲ胃癌患者を対象に，S-1療法に対するドセタキセル＋S-1（DS）療法の優越性が検証された．主要評価項目である3年無再発生存率は，S-1療法群49.5% vs. DS療法群65.9%（HR＝0.632；99.99% CI 0.400-0.998，$p = 0.007$）と，DS療法群で有意に良

好であった．これよりDS療法も術後補助療法の標準治療として推奨される[10)]．
- 胃全摘後などでは，コンプライアンスは不良なこともしばしばある．これより術前化学療法も有望であり，臨床試験が進行中である．

S-1療法 ★★★[8)]

テガフール・ギメラシル・オテラシルカリウム（S-1）
80mg/m²/日　28日間内服　14日休薬　1年間

XELOX療法 ★★★[9)]

カペシタビン
2000mg/m²/日　14日間内服　7日休薬

オキサリプラチン
130mg/m²　静注　3週毎

6か月

DS療法 ★★★[10)]

ドセタキセル
40mg/m²　静注　3週毎　6か月

S-1
80mg/m²/日　14日間内服　7日休薬　1年間

---

4 治癒切除不能例に対する手術療法

- 肝転移，腹膜転移，遠隔リンパ節転移などの非治癒因子を有する進行胃癌の予後は不良である．
- 1つの非治癒因子のみを有する進行胃癌に対する標準的な化学療法への胃切除追加による生存改善効果を検討する，多施設共同無作為化第Ⅲ相試験（REGATTA試験）が実施された．対象は20～75歳，performance status（PS）0/1，経口摂取可能，cT1～3で，1つの非治癒因子のみを有し組織学的に腺癌と認められた患者であり，非治癒因子は，肝転移（H1），腹膜転移（P1），大動脈周囲リンパ節転移（16a1/b2）とされた．対象患者は，胃切除＋術後化学療法群と化学療法単独群に割り付けられ，胃切除＋術後化学療法群はD1郭清を伴う胃切除術を行い，手術後8週以内にS-1＋シスプラチン投与を行った．両群の化学療法はS-1（80mg/m²/日，day 1～21）＋シスプラチン（60mg/m²，day 8）を5週1サイクルとして，増悪または忍容できない有害事象が発現するまで続けられた．主要評価項目は全生存期間，副次評価項目は無増悪生存期間，安全性であった．175例（日本95例，韓国80例）が登録され，化学療法単独群86例，胃切除＋術後化学療法群89例に割り付けられた．2年全

生存期間率は化学療法単独群31.7％，胃切除＋術後化学療法群25.1％，全生存期間中央値はそれぞれ16.6か月，14.3か月であった（HR＝1.09；95％CI 0.78-1.52, 片側 p＝0.70）．また，2年無増悪生存期間率はそれぞれ8.4％，13.0％であった（HR＝1.01；95％CI 0.74-1.37, 両側 p＝0.96）．全生存期間のサブグループ解析では，原発巣上部の症例において胃切除＋術後化学療法群で有意に不良であった（HR＝2.23；95％CI 1.14-4.37, 両側 p＝0.017）．また，原発巣上部の症例における化学療法のサイクル数中央値は，化学療法単独群6サイクルに対して，胃切除（胃全摘術）＋術後化学療法群は3サイクルであった．一方，原発巣下部の症例においては胃切除（69％が幽門側胃切除術）＋術後化学療法群の化学療法コンプライアンスは保たれており，サイクル数中央値は6サイクルであった．Grade 3以上の有害事象は，化学療法単独群に比べて胃切除＋術後化学療法群で，白血球減少，食欲不振，悪心，低ナトリウム血症が多くみられた．以上のように，1つの非治癒因子のみを有する進行胃癌患者に対する化学療法への胃切除追加による全生存期間の改善は認められなかった[11]．

- 腫瘍による出血や狭窄などの切迫症状を改善するために，緩和手術（姑息手術）はしばしば行われる．狭窄や持続する出血に対し，安全に胃切除が行える場合は姑息的胃切除が行われるが，切除が困難または危険な場合にはバイパス手術が行われる．

5 Stage IV（転移・再発例）に対する一次（ファーストライン）化学療法

- 切除不能進行・再発胃癌に対する標準治療は，PSが良好であれば化学療法が適応である．
- 進行胃癌に対するS-1単独療法を検討した第II相試験の奏効率は，44〜54％であった．また，フルオロウラシル持続静注に対してイリノテカン＋シスプラチンの優越性とS-1の非劣性を検証した第III相試験（JCOG9912試験）では，生存期間中央値がフルオロウラシル約11か月，イリノテカン＋シスプラチン約12か月，S-1約11か月と，フルオロウラシルに対するS-1の非劣性が証明された．S-1とシスプラチンを併用する第I/II相試験では，奏効率76％，全生存期間中央値383日という有効性が示され，毒性は忍容可能であった[12]．よって，S-1に対しS-1＋シスプラチンの優越性を検証する第III相試験（SPIRITS試験）が行われた．切除不能または再発胃癌患者305例が登録され，S-1＋シスプラチン群（153例）またはS-1単独群（152例）に割り付けられた．S-1＋シスプラチン群に対しては，S-1は体表面積に応じた用量（＜1.25m^{2}は40mg，1.25〜1.5m^{2}は50mg，＜1.5m^{2}は60mg）を1日2回3週間経口投与，シスプラチンは60mg/m^{2}をday 8に静注し，これを5週毎に繰り返した．S-1単独群は，6週間を1サイクルとして1日2回4週間投与した．主要評価項目であった全生存期間の中央値はS-1＋シスプラチン群のほうが有意に長かった（13.0か月 vs. 11.0か月，HR＝0.77；p＝0.04）．1年生存率はS-1＋シスプラチン群54.1％，S-1単独群46.7％，2年生存率はそれぞれ23.6％，15.3％であった．副次評価項目は無増悪生存期間，奏効率，および安全性とされた．無増悪生存期間中央値もS-1＋シスプラチン群のほうが有意に長かった（6.0か月 vs. 4.0か月，HR＝0.57；p＜0.0001）．奏効については，S-1＋シスプラチン群では完全奏効（CR）1例，部分奏効（PR）46例で奏効率は54％，S-1単独群ではCR 1例，PR 32例で奏効率は31％であり，併用群が有意に優れていた（p＝0.002）．Grade 3以上の有害事象のうち，S-1＋シスプラチン群で高頻度に認められたものは白血球減少，好中球減少，貧血，悪心，および食欲不振であった．これより，フルオロピリミジン＋シスプラチン療法が標準治療の1つである[13]．

- S-1＋シスプラチン（SP）療法の投与法に関しては，3週毎投与の有効性を5週毎投与と比較する，韓国と日本の国際共同第III相試験，SOS試験が行われた．3週毎のSP療法を行う群（SP3群：S-1 80mg/m^2/日，day 1〜14，シスプラチン60mg/m^{2}静注，day 1）と5週毎のSP療法を行う群（SP5群：S-1は体表面積［BSA］にしたがって80 or 100 or 120mg/日，day 1〜21，シスプラチン60mg/m^{2}静注，day 1 or 8）に割り付けられた．主要評価項目であった無増悪生存期間中央値は，SP5群が4.9か月であったのに対し，SP3群では5.5か月と有意に良好であった（HR＝0.82；95％CI 0.68-0.99, p＝0.0418）．全生存期間中央値，SP3群が14.1か月，SP5群が13.9か月であり，有意差は認められなかった（HR＝0.99；95％CI 0.81-1.21, p＝0.907）．奏効率は，SP3群が60％，SP5群が50％であった（p＝0.065）．Grade 3以上の血液毒性の発現率はSP3群で高かった．非血液毒性の発現率は両群でほぼ同等であった[14]．

- オキサリプラチンに関しては，S-1＋シスプラチン（SP）に対するS-1＋オキサリプラチン（SOX）の非劣性を検証する第III相試験（G-SOX試験）が行われた．無増悪生存期間中央値はSP群5.4か月，

SOX 群 5.5 か月（HR ＝ 1.004；95% CI 0.840-1.199）であり，95% CI の上限は事前に設定された非劣性マージン 1.3 を下回った（p ＝ 0.0044）．奏効率は SP 群 52.2%，SOX 群 55.7% であった．有害事象については，Grade 3 以上の好中球減少，発熱性好中球減少が SOX 群で有意に低かったが，神経毒性は SOX 群で有意に高かった．全生存期間の中央値は SP 群 13.1 か月，SOX 群 14.1 か月，HR は 0.969（95% CI 0.812-1.157）であった．非劣性マージンの上限 1.15 をわずかに超え，統計学的には非劣性を検証することができなかった（p ＝ 0.0583）が同等の効果と考えられ，SOX 療法も標準治療の 1 つと位置づけられる[15]．

■ HER2 陽性胃癌に対しては，ToGA 試験にてカペシタビン＋シスプラチンもしくはフルオロウラシル＋シスプラチンにトラスツズマブの上乗せ効果が検証された．対象は年齢 18 歳以上，切除不能・再発胃癌および食道胃接合部腺癌で，HER2 過剰発現が認められる症例であった．594 例をトラスツズマブ＋化学療法群または化学療法単独群に無作為に割り付けた．単独群にはカペシタビンまたはフルオロウラシル（カペシタビン $1000mg/m^2$ を 1 日 2 回，14 日間経口投与後 7 日休薬，またはフルオロウラシル $800mg/m^2$/日を各サイクルの day 1〜5 に持続静注）＋シスプラチン（$80mg/m^2$ を day 1 に静注）を 3 週毎 6 サイクル実施した．併用群には同じ化学療法に加えて，トラスツズマブ 8mg/kg を 1 サイクル目の day 1 に静注し，病勢進行または不耐な有害事象の発現まで 6mg/kg を 3 週毎に投与した．主要評価項目の全生存期間中央値は併用群 13.8 か月，単独群 11.1 か月と併用群に有意な延長が認められた（HR ＝ 0.74；95% CI 0.60-0.91，p ＝ 0.0046）．無増悪生存期間中央値は 6.7 か月 vs. 5.5 か月（HR ＝ 0.71；95% CI 0.59-0.85，p ＝ 0.0002）．奏効率は併用群 47%，単独群 35% でオッズ比 1.70（95% CI 1.22-2.38，p ＝ 0.0017）と，いずれも併用群が有意に優れていた．HER2 発現レベルにより強陽性群（免疫組織化学法［ICH］で 2 ＋かつ FISH 陽性，または ICH 3 ＋）と弱陽性群（ICH 0 かつ FISH 陽性，または ICH 1 ＋かつ FISH 陽性）に分けると，全生存期間延長・併用療法の効果は強陽性群で顕著であった．有害事象は両群間に差はなかった．以上の結果から，HER2 強陽性の胃癌ではトラスツズマブを併用することが推奨される[16]．

S-1 ＋シスプラチン療法 ★★★ [13]

S-1
$80mg/m^2$/日　21 日間内服　14 休薬

シスプラチン
$60mg/m^2$　静注　day 8

5 週毎

S-1 ＋シスプラチン療法 ★★★ [14]

S-1
$80mg/m^2$/日　14 日間内服　7 日休薬

シスプラチン
$60mg/m^2$　静注　day 1

3 週毎

S-1 ＋オキサリプラチン療法 ★★★ [15]

S-1
$80mg/m^2$/日　14 日間内服　7 日休薬

オキサリプラチン
100〜$130mg/m^2$　静注　day 1

3 週毎

XP ＋トラスツズマブ療法 ★★★ [16]

カペシタビン
$2000mg/m^2$/日　14 日間内服　7 日休薬

シスプラチン
$80mg/m^2$　静注　day 1

トラスツズマブ
$6mg/m^2$　静注　day 1

3 週毎　6 サイクル
7 サイクル以降はトラスツズマブのみ，またはトラスツズマブとカペシタビンのみ進行（PD）まで継続．

6　二次（セカンドライン）化学療法

■ ドイツや韓国からの報告から，セカンドラインにおける化学療法群（イリノテカンもしくはタキサン）と best supportive care 群との比較において，いずれも全生存期間における化学療法群の優越性が検証され，化学療法を行う意義が認められている[17)18]．

■ 日本ではそれ以前よりセカンドライン治療がしばしば行われていたが，イリノテカン（CPT-11）とパクリタキセル（PTX）を直接比較した検討がなされ（WJOG4007 試験），セカンドライン治療であっても 8〜9 か月の生存期間が期待できることが報

告された．対象は SP 療法などのファーストライン抵抗性の進行再発胃癌患者，20 〜 75 歳，ECOG-PS 0 〜 2，CPT-11 またはタキサン系薬剤治療歴がなく，明らかな腹膜転移がない患者とされた．PTX 群には PTX 80mg/m^2 を day 1, 8, 15 に静注，CPT-11 群には CPT-11 150mg/m^2 を day 1, 15 に静注し，4 週を 1 サイクルとして，病勢進行または重篤な有害事象が発現するまで繰り返し治療を行った．主要評価項目である全生存期間は PTX 群 9.5 か月（95％ CI 8.4-10.7），CPT-11 群 8.4 か月（95％ CI 7.6-9.8）で有意差を認めなかった（HR ＝ 1.13；95％ CI 0.86-1.49，p ＝ 0.38）．副次評価項目として無増悪生存期間は PTX 群 3.6 か月（95％ CI 3.3-3.8），CPT-11 群 2.3 か月（95％ CI 2.2-3.1）であった（HR ＝ 1.14；95％ CI 0.88-1.49，p ＝ 0.33）．奏効率はそれぞれ 20.9％ vs. 13.6％であった（p ＝ 0.24）．有害事象に関して，Grade 3 以上の血液毒性は PTX 群で白血球減少（20.4％），好中球減少（28.7％），貧血（21.3％），CPT-11 群で白血球減少（19.1％），好中球減少（39.1％），貧血（30.0％）であった．非血液毒性は，Grade 3 〜 4 の末梢神経障害が V 群 7.4％にみられたが，CPT-11 群での発症はなかった．発熱性好中球減少は PTX 群，CPT-11 群でそれぞれ 2.8％ vs. 9.1％であった．本試験の結果から，PTX および CPT-11 はどちらもセカンドラインの選択肢となりうると考えられた[19]．

- ABSOLUTE 試験では，パクリタキセル（PTX）療法に対する nab- パクリタキセル（nab-PTX）療法（毎週または 3 週毎投与）の非劣性が検証された．主要評価項目である全生存期間の中央値は，3 週毎 nab-PTX 群 10.3 か月，毎週 nab-PTX 群 11.1 か月，PTX 群 10.9 か月であり，PTX に対する毎週 nab-PTX の非劣性が認められた．全生存期間におけるサブグループ解析では，PTX と比較して毎週 nab-PTX は，腹水や腹膜播種を有する症例で有効性が高い可能性が示唆された．また腹水を有する症例では，PTX 群と比較して毎週 nab-PTX 群の QOL が有意に良好であった．そのため，腹水や腹膜播種を有する症例に対しては PTX よりも毎週 nab-PTX のほうが有用である可能性があるが，毎週 nab-PTX 群では好中球減少や発熱性好中球減少の頻度が高く，注意が必要である．以上より，nab-PTX 療法もセカンドラインの選択肢と考えられる[20]．

- ラムシルマブは，がんの増殖および転移にかかわる血管新生において重要な働きを示す vascular endothelial growth factor receptor-2（VEGFR-2）に対する遺伝子組換えヒト免疫グロブリンG1（IgG1）のヒト型モノクローナル抗体である．ラムシルマブは，ヒト VEGFR-2 に対する特異的な抗体であり，VEGF リガンド（VEGF-A，VEGF-C，VEGF-D）の VEGFR-2 への結合を阻害することで，VEGFR-2 の活性化を阻害する．ラムシルマブは VEGFR-2 活性化阻害により，内皮細胞の増殖，遊走および生存を阻害し，腫瘍血管新生を阻害する．

- RAINBOW 試験は，パクリタキセル＋ラムシルマブ vs. パクリタキセル＋プラセボの比較試験であったが，主要評価項目である全生存期間において中央値は，プラセボ群が 7.4 か月に対して，ラムシルマブ群が 9.6 か月であり，有意な全生存期間の延長を示した（HR ＝ 0.807；95％ CI 0.687-0.962，p ＝ 0.017）．ラムシルマブ使用以前までのセカンドライン治療はパクリタキセル，イリノテカンをそれぞれ単剤で用いるのがスタンダードであったが，これよりパクリタキセル＋ラムシルマブ併用療法がセカンドライン化学療法における新たな標準治療となった[21]．また，REGARD 試験においてはセカンドライン化学療法として，ラムシルマブもしくはプラセボが比較され，生存期間中央値は，プラセボ群が 3.8 か月に対してラムシルマブ群が 5.2 か月であった（HR ＝ 0.776；95％ CI 0.603-0.998，p ＝ 0.047）．これよりラムシルマブ単剤療法も考慮される[22]．

パクリタキセル＋ラムシルマブ 療法★★★[21]
- パクリタキセル 80mg/m^2 静注 day 1, 8, 15
- ラムシルマブ 8mg/kg 静注 day 1, 15
- 4 週毎

ラムシルマブ単独療法 ★★★[22]
- ラムシルマブ 8mg/kg 静注 day 1, 15 2 週毎

パクリタキセル毎週投与 ★★[19]
- パクリタキセル 80mg/m^2 静注 day 1, 8, 15 4 週毎

nab- パクリタキセル 毎週投与 ★★[20]
- nab- パクリタキセル 80mg/m^2 静注 day 1, 8, 15 4 週毎

7 三次（サードライン）化学療法

- 標準治療に不応または不耐容の切除不能進行，前治療2レジメン以上の再発胃癌患者を抗PD-1抗体であるニボルマブとプラセボを対照とした第Ⅲ相臨床試験が実施された．主要評価項目である全生存期間の中央値はニボルマブ群が5.32か月（95% CI 4.63-6.41），プラセボ群が4.14か月（95% CI 3.42-4.86）で，HR＝0.63（95% CI 0.50-0.78），p＜0.0001で有意にニボルマブ群が優れていた．1年生存率はニボルマブ群が26.6%（95% CI 21.1-32.4），プラセボ群が10.9%（95% CI 6.2-17.0）であった．2年生存率は，ニボルマブ群10.6%，プラセボ群3.2%であり，2年無増悪生存率は，ニボルマブ群3.8%，プラセボ群0%であった．Grade 3以上の薬剤に関連する有害事象は，ニボルマブ群の11.5%，プラセボ群の5.5%において発現した[23]．

- また，トリフルリジン・チピラシル（FTD/TPI, TAS-102）も2レジメン以上の標準治療に抵抗性となった進行・再発胃癌患者を対象に評価された．主要評価項目である全生存期間（OS）の中央値/12か月OS割合は，プラセボ群3.6か月/13%に対して，TAS-102群は5.7か月/21%（HR＝0.69；95% CI 0.56-0.85，片側p＝0.0003）であり，TAS-102群が有意に良好であった．副次評価項目である無増悪生存期間（PFS）の中央値/6か月PFS割合は，プラセボ群1.8か月/6%に対して，TAS-102群は2.0か月/15%（HR＝0.57；95% CI 0.47-0.70，p＜0.0001）であり，TAS-102群において有意に良好であった．腫瘍縮小効果はTAS-102群で完全奏効1例と部分奏効12例を認め，奏効率は13例の4%であった．安定も含めた病勢コントロール割合はTAS-102群で44%であり，プラセボ群の14%に比べ有意に良好であった（p＜0.0001）．本試験治療終了後の後治療移行率は，TAS-102群25%，プラセボ群26%と差を認めなかった．サードライン治療の選択肢として使用が見込まれている[24]．

ニボルマブ療法 ★★★[23]
ニボルマブ
240mg　静注　day 1　2週毎

トリフルリジン・チピラシル療法 ★★★[24]
トリフルリジン・チピラシル (FTD/TPI)
35mg/m² 内服　28日を1サイクルとし，1～5日目および8～12日目に内服

イリノテカン療法 ★★[25]～[27]
イリノテカン
150mg/m²　静注　day 1　2週毎

8 高頻度マイクロサテライト不安定性（MSI-High）を有する症例

- 一次治療として標準的な化学療法歴のある治癒切除不能な進行・再発のミスマッチ修復機構の欠損（dMMR）またはMSI-Highを有する固形がん患者を対象に，抗PD-1抗体であるペムブロリズマブ投与の有効性および安全性が検討された．治療歴を有するMSI-Highの結腸・直腸以外の固形がん患者を対象にしたKEYNOTE-158試験では，94例（後向きの解析でMSI-Highと判定された11例および前向きの解析でMSI-Highと判定された83例）の解析で，主要評価項目の奏効率は37.2%（95% CI 27.5-47.8）であった．奏効がみられた患者の51.4%において，6か月以上の効果持続を認めた．副次評価項目の無増悪生存率は，12か月時点で34.4%であった．対象者の61.7%に有害事象が認められ，主な有害事象（発現率10%以上）は，瘙痒症11.7%および疲労11.7%であった．免疫関連の有害事象は18.1%に認められた[28][29]．

- これにより，共通のバイオマーカーに基づいたがん種横断的な適応を有することとなった．

ペムブロリズマブ療法 ★★[28][29]
ペムブロリズマブ
200mg　静注　day 1　3週毎

9 腹膜播種・腹水症例

- 高度腹膜転移のために経口摂取不能または大量腹水を認める症例では，使用薬剤が制限され，標準治療は確立していない．また，全身状態不良であることも多く，化学療法の適応には慎重にならざるをえない．CT検査などで画像診断された腹膜転移を有する症例を対象としたJCOG0106試験では，フルオロウラシル持続静注療法（5-FUci）とメトトレキサート/フルオロウラシルの時間差療法が比較された．結果，生存期間に有意な差はなく，5-FUciの毒性が少ないことが示された．経口摂取不能なサブセットにおいては，5-FUciにより41%で経口摂取の改善（QOLの改善）が得られた．高度腹膜転移のために経口摂取不能の場合には，5-FUciが選択肢として挙げられる[30]．最近ではFOLFOX療

法（オキサリプラチン＋フルオロウラシル持続静注）も保険診療下に使用でき選択肢の1つとなっている．

10 高齢者

■日本の標準治療のエビデンスを確立した臨床試験の多くは，適格条件が75歳以下である．前述のSPIRITS試験においても70歳以上の症例は17%しか含まれていなかった．年齢別のサブセット解析で，S-1単独に対するS-1＋シスプラチン併用療法のHRは，60歳未満（111例）では0.75（95% CI 0.61-0.92）であったのに対して，60〜69歳では0.98（0.82-1.17），70〜74歳では0.95（0.71-1.27）と，高齢者におけるシスプラチンの上乗せ効果は必ずしも明らかではなかった[13]．さらに70歳以上では，比較的全身状態良好な高齢者に対しては，S-1＋シスプラチン併用療法が行われ，その他の高齢者に対してS-1単独療法が選択される傾向があるにもかかわらず，S-1療法とS-1＋シスプラチン療法での生存期間に差がなかったとの報告もある[31]．一方，オキサリプラチンを含むレジメンで，有意差はないものの併用療法でよい傾向を示す報告も認める[32]．今後も高齢者の切除不能・再発胃癌に対する臨床試験が行われるが，現時点では年齢のみでなく臓器機能や併存症・既往症なども加味して治療法が選択されている．全身状態や腎機能・心機能などに留意し，可能であれば併用療法が推奨されるが，状況によっては単剤療法も考慮する．

標準治療のチェックに役立つウェブサイト

海外	国内
European Society of Clinical Oncology (ESMO)のガイドライン https://www.esmo.org/Guidelines/Gastrointestinal-Cancers/Pan-Asian-adapted-ESMO-Clinical-Practice-Guidelines-for-the-management-of-patients-with-metastatic-gastric-cancer	日本胃癌学会の胃癌治療ガイドライン http://www.jgca.jp/guideline.html

---

文献

1) 国立がん研究センター　がん対策情報センター　がん情報サービス　統計．
   https://ganjoho.jp/reg_stat/statistics/index.html
2) WHO. GLOBOCAN 2012
   http://globocan.iarc.fr/Default.aspx
3) Int J Cancer 2004; 110: 435-42.
4) JAMA Oncol 2015; 1: 23-32.
5) 日本胃癌学会編．胃癌治療ガイドライ第5版．金原出版．2018.
6) Gastric Cancer 2000; 3: 219-25
7) Gastric Cancer 2009; 12: 148-52.
8) N Engl J Med 2007; 357: 1810-20.
9) Lancet 2012; 379: 315-21.
10) J Clin Oncol 2019; 37: 1296-304.
11) Lancet Oncol 2016; 17: 309-18.
12) Lancet Oncol 2009; 10: 1063-9.
13) Lancet Oncol 2008; 9: 215-21.
14) Ann Oncol 2015; 26: 2097-101.
15) Ann Oncol 2015; 26: 141-8.
16) Lancet 2010; 376: 687-97.
17) Eur J Cancer 2011; 47: 2306-14.
18) J Clin Oncol 2012; 30: 1513-8.
19) J Clin Oncol 2013; 31: 4438-44.
20) Lancet Gastroenterol Hepatol 2017; 2: 277-87.
21) Lancet Oncol 2014; 15: 1224-35.
22) Lancet 2014; 383: 31-9.
23) Lancet 2017; 390: 2461-71.
24) Lancet Oncol 2018; 19: 1437-48.
25) Cancer Chemother Pharmacol 2016; 78: 809-14.
26) Gastric Cancer 2017; 20: 655-62.
27) Gastric Cancer 2018; 21: 464-72.
28) N Engl J Med 2015; 372: 2509-20.
29) Science 2017; 357: 409-13.
30) Jpn J Clin Oncol 2013; 43: 972-80.
31) Int J Clin Oncol 2013 ; 18: 10-6.
32) J Geriatr Oncol 2017; 8: 170-5.

（髙木浩一）

III-6 食道癌

各種がんの治療

疫学・診断

1 罹患数・死亡数

- 国立がん研究センターがん対策情報センターの集積によると，日本における食道癌罹患数（2013年）は男性1万9171人，女性3641人である．死亡数（2016年）は男性9533人，女性1950人であり，全がん死亡の3.1%を占める．男性が圧倒的に多く，全がん死亡に占める割合は55〜69歳でピークに達する．年齢階級別罹患率・死亡率は40歳代後半から高齢になるにつれて増加する．年齢調整罹患率では，男性はゆるやかな増加傾向にあり，女性は近年増減の傾向はない．年齢調整死亡率では，男性は横ばい，女性は減少傾向にある[1]．
- 世界全体では2012年度の食道癌死亡数は約40万200人とされる[2]．発症率には大きな地域差があり，発症率が最も高い北アフリカ，東アフリカ，東アジアと，発症率が最も低い西アフリカ，中部アフリカ，中部米国を比べると16倍の差があるとされる[3]．

2 リスク因子

- 主なリスク因子として，扁平上皮癌では喫煙と飲酒，腺癌ではバレット食道，肥満，喫煙，胃食道逆流症が挙げられる[4]．

3 病理

- 日本で集計された第3回食道癌全国登録では，全食道癌中の92%を扁平上皮癌が占めていた．一方，欧米でも1960年代までは扁平上皮癌が食道癌の90%以上を占めており，腺癌はまれで食道癌における存在を疑問視する見方もあった．しかしながらこの20年間，肥満と逆流性食道炎の増加とともに腺癌が増加し，約半数を占めるようになった[5][6]．扁平上皮癌は腺癌に比して，予後不良とされる[7][8]．
- 扁平上皮癌，腺癌以外にも，まれな組織型として癌肉腫や神経内分泌細胞癌などがある．

4 臨床症状

- 組織型にかかわらず，筋層以深に及ぶ食道癌の臨床症状は，体重減少を伴う通過・嚥下障害が多い．嚥下障害は食道の内腔が直径13mm以下になった場合に自覚するとされる．嚥下障害に伴う咳嗽や肺炎を呈することもある．体重減少は嚥下困難，食事習慣の変化，原疾患による食欲低下による．早期の場合には無症状の場合も多い．Comprehensive Registry of Esophageal Cancer in Japan 2002によると，粘膜下層（T1b）までの病変は59%が症状はなく，検診や他疾患のための検査などで発見されている[9]．進行すれば食道気管支瘻など，多臓器浸潤による症状を呈することもある．

5 診断

- 日本では内視鏡による早期診断技術が進歩しており，食道癌の早期発見・早期治療が進んでいる．一方欧米では，組織型によらず，食道癌の半数以上は局所進行もしくは転移を有する状態で発見されることが多い．食道癌の生存率は発見時のステージと適切な治療に相関するため，適切なステージングとそれに基づく治療選択が重要である．ステージにより，緩和的治療，化学放射線療法，手術療法，内視鏡的治療などが選択される．

1 存在診断

- 上部消化管造影検査：存在診断，病変の広がりを判定するのに適している．しかし，早期診断，特に粘膜がんの拾い上げは困難であり，内視鏡による検診にとって代わられつつあるのが現状である．
- 上部消化管内視鏡検査：近年の内視鏡機器の開発には著しい進歩があり，早期食道癌の発見に大きく寄与している．ただし，注意深い観察を怠ると見逃してしまう危険性がある．わずかな異常を疑った場

合，アルコール多飲・喫煙などのハイリスク患者の場合などでは，積極的なヨード染色が重要である．特殊内視鏡として，NBI（Narrow Band Imaging）やFICE（Fuji Intelligent Color Enhancement もしくは Flexible Spectral Imaging Color Enhancement）[10]が開発され，ヨード染色に代わるスクリーニング検査として普及しつつある．NBIは，通常光観察との前向き比較試験で良好な成績が得られたことが，日本より報告されている[11]．ヨード染色との比較を行った大規模な比較試験の報告はないが，少数例の検討ではNBIの有用性が示唆されている[12]．一方FICEは，大腸腺腫のスクリーニングにおける有用性は前向き試験で否定されている[13]．

2 染色
- 上記のNBIやFICEが普及しその効果が検証されつつあるが，依然として食道癌の診断におけるルゴール染色の有用性は揺るがない．正常の食道扁平上皮に存在するグリコーゲン顆粒がヨードと反応することで茶色に染まり，グリコーゲン顆粒が消失したがんの部位では不染帯を呈する．

3 生検
- 内視鏡により食道癌を疑った場合，最終的には生検による組織診で診断を確定する．古い海外の報告では，7か所まではできる限り多くの部位を生検すれば診断能が上がるとする報告がある（診断確定率：生検部位1か所の場合93%，4か所の場合95%，7か所の場合98%）[14]．さらに擦過細胞診を加えることで，診断率は100%に達するとされる．

4 画像診断
- 食道癌の診断が確定したら，一般的にはCTを撮影し原発巣の進展の程度や遠隔転移の有無を検索することになる．しかしながら，CTは原発巣の深達度を正確に評価することには不向きである．原発巣の深達度をより正確に評価する目的で超音波内視鏡（EUS）を行う．EUSは浸潤性食道癌の局所進展を最も正確に評価できる．EUSのTステージ，Nステージの正診率は80～90%とされている[15]．遠隔転移の検出精度はPETが最も高いという報告もある[16]．

6 病期分類（ステージング）（UICC第8版，2017）
- UICC第7版からの変更点は，以下のとおりである．
- UICC第7版では，腫瘍の中心が食道胃接合部から5cm以内かつ，食道に進展する腫瘍は食道癌に分類した．5cm以内であっても，食道に進展していない腫瘍は胃癌に分類していた．第8版では，腫瘍の中心が食道胃接合部から上下2cm以内の腫瘍は，食道癌として分類する．
- Stage IIICがなくなり，Stage IVがIVAとIVBに分類された．
- なお，第7版に引き続き，鎖骨上窩リンパ節は領域リンパ節に含まない．

1 TNM分類

原発腫瘍（T）	
TX	原発腫瘍の評価が不可能
T0	原発腫瘍を認めない
Tis	上皮内癌
T1	粘膜固有層または粘膜下層に浸潤する腫瘍（T1a：固有層まで　T1b：粘膜下層まで）
T2	固有筋層に浸潤する腫瘍
T3	外膜に浸潤する腫瘍
T4	周囲組織に浸潤する腫瘍（T4a：胸膜，心膜，奇静脈，横隔膜，腹膜　T4b：大動脈，椎体，気管）

領域リンパ節（N）	
NX	領域リンパ節転移の評価が不可能
N0	領域リンパ節転移なし
N1	1～2個の領域リンパ節転移あり
N2	3～6個の領域リンパ節転移あり
N3	7個以上の領域リンパ節転移あり

遠隔転移（M）	
MX	遠隔転移の評価が不可能
M0	遠隔転移なし
M1	遠隔転移あり

分化度（G）	
GX	分化の評価が不可能
G1	高分化
G2	中分化
G3	低分化

部位（L）	
頸部	輪状軟骨～胸郭入口部
胸部上部	胸郭入口部～気管分岐部高位
胸部中部	気管分岐部高位と食道胃接合部の食道を2等分した上部の2分の1

胸部下部	気管分岐部高位と食道胃接合部の食道を2等分した下部の2分の1

2 扁平上皮癌の解剖学的病期分類および予後グループ分類

臨床病期分類（cStage）	T	N	M
0	Tis	N0	M0
I	T1	N0, N1	M0
II	T2	N0, N1	M0
	T3	N0	M0
III	T1, T2	N2	M0
	T3	N1, N2	M0
IVA	T4a, T4b	N0, N1, N2	M0
	Any T	N3	M0
IVB	Any T	Any N	M1

病理病期分類（pStage）	T	N	M
0	Tis	N0	M0
IA	T1a	N0, N1	M0
IB	T1b	N0, N1	M0
IIA	T2	N0	M0
IIB	T1	N1	M0
	T3	N0	M0
IIIA	T1	N2	M0
	T2	N1	M0
IIIB	T2	N2	M0
	T3	N1, N2	M0
	T4a	N0, N1	M0
IVA	T4a	N2	M0
	T4b	Any N	M0
	Any T	N3	M0
IV	Any T	Any N	M1

予後グループ分類	T	N	M	Grade	Location
0	Tis	N0	M0	N/A	Any
IA	T1a	N0	M0	1, X	Any
IB	T1a	N0	M0	2-3	Any
	T1b	N0	M0	Any	Any
	T2	N0	M0	1	Any
IIA	T2	N0	M0	2-3, X	Any
	T3	N0	M0	Any	Lower
	T3	N0	M0	1	Upper, Middle
IIB	T3	N0	M0	2-3	Upper, Middle
	T3	N0	M0	Any	X
	T3	N0	M0	X	Any
	T1	N1	M0	Any	Any
IIIA	T1	N2	M0	Any	Any
	T2	N1	M0	Any	Any
IIIB	T2	N2	M0	Any	Any
	T3	N1, N2	M0	Any	Any
	T4a	N0, N1	M0	Any	Any
IVA	T4a	N2	M0	Any	Any
	T4b	Any N	M0	Any	Any
	Any T	N3	M0	Any	Any
IVB	Any T	Any N	M1	Any	Any

3 腺癌の解剖学的病期分類および予後グループ分類

臨床病期分類（cStage）	T	N	M
0	Tis	N0	M0
I	T1	N0	M0
IIA	T1	N1	M0
IIB	T2	N0	M0
III	T2	N1	M0
	T3, T4a	N0, N1	M0
IVA	T1-T4a	N2	M0
	T4b	N0, N1, N2	M0
	Any T	N3	M0
IVB	Any T	Any N	M1

病理病期分類（pStage）	T	N	M
0	Tis	N0	M0
IA	T1a	N0	M0
IB	T1b	N0	M0
IIA	T2	N0	M0
IIB	T1	N1	M0
	T3	N0	M0

予後グループ分類	T	N	M
IIIA	T1	N2	M0
	T2	N1	M0
IIIB	T2	N2	M0
	T3	N1, N2	M0
	T4a	N0, N1	M0
IVA	T4a	N2	M0
	T4b	Any N	M0
	Any T	N3	M0
IV	Any T	Any N	M1

予後グループ分類	T	N	M	Grade
0	Tis	N0	M0	N/A
IA	T1a	N0	M0	1, X
IB	T1a	N0	M0	2
	T1b	N0	M0	1, 2
IC	T1a, T1b	N0	M0	3
	T2	N0	M0	1, 2
IIA	T2	N0	M0	3, X
IIB	T1	N1	M0	Any
	T3	N0	M0	Any
IIIA	T1	N2	M0	Any
	T2	N1	M0	Any
	T3	N0	M0	Any
IIIB	T2	N2	M0	Any
	T3	N1, N2	M0	Any
	T4a	N0, N1	M0	Any
IVA	T4a	N2	M0	Any
	T4b	Any N	M0	Any
	Any T	N3	M0	Any
IVB	Any T	Any N	M1	Any

7 組織型（扁平上皮癌と腺癌）

- これまでの臨床試験では，扁平上皮癌と腺癌を厳密に区別したものはほとんどない．しかしながらいくつかのエビデンスにより，両者の病因や疫学，バイオロジー，予後の差異が示されている．扁平上皮癌は喫煙や飲酒がリスク因子とされている．腺癌は胃食道逆流症との関連が示唆されており，背景にバレット上皮がかかわっているとされる．欧米では最近20年で，食道癌に占める腺癌の割合が増えており，肥満人口の増加に伴う胃食道逆流症増加との関連が示唆されている[17]．
- 近年の報告の多くでは，扁平上皮癌よりも腺癌のほうが予後がよいとされている．その理由として，扁平上皮癌に比して，バレット上皮由来のがんはリンパ節転移の頻度が低いことなどが示唆されている[18]．
- いずれにせよ，食道の扁平上皮癌と腺癌は病因や疫学，バイオロジー，転帰の異なる疾患群であると考えるのが自然である．将来の臨床試験においては，これらは別個に解析・報告されるべきであろう．日本では食道癌に占める扁平上皮癌の比率が高いため，これまでの臨床試験を解釈する際，また海外の臨床試験を解釈する際には，その点を考慮すべきである．

治療

1 粘膜層（EP）あるいは粘膜固有層（LPM）病変に対する治療

- EP，LPM 病変に対しては，内視鏡的治療の絶対的適応である．内視鏡的治療には，内視鏡的粘膜切除術（endoscopic mucosal resection：EMR）と内視鏡的粘膜下層剥離術（endoscopic submucosal dissection：ESD）がある．EMR は病変粘膜を把持もしくは吸引し，スネアにより切除を行う方法である．ESD は IT ナイフや Hook ナイフといった器具を用いて広範囲の病変の一括切除が可能な方法である．ESD は大きな病変でも一括切除できるため，完全切除には有用であるとされる．
- 内視鏡的治療は，当然のことながら原発巣のみを最小限に切除する超局所的な治療法である．具体的には，周囲リンパ節への転移の有無がその適応を左右する．リンパ節転移の頻度は原発巣の深達度に相関することが知られている．壁深達度が T1a までの病変のうち，EP もしくは LPM までの病変では，リンパ節転移は極めてまれ（5%以下）と報告されており，これにより十分な根治性が得られる[19]．
- 食道癌内視鏡治療の合併症としては，穿孔 1.3%，出血 2.2%，狭窄 4.0% の報告がある．また，粘膜切除が 3/4 周以上に及ぶ場合，切除後の瘢痕狭窄の発生率が 70% に及ぶとされており，十分な説明と予防が必要である．

2 Stage I に対する治療

1 浅い T1b 病変（SM1 まで）の場合

- 外科的切除例を検討した報告によると，pMM（粘膜固有層），pSM1（粘膜下層上部 3 分の 1），pSM2

（粘膜下層中部 3 分の 1），pSM3（粘膜下層下部 3 分の 1）症例ではそれぞれ 12％，8〜27％，22〜36％，30％以上，のリンパ節転移を認めていた[20]．
- このステージの症例に対して標準治療は外科的切除であるが，内視鏡的切除も相対的な適応とも考えられる．これらの 2 つの治療をランダム化比較した試験は存在しないが，いくつかの後向き研究では，内視鏡的切除は外科的切除に匹敵する生存率を達成可能であること，合併症や治療関連死の発生率が有意に低いことが示されている[21)〜25)]．このレベルの病変に対し，現段階では症例を選択して内視鏡的切除を行うことは許容されるが，正確な評価のためにはランダム化比較試験が必要である．また内視鏡切除後の予防的化学放射線療法の有効性と安全性を評価した第 II 相試験（JCOG0508 試験）では，主要評価項目である「pMM 以浅かつ脈管侵襲陽性かつ断端陰性」あるいは「pSM1〜2 かつ断端陰性」で予防的化学放射線療法を行った症例の 3 年生存率は 90.7％（90％信頼区間：88.5〜95.2％）であった[24]．

予防的化学放射線療法（JCOG0508 レジメン）★★[24]

フルオロウラシル
700mg/m² 静注 day 1〜4, 29〜32
シスプラチン
70mg/m² 静注 day 1, 29
放射線療法
1.8Gy/fr × 23 回（計 41.4Gy） day 1〜5, 8〜12, 15〜19, 22〜26, 29〜31

2 深い T1b 病変（SM2 以深）の場合

- 粘膜下層に深く入ったもの（T1b）では 50％以上にリンパ節転移があり，内視鏡治療を行った場合には，外科治療，化学放射線治療，放射線治療または化学療法などの追加治療を考慮する．
- 食道癌の治療開発は，食道切除術を中心に展開してきた歴史的背景がある．粘膜下層への浸潤を伴う Stage I 食道癌に対する現時点での標準治療は，リンパ節郭清を伴う手術である．しかし，食道切除術は侵襲が比較的大きい．Stage I と診断された場合のリンパ節転移陽性率は 3 割程度とされ[20]，それがリンパ節郭清を伴う手術を行う根拠であるが，裏を返すとリンパ節転移のない約 7 割の患者を手術による合併症の危険性にさらしていることになる．したがって，耐術能のない症例や手術拒否症例においては，化学放射線療法がオプションとなる．

- Stage I 食道癌に対する化学放射線療法の第 II 相試験（JCOG9708 試験）では，完全奏効率 87.5％，4 年生存率 80.5％，4 年無再発生存率 68.1％と良好な結果であった[25]．手術と化学放射線療法を比較した後向き研究でも，生存期間に有意差は認めなかった[26)27)]．以上より，Stage I 食道癌に対する化学放射線療法は，標準治療に匹敵する治療成績を保ちつつ侵襲が少ない治療法としてその地位が確立されつつある．真の意味で手術療法と化学放射線療法が同等であることを検証するために，JCOG0502 試験が行われた．cStage IA（T1b N0 M0）の胸部食道癌を対象に，食道切除術に対する化学放射線療法の非劣性を検証する第 III 相試験で，無作為化コホートと非無作為化コホートから構成される．無作為化コホートは症例集積不良のため終了となったが，非無作為化コホートでは weighting propensity score を用いた解析が行われ，3 年生存率/5 年生存率は手術群で 94.7％/86.7％，化学放射線療法群は 93.1％/85.5％，調整済み HR は 1.052（95％ CI 0.674-1.640）と非劣性が示唆された[28]．

化学放射線療法（JCOG0502 レジメン）★★[28]

フルオロウラシル
700mg/m² 静注 day 1〜4, 9〜32
シスプラチン
70mg/m² 静注 day 1, 29
放射線療法
2.0Gy/fr × 30 回（計 60Gy） day 1〜5, 8〜12, 15〜19, 22〜26, 29〜33, 36〜40

3 Stage II, III（T4 を除く）に対する治療

- この対象に対する標準治療は，リンパ節郭清を伴う外科的切除である．しかしながら開胸開腹による手術手技は，生体に与える侵襲としては耐用限界に近く，手術手技による生存期間のこれ以上の延長は困難である．ゆえに，進行食道癌に対するさまざまな術後療法の開発が行われてきた．
- 食道癌に対して行われる術後療法には，化学療法と放射線療法がある．化学療法は，主に微小転移を制御することで全身的な治療効果を達成することを期待したものである．一方，放射線療法はより高い局所制御率を狙っている．
- Stage II, III（T4 を除く）に対する治療として，①術前化学療法，②術前化学放射線療法，③根治的化学放射線療法に分けて述べる．

1 術前化学療法

- 術前化学療法については，手術単独との比較試験がいくつか報告されている．US intergroup 0113 試験では，切除可能食道癌患者に対して術前化学療法としてフルオロウラシル＋シスプラチン（FP）療法を3サイクル施行する群に213人，手術単独群に227人が割り付けされた．その結果，生存期間中央値は 14.9 か月 vs. 16.1 か月（p = 0.53），2年生存率は 35% vs. 37% と有意差を認めなかった[29]．一方，802人の切除可能食道癌患者を術前 FP 療法群と手術単独群に割り付けた MRC-OE2 試験の長期追跡結果では，全生存期間の HR が 0.84（p = 0.03）と術前 FP 療法群で良好な結果であった[30)31)]．日本においては手術単独と術前化学療法を直接比較した試験はないが，JCOG9907 試験において術後化学療法と比較して術前化学療法が良好な結果を示した[32]．さらに，術前化学療法と手術単独もしくは術前化学放射線療法の比較試験を集めたメタアナリシスにおいて，術前化学療法群全体の手術単独群に対する全生存期間の HR は 0.87（p = 0.005）と報告されており，術前化学療法の有効性が示唆されている[33]．組織型による解析もされており，扁平上皮癌における HR は 0.92（p = 0.18），腺癌における HR は 0.83（p = 0.01）であった．術前化学放射線療法群の術前化学療法群に対する HR は 0.88（p = 0.07）と有意差を認めなかった．
- 以上の結果より，手術単独に比して術前化学療法は生存期間延長効果を示すと考えられるが，その効果はわずかであること，組織型による結果の違い（扁平上皮癌に対する効果は不明瞭），術前化学放射線療法との優劣は定かではないこと，などが問題点として残っている．日本では食道癌の多くが扁平上皮癌であるため，このメタアナリシスの結果からは術前化学療法の効果は，腺癌と比べて低い可能性があるということになるが，JCOG9907 試験の結果を根拠に，術前化学療法が行われることが多い．近年では，従来の FP 療法にドセタキセルを追加した DCF 療法が試みられており，国内の第 II 相試験では，奏効率が 64.3%，病理学的完全奏効率が 17%，2年生存率が 88.0% と良好な結果を示した[34]ことから，後述のように第 III 相試験（JCOG1109）が行われている．あくまで現時点の標準治療は術前 FP 療法であるが，術前 DCF 療法は有望な治療法であると考えられる．

術前 FP 療法 ★★★ [32)]

シスプラチン		
80mg/m²	静注	day 1, 22
フルオロウラシル		
800mg/m²	静注	day 1〜5, 22〜26

術前 DCF 療法 ★★ [34)35)]

ドセタキセル		
70mg/m²	静注	day 1, 22, 43
シスプラチン		
70mg/m²	静注	day 1, 22, 43
フルオロウラシル		
750mg/m²	静注	day 1〜5, 22〜26, 43〜47

2 術前化学放射線療法

- 術前化学放射線療法についても，その有用性を検証したランダム化比較試験が多数報告されている．そのなかで，手術単独と比較した臨床試験では，CALGB 9781 試験と CROSS 試験が重要な試験である．CALGB 9781 試験の結果では，症例集積が進まずに少数例での比較試験となったが，術前化学放射線療法群（フルオロウラシル＋シスプラチン＋50.4Gy）26例と手術単独群30例で比較検証された．5年全生存率は術前化学放射線療法群 vs. 手術単独群で 39% vs. 16%（p = 0.02）と，術前化学放射線療法群で良好であった[36]．この試験において，対象の 75%（42/56 例）が腺癌であった．CROSS 試験では，術前化学放射線療法群（カルボプラチン＋パクリタキセル＋41.4Gy）178例と手術単独群188例を前向きに比較検討した結果を報告しており，主要評価項目である生存期間中央値は術前化学放射線療法群 vs. 手術単独群で 49.4 か月 vs. 24.0 か月（HR = 0.657, p = 0.003）と，術前化学放射線療法群で有意に良好であった[37]．本臨床試験でも，対象の 75%（275/368）が腺癌であった．一方，扁平上皮癌を対象にした Bosset らのランダム化比較試験では，術前化学放射線療法群は生存期間の延長はもたらさなかったが，無再発生存期間を改善させた[38]．2011年に報告された Sjoquist らのメタアナリシスでは，12のランダム化比較試験をもとにした解析で術前化学放射線療法は手術療法単独に対して有意に生存への寄与が認められた（HR = 0.78；95% CI 0.70-0.88, p < 0.0001）．また，組織型による解析では扁平上皮癌，腺癌いずれにおいても有用と考えられた[33]．
- 以上のように，術前化学放射線療法は手術単独に比

図 1　JCOG1109 試験シェーマ

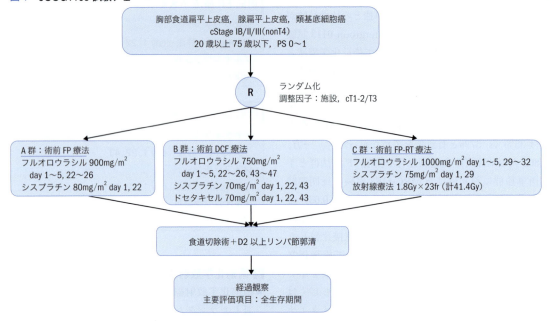

して生存に対する上乗せ効果があることが，ある程度実証されているが，その問題点として，以下の点などが挙げられる．
- レジメンが一定でないこと．
- 合併症が多く，完遂率が低いこと．
- 術前化学療法と比べてどちらのほうが優れているかについてのデータが乏しく，これについてはいまだに議論の余地があること．

(1) 術前化学放射線療法 vs. 術前化学療法

- 術前治療として術前化学療法と術前化学放射線療法を比較したランダム化比較試験が，少なくともこれまで 3 つ報告されている．いずれも生存期間の改善を示したものはないが，術前化学放射線療法のほうが病理学的奏効率や完全切除率が高いと報告されている[39)～41)]．執筆時現在，国内では，フルオロウラシル＋シスプラチン療法による術前化学療法に対し，ドセタキセルを追加した 3 剤併用術前化学療法および術前化学放射線療法を比較するランダム化比較試験として，JCOG1109 試験が進行中であり（図 1），その結果が世界中から注目されている[35)]．

3 根治的化学放射線療法

- 執筆時現在では，切除可能 Stage II，III 食道癌に対する標準治療は，術前化学療法または化学放射線療法＋手術とされている．しかし，化学放射線療法は臓器温存・機能温存が可能な非外科的治療であるため，外科手術を希望しない症例，何らかの理由で外科手術ができない症例に対しても適応となりうる．

1) RTOG8501，RTOG9405/INT0123
- 米国 Radiation Therapy Oncology Group（RTOG）での T1～4 N0～1 M0 食道癌に対する放射線単独療法（64Gy）と同時併用化学放射線療法（フルオロウラシル＋シスプラチン＋50Gy）のランダム化比較試験（RTOG8501）では，中間解析の時点で，5 年生存率が 0% vs. 26%（p＜0.0001）と化学放射線療法の成績が有意に良好であり，試験は早期中止となった[42)]．したがって，非外科的治療を行う場合には，化学放射線療法を行うことが強く推奨される．化学療法と放射線療法のタイミングについては，メタアナリシスにより同時併用が逐次併用より有意（p＜0.0001）に死亡率を下げることが示されている[43)]．さらに放射線照射の線量については，標準線量（50.4Gy）と高線量（64.8Gy）を比較したランダム化比較試験（RTOG9405/INT0123）で検証された．結果，高線量群の優越性は認められず，50.4Gy（1.8Gy×28 回）がフルオロウラシル＋シスプラチンと併用する場合の標準線量であると結論づけられている[44)]．

2) JCOG9906，JCOG0909
- 日本における切除可能 Stage II，III 食道癌に対する根治的化学放射線療法の有効性を検証するため，JCOG 食道癌グループにより「Stage II，III 進行食

道癌に対する放射線化学療法同時併用療法の第II相臨床試験」が計画・実施された．本試験では，フルオロウラシル 400mg/m² day 1〜5, 8〜12 ＋シスプラチン 40mg/m² day 1, 8 ＋放射線療法 総線量 60Gy 2Gy/日 day 1〜5, 8〜12, 15〜19 5週毎2サイクルの後，フルオロウラシル 800mg/m² day 1〜5 ＋シスプラチン 80mg/m² day 1 4週毎2サイクルが行われた．

- 2000年4月から2002年3月までに，12施設より76例が登録された．主要評価項目は完全奏効率とされた．2例が不適格症例であったため，74例で解析が行われた．完全奏効率は62％，3年生存率は45％，5年生存率は37％であった．この成績は，同時期に同じ対象に対して行われたJCOG9907の術前化学療法＋手術群の3年生存率である63％に比して低く，さらなる治療開発の必要性が示唆された[45]．

- JCOG9906の結果からは，化学放射線療法でも長期生存を得る可能性が示唆されたが，遅発性有害事象やサルベージ手術の必要性などの問題点が浮き彫りとなった．そこで，米国のRTOG方式に則り，JCOG9906より少ない線量（50.4Gy），多門照射によって縮小した照射野を用いた化学放射線療法を評価する第II相試験が国内で行われ，安全性が確認された[46]．また化学放射線療法によって，完全奏効に入らない症例に対する救済治療（内視鏡的治療，外科切除術）の有効性と安全性を検証する単群第III相試験（JCOG0909試験）が行われ，主要評価項目である3年生存率は74.2％と，事前に設定された閾値を上回る結果であり，手術を希望しない症例に対しては新たな標準治療となりうる結果であった[47]．

JCOG9906 レジメン ★★ [45]

フルオロウラシル
800mg/m² 静注 day 1〜5, 8〜12

シスプラチン
40mg/m² 静注 day 1, 8

放射線療法
2.0Gy/fr × 30回（計60Gy） day 1〜5, 8〜12, 15〜19

5週毎 2サイクル

〈奏効例にはFP療法（800/80）追加〉

シスプラチン
80mg/m² 静注 day 1, 22

フルオロウラシル
800mg/m² 静注 day 1〜5, 22〜26

RTOG レジメン ★★★ [42]

フルオロウラシル
1000mg/m² 静注 day 1〜4, 29〜32, 50〜53, 71〜74

シスプラチン
75mg/m² 静注 day 1, 29, 50, 71

放射線療法
2.0Gy/fr × 25回（計50Gy） day 1〜5, 8〜12, 15〜19, 22〜26, 29〜33

modified RTOG レジメン／JCOG0909 レジメン ★★★ [44][46][47]

フルオロウラシル
1000mg/m² 静注 day 1〜4, 29〜32

シスプラチン
75mg/m² 静注 day 1, 29

放射線療法
1.8Gy/fr × 28回（計50.4Gy） day 1〜5, 8〜12, 15〜19, 22〜26, 29〜33, 36〜38

〈奏効例にはFP療法（1000/75）追加〉

シスプラチン
75mg/m² 静注 day 1, 29

フルオロウラシル
1000mg/m² 静注 day 1〜4, 29〜32

4 T4bまたはM1（LYM）に対する治療

- この対象に対する手術単独治療の成績は不良である．よってそれを上回る結果を示した，T4b症例まで対象に含めた前述のRTOG8501の結果[42]や，T4ないしM1（領域リンパ節以外の遠隔リンパ節転移を有するが，他臓器への遠隔転移を有さない状態）の食道癌を対象に行われたJCOG9516やJCOG0303により，この対象に対する標準治療は化学放射線療法である．これらの治療成績は，それぞれJCOG9516では2年生存率が31.5％[48]，JCOG0303では3年生存率が25.9％[49]と長期生存が得られる症例がいる一方で，致死的合併症（穿孔や穿通など）率が高いため，個々の状況によって放射線単独や，化学療法単独，緩和治療が主体となりうる．本稿執筆時，この対象に対するDCF療法を用いた導入化学療法後に，手術あるいは化学放射線療法を行う集学的治療法が開発されており，国内の第II相試験（COSMOS試験）では1年生存率が67.9％と良好な結果を示している[50]．また，第III相試験のJCOG1510試験（TRIAnGLE試験）で根治的化学放射線療法に対する優越性の検証を行っている．

> **JCOG9516 レジメン ★★** [48)49)]
>
> **フルオロウラシル**
> 700mg/m² 静注 day 1〜4, 29〜32
>
> **シスプラチン**
> 70mg/m² 静注 day 1, 29
>
> **放射線療法**
> 2.0Gy/fr×30回（計60Gy） day 40〜63で完遂する

5 Stage IVに対する治療

- この対象は執筆時現在では根治が目指せないため、原則として延命を期待した緩和的な化学療法が適応となる。化学療法の効果とリスクのバランス、および患者の希望や考え方、背景などを十分に検討し、投与が適切であると判断した場合に化学療法を行う。
- 化学療法だけではなく、「症状緩和」の治療も非常に重要である。緩和治療は「末期の治療」というイメージが根深いが、早期の緩和治療導入が予後を延長するという報告も出ており[51)]、がんと診断されて早期から並行すべき治療であると考えられる。
- 以下、転移性食道癌に対する化学療法に関して述べる。

1 単剤の効果

- 1970〜90年代までに、フルオロウラシルやマイトマイシンC、ビンデシン、ブレオマイシン、メトトレキサート、エトポシド、シスプラチン、ドキソルビシンなどの単剤の効果が評価されている。いずれも奏効率10〜30%、効果持続期間は6か月以下という結果であった。さらに、生存期間の延長効果は認められていない[52)]。
- 1990年から2000年にかけてパクリタキセル、ドセタキセル、イリノテカン、ビノレルビンなどの効果が評価された。当時としては新たに登場した新しい世代の抗がん薬であった。それ以前の化学療法と比べるとわずかに高い奏効率であったが、やはり生存期間延長に寄与するデータは得られなかった。ドセタキセル、パクリタキセルについては第II相試験が行われた。ドセタキセルの試験では49人の患者（主に扁平上皮癌）に対してドセタキセル70mg/m²が3週毎に投与され、奏効率は20%、生存期間中央値は8.1か月、発熱性好中球減少症発生率は18%であった[53)]。パクリタキセルについてはプラチナ耐性患者52人で効果が検討されており、奏効率44.2%（完全奏効7%）、生存期間中央値は10.4か月であった[54)]。

> **ドセタキセル療法 ★★** [53)]
>
> **ドセタキセル**
> 70mg/m² 静注 day 1 3週毎

> **weekly パクリタキセル療法 ★★** [54)]
>
> **パクリタキセル**
> 100mg/m² 静注 day 1, 8, 15, 22, 29, 36 7週毎

2 併用療法での効果

- 単剤での効果が不良であることから、基礎レベルでの相乗効果[55)]などのデータをもとに、シスプラチンを中心に開発が進められてきた。
- 欧米では1980年代後半より、シスプラチンと併用する薬剤として、ブレオマイシン、ビノレルビン、エトポシドなどが検証され、奏効率は15〜53%、生存期間中央値は3.2〜9.8か月であった。そのなかで、フルオロウラシル＋シスプラチン療法が比較的安全、かつ奏効率35〜72%と抗腫瘍効果の高い治療法として、標準治療とみなされている[56)〜60)]。転移性食道癌に対してベルギーで行われたランダム化比較第II相試験では、シスプラチン単剤療法とフルオロウラシル＋シスプラチン療法が比較された。88人の転移性食道扁平上皮癌患者が対象とされ、奏効率はシスプラチン群19%、フルオロウラシル＋シスプラチン群35%と併用群で良好であった。生存期間中央値や1年生存率には差を認めなかった[60)]。日本で行われたFP療法の第II相試験では、39人の扁平上皮癌の患者を対象にシスプラチン70mg/m² day 1、フルオロウラシル700mg/m² day 1〜5の3週毎投与が行われ、奏効率は35.9%、平均奏効期間は3.5か月であった[58)]。ただし、執筆時現在、日本では前述したJCOG9907試験で採用されたシスプラチン80mg/m² day 1、フルオロウラシル800mg/m² day 1〜5を3週毎ではなく4週毎に繰り返すレジメンが汎用されている。

> **FP療法 ★★**
>
> **シスプラチン**
> 80mg/m² 静注 day 1
>
> **フルオロウラシル**
> 800mg/m² 静注 day 1〜5
>
> 4週毎

3 3剤併用療法

- 頭頸部癌の初回導入化学療法において，シスプラチン＋フルオロウラシル療法にドセタキセルを加えた3剤併用療法を行うことで生存期間の延長効果を示したとする報告がされている[61)62)]．3剤併用による毒性の増強などの問題はあるが，FP療法が標準治療とされる食道癌においても効果増強の可能性が期待され，第Ⅱ相試験が行われた[63)~65)]．
- 執筆時現在，JCOG食道癌グループでは，切除不能進行・再発食道癌症例に対するシスプラチン＋フルオロウラシル＋ドセタキセル療法のシスプラチン＋フルオロウラシル療法に対する優越性を検証する第Ⅲ相試験（JCOG1314）が進行中であり，結果が待たれる[66)]．

6 食道癌における免疫チェックポイント阻害薬の開発

- 食道癌においても，周術期化学療法や緩和的化学療法として，ニボルマブやペンブロリズマブを中心に免疫チェックポイント阻害薬の開発が進んでいる．標準治療に不応となった進行食道癌患者を対象に，ニボルマブ単剤療法の安全性および有効性を評価した第Ⅱ相試験（ONO-4538-07試験）では，奏効率が17％，無増悪生存期間が2.8か月，全生存期間が10.8か月であった[67)]．これらの試験結果を受け，フルオロウラシル＋シスプラチン（FP）不応例に対する二次治療として，標準治療（タキサン，イリノテカン）群に対するペムブロリズマブ単剤群の優越性を検証した第Ⅲ相試験（KEYNOTE-181試験）と，標準治療（タキサン）群に対するニボルマブ単剤群の優越性を検証した第Ⅲ相試験（ONO-4538-24/ATTRACTION-3試験）が行われた．KEYNOTE-181試験では，主要評価項目の1つであるPD-L1陽性（Combined Positive Score: CPS ≧ 10％）例の全生存期間において，標準治療群に対してペムブロリズマブ単剤群が有意に延長を示した（全生存期間中央値 6.7か月/9.3か月, HR = 0.69; 95% CI 0.52-0.93, p=0.0074）[68)]．またONO-4538-24/ATTRACTION-3試験は，2019年1月に標準治療群に対してニボルマブ群が有意に全生存期間を延長したことがプレスリリースされ[69)]，これらの免疫チェックポイント阻害薬が国内でも承認が見込まれている．そのほか，周術期および一次治療を中心に第Ⅲ相試験が進行中である．

標準治療のチェックに役立つウェブサイト

海外

NCCN (National Comprehensive Cancer Network) のガイドライン
- 閲覧には簡単な会員登録が必要．
- Esophageal and Esophagogastric Junction Cancers

https://www.nccn.org/professionals/physician_gls/default.aspx

ESMO (European Society of Clinical Oncology) による切除不能食道癌のPan-Asian Adapted Guideline

https://www.esmo.org/Guidelines/Gastrointestinal-Cancers/Pan-Asian-adapted-ESMO-Clinical-Practice-Guidelines-for-the-management-of-patients-with-metastatic-oesophageal-cancer

---

文献

1) 国立がん研究センター　がん登録・統計．http://ganjoho.jp/reg_stat/index.html
2) CA Cancer J Clin 2015; 65(2): 87-108.
3) CA Cancer J Clin 2011; 61(2): 69-90.
4) NCI J Natl Cancer Inst 2003; 95(18): 1404-13.
5) Int J Epidemiol 2000; 29(4): 645-54.
6) Am J Epidemiol 2008; 168(3): 237-49.
7) Ann Surg 2001; 234(3): 360-7; discussion 368-9.
8) Ann Oncol 2008; 20(2): 231-8.
9) Esophagus 2010; 7(1): 7-22.
10) Gastroenterol Clin Biol 2008; 32(4): 363-9.
11) J Clin Oncol 2010; 28(9): 1566-72.
12) Dis Esophagus 2011; 24(6): 418-22.
13) Gastrointest Endosc 2010; 72(1): 136-42.
14) Gastroenterology 1982; 82(2):228-31.
15) World J Surg 1996; 20(6): 700-2.
16) J Clin Oncol 2000; 18(18): 3202-10.
17) World J Surg 2004; 29(1): 39-45.
18) J Thorac Cardiovasc Surg 1995; 109(1): 130-8; discussion 139.
19) Histopathology 2007; 51(6): 733-42.
20) Eur J Cardiothorac Surg 2001; 20(6): 1089-94.
21) Am J Gastroenterology 2008; 103(6): 1340-5.
22) Gastroenterology 2009; 137(3): 815-23.
23) Ann Surg 2011; 254(1): 67-72.
24) J Clin Oncol 2016; 34(15_suppl): 4013-3.
25) Jpn J Clin Oncol 2009; 39(10): 638-43.
26) Am J Clin Oncol 2005; 28(1): 75-80.
27) Ann Surg Oncol 2012; 19(7): 2135-41.
28) J Clin Oncol 2019; 37(4_suppl): 7-7.

29) N Engl J Med 1998; 339(27): 1979-84.
30) Lancet 2002; 359(9319): 1727-33.
31) J Clin Oncol 2009; 27(30): 5062-7.
32) Ann Surg Oncol 2011; 19(1): 68-74.
33) Lancet Oncol 2011; 12(7): 681-92.
34) Cancer Sci 2013; 104(11): 1455-60.
35) Jpn J Clin Oncol 2013; 43(7): 752-5.
36) J Clin Oncol 2008; 26(7): 1086-92.
37) N Engl J Med 2012; 366(22): 2074-84.
38) N Engl J Med 1997; 337(3): 161-7.
39) J Clin Oncol 2009; 27(6): 851-6.
40) Eur J Cancer 2011; 47(3): 354-60.
41) Ann Oncol 2016; 27(4): 660-7.
42) JAMA 1999; 281(17): 1623-7.
43) Int J Radiat Oncol Biol Phys 2003; 55(4): 930-42.
44) J Clin Oncol 2002; 20(5): 1167-74.
45) Int J Radiat Oncol Biol Phys 2011; 81(3): 684-90.
46) Jpn J Clin Oncol 2013; 43(6): 608-15.
47) Ito Y, Takeuchi H, Ogawa G, et al. A single-arm confirmatory study of definitive chemoradiotherapy including salvage treatment in patients with clinical stage II/III esophageal carcinoma (JCOG0909). JCO 2018; 36(15_suppl): 4051-1.
48) Jpn J Clin Oncol 2004; 34(10): 615-9.
49) Cancer Sci 2015; 106(4): 407-12.
50) Br J Cancer 2016; 115(11): 1328-34.
51) N Engl J Med 2010; 363(8): 733-42.
52) Semin Oncol 1994; 21(4): 474-82.
53) Ann Oncol 2004;15(6):955-9.
54) Cancer Chemother Pharmacol 2010; 67(6): 1265-72.
55) Proc Natl Acad Sci USA 1986; 83(23): 8923-5.
56) Ann Thorac Surg 1988; 45(4): 357-63.
57) Eur J Cancer 1992; 28A(4-5): 880-4.
58) Jpn J Clin Oncol 1992; 22(3): 172-6.
59) Eur J Surg 1998; 164(11): 849-57.
60) Eur J Cancer 1997; 33(8): 1216-20.
61) N Engl J Med 2007; 357(17): 1695-704.
62) N Engl J Med 2007; 357(17): 1705-15.
63) Anticancer Res 2012; 32(4): 1403-8.
64) J Thorac Oncol 2010; 5(1): 122-8.
65) Cancer Sci 2014; 105(9): 1189-95.
66) Jpn J Clin Oncol 2015; 45(5): 494-8.
67) Lancet 2017; 18(5): 631-9.
68) J Clin Oncol 2019; 37(4_suppl): 2-2.
69) Opdivo®(Nivolumab)Demonstrates a Significant Extension in Overall Survival Versus Chemotherapy in Patients with Unresectable Advanced or Recurrent Esophageal Cancer in Phase III Clinical Study [Internet]. Available from: https://www.ono.co.jp/eng/news/pdf/sm_cn190109.pdf

（中島裕理，尾崎由記範，近藤千紘，田辺裕子，三浦裕司，陶山浩一，高野利実）

III-7 結腸・直腸癌／肛門癌

① 結腸・直腸癌

疫学・診断

1 疫学・予後

- 結腸・直腸癌の罹患数は日本では13万4453人（2014年）で全がんの15.5％を占めており，男女合わせると第1位である．2016年の死亡者数は5万0099人で全がん死亡の13.4％を占め第2位となっている[1]．罹患率は2000年頃いったん横ばい傾向になったものの，2005年より再上昇している．年齢調整死亡率は1990年代半ばまでは増加したものの，その後緩やかに減少傾向にある．全世界的には推定罹患数136万人，死亡者数69万人であり，ともに第2位となっている[2]．

2 リスク因子

- 家族性大腸癌症候群として家族性大腸腺腫症（familial adenomatous polyposis：FAP），Gardner症候群，Turcot症候群，attenuated adenomatous polyposis coli，遺伝性非ポリポーシス大腸癌（HNPCC）/Lynch症候群，mutY homolog（MUTYH）遺伝子変異が挙げられる．また大腸腺腫の既往歴がある場合，なかでも1cm以上である場合は，大腸癌のリスクが高いとされている．その他のリスク因子としては，潰瘍性大腸炎や小児期の腹部放射線照射がある．

3 診断

1 検診・スクリーニング

- 「有効」とされるスクリーニング方法として便潜血テスト，大腸内視鏡（colonoscopy）がある．大腸内視鏡のほうが診断方法としてはすぐれているものの，便潜血テストの簡便性は，スクリーニング方法としては非常に重要である．ランダム化比較試験でも，便潜血テストのほうが実際に検査を受ける割合が高く，大腸内視鏡と比較して発見されるがんの頻度に差異は認められていない[3]．CT colonography（virtual colonoscopy）が急速に進化しているが，実臨床に応用するうえでいくつものハードルが存在する．3D再構築画像構成の方法はソフトウェアによってさまざまで，前処置の方法も多少の違いがある．CT colonographyの感度は読影医の経験とともに上昇し，正確な読影を行うためには放射線科医は164症例以上の経験が必要という報告がある[4]．メタアナリシスでは，特異度は一定であるが感度のばらつきが指摘されている[5]．

- 大腸癌疑いの患者をCT colonographyとcolonoscopyにランダム化したSIGGAR試験ではCT colonographyの患者のうち30％が，精査のcolonoscopyを要した．精査理由のうち大腸癌もしくは10mm以上のポリープが疑われていたのは約半数に過ぎず，他の理由（主に10mm未満のポリープ）での精査が行われた患者からは大腸癌が認められなかったことから，精査のcolonoscopyの割合を減らすことは，将来的に期待できる．しかしCT colonographyでがんと診断された患者のうち，実際にがんであった（陽性的中率）のは57％であり，CT colonographyのみでは大腸癌の確定診断にはならない[6]．

2 症状

- スクリーニング以外で発見される結腸・直腸癌の代表的な症状としては，腹痛，便通の変化，血便，貧血，倦怠感，体重減少などである．

3 診断

- 大腸内視鏡が，部位の特定ができること，病理診断のための生検が行えること，複数病変が診断できることなどの利点から，最も広く行われている．転移病巣の疑われる患者では，転移病変からの生検がステージングの確定に望ましいものの，後述するように転移があってもconversion therapy（化学療法によって切除不能転移巣を切除可能にする）により手術を行う可能性がある現在では，転移巣からの診断時の生検の意義は必ずしもかつてほど高いとはいえない．

4 病理組織分類

- 大多数の結腸・直腸癌は腺癌であり，他の癌腫は極めてまれである．腺癌はその分化度でさらに分類され，サブタイプとして髄様癌（medullary），粘液癌（mucinous），印環細胞癌（signet ring cell）などが存在する．腺癌以外にも腺扁平上皮癌，扁平上皮癌，未分化癌，紡錘細胞癌（spindle cell）などもある．
- 虫垂癌：虫垂癌は，特徴的な病理像と臨床像を有している．虫垂癌は他の結腸癌と異なり粘液産生型であり，また転移もリンパ節よりもまず腹膜に播種する．進行した虫垂癌では，腹膜偽粘液腫（pseudomyxoma peritonei）の臨床像をとる．卵巣癌原発の腹膜播種との鑑別が困難な場合もあるが，免疫染色にて鑑別できることが多い（大腸癌ではCK7−，CK20+，CDX-2+，MUC-2+に対して，卵巣癌ではCK7+，CK20+/−，ER+，PR+，PAX-8+，WT-1+が多い）．

4 病期分類（ステージング）（UICC 第8版，2017年）

- かつてはDuke分類が使用されたが，執筆時現在ではTNM分類のみが推奨されている．最新の第8版では，腹膜播種をM1cとして新たに予後不良因子としている．また，第7版では径0.2〜2mmのリンパ節転移はmicrometastases（N1mic）として扱っていたが，第8版では0.2mm以上のリンパ節転移はすべてN1である．ステージングの基本は腹部骨盤の造影CTである．胸部のステージングを単純X線撮影で行うのか，CTを使用すべきなのかについては，明確なデータはない[7)8)]．ルーチンでのPET検査の有用性は示されていない．
- 直腸癌では，結腸癌での検査に加えて直腸超音波内視鏡（endoscopic ultrasound [EUS]もしくはtransrectal ultrasonography [TRUS]）やMRIによるステージングが標準的に行われており，National Comprehensive Cancer Network（NCCN）ガイドラインでも推奨されている．EUSによるTステージングはCT/MRIよりも正確であり，術前化学放射線療法の適応を決定するうえで重要である[9)]という報告がある一方で，現場ではEUSは術者の経験に強く依存するため，年間30例未満の病院ではステージ精度が低い[10)]．MRIがすぐれているのか，EUS/TRUSがすぐれているのかは，MRI機器の性能，放射線科医の読影能力，内視鏡医の経験に左右されるため一概にはいえず，多くの病院では併用している．

1 TNM分類

原発腫瘍（T）

TX	評価不能
T0	原発巣なし
Tis	上皮内癌または粘膜固有層浸潤
T1	粘膜下層浸潤
T2	固有筋層浸潤
T3	漿膜下層あるいは漿膜を有さない部位で周囲組織へ浸潤
T4a	臓側腹膜を貫通（SE）
T4b	周囲臓器浸潤

領域リンパ節（N）

Nx	評価不能
N0	リンパ節転移なし
N1	リンパ節転移1〜3個
N1a	リンパ節転移1個
N1b	リンパ節転移2〜3個
N1c	腸間膜，漿膜下層，腹膜以外の直腸・結腸周囲組織への転移・衛星結節（tumor deposit）
N2	リンパ節転移4個以上
N2a	リンパ節転移4〜6個
N2b	リンパ節転移7個以上

遠隔転移（M）

M0	遠隔転移なし
M1	遠隔転移あり
M1a	1臓器もしくは1領域（領域リンパ節以外のリンパ節転移）
M1b	複数臓器・領域転移
M1c	腹膜播種あり

2 病期分類

Stage	T	N	M
0	Tis	N0	M0
I	T1, T2	N0	M0
IIA	T3	N0	M0
IIB	T4a	N0	M0
IIC	T4b	N0	M0
IIIA	T1, 2	N1/N1c	M0
	T1	N2a	M0
IIIB	T3, T4a	N1/N1c	M0
	T2, T3	N2a	M0
	T1, T2	N2b	M0

IIIC	T4a	N2a	M0
	T3, T4a	N2b	M0
	T4b	N1, N2	M0
IVA	Any T	Any N	M1a
IVB	Any T	Any N	M1b
IVC	Any T	Any N	M1c

治療

1 直腸癌の術前・術後補助化学放射線療法 (neoadjuvant/adjuvant chemoradiotherapy)

1 適応

- 広く受け入れられている適応はcT3/cT4病変であり，NCCNガイドラインでも推奨されており，大規模臨床研究の適格基準として使われている．手術先行（upfront surgery）でpT3/pT4の患者では術後補助放射線療法の適応となるが，後述される臨床試験の結果から術前放射線療法のほうが，毒性が低いことが示されている．T1, T2でリンパ節転移陽性の場合も，NCCNガイドラインでは推奨されている．画像のみでのリンパ節評価の正確性は必ずしも高くなく，加えて臨床試験においてcT1/T2 + cN1/2である患者の割合は低く（ランドマークとされるGerman Rectal Cancer Studyでは5%），エビデンスとして必ずしも十分ではない．肛門に近く腹会陰式直腸切断術（abdominoperineal resection：APR）が必要な患者に対して，術前補助化学放射線療法を行うことによって低位前方切除術（low anterior resection：LAR）に変更し，ストーマ造設を回避することが期待できうるケースでも，相対的に適応となる．German Rectal Cancer Studyでは，術前補助化学放射線療法群のほうが術後療法群と比較して，肛門括約筋温存直腸切除が2倍（39% vs. 19%）に増えている[11]．

1) 化学放射線療法 vs. 放射線療法単独

- 1980年代に発表された複数のランダム化比較試験において，術後放射線療法により局所再発が減少することが示され，術前放射線療法では全生存期間の改善も認められた[12]．その後，フルオロウラシルベースの化学療法を加えることにより転移再発を減少し全生存期間も改善することが示され[13]，現在では放射線単独の術前もしくは術後の治療は，化学療法が適応にならない症例以外は勧められない．

2) 化学放射線療法 vs. 化学療法単独

- NSABP-R02試験では，術後フルオロウラシルベースの化学療法に放射線療法を加えることにより局所再発は減らす（5年間で13%→8%）ものの，無病生存期間，全生存期間には寄与しなかった[14]．直腸癌では，局所再発が患者のQOLに及ぼす影響が強いため，放射線療法が可能である限り使用するのが一般的である．ただし，術前化学放射線療法の適応が過剰ではないかとする意見も少なくない．中国で行われたFOWARC試験では，4～6サイクルのmodified FOLFOX6を行ったグループのほうがinfusional 5FUを用いた化学放射線療法よりも手術時の病理学的完全奏効（pCR）は低かったが（6.9% vs 13.1%），無再発生存期間や全生存期間には差がなかった[15]．現在進行中のPROSPECT試験では術前化学放射線療法と術前FOLFOXを比較しており，その結果次第では術前化学療法が標準治療になるかもしれない[16]．

3) 術前 vs. 術後補助化学放射線療法

- 歴史的にはまず，術後補助化学放射線療法によって全生存期間，無病生存期間が改善することが，複数のランダム化比較試験にて証明された[13)17)～21)]．その後，術前補助化学放射線療法が術後と比較して少なくとも同等であるか，もしくは局所再発，無病生存期間では改善が認められるというデータが出たため，執筆時現在では術前補助化学放射線療法が標準治療とみなされている[15)22)～24)]．

- 日本での浸透：術前補助化学放射線療法による利益は明確であり，手術の主要な合併症を増やさないことはランダム化比較試験により示されており[15]，日本でも徐々に浸透している．日本癌治療学会ガイドラインでは，エビデンスレベルBとしている[25]．

4) 術前補助化学放射線療法＋術後補助化学療法

- 術前補助化学放射線療法と手術を行った患者で術後補助化学療法の有用性を検討したADORE試験にて，手術時T3/4もしくはリンパ節転移が残存する患者において，半年間のFOLFOXとフルオロウラシル＋ロイコボリンの補助化学療法が比較された．特にリンパ節転移残存がある患者において，無再発生存期間の改善が認められた（HR = 0.58, p = 0.014）[26]．診断時リンパ節転移ありの患者が術前補助化学放射線療法後リンパ節転移の病理学的完全奏効を認めた場合において，術後補助化学療法が必要かはわかっていない．

5) （導入）化学療法＋術前補助化学放射線療法

- NCCNガイドラインでは，初期治療のオプションとして化学放射線療法，放射線単独に加えて化学

療法（FOLFOX, CAPEOX）を化学放射線療法の前に行う選択肢も掲載されている．これは，術後に通常行う化学療法を最初に行うことで，治療コンプライアンスを保て治療強度が上がるという第II相試験があるためである[27]．ただし，pCR も改善せず，執筆時現在でこの治療方法の明らかな利点は報告されていない．

6）術前補助化学放射線療法後の手術の必要性
- 肛門管癌では根治的化学放射線療法が標準治療であり，手術は局所再発をした症例でのサルベージ療法（salvage therapy）としてのみ使用される．直腸癌では肛門癌ほど化学放射線療法の効果が高くなく，手術時に pCR になるのが約 10％程度に過ぎない[28]．化学放射線療法で臨床的完全奏効（cCR）になった症例で手術を回避できるかを検討した優良な前向き研究はなく，執筆時現在では cCR になったとしても手術をすることが必須と考えられている．

2 代表的な化学放射線療法のレジメン

- これまでの標準治療とされたフルオロウラシル持続静注（infusional fluorouracil）＋放射線療法と比較して，経口製剤であるカペシタビン＋放射線療法は無病生存期間，全生存期間において非劣性であることが示されている[29)30)]．結腸癌術後補助化学療法で示された有用性から，オキサリプラチンを加えた FOLFOX を用いた術前化学放射線療法が複数のランダム化比較試験にて試されたが，評価項目（エンドポイント）である pCR の改善はなく，Grade 3〜4 の副作用が増加した[30)〜33)]．オキサリプラチンを加えたことによる若干の上乗せ効果も一部報告されているものの[15)34)]，合併症の増加に見合うほどの効果とはいえず，NCCN ガイドラインでもオキサリプラチン併用の化学放射線療法は推奨していない．

カペシタビン＋同時放射線療法★★★[29)30)]

カペシタビン
825mg/m²/回　1日2回　内服
放射線療法開始日から終了日まで（完全に持続する場合とケースバイケースで照射日の月から金のみ投与する場合あり）

放射線療法
1.8Gy/fr×28（計 50.4Gy）　月から金

- 執筆時現在でフルオロウラシルがカペシタビンに比較して主要なエンドポイント（全生存期間，無病生存期間）において劣っているというデータはなく，

標準治療の 1 つとみなすことができる．外来で行う場合はポートが必須であるため，カペシタビンを用いた化学放射線療法と比較すると利便性に関しては劣るものの，手足症候群が少なく，経口コンプライアンスの悪い患者では第一選択になる．

フルオロウラシル＋同時放射線療法★★★[19)29)30)]

フルオロウラシル
225mg/m²/日　静注
放射線開始日から終了まで持続（完全に持続する場合とケースバイケースで照射日のみ投与の場合あり）
または
1000mg/m²/日　放射線療法の開始第 1 週と 5 週目に 5 日間（120 時間）

放射線療法
1.8Gy/fr×28（計 50.4Gy）　月から金

2 直腸・結腸癌に対する手術療法

- 外科的手術の適応・手技・合併症に関しては本書のカバーする内容を超えているため，成書を参照してほしい．

3 転移・再発直腸癌に対する全身療法・化学療法

- 基本的に，後述する結腸癌に準じる．

4 結腸癌の術後補助化学療法

1 適応

- リンパ節転移のある Stage III が，標準的な術後補助化学療法の適応であり，リンパ節転移のない Stage II 患者においては，術後補助化学療法による生存改善効果は低い[35]．しかし，Stage IIB（T4 N0）の予後は Stage IIIA（T1/T2 N1）よりも悪く[36]，Stage II のうち再発リスク因子をもつ患者をハイリスク Stage II と扱い，術後補助化学療法適応を検討する．ハイリスク Stage II の明確な定義はないものの，低分化度，T4，神経侵襲（PN），リンパ管浸潤（ly），脈管浸潤（v），切除リンパ節 12 個未満などが挙げられており[37]，NCCN, European Society for Medical Oncology（ESMO）ガイドラインでは，閉塞，穿孔もハイリスク因子に含まれている．また，マイクロサテライト不安定性（microsatellite instability：MSI），すなわち DNA mismatch repair の欠損と相関が stable の患者（microsatellite stable［MSS］もしくは mismatch repair［MMR］proficient）では，MSI High（MMR deficient）の患者よりも予後が悪い[38]．MSI High 患者は再発リスクが少ない傾向にあるものの，Stage III における術後補助療法に対する効果予後予測マーカー（predictive marker）としてのデータは不十分であり[39]，MSI High であってもリンパ節転移陽性であれば，通常どおり術後補助化学療法の適応である．術後補助化学療法における利益を示した複数のランダム化比較試験では，ハイリスク Stage II 患者が一部含まれているものの，いわゆる "landmark trial" とされる有名な大規模臨床試験では主にリンパ節陽性患者を対象としており，Stage II 患者でのエビデンスの量・質ともに十分でない[40)41]．91％が Stage II 患者である QUASAR 試験ではフルオロウラシルベースの治療にて再発・死亡率が有意に低下しており[42]，最終的には患者個人のリスク・ベネフィットの捉え方によって適応が決まる．

- ウェブサイトでリンパ節転移数，核グレード，投与予定の術後補助化学療法などの必要情報を入力することで再発率推定をしてくれるものが Mayo clinic ACCENT, Adjuvant! Online, Memorial Sloan Kettering Cancer Center（MSKCC）nomogram など，複数あったが，現在使用できるのは MSKCC nomogram のみである[43]．MSKCC の再発データは MSKCC 単施設のデータをもとに作っているため，日本人のみならず米国内でも一般化できるのかどうかは不明である．または過去のデータからの予後推定（prognostic marker）はしてくれるものの治療効果予測（predictive marker）には使えない．乳癌では日本でも広く用いられている Oncotype Dx の結腸癌バージョンもあり，日本の保険収載はないものの，再発のリスクを正確に評価するうえで有用である[44)〜47]．結腸癌 Oncotype Dx の短所は，乳癌と異なり化学療法による治療効果を予測すること（predictive marker）はできず，再発予後推定のみの点である[47]．

1）高齢者
- 結腸・直腸癌は年齢の上昇とともに増加し，患者の58％は70歳以上，26％は80歳以上であり，高齢者の全患者に占める割合は増加傾向である[3]．しかし大規模臨床研究では年齢による除外基準もあり，高齢者におけるエビデンスは乏しい．高齢者でも術後補助化学療法による再発の低下の利益があると考えられているが[48]，既往症とそれによる生命予後，臓器予備能力，社会的サポート体制などを考慮しながら適応の決定が必要になる．若年者と比較すると高齢者では術後補助化学療法の使用頻度はいまだ低いものの，年々上昇している[49]．

2）術前補助化学療法
- 直腸癌と異なり，手術可能な結腸癌に対する術前補助療法の安全性・有効性は確立されていない．

2 代表的な術後補助化学療法のレジメン

1）多剤併用療法

FOLFOX4 療法 ★★★[50]

L-ロイコボリン	
100mg/m² 2時間かけて静注 day 1, 2	
フルオロウラシル	
400mg/m² ボーラス静注 day 1, 2	
フルオロウラシル	
600mg/m² 22時間かけて静注 day 1, 2	
オキサリプラチン	
85mg/m² 2時間かけて静注 day 1	
2週毎 12サイクル	

- FOLFOX4 がオキサリプラチンの効果を示した MOSAIC 試験[50]で使用されたので，エビデンスには基づいているが，2日間連続の通院が必要であるため，執筆時現在では以下の modified FOLFOX6 のほうがより広く使用されている．

modified FOLFOX6 療法 ★★★[51]

L-ロイコボリン	
200mg/m² 2時間かけて静注 day 1	
フルオロウラシル	
400mg/m² ボーラス静注 day 1	
フルオロウラシル	
2400mg/m² 46時間かけて静注 day 1	
オキサリプラチン	
85mg/m² 2時間かけて静注 day 1	
2週毎 12サイクル	

- どちらの FOLFOX でも，原則としてポート挿入が必須であるため，経口製剤であるカペシタビンで代用した CAPEOX（商品名から日常では XELOX と呼ばれることも多い）も広く使用されている．CAPEOX はフルオロウラシル/ロイコボリン（Mayo Clinic レジメン）と直接比較されて無病生存期間，全生存期間を改善することが示されている[52]．本来の CAPEOX の用量ではカペシタビンが 1000mg/m² であるが，日本の添付文書では体表面積 1.36〜1.66m² までは 1500mg のようになっているので，体表面積 1.36m² の人にはやや過剰投与，体表面積 1.66m² の人にはやや過少投与になるので適宜調節が必要である．

> **CAPEOX 療法 ★★★** [52)]
>
> **カペシタビン**
> 1000mg/m²/回　1日2回　内服　14日間服用し7日間休薬
>
> **オキサリプラチン**
> 130mg/m²　2時間かけて静注　day 1
>
> 3週毎　8サイクル

- 日本では，カペシタビンをテガフール・ギメラシル・オテラシルカリウム（S-1）で置き換えたSOXも使用されている．日本で進行中の術後試験（ACTS CC02）で使用されているSOX療法のUFTに対する優越性を示す試験の結果は報告されていないため，標準的に用いる術後補助療法としては認知されていない．また，CAPEOXと比較してオキサリプラチンの用量が100mg/m²に25%減量されている点にも，結果を解釈するうえで留意する必要がある．

- 転移結腸癌の一次治療（ファーストライン）で使用されているフルオロウラシル＋イリノテカン（FOLFIRI）は，術後補助化学療法ではフッ化ピリミジンのみと比較して無病生存期間，全生存期間を改善しないという複数のランダム化比較試験があるため，勧められない[53)～55)]．同様に，Stage IV 結腸癌では標準治療とみなされている抗体薬であるベバシズマブ，セツキシマブとも，術後補助化学療法において上乗せ効果は認められなかった[51)56)57)]．

- 術後補助化学療法の期間は，FOLFOX，CAPEOXになってからは約半年間というのが標準とされてきた．しかしMOSAIC試験をはじめとして長期的な末梢神経障害が報告され[58)]，前向き試験でも半年間投与できるのは約半数，減量なしで完遂できるのは3割程度に過ぎない[59)]．IDEA試験は1万2834人が参加し，FOLFOXもしくはCAPEOXの6か月間 vs. 3か月間を比較した6つのランダム化比較試験を統合解析したもので，日本でも1291人が参加した（ACHIEVE試験）[60)]．無病生存期間はHR＝1.07（95% CI 1.00-1.15）と設定した1.12をわずかに超えたために，3か月間治療の非劣勢を証明できなかった．サブグループ解析でT1～3N1ではHR＝1.01（95% CI：0.90-1.12）と非劣勢を証明でき，逆にT4もしくはN2ではHR＝1.12（95% CI 1.03-1.23）と6か月間治療の優越性を示すかたちとなった．これらサブグループは後解析であり日常診療への応用には注意が必要であるが，Grade 3～4の末梢神経障害は3か月治療群で3%に対して，6か月間治療群のFOLFOX，CAPEOXでそれぞれ16%，9%と3～5倍に増えており，現実的にはサブグループ解析の結果を受けて，術後補助化学療法期間を3か月に短縮することも検討に値する．

2) 単剤化学療法

- 高齢やニューロパチーなどの理由でオキサリプラチン併用ができない場合は，フルオロウラシルやカペシタビン単剤での治療を行う．経口製剤であるカペシタビン，テガフール・ウラシル（UFT）/経口ロイコボリン，テガフール・ギメラシル・オテラシルカリウム（S-1）は術後補助療法として十分なエビデンスが存在し[61)～63)]，その簡便性から単剤化学療法としてまず選ばれる治療法である．フルオロウラシル点滴の代表的な投与方法としてはRoswell Park（RPMI）レジメンとMayo Clinicレジメンがあり，投与スケジュールが異なるもののほぼ同等の効果・副作用があると考えられている[42)61)64)]．Mayo Clinicレジメンは持続点滴を主体とするde Gramont（LV5FU2）レジメンと直接比較されており，効果は同等で，持続点滴のほうが下痢，好中球減少，口腔粘膜障害を含むGrade 3～4の副作用が少ないという結果が出ている[65)]．de Gramontレジメンはday 1, 2の来院が必要であるため，ポートがあっても外来で行うことには適していない．NCCNガイドラインでもエビデンスには乏しいものの，simplified LV5FU2（sLV5FU2）としてmFOLFOX6からオキサリプラチンを抜いたレジメンを標準的補助療法に加えていて，オキサリプラチンの適応がなく手足症候群を避けたい患者では使われている．再発の絶対的リスクの少ない（すなわち術後補助化学療法によるベネフィットの絶対値が低い）Stage IIにおいても，同様にフッ化ピリミジン単剤を検討できる．以下に，代表的な単剤化学療法レジメンを示す．

> **カペシタビン単剤療法 ★★★** [62)]
>
> **カペシタビン**
> 1250mg/m²/回　1日2回（2500mg/m²/日）　内服
> 14日間服用し7日間休薬　3週毎　8サイクル

> **UFT＋経口ロイコボリン療法 ★★★** [61)]
>
> **テガフール・ウラシル**
> 100mg/m²/回　1日3回（300mg/m²/日）　内服
> 28日間服用し7日間休薬
>
> **ロイコボリン**
> 25mg/回　1日3回（75mg/日*）　内服　28日間服用し7日間休薬

5週毎　5サイクル
NSABPC-06試験では30mg 1日3回であったが，日本では25mg錠1日3回が承認されている．

S-1 単剤療法 ★★★ 63)

S-1

40mg（体表面積＜1.25m²）/回
または
50mg（体表面積1.25〜1.50m²）/回
または
60mg（体表面積＞1.50m²）/回
1日2回　内服　28日間服用し14日間休薬　6週毎　4サイクル

Roswell Park レジメン ★★★ 61)

L-ロイコボリン

250mg/m²　2時間かけて静注

フルオロウラシル

500mg/m²　ボーラス静注　L-ロイコボリン投与開始1時間後に投与

6週連続毎週投与し2週休薬　8週毎　3サイクル

Mayo Clinic レジメン ★★★ 42) 66)

フルオロウラシル

370〜425mg/m²　ボーラス静注　day 1〜5

L-ロイコボリン

10〜25mg/m²　ボーラス静注　day 1〜5

4週毎　6サイクル

de Gramont（LV5FU2）レジメン ★★★ 65)

L-ロイコボリン

100mg/m²　2時間かけて静注　day 1, 2

フルオロウラシル

400mg/m²　ボーラス静注　day 1, 2

フルオロウラシル

600mg/m²　22時間かけて静注　day 1, 2

2週毎　12サイクル

sLV5FU2 レジメン ★★★ 67)

L-ロイコボリン

200mg/m²　2時間かけて静注　day 1

フルオロウラシル

400mg/m²　ボーラス静注　day 1

フルオロウラシル

2400mg/m²　46時間かけて静注　day 1

3）術後補助放射線療法
- 直腸癌と異なり，結腸癌における放射線照射のエビデンスは乏しい．上行結腸・下行結腸は解剖学上固定されており，放射線照射は可能である．しかし，現在まで行われた唯一のランダム化比較試験は登録が悪く中途で終了しており，明らかな利益は認められていない．

5　結腸・直腸癌の初期治療後のフォロー

- NCCNガイドラインでは，以下の推奨となっている
  - 大腸内視鏡：Stage I を含めた全例において，術後1年でまず行う．高異型度の腺腫がなければ3年，5年間隔に延ばしていく．
  - 腫瘍マーカー：Stage II 以上において，身体診察・病歴聴取と同時に最初の2年は3〜6か月間隔で，その後は半年ごとにトータルで5年間まで行う．
  - 画像検査：Stage II 以上において，胸腹部骨盤CTを6か月〜1年ごとに5年間行う．
- 大腸癌では特に，肝臓への転移・再発の早期発見をすることで治癒切除につながる可能性があるため，画像や腫瘍マーカーを併用することが推奨されている．現在推奨されているほどの間隔での画像や腫瘍マーカー検査が必要かについては，疑問がもたれている．COLOFOL試験では，Stage II，III の患者を高頻度フォロー群（術後6，12，18，24，36か月目にCTとCEA）と低頻度フォロー群（術後12，36か月目にCTとCEA）にランダム化しているが，大腸癌特異的5年死亡率は，高頻度フォロー群10.6％に対して低頻度フォロー群11.4％と，統計学的有意な差は認められなかった（p＝0.52）68)．

6　転移・再発結腸癌治療（直腸癌の場合もこれに準じる）

- 結腸癌の約20％は，診断時に転移がある．転移病巣として代表的なのは肝臓，肺，腹膜である．

1 転移巣の切除（metastasectomy）

- 化学療法の進歩とともに進行切除不能結腸癌患者の予後は改善しているものの，化学療法のみでの5年生存率は約10％に過ぎない69)．転移巣の切除（metastasectomy）を行うことによって，約25％の患者で長期生存もしくは完治が得られ，肝臓転移切除を受けた患者の5年生存率はStage III の患者と変わらない70) 71)．よって可能である限りmetastasectomyは検討されるべきである．現時点

でどの患者が metastasectomy の適応になるのかは、各施設・個々の外科医の経験に大きく左右される。
- 完全な R0 切除を目指しうることが大前提であり、多くの場合は限局した肝転移もしくは肺転移が適応となる。複数臓器転移を起こしている場合でも、metastasectomy は禁忌ではないが成績は劣り[72]、適応になることはまれである。肝転移では、造影CT に加えて造影 MRI を行うことで、より正確に病変の広がりを評価できる。FDG-PET では、CT では見落とされる微小転移（occult metastasis）を見つけることができ、無駄な手術を減らすことができると中規模のランダム化比較試験で報告されたが[73]、その後の大規模なランダム化比較試験では、PET 使用による上乗せ効果に懐疑的な報告がなされている[74]。
- R0 を目指すことができない腫瘍減量（cytoreduction）目的の手術の利益を示す明らかなエビデンスは存在しないものの、両葉にまたがる複数病変に対しては 1 期的ではなく 2 期的に分けて切除するなどの工夫をすることで、最終的に R0 にもっていくことを目指す。切除不能肝転移に対してラジオ波焼灼療法（RFA）の追加を検討した EORTC40004 試験では、生存期間中央値は 4 年弱と、全身治療のみに対しての優位性は認めなかったが、8 年後生存率は 8.9% から 35.9% と改善が認められた。RFA 群の半数はその後切除術を受けており、方法を問わず、最終的に R0 を目指すことが長期予後の改善につながると考えられる。切除可能肝転移に対して、切除→術後補助化学療法にするか、術前化学療法→切除にするかに関して、どちらがすぐれているかについては明確なエビデンスはない。EORTC40983 では、FOLFOX を術前と術後に各 3 か月行っても長期生存の改善にはつながらなかった[75]。New EPOC 試験では、KRAS wild type に限って FOLFOX ±セツキシマブの抗がん薬治療を、術前と術後の各 3 か月行った。セツキシマブを加えた群の無増悪生存期間が 14.1 か月と、FOLFOX のみの 20.5 か月より半年以上悪いという結果で、切除不能大腸癌では改善の認められた治療法が、切除可能な病態では悪影響を及ぼす可能性があるという結果は驚きをもって伝えられた[76]。執筆時現在では切除可能な肝転移に対しては、切除→術後補助療法のほうがより標準的なアプローチと考えられる。

2 conversion therapy

- 肝転移のみであるが切除不能の病変の場合、化学療法を行って転移巣を縮小し metastasectomy を行う conversion therapy によって長期生存を目指すことが、執筆時現在は広く行われるようになっている。比較されたことはないものの、通常の転移のファーストライン治療で用いられる FOLFOX/CAPEOX/FOLFIRI/FOLFOXIRI ± ベバシズマブ、FOLFOX/FOLFIRI ± セツキシマブ、パニツムマブ（RAS wild type のみ）が広く用いられている。ただし抗体薬が conversion に果たす役割は一般的には少ないと考えられている[77]〜[79]。フルオロウラシル、イリノテカン、オキサリプラチン 3 剤を組み合わせた FOLFOXIRI が、conversion において最もよいレジメンかは不透明である。抗体薬を使用しない FOLFOXIRI と FOLFIRI が直接比較されたイタリアのランダム化比較試験では、FOLFOXIRI により R0 切除の増加（6% → 15%）、無増悪生存期間、全生存期間の改善が認められた[80]。第 II 相 STEAM 試験では、FOLFOXIRI ＋ベバシズマブと FOLFOX ＋ベバシズマブが比較され、FOLFOXIRI ＋ベバシズマブが無増悪生存期間、肝切除率（15% vs. 7%）で改善を認めた[81]。しかし、FOLFOXIRI ＋ベバシズマブ vs. FOLFIRI ＋ベバシズマブを比較した TRIBE 試験では、R0 切除の割合は 12% vs. 15%（p = 0.33）と有意な差を認めなかった[82]。いずれの臨床試験でも副作用は FOLFOXIRI で増えており、conversion できる患者が 1 〜 2 割であることを考慮すると第一選択されるレジメンではないが、症例を選びながら使用することは検討に値する。なおこれは、膵癌の FOLFIRINOX とは、個々の薬剤量で異なる。
- オキサリプラチン、イリノテカンはそれぞれ異なる肝毒性があることが知られている。オキサリプラチンによるものは sinusoidal obstruction syndrome（SOS）と呼ばれ、骨髄移植後に認められる veno-occlusive disease と類似している病態と考えられ、オキサリプラチン投与後にはまれに認められる[83]。イリノテカンは脂肪肝（steatosis, steatohepatitis）を引き起こし、chemotherapy associated steatohepatitis（CASH）と呼ばれ、実臨床では肝臓の色の変化からオキサリプラチンによる肝毒性を blue liver、イリノテカンによるものを yellow liver と呼んでいる。これ以外にも結節性再生性過形成（nodular regenerative hyperplasia）なども報告されており[84]、conversion therapy のための化学療法を不要に長く行うと、肝機能低下を起こして肝切除不能になることや術後合併症を増加させる可能性が指摘されている。ベバシズマブは創傷治癒遅延を起こすことから、肝切除前少なくとも 4 週、

通常は 6 週前には中止する．

3 metastasectomy 後の術後補助化学療法

■ 複数のランダム化比較試験が行われており，metastasectomy 後にフルオロウラシルベースの化学療法を加えることによって無増悪生存期間，全生存期間が改善する傾向が認められた[85]．イリノテカン，オキサリプラチンを加えた上乗せ効果は必ずしも認められていない[75)86]．なお，イリノテカンはオキサリプラチンと異なり，Stage II，III の通常の術後補助化学療法でのフルオロウラシルへの上乗せ効果も認められていない[53)~55]．NCCN ガイドラインは，FOLFOX や CAPEOX といった Stage III の術後補助化学療法と同じレジメンを推奨している．日本では UFT を用いた肝切除後補助療法のランダム化比較試験が行われ，UFT/ロイコボリン（UFT/LV）を行うことで切除のみと比較して，無再発生存期間中央値を 0.7 年から 1.45 年へ延長したと報告された[87]．しかし，5 年無再発生存率といった長期的なメリットの差が乏しく，全生存期間に差がなかったことや，多くのエキスパートが現在この UFT/LV の効果は FOLFOX や CAPEOX といった治療と比較して劣っていると考えており，UFT/LV をこのシナリオで使うことはあまりない．

7 転移結腸癌に対する全身化学療法（systemic chemotherapy）

1 一次治療（ファーストライン）

1）化学療法のバックボーン：FOLFOX vs. CAPEOX vs. FOLFIRI vs. FOLFOXIRI

■ 根治的切除の適応がない進行大腸癌でどの化学療法をベースとしたファーストライン治療を使用すべきかは，個々の患者の希望が重要になる．現在広く使用されている FOLFOX には，FOLFOX4，modified FOLFOX6，modified FOLFOX7 と複数種類存在するため，すべてのレジメンで FOLFIRI と比較されたわけではないが，両者を比較した複数のランダム化比較試験で，奏効率，無増悪生存期間，全生存期間で明らかな優劣は認められていない[88)89]．下痢と脱毛の副作用は FOLFIRI で強く，好中球減少と神経毒性は FOLFOX で強い．どちらで開始したにせよ，二次治療（セカンドライン）でもう一方の治療を使うことになるのであるが，ファーストライン治療の無増悪生存期間はセカンドライン治療よりも長く，患者はファーストライン治療の副作用とより長く向き合っていくことになる．よって患者の性別，職業，趣味など，さまざまな点を考慮し，患者の希望を尊重することが極めて重要である．CAPEOX も FOLFOX と比較されており，効果はほぼ同等で，CAPEOX のほうが手足症候群や下痢が多く，FOLFOX のほうが好中球減少と感染が多い[90)91]．CAPEOX ではポートおよびポンプが原則不要であることも，考慮する点である（オキサリプラチンによる投与時血管痛のため，ポートのみ必要になることはある）．カペシタビンの代わりに，テガフール・ギメラシル・オテラシルカリウム（S-1）とオキサリプラチンを組み合わせた SOX も，小規模なランダム化比較試験にて無増悪生存期間が CAPEOX と比較して非劣性であることが示されている．CAPEOX に比較して SOX のほうが手足症候群は少ないが，逆に SOX のほうが好中球減少，血小板減少，下痢は多い[92]．FOLFOXIRI（＋ベバシズマブ）が FOLFIRI（＋ベバシズマブ）よりも効果が高いとする複数の論文が出て，特に高い奏効率を期待するようなケースにおいては考慮される．ただし，ランドマークである TRIBE 試験の患者年齢中央値は 60 歳と，一般的な大腸癌よりも約 10 歳も若い[82]．TRIBE 試験では全生存期間も改善されたものの[93]，FOLFOXIRI の適応になるのは 70 歳未満の一部患者に限られると考えるべきであろう．

2）抗体薬併用

■ 大腸癌ファーストラインで使用される抗体薬は，抗 VEGF 阻害薬であるベバシズマブと，抗 EGFR 阻害薬であるセツキシマブとパニツムマブである．セツキシマブがマウス・ヒトのキメラ抗体であるのに対して，パニツムマブは 100% ヒト化抗体であり，セツキシマブでアレルギー反応が出た患者でも安全に使える可能性がある．また，セツキシマブが毎週投与であるのに対してパニツムマブは隔週投与であり，患者の通院負担は軽減される．

■ ベバシズマブの化学療法への上乗せ効果が最初に示されたのは，フルオロウラシルとイリノテカンを用いた IFL ±ベバシズマブのランダム化比較試験で，全生存期間の HR が 0.66 と改善が認められた[94]．IFL は FOLFIRI と使用薬剤は同じだが，フルオロウラシル持続点滴ではなくボーラスフルオロウラシルを用いるもので，FOLFIRI よりも効果が劣り，副作用が強い[95]．ベバシズマブによる上乗せ効果が，より効果の高い FOLFIRI や modified FOLFOX6 などとの併用でも認められるかは，はっきりしていない．少なくとも複数のランダム化比較試験において，無増悪生存期間は改善するもの

の，全生存期間を改善しないと報告されている[77]．ファーストラインでのエビデンスが存在する抗VEGF阻害薬はベバシズマブのみであり，ラムシルマブ，アフリベルセプトは執筆時現在ではセカンドライン以降での使用が認められる．

- 抗EGFR抗体薬であるセツキシマブのファーストライン治療での効果が認められたCRYSTAL試験では，FOLFIRI±セツキシマブにて，KRAS wild typeの患者においてセツキシマブを加えることによって無増悪生存期間，全生存期間の改善が認められた[96]．FOLFOX/CAPEOXとの併用のランダム化比較試験では，CRYSTALで認められたような利益は認められなかった[97)98)]．RAS変異（+）の患者では，抗EGFR抗体薬は無効であるかむしろ有害であるという報告があり，化学療法＋ベバシズマブが標準治療であると考えられている．KRAS wild typeに対して，化学療法＋ベバシズマブと化学療法＋セツキシマブを比較したCALGB/SWOG 80405試験では，KRASもしくはRAS wild typeにおいて無増悪生存期間，全生存期間ともにベバシズマブとセツキシマブに有意な差はなかった[99)100)]．RAS wild typeであっても右側の原発（盲腸から肝彎曲部まで）では，セツキシマブ使用群の成績がベバシズマブ群よりも悪く，左側原発群（脾彎曲部から直腸）では逆であった[101]．これは後向き解析に過ぎないが，NCCNガイドラインにも，RASの結果にかかわらず右側原発大腸癌のファーストライン治療の抗体薬は，ベバシズマブ使用が推奨されている．原発部位ごとに分けた前向き試験の結果は，執筆時現在ではない．また，横行結腸に関しての取り扱いも不明確である．左側原発RAS wild typeでは，ベバシズマブと抗EGFR抗体薬のどちらにするのかは，副作用や投与スケジュールを考慮し，患者と相談のうえで選択する．
- すべての化学療法＋抗体薬の組み合わせが，「厳格に」臨床試験で確かめられているわけではない．例えばFOLFOX＋パニツムマブを用いたファーストラインの第III相試験はFOLFOX4±パニツムマブで行われており，modified FOLFOX6との組み合わせの効果は確認されていない[102]．しかしながら，すべての可能性を第III相試験で求めることは現実離れしており，他のデータからのある程度の推測が得られれば，たとえ特定の併用療法の第III相試験がなかったとしても，日常診療で組み合わせることは十分に許容されるべきである．NCCNガイドラインではFOLFOXのバージョンの指定はしていない．FOLFOXIRIと抗EGFR抗体薬を併用した第III相試験は未発表であり，FOLFOXIRIを使用する場合にはベバシズマブとの併用が，執筆時現在では推奨される．化学療法＋ベバシズマブに抗EGFR抗体薬を併用した4剤併用療法は，3剤併用療法よりも副作用が多く，無増悪生存期間を悪化させるので行うべきではない[103)104)]．

3）RAS，BRAF変異検査

- 抗EGFR抗体療法（パニツムマブ，セツキシマブ）の適応決定において，RAS変異検査は必須である．RAS変異（+）の患者では抗EGFR抗体薬を加えることで，生存期間に悪影響がある可能性が指摘されている[102]．化学療法にEGFR抗体療法を加えるメリットはStage IV症例だけであるため，術前/術後補助化学療法の治療を決めるうえでは不要である．日本では2015年まではKRAS変異のみ検査可能であったが，現在はNRASも含めたRAS変異測定が可能である．KRAS wild typeのなかに他のRAS変異が認められる可能性が17％あるため，再測定が必要である[105]．RAFはシグナル伝達経路においてRASの下流に位置し，悪性黒色腫の約半数に存在するBRAF変異（主にcodon V 600 E）が大腸癌でも5〜8%程度で認められ，BRAF変異は予後不良因子である[82)97)105)106)]．BRAF変異がRAS変異と同様に，抗EGFR抗体薬に対する治療抵抗性を示すというランダム化比較試験のサブグループ解析やメタアナリシスがあり[97)〜108)]，NCCNガイドラインでも使用は原則推奨されていない．ただし，個別のランダム化試験では必ずしもすべてで，BRAF変異＝EGFR治療無効という結果にはなっていない[105]．

4）UGT1A1

- イリノテカンの代謝を担うUGT1A1遺伝子には多型性があり，UGT1A1*6もしくはUGT1A1*28のホモ（*6/*6もしくは*28/*28）やヘテロ（*6/*28）は，野生型と比較してイリノテカンの代謝が悪く，副作用がより強く発現する恐れがあり[109]，添付文書でもホモ，ヘテロ患者に対しての慎重投与を推奨している．日本で行われた多施設前向き試験ではホモ患者において，150mg/m^{2}のイリノテカンでのGrade 4の好中球減少の割合が野生型よりも優位に高かった（37.5% vs. 0%）が，非血液毒性の重篤度との関連性は認められなかった[110]．薬物動態を詳細に調べた試験でも，*28/*28ホモ患者の最大耐量（MTD）は野生型に比較して約半分であったものの，それでも150mg/m^{2}を超えており[111]，多型性がヘテロでもホモでも，大腸癌の日常診療の使用範囲内の量でUGT1A1の遺伝子解析がどの程

度患者マネジメントに寄与するのか，執筆時現在では確定的ではない．

5）ファーストライン単剤化学療法
- ファーストラインから最も効果の高い治療（奏効率が高く，無増悪生存期間の長い多剤併用療法）を行うべきというのは一般的な考えではあるものの，科学的には必ずしも裏づけられてはいない．単剤をつないでいく sequential strategy（逐次使用）との比較試験では，多剤併用療法のほうが全生存期間は長い傾向にあったものの，大きな差ではなく，症例（高齢など）によっては検討に値する[112)113)]．なお，高い奏効率が得られることで conversion therapy に移行できる場合には，単剤化学療法は適さない．また，これらの臨床試験は抗体薬が登場する前に行われたため，執筆時現在の診療においてどのように抗体薬と組み合わせていくのかについては，決まったコンセンサスは得られていない．

6）chemo holiday（intermittent approach），maintenance therapy（維持治療）と副作用（神経毒性）のマネジメント
- オキサリプラチン，イリノテカン，ベバシズマブ，抗 EGFR 抗体薬と効果的な薬剤が導入されることにより，転移結腸癌の平均予後は飛躍的に改善し，多くのランダム化比較試験での生存期間中央値が 30 か月前後になっている．治療期間の延長とともに，適切な副作用マネジメントが患者の QOL を維持するうえで不可欠となっている．特にオキサリプラチンの神経毒性は，累積用量が $680\,mg/m^2$ を超えると出現し，$1000\,mg/m^2$ を超えると約半数近くで CTCAE にて Grade 2 の神経毒性が認められ，患者の QOL を著しく阻害する要因となっている[114)]．数年間オキサリプラチンを継続して投与し続けることが可能であるまれなケースもあるが，臨床試験でもファーストラインのオキサリプラチンは，半数以上でがんの進行ではなく副作用にて中断している．よって治療する医師は，神経毒性の出現に細心の注意を払い，適切にオキサリプラチンを中断することが求められる．
- OPTIMOX1 試験では，がんの進行もしくは毒性による中断まで FOLFOX4 を継続する群と，6 サイクルの FOLFOX7 を行った後にオキサリプラチンを中断してフルオロウラシルだけの治療を継続する群を比較しており，6 サイクル後にオキサリプラチンを中断しても無増悪生存期間，全生存期間に大きく影響しないことが示された[115)]．MRC COIN 試験でも非劣性であることは示されなかったものの，オキサリプラチンの中断により大きな差は生まれなかった[116)]．CAIRO3 試験は，6 サイクルの CAPEOX ＋ベバシズマブの後にカペシタビン＋ベバシズマブの維持治療を行うか休薬するかを比較したランダム化試験である．維持治療を行ったほうが，無増悪生存期間に加えて全生存期間も，有意でないものの，改善傾向であった[117)]．
- 以上より，神経毒性の程度をみてオキサリプラチンを中断し，フッ化ピリミジン製剤±ベバシズマブの維持療法を継続し，病勢の進行が認められたときにオキサリプラチンを再開するというアプローチが広く行われている．ベバシズマブのみの維持療法も検討され，AIO KRK 0207 試験ではフッ化ピリミジン＋ベバシズマブと比較して，無増悪生存期間が非劣性であった[118)]．これ以外にも複数のランダム化比較試験にて，ベバシズマブ単剤による維持療法に一定の効果があることが示されており[119)120)]，フッ化ピリミジンによる副作用が強い症例では検討できる．OPTIMOX 2 では完全に治療を中断することが試されている．パワー不足であったものの，少なくとも完全な中断をすることが無増悪生存期間を悪化させることが示唆されている[121)]．副作用が強く治療を完全に中断する場合には，維持療法を行うときよりもさらに細心の注意を払ってフォローし，少しでも病勢の悪化があったときには治療を再開する必要があると考えられる．
- オキサリプラチンの投与前後に，点滴でカルシウム・マグネシウムを投与することによって神経毒性を軽減するアプローチは CONcePT と N08CB 試験にて検討されたが，いずれも明らかな改善は認められなかった[59)122)]．日本では牛車腎気丸が用いられることが多かったが，ランダム化比較試験で，FOLFOX 使用中の患者にて神経毒性の増加が報告されたため，使用は推奨されない[123)]．このほかにもビタミン E などが予防的に試されたことがあるが，ランダム化比較試験において効果が否定されている[124)]．末梢神経予防におけるベンラファキシンや疼痛型の治療におけるデュロキセチンなど，抗うつ薬が一定の効果を示すとするランダム化比較試験の結果が出ている[125)〜127)]．ケースバイケースで使用を考慮する．
- 転移結腸癌ファーストラインの代表的なレジメン：

modified FOLFOX6 ＋ベバシズマブ療法★★★[100)]

ベバシズマブ	
5mg/kg　初回 90 分かけて静注	day 1

L-ロイコボリン
200mg/m² 2時間かけて静注 day 1
オキサリプラチン
85mg/m² 2時間かけて静注 day 1
フルオロウラシル
400mg/m² ボーラス静注 day 1
フルオロウラシル
2400mg/m² 46時間かけて静注 day 1
2週毎

CAPEOX ＋ベバシズマブ療法 ★★★ [77]

ベバシズマブ
7.5mg/kg 初回90分かけて静注 day 1
オキサリプラチン
130mg/m² 2時間かけて静注 day 1
カペシタビン
1000mg/m²/回 1日2回内服 14日間服用し7日間休薬
3週毎

SOX[92] ＋ベバシズマブ療法 ★★★ [128]

ベバシズマブ
7.5mg/kg 初回90分かけて静注 day 1
オキサリプラチン
130mg/m² 2時間かけて静注 day 1
S-1
40mg（体表面積＜1.25m²）/回 または 50mg（体表面積1.25～1.50m²）/回 または 60mg（体表面積＞1.50m²）/回 当日夕より1日2回内服 14日間服用し7日間休薬
3週毎

FOLFIRI± セツキシマブ療法 ★★★ [78]

セツキシマブ
初回400mg/m²を2時間かけて静注，2週目から250mg/m²を1時間かけて静注 毎週投与
イリノテカン
180mg/m² 60～90分かけて静注 day 1（日本での承認量は150mg/m²）
L-ロイコボリン
200mg/m² 2時間かけて静注 day 1
フルオロウラシル
400mg/m² ボーラス静注 day 1
フルオロウラシル
2400mg/m² 46時間かけて静注 day 1
2週毎

FOLFOXIRI[80] ＋ベバシズマブ療法 ★★★ [82]

ベバシズマブ
5mg/kg 初回90分かけて 静注 day 1
イリノテカン
165mg/m² 60分かけて静注 day 1（日本での承認量は150mg/m²）
L-ロイコボリン
200mg/m² 2時間かけて静注 day 1
オキサリプラチン
85mg/m² 2時間かけて静注 day 1
フルオロウラシル
3200mg/m² 46時間かけて静注（日本での承認量は3000mg/m²） day 1
2週毎

FOLFOX ＋パニツムマブ療法 ★★★ [129]

（PRIME試験はFOLFOX4であるが，実臨床ではmFOLFOX6との併用も許容される）

パニツムマブ
6mg/kg 60分かけて静注 day 1
L-ロイコボリン
200mg/m² 2時間かけて静注 day 1
オキサリプラチン
85mg/m² 2時間かけて静注 day 1
フルオロウラシル
400mg/m² ボーラス静注 day 1
フルオロウラシル
2400mg/m² 46時間かけて静注 day 1
2週毎

■一次治療後の maintenance therapy（維持療法）：

カペシタビン±ベバシズマブ療法 ★★★ [117] [118]

ベバシズマブ
7.5mg/kg 初回30分かけて静注 day 1
カペシタビン
625mg/m²/回 1日2回 内服 連日服用（休薬なし） または 1000mg/m²/回 1日2回 内服 14日間服用し7日間休薬（休薬なしの投与方法は日本では保険適用されていない）
3週毎

ベバシズマブ単剤療法 ★★★ [118]〜[120]

ベバシズマブ
7.5mg/kg 初回30分かけて静注 day 1 3週毎

2 二次治療（セカンドライン）

■ファーストラインがFOLFOXベースの場合では

セカンドラインでFOLFIRIベース，ファーストラインがFOLFIRIベースではセカンドラインでFOLFOXベースとなる．ファーストラインと同じく，点滴フルオロウラシルの代わりに経口フッ化ピリミジン製剤（イリノテカンとの併用の場合には主にS-1）を用いることが可能である[130)131)]．

1）単剤化学療法 vs. 多剤併用療法

- セカンドラインでは，ファーストラインによる副作用の影響やがんの進行による全身状態の悪化のため，ファーストラインで使用するような多剤併用療法が行えないことがある．また，ファーストラインで使われたフッ化ピリミジンをセカンドラインで使う医学的意義は，必ずしも確かめられていない．1つのランダム化比較試験では，IFLに対し増悪後のセカンドラインとしてフルオロウラシル持続点滴，オキサリプラチン単剤，FOLFOX4に割り付けたところ，奏効率はオキサリプラチン単剤の1.3％からFOLFOX4の9.9％に上昇はしたが，全生存期間では差が認められなかった[132)133)]．IFLではボーラスフルオロウラシルが使われており，これはFOLFOXで使用されるフルオロウラシル持続点滴より効果が低く副作用が大きいことが，かつてのランダム化比較試験にて示唆されており，ファーストラインですでにフルオロウラシル持続点滴や経口フッ化ピリミジン製剤が使用された場合に，セカンドラインにて上乗せ効果がどれだけあるかは不明である．

- ファーストラインでフッ化ピリミジン単剤が使われた患者で，セカンドラインでイリノテカンとオキサリプラチンの併用療法（IROX）とイリノテカン単剤を比較したランダム化比較試験では，IROXにて全生存期間，無増悪生存期間，がんに伴う症状の改善が認められており，使用は考慮に値する[134)]．しかし，ファーストラインで多剤併用療法が使用できなかった理由がある場合，一般にセカンドラインで多剤併用が適応になることは少ない．

- セツキシマブ単剤もbest supportive careに比較して無増悪生存期間，全生存期間を改善することがわかっており[135)]，パニツムマブ単剤では奏効率，無増悪生存期間は改善するものの，全生存期間の改善は確認されていない[136)]．ファーストラインのように，原発部位が盲腸から肝弯曲までの右側大腸癌は抗VEGF抗体薬を使い，脾弯曲より遠位の左側大腸癌に抗EGFR抗体薬を使うことを支持するデータはなく，NCCNガイドラインでも特に明記されていない．

2）ラムシルマブ，アフリベルセプト，ベバシズマブbeyond progression

- アフリベルセプトはvascular endothelial growth factor receptor（VEGF受容体）とIgGのFcを融合させたもので，VEGFに結合し「捕獲する」働きをするため，VEGF trapと呼ばれている．VELOUR試験では，ファーストラインのFOLFOX/CAPEOXなどのオキサリプラチンベースの化学療法に対して抵抗性になった後に，FOLFIRI±アフリベルセプトのランダム化比較試験を行い，アフリベルセプト群のほうが無増悪生存期間，全生存期間での改善が認められた[137)]．この試験では，ファーストラインにおいてベバシズマブが使用された患者は30％に過ぎず，ベバシズマブbeyond progressionのデータがある現時点で，ファーストラインでFOLFOX＋ベバシズマブに抵抗性になった患者でセカンドラインにてFOLFIRI＋ベバシズマブがよいのか，それともFOLFIRI＋アフリベルセプトがすぐれているのかはわかっていない．高血圧，出血，蛋白尿，動脈塞栓，創傷治癒の遅延などは，ベバシズマブと同様に認められる．口腔粘膜障害，下痢，倦怠感，感染症，好中球減少，血小板減少も，アフリベルセプトにより増加し，VELOUR試験ではプラセボに比較して，副作用による投与中止が増加している（27％ vs. 12％）．ベバシズマブに対する明確な優越性がないにもかかわらずコストが約2倍かかるということで，米国の著名ながん専門病院であるMemorial Sloan Ketteringが使用しないことを表明したり，日本でも日本赤十字社医療センターが原則不使用を表明したりするなど，コストと効果の面で引き合いに出されることが多い．

- ラムシルマブはVEGFR-2に対するモノクローナル抗体で，セカンドラインの第III相試験であるRAISE試験では，フッ化ピリミジン・オキサリプラチン・ベバシズマブに対して抵抗性になった患者において，FOLFIRIにラムシルマブを加えることを検討した．ラムシルマブ群において，無増悪生存期間中央値で1.2か月，全生存期間中央値で1.6か月の延長を認めた[138)]．他の抗VEGF抗体薬と同様に高血圧などの副作用を増やし，プラセボと比較してGrade 3以上の有害事象を17％増加させた．ファーストラインでベバシズマブを含んだ化学療法を行いがんの増悪が確認された場合，セカンドライン以降ではファーストラインで使用しなかった化学療法のみを使用するのが，かつての標準治療であった．しかし後向き研究で，たとえファーストラインでベバシズマブを含む治療に抵

抗性になった場合でも，セカンドライン以降で化学療法薬に加えてベバシズマブの上乗せ効果が示唆された[139]．この結果をもとに行われたランダム化比較試験（ML18147）では，ファーストラインでベバシズマブが使用された患者でセカンドラインでのベバシズマブを上乗せすることによる無増悪生存期間，全生存期間の改善が認められ，このことをベバシズマブ beyond progression（BBP）と呼んでいる[140]．現在のところ，抗EGFR抗体薬で同じような効果があるかはわかっていない．サードライン以降でBBPやアフリベルセプトやラムシルマブ追加の効果があるかはわかっていない．BBP，ラムシルマブ，アフリベルセプトはどれも全生存期間中央値の延長が2か月足らずであり，わずかな上乗せ効果に過ぎない．適応を見極めコストとのバランスをとることは極めて重要である．

■ 転移結腸癌セカンドラインの代表的なレジメン：

FOLFIRI ＋パニツムマブ療法 ★★★ [141]

パニツムマブ
6mg/kg　60分かけて静注　day 1

イリノテカン
180mg/m² 90分かけて静注　day 1（日本での承認量は150mg/m²）

L-ロイコボリン
200mg/m² 2時間かけて静注　day 1

フルオロウラシル
400mg/m² ボーラス静注　day 1

フルオロウラシル
2400mg/m² 46時間かけて静注　day 1

2週毎

FOLFIRI ＋アフリベルセプト療法 ★★★ [137]

アフリベルセプト
4mg/kg　60分かけて静注　day 1

イリノテカン
180mg/m² 90分かけて静注　day 1（日本での承認量は150mg/m²）

L-ロイコボリン
200mg/m² 2時間かけて静注　day 1

フルオロウラシル
400mg/m² ボーラス静注　day 1

フルオロウラシル
2400mg/m² 46時間かけて静注　day 1

2週毎

FOLFIRI ＋ラムシルマブ療法 ★★★ [138]

ラムシルマブ
8mg/kg　静注　day 1

L-ロイコボリン
200mg/m² 2時間かけて静注　day 1

フルオロウラシル
400mg/m² ボーラス静注　day 1

フルオロウラシル
2400mg/m² 46時間かけて静注　day 1

2週毎

SIRB 療法 ★★★ [142) 143]

ベバシズマブ
7.5mg/kg　初回90分かけて静注　day 1

イリノテカン
150mg/m² 90分かけて静注　day 1

S-1
40mg（体表面積＜1.25m²）/回
または
50mg（体表面積 1.25〜1.50m²）/回
または
60mg（体表面積＞1.50m²）/回　当日夕より1日2回内服　14日間服用し7日間休薬

3週毎

IRIS ± ベバシズマブ療法 ★★★ [131) 142) 143]

ベバシズマブ
5mg/kg　初回90分かけて静注　day 1, 15

イリノテカン
100〜125mg/m² 90分かけて静注　day 1, 15

S-1
40mg（体表面積＜1.25m²）/回
または
50mg（体表面積 1.25〜1.50m²）/回
または
60mg（体表面積＞1.50m²）/回　当日夕より1日2回内服　14日間服用しその後2週間休薬

4週毎

■ セカンドライン単剤レジメン：

セツキシマブ単剤療法 ★★★ [144]

セツキシマブ
初回400mg/m²を2時間かけて静注，2週目から250mg/m²を1時間かけて静注　毎週

パニツムマブ単剤療法 ★★★[136)]

パニツムマブ
6mg/kg　1時間かけて静注　2週毎

3 三次治療（サードライン）以降

- レゴラフェニブは VEGFR，KIT，RAF，PDGFR，FGFR などを阻害する multikinase inhibitor（TKI）であり[145)]，単剤で使用される．CORRECT 試験では，標準治療に抵抗性になった患者でプラセボとのランダム化比較試験が行われ，無増悪生存期間，全生存期間がともに改善した[146)]．この試験では全例でベバシズマブ使用歴がある．スニチニブやソラフェニブなどの他の VEGF TKI でみられる副作用（高血圧，下痢，手足症候群，倦怠感，声の変化，皮疹）が認められる．ベバシズマブ beyond progression との比較は存在しないため，どちらがすぐれているのかは不明である．CORRECT 試験の結果は日本人のサブ解析でも，アジア人にフォーカスした CONCUR 試験でも確認されている[147)]．

- TAS-102 は，核酸アナログ製剤のトリフルリジン（FTD）と FTD 分解酵素阻害薬のチピラシル塩酸塩の合剤である．RECOURSE 試験では，フッ化ピリミジン，オキサリプラチン，イリノテカン，ベバシズマブ，抗 EGFR 抗体薬（KRAS wild type）使用後の患者にて，プラセボと比較して全生存率が HR = 0.68 で，1年生存率は 18％から 27％へと改善した[148)]．RECOURSE 試験以外にも日本でのランダム化比較試験，アジアでのランダム化比較試験である TERRA 試験で，いずれも生存の改善が認められた[149)]．

- TAS-102 とレゴラフェニブはどちらもプラセボとの比較のため，どちらを優先して使うのかについては，明確な回答はない．おそらく効果は同程度ではないかと推測される．副作用は大きく異なり，レゴラフェニブが手足症候群や倦怠感などが中心となるのに対して，TAS-102 は好中球減少など血液毒性主体である．比較的日常生活への影響が強いレゴラフェニブを後に使うことを推奨する医師と，全身状態がよいなかでレゴラフェニブを先に使うことを優先する医師とに分かれ，個々人で異なるようである．TAS-102，レゴラフェニブともに奏効率は1％程度と報告されており，状態を劇的に改善するのではなく，現状を少しでも長く保つということが現実的な治療目標であり，QOL を低下させる副作用が強く出た場合には，無理せず休薬・中止を選択することが望ましい．また近年では，金銭的負担も十分に議論をしなければならない．170cm，65kg の患者の場合，TAS-102 の4週間の薬価が約20万円であるのに対してレゴラフェニブでは40万円強と，大きな差がある．健康保険，高額療養費制度があるため，患者個人の負担で大きな差が出なくても，社会的な負担を考慮せずに処方を続ける時代は長くは続かないであろう．

レゴラフェニブ単剤療法 ★★★[146) 147)]

レゴラフェニブ
160mg/日　1日1回　食後に内服　day 1～21　その後7日間休薬　4週毎

TAS-102（トリフルリジン/チピラシル塩酸塩）療法 ★★★[148) 149)]

トリフルリジンとして 35mg/m²/回　1日2回　内服　5日間連続経口投与したのち2日間休薬　これを2回繰り返したのち 14日間休薬

4 未承認治療：PD-1，PD-L1

- 日本でも悪性黒色腫，非小細胞肺癌，腎臓癌，頭頸部癌，胃癌に承認され，ほぼすべての種類のがんで臨床試験が行われた PD-1，PD-L1 抗体は，大腸癌でも臨床試験が行われたが，他のがんに比べると当初は必ずしもすぐれた成績が残せたわけではなかった．しかし，「mutational load, burden（がん細胞の遺伝子変異の数）」という概念が提唱され，より遺伝子変異が多いがん細胞は抗原提示性が高く，PD-1，PD-L1 治療効果が期待できると考えられた．proof of concept である KEYNOTE-016 試験では，進行大腸癌で MMR deficient（MSI High）では奏効率 40～57％ に対して，MMR proficient（MSS）では奏効率 0％ と明らかな差が認められた[150) 151)]．また，MMR deficient な大腸癌以外の固形がんでも奏効率 71％ と高く認められ，米国 Food and Drug Administration（FDA）はこれをもとに，原発巣にかかわらず MMR deficient ながんに対して，PD-1 抗体，ペムブロリズマブを承認した．

- 執筆時現在，ファーストラインでのペムブロリズマブ vs. FOLFOX/FOLFIRI ＋ベバシズマブ or EGFR のランダム化比較試験（KEYNOTE 177）が進行中である．

ペムブロリズマブ療法 ★★[152)]

ペムブロリズマブ
200mg（固定）　静注　3週毎

- ニボルマブでも，MMR deficient な大腸癌に対して，第Ⅱ相の CHECKMATE 142 試験におい

て奏効率28％が確認され，FDAより迅速承認（accelerated approval）を得た[153]．ニボルマブの承認は大腸癌のみである点が，ペムブロリズマブと異なる．

ニボルマブ療法

ニボルマブ
3mg/kg　静注　2週毎

■このように非常に期待がもてるPD-1，PD-L1抗体治療であるが，実際に適応になるケースは限定的である．MMR deficientな大腸癌は予後がよく再発が少ない[154]．術後補助化学療法のE2288試験では20％がMMR deficientであったのに対し，StageⅣまたは再発を対象にしたE2290試験ではMMR deficientは4％に過ぎなかった[38]．

標準治療のチェックに役立つウェブサイト

海外

National Comprehensive Cancer Network (NCCN) のガイドライン
- 閲覧には簡単な会員登録が必要．
- ガイドライン部分は無料で見られる．日本語翻訳版もあるが執筆時現在では1～2年前の古いバージョンとなる．通常のガイドラインに加えて，NCCN Evidence Blocksでは各治療レジメンを効果，安全性，エビデンスの質と一貫性，経済的負担の5項目において評価しており，レジメン選択に迷ったときに一助になる．
- Colorectal Cancer Screening
- Genetic/Familial High-Risk Assessment: Colorectal
- Anal Carcinoma

https://www.nccn.org/professionals/physician_gls/default.aspx

- 日本語のサイト

https://www2.tri-kobe.org/nccn/guideline/colorectal/index.html

国内

消化器癌治療の広場® GI CANCER-NET®
- 学会リポート，論文紹介，レジメンの紹介，副作用対策など多岐にわたる内容が比較的タイムリーに紹介されている．レジメン講座には日本で承認されている標準治療がすべて視覚的に記載されており使いやすい．

http://www.gi-cancer.net/gi/index.html

日本がん対策図鑑
- さまざまながんの論文が幅広く網羅されている．「図鑑」という性質上，標準治療に限定してはいない．

http://gantaisaku.net/

文献

1) 国立がん研究センターがん対策情報センター．がん情報サービス．統計
http://ganjoho.jp/reg_stat/statistics/stat/summary.html.
2) CA Cancer J Clin 2015; 65(2): 87-108.
3) N Engl J Med 2012; 366(8): 697-706.
4) Radiology 2011; 258(2): 477-87.
5) Ann Intern Med 2005; 142(8): 635-50.
6) Lancet 2013; 381(9873): 1194-202.
7) Ann Surg Oncol 2010; 17(8): 2045-50.
8) Colorectal Dis 2012; 14(5): e216-21.
9) Ann Surg Oncol 2009; 16(2): 254-65.
10) Endoscopy 2011; 43(05): 425-31.
11) N Engl J Med 2004; 351(17): 1731-40.
12) N Engl J Med 1997; 336(14): 980-7.
13) N Engl J Med 1991; 324(11): 709-15.
14) J Natl Cancer Inst 2000; 92(5): 388-96.
15) J Clin Oncol 2018; 36(15_suppl): 3502.
16) PROSPECT: Chemotherapy Alone or Chemotherapy Plus Radiation Therapy in Treating Patients With Locally Advanced Rectal Cancer Undergoing Surgery.
https://www.clinicaltrials.gov/ct2/show/NCT01515787?term=N1048&rank=1.
17) N Engl J Med 1985; 312(23): 1465-72.
18) N Engl J Med 1986; 315(20): 1294-5.
19) N Engl J Med 1994; 331(8): 502-7.
20) N Engl J Med 2006; 355(11): 1114-23.
21) J Natl Cancer Inst 1988; 80(1): 21-9.
22) J Clin Oncol 2012; 30(16): 1926-33.
23) J Clin Oncol 2009; 27(31): 5124-30.
24) Cancer 2011; 117(16): 3703-12.
25) 大腸がん治療ガイドライン2010.
http://jsco-cpg.jp/guideline/13_cq.html.
26) J Clin Oncol 2018; 36(15_suppl): 3501.
27) J Clin Oncol 2010; 28(5): 859-65.
28) J Clin Oncol 2005; 23(34): 8688-96.
29) Lancet Oncol 2012; 13(6): 579-88.
30) J Natl Cancer Inst 2015; 107(11): djv248.
31) J Clin Oncol 2011; 29(20): 2773-80.
32) J Clin Oncol 2010; 28(10): 1638-44.

33) Lancet Oncol 2012; 13(7): 679-87.
34) Lancet Oncol 2015; 16(8): 979-89.
35) Lancet 1995; 345(8955): 939-44.
36) J Natl Cancer Inst 2004; 96(19): 1420-5.
37) J Clin Oncol 2011; 29(23): 3146-52.
38) N Engl J Med 2000; 342(2): 69-77.
39) J Natl Cancer Inst 2011; 103(11): 863-75.
40) J Natl Cancer Inst 1988; 80(1): 30-6.
41) Ann Intern Med 1995; 122(5): 321-6.
42) Lancet 2007; 370(9604): 2020-9.
43) MSKCC prediction tool.
https://www.mskcc.org/cancer-care/types/colon/prediction-tools.
44) J Clin Oncol 2016; 34(24): 2906-13.
45) J Clin Oncol 2013; 31(36): 4512-9.
46) J Clin Oncol 2013; 31(14): 1775-81.
47) J Clin Oncol 2011; 29(35): 4611-9.
48) N Engl J Med 2001; 345(15): 1091-7.
49) JAMA 2005; 294(21): 2703-11.
50) J Clin Oncol 2009; 27(19): 3109-16.
51) J Clin Oncol 2011; 29(1): 11-16.
52) J Clin Oncol 2015; 33(32): 3733-40.
53) Ann Oncol 2009; 20(4): 674-80.
54) J Clin Oncol 2007; 25(23): 3456-61.
55) J Clin Oncol 2009; 27(19): 3117-25.
56) JAMA 2012; 307(13): 1383-93.
57) Lancet Oncol 2012; 13(12): 1225-33.
58) J Clin Oncol 2009; 27(19): 3109-16.
59) J Clin Oncol 2014; 32(10): 997-1005.
60) J Clin Oncol 2017; 35(15_suppl): LBA1.
61) J Clin Oncol 2006; 24(13): 2059-64.
62) N Engl J Med 2005; 352(26): 2696-704.
63) Ann Oncol 2014; 25(9): 1743-9.
64) J Clin Oncol 2005; 23(34): 8671-8.
65) J Clin Oncol 2003; 21(15): 2896-903.
66) J Clin Oncol 1991; 9(11): 1967-72.
67) Eur J Cancer 1999; 35(9): 1343-7.
68) JAMA 2018; 319(20): 2095-103.
69) Clin Colorectal Cancer 2011; 10(3): 178-82.
70) Br J Surg 2010; 97(7): 1110-8.
71) J Clin Oncol 2007; 25(29): 4575-80.
72) Ann Surg Oncol 2011; 18(5): 1380-8.
73) J Nucl Med 2009; 50(7): 1036-41.
74) JAMA 2014; 311(18): 1863-9.
75) Lancet Oncol 2013; 14(12): 1208-15.
76) Lancet Oncol 2014; 15(8): e306.
77) J Clin Oncol 2008; 26(12): 2013-9.
78) N Engl J Med 2009; 360(14): 1408-17.
79) J Clin Oncol 2009; 27(5): 663-71.
80) J Clin Oncol 2007; 25(13): 1670-6.
81) J Clin Oncol 2016; 34(4S_suppl): abstr 492.
82) N Engl J Med 2014; 371(17): 1609-18.
83) Ann Oncol 2004; 15(3): 460-6.
84) Liver Int 2007; 27(7): 938-43.
85) J Clin Oncol 2008; 26(30): 4906-11.
86) Ann Oncol 2009; 20(12): 1964-70.
87) PLoS ONE 2016; 11(9): e0162400.
88) J Clin Oncol 2005; 23(22): 4866-75.
89) J Clin Oncol 2004; 22(2): 229-37.
90) Int J Cancer 2011; 128(3): 682-90.
91) J Clin Oncol 2008; 26(12): 2006-12.
92) Lancet Oncol 2012; 13(11): 1125-32.
93) Lancet Oncol 2015; 16(13): 1306-15.
94) N Engl J Med 2004; 350(23): 2335-42.
95) J Clin Oncol 2007; 25(30): 4779-86.
96) J Clin Oncol 2011; 29(15): 2011-19.
97) Lancet 2011; 377(9783): 2103-14.
98) J Clin Oncol 2012; 30(15): 1755-62.
99) J Clin Oncol 2014; 32(18_suppl): LBA3.
100) JAMA 2017; 317(23): 2392-401.
101) J Clin Oncol 2016; 34(15_suppl): 3504.
102) J Clin Oncol 2010; 28(31): 4697-705.
103) J Clin Oncol 2009; 27(5): 672-80.
104) N Engl J Med 2009; 360(6): 563-72.
105) N Engl J Med 2013; 369(11): 1023-34.
106) J Clin Oncol 2010; 28(3): 466-74.
107) Lancet Oncol 2013; 14(8): 749-59.
108) Eur J Cancer 2015; 51(5): 587-94.
109) Int J Clin Oncol 2009; 14(2): 136-42.
110) Cancer Sci 2011; 102(10): 1868-73.
111) J Clin Oncol 2014; 32(22): 2328-34.
112) Lancet 2007; 370(9582): 135-42.
113) Lancet 2007; 370(9582): 143-52.
114) Green E, et al. Detailed analysis of oxaliplatin-associated neurotoxicity in Intergroup trial N9741. in 2005 Gastrointestinal Cancers Symposium 2005.
115) J Clin Oncol 2006; 24(3): 394-400.
116) Lancet Oncol 2011; 12(7): 642-53.
117) Lancet 2015; 385(9980): 1843-52.
118) Lancet Oncol 2015; 16(13): 1355-69.
119) Oncologist 2012; 17(1): 15-25.
120) Ann Oncol 2015; 26(4): 709-14.
121) J Clin Oncol 2009; 27(34): 5727-33.
122) Ann Oncol 2014; 25(6): 1172-8.
123) Int J Clin Oncol 2015; 20(4): 767-75.
124) Supportive Care Cancer 2011; 19(11): 1769-77.
125) Ann Oncol 2012; 23(1): 200-5.
126) JAMA 2013; 309(13): 1359-67.
127) Int J Clin Oncol 2015; 20(5): 866-71.
128) ESMO Open 2017; 2(1): e000135.
129) Ann Oncol 2014; 25(7): 1346-55.
130) Ann Oncol 2008; 19(10): 1720-6.
131) Lancet Oncol 2010; 11(9): 853-60.
132) J Clin Oncol 2003; 21(11): 2059-69.
133) Rothenberg ML, et al. Final results of a phase III trial of 5-FU/leucovorin versus oxaliplatin versus the combination in patients with metastatic colorectal cancer following irinotecan, 5-FU, and leucovorin. in 2003 ASCO Annual Meeting 2003.
134) J Clin Oncol 2008; 26(28): 4544-50.
135) N Engl J Med 2008; 359(17): 1757-65.

136) J Clin Oncol 2007; 25(13): 1658-64.
137) J Clin Oncol 2012; 30(28): 3499-506.
138) Lancet Oncol 2015; 16(5): 499-508.
139) J Clin Oncol 2008; 26(33): 5326-34.
140) Lancet Oncol 2013; 14(1): 29-37.
141) J Clin Oncol 2010; 28(31): 4706-13.
142) BMC Cancer 2015; 15: 626.
143) Komatsu Y, et al. Treatment outcome according to tumor RAS mutation status in TRICOLORE trial: A randomized phase 3 trial of S-1 and irinotecan plus bevacizumab versus mFOLFOX6 or CapeOX plus bevacizumab as first-line treatment for metastatic colorectal cancer. in ESMO 2017. 2017.
144) N Engl J Med 2007; 357(20): 2040-8.
145) Int J Cancer 2011; 129(1): 245-55.
146) Lancet 2013; 381(9863): 303-12.
147) Lancet Oncol 2015; 16(6): 619-29.
148) N Engl J Med 2015; 372(20): 1909-19.
149) Lancet Oncol 2012; 13(10): 993-1001.
150) N Engl J Med 2015; 372(26): 2509-20.
151) J Clin Oncol 2016; 34(15_suppl): 103.
152) J Clin Oncol 2017; 35(15_suppl): 3071.
153) Lancet Oncol 2017; 18(9): 1182-91.
154) J Clin Oncol 2011; 29(10): 1261-70.

(扇田　信)

III 各種がんの治療
7 結腸・直腸癌／肛門癌
② 肛門癌

疫学・診断

1 疫学・予後

肛門癌はまれながんである．日本での年間死亡者数は400人未満で，全がん死の0.1％に過ぎない[1]．肛門癌の頻度は最近30年で上昇している[2,3]．罹患数の上昇は，ヒトパピローマウイルス（human papilloma virus：HPV）感染，複数のセックスパートナー，尖圭コンジローマ，喫煙，アナルセックス，ヒト免疫不全ウイルス（human immunodeficiency virus：HIV）感染と関連している．

2 診断

1 症状
肛門からの出血が最も頻度が高く，肛門痛，肛門部の腫瘤が頻度の高い主訴である．患者が痔と自己判断してしまうことが少なくない．

2 診断
肛門癌は，疫学的背景が子宮頸癌と似ている点や前がん状態が存在することから，一部のエキスパートから，子宮頸癌検診のようながん検診を肛門癌でハイリスク群に行うことが勧められているが，はっきりとした利益が示されているわけではない．肛門癌は体表に近いため，直腸診と肛門鏡による直接観察と生検によって診断が下される．

3 病理組織分類
代表的な病理組織は扁平上皮癌であり，多くの文献では「肛門癌＝扁平上皮癌」である．肛門管内の腺組織由来の腺癌，小細胞癌，肉腫なども起こるが，まれである．

3 病期分類（ステージング）（AJCC/IUCC 第8版，2017年）

American Joint Committee on Cancer（AJCC）と International Union Against Cancer（IUCC）が共同で作成したTNM分類を使用する．第7版から第8版への変更点としては，リンパ節（N Stage）でN2，N3がなくなり，N1a，N1b，N1cに再編された．症状が出現しやすいため比較的早期がんでみつかることが多く，診断時に遠隔転移があることはまれである．リンパ節転移によって放射線療法のブースト（追加照射）の必要性が変わるため，正確なNステージングは極めて重要である．身体所見，CT，MRIでリンパ節転移を見落とす可能性があることがわかっており，PET/CT追加することでNステージングが28％で変更される[4]．National Comprehensive Cancer Network（NCCN）ガイドラインではPET/CTは「考慮すべき」という位置づけであるが，可能である限り行うべき検査と考えられる．

1 TNM分類

原発腫瘍（T）	
TX	評価不能
T0	原発巣なし
Tis	上皮内癌，Bowen病，高度扁平上皮内病変（HSIL），肛門上皮内腫瘍 II-III（AIN II-III）
T1	最大径2cm以下
T2	最大径5cm以下
T3	最大径5cm超
T4	周囲臓器浸潤

領域リンパ節（N）	
Nx	評価不能
N0	リンパ節転移なし
N1	鼠経，傍直腸，内腸骨，外腸骨リンパ節いずれかへの転移

N1a	鼠経，傍直腸，内腸骨リンパ節いずれかへの転移
N1b	外腸骨リンパ節への転移
N1c	外腸骨リンパ節＋N1aリンパ節への両方の転移

遠隔転移（M）
M0　遠隔転移なし
M1　遠隔転移あり

2 病期分類

Stage	T	N	M
0	Tis	N0	M0
I	T1	N0	M0
IIA	T2	N0	M0
IIB	T3	N0	M0
IIIA	T1, T2	N1	M0
IIIB	T4	N0	M0
IIIC	T3, T4	N1	M0
IV	Any T	Any N	M1

治療

1 手術療法

- かつては腹会陰式直腸切断術（abdominoperineal resection：APR）が行われていた．APRのみでの5年生存率は50～60％程度と必ずしも高くなかったことに加え[5]，人工肛門が必要になることや，後述する臨床試験において化学放射線療法の良好な成績がわかるにつれて手術を行うことは減少し，執筆時現在では手術は化学放射線療法後に再発した症例に適応するのが通常である．

2 化学放射線療法

- 1970年代にWayne State UniversityのNigroらが，フルオロウラシル＋マイトマイシンCの化学療法＋放射線治療を行うことによって高い病理学的完全奏効（pCR）が得られ手術を回避できる可能性を示し[6]，このWayne Stateレジメン（もしくはNigroレジメン）をベースとした治療が，執筆時現在でも標準治療と考えられている．放射線単独でも，リンパ節転移陰性での5年生存率は70％超で

あり[7]，ACT I試験で放射線単独と化学放射線療法の比較が行われた．フルオロウラシル，マイトマイシンCを併用することによって10年局所再発率を25％低下させ，人工肛門造設を10％減少させた[8]．全生存期間も改善傾向であったものの，統計学的には差が認められなかった．

- また，マイトマイシンC抜きの化学放射線療法も試されたが，4年無病生存率の悪化（73％→51％）と人工肛門造設率の悪化（9％→22％）がランダム化比較試験で認められた[9]．肛門癌では局所再発により人工肛門造設が必要となりQOLを落とすため，全生存期間で差がなくても臨床上差があるとみなされる（colostomy free survivalという評価項目が存在する）．マイトマイシンCの代わりにシスプラチンを用いることで，効果は維持しながら血液毒性などの副作用を減らすという試みも行われた．しかしRTOG 98-11試験では，標準治療であるフルオロウラシル＋マイトマイシンCがフルオロウラシル＋シスプラチン＋放射線療法と比較され，無病生存期間，全生存期間にてフルオロウラシル＋マイトマイシンCがすぐれていることが示された[10]．もう1つのランダム化比較試験であるACT IIは，フルオロウラシル＋シスプラチンはフルオロウラシル＋マイトマイシンCに対して劣らないと報告した[11]．どちらもシスプラチンの優越性は示されておらず，執筆時現在での標準治療はフルオロウラシル＋マイトマイシンC併用の化学放射線療法である．RTOG98-11とACT IIの化学療法は多少の差があり，RTOG98-11ではマイトマイシンCがday 1, 29で2回使用されているのに対して，ACI IIではday 1の1回のみであることや，RTOG98-11ではシスプラチンの量が75mg/m^{2}とACT IIの60mg/m^{2}よりも高いことなど，単純に2つの臨床試験を比べることは難しい．

- 持続点滴フルオロウラシルをカペシタビン，テガフール・ギメラシル・オテラシルカリウム（S-1），テガフール・ウラシル（UFT）のような経口フッ化ピリミジン製剤で代用することで簡便性を高めることが可能であり，直腸癌ではカペシタビンで非劣性が示されて標準治療になっている．しかし，肛門癌では大規模ランダム化比較試験は執筆時現在では存在しない．

> **Wayne State レジメン**[10)～12)]
>
> **マイトマイシン C**
> 10～12mg/m² (最大 20mg/body)　静注　day 1, 29
>
> **フルオロウラシル**
> 1000mg/m²/日　静注　day 1～4, 29～32 (4000mg/m²/サイクル)
>
> **放射線療法**
> 1.8Gy/fr×25～28 (計 45～50.4Gy)　月～金　T3/T4 や N1 では通常，9～14Gy のブースト (2Gy/fr) を追加する

3　化学放射線療法前の導入化学療法 (induction chemotherapy)，化学放射線療法後の維持化学療法 (maintenance therapy)

■ T3/T4 やリンパ節転移のある群は再発率が高いため，より薬剤強度を上げた治療を行うことによって治療効果を改善しようという試みがなされている．ACCORD3 試験では，シスプラチン＋フルオロウラシルの導入化学療法 (induction chemotherapy) が，シスプラチン＋フルオロウラシル＋放射線療法の化学放射線療法前に追加されたが，改善は認められなかった[13)]．RTOG98-11 試験では，フルオロウラシル＋マイトマイシン C＋放射線療法と 2 サイクルのフルオロウラシル＋シスプラチンの導入化学療法＋フルオロウラシル＋シスプラチン＋放射線療法が比較されていて，導入化学療法を行った群のほうが劣っていた[10)]．また ACT II 試験では，フルオロウラシル＋マイトマイシン C vs. フルオロウラシル＋シスプラチンの化学放射線療法の後の 2nd randomization として，維持療法のフルオロウラシル＋シスプラチンをさらに 2 サイクル追加する群と経過観察だけの群を比較し，無病生存期間，全生存期間に差はみられなかった[11)]．以上より，ハイリスク群であっても執筆時現在ではフルオロウラシル＋マイトマイシン C＋放射線療法だけが標準治療として勧められる．

4　フォローアップ・治療効果判定

■ 化学放射線療法終了後，すぐに治療の最大効果が得られるわけではないことはよく知られていて，治療終了後早期の段階で臨床的完全奏効 (cCR) や病理学的完全奏効 (pCR) になっていなくても，経過観察するだけでよいことが大半である．ACT II 試験では化学放射線療法開始後 11, 18, 26 週にて直腸診による評価がされているが，11 週で cCR を得られていない例の 60％は，26 週では cCR になっている[14)]．NCCN ガイドラインでは化学放射線療法終了後 8～12 週で最初の評価をして，その段階で cCR が得られていない症例は 4 週後に再評価し，進行していなければさらに 3 か月経過をみて，その時点で病変が残存していれば APR に進むことを勧めている．CR 後の再発や経過観察中の悪化で APR を行うことに関しては異論がないが，悪化しないが残存病変が持続する場合の APR に進むべき最適時期は 26 週なのかそれ以降なのかについては，明確になっていない．ACT II 試験では 26 週の時点で CR が得られていない場合でも，約 40％はその後長期にわたって進行していない[14)]．

5　化学放射線療法局所抵抗性・局所再発肛門癌

■ まず適切な時期に検査を行っているか，評価時期が早過ぎることがないかを注意し，無用な手術が行われないように注意しなければならない．化学放射線療法に対して抵抗性，もしくは局所再発肛門癌の標準治療は手術 (APR) とされており，長期生存も可能である[15)]．RTOG/ECOG 試験では，化学放射線療法に対して抵抗性の患者にフルオロウラシル＋シスプラチン＋9Gy 放射線療法を行うことで手術を避けるアプローチが試されているものの，手術なしで完治が得られたのは 20％未満であった[9)]．

6　転移肛門癌に対する全身化学療法

■ 転移先として最も頻度が高いのが，肝臓である．結腸癌と同様に，転移巣の切除 (metastasectomy) で可能性は低いものの，長期生存が得られることがある[16)]．執筆時現在まで転移肛門癌における大規模試験は行われていないため，最適な化学療法レジメンはわかっていない．肛門癌で初診時に Stage IV であることは極めてまれであり，ファーストラインの治療としてフルオロウラシル＋マイトマイシン C が使用されていることが多いため，同じレジメンを転移再発時に再使用してどれだけ効果が得られるのかは，はっきりしていない．そのため，一般的に広く用いられているのはフルオロウラシル＋シスプラチンであり，NCCN ガイドラインでも推奨されている[16)]．シスプラチンは 100mg/m² であるが，患者の年齢，全身状態を考慮して適宜減量する必要がある．

フルオロウラシル＋シスプラチン療法[17]

フルオロウラシル
1000mg/m^2/日　静注　day 1〜5

シスプラチン
100mg/m^2　静注　day 2

4週毎
保険承認はされていない（シスプラチン）．

- InterAACT試験では，フルオロウラシル＋シスプラチンとカルボプラチン＋パクリタキセルを比較したランダム化第II相試験で，カルボプラチン＋パクリタキセルが有意に全生存期間を延長し（中央値20か月 vs. 12.3か月，p＝0.014），口腔粘膜障害や悪心といった副作用も低下した[18]．保険承認の問題はあるものの，このレジメンは卵巣癌や肺癌でも使用されるものであり，多くの臨床医に比較的使用しやすいものであろう．

カルボプラチン＋パクリタキセル療法[18]

カルボプラチン
AUC＝5　day 1　1時間かけて静注　day 1

パクリタキセル
80mg/m^2　1時間かけて静注　day 1, 8, 15

4週毎
保険承認はされていない（カルボプラチン，パクリタキセルとも）．

※コラム「標準治療のチェックに役立つウェブサイト」は「①結腸・直腸癌」を参照．

文献

1) Research, F.f.P.o.C., Cancer Statistics in Japan - 2011. 2011.
2) Cancer 2004; 101(2): 281-8.
3) Br J Cancer 2006; 95(1): 87-90.
4) Ann Surg Oncol 2015; 22(11): 3574-81.
5) Am J Roentgenol 1979; 133(5): 790-5.
6) Cancer 1983; 51(10): 1826-9.
7) Int J Radiat Oncol Biol Phys 1989; 17(6): 1141-51.
8) Br J Cancer 2010; 102(7): 1123-8.
9) J Clin Oncol 1996; 14(9): 2527-39.
10) J Clin Oncol 2012; 30(35): 4344-51.
11) Lancet Oncol 2013; 14(6): 516-24.
12) J Clin Oncol 2008; 26(12): 2006-12.
13) J Clin Oncol 2012; 30(16): 1941-8.
14) Glynne-Jones R, et al. Optimum time to assess complete clinical response (CR) following chemoradiation (CRT) using mitomycin (MMC) or cisplatin (CisP), with or without maintenance CisP/5FU in squamous cell carcinoma of the anus: Results of ACT II. ASCO Meeting Abstracts, 2012. 30 (15_suppl): p. 4004.
15) Cancer 1999; 86(3): 405-9.
16) Ann Surg Oncol 2007; 14(10): 2807-16.
17) Bull Cancer 1999; 86(10): 861-5.
18) ANN ONCOL 2018; 29(suppl_8): mdy424.022.

（扇田　信）

III 各種がんの治療

8 肝・胆・膵癌

① 肝細胞癌

疫学・診断

1 概説

- 肝癌の94%は肝細胞癌である．そして，その多くは慢性肝炎や肝硬変を背景として生じ，再発を繰り返す．本稿では，肝癌（主に肝細胞癌）の疫学，リスク因子，スクリーニング，診断アルゴリズム，治療方法，予後について解説する．

2 疫学[1]

- 肝癌の罹患数は4万0938人（2013年），死亡者数は2万8528人（2016年）であり，部位別では肺がん，大腸癌，胃癌，膵癌に次いで第5位である．肝癌発症のリスク因子は，B型またはC型慢性肝炎，非アルコール性脂肪肝炎（nonalcoholic steatohepatitis：NASH），常習飲酒，糖尿病，肥満などである．肝細胞癌症例におけるHBs抗原・HCV抗体陽性率は，HBs抗原陽性15%，HCV抗体陽性68%，両者ともに陽性4%である．

3 診断（図1）[2,3]

1 検診（スクリーニング）方法と意義

- 肝硬変，ウイルス性慢性肝炎などのリスク因子を有する症例に対し，超音波および腫瘍マーカーで定期的に経過観察することが推奨されている．しかし，検診の至適間隔（3，6，12か月など）に明確なエビデンスはない．肝臓学会では，高危険群をB型慢性肝炎，C型慢性肝炎．肝硬変（B型，C型以外），超高危険群をB型肝硬変，C型肝硬変と定め，サーベイランスの方法を推奨している．

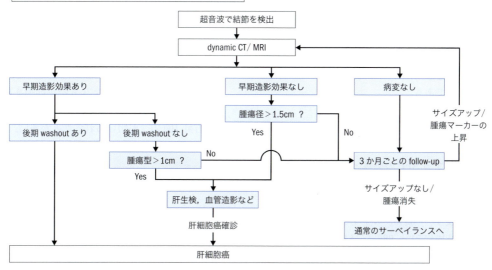

図1 肝癌サーベイランス・診断アルゴリズム（文献2を改変）

2 臨床症状
- 無症状のことが多い．増大すれば右季肋部痛，心窩部痛，食欲不振，全身倦怠感，黄疸などを認めることもある．

3 画像診断
- 肝細胞癌のスクリーニング，確定診断，治療方針の選択において，画像診断が非常に重要である．

1) 超音波
- 簡便で非侵襲的であり，スクリーニング検査として有用である．造影剤の登場で，肝腫瘍の質的診断や肝細胞癌治療後の遺残・再発に対する有用性が向上した．第2世代超音波用造影剤であるペルフルブタンマイクロバブルを利用した造影超音波検査による肝細胞癌の診断能は，dynamic CT や dynamic MRI に遜色ないとされる．

2) CT
- dynamic study が必須である．典型的な肝細胞癌は，造影早期相で濃染し，後期相で周囲の肝実質と比べて低吸収となる．

3) 血管造影，アンギオ CT
- ヘリカル CT の登場により digital subtraction angiography（DSA）を含めた血管造影の意義は低下しており，診断としての血管造影は推奨されない．また，血管造影をしながら CT 撮影するアンギオ CT は，小病変の検出に有用であるが，常に行う検査ではない．

4) MRI
- CT 造影剤に対するアレルギーを有する症例などで，ガドリニウム造影剤を使用した dynamic MRI が施行される．なかでも，ガドキセト酸ナトリウム（Gd-EOB-DTPA）は，ガドリニウムイオンと脂溶性側鎖をもつ EOB-DTPA のキレート化合物で，投与後早期には従来の細胞外液性ガドリニウム造影剤と同様の働きをし，それ以降は正常肝細胞に取り込まれ肝特異性造影剤として作用する．そのため，1回の投与で肝腫瘍の血流評価と肝細胞機能の評価が可能である．

4 検体検査：腫瘍マーカー
- 肝細胞癌に対する AFP の感度・特異度は，カットオフ値により大きく異なる（3cm 以下の肝細胞癌において，カットオフ値 20ng/mL での感度 24 ～ 64%，特異度 49 ～ 83%，カットオフ値 200ng での感度 21%，特異度 71 ～ 98%）．AFP-L3 分画はカットオフ値 10ng/mL で感度 22 ～ 33%，特異度 93 ～ 94%，PIVKA-II はカットオフ値 40mAU/mL で感度 28%，特異度 95 ～ 96% と，AFP に比べて特異度が高い．これらを組み合わせることで，感度が向上する．
- 肝内胆管癌では，早期発見に有用とされるマーカーはないが，CA19-9，CEA などが経過観察や治療効果判定などに補助的に使用される．

5 腫瘍生検
- 動脈相での腫瘍濃染を示す典型的な肝細胞癌については，病歴，画像所見および腫瘍マーカーを組み合わせることで確定診断が可能であること，また生検は播種や出血のリスクを伴うことより，組織診断は必須ではない．乏血性の腫瘍など非典型的な場合には，経皮的肝生検による組織診を考慮する．

6 病理分類
- 日本では，肝原発悪性腫瘍のほとんどが，肝細胞癌および肝内胆管癌（胆管細胞癌）である．具体的には，肝細胞癌 94%，肝内胆管癌（胆管細胞癌）4%，その他（混合型肝癌，未分化型癌など）である．

7 病期分類（ステージング）（UICC 第 8 版, 2017）
- 肝細胞癌の多くは，慢性肝炎や肝硬変などの障害肝より発生し，その予後は腫瘍進行度だけでなく，肝予備能に大きく左右される．そのため，治療方針の決定，また治療成績の評価にあたっては，腫瘍進行度と肝予備能の両方を考慮する必要がある．
- 腫瘍進行度に関しては，国内では日本肝癌研究会による進行度分類が，世界的には下記の AJCC/UICC TNM 分類が広く用いられている．また，肝障害度に関しては，Child-Pugh 分類（表 1）[4] が用いられることが多い．これらを統合した総合的なステージング法についてさまざまなものが提唱されるが，Barcelona-Clinic Liver Cancer Group による分類と治療方針（図 2）[3] が用いられることが多い．

表1 Child-Pugh の分類[4]

	ポイント	1点	2点	3点
項目	脳症	ない	軽度	時々昏睡
	腹水	ない	少量	中等量
	血清ビリルビン値（mg/dL）	2.0 未満	2.0～3.0	3.0 超
	血清アルブミン値（g/dL）	3.5 超	2.8～3.5	2.8 未満
	プロトロンビン活性値（％）	70 超	40～70	40 未満

Child-Pugh 分類　A：5～6点，B：7～9点，C：10～15点

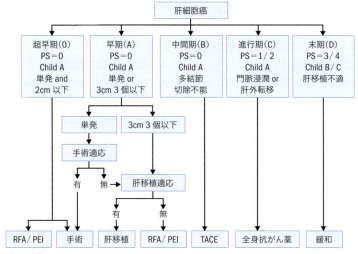

図2　Barcelona-Clinic Liver Cancer Group による分類と治療方針[3]

PS：performance status

1 TNM 分類

原発腫瘍（T）

- T1a　単発で脈管浸潤のない腫瘍で最大径が 2cm 以下
- T1b　単発で脈管浸潤のない腫瘍で最大径が 2cm 以上 5cm 以下
- T2　単発で脈管浸潤のある腫瘍で最大径が 2cm 以上 5cm 以下，または多発で最大径が 5cm 以下
- T3　多発で最大径が 5cm を超える腫瘍
- T4　門脈または肝静脈の大分枝に浸潤した腫瘍，または胆囊以外の隣接臓器に浸潤する腫瘍，または肝癌破裂を起こした腫瘍

領域リンパ節（N）

- N1　領域リンパ節への転移あり

遠隔転移（M）

- M1　遠隔転移あり

2 病期分類

Stage	T	N	M
Ia	T1a	N0	M0
Ib	T1b	N0	M0
II	T2	N0	M0
IIIA	T3	N0	M0
IIIB	T4	N0	M0
IVa	Any T	N1	M0
IVb	Any T	Any N	M1

治療

1 肝細胞癌

- 肝切除，経皮的局所治療（ラジオ波焼灼療法，エタノール注入療法），肝動脈塞栓療法の三大治療法，および肝動注化学療法，全身化学療法，放射線療法，肝移植などがある．
- 治療法の選択に際しては，腫瘍側因子と肝予備能

の両者を考慮し，Barcelona-Clinic Liver Cancer Group による分類を用いて治療方針を決定する．肝細胞癌は再発することが多く（多中心性発生や肝内転移），実際の臨床ではこれらの治療法を組み合わせて治療が行われる．腫瘍の局在や大きさ，数，背景肝の状況など，多くの要素が治療効果や予後に影響を及ぼす．

1 肝切除

- 肝癌が単発または限局して，脈管浸潤や門脈圧亢進がなく，肝予備能が保たれている症例が対象である[5)6)]．肝予備能の評価にあたっては，ICG15%値や Child-Pugh 分類などが用いられ，肝予備能の程度によって切除可能範囲が決定される．
- 残肝体積が少ない場合や切除範囲が広範囲にわたる場合（拡大右葉切除など）では，術前門脈塞栓術が行われることがある．術前門脈塞栓のメタアナリシスでは，4週間後に 10～12%の肝体積の増大が得られ，85%の患者が手術可能であった[7)]．手法として経回腸的門脈塞栓術と経皮的門脈塞栓術の2通りの方法があるが，全身麻酔が不要で侵襲が少ない経皮的門脈塞栓術が選択されることが多い．
- 肝癌は，その背景に肝硬変やウイルス性慢性肝炎などのリスク因子を有することが多いため，高率に再発を認め，5年間で 70%再発するとされる．その場合，再度の肝切除や経皮的局所治療（ラジオ波焼灼療法），肝動脈塞栓療法などが検討される．
- 術前または術後補助化学療法として有効性を示している薬剤は，現在のところインターフェロンのみである[8)]．治癒切除またはラジオ波焼灼療法後の患者を対象に，術後補助化学療法としてのソラフェニブの有効性を見た第 III 相比較試験では，その有効性を示すことができなかった[9)]．

1) 適応
- 単発または限局している．
- 肝予備能が保たれている．
- 脈管浸潤がなく門脈圧亢進がない．

2) 長所
- 確実な局所コントロールが期待できる．

3) 短所
- 患者に対する侵襲が大きいため，肝予備能の不良な症例には適応されない．

2 ラジオ波焼灼療法（radiofrequency ablation：RFA）

- 高周波電流による誘電加熱を利用して腫瘍を凝固壊死させる．手術対経皮的治療に関する比較試験の結果，3cm 以下の腫瘍では有意差はない[10)]．また，経皮的局所治療にはラジオ波焼灼療法（RFA）と経皮的エタノール注入療法（PEI）があるが，複数の比較試験の結果，RFA は3年生存率が PEI に比べて有意に高いことが示された[11)12)]．

1) 適応
- 原則，最大径 3cm 以下，病変数 3 個以下．
- 超音波で描出可能である．
- 出血傾向，穿刺経路の腹水を認めない．
- 腫瘍近傍の血流により十分な加熱が得られにくい肝門部や，心臓など重要臓器の近傍の腫瘍は不適である．

2) 長所
- 手術に比べて低侵襲である．
- PEI（後述）に比べて局所制御性が高い．

3) 短所
- 腫瘍径，腫瘍数により適応に限界がある．
- 腫瘍近傍の血流により治療効果が不十分になることがある．
- PEI に比べて合併症が多い．

3 経皮的エタノール注入療法（percutaneous ethanol injection：PEI）

- 超音波ガイド下に，細径針を用いて腫瘍内にエタノールを注入する．1 病変に対して3～6回の治療が必要である．

1) 適応
- RFA と同様．

2) 長所
- 低侵襲である．
- 肝予備能による適応の制約が少ない．
- 繰り返して治療が可能である．

3) 短所
- 腫瘍径，腫瘍数により適応に限界がある．
- 局所再発をきたす可能性がある．

4 肝動脈塞栓療法（transcatheter arterial [chemo-] embolization：TA［C］E）

- 2000 年以降，複数の比較試験の結果，無治療に比べて生存期間の延長が得られることが示された[13)14)]．腫瘍の栄養血管にカテーテルを挿入し，化学療法剤とリピオドールの懸濁液および塞栓物質を注入する．化学療法剤としてはアントラサイクリン系化学療法剤を用いることが多いが，それらを併用することの治療的意義や，最も適切な薬剤の選択については，執筆時現在では明らかになっていない．

- また，塞栓物質としては，これまでゼラチンスポンジや多孔性ゼラチン粒が使用されてきたが（conventional TACE），球状塞栓物質である血管塞栓用ビーズや薬剤溶出性ビーズ（drug eluting bead：DEB）も使用されるようになった（DEB-TACE）．conventional TACEとDEB-TACEを比較した論文は複数存在するが，塞栓物質として何を使用するのが最適かの結論は出ていない．
- なお，TA（C）Eにソラフェニブを併用することの有効性を見た第III相比較試験では，予後の延長を示すことができなかった[15]．

1) 禁忌
- 肝予備能不良例（Child-Pugh C）
- 門脈本幹腫瘍栓を有する例
- 高度の動脈-門脈短絡（A-P shunt）または動脈-静脈短絡（A-V shunt）を有する例

2) 長所
- 多発例も適応となる．
- 繰り返して治療が可能である．

3) 短所
- 肝切除や経皮的治療と比較して局所制御性が低い．

5 肝動注化学療法（transcatheter arterial infusion：TAI）
- 病変が肝内にとどまるが，肝予備能が悪くTA（C）Eが不能な例，高度の門脈腫瘍栓を伴う例などに対して行われる．肝動脈造影後に間欠的に，あるいはあらかじめ留置された動注リザーバーカテーテルを通じて薬剤（シスプラチンやフルオロウラシルなど）を投与する．予後延長を得られるかどうかは執筆時現在では不明である．

6 全身化学療法
- 遠隔転移を有する例や，手術，経皮的局所治療，TA（C）Eの適応のない進行例に対して施行される．

1) ソラフェニブ
- Raf（c-RAFおよびb-RAF）キナーゼ阻害作用とチロシンキナーゼ（VEGFR，PDGFR，FLT-3，c-KIT）阻害作用を有するソラフェニブは，複数の比較試験でChild-Pugh Aの肝細胞癌に対する生存期間の延長が証明された．ただし，Child-Pugh B/Cでの安全性・有効性に関する十分なデータは現時点ではないため，実臨床でこのような症例に使用する際には細心の注意が必要である．

ソラフェニブ療法 ★★★ [16)17)]
ソラフェニブ
400mg　内服　1日2回　連日

2) レゴラフェニブ
- 経口マルチキナーゼ阻害薬であるレゴラフェニブは，ソラフェニブ不応，Child-Pugh A，performance status（PS）が0または1の進行肝細胞癌患者に対する二次治療で，プラセボと比較して全生存期間が有意に延長することを示した．ただし，レゴラフェニブと構造が類似しているソラフェニブに不耐容だった患者は含まれていない．切除不能な肝細胞癌に対する二次治療の第一選択薬として保険承認されているが，一次治療にレンバチニブを選択した場合の有効性は証明されていない．

レゴラフェニブ療法 ★★★ [18)]
レゴラフェニブ
160mg　内服　1日1回　3週間連日投与後1週間休薬　4週毎

3) レンバチニブ
- マルチキナーゼ阻害薬であるレンバチニブは，全身化学療法歴のない切除不能な肝細胞癌患者を対象に，標準治療薬であるソラフェニブに対しての国際第III相比較試験が施行され，全生存期間において非劣性が証明された．ソラフェニブとの使い分けについては明確ではない．

レンバチニブ療法 ★★★ [19)]
レンバチニブ
12mg/日（体重60kg以上）　内服
8mg/日（体重60kg未満）　内服

4) ラムシルマブ
- 抗VEGFR2抗体であるラムシルマブは，ソラフェニブ投与後でAFPが400ng/mL以上の患者を対象にプラセボに比較して全生存期間の延長が示された．

ラムシルマブ療法 ★★★ [20)]
ラムシルマブ
8mg/kg　静注　2週毎

7 肝移植
- 下記のMilan基準[21)]を満たす症例が肝移植のよい適応である．しかし，日本では脳死肝移植はドナーの不足のため，肝細胞癌患者に提供されることは期待できない．肝予備能が不良で，肝切除，経皮的局所治療，TA（C）Eなどが十分に行えない患者

表2 肝細胞癌の治療法別の生存率[1]

	1年生存率	3年生存率	5年生存率	10年生存率
肝切除	90.2	72.3	56.8	32.0
局所治療（RFA/PEI）	93.9	70.7	47.0	17.0
TA(C)E	81.1	46.9	25.7	7.3

表3 肝内胆管癌の治療法別の生存率[1]

	1年生存率	3年生存率	5年生存率
肝切除	79.6%	55.4%	41.5%

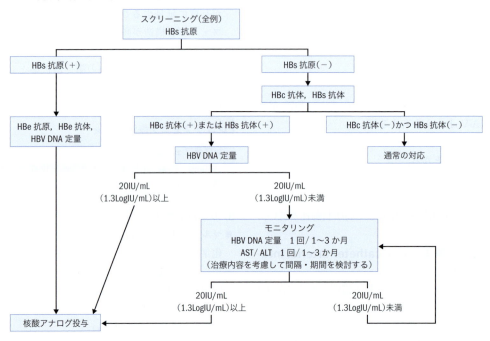

図3 免疫抑制・化学療法により発症するB型肝炎対策ガイドライン[22]

に，親族をドナーとした生体肝移植が行われることが多い．

- Milan 基準：
  - 腫瘍は単発で5cm以下，もしくは3cm以下で3個以下．
  - 血管浸潤を伴わない．
  - 遠隔転移を伴わない．

8 放射線療法

- 従来の放射線治療の肝細胞癌に対する適応は限られているが，近年，根治を目的とした陽子線や重粒子線治療が注目されている．しかし，標準治療として確立するには至っていない．

9 予後

- 肝細胞癌の治療法別の生存率を表2[1]に示す．

2 肝内胆管癌

1 手術

- 唯一の根治が期待できる治療法である．

2 化学療法

- 手術不能例が対象となる．肝外胆管癌に準じて施行される．

3 予後

- 肝内胆管癌の治療法別の生存率を表3[1]に示す．

肝炎ウイルス陽性患者における抗がん薬治療

- 肝炎の再燃または悪化が抗がん薬治療で問題になることがあり，これを再活性化と呼ぶ．B型肝炎ウイルス（HBV）陽性がん患者に抗がん薬治療が施行さ

れると，抗がん薬による免疫力低下や制吐薬として投与される副腎皮質ステロイド薬によりHBVが増殖し，免疫力が回復したときに増殖したHBVを認識して，肝炎を発症または悪化させる（図3）[22]．この点に関しては，逆転写酵素阻害薬であるラミブジンの予防投与により，B型肝炎の再燃の頻度が有意に減少したことが比較試験で示されている．しかし，長期投与による耐性株の出現の問題があり，現在では耐性株出現が少なく肝予備能改善が優れているエンテカビルによる予防投与が推奨されている[22)23)]．

- なお，C型肝炎ウイルス陽性患者への抗がん薬投与による肝炎の再燃や増悪は認められないことが多く，重篤な肝機能異常についてもあまり報告がない．

標準治療のチェックに役立つウェブサイト

海外

Annual Meeting of the American Association for the Study of Liver Diseases (AASLD) のガイドライン

https://www.aasld.org/publications/practice-guidelines

European Association for the Study of the Liver (EASL) のガイドライン

https://easl.eu/publications/clinical-practice-guidelines/

European School of Oncology-European Society for Medical Oncology (ESMO) のガイドライン

https://www.esmo.org/Guidelines/Gastrointestinal-Cancers/Hepatocellular-Carcinoma

国内

日本肝臓学会のガイドライン

https://www.jsh.or.jp/medical/guidelines/

文献

1) 日本肝癌研究会編. 第19回全国原発性肝癌追跡調査報告. 日本肝癌研究会事務局, 2016.
2) 日本肝臓学会編. 科学的根拠に基づく肝癌診療ガイドライン2013年版. 金原出版, 2013,p13.
3) J of Hepatology 2018; 69(1): 182-236.
4) Major Probl Clin Surg 1964; 1: 1-85.
5) Semin Liver Dis 2005; 25(2): 181-200.
6) Gastroenterology 2008; 134(7): 1908-16.
7) Ann Surg 2008; 247(1): 49-57.
8) Intervirology 2005; 48(1): 71-5.
9) Lancet Oncol 2015; 16(13): 1344-54.
10) ASCO 2019; Abst No.4002.
11) Gastroenterology 2005; 129(1): 122-30.
12) Hepatology 2009; 49(2): 453-9.
13) Radiology 1983; 148(2): 397-401.
14) Hepatology 2003; 37(2): 429-42.
15) Eur J Cancer 2011; 47(14): 2117-27.
16) N Engl J Med 2008; 359(4): 378-901.
17) Lancet Oncol 2009; 10(1): 25-34.
18) Lancet 2017; 389(10064): 56-66.
19) Lancet 2018; 391(10126): 1163-73.
20) Lancet Oncology 2019; 20(2): 282-96.
21) N Engl J Med 1996; 334(11): 693-9.
22) 日本肝臓学会肝炎診療ガイドライン作成委員会編. B型肝炎治療ガイドライン 第3.1版. 2019, p129-30.
23) Hepatology 2006; 43(2): 209-20.

（萩原淳司）

III 8 肝・胆・膵癌

② 胆道癌

疫学・診断

1 疫学・予後

- 胆道癌は，肝外胆管（左右肝管から十二指腸壁を貫通するまでの胆管）に発生したがんと定義される．胆道癌は肝外胆管癌，胆嚢癌と乳頭部癌に分類され，化学療法においては，肝内胆管癌（肝癌に分類）も含めて取り扱われることが多い．胆道癌の多くは腺癌で乳頭部癌，管状腺癌がほとんどである．まれに粘液癌，腺扁平上皮癌なども認められる[1]．
- 胆道癌の罹患数は，2万2102人（2013年）で，徐々に増加傾向である．死亡数は1万7965人（2016年）で，日本で第6位に位置づけられる．罹患率は世界的に地理的局在があり，日本，東アジア，インド，チリに多い．胆道癌の5年生存率は，部位，Stageにもよるが，約20%程度である．

2 リスク因子

- 発症リスク因子には，膵胆管合流異常，原発性硬化性胆管炎などが挙げられる[2]．超音波などで胆管拡張や胆嚢壁肥厚を認める場合には，上記を疑って積極的に精査を行うことも重要である．また近年は，印刷工場での発症も報告されている．家族歴も重要であり，ミスマッチ修復遺伝子欠損を伴うLynch症候群（大腸癌と関連）の関連腫瘍として，発症が報告されている．

3 診断

1 症状

- 胆道癌の早期には，症状が出現しにくい．進行すると，黄疸，腹痛，胆管炎に伴う発熱などを認める．

2 診断

- 画像診断として，CT，MRI（MR胆管膵管造影［MRCP］），内視鏡的逆行性胆管膵管造影（ERCP），超音波検査，超音波内視鏡検査（EUS）が使用される．超音波検査は簡便で，胆嚢癌のスクリーニングには最適である．腫瘍マーカーはCA19-9とCEAが主に測定されるが，CA19-9は良性疾患による胆道閉塞でも上昇するため，鑑別が必要である．

3 病理組織分類

- 腺癌がほとんどである．胆道癌の病理組織採取は難しく，ERCP下での胆管生検，胆汁細胞診，リンパ節転移に対する超音波内視鏡生検（EUS-FNA），胆嚢癌肝浸潤に対しての経皮的肝腫瘍生検などが行われる．

4 病期分類（ステージング）（UICC第8版，2017）

- 胆道癌は，胆管（遠位，肝門部），胆嚢，乳頭部の4つに分類されているが，病期分類は胆嚢癌についてのみ記載する．

1 TNM分類（胆嚢）

原発腫瘍（T）	
TX	原発腫瘍の評価が不可能
T0	原発腫瘍を認めない
Tis	上皮内癌
T1	粘膜固有層または筋層に浸潤する腫瘍
T1a	粘膜固有層に浸潤する腫瘍
T1b	筋層に浸潤する腫瘍
T2	筋層周囲の結合組織に浸潤するが，漿膜を越えた進展や肝臓への進展のない腫瘍
T2a	腹腔側の筋層周囲の結合組織に浸潤するが，漿膜への進展のない腫瘍
T2b	肝臓側の筋層周囲の結合組織に浸潤するが，肝臓への進展のない腫瘍
T3	漿膜（臓側腹膜）を貫通する腫瘍，および/または肝臓および/または他の1つの隣接臓器もしくは構造（胃，十二指腸，結腸，膵臓，大網，肝外胆管）に直接浸潤する腫瘍
T4	門脈本幹もしくは肝動脈に浸潤する腫瘍，ま

たは肝臓以外の2つ以上の肝外臓器もしくは構造に浸潤する腫瘍

領域リンパ節（N）
NX　領域リンパ節の評価が不可能
N0　領域リンパ節転移なし
N1　1〜3個の領域リンパ節転移
N2　4個以上の領域リンパ節転移

遠隔転移（M）
M0　遠隔転移なし
M1　遠隔転移あり

2 病期分類（胆嚢）

Stage	T	N	M
0	Tis	N0	M0
I A	T1a	N0	M0
I B	T1b	N0	M0
II A	T2a	N0	M0
II B	T2b	N0	M0
III A	T3	N0	M0
III B	T1, T2, T3	N1	M0
IV A	T4	N0, N1	M0
IV B	Any T	N2	M0
	Any T	Any N	M1

治療

1 胆道癌に対する初回治療

- 胆道癌で長期生存が期待できるのは，切除可能な胆道癌のみであり，全体の治療成績は極めて不良である．原因としては，主要血管（総肝動脈，固有肝動脈，左右肝動脈，門脈など）や重要臓器（肝，膵，十二指腸など）が隣接していること，がんの浸潤傾向が強いことから根治切除が難しい場合が多いことが挙げられる．
- 遠隔転移（肝，肺，傍大動脈リンパ節，腹膜など）と主要血管浸潤（総肝動脈，固有肝動脈，左右肝動脈，門脈など）のない症例では，手術を検討する．肝門部胆管癌では，根治のために肝動脈と肝葉を合併切除することも行われる．

2 術後補助化学療法

- 術後補助療法は，日本において，確立していない．執筆時現在，胆管癌に対するゲムシタビン術後補助療法，胆道癌に対するS-1術後補助療法の第III相試験が進行中である．2017年のAmerican Society of Clinical Oncology（ASCO）において，英国よりカペシタビンによる術後補助療法の第III相試験が報告された．本試験では，intention to treat（ITT）解析では有意差を認めなかったが，感度分析，per protocol解析では有意差を認めたと報告されており，欧米では，カペシタビンが標準術後補助化学療法として位置づけられた．一方で，日本の手術の質の高さを考慮すると，術後補助療法の有用性が確立するとは限らないこと，カペシタビンの薬事承認がないことから，現状での日本の標準治療は，あくまでも経過観察である．

3 非切除例における化学療法

- 胆道癌は，切除症例と非切除症例に分類され，非切除症例では，化学療法が行われる．化学放射線療法のエビデンスはほとんどない．化学療法としては，ゲムシタビン＋シスプラチン療法が標準治療である．

ゲムシタビン＋シスプラチン療法 ★★★[3]

ゲムシタビン
1000mg/m² 静注 day 1, 8
シスプラチン
25mg/m² 静注 day 1, 8

3週毎

- 英国でABC-02と呼ばれる，進行胆道癌におけるゲムシタビン＋シスプラチン療法とゲムシタビン療法を比較する第III相試験の結果が報告された．ゲムシタビン＋シスプラチン群はHR＝0.64，生存期間中央値11.7か月であり，生存期間中央値8.1か月であったゲムシタビン群に対し，有意に生存期間を延長し，標準治療と位置づけられた[3]．同時期に日本で行われたBT-22と呼ばれるゲムシタビン＋シスプラチン療法とゲムシタビン療法を比較したランダム化第II相試験でも，ほぼ同様の成績が得られ[4]，ゲムシタビン＋シスプラチン療法が標準治療と位置づけられている．シスプラチンの投与量については，通常，腎機能や末梢神経障害の蓄積毒性，アレルギーの出現を考慮し，400mg/m²までとすることが多い．しかしながら，これにつ

いては，明確なエビデンスがあるわけではなく，実臨床で工夫可能な部分でもある．

ゲムシタビン＋S-1療法 ★★★

ゲムシタビン
1000mg/m² 静注 day 1, 8

S-1
60〜100mg/日 内服 day 1〜14

3週毎

- 標準治療であるゲムシタビン＋シスプラチン療法に対し，ゲムシタビン＋S-1療法の非劣性を検証する第Ⅲ相試験（JCOG1113）の結果が，2018年ASCO GIにて報告された．本試験により，ゲムシタビン＋S-1療法の非劣性が証明された．本治療は，シスプラチン投与に伴う補液を必要としないレジメンであり，胆道癌の標準治療の1つになりうる[5]．

ゲムシタビン＋シスプラチン＋S-1療法 ★★★

ゲムシタビン
1000mg/m² 静注 day 1

シスプラチン
25mg/m² 静注 day 1

S-1
80〜120mg/日 内服 day 1〜7

2週毎

- 標準治療であるゲムシタビン＋シスプラチン療法に対し，ゲムシタビン＋シスプラチン＋S-1療法の優越性を検証する第Ⅲ相試験（KHBO1401）の結果が，2018年European Society for Medical Oncology（ESMO）にて報告された．本試験では，ゲムシタビン＋シスプラチン＋S-1療法の優越性が証明された．本治療は，S-1の追加により，下痢，口内炎などの毒性が若干増加するが，忍容可能と考えられた．約40％の奏効率も報告され，コンバージョン手術が期待できる治療であり，胆道癌の標準治療の1つになりうる[6]．

4 その他の化学療法

- シスプラチンの投与が心機能，年齢，腎機能から難しい症例では，ゲムシタビン療法，S-1療法が行われる[7)8)]．いずれの治療も，BSCと比較した第Ⅲ相試験はなく，国内外での第Ⅱ相試験がベースとなっている．

ゲムシタビン療法 ★★ [7)]

ゲムシタビン
1000mg/m² 静注 day 1, 8, 15 4週毎

S-1療法 ★★ [8)]

S-1
80〜120mg/日 4週投与 2週休薬 6週毎

5 二次化学療法

- 胆道癌において，二次化学療法として有効性を示した臨床試験は存在しない．日本においては，ゲムシタビン＋シスプラチン療法後に，見なし標準としてS-1療法が行われることが多いが，比較試験によるデータは存在しない．

6 今後の化学療法

- 近年，胆道癌においても免疫チェックポイント阻害薬が注目される．第Ⅲ相試験の結果が報告されたものはないが，複数の早期試験が進行中である．

7 免疫チェックポイント阻害薬

- 近年，多くのがん種で，免疫チェックポイント阻害薬の開発が行われている．胆道癌や膵癌の一部にミスマッチ修復遺伝子異常をもつLynch症候群の患者が存在し，PD-1抗体などの免疫チェックポイント阻害薬が著効することが報告されているため，

標準治療のチェックに役立つウェブサイト

海外

National Comprehensive Cancer Network（NCCN）のガイドライン
- 閲覧には簡単な会員登録が必要．
- 網羅的にフローチャート形式でつくられているので，わかりやすい．ただし，evidence-based guidelineではなく，consensus-based guidelineである．
- Hepatobiliary cancer

https://www.nccn.org/professionals/physician_gls/default.aspx

家族歴の確認も重要である.

文献

1) 日本肝胆膵外科学会. 胆道癌取扱い規約 第6版. 金原出版. 2013.
2) 日本肝胆膵外科学会胆道癌診療ガイドライン作成委員会. エビデンスに基づいた胆道癌診療ガイドライン改訂第2版. 医学図書出版. 2014.
3) Br J Cancer 2009; 101 (4): 621-7.
4) Br J Cancer 2010; 103 (4): 469-74.
5) J Clin Oncol. 2018; 36: suppl 4S; abstr 205.
6) Sakai D. Randomized phase III study of Gemcitabine, Cisplatin plus S-1 (GCS) versus Gemcitabine, Cisplatin (GC) for Advanced Biliary Tract Cancer (KHBO1401-MITSUBA). ESMO 2018. 2018.
7) Cancer chemotherapy and pharmacology 2006; 57 (5): 647-53.
8) Cancer chemotherapy and pharmacology 2008; 62 (5): 849-55.

(上野 誠)

III-8 肝・胆・膵癌

各種がんの治療

③ 膵癌

疫学・診断

1 疫学・予後

- 膵臓から発生する腫瘍には，上皮性腫瘍，非上皮性腫瘍がある．上皮性には，膵管内乳頭粘液性腫瘍や神経内分泌腫瘍も含まれるが，大部分は，浸潤性膵管癌である．
- 膵癌の罹患数は，3万4837人（2013年）で増加傾向である．死亡数は3万3475人（2016年）で，日本で第4位に位置づけられ，同様に増加傾向で，最近20年間に約2.5倍と急速に増加している．早期診断は難しく，予後は非常に厳しい．罹患数と死亡数がほぼ同数であり，膵癌の5年生存率は，約5～10%である．

2 リスク因子

- 発症リスク因子には，喫煙，糖尿病，慢性膵炎，飲酒，肥満，家族歴，膵管内乳頭粘液性腫瘍，膵嚢胞などが挙げられる[1]．膵管内乳頭粘液性腫瘍，膵嚢胞は，膵癌の前癌病変として慎重な経過観察が必要であり，年率約1%の膵癌の合併が報告される[2]．近年は遺伝性腫瘍の位置づけも注目され，BRCA2遺伝子変異を伴う遺伝性乳癌・卵巣癌症候群，PALB2遺伝子変異，ミスマッチ修復遺伝子欠損を伴うLynch症候群（大腸癌と関連）での発症が報告されている．

3 診断

1 症状

- 膵癌は，膵実質内に病変がとどまっている場合には，自覚症状がほとんど出現せず，早期診断は困難であり，約7～8割は，切除不能の進行期病変として発見される．病変の進展に伴い，腹痛，黄疸，体重減少，尾側膵萎縮による糖尿病の出現，悪化を認める場合がある．

2 診断

- 画像診断として，CT，MRI（MR胆管膵管造影［MRCP］），内視鏡的逆行性胆管膵管造影（ERCP），超音波検査（US），超音波内視鏡（EUS），PETが使用される．それぞれの検査に特徴があり，USは簡便で，検診，腹部症状がある際の初期診断に使用されるが，早期病変の診断率は高くない．進行がんにおける評価は，造影CT（膵病変はダイナミック撮影が有用）が主であり，遠隔病変の確認，慢性膵炎との鑑別には，PETが使われることもある．
- 膵癌では腫瘍径が2cm以下を早期病変とするが，1cmを超える病変では，すでにリンパ節，遠隔転移をきたしている可能性がある．1cm以内の病変を見つけるためには，腫瘍自体をCT，MRIなどで描出することは難しく，MRCP，EUSで膵臓の尾側の膵管の拡張所見を捉え，EUS，ERCPでのさらなる精密検査を行うことが重要である．現状，精密検査を行う中核病院には，かなり強い症状が出現し，進行した状態で紹介される患者が多い．早期膵癌患者を診断するために，糖尿病や検診を担当する開業医と連携していくことも重要で，一部の地域ではそのような試みが始まっている．
- 腫瘍マーカーは，CA19-9とCEAが主に測定される．CA19-9の陽性率は70.2%とされるがルイス抗原陰性症例では上昇せず，また早期症例での上昇割合は限られている．そのため，早期膵癌のスクリーニング検査として十分とはいえない．

3 病理組織分類

- ほとんどの膵癌で，腺癌が認められる．
- 他の膵癌として膵扁平上皮癌，粘液癌，退形成癌，膵腺房細胞癌がまれに認められる[3]．
- 診断時には，神経内分泌腫瘍も鑑別にあがる．
- 膵癌の病理組織採取は難しく，膵実質からの超音波内視鏡生検（EUS-FNA），経皮的肝腫瘍生検などが行われる．

4 病期分類（ステージング）（UICC 第 8 版, 2017）

1 TNM 分類

原発腫瘍（T）

TX	原発腫瘍の評価が不可能
T0	原発腫瘍を認めない
Tis	上皮内癌*
T1	最大径が 2cm 以下の腫瘍
T1a	最大径が 0.5cm 以下の腫瘍
T1b	最大径が 0.5cm を超えるが 1cm 以下の腫瘍
T1c	最大径が 1cm を超えるが 2cm 以下の腫瘍
T2	最大径が 2cm を超えるが 4cm 以下の腫瘍
T3	最大径が 4cm を超える腫瘍
T4	腹腔動脈，上腸間膜動脈，および/または総肝動脈に浸潤する腫瘍

＊Tis は PanIN-III も含む．

領域リンパ節（N）

NX	領域リンパ節の評価が不可能
N0	領域リンパ節転移なし
N1	1〜3 個の領域リンパ節転移
N2	4 個以上の領域リンパ節転移

遠隔転移（M）

M0	遠隔転移なし
M1	遠隔転移あり

PanIN-III：膵上皮内腫瘍性病変の 3（高度異型病変）

2 病期分類

Stage	T	N	M
0	Tis	N0	M0
I A	T1	N0	M0
I B	T2	N0	M0
II A	T3	N0	M0
II B	T1, T2, T3	N1	M0
III	T1, T2, T3	N2	M0
	T4	Any N	M0
IV	Any T	Any N	M1

治療

1 膵癌に対する初回治療

- 膵癌において，遠隔転移がなく，主幹動脈への浸潤，高度門脈への浸潤がない場合には，切除が第一選択である．術式は，腫瘍の存在部位により，膵頭十二指腸切除，膵体尾部切除，膵全摘術などが行われる．周術期には，術後補助療法あるいは術前補助療法を行う．
- 主幹動脈への浸潤，高度門脈への浸潤を認め，切除が難しい膵癌を，局所進行切除不能膵癌と称する．この場合，化学療法あるいは化学放射線療法を行う．近年は，ボーダーライン（BR）膵癌という概念が提唱されており，切除可能ではあるが，予後が期待できない対象を指す[1]．その定義は，各国，グループによって異なる部分もあるが，主幹動脈に半周以下で接する，あるいは再建可能な全周性の門脈浸潤を伴う切除可能膵癌とされる．BR 膵癌に対しては，術前補助療法を行う施設が多い．局所進行切除不能膵癌や，遠隔転移を有する膵癌では，化学療法あるいは化学放射線療法を行う．

2 術前補助療法

- 2019 年 American Society of Clinical Oncology 消化器癌シンポジウム（ASCO-GI）で PREP-02/JSAP-05 試験が報告された．本試験は，術前化学療法としてゲムシタビン＋S-1 療法（GS）群と，初回手術群を比較した第 III 相試験であり，全生存期間の HR ＝ 0.72，かつ有意に全生存期間を改善した．本試験により，切除可能膵癌においても，GS 術前化学療法が標準治療と位置づけられた．

> **ゲムシタビン＋ S-1** ★★
>
> **ゲムシタビン**
> 1000mg/m² 静注 day 1, 8
>
> **S-1**
> 80〜120mg/日 内服 day 1〜14
>
> 3 週毎 2 サイクル

3 術後補助療法

- 術後補助療法は，日本において，S-1 療法が標準と位置づけられる．S-1 の投与が難しい場合にはゲムシタビン療法が行われる．

S-1 療法 ★★★ [4]

S-1
80〜120mg/日　4週投与，2週休薬　4サイクル

- 欧米，および日本において，その時点で標準術後補助化学療法と位置づけられていたゲムシタビン療法とS-1療法を比較する第Ⅲ相試験（JASPAC 01）が行われた．S-1療法のHRは0.56であり，有意に全生存期間を改善した．術後2年生存率はS-1群70％，ゲムシタビン群53％であり，術後5年6か月追跡したデータによる最終解析では，5年生存率44.1％ vs.24.4％，生存期間中央値46.5か月 vs. 25.5か月であった[4]．以上より，日本ではS-1療法が術後補助化学療法として標準治療に位置づけられている．

- ドイツを中心に行われたCONKO-001試験では，術後補助化学療法としてゲムシタビン療法と経過観察群が比較された．ゲムシタビン群は主要評価項目である無再発生存期間において，無再発生存期間中央値13.4か月，経過観察群6.9か月と有意な延長を認めた[5]．生存期間については，当初の解析で有意な延長を認めなかったものの，その後の追加解析にて有意な延長が報告された．日本で行われたJSAP-02試験でも，術後補助化学療法群と切除単独群で同様の傾向を認めた[6]．さらに術後補助化学療法として，フルオロウラシル＋ロイコボリン療法とゲムシタビン療法の比較がESPAC-3で行われた．同試験では，生存期間に差を認めないものの，ゲムシタビン群の毒性が軽度であった[7]．以上より，ゲムシタビン療法も，標準術後補助化学療法として位置づけられている日本においては，執筆時現在，S-1術後補助療法を適応しづらい腎機能低下患者，下痢を有する患者で適応となる．

ゲムシタビン＋カペシタビン療法（日本未承認）[8]

ゲムシタビン
1000mg/m² 静注　day 1, 8, 15

カペシタビン
1660mg/m² day 1〜21

4週毎　6サイクル

- 欧州においてESPAC-4と呼ばれる，術後補助化学療法としてゲムシタビン＋カペシタビン療法とゲムシタビン療法を比較する第Ⅲ相試験の結果が報告された．ゲムシタビン＋カペシタビン群はHR＝0.82，生存期間中央値28.0か月であり，生存期間中央値25.5か月であったゲムシタビン群に対し，有意に生存期間を延長し，標準治療と位置づけられた[8]．

modified FOLFIRINOX 療法①（日本未承認）★★★ [9]

オキサリプラチン
85mg/m² 静注　day 1

イリノテカン
150mg/m² 静注　day 1

L-ロイコボリン
400mg/m² 静注　day 1

フルオロウラシル
2400mg/m² 持続静注　46時間

2週毎　12サイクル

- 欧州で行われたPRODIGE24/CCTG PA.6試験で，術後補助化学療法として，ゲムシタビン単剤とmodified FOLFIRINOX療法を比較する第Ⅲ相試験が発表された[9]．その結果，modified FOLFIRINOX療法は無再発生存期間，全生存期間において，有意にすぐれていた．

- 欧米では現在，ゲムシタビン＋nab-パクリタキセルを術後補助化学療法としてゲムシタビン療法と比較した第Ⅲ相試験が行われており，その結果も注目される．

4 遠隔転移例における化学療法

- 日本の遠隔転移例では，FOLFIRINOX療法とゲムシタビン＋nab-パクリタキセル療法が標準治療と位置づけられる．両者の化学療法が種々の理由で難しい場合には，ゲムシタビン療法，S-1療法，ゲムシタビン＋エルロチニブ療法が選択される．いずれの治療も術後補助療法と異なり，可能な限り治療を繰り返す．

FOLFIRINOX 療法 ★★★ [10]

オキサリプラチン
85mg/m² 静注　day 1

イリノテカン
180mg/m² 静注　day 1

L-ロイコボリン
200mg/m² 静注　day 1

フルオロウラシル
400mg/m² 静注　day 1

フルオロウラシル
2400mg/m² 持続静注　46時間

2週毎

- FOLFIRINOX療法は，前述のように4つの薬剤を組み合わせた化学療法であり，フランスにおいて

ACCORD11と呼ばれる，遠隔転移のみを対象としたゲムシタビン療法と比較する第III相試験が行われた．FOFLIRINOX療法の生存期間中央値は11.1か月であり，ゲムシタビン療法の生存期間中央値は6.8か月，HRは0.57と有意に生存期間の延長を認めた[10]．それにより，遠隔転移膵癌の標準治療と位置づけられた．本療法では，好中球減少（45.7％）などの骨髄抑制，発熱性好中球減少症（5.4％），下痢（12.7％），末梢神経障害（9％），コリン作動性症候群（動悸，冷感，ろれつが回りにくいなど）などが問題となる．国内第II相試験では，UGT1A1遺伝子多型（＊6，＊28のダブルヘテロ，ホモ）症例を除外し，75歳以下の症例にて投与が行われた．結果として，有効性は同等であったが，Grade 3好中球減少（77.8％），発熱性好中球減少症（22.2％）を認め，日本では，欧米よりも毒性が強く出現すると考えられている[11]．

modified FOFLIRINOX療法② ★★[12]		
オキサリプラチン		
85mg/m^2　静注　day 1		
イリノテカン		
150mg/m^2　静注　day 1		
L-ロイコボリン		
200mg/m^2　静注　day 1		
フルオロウラシル		
2400mg/m^2　持続静注　46時間		
2週毎		

- 前述のように，FOLFIRINOX療法は毒性が強いことから，世界各国でさまざまな減量レジメンの有効性，安全性が報告されている．日本では尾阪らにより，modified FOLFIRINOXの第II相試験が行われた．本レジメンではイリノテカンを150mg/m^{2}に減量，フルオロウラシルのボーラス静注を省略している．結果は無増悪生存期間5.5か月，生存期間中央値11.2か月であり，FOLFIRINOX原法と遜色ない有効性を認めた．毒性は，Grade 3食欲不振（15.9％），Grade 3下痢（10.1％）など日本の第II相試験と変わりなかったが，骨髄抑制については，Grade 3～4好中球減少（46.4％），発熱性好中球減少症（8.7％）と毒性の改善を認めた[12]．現在，日本においては，このmodified FOLFIRINOXが標準治療と考えられ，日常臨床で使用されている．

ゲムシタビン＋nab-パクリタキセル療法 ★★★[13]		
ゲムシタビン		
1000mg/m^2　静注　day 1, 8, 15		
nab-パクリタキセル		
125mg/m^2　静注　day 1, 8, 15		
4週毎		

- ゲムシタビン＋nab-パクリタキセル療法は，米国を中心に複数の国でMPACT試験と呼ばれる第III相試験として，ゲムシタビンとの比較が行われた．ゲムシタビン＋nab-パクリタキセル療法の生存期間中央値は8.5か月，ゲムシタビン療法は6.7か月であり，HRは0.72と同様に有意に生存期間の延長を認めた[13]．本療法は，FOLFIRINOX療法と比較し，骨髄抑制は軽度であり，発熱性好中球減少症は3％と報告されているが，Grade 3の末梢神経障害（17％），脱毛が問題となる．FOLFIRINOX療法およびゲムシタビン＋nab-パクリタキセル療法の末梢神経障害は，機序は異なるが，両者ともに不可逆性であることも多く，早期の減量も長期投与においては重要となる．日本で行われた本療法の第II相試験では，生存期間中央値13.5か月，奏効率58.8％と報告されており，原発巣の縮小効果も注目されている[14]．

- 執筆時現在では，modified FOLFIRINOX療法とゲムシタビン＋nab-パクリタキセル療法は，ダブルスタンダードと考えられており，その優劣は明らかではない．今後，両者を比較するような臨床試験も注目される．

5 二次化学療法

- 二次化学療法自体の有効性は期待されるものの，日本において明確に第III相試験の結果として確立した二次化学療法はない．一次治療がFOLFIRINOX療法の場合，ゲムシタビン療法あるいはゲムシタビン＋nab-パクリタキセル療法が行われる．ゲムシタビン＋nab-パクリタキセル療法の場合，S-1療法あるいは，FOLFIRINOX療法が行われる．膵癌では，予後が厳しく，急速に状態が悪化することもありうる．performance statusの低下した状態で無理に強い治療を行うと毒性が強く出現する可能性もあり，無理な治療を行わないということも重要である．

ナノリポソーム型イリノテカン＋フルオロウラシル＋ロイコボリン療法（日本未承認）★★★[15]

ナノリポソーム型イリノテカン
80mg/m² 静注 day 1

フルオロウラシル＋ロイコボリン
（海外と日本の臨床試験で用量が異なるため未記載）

2週毎

■ 遠隔転移を有する膵癌の二次化学療法として，ナノリポソーム型イリノテカンをフルオロウラシル＋ロイコボリンと併用した3剤併用療法を，フルオロウラシル＋ロイコボリンと比較した第Ⅲ相試験が米国を中心に報告された．ナノリポソーム群の生存期間中央値は6.1か月，フルオロウラシル＋ロイコボリン群は，4.2か月，HR＝0.67と有意に生存期間の延長を認めたことが報告され[15]，米国 Food and Drug Administration（FDA）で既に承認されている．日本においても，執筆時現在，ランダム化第Ⅱ相試験が進行中であり，今後の薬事承認が期待される．

6 局所進行切除不能膵癌の治療

■ 本進展度では，化学療法あるいは化学放射線療法が行われる．化学放射線療法では，50.4Gyの照射にS-1あるいはゲムシタビンを併用することが標準である．日本では，両療法がガイドラインに記載されているが，近年は，化学放射線療法の有効性が認められなかったとする報告も増加している[16]．一方で，化学療法としてエビデンスがあるものは，ゲムシタビン療法およびS-1療法となる．前述したFOLFIRINOX療法やゲムシタビン＋nab-パクリタキセル療法は，遠隔転移を有する膵癌におけるエビデンスであり，局所進行切除不能膵癌において，十分なエビデンスはない．しかしながら，FOLFIRINOX療法やゲムシタビン＋nab-パクリタキセル療法の有効性は無視できず，実臨床においては，両療法のいずれかが行われることが多い．執筆時現在，局所進行切除不能膵癌におけるFOLFIRINOX療法とゲムシタビン＋nab-パクリタキセル療法を比較するランダム化第Ⅱ相試験（JCOG1407）が進行中である．

標準治療のチェックに役立つウェブサイト

海外

National Comprehensive Cancer Network (NCCN) のガイドライン
- 閲覧には簡単な会員登録が必要．
- 網羅的にフローチャート形式でつくられているので，わかりやすい．ただし，evidence-based guideline ではなく，consensus-based guideline である．
- Pancreatic Adenocarcinoma

 https://www.nccn.org/professionals/physician_gls/default.aspx

- 日本語のサイト

 https://www2.tri-kobe.org/nccn/guideline/pancreas/index.html

European Society for Medical Oncology (ESMO) のガイドライン

 https://www.esmo.org/Guidelines/Gastrointestinal-Cancers/Cancer-of-the-Pancreas

国内

日本膵臓学会のガイドライン
- ウェブ版は毎年更新されており，最新のエビデンスが網羅されている．

 http://www.suizou.org/gaiyo/guide.htm

文献

1) 日本膵臓学会膵癌診療ガイドライン改訂委員会．膵癌診療ガイドライン 2016年版．金原出版．2016．
2) Gut 2008; 57 (11): 1561-5.
3) 日本膵臓学会．膵癌取扱い規約 第7版．2016．
4) Lancet 2016; 388 (10041): 248-57.
5) JAMA 2007; 297 (3): 267-77.
6) Br J Cancer 2009; 101 (6): 908-15.
7) JAMA 2010; 304 (10): 1073-81.
8) Lancet 2017; 389 (10073): 1011-24.
9) Conroy T, Hammel P, Hebbar M, et al: Unicancer GI PRODIGE 24/CCTG PA.6 trial: A multicenter international randomized phase III trial of adjuvant mFOLFIRINOX versus gemcitabine in patients with resected pancreatic ductal adenocarcinomas. 2018 ASCO Annual Meeting. Abstract LBA4001. Presented June 4, 2018.
10) N Engl J Med 2011; 364 (19): 1817-25.
11) Cancer Sci 2014; 105 (10): 1321-6.

12) Cancer Chemother Pharmacol 2018; 81(6): 1017-23.
13) N Engl J Med 2013; 369(18): 1691-703.
14) Cancer Chemother Pharmacol 2016; 77(3): 595-603.
15) Lancet 2016; 387 (10018): 545-57.
16) JAMA 2016; 315 (17): 1844-53.

(上野　誠)

III 各種がんの治療

9 GIST／小腸腫瘍／消化管・膵神経内分泌腫瘍

① GIST

■消化管間質腫瘍（gastrointestinal stromal tumor：GIST）とは，食道・胃・小腸・大腸などの消化管の壁にできる腫瘍で，「粘膜下腫瘍」を構成する腫瘍の一種である．GIST は，消化管壁の下にある筋肉層の特殊な細胞（カハール介在細胞）と同じ起源から発生する．

疫学・診断

1 疫学・予後

1 罹患数

■GIST の頻度は 10 万人に 1～2 人とまれである．中高年に多く，40 歳以下はまれとされる．GIST は全消化管腫瘍の 1% 未満であるが，消化管間葉系腫瘍としては最も一般的な腫瘍である．悪性間葉系腫瘍（肉腫）の 83～86% が GIST であり，その他に肉腫，平滑筋肉腫，肉腫様上皮性悪性腫瘍などがある[1]．日本においては，GIST の発生部位として胃の割合が 70% と高く，次いで小腸 20%，大腸および食道が 5% とされる．食道や腹膜は極めて頻度が少ない．主に消化管固有筋層に発生し，まれに腸間膜，大網にも発生するが，腹腔外の軟部組織や骨には発生しない[2]．

■米国では，年間少なくとも 4000～6000 例，100 万人あたり 7～20 例が登録されている．人口動態統計がん死亡データでは，ICD-10 部位コードに対応した発生部位のみによりコードされるため，肉腫についての日本での全国規模の統計はない．

2 リスク因子

■大多数の GIST は散発性であるが，腫瘍抑制遺伝子の 1 つである neurofibromatosis 1（NF1）が遺伝的リスクとして挙げられている[2]．NF1 の不活性化を有するヒトの 5～25% に GIST が発症するが，c-kit 遺伝子や血小板由来増殖因子受容体 α（platelet derived growth factor receptor：PDGFRα）遺伝子（PDGFRA 遺伝子）に変異を有さない GIST である

ことが特徴的とされる．まれではあるが，Carney-Stratakis 症候群（GIST＋傍神経節腫）での，コハク酸脱水素酵素（SDH）遺伝子における特徴的な遺伝的変異と関連するまれな家族性 GIST も存在する[3]．SDH の機能異常とそれに関連した Insulin-like growth factor 1 receptor（IGF1R）の高発現が，これらの GIST 発生の病態に関与していることが示唆されている．

3 予後

■GIST の予後に関する報告は，断片的なものが多い．1982 年 7 月から 1998 年 2 月までに Memorial Sloan-Kettering Cancer Center（米国）で治療された GIST 200 例を対象とした 16 年間の予後追跡調査（1～175 か月，中央値 14 か月）[4]では，1 年生存率 69%，3 年生存率 44%，5 年生存率 35% であった．そのうち，原発巣完全切除群（n＝80）では 1 年生存率 88%，3 年生存率 65%，5 年生存率 54% であった．完全切除群では，不完全切除群（n＝120）に比して長期の生存が認められた（中央値：66 か月 vs. 22 か月）．初診時の腫瘍ステージ別（初発/転移/再発）生存期間中央値は，初発群 60 か月，転移群 19 か月，再発群 12 か月であった．

2 診断

1 症状

■GIST 患者の臨床所見は，腫瘍の解剖学的部位や腫瘍径，病期によってさまざまである．GIST の最も一般的な症状は，急性（下血や吐血）または慢性の消化管出血であり，貧血を引き起こす[5]．腫瘍破裂による急性腹症，消化管閉塞などを呈することもある．

2 診断

■上部消化管では，胃癌検診などの検診時に消化管造影や内視鏡検査で発見されることが多い．下部消化管では，下部消化管造影や内視鏡検査が有用である．小腸では，手術時に偶然発見されることが

表1 原発臓器を含むGISTの再発リスク分類（Miettinen分類）（文献7を一部改変）

腫瘍径	mitotic rate, HPFs	長期間の無再発患者率			
		胃	小腸	十二指腸	大腸
2cm以下	5以下/50HPFs	none (0%)	none (0%)	none (0%)	none (0%)
2cm超5cm以下	5以下/50HPFs	very low (1.9%)	low (4.3%)	low (8.3%)	low (8.5%)
5cm超10cm以下	5以下/50HPFs	low (3.6%)	moderate (24%)	insufficient data	insufficient data
10cm超	5以下/50HPFs	moderate (10%)	high (52%)	moderate (10%)	high (57%)
2cm以下	5超/50HPFs	none	high	insufficient data	insufficient data
2cm超5cm以下	5超/50HPFs	moderate (16%)	high (73%)	high (50%)	high (52%)
5cm超10cm以下	5超/50HPFs	high (56%)	high (85%)	insufficient data	insufficient data
10cm超	5超/50HPFs	high (86%)	high (90%)	high (86%)	high (71%)

ある．確定診断には生検が必須であり，超音波内視鏡下穿刺吸引生検法（endoscopic ultrasonography guided fine needle aspiration biopsy：EUS-FNAB）が有用なこともある．

- 手術を前提としてステージングを目的としたCT検査では，希釈したガストログラフィン，水や発泡剤などの経口造影剤の併用が望ましい．また，経静脈性造影剤も可能な限り用いることが望ましい．
- 病変の性状の検討では，大きさ，内部濃度，腫瘍内部の均一性，充実性・嚢胞性成分の多寡，腫瘍の増強効果（vascularityの把握），管腔外発育の形態，浸潤の有無などの評価が重要である．

3 病理診断

- 組織像は，葉巻様の核を示す紡錘形型（70%），腫瘍細胞が敷石状に配列する類上皮型（20%），およびその中間的な形態（10%）に分類される．免疫組織学的にはKIT蛋白（c-kit遺伝子にコードされる受容体型チロシンキナーゼであり，そのリガンドは幹細胞因子受容体［stem cell factor］）の発現を95%程度に認める．HE染色でGISTとして矛盾がなく，免疫染色で特異的にKITが陽性と判断されれば，GISTと診断される．
- 消化管間葉系腫瘍の免疫組織化学的鑑別では，間葉系腫瘍ではKIT，デスミン，S-100蛋白が同時に発現することはなく，GISTではKIT（+）・デスミン（-）・S-100蛋白（-）で，GISTの60〜70%にCD34（+），平滑筋肉腫ではKIT（-）・デスミン（+）・S-100蛋白（-）・CD34（-），神経鞘腫ではKIT（-）・デスミン（-）・S-100蛋白（+）・CD34（-）とされる．
- GISTの75%に，KIT蛋白をコードするKIT遺伝子のexon 11に変異を認める．その他exon 9, 13, 17に変異を認めることもある．KIT遺伝子に変異がない場合，PDGFRA遺伝子に，変異を7%程度認める[6]．免疫染色を行った後にもGISTか否かの確定診断に至らない場合は，GISTの大部分にはc-kit遺伝子またはPDGFRA遺伝子に機能獲得性変異が検出されることから，これらの遺伝子検索がGISTの診断に有用である．ただし，c-kitおよびPDGFRA遺伝子のどちらにも変異のないGISTが少数（5〜10%）存在することは留意しなければならない．

4 再発リスク分類

- 臨床的に悪性化の基準となる因子は，5cm以上の腫瘍径，周囲臓器浸潤，血行性転移，腹膜播種（腫瘍破裂），10/50 HPF以上の腫瘍細胞分裂像である．転移の有無により悪性度を診断するものではない．GISTの再発リスクを反映する分類として，核分裂像数と腫瘍径によるFletcher分類，腫瘍径と核分裂像数に原発部位を加えたMiettinen分類（表1）[7]，さらにFletcher分類を改変して原発部位によるリスクの違いや再発がほぼ必発の腫瘍破裂例を高リスクとしたmodified Fletcher（Joensuu）分類がある．

3 病期分類（ステージング）（AJCC第8版，2017）[8]

- 胃・小腸GISTのTNM分類は，Miettinen分類とほぼ同じである．

1 TNM分類

原発腫瘍（T）
TX 原発腫瘍の評価が不可能
T0 原発腫瘍を認めない
T1 腫瘍径が2cm以下
T2 腫瘍径が2cm超5cm以下

T3	腫瘍径が 5cm 超 10cm 以下				
T4	腫瘍径が 10cm 超				

領域リンパ節（N）
NX 領域リンパ節の評価が不可能
N0 領域リンパ節に転移を認めない
N1 領域リンパ節転移あり

遠隔転移（M）
MX 遠隔転移の評価が不可能
M0 遠隔転移を認めない
M1 遠隔転移あり

組織学的グレード（G）
GX グレードの評価が不可能
G1 low grade; mitotic rate* ≦ 5/50HPF
G2 high grade; mitotic rate* > 5/50HPF

* mitotic rate（細胞分裂像数）：40 倍の対物レンズを使用する視野（high power field：HPF）50 あたり（50HPF 合計面積 5mm^2）の細胞分裂像の数で最適に表現される.

2 病期分類

■ 胃 GIST：

Stage	T	N	M	mitotic rate
IA	T1, T2	N0	M0	low
IB	T3	N0	M0	low
II	T1, T2	N0	M0	high
	T4	N0	M0	high
IIIA	T3	N0	M0	high
IIIB	T4	N0	M0	high
IV	Any T	N1	M0	Any rate
	Any T	Any N	M1	Any rate

■ 小腸, 食道, 大腸, 腸間膜, 腹膜 GIST：

Stage	T	N	M	mitotic rate
I	T1, T2	N0	M0	low
II	T3	N0	M0	low
IIIA	T1	N0	M0	high
	T4	N0	M0	low
IIIB	T2, T3, T4	N0	M0	high
IV	Any T	N1	M0	Any rate
	Any T	Any N	M1	Any rate

治療

1 手術療法

■ 局所再発のみ，あるいは切除可能な肝再発の場合，完全切除が可能と判断されれば外科的切除を行う. 偽被膜を損傷することなく外科的に完全なマージンを確保し，肉眼的断端陰性となるように切除することが求められる. 原則として，臓器機能温存を考慮した部分切除が推奨され，予防的あるいは系統的リンパ節郭清は不要である.

2 切除不能・再発 GIST に対する化学療法

1 イマチニブの効果

■ イマチニブは，GIST 細胞の恒常的に活性化した幹細胞因子（KIT）受容体を選択的に阻害することで，抗腫瘍効果を発揮する. そのほか，血小板由来増殖因子受容体（PDGFR）も阻害する. 切除不能あるいは転移・再発で切除不能の場合は，イマチニブ 400mg 朝 1 回連日経口投与を続ける[9]. イマチニブは KIT 蛋白チロシンキナーゼ選択的阻害薬であり，第 II/III 相試験にて 50％以上の奏効率と有意な生存期間延長が示されている[10)11]. 8 割程度の症例で部分奏効あるいは安定が得られるが，完全奏効はまれである[10]. 切除不能・転移性 GIST における第 II 相試験（B2222 試験，登録例数 147 例）の 9 年無増悪生存率は 14％，全生存率は 35％であった[12].

イマチニブ療法 ★★★ [9]

イマチニブ
400mg　内服　1 日 1 回朝　連日

2 治療効果における遺伝子変異の影響と投与量

■ イマチニブに対する反応性と c-kit の遺伝子型は関連があることが，CALGB150105 で明らかにされた. GIST のなかで最も頻度の高い exon 11 変異例では奏効率 72％，無増悪生存期間 25 か月，生存期間中央値 60 か月であるが，exon 9 変異例ではそれぞれ 44％，17 か月，38 か月であった[11]. さらに exon 9 変異例においては，イマチニブ 400mg での

奏効率は17%であったが，800mgでは67%であった．1640人の統合解析でも，exon 9変異に対するイマチニブ800mgの有用性が示されている[13]．日本では，保険診療上イマチニブ投与はKIT蛋白（CD117）発現が確認された症例に400mg/日と限定されている．しかし，European Society for Medical Oncology Cancer Congress（ESMO）ではすべての患者にc-kit遺伝子型の検査を実施し，exon 9変異例では800mg/日の投与が推奨されている[14]．KITと同様に，PDGFRαのキナーゼ活性もイマチニブにより阻害され，KIT陰性例にも有効なことがある[15]．

3 治療期間
- 切除不能・転移性GISTにイマチニブ治療をいつまで継続すべきかが，BFR14試験にて検証された．BFR14試験はイマチニブ400mg/日により病勢コントロール（完全奏効，部分奏効，安定）が得られている患者において，イマチニブ治療1年，3年あるいは5年の影響を検討した前向き・多施設共同・ランダム化第III相試験である．継続群の無増悪生存期間は15か月，中断群で6か月と中断群で明らかに増悪が多いため，途中で中止となった[16]．この結果より，イマチニブは明らかな有害事象がない限り，治療は継続すべきとされる．

4 治療効果の評価
- CT検査では，GISTに対するイマチニブの抗腫瘍効果は早期に腫瘍のCT値の低下を認め，次第に腫瘍径が縮小する．一方で，増悪では腫瘍低吸収域内に部分的な造影効果を伴う部分の出現や高吸収域領域の出現として捉えられることもある．この抗腫瘍効果は，RECIST評価では評価困難なこともある．そのためChoiの基準（腫瘍径の変化に加えCT値の低下を加味したもの）も提案されている[17]．

5 イマチニブの副作用とその管理
- 日本での臨床試験の結果では，悪心78%，嘔吐54%，下痢70%，皮膚炎62%，顔面浮腫61%，下腿浮腫58%，眼瞼浮腫51%，Grade 3好中球減少10.7%などが認められた[18]．悪心・嘔吐に関しては開始後2～3日で出現することが多いが，一般的な制吐薬の事前投与で対応可能な場合が多い．下痢に関しては，止痢薬（ロペラミドなど）を投与する．皮膚炎に関しては，軽度では抗ヒスタミン薬内服併用，中等度ではイマチニブの内服を中止し改善を待ち，改善後に抗ヒスタミン薬との併用で再開する．中等度の浮腫には，利尿薬（フロセミド）を併用する．好中球減少は1か月程度で認められる．1000/mL以下では休薬を考慮し，Grade 1まで回復してから400mgで再開することが推奨されている．実際にはそのまま継続してもそれ以上に下がらないことも多く，400mgを継続できる場合も多い．

6 イマチニブ耐性
- 局所性転移の場合には再切除を検討し，治療後にイマチニブを再開する．全身性転移の増悪では，スニチニブに変更するのが標準である．スニチニブは，腫瘍増殖と血管新生に関与する受容体型チロシンキナーゼ（RTK），特に血小板由来増殖因子受容体（PDGFR），血管内皮増殖因子（VEGF）受容体（VEGFR），幹細胞因子（KIT）受容体，Fms様チロシンキナーゼ-3受容体（FLT-3）およびret前癌遺伝子（RET）にコードされたチロシンキナーゼ受容体のATP結合部位に，ATPと競合することで各キナーゼ活性を阻害することにより抗腫瘍効果を発揮する．スニチニブ（12.5mg）4錠を朝食後4週間連日経口投与後，2週間休薬する．イマチニブ耐性GISTに対するスニチニブの効果は，病勢コントロール率CBR（完全奏効+部分奏効+安定）は39%，無進行期間は28.3週と報告されている[19]．主な有害事象は，骨髄抑制，高血圧，下痢，嘔吐，皮膚症状などである．原則としてGrade 3以上の副作用が出現した場合は37.5mg/日へ減量し，副作用のコントロールが不良であればさらに25mg/日へ減量する．しかし，25mg/日未満への減量は有効性が期待できないため行わない．
- イマチニブ耐性例に対する，イマチニブ増量に関する臨床試験として，European Organisation for Research and Treatment Cancer（EORTC）によるB2223試験（n = 133）[20]，Southwest Oncology Group（SWOG）によるB2224試験（n = 77）[15]の成績が報告されている．標準投与量抵抗例に対して800mg/日で部分奏効+安定が，それぞれ32.8%，39%と報告されている．Food and Drug Administration（FDA）では800mg/日までの増量が承認されているが，増量により有害事象が増強することが予想されるので，十分な注意が必要である．なお，国内では400mg/日以上の投与は保険適用外である．

スニチニブ療法 ★★★[19]
スニチニブ
50mg/body　内服　1日1回　4週連日　2週休薬

7 イマチニブ，スニチニブ耐性

■イマチニブおよびスニチニブに耐性あるいは不忍容の症例に対しては，レゴラフェニブの投与が推奨される．イマチニブおよびスニチニブに耐性となった KIT 陽性の GIST 患者 199 例を対象としたレゴラフェニブ群（160mg/日，3 週投与 1 週休薬）またはプラセボ群のランダム化比較第Ⅲ相試験 GRID[21] にて，主要評価項目である無増悪生存期間中央値はプラセボ群 0.9 か月に対してレゴラフェニブ群 4.8 か月と有意な延長を認めた（HR＝0.27；95% CI 0.19-0.39, $p<0.0001$）．クロスオーバーのため全生存期間に有意差は認められなかった（HR＝0.77, $p=0.199$）．抗腫瘍効果ではプラセボ群が部分奏効 1.5%，安定 33.3%，レゴラフェニブ群は部分奏効 4.5%，安定 71.4%，病勢コントロール率は，レゴラフェニブ 52.6%，プラセボ 9.1% であった．主な有害事象は，手足症候群（手足の痛み，はれ），発疹，高血圧，下痢，発声障害（嗄声），食欲減退，疲労などであり，レゴラフェニブの減量・休薬や適切な治療が必要である．

レゴラフェニブ療法 ★★★[21]
レゴラフェニブ
160mg/body　食後内服　1 日 1 回（空腹時は避ける）3 週連日，その後 1 週休薬

3 術後補助療法

■術後補助化学療法に関しては，3cm 以上の GIST 完全切除後にイマチニブ 400mg/日 1 年投与群と非投与群を比較した Z9001 試験において，投与群の 1 年無再発生存率は 97.7%，無投与群のそれは 82.3% で，明らかな有意差が認められたため，試験は中止となった[22]．この試験では，全生存期間には有意差があるとはいえなかったが，これは再発後クロスオーバーが認められたことも一因と考えられる．GIST 完全切除例で，Fletcher 分類による高リスク症例（腫瘍径＞10cm，核分裂像＞10/50HPF，腫瘍径＞5cm かつ核分裂像＞5/50HPF，術前・術中に発生した腫瘍破裂を確認した症例で，50% 以上の再発リスクと考えられる）400 例を対象に，イマチニブ 3 年投与と 1 年投与をランダム化比較した SSGXVIII 試験[23] では，主要評価項目の 5 年無再発生存率が，36 か月投与群で 65.6%，12 か月投与群で 47.9% と，36 か月投与がすぐれていることが報告された（HR＝0.46；95% CI 0.32-0.65, $p<0.0001$）．5 年生存率も 36 か月投与群で 92%，12 か月投与群で 81.7% と，36 か月投与群で有意に延長した（HR＝0.45；95% CI 0.22-0.89, $p=0.019$）．ただ，治療中止は 36 か月投与群で 25.8%，12 か月投与群で 12.6% にみられ，そのうち有害事象中止がそれぞれ 13.6%，7.6%，患者選択が 5.5%，0% であった．イマチニブの服薬アドヒアランスが低下しないよう適切にマネジメントすることが求められる．3 年間の内服の必要性やエビデンスの周知徹底に努めるとともに，悪心に対しては多めの水（200mL 程度）での夕食後内服やプリンペランなどの併用，浮腫には塩分摂取制限やラシックスなどの利尿薬併用を検討する．

イマチニブ療法 ★★★[22)23)]
イマチニブ
400mg　内服　1 日 1 回朝　連日　1 年間
Fletcher 分類による高リスク症例：腫瘍径＞10cm，核分裂像＞10/50HPF，腫瘍径＞5cm かつ核分裂像＞5/50HPF，術前・術中に発生した腫瘍破裂を確認した症例では，3 年間．

※コラム「標準治療のチェックに役立つウェブサイト」と文献は「③消化管・膵神経内分泌腫瘍」を参照．

（篠﨑勝則）

III 9 GIST／小腸腫瘍／消化管・膵神経内分泌腫瘍

② 小腸腫瘍

疫学・診断

1 疫学

- 小腸腫瘍は，まれであり，かつ特異的な症状や徴候がないため，診断に難渋することが多い．悪性のものはかなり進行した状態で発見されることが多いため，その予後は不良である場合が多い．
- 悪性の小腸腫瘍は，米国では全悪性腫瘍の0.5％，全消化管悪性腫瘍の3％，年間8070例の登録，1150例の死亡が報告されている[24]．日本では，ICD-10部位別がん統計によれば，2009年には1079例の死亡である[25]．
- 悪性小腸腫瘍の組織型別集計では，1987年 Surveillance, Epidemiology and End Results Program of the National Cancer Institute (SEER) において腺癌45％，カルチノイド29％，リンパ腫16％，肉腫10％であった[26]．しかし2005年の米国 National Cancer Data Base (NCDB) では，1985年と比較し，カルチノイドが28％から44％と増加する一方，腺癌は42％から33％に減少，間質腫瘍17％，リンパ腫8％であった[27]．カルチノイドの頻度が増加傾向にある．
- 小腸の部位別がん腫の割合は，1985～2005年に NCDB登録の6万7843例において，十二指腸では腺癌64％，カルチノイド21％，リンパ腫10％，肉腫4％．空腸では腺癌46％，リンパ腫21％，肉腫17％，カルチノイド17％．回腸ではカルチノイド63％，腺癌19％，リンパ腫14％，肉腫5％であった[27]．腺癌は十二指腸に，カルチノイドは回盲部弁から60cm以内の回腸に多くみられる．リンパ腫や肉腫は全小腸にみられる．
- 小腸悪性腫瘍診断時の平均年齢は65歳である．そのなかで，肉腫やリンパ腫では60～62歳，腺癌やカルチノイドでは67～68歳，小腸悪性腫瘍では65歳である[28,29]．性別では男：女＝1.5：1と，若干男性に多い[30]．

1 リスク因子

- クローン病においては，一般人に比べ小腸腺癌の危険が86倍という報告がある[31]．遺伝性非ポリポーシス性大腸癌，家族性大腸腺腫症，Peutz-Jeghers症候群，若年性ポリポーシスは小腸癌を伴うことがある[31,32]．回腸瘻，回腸導管，メッケル憩室，二重腸管などからの発生も報告されている[8]．つまり，クローン病や慢性炎症は，小腸癌の誘因となる可能性があると考えられる．喫煙，飲酒なども危険因子とされる[31]．

2 予後

- NCDB[27]によると，腺癌では1985～1995年の5年生存率は Stage I 65％，Stage II 48％，Stage III 35％，Stage IV 4％．カルチノイドでは5/10年生存率は，Stage I・II で100％，Stage III では97/85％，Stage IV では85/59％である．

2 診断

1 検診
- 腫瘍からの出血がある場合は，便潜血反応陽性となることがある．

2 症状
- 症状としては，腹痛，腹部膨満感，下痢，便秘，食欲不振，栄養不良，体重減少などが挙げられる．典型的な症状はなく，無症状な場合もみられる．原発が十二指腸の場合は閉塞性黄疸を呈することがある．腺癌であれば，閉塞症状や持続性の潜出血をきたすことがある．悪性リンパ腫，GIST，平滑筋肉腫では，消化管穿孔をきたすことがある．カルチノイドでは，カルチノイド症候群として顔面紅潮，右心機能不全，呼吸困難がみられることがある．

3 診断
- 血液・生化学検査，便潜血反応，腹部単純X線撮影，超音波検査，CT，PET-CT，MRI，小腸造影，カプセル内視鏡[33,34]やダブルバルーン内視鏡[35]な

どの内視鏡検査などにより，総合的に診断する．自覚症状や腫瘍の触知，便潜血陽性があり，胃，大腸，胆囊，膵疾患が除外されていれば，小腸造影を行う．小腸造影では，がんには全周性の狭窄像（apple core sign，napkin ring sigh ともいう）が認められる．悪性リンパ腫には，粘膜破壊像がみられることが多い．活動性出血を伴う場合には，血管造影や 99mTc 標識赤血球による消化管出血シンチグラフィが有用なこともある．カルチノイドや平滑筋肉腫では，明瞭な腫瘍濃染がみられることが多い．腺癌では CEA が上昇することもある．

4 病理分類

- 小腸腫瘍には，良性，悪性を含めさまざまなものがある．良性腫瘍では，腺腫（adenoma），平滑筋種（leiomyoma），線維腫（fibroma），脂肪腫（lipoma）などが挙げられる．悪性では，腺癌（adenocarcinoma），カルチノイド（carcinoid），肉腫（sarcoma），gastrointestinal stromal tumor（GIST），リンパ腫（lymphoma）などが挙げられる[24]．
- 悪性リンパ腫では，リンパ細網細胞由来で，その多くは B リンパ球性である．消化管の悪性リンパ腫はまれな腫瘍であるが，発生部位別頻度はがんとは逆で口側ほど少なく，終末回腸が好発部位である．肉眼形態は，①動脈瘤型，②狭窄型，③ポリープ型，④潰瘍型などに分類される．組織学的にはホジキンリンパ腫と非ホジキンリンパ腫に分類されるが，消化管の悪性リンパ腫では，一般的には非ホジキンリンパ腫である[24]．
- カルチノイドは，1907 年 Oberndorfer により命名されて以降，膵島細胞腫瘍，消化管ホルモン産生腫瘍（インスリノーマなど）など，さまざまな名称が使用されてきたが，近年では神経内分泌腫瘍（neuroendocrine tumor：NET）に統一される傾向にある．

3 病期分類（ステージング）（AJCC 第 8 版，2017）[8]

1 TNM 分類

原発腫瘍（T）
TX　原発腫瘍の評価が不可能
T0　原発腫瘍を認めない
Tis　高度異形成/上皮内癌
T1　粘膜固有層，粘膜筋板または粘膜下層に浸潤する腫瘍
T1a　粘膜固有層または粘膜筋板に浸潤する腫瘍
T1b　粘膜下層に浸潤する腫瘍
T2　固有筋層に浸潤する腫瘍
T3　漿膜下層に浸潤する腫瘍，または腹膜被覆のない筋層周囲組織（腸間膜，後腹膜）*に浸潤するが漿膜を貫通しない腫瘍
T4　臓側腹膜を貫通する腫瘍，または他の臓器もしくは構造に直接浸潤する腫瘍（小腸の他のループへの浸潤，腸間膜，後腹膜への浸潤，および漿膜を介する腹壁への浸潤を含む；十二指腸だけは膵や胆管への浸潤）

*腹膜被覆のない筋層周囲組織とは，空腸および回腸では腸間膜を，漿膜を伴わない十二指腸では後腹膜を指す．

領域リンパ節（N）
NX　領域リンパ節の評価が不可能
N0　領域リンパ節転移なし
N1　1～2 個の領域リンパ節転移
N2　3 個以上の領域リンパ節転移

遠隔転移（M）
M0　遠隔転移なし
M1　遠隔転移あり

2 病期分類

Stage	T	N	M
0	Tis	N0	M0
I	T1, T2	N0	M0
IIA	T3	N0	M0
IIB	T4	N0	M0
IIIA	Any T	N1	M0
IIIB	Any T	N2	M0
IV	Any T	Any N	M1

治療

- 悪性小腸腫瘍は病理診断上多岐にわたり，組織診断により化学療法も異なる．本稿の化学療法では，小腸腺癌の治療について述べる．

1 手術療法

- 小腸悪性腫瘍の治療の基本は，外科的根治切除である．治癒切除可能であれば，進行度に応じて，がんから 5～10 cm 離して腸管を切り離し，小腸部分切除を行い，領域リンパ節を可及的広範囲に郭清する．十二指腸上部や下行部の腺癌では，根治手術には解剖学的にも膵頭十二指腸切除が必要と考えられる．しかし，膵臓癌に比べ周囲組織への浸潤が乏しい傾向にあることから，十二指腸部分切除と膵頭十二指腸切除術に予後に差がないといった後向き研究報告もある[36]．小腸癌の確定診断がついていなくても，出血，腸閉塞，腫瘍触知などの腫瘍が原因と推測される症状があり，外科的切除などの手術の必要があれば，試験開腹の適応である．治癒切除が不可能な場合には，姑息的切除，バイパス手術，人工肛門造設術などを考慮する．消化管閉塞における十二指腸ステントにより症状緩和が期待できる可能性もある．

2 化学療法

- 治癒切除後の補助化学療法や，がん遺残，転移・再発症例に対する化学療法，化学放射線療法，放射線療法について前向きランダム化比較試験はない．そのため標準治療は確立していない．しかし化学療法の有用性が多くの後向き研究で報告されている．以下にその報告を述べる．

1 補助化学療法

- リンパ節転移陽性例では，大腸癌に準じ FOLFOX 療法や CAPOX（XELOX）療法などが実施される傾向がある[27)29)37]．日本では，治癒切除後病理学的 Stage I/II/III 小腸腺癌を対象に，手術単独に対する術後 CAPOX 療法の無再発生存期間（RFS）における優越性を検証するランダム化比較第 III 相試験（JCOG1502C，J-BALLAD，UMIN000027280）が 2017 年 5 月から開始されている．

2 術前補助療法（neoadjuvant therapy）

- 術前のフルオロウラシルをベースとした化学放射線療法で，病理学的完全奏効が報告されている[38]．

3 切除不能・転移性病変

- Eastern Cooperative Oncology Group（ECOG）多施設研究では，39 人の局所進行・転移性小腸腺癌，十二指腸乳頭部癌に対しフルオロウラシル（5-FU）（600 mg/m² day 1, 8, 29, 36），ドキソルビシン（30 mg/m² day 1, 29），マイトマイシンC（10 mg/m² day 1）を実施し，奏効率 18%（完全奏効 2 例，部分奏効 5 例），生存期間中央値 8 か月であった[39]．
- 中国の 3 施設で実施された非盲検非対照第 II 相臨床試験では，治癒切除不能な進行・再発小腸腺癌患者（十二指腸癌を含む）33 例が登録され，フルオロウラシル，ロイコボリン，オキサリプラチン併用投与（modified FOLFOX）の有効性および安全性が検討された．用法・用量は，1 日目にオキサリプラチン 85 mg/m² およびロイコボリン 400 mg/m² を 2 時間かけて静注，その後フルオロウラシル 2600 mg/m² を 46 時間かけて持続静注し，2 週毎に投与された．主要評価項目である奏効率は 48.5%（16/33 例，95% CI 31.0-67.0）であった[40]．
- MD Anderson Cancer Center（MDACC）の報告では 31 例の局所進行・転移性小腸腺癌，十二指腸乳頭部癌に対し CAPOX（カペシタビン 750 mg/m²/回 1 日 2 回 day 1～14，オキサリプラチン 130 mg/m² day 1，3 週毎）を実施し，奏効率 52%（完全奏効 3 例），生存期間中央値 15.5 か月であった[41]．大腸癌の標準治療の 1 つである CAPOX（XELOX）療法では，カペシタビン 2000 mg/m²/日であるが，本研究では忍容性から 1500 mg/m²/日で実施された．
- 1978～2005 年に MDACC で実施された 80 例の転移性小腸癌に対する化学療法の解析では，29 例がプラチナ系抗がん薬併用フルオロウラシル治療（シスプラチン 19 例，カルボプラチン 4 例，オキサリプラチン 6 例），41 例がプラチナ未併用フルオロウラシル治療（フルオロウラシル単独 32 例，FAM あるいはフルオロウラシル＋マイトマイシン 6 例，フルオロウラシル＋その他 3 例），10 例が化学療法なしであった．奏効率，無増悪生存期間中央値において，プラチナ併用フルオロウラシル療法がその他のレジメンに比べ 46% vs. 16%，8.7 か月 vs. 3.9 か月とすぐれていた．ただ生存期間中央値は 14.8 か月 vs. 12 か月であった[42]．
- ゲムシタビン[43]やプラチナ併用フッ化ピリミジン系レジメン抵抗性に対するイリノテカン[44]の有用性も報告されている．
- National Comprehensiv Cancer Network（NCCN）大腸癌ガイドラインでは，異なる化学療法レジメンをランダム化比較した臨床研究はなくエビデンスレベルは高くないが，小腸腺癌に対する治療は大腸癌ガイドラインに従って治療する旨が記載されている．ただし分子標的薬ベバシズマブや抗 EGFR 抗体の併用については有効性を示す系統立っ

た研究は報告されていない．

- 日本において，化学療法歴のない切除不能な進行・再発小腸癌患者（十二指腸癌を含む）を対象にmFOLFOXの有効性および安全性を検証する目的で非盲検非対照第 II 相試験が実施され，2010 年 4 月から 2012 年 11 月の間に 24 例が登録された[45]．主要評価項目の 1 年無増悪生存率は 23.3％であった．Grade 3〜4 の有害事象は，好中球減少症 9 例（37.5％），貧血および末梢神経障害各 6 例（25.0％），狭窄 4 例（16.7％），疲労，食欲不振および血中ビリルビン増加各 2 例（8.3％），下痢，出血および脳血管虚血各 1 例（4.2％）であった．治療関連死は認められなかった．
- こうしたエビデンスをもとに，未承認薬適応外薬検討会議および医薬品第二部会で小腸癌に対するFOLFOX療法は公知申請可能と判断され，小腸癌に対するFOLFOX療法は 2018 年 4 月 25 日保険適用となった．

FAM 療法 ★★[39]（日本では保険適用外）

フルオロウラシル
600mg/m² ボーラス静注 day 1, 8, 29, 36

マイトマイシン C
10mg/m² 静注 day 1

ドキソルビシン
30mg/m² 静注 day 1, 29

8 週毎

CAPOX（XELOX）療法 ★★[41]（日本では保険適用外）

カペシタビン
750mg/m² 1 日 2 回 内服 day 1-14

オキサリプラチン
130mg/m² 2 時間で静注 day 1

3 週毎

modified FOLFOX6 療法 ★★[45]

ロイコボリン
400mg/m² 2 時間かけて静注 day 1
（l-ロイコボリンの場合は 200mg/m²）

フルオロウラシル
400mg/m² ボーラス静注 day 1

フルオロウラシル
2400mg/m² 46 時間かけて持続静注

オキサリプラチン
85mg/m² 2 時間かけて静注 day 1

2 週毎

※コラム「標準治療のチェックに役立つウェブサイト」と文献は「③消化管・膵神経内分泌腫瘍」を参照．

（篠﨑勝則）

9 GIST／小腸腫瘍／消化管・膵神経内分泌腫瘍

③ 消化管・膵神経内分泌腫瘍

- 神経内分泌腫瘍（neuroendocrine tumor：NET）は，神経内分泌への分化を呈する腫瘍の総称である．多くは膵や消化管，肺に発生するが，下垂体，上皮小体，副腎，甲状腺，胸腺などに発生することがある．多発性内分泌腫瘍1型（multiple neuroendocrine neoplasma type 1：MEN-1）などに伴い発生することも知られている．多くのNETは本質的に転移性であり，adenoma-carcinoma sequenceを経て悪性化すると考えられている[46]．

疫学・診断

1 疫学

- 日本での膵・消化管NETの疫学はこれまで，NET Work Japan主導で実施されてきた．「難治性内分泌腫瘍の診断と治療に関する研究班」（主任研究者：京都医療センター島津章，分担研究者：九州大学伊藤鉄英）により，2010年1月1日〜12月31日の1年間に受療した膵・消化管NET患者を対象に第2回全国疫学調査が施行され，ランダムに抽出された6339施設の20.2%から回答，3366症例（膵NETは1273人，消化管NETは2093人）が集積された[47]．
- 膵NETでは，2010年受療者数は3379人であり，2005年に比べて約1.2倍に増加した．有病患者数は人口10万人あたり2.69人，1年間の新規発症数は人口10万人あたり1.27人であった．非機能性腫瘍の割合は65.5%，機能性腫瘍は34.5%であった．機能性腫瘍では，インスリノーマの占める割合が最も高く（20.9%），ガストリノーマ8.2%，グルカゴノーマ3.2%，VIP（vasoactive intestinal polypeptide）オーマ0.6%，ソマトスタチノーマ0.3%であった．
- 消化管NETでは，2010年受療者数は8088人であり，有病患者数は人口10万人あたり6.42人，1年間の新規発症数は人口10万人あたり3.51人であった．部位別の受療者割合は，前腸26.1%，中腸3.6%，後腸70.3%であり，欧米と異なり日本では中腸が少ないことが示された．

2 診断

1 症状と検査

- NETは，ホルモン産生症状を有する機能性（症候性）と，ホルモン産生症状のない非機能性（非症候性）に大別される．消化器に発生するNETでは，機能性を有することが多い（膵原発の30〜40%，消化管の10〜60%が機能性）．
- カルチノイド症候群としては下痢，皮膚紅潮，喘鳴，心不全，ペラグラ症状（舌炎，口角炎）などがみられる．セロトニン代謝産物の尿中5-HTAA（24時間畜尿）の測定が推奨される．
- インスリノーマでは，空腹時の低血糖発作が主たる症状である．72時間絶食試験や混合食試験が推奨される．
- ガストリノーマでは，胃酸過剰分泌による消化性潰瘍，逆流性食道炎と膵酵素不活性化による下痢がみられる．鑑別診断のために空腹時血清ガストリン濃度と，胃酸分泌測定検査あるいは24時間pHモニター検査が必須であり，カルシウム静注試験またはセクレチン静注試験が有用である．
- グルカゴノーマでは，遊走性壊死性紅斑，耐糖能障害や糖尿病，低アミノ酸血症，低アルブミン血症，体重減少，貧血などがみられる．血漿グルカゴン測定と血中アミノ酸濃度測定が推奨される．またMEN1合併を診断するため，補正血清カルシウム濃度測定インタクトPTH測定が推奨される．
- インスリノーマやガストリノーマなどの機能性NETは，それぞれの特異的ホルモン症状を腫瘍が5mm大以下の時に発現することが多いので，通常の画像診断法では同定できないことが多い．

2 NETの診断

1) 血中クロモグラニンA（CgA）
- CgAは439のアミノ酸からなる酸性の糖蛋白である．CgAはNETの免疫組織学的なマーカーとして普及している．欧米ではCgAが膵NETの血中マー

カーとして有用性が確立され臨床で活用されているが，日本では保険未収載である．その測定値はプロトンポンプ阻害薬により影響を受けて約2.5倍上昇するので，注意が必要である．

2）オクトレオスキャン

- ソマトスタチンアナログであるペンテトレオチドを放射性インジウム（111In）で標識したオクトレオチドは，ソマトスタチン受容体（SSTR）に特異的に結合集積する．断層画像（SPECT）併用により，病巣の検出力が向上する．日本では2016年1月から使用可能となった．ソマトスタチンアナログ治療の適応判定にも利用されている．インスリノーマではSSTR2発現は約50％と少なく，検出が困難なこともある．

3）FDG-PET

- NETの全身検索目的で施行されるが，NET G1/G2では糖代謝が更新していない病巣も多く，そうした場合の検出は困難である．一方，NECやNET G3ではFDG-PETで取り込みを認める症例が多い．

3 病理分類

- カルチノイドは，1907年Oberndorferにより命名されて以降，膵島細胞腫瘍，消化管ホルモン産生腫瘍（インスリノーマなど）など，さまざまな呼称が使用されてきたが，最近では神経内分泌腫瘍（NET）に統一されるようになった．
- NETは，WHO分類2010年では組織像と核分裂像，Ki-67標識率により神経内分泌腫瘍（neuroendocrine tumor：NET）と神経内分泌癌（neuroendocrine carcinoma：NEC，大細胞癌あるいは小細胞癌）に分類され，Ki-67標識率が20％を超えるものは，NECと分類された．NETはさらにlow grade（G1）とintermediate grade（G2）の2つに分類された．
- WHO分類2017年では，NEC（WHO分類2010）が，その分化度の違いから，さらにWD（well differentiated：高分化型）-NET（NET G3）とPD（poorly differentiated：低分化型）-NET（NEC）に分類された（表1）[48]．北欧で実施された切除不能/再発消化管・肝胆膵原発（gastroenteropancreatic：GEP）NECにおける効果予測因子と予後因子を後ろ向きに解析したNORDIC NEC試験[49]では，詳細な形態学的な検討はなされていないが，Ki-67が55％未満では55％以上と比較して生存期間が有意に長いが，化学療法の反応性が低いことが報告された．またNEC（WHO分類2010年）のなかには，Ki-67が20％を超え，形態は高分化型を呈して，典型的な低分化型NECとは異なる臨床像を示すグループが指摘されていた．こうした見解を踏まえて，WHO分類2017年に改定されたのである．NEC（WHO分類2000年）のなかに占めるNET G3は18～42％と報告されている[50)51]．
- またWHO分類2010年では内分泌細胞癌成分に腺癌や腺房細胞癌が混在し，そのいずれもが30％以上存在する腫瘍はmixed adenoneuroendocrine carcinoma（MANEC）とされたが，mixed neuroendocrine nonneuroendocrine neoplasm（MiNEN）と呼称が変更された．NETのWHO 2010年分類と2017年分類の比較を表2[48]に示す．
- 消化管NETはその発生部位により，前腸（foregut：

表1　神経内分泌腫瘍（NET）2017年WHO分類[48]

	Grade	核分裂像数[*1]（/10HPF）	Ki-67指数[*2]（％）
高分化NET	G1	< 2	< 3
	G2	2～20	3～20
	G3	> 20（多くは< 40）	> 20（多くは< 50）
低分化NEC	G3	> 20	> 20

*1：核分裂像数は，高倍視野（×400）にて少なくとも40視野を検討し，10視野（2mm²）あたりの核分裂像数として計測する．

*2：Ki-67指数は，最も核の標識率の高い領域で2000個の腫瘍細胞の中に占めるMIB-1抗体で染色される細胞の陽性割合（％）である．

表2　神経内分泌腫瘍（NET）のWHO2010年分類と2017年分類[48]の比較

WHO 2010	WHO 2017
neuroendocrine tumor NET G1/G2	neuroendocrine tumor NET G1/G2/G3（well differentiated neuroendocrine neoplasm）
neuroendocrine carcinoma NEC G3 large or small cell type	neuroendocrine carcinoma NEC G3（poorly differentiated neuroendocrine neoplasm）large or small cell type
mixed adeno-neuroendocrine carcinoma（MANEC）	mixed neuroendocrine-nonneuroendocrine neoplasm（MiNEN）
hyperplastic and preneoplastic lessions	

食道，胃，十二指腸），中腸（midgut：空調，回腸，虫垂），後腸（hindgut：結腸，直腸）に分類される．
- 小腸に発生するNETの大多数は，高分化型神経内分泌腫瘍（G1またはG2）である．十二指腸に発生するNETとしては，ガストリノーマ（gastrinoma）があり，全ガストリノーマのうち25％と報告されている．その他としてまれではあるが，十二指腸ソマトスタチノーマ（somatostatinoma），パラガングリオーマ（paraganglioma），低分化型神経内分泌癌などがある．

3 病期分類（ステージング）（AJCC 第8版，2017)[8]

1 TNM分類（膵神経内分泌腫瘍）

原発腫瘍（T）

TX	原発腫瘍の評価が不可能
T0	原発腫瘍を認めない
T1	膵臓に限局し*，最大径が2cm以下の腫瘍
T2	膵臓に限局し*，最大径が2cmを超えるが4cm以下の腫瘍
T3	膵臓に限局し*，最大径が4cmを超える腫瘍，または十二指腸もしくは胆管に浸潤する腫瘍
T4	臓側腹膜（漿膜）を貫通する腫瘍，または他の臓器（胃，脾臓，大腸，副腎）もしくは隣接構造（腹腔動脈，上腸間膜動脈）に浸潤する腫瘍

＊膵臓に限局とは，隣接構造（胃，脾臓，大腸，副腎）もしくは大きな血管壁（腹腔動脈，上腸間膜動脈）には浸潤していないことを指す．膵周囲の脂肪組織への進展は含まれる．
※多発性腫瘍では最大径を有する腫瘍をTカテゴリーに用いる．

- 腫瘍の個数（#）が分かる場合にはT（#）と表記，例えばpT3（4）N0M0．
- 腫瘍の個数が得られない，またはあまりにも多い場合にはT（m）と表記，例えばpT3（m）N0M0．

領域リンパ節（N）

NX	領域リンパ節の評価が不可能
N0	領域リンパ節転移なし
N1	領域リンパ節転移あり

遠隔転移（M）

M0	遠隔転移なし
M1	遠隔転移あり
M1a	肝転移のみ
M1b	少なくとも1つの肝外転移（肺，卵巣，領域外リンパ節，腹膜，骨）あり
M1c	肝転移および肝外転移

2 病期分類（膵神経内分泌腫瘍）

Stage	T	N	M
I	T1	N0	M0
II	T2, T3	N0	M0
III	T4	N0	M0
	Any T	N1	M0
IV	Any T	Any N	M1

治療

1 手術療法

- 進行性・転移性消化器NETにおいては，高分化型NETでは肝転移が大部分であり，切除可能であれば外科的根治切除が原則である．

2 薬物療法（化学療法を含む）

- NETは，Ki-67標識率が20％以下のNET G1/G2と，20％を超えるWD-NET（NET G3）とPD-NET（NEC）に分類される．NET G3の多くはKi-67標識率が55％以下であり，PD-NECに比べると予後良好であるが，プラチナ併用化学療法への反応性が低い[49]とされており，治療戦略の観点からPD-NET（NEC）と区別する必要がある．

1 NET（G1またはG2）に対して

1) ソマトスタチンアナログ（オクトレオチド，ランレオチド）
- 治療の原則は切除であるが，たとえ根治切除がなされても多くは再発する．切除不能な場合でも，カルチノイド症候群に伴う症状（顔面紅潮，右心機能不全，呼吸困難，下痢，腹痛，頻脈など）のコントロールが必要となる．ソマトスタチンアナログとしてNETの治療に用いられるものには，オクトレオチドLAR（長時間作用型徐放性製剤，「消化管神経内分泌腫瘍」の効能・効果で製造販売承認）とランレオチド（2017年7月「膵・消化管神経内分泌腫瘍」の効能・効果で製造販売承認）がある．天然の

ソマトスタチンと同様の薬理学的効果を有するが，ソマトスタチンよりも強力に各種ホルモンの分泌を抑制し，症状を制御する．ソマトスタチンアナログ治療の適応判定には，オクトレオスキャンが利用される．

- 切除不能あるいは転移性の midgut 高分化型 NET に対するオクトレオチド LAR 30mg の抗腫瘍効果を検討した PROMID 試験では，85例がランダム化割り付けされ，無進行期間中央値ではプラセボ群 6.0 か月 vs. オクトレオチド群 14.3 か月（HR = 0.34；95% CI 0.20-0.59）と，オクトレオチドによる有意な延長を認めた．この抗腫瘍効果は非機能性腫瘍においても認められた[52]．有害事象としては，下痢や鼓脹を含む消化器症状，貧血や血小板減少，12%に胆石症が報告されている．主に回腸 NET G1 を主体とした試験であり，膵 NET や直腸 NET において抗腫瘍効果が認められるのかどうかは不明である．

- 切除不能の膵および midgut/hindgut-NET G1/G2 に対するランレオチド 120mg の抗腫瘍活性を検討した CLARINET 試験[53]では，主要評価項目の 96 週時点の無増悪生存期間中央値が，プラセボと比較して有意な延長を認めた（ランレオチド群未到達 vs. プラセボ群 18.0 か月，HR = 0.47；95% CI 0.30-0.73，p < 0.001）．サブグループ解析では，midgut-NET（登録例の 36%）では無増悪生存期間の HR = 0.35（95% CI 0.16-0.80，p = 0.0091）と良好な結果であったが，hindgut-NET14 例（登録例の 7%）では有効性は示せなかった．有害事象（全Grade）では，下痢 26%，腹痛 14%，胆石症 10%，鼓脹 8%，悪心・嘔吐 7%，高血糖 5%であった．

> **オクトレオチド療法** ★★★[52]
> 〈消化管ホルモン産生腫瘍（症候性神経内分泌腫瘍）に対して〉
> **オクトレオチド**
> 　100 または 150μg/日より開始，1日2〜3回に分けて皮下注．効果が不十分な場合は 300μg/日まで漸増
> ↓
> **オクトレオチド LAR**
> 　20mg　殿部筋注　効果が不十分な場合は 30mg まで増量　4週毎
> オクトレオチド LAR 投与後 10〜14 日では治療レベルに達することが期待しにくい．症状緩和にはオクトレオチドの追加投与も考慮する．
> 〈消化管神経内分泌腫瘍（無症候性神経内分泌腫瘍）に対して〉
> **オクトレオチド LAR**
> 　30mg　殿部筋注　4週毎

> **ランレオチド療法** ★★★[53]
> 〈膵・消化管神経内分泌腫瘍に対して〉
> **ランレオチド**
> 　120mg　深部皮下注　4週毎

2) エベロリムス

- エベロリムスは，経口 mammalian target of rapamycin（mTOR）阻害薬で，細胞増殖や代謝，成長における調整因子であるセリン/スレオニンキナーゼを競合阻害することで抗腫瘍活性を発揮する．
- 膵 NET を対象とした第 III 相国際共同臨床試験（RADIANT-3 試験）[54]では，主要評価項目の無増悪生存期間中央値はエベロリムス群 11 か月，プラセボ群 4.6 か月（HR = 0.35；95% CI 0.27-0.45，p < 0.001）とエベロリムスで有意な延長を認めた．
- 消化管または肺原発非機能性 NET を対象とした第 III 相国際共同臨床試験（RADIANT-4 試験）[55]では，主要評価項目の無増悪生存期間中央値はエベロリムス 11.0 か月（95% CI 9.23-13.3），プラセボ群 3.9 か月（95% CI 3.6-7.4）（HR = 0.48，95% CI 0.35-0.67，p < 0.00001）とエベロリムスで有意な延長を認めた．Grade 3 以上の有害事象としては，胃炎（9%），下痢（7%），感染（7%），貧血（4%），高血糖（3%），末梢性浮腫（2%），非感染性肺炎（1%）が報告されている．
- 間質性肺疾患はエベロリムスにより引き起こされる重要な副作用の1つである．エベロリムスは免疫抑制作用も有し，感染症（ニューモシスチス肺炎など）や B 型肝炎および結核の再活性化にも注意が必要である．投与前には，B 型肝炎および結核のチェックは必須である．

> **エベロリムス療法** ★★★[54)55]
> 〈膵・消化管神経内分泌腫瘍に対して〉
> **エベロリムス**
> 　10mg　1日1回　内服（空腹時）　連日

3) インターフェロンアルファ（日本では保険適用外）

- 大規模な後向き解析では，カルチノイドや膵 NET において低用量のインターフェロンアルファのみでホルモン関連症状を 40〜50%に減少させ，20〜40%で腫瘍安定効果が示されている．抗腫瘍効果が 15%といった報告もあるが，一般的には腫瘍効果は乏しい[56)57]．

4) ストレプトゾシン

- ストレプトゾシンはニトロソウレア系アルキル化剤であり，ストレプトゾシン＋ドキソルビシン併用療法は古くから切除不能膵 NET の第一選択に位置

づけられてきた[58]．しかしその後の検討で，再現性が示されなかったという報告もみられた．カルチノイドを対象としたフルオロウラシル＋ストレプトゾシンまたはダカルバジン＋ストレプトゾシン併用療法とフルオロウラシル＋ドキソルビシン併用療法の第Ⅱ・Ⅲ相ランダム化比較試験（ECOG E1281試験）[59] では，奏効率ならびに無増悪生存期間はフルオロウラシル＋ドキソルビシン15.9%，4.5か月，フルオロウラシル＋ストレプトゾシン16%，5.3か月と同等であったが，生存期間中央値はフルオロウラシル＋ドキソルビシン15.7か月に比較してフルオロウラシル＋ストレプトゾシンでは24.3か月と有意に延長したと報告されている．

- 日本では，海外で消化管・膵NETに対する有効性が報告されていたことから「医療上の必要性の高い未承認薬・適応外薬検討会議」で審議され，2014年に保険適用となった．切除不能消化管・膵NETを対象とした国内第Ⅰ/Ⅱ相試験（NPC-10-1）では，連日静脈内投与（daily投与）15例，週1回静脈内投与（weekly投与）7例が登録された．登録22例中の15例は膵NETであった．23例中，奏効率9.5%，病勢制御率100%と良好な結果であった[60]．
- 1998年8月から2014年1月に欧州でフルオロウラシル＋ストレプトゾシン併用法が実施された局所進行または転移性膵NET患者96例の後向き解析では，奏効率42.7%，病勢制御率83.3%，無進行期間中央値19.4か月（95% CI 13.6-25.2か月），全生存期間中央値は54.8か月（95% CI 34.7-74.9か月），有害事象（全Grade）は，悪心37%，倦怠感23%，クレアチニン上昇22%，血液毒性17%であった[61]．
- ストレプトゾシンの腫瘍縮小効果として，腫瘍縮小効果が得られるまでの時間（time to response）が通常よりも遅く，約4か月前後で認められるdelayed responseや，休薬後にも治療効果が維持されるdurable responseなど特徴的な効果発現様式が報告されているが，詳細は明らかになっていない．

ストレプトゾシン療法 ★★★ [60]

〈膵・消化管神経内分泌腫瘍に対して〉

5日間連日投与法（daily投与法）：

ストレプトゾシン
500mg/m² 静注 day 1～5 6週毎

1週間隔投与法（weekly投与法）：

ストレプトゾシン
1000mg/m² 静注（1回投与量上限は1500mg/m²）毎週

ストレプトゾシン＋フルオロウラシル療法 ★★★ [59)61)]

〈膵・消化管神経内分泌腫瘍に対して〉

ストレプトゾシン
80mg/m² 静注 day 1～5

フルオロウラシル
400mg/m² 静注 day 1～5

6週毎

5）スニチニブ

- スニチニブは，VEGFR-1・2・3，PDGFR-α・β，KIT，FLT3，CSF-1R，RETチロシンキナーゼ活性を阻害するマルチキナーゼ阻害薬である．GIST，腎細胞癌などで有効性が示されている．
- 進行または転移性の膵NETを対象とした海外共同第Ⅲ相試験（A6181111試験，登録例数171例）で，スニチニブは主要評価項目の無増悪生存期間をプラセボに比べ約2倍に延長させた（中央値11.4か月 vs. 5.5か月）[62]．
- 日本では進行再発または転移性の日本人膵NETを対象とした国内第Ⅱ相試験（A6181193試験，登録例数12例）にて奏効率42%，クリニカルベネフィット率（完全奏効，部分奏効または症状安定が24週以上継続した患者の全有効性評価患者に占める割合）75%という良好な結果が報告された[63]．

スニチニブ療法 ★★★ [62)63)]

〈膵神経内分泌腫瘍に対して〉

スニチニブ
1日1回37.5mg 内服 連日 1日1回50mgまで増量可能

6）カペシタビン＋テモゾロマイド療法（CAPTEM）（日本では保険適用外）

- 消化管NETにおいて抗腫瘍効果が期待できる単剤治療としてフルオロウラシル，ドキソルビシンといった報告がある[64]．奏効率は10～30%，奏効期間は4～7か月と報告される．しかし膵NETと対照的に，消化管NETでは殺細胞抗がん薬治療の効果は乏しく，その有用性については一致した見解はない．消化管NETでは，海外ではストレプトゾシンなどと並んでテモゾロミドが用いられている[65)66)]．
- American Society of Clinical Oncology（ASCO）2018で進行性膵神経内分泌腫瘍（pNET）患者に対するテモゾロミド単剤療法とテモゾロミド＋カペシタビン併用療法（CAPTEM）の有効性を比較検証した第Ⅱ相のE2211試験（NCT01824875）の結果が報告された（n＝144）[67]．主要評価項目の無増悪生存期間中央

値は，テモゾロミド単剤群 14.4 か月，テモゾロミド＋カペシタビン併用群 22.7 か月（HR = 0.58, p = 0.023）．副次評価項目の全生存期間中央値は，テモゾロミド単剤群 38.0 か月，テモゾロミド＋カペシタビン併用群未到達（HR = 0.41, p = 0.012）．日本では，CAPTEM 療法が，2017 年 5 月「医療上の必要性の高い未承認薬・適応外薬検討会」で認められた．今後，膵 NET を対象に使用可能になることが期待される．

カペシタビン＋テモゾロミド療法（CAPTEM 療法）[67]（日本では保険適用外）

〈膵・神経内分泌腫瘍（P-NET）に対して〉

カペシタビン		
750mg/m²/回	1 日 2 回	day 1～14

テモゾロミド		
200mg/m²/回	1 日 1 回	day 10～14

4 週毎

7）ペプチド受容体放射性核種療法（Peptide receptor radionuclide therapy：PRRT）

■ PRRT とは，NET に発現するオクトレオチド受容体（SSTR2）を標的としてソマトスタチンアナログ類似体に放射性同位元素を付加した薬剤を注射し，その薬剤が取り込まれた腫瘍の内部が放射線照射され抗腫瘍効果をもたらすとされる療法である．

■ ルタセラ（商品名：Lutathera®, Lu-177-DOTA-TATE）を使用した，切除不能な進行性ソマトスタチン受容体陽性の中腸 NET 患者を対象とした第 III 相ランダム化比較 NETTER-1 試験[68]では，230 人の Grade 1, 2, 転移性中腸 NET 患者が登録された．統計処理された段階では，20 か月時点での無増悪生存率はルタセラ治療群 65.2%（95% CI 50.0-76.8），コントロール群（オクトレオチド LAR 60mg）10.8%（95% CI 3.5-23.0），奏効率はルタセラ治療群 18%，コントロール群 3%（p < 0.001）であった．中間解析での死亡患者数はルタセラ治療 14 人，コントロール群 26 人（p = 0.004）であった．ルタセラ治療における Grade 3, 4 の有害事象としては，好中球減少 1%，血小板減少 2%，リンパ球減少 9% であった．執筆時現在，日本において開発治験が実施されている．

2 NET G3（WD-NET）に対して

■ NET G3 の多くは Ki-67 標識率が 55% 以下であり，PD-NEC に比べると予後良好であるが，プラチナ併用化学療法への反応性が低い[49]とされる．NCCN ガイドラインの脚注でも「Ki-67 が 20～50% の NEC は，small cell carcinoma や Ki-67 が非常に高い NEC に比べてプラチナ系化学療法がそれほど奏効しないことが示唆されているので，臨床的判断が必要」と記載されている[66]．

■ European Neuroendocrine Tumor Society（ENETS）ガイドラインでは，膵 NET-G3 に対しては，アルキル化剤ベースの併用化学療法（ストレプトゾシン＋フルオロウラシルまたはテモゾロミド＋カペシタビンが推奨されている[65]．ただしエビデンスが乏しい領域であり，執筆時現在，進行中の臨床研究の結果が待たれる．

3 NEC（PD-NET）に対して

■ 小細胞肺癌に対する化学療法レジメンが推奨される[65)66)]．

1）LD（limited disease）

化学療法（PE 療法）＋放射線療法同時併用療法 ★★ [65)66)]

シスプラチン		
80mg/m²	静注	day 1

エトポシド		
100mg/m²	静注	day 1～3

3～4 週毎　4 サイクル

放射線療法	
1.5Gy/fr×30 回（計 45Gy）	1 日 2 回

2）ED（extensive disease）

IP 療法 ★★ [65)66)]

シスプラチン		
60mg/m²	静注	day 1

イリノテカン		
60mg/m²	静注	day 1, 8, 15

4 週毎　4 サイクル

PE 療法 ★★ [65)66)]

シスプラチン		
80mg/m²	静注	day 1

エトポシド		
100mg/m²	静注	day 1～3

3 週毎　4 サイクル

カルボプラチン＋エトポシド療法 ★★ [65)66)]

カルボプラチン		
AUC 5	静注	day 1

エトポシド		
80mg/m²	静注	day 1～3

3～4週毎　4サイクル

標準治療のチェックに役立つウェブサイト

〈GIST〉

海外

 National Comprehensive Cancer Network (NCCN) のガイドライン
- 閲覧には簡単な会員登録が必要．
- Soft tissue sarcoma including GIST

 https://www.nccn.org/professionals/physician_gls/default.aspx

国内

 GIST 研究会の GIST 診療ガイドライン

 https://gist.jp/guideline

〈神経内分泌腫瘍（NET）〉

海外

 European Neuroendocrine Tumor Society (ENETS) のガイドライン

 https://www.enets.org/current_guidelines.html

 National Comprehensive Cancer Network (NCCN) のガイドライン
- Neuroendocrine and Adrenal Tumors

 https://www.nccn.org/professionals/physician_gls/default.aspx

国内

 日本神経内分泌腫瘍研究会 (Japan NeuroEndocrine Tumor Society：JNETS)

 http://jnets.umin.jp/

文献

1) Am J Surg Pathol 2003; 27(5): 625-41.
2) 日本癌治療学会・日本胃癌学会・GIST 研究会編：GIST 診療ガイドライン 2014 年 4 月改訂（第 3 版）；金原出版
3) Eur J Hum Genet. 2008 ;16(1): 79-88.
4) Ann Surg 2000; 231(1): 51-8.
5) Arch Pathol Lab Med 130(10): 1466-78, 2006.
6) J Clin Oncol 2005; 23(23): 5357-64.
7) Semin Diagn Pathol 2006; 23(2): 70-83.
8) AJCC Cancer Staging Manual, 8th ed. New York, Springer. 2017.
9) National Comprehensive Cancer Network (NCCN) guidelines: available at http://www.nccn.org/clinical.asp (accessed on Mar 31, 2012).
10) N Engl J Med 2002; 347(7): 472-80.
11) J Clin Oncol 2008; 26(33): 5360-7.
12) J Clin Oncol 2011; 29(suppl: abstr 10016). ASCO Annual Meeting Proceedings (Post-Meeting Edition).
13) J Clin Oncol 2010; 28(7): 1247-53.
14) Ann Oncol 2010; 21 (Suppl 5): v98-102.
15) J Clin Oncol 2008; 26(4): 626-32.
16) Lancet Oncol 2010; 11(10): 942-9.
17) J Clin Oncol 2007; 25(13): 1753-9.
18) Int J Clin Oncol 2008; 13(3): 244-51. Epub 2008 Jun 14.
19) Invest New Drugs 2010; 28(6): 866-75.
20) Eur J Cancer 2005; 41(12): 1751-7.
21) Lancet. 2013; 381(9863): 295-302.
22) Lancet 2009; 373(9669): 1097-104.
23) JAMA 2012; 307(12): 1265-72.
24) CA Cancer J Clin 2012; 62(1): 10-29.
25) 国立がん研究センターがん対策情報センター がん情報サービス．
www.ncbi.nlm.nih.gov
http://ganjoho.jp/public/statistics/backnumber/2010_jp.html
26) J Natl Cancer Inst 1987; 78(4): 653-6.
27) Ann Surg 2009; 249(1): 63-71.
28) Arch Surg 2007; 142(3): 229-35.
29) Am J Gastroenterol 2006; 101(12): 2826-32.
30) Cancer Causes Control 2005; 16(7): 781-7.

31) Wright NH, et al. Carcinoma of the small intestine. In: Hamilton SR, Aaltonen LA., eds. World Health Organization classification of tumours: pathology and genetics of tumours of the digestive system. Lyon: IARC Press. 2000 pp.70-74.
32) Am J Gastroenterol 2005; 100(3): 703-10.
33) World J Gastroenterol 2008; 14(34): 5245-53.
34) 寺野彰監修, カプセル内視鏡研究会編集. カプセル内視鏡 診療ガイド. 南江堂, 東京. 2006.
35) 菅野健太郎監修, 山本博徳, 喜多宏人編集. ダブルバルーン内視鏡 理論と実際. 南江堂, 東京. 2005.
36) Arch Surg. 2000; 135(6): 635-41.
37) Cancer 1999; 86(12): 2693-706.
38) Int J Radiat Oncol Biol Phys 2007; 69(5): 1436-41.
39) Oncologist 2005; 10(2): 132-7.
40) Anticancer Drugs. 2012; 23: 561-6.
41) J Clin Oncol 2009; 27(16): 2598-603.
42) Cancer 2008; 113(8): 2038-45.
43) Am J Clin Oncol 2006; 29(3): 225-31.
44) Cancer 2011; 117(7): 1422-8.
45) Int J Clin Oncol. 2017; 22: 905-12.
46) J Exp Clin Cancer Res 2009;28(1): 15.
47) J Gastroenterol. 2015; 50(1): 58-64.
48) WHO Classification of Tumours of Endocrine Organs, Fourth Edition.
49) Ann Oncol 2013; 24(1): 152-60.
50) Neuroendocrinology 2017; 104(1): 85-93.
51) Endocr Relat Cancer 2013; 20(5): 649-57.
52) J Clin Oncol 2009; 27(28): 4656-63.
53) N Engl J Med 2014; 371(16):224-33.
54) N Engl J Med 2011; 364(6): 514-23.
55) Lancet 2016; 387(10022): 968-77.
56) J Clin Oncol 1989; 7(7); 865-8.
57) Br J Cancer 1992; 66(5): 850-5.
58) N Engl J Med 1992; 326(8): 519-23.
59) J Clin Oncol 2005; 23(22):4897-904.
60) 開発の経緯と国内第 I/II 相試験成績. Available from URL: https://nobelpark.jp/member/Zanosar/common/pdf/2015/zas_sum_sp1_201511.pdf
61) Eur J Cancer. 2015; 51(10): 1253-62.
62) N Engl J Med 2011; 364(6): 501-13.
63) Invest New Drugs 2013; 31(5): 1265.
64) N Engl J Med 1999; 340(11): 858-68.
65) Neuroendocrinology 2016; 103(2): 186-94.
66) Network. NCC. Neuroendocrine Tumors (Version 3. 2017). Available from URL: https://www.nccn.org/professionals/physician_gls/pdf/neuroendocrine.pdf
67) J Clin Oncol 36, 2018 (suppl; abstr 4004)
68) N Engl J Med 2017; 376(2): 125-35.

（篠﨑勝則）

III 各種がんの治療

10 婦人科がん

① 卵巣癌

疫学・診断

1 疫学・リスク因子

1 概説，疫学
- 卵巣から発生する腫瘍には上皮性，性索間質系，胚細胞性があるが，大部分は上皮性卵巣癌である．卵管癌，原発性腹膜癌も発生学的母地が同じミュラー（Muller）管で，組織型，進展形態，治療に対する反応，予後が類似しており，近年，mullerian carcinoma として同じ治療を行うことが多い．
- 日本の罹患数は 9804 人/年（2013 年）で，増加傾向である．また，死亡数は 4758 人（2016 年）と婦人科で最多である[1]．
- 近年の化学療法の進歩により治療成績は向上してきているものの，長期生存率は依然不良であり，5 年生存率は約 30％，10 年生存率は約 10％である．

2 リスク因子
- 発症リスク因子には，妊娠歴（妊娠歴がない），早い初潮年齢，遅い閉経年齢，排卵誘発剤の使用，家族歴などが報告されている．全上皮性卵巣癌の約 10％が家族性に発生し，その多くが BRCA1/2 遺伝子変異による．

2 診断

1 症状
- 卵巣は，骨盤内という比較的広いスペースの中に固定されずに存在しており，また消化管外にあることから，自覚症状の出現が遅く，早期の診断は困難である．卵巣癌の約 75％が III，IV 期の進行期で発見される．そのため欧米では，silent killer と呼ばれている．
- 症状を有する場合でも，腹部膨満感，腹部不快感，便通異常，月経異常，腰痛，全身倦怠感，頻尿，食欲不振など非特異的な症状が多い．卵巣腫瘍茎捻転，破裂の症状でみつかることもある．

2 画像診断，検査
- 画像診断として CT，MRI，超音波検査などが用いられる．PET の有用性は証明されていない．
- 腫瘍マーカーとして，CA125 は卵巣癌患者の 80％以上で陽性となる．閉経後で骨盤内腫瘤を呈する患者を対象とした場合には，65IU/dL 以上を陽性とすると感度 97％，特異度 78％との報告がある[2]．ただし，初期診断においては，CA125 上昇を呈する他の疾患として子宮内膜症，子宮筋腫，腹水貯留があり，マーカーのみでのがんの鑑別はできない．CA125/CEA 比が 25 倍以上だと卵巣癌の可能性が高いとの報告がある[3]．
- 治療による CA125 の推移が治療効果と相関し，また再発後治療時は予後に相関することが示されており，卵巣癌の治療効果判定に CA125 を代用評価項目（surrogate endpoint）として用いることができる．Gynecologic Cancer InterGroup（GCIG）により，CA125 による卵巣癌治療効果判定が示された[4]．この基準では，治療開始前 2 週間以内に採血された CA125 値（サンプル 1）と，治療開始後に連続して 2 回にわたり採血された CA125 値（サンプル 2，3）が必要である．化学療法後に，サンプル 1 と比べサンプル 2，3 がともに 50％以下に減少していた場合，サンプル 2 が採血された日をもって「化学療法の効果あり」と判定する．ただし，サンプル 1 の値が施設基準値の 2 倍以上であること，サンプル 2 と 3 の間隔は 28 日以上離れていなければならないこと，サンプル 3 はサンプル 2 と同程度かそれ以下の値でなければならないこと，サンプル 1，2，3 いずれも胸膜または腹膜に対する処置（腹水穿刺や胸膜癒着術など）から 28 日以降に得られた値であること，という条件がある．
- また，進行（PD）の基準としては，CA125 が正常化した症例では，1 週間以上の間隔をあけて 2 回以上基準値上限の 2 倍以上の CA125 が観察された場合，CA125 が正常化しない症例では，1 週間以上の間隔をあけて 2 回以上最低値の 2 倍以上の CA125 が観察された場合，を PD とする定義が使われる[5]．

3 病期分類，病理分類

1 病期分類（ステージング）（日産婦 2014，FIGO2014）

Stage I：卵巣あるいは卵管内限局発育
　IA：腫瘍が一側の卵巣（被膜破綻がない）あるいは卵管に限局し，被膜表面への浸潤が認められないもの．腹水または洗浄液の細胞診にて悪性細胞の認められないもの
　IB：腫瘍が両側の卵巣（被膜破綻がない）あるいは卵管に限局し，被膜表面への浸潤が認められないもの．腹水または洗浄液の細胞診にて悪性細胞の認められないもの
　IC：腫瘍が一側または両側の卵巣あるいは卵管に限局するが，以下のいずれかが認められるもの
　　IC1：手術操作による被膜破綻
　　IC2：自然被膜破綻あるいは被膜表面への浸潤
　　IC3：腹水または腹腔洗浄細胞診に悪性細胞が認められるもの

Stage II：腫瘍が一側または両側の卵巣あるいは卵管に存在し，さらに骨盤内（小骨盤腔）への進展を認めるもの，あるいは原発性腹膜癌
　IIA：進展ならびに/あるいは転移が子宮ならびに/あるいは卵管ならびに/あるいは卵巣に及ぶもの
　IIB：他の骨盤部腹腔内臓器に進展するもの

Stage III：腫瘍が一側または両側の卵巣あるいは卵管に存在し，あるいは原発性腹膜癌で，細胞学的あるいは組織学的に確認された骨盤外の腹膜播種ならびに/あるいは後腹膜リンパ節転移を認めるもの
　IIIA1：後腹膜リンパ節転移陽性のみを認めるもの（細胞学的あるいは組織学的に確認）
　　IIIA1(i)：転移巣最大径 10mm 以下
　　IIIA1(ii)：転移巣最大径 10mm を超える
　IIIA2：後腹膜リンパ節転移の有無にかかわらず，骨盤外に顕微鏡的播種を認めるもの
　IIIB：後腹膜リンパ節転移の有無にかかわらず，最大径 2cm 以下の腹腔内播種を認めるもの
　IIIC：後腹膜リンパ節転移の有無にかかわらず，最大径 2cm を超える腹腔内播種を認めるもの（実質転移を伴わない肺および脾の被膜への進展を含む）

Stage IV：腹膜播種を除く遠隔転移
　IVA：胸水中に悪性細胞を認める
　IVB：実質転移ならびに腹腔外臓器（鼠径リンパ節転移ならびに腹腔外リンパ節を含む）に転移を認めるもの

2 病理組織分類

- 漿液性腺癌：70 〜 80%．最も多い．
- 類内膜腺癌：時に子宮体癌，子宮内膜症の合併がある．
- 粘液性腺癌：CA125 が高値とならないことが多い．予後不良．
- 明細胞腺癌：化学療法に対する感受性が低く，予後不良．

治療

1 上皮性卵巣癌に対する初回治療

- 卵巣癌は，化学療法が比較的奏効する腫瘍である．手術療法によりまず進行期を決定し，術後化学療法を行うのが標準的治療方針である（図1）．
- 早期がんでは，ステージングの正確さを期するためのみならず，後治療を省略できる症例を抽出する観点からも，系統的な腹腔内および後腹膜腔の検索を行うことが推奨される（staging laparotomy）．
- 進行がんにおいては，基本術式，staging laparotomy に加えて，腹腔内播種や転移病巣の可及的摘出を行うが，できるだけ残存病巣が小さくなるよう努める（debulking surgery）．
- 組織学的分化度（Grade）は，腺癌成分に占める充実性成分の割合によって定められ，IA，IB 期かつ Grade 1 の症例に対しては後治療なしとして経過観察を推奨し，Grade 2 以上もしくは明細胞腺癌の早期がん，または進行期卵巣癌であれば，術後化学療法を行う．

図1 卵巣癌治療フローチャート

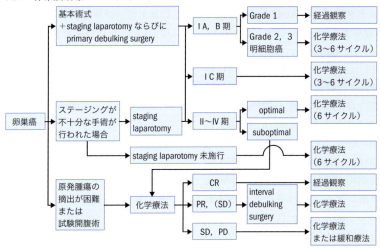

CR：完全奏効　PR：部分奏効　SD：安定　PD：進行

1 初回化学療法

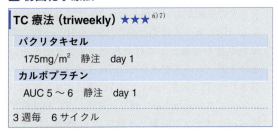

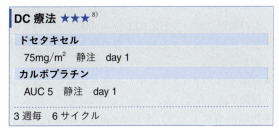

- 卵巣癌に対する初回化学療法の標準治療はタキサン製剤とプラチナ製剤の併用療法で，代表的なものはパクリタキセルとカルボプラチンの併用療法（TC療法）である．
- 初回化学療法の変遷としては，まず1980年代よりシスプラチンにシクロホスファミドとドキソルビシンを加えたCAP療法の有用性が確立され（GOG47）[9]，その後CAP療法とCP療法（シクロホスファミド＋シスプラチン）のランダム化比較試験が行われ，ドキソルビシンを除いても予後に差がなく有害事象のみが高いことにより，CP療法が標準治療となった[10]．その後タキサン製剤が登場し，TP療法（パクリタキセル＋シスプラチン）とCP療法のランダム化比較試験が施行され，TP療法が完全奏効率でも生存率でも有意にまさり，TP療法が標準治療となった（GOG111[11]，OV-10[12]）．その後プラチナ製剤として，1990年代にシスプラチンより毒性の低いカルボプラチンが登場し，TC療法（パクリタキセル＋カルボプラチン）とTP療法の比較試験により，有効性は同等ながら毒性（神経，腎など）が軽く投与が簡便であることから，TC療法が推奨されることとなった（GOG158[6]，AGO[7]）．
- 標準初回化学療法のオプションとしては，ドセタキセル＋カルボプラチン（DC）療法，weekly TC療法が挙げられる．特にDC療法については，DC療法とTC療法とを比較するランダム化比較試験で，奏効率，無増悪生存期間で両者に差を認めなかった（SCOTROC試験[8]）ことから，特にパクリタキセルによる末梢神経障害が危惧される患者に対しては，DC療法が代替療法となる．

2 dose-dense TC療法

dose-dense TC療法 ★★★[13]

パクリタキセル
80mg/m² 静注 day 1, 8, 15

カルボプラチン
AUC 6 静注 day 1

3週毎 6サイクル

- TC療法において，パクリタキセルの投与強度を上げることにより，さらに高い抗腫瘍効果を期待するdose-dense TC療法が日本で開発された．パク

リタキセルを80mg/m^{2}の投与量でday 1, 8, 15と毎週投与し，カルボプラチンをAUC 6の投与量で3週（21日）毎に投与するというレジメンである．

- Japanese Gynecologic Oncology Group (JGOG) 3016試験（NOVEL study）にて，dose-dense TC療法と従来のTC療法を比較するランダム化比較試験が行われ，無増悪生存期間中央値（mPFS）28か月 vs. 17.2か月，3年全生存率72.1% vs. 65.1%と，いずれも有意にdose-dense TC療法がすぐれる結果であった[13]．その後のフォローアップで，PFSのみならず，全生存期間（OS）においてもdose-dense TC療法がTC療法に比べすぐれることが示された[14]．この結果から，dose-dense TC療法が今後の標準治療の1つと位置付けられるようになった．

3 TC＋ベバシズマブ療法

TC＋ベバシズマブ療法 ★★★[15]

パクリタキセル
175mg/m^2 静注 day 1

カルボプラチン
AUC 6 静注 day 1

3週毎 6サイクル

ベバシズマブ
15mg/m^2 3週毎 TC療法2サイクル目より22サイクル目まで

- 腫瘍が成長するためには，正常な血管を破綻させ，酸素や栄養を腫瘍に供給することが必要である．腫瘍周囲には，腫瘍から分泌されるvascular endothelial growth factor（VEGF）により，正常な血管から，血管透過性が亢進し血管拡張し周皮細胞や内皮細胞による正常構造を保っていない異常な「新生血管」が発芽する．この新生血管の誘導・増生により腫瘍は増殖する[16]．血管新生は，正常の卵胞成熟や黄体成熟にとっても重要な役割を果たすといわれ，卵巣癌においてもVEGFの高発現が知られている[17)18]．また，腹水においてVEGFが高発現しているとの報告もあり[19]，卵巣癌の腹水産生にもVEGFが関与していると示唆される．

- ベバシズマブは，VEGFを標的とするモノクローナル抗体であり，卵巣癌に対する有効性が臨床試験で示されている．初回治療におけるベバシズマブの代表的な臨床試験は，GOG218とICON7である．GOG218試験は，初回腫瘍減量手術後のStage III, IV卵巣癌患者を対象とし，arm 1はコントロール群としてTC療法（パクリタキセル175mg/m^{2}静注＋カルボプラチンAUC 6静注3週毎）6サイクルに加えて，プラセボをTC療法2サイクル目より治療開始15か月目まで投与，arm 2はTC療法6サイクルに加えベバシズマブ15mg/m^2 3週毎をTC療法2サイクル目からTC療法終了後まで，arm 3はTC療法6サイクルに加えベバシズマブを2サイクル目より治療開始15か月目まで投与する，という3アームのデザインであった[15]．無増悪生存期間はarm 1, 2, 3それぞれ10.3か月，11.2か月，14.1か月で，arm 1 vs. 2の比較では有意差なく（HR = 0.908, p = 0.16），arm 1 vs. 3ではHR = 0.717（p < 0.0001）と，TC療法とベバシズマブ併用，TC療法＋ベバシズマブ維持療法が有意にTC療法よりすぐれるという結果であった．全生存期間はarm 1, 2, 3でそれぞれ39.3か月，38.7か月，39.7か月であり，有意差を認めなかった．

- ICON7はGynecologic Cancer Inter Group（GCIG）により行われたランダム化比較試験である．ハイリスクの早期がん（組織Grade 3もしくは明細胞がんI, IIA）もしくは進行がん（Stage IIB〜IV）卵巣癌患者を対象として行われた．プラセボを用いない2アームのデザインで，arm 1はコントロール群としてTC療法，arm 2はTC療法に加えてベバシズマブ7.5mg/m^{2}を3週毎に併用しTC療法終了後ベバシズマブを同量で3週毎に36週間（12サイクル）投与するというレジメンで行われた．無増悪生存期間においてHR 0.81（p = 0.004）で，TC療法にベバシズマブを加えた群のほうが良好な成績であった[20]．

- 日本では，GOG218に準じたベバシズマブ投与が保険承認されている．

- 初回治療において，dose-dense TC療法とTC＋ベバシズマブ療法のどちらを用いるべきかについては，議論のあるところである．GOG262試験において，dose-dense TC療法の効果を検証すべく，JGOG3016試験と同スケジュールでの追試が行われた．ただし，本試験ではベバシズマブの追加が容認された．その結果，全体ではTC療法に対するdose-dense TC療法の優越性は示されなかったものの，ベバシズマブが追加されなかったサブグループにおいては，dose-dense TC療法がTC療法に比較して無増悪生存期間を延長した[21]．

4 腹腔内化学療法

腹腔内 TP 療法（GOG172）★★★[22]

パクリタキセル
135mg/m² 静注 day 1

シスプラチン
100mg/m² 腹腔内投与 day 2

パクリタキセル
60mg/m 腹腔内投与 day 8

3 週毎　6 サイクル

- 卵巣癌は，早期より腹腔内に浸潤または播種することが多く，そのような腹腔内に腫瘍を有する症例に対し，腹腔内に抗がん薬を投与する試みが数十年前より行われている．
- 腹腔内化学療法（intraperitoneal chemotherapy：IP）は，薬物動態的にすぐれた効果を有するとされ，腹腔内では抗がん薬の半減期が長く，静脈投与（IV）よりも高い薬物濃度を保つことが報告されている．加えて，腹腔内投与を行うことで全身への抗がん薬の曝露を長時間保つことも知られている[23]．
- SWOG8501/GOG104 試験において，Stage III で初回手術により optimal debulking（≦ 2cm）の得られた患者に対し，シスプラチンとシクロホスファミドを IP 投与する群と IV 投与する群とで比較した臨床試験が行われ，IV 投与に比べ IP 投与で全生存期間中央値がすぐれる（49 か月 vs. 41 か月）と報告された[24]．その後，SWOG9227/GOG114 試験において，Stage III で初回手術にて optimal debulking（≦ 1cm）の得られた患者に対し，IP 群としてカルボプラチンを AUC 9 の量で 2 サイクル IV 投与を行った後にシスプラチン 100mg/m² IP ＋パクリタキセル 135mg/m² IV を 3 週毎 6 サイクル行い，IV 群としてシスプラチン 75mg/m² IV ＋パクリタキセル 135mg/m² IV を 3 週毎 6 サイクル行う群とで比較した臨床試験が行われ，全生存期間では有意差がなかったものの，IP 群で延長傾向にあり（63.2 か月 vs. 52.2 か月），無再発生存期間で IP 療法のほうが有意にすぐれる（27.9 か月 vs. 22.2 か月）との結果であった[25]．さらに，GOG172 試験において，Stage III で初回手術にて optimal debulking（≦ 1cm）の得られた患者に対し，IP 群としてパクリタキセル 135mg/m² IV day 1 ＋シスプラチン 100mg/m² IP day 2 ＋パクリタキセル 60mg/m² IP day 8 を 3 週毎 6 サイクル行い，IV 群としてシスプラチン 75mg/m² IV ＋パクリタキセル 135mg/m² IV を 3 週毎 6 サイクル行う群とで比較した臨床試験が行われ，全生存期間が 65.6 か月 vs. 49.7 か月と，IP 群のほうが予後を改善するとの結果であった[22]．
- これらの比較試験を受け，米国 National Cancer Institute（NCI）と Gynecologic Oncology Group（GOG）はメタアナリシスを行い，IP 療法は IV 療法と比較し死亡リスクを 21.5％減少させることを明らかにし，2006 年 1 月に，「適切な腫瘍減量手術の行われた FIGO Stage III の卵巣癌患者に対して，シスプラチン腹腔内投与およびタキサン製剤の静脈投与もしくは静脈・腹腔内併用投与について考慮すべきである」と発表した[26]．
- しかし，IP 療法にはいくつかの問題点が指摘されている．IP カテーテルによる感染や癒着，化学療法薬投与による腹痛，悪心・嘔吐，また腹腔内に高濃度の抗がん薬が投与されることによる電解質異常，神経毒性である．これらの有害事象のために IP 治療完遂率の低さも指摘されており（GOG172 試験における完遂率は 42％であった），IP 療法を施行するために，より毒性の低い治療レジメンの開発が望まれている．
- そこで，これまでの IP 療法の主流であったシスプラチンから，効果が同程度でより毒性の低いカルボプラチンの有効性が研究されている．GOG において，パクリタキセル 135mg/m² IV day 1 ＋シスプラチン 100mg/m² IP day 2 ＋パクリタキセル 60mg/m² IP day 8 ＋ベバシズマブ 15mg/kg IV day 1 を 3 週毎 6 サイクル行う群と，パクリタキセル 80mg/m² IV day 1, 8, 15 ＋カルボプラチン AUC 6 IV day 1 ＋ベバシズマブ 15mg/kg IV day 1 を 3 週毎 6 サイクル行う群と，パクリタキセル 135mg/m² IV day 1 ＋シスプラチン 75mg/m² IP day 2 ＋パクリタキセル 60mg/m² IP day 8 ＋ベバシズマブ 15mg/kg IV day 1 を 3 週毎 6 サイクル行う群とで比較した臨床試験（GOG0252）が行われた．その結果，静注化学療法群と比較して，腹腔内投与が行われた 2 群とも，無増悪生存期間を延長することはなく，高血圧症や悪心といった有害事象を増悪させる結果となった[27]．
- 執筆時現在，JGOG3019（iPocc trial）として，パクリタキセル 80mg/m² IV day 1, 8, 15 ＋カルボプラチン AUC 6 IP day 1 を 3 週毎 6 サイクル行う群と，パクリタキセル 80mg/m² IV day 1, 8, 15 ＋カルボプラチン AUC 6 IV day 1 を 3 週毎 6 サイクル行う群とを比較した第 II/III 相試験が行われており，その結果が待たれるところである．

2 再発卵巣癌

- 再発卵巣癌については，初回治療にてプラチナ＋タキサン製剤による治療が行われた場合，初回化学療法終了後から再発までの期間（treatment-free interval：TFI）と再発がんに対する化学療法の奏効率が，相関することが知られている[28]．TFIが6か月以上の再発ではプラチナ感受性，6か月未満の再発ではプラチナ抵抗性と判断する．

1 プラチナ感受性再発

TC療法 (triweekly) ★★★ [29)30)]

パクリタキセル
175mg/m² 静注 day 1

カルボプラチン
AUC 5〜6 静注 day 1

3週毎 6サイクル

カルボプラチン＋ゲムシタビン療法 ★★★ [31)]

カルボプラチン
AUC 4 静注 day 1

ゲムシタビン
1000mg/m² 静注 day 1, 8

3週毎 6サイクル

カルボプラチン＋PLD療法 ★★★ [32)]

リポソームドキソルビシン（PLD）
30mg/m² 静注 day 1

カルボプラチン
AUC 5 静注 day 1

4週毎 6サイクル

- プラチナ感受性再発がんについては，プラチナ製剤を含む併用化学療法により延命効果が期待できる．現在までにいくつかの臨床試験で，TFI 6か月以上の再発がんに対するプラチナ＋タキサン併用療法の有効性が示され[29)30)]，パクリタキセル＋カルボプラチン（TC療法）を再び行うことも選択肢の1つとなる．
- プラチナ製剤の併用薬剤としてタキサンのほかに，ゲムシタビン，リポソームドキソルビシン（pegylated liposomal doxorubicin：PLD）が挙げられる．特に神経毒性によりタキサンの継続が困難な患者においては，これらの薬剤を考慮する必要がある．
- プラチナ感受性再発卵巣癌に対し，カルボプラチン＋ゲムシタビン併用療法とカルボプラチン単剤療法を比較した第Ⅲ相比較試験が行われた（AGO-OVAR/NCIG CTG/EORTC GCG intergroup）[31)]．無増悪生存期間が8.6か月 vs. 5.8か月と併用群のほうがすぐれ，奏効率においても47.2% vs. 30.9%と併用群のほうがすぐれる結果であった．
- また，プラチナ感受性再発卵巣癌において，カルボプラチンにパクリタキセルを併用する治療に対するカルボプラチンとPLD併用療法の非劣性を試みる第Ⅲ相臨床試験が行われ（CALYPSO試験），カルボプラチン＋PLDの，カルボプラチン＋パクリタキセルに対する非劣性が証明された（無増悪生存期間11.3か月 vs. 9.4か月）[32)]．さらに有害事象において，カルボプラチン＋パクリタキセルに比べ，カルボプラチン＋PLDでは投与時反応（infusion reaction）の起こる頻度が低く（16% vs. 33%），また脱毛（7% vs. 84%），神経毒性（5% vs. 27%）もPLD併用群のほうが少ないとの結果であった．ただし，手足症候群（12% vs. 2%），悪心（35% vs. 24%），粘膜炎（14% vs. 7%）はPLD併用群のほうが多く，副作用のプロファイルが異なることが判明した[24)]．したがって，以前のタキサン治療による末梢神経障害が強くタキサンの再投与が難しいケースや，脱毛を好まない患者においては，カルボプラチンとPLDの併用療法も選択肢となる．

カルボプラチン＋ゲムシタビン＋ベバシズマブ療法 ★★★ [33)]

カルボプラチン
AUC 4 静注 day 1

ゲムシタビン
1000mg/m² 静注 day 1, 8

3週毎 7サイクル

ベバシズマブ
15mg/kg day 1 3週毎

カルボプラチン＋パクリタキセル＋ベバシズマブ療法 ★★★ [34)]

パクリタキセル
175mg/m² 静注 day 1

カルボプラチン
AUC 5 静注 day 1

3週毎 6サイクル

ベバシズマブ
15mg/m² 3週毎

- プラチナ感受性再発卵巣癌においても，血管新生阻害薬であるベバシズマブの有効性が示されている．OCEANS試験として，カルボプラチン＋ゲムシタビン療法（カルボプラチン AUC 4 ゲムシタビン 1000mg/m² day 1, 8　3週毎）にベバシズマブ 15mg/kg 3週毎投与を併用する群と併用しない群とを比較した第III相臨床試験が行われた．無増悪生存期間中央値が 12.4か月 vs. 8.4か月（HR＝0.48；95％ CI 0.388-0.605, $p < 0.0001$）と，ベバシズマブを上乗せした群のほうがすぐれ，また奏効率においても 78.5％ vs. 57.4％とベバシズマブを上乗せした群のほうがすぐれていた．全生存期間については統計学的な差を認めなかった[33]．さらに GOG213試験として，カルボプラチン＋パクリタキセル療法（カルボプラチン AUC 5 ＋パクリタキセル 175mg/m² 3週毎）にベバシズマブ 15mg/kg 2週毎投与を併用する群としない群とを比較した第III相比較試験が行われ，ベバシズマブを併用することにより無増悪生存期間を延長（それぞれ 14か月，10か月，HR＝0.61；95％ CI 0.52-0.72）することが示された[34]．

2 プラチナ抵抗性再発

リポソーマルドキソルビシン（PLD）療法 ★★★ [35]
リポソーマルドキソルビシン
40〜50mg/m²　静注　day 1　4週毎

ゲムシタビン療法 ★★★ [35]
ゲムシタビン
1000mg/m²　静注　day 1, 8, 15　4週毎

トポテカン療法 ★★★ [36]
トポテカン
1.5mg/m²　静注　day 1〜5　3週毎

パクリタキセル療法 ★★★ [36]
パクリタキセル
175mg/m²　静注　day 1　3週毎
または
パクリタキセル
80mg/m²　静注　day 1　毎週

イリノテカン療法 ★★ [37]
イリノテカン
100mg/m²　静注　day 1, 8, 15　4週毎

ドセタキセル療法 ★★ [38]
ドセタキセル
70mg/m²　静注　day 1　3週毎

エトポシド内服療法 ★★ [39]
エトポシド
50mg/m²/日　内服　day 1〜21　4週毎

- プラチナ抵抗性再発卵巣癌に関しては，予後は不良であり，延命よりも症状緩和，QOLの維持を第一に考える必要がある．多剤併用療法が単剤療法よりまさるという報告はなく[40][41]，また化学療法による副作用が患者のQOLを障害するリスクもあるため，単剤による治療が基本となる．
- 薬剤選択の基本は，初回治療と交叉耐性のないものを選択することである．パクリタキセル，トポテカン，リポソーマルドキソルビシン，ゲムシタビン，イリノテカンなどが選択される[35]〜[37]が，いずれも奏効率20％前後であり，治療効果には限界がある．

化学療法薬＋ベバシズマブ療法 ★★★ [42]
パクリタキセル
80mg/m²　静注　毎週
または
トポテカン
4mg/m²　静注　毎週
または
リポソーマルドキソルビシン（PLD）
40mg/m²　静注　4週毎

ベバシズマブ
15mg/kg　静注　day 1　3週毎

- プラチナ抵抗性再発卵巣癌におけるベバシズマブの有効性も示されている．プラチナ抵抗性再発卵巣癌患者を対象とし，対照群として化学療法（パクリタキセル単剤療法，トポテカン単剤療法，リポソーマルドキソルビシン単剤療法のいずれかを選択）を行う群と，化学療法にベバシズマブ 10mg/kg 2週毎もしくは 15mg/kg 3週毎投与を併用する群とで比較した第III相臨床試験が行われた．無増悪生存期間が 6.7か月 vs. 3.4か月（HR＝0.48；95％ CI 0.38-0.60）と，ベバシズマブを上乗せした群のほうがすぐれていた．また，奏効率においても 30.9％ vs. 12.6％と，ベバシズマブを上乗せした群のほうがすぐれていた．有害事象として，ベバシズマブによる高血圧症，蛋白尿の頻度は高く，これまでの他の研究と同様の傾向であった[42]．

3 PARP阻害薬

オラパリブ内服療法 ★★★
オラパリブ
300mg/回　1日2回　内服

- BRCA1/2は，遺伝子修復機構の1つである遺伝子相同組み換え（homologous recombination：HR）に関与する遺伝子である．高悪性度漿液性腺癌の約20％においてgermlineのBRCA1/2遺伝子異常を有し，また約50％の高悪性度漿液性腺癌は，BRCA1/2の胚細胞性あるいは体細胞性変異，BRCA1メチル化による機能喪失，HRに関与する他の遺伝子変異（RAD51C, PTEN, ATM, ATR, FANCD2）といった，何らかのHRにかかわる異常を有する[43]．Poly（ADP-ribose）polymerase（PARP）は，DNA修復機構の1つである塩基除去修復（base excision repair：BER）を通じて，DNA1本鎖損傷（single strand break：SSB）の修復に作用する．
- HR異常を有するがん細胞に対しPARP阻害薬を投与すると，遺伝子修復機構が働かず，がん細胞が細胞死に至る（合成致死）[44]．このメカニズムを利用し，卵巣癌に対しPARP阻害薬が試みられた．
- Study19試験において，2レジメン以上のプラチナ含有化学療法歴を有し，かつ直前の化学療法にて完全奏効または部分奏効が得られた高悪性度漿液性卵巣・卵管・腹膜癌患者を対象とし，オラパリブ400mg/回1日2回を内服する群とプラセボを内服する群とで比較した第II相比較試験が行われた．その結果，無増悪生存期間中央値がそれぞれ8.4か月，4.8か月（HR＝0.35；95％ CI 0.25-0.49，P＜0.001）と有意に予後を延長することがわかった[45]．さらに，オラパリブの効果はBRCA遺伝子異常の有無にかかわらず，認められることが明らかとなった[46]．
- さらに，SOLO2試験において，germline BRCA1/2遺伝子異常を有する再発卵巣癌で，Study19同様，2レジメン以上のプラチナ含有化学療法歴を有し，かつ直前の化学療法にて完全奏効または部分奏効が得られた高悪性度漿液性もしくは類内膜性卵巣・卵管・腹膜癌患者を対象とし，オラパリブ300mg/回1日2回内服群（Study19の後に製剤改良がされた．以前と同効量）と，プラセボ内服群とを比較したランダム化第III相比較試験が行われ，無増悪生存期間中央値がそれぞれ19.1か月，5.5か月（HR＝0.3；95％ CI 0.22-0.41，P＜0.0001）と高い治療効果を示した[47]．これらの試験結果から，2018年1月にオラパリブは国内における製造承認を取得した．今後のプラチナ感受性卵巣癌の標準治療の1つとして用いられうる治療法である．ただし，まだ全生存期間の改善効果までは示されていないことに，注意が必要である．

4 カルボプラチンアレルギー

- 卵巣癌の治療において，カルボプラチン＋パクリタキセル併用療法（TC療法）は，初回治療における標準治療である．また，プラチナ感受性再発においては，カルボプラチンの再投与が有効である．しかしながら，カルボプラチンの反復投与により薬剤過敏性反応（hypersensitivity reaction：HSR）をきたすことが大きな問題となっている．
- HSRとは，抗がん薬の投与直後に，免疫学的機序により蕁麻疹，紅斑，血管浮腫，平滑筋れん縮，血圧低下といった症状をきたす反応である．カルボプラチンによるHSRの発症機序は不明であるが，反復投与により発症することから，IgEを介したI型アレルギー反応とされている[48]．
- カルボプラチン投与により，約12％にHSRを発症する．Markmanらの報告では，中央発症投与サイクルは8サイクルであり，カルボプラチンを7サイクル以上投与した患者の27％でHSRをきたしたが，7サイクル未満であれば発症率は1％未満であった[49]．HSRをきたした際の処置は，カルボプラチン投与中止，生理食塩水大量投与，抗ヒスタミン薬，ステロイド薬投与である．
- その後の治療において，カルボプラチンは卵巣癌治療に効果が高いため，カルボプラチンを再投与すべきかどうかが大きなジレンマである．再投与方法として，抗ヒスタミン薬・ステロイド薬の前投薬を強化する，カルボプラチンからシスプラチンへ変更する，あるいはカルボプラチンを低い濃度から徐々に濃度を上げて投与する脱感作療法も試みられている[50]．

※コラム「標準治療のチェックに役立つウェブサイト」と文献は「③子宮頸癌」を参照．

（原野謙一）

III 各種がんの治療

10 婦人科がん

② 子宮体癌

疫学・診断

1 疫学・リスク因子

1 概説，疫学
- 日本の2013年の罹患数は1万3004人，2016年の死亡数は2388人である[1]．欧米では婦人科がんのなかで最も多いがんであり，食生活や晩婚化といったライフスタイルの欧米化に伴い，日本でも罹患数は増加傾向である．子宮内膜より発生する腺癌が，最も多い発生部位およびがんの組織型である．

2 リスク因子
- 年齢（45歳以上で95％，特に60〜70歳代が多い），プロゲステロン刺激を伴わないエストロゲン刺激（動物性脂肪摂取過多，肥満，妊娠出産が少ない，不妊傾向など），外因性エストロゲン刺激（更年期障害に対するホルモン補充療法［hormone replacement therapy：HRT］，乳癌に対するタモキシフェン）といったエストロゲンへの長期間曝露が，子宮体癌のリスクとなる．
- 乳癌に対するホルモン療法であるタモキシフェンにより，子宮体癌のリスクが上がること（NSABP-B14において，対照群に比べタモキシフェン投与群で子宮体癌の発生率が0.2/1000人から1.6/1000人に上昇した）から，乳癌患者でタモキシフェンを服用している患者に対して，年1回の婦人科受診を推奨する必要がある[51]．

2 診断

1 症状
- 早期では無症状であることが多い．進行例では，不正性器出血や骨盤内腫瘤感，子宮内から腟への突出として自覚することが多い．

2 画像診断，検査
- 画像診断としてはCT，MRI，超音波検査がステージングに有用である．子宮体癌に特有の腫瘍マーカーはない．
- 子宮内膜細胞診が最も簡便に行われるが，正診率は60％程度しかない．確定診断は組織生検である．子宮内膜部分掻爬が通常行われることが多いが，これでは15〜25％は子宮内膜異型増殖症との鑑別が困難とされ，最終的には麻酔下で全面掻爬（dilation and curettage：D＆C）が実施される．

3 病期分類，病理分類

1 病期分類（ステージング）（日産婦2011，FIGO 2008）

Stage I：がんが子宮体部に限局するもの I A：内膜浸潤が子宮筋層の50％未満 I B：内膜浸潤が子宮筋層の50％以上
Stage II：がんが子宮頸部にも浸潤がみられるが，子宮の外部にまでは広がっていないもの
Stage III：がんが子宮外にまで広がるが，小骨盤に限局されるもの III A：子宮漿膜ならびに/あるいは付属器への浸潤 III B：腟転移があるもしくは傍子宮結合織への浸潤 III C：骨盤リンパ節転移および/または傍大動脈リンパ節転移がある 　III C1：骨盤リンパ節への転移 　III C2：傍大動脈リンパ節への転移
Stage IV：膀胱および/または腸の粘膜に浸潤がみられるか，または遠隔転移しているもの IV A：膀胱，腸粘膜への浸潤がある IV B：腹腔内転移および/または鼠径リンパ節をはじめとする遠隔転移

表1 子宮体癌の生物学的・病理学的に基づいた分類[52]

	Type I	Type II
年齢	比較的若年	高齢
出産歴	未産婦に多い	経産婦
肥満	あり	なし
エストロゲン依存性	あり	なし
背景子宮内膜	子宮内膜増殖症	萎縮性
遺伝子異常	K-ras PTEN	p53
組織型	類内膜型	漿液性，明細胞，低分化
発がん形式	adeno-carcinoma sequence	de novo
分化度	高い	低い
予後	比較的良好	不良

2 病理組織分類

- 類内膜腺癌：80%
- 漿液性腺癌：10%
- 明細胞癌：4%
- その他：粘液癌，扁平上皮癌，混合癌，未分化癌など．

3 生物学的特性による分類

- 子宮体癌に対する臨床病理学的，分子生物学的解析が進み，近年では子宮体癌には2つのタイプが存在することが示唆されている[52]．
- Type I は主に類内膜腺癌で，多くは前がん病変から進行し，エストロゲン受容体（ER）やプロゲステロン受容体（PgR）を有する．Type I の子宮体癌の多くは低悪性度であり，転移しにくく，予後良好である．それに対し Type II は，類内膜腺癌以外の組織型であり，特に漿液性腺癌，明細胞腺癌が含まれる．これらの腫瘍は高悪性度で，突然発生であり，萎縮性内膜を背景とし，ER発現を伴わない．Type II は予後が不良であり，早期治療介入を行っても高頻度に再発する．
- 分子生物学的にも，Type I と Type II の子宮体癌は各々異なった細胞増殖シグナル伝達経路を有することがわかってきている．Type I は主に PI3K/Akt 経路の変異，PTEN 欠失などが関与し，Type II においては p53，p16 の異常，Eカドヘリンの欠失，HER2 過剰発現などが関与している（表1）[52]．
- このように，子宮体癌には2つの異なったタイプが存在することが指摘されてきたが，これまでの臨床試験ではこのタイプを分類せずに行われ，同様の化学療法が用いられている．
- また近年，子宮体部類内膜腺癌，漿液性腺癌を対象とした TCGA 解析により，子宮体癌が POLE 高頻度変異型，マイクロサテライト不安定化（microsatellite instability：MSI）高頻度変異型，低コピー数型，高コピー数型の4つのサブタイプに分類されることが報告された[53]．POLE 遺伝子は，DNA の修復，複製に関与する蛋白質を合成するのに重要な遺伝子である．この分類においても，治療選択に関与するかは今後の研究次第である．

治療

- 子宮体癌治療における第一選択は外科手術であり，手術不能例に対しては放射線療法，あるいは化学療法が施行される．
- 術後補助療法には化学療法，放射線療法，化学放射線療法があり，いずれの治療法を優先するかの結論は出ていない．それは，日本と欧米間で選択する術式に差があること，術後治療に関しては欧米では放射線療法が中心であるのに対して，日本では化学療法が行われることが多く，欧米のエビデンスをそのまま日本で適用することができない問題点もある．今後の標準治療の確立が急がれる分野である．
- 病期別の治療方針を以下に示す．
  - Stage 0：全面掻爬（dilation and curettage：D & C），子宮全摘出術
  - Stage I：手術（単純子宮全摘出＋両側付属器切除）
  - Stage II：手術（広汎子宮全摘出＋両側付属器切除）±術後化学療法
  - Stage III：手術＋術後化学療法
  - Stage IV：放射線またはホルモン療法または化学療法（止血目的の手術可）

1 術後補助療法

- 術後補助療法については，治療適応をまず決定することが重要である．手術による適切な手術進行期の評価を行った後，表2 に示すような再発リスク因子を判定する．中リスクに対する術後補助療法の是非が執筆時現在，議論となっている．

1 中リスク以上に対する補助療法

1) 放射線療法

- Post Operative Radiation Therapy in Endometrial Carcinoma（PORTEC）-1 のランダム化比較試験では，子宮全摘出術，両側付属器切除術（リンパ節郭

表2 子宮体癌の術後再発リスク分類

低リスク群	類内膜腺癌 Grade 1 あるいは Grade 2 で筋層浸潤 2 分の 1 以内 頸部浸潤なし 腹腔細胞診陰性 脈管侵襲なし 遠隔転移なし
中リスク群	類内膜腺癌 Grade 3 で筋層浸潤 2 分の 1 以内 類内膜腺癌で筋層浸潤 2 分の 1 を超える 頸部浸潤あり 腹腔細胞診陽性 脈管侵襲あり 漿液性腺癌，明細胞腺癌あるいは未分化癌 遠隔転移なし
高リスク群	付属器・漿膜・基靱帯進展あり 膣壁浸潤あり 骨盤あるいは傍大動脈リンパ節転移あり 膀胱・直腸浸潤あり 遠隔転移あり

清はせず）を施行した Stage I で中リスク以上の症例を対象として，全骨盤外部照射群と非照射群を比較したところ，5 年骨盤内再発率および 5 年生存率は 4% vs. 14% および 81% vs. 85% で，術後放射線療法は骨盤内の再発制御には有用であったものの，全生存率の改善には寄与しなかった[54]．また，GOG99 試験は子宮全摘出術，両側付属器切除術，骨盤・傍大動脈リンパ節郭清を施行した Stage I, II を対象に，全骨盤外部照射群と非照射群を比較したランダム化比較試験で，2 年骨盤内再発率と 4 年生存率はそれぞれ 1.6% vs. 7.4%，92% vs. 86% と，照射は骨盤内の再発には有用であるものの，同様に全生存率の改善には寄与しなかった[55]．さらにメタアナリシスにおいて，全骨盤照射は高リスクにおいては無増悪生存の改善に寄与するが，中リスクにおいては改善に寄与しないことが示された[56]．これらの結果から，中リスクに対し術後放射線療法を行うべきではないと考えられる．

■ 全骨盤照射よりも毒性が軽度で，かつ再発部位として腟断端が多いことから，腟への密封小線源療法（brachytherapy）が試みられている．実際に欧米では，子宮体癌の術後補助療法として brachytherapy が広く用いられている．PORTEC-2 試験として，中リスクに対して全骨盤照射と腟 brachytherapy を比較したランダム化比較試験が行われ，予後に差が認められなかった[57]．

2) 化学療法

■ 中リスクでは病変が子宮に限定されているが，高リスク同様遠隔転移の可能性があるとして，術後全身療法の有効性が検証されている．

■ 日本で行われたランダム化比較試験（JGOG2033）において，Stage IB 〜 IIIC の中リスク以上を対象に，術後全骨盤外部照射と CAP 療法を比較し，5 年生存率は全骨盤照射群で 85.9%，CAP 療法群で 87.1% と同等であった．さらに，high-to-moderate risk といわれる Stage IC，70 歳以上，かつ Grade 3，もしくは Stage II で腹水細胞診陽性，50% 以上の子宮筋層浸潤を有するカテゴリーにおいては，化学療法のほうが放射線療法よりも予後が良好であった[58]．この結果から，術後療法としての化学療法は，中リスク症例では放射線療法と同等あるいはそれ以上に有効である可能性があり，高リスク症例では化学療法のほうが有効であると考えられる．

■ その後，JGOG2043 試験として，術後再発中リスク以上の症例を対象として，AP 療法（ドキソルビシン＋シスプラチン）を対照とし，DP 療法（ドセタキセル＋シスプラチン），TC 療法（パクリタキセル＋カルボプラチン）の優越性を比較する 3 群の第 III 相ランダム化比較試験が行われ，2017 年 American Society of Clinical Oncology（ASCO）で発表された[59]．その結果，AP 療法に対する DP 療法，TC 療法の優越性は示されなかったが，DP 療法の無増悪生存期間が，他に比べ良好である傾向にあった（それぞれ 5 年無増悪生存率が 74.5%，80.5%，74.3%，P = 0.1246）．術後補助化学療法のレジメンとして，タキサン＋プラチナ系化学療法の有効性が示唆された．

3) 化学放射線療法

■ 中リスクに対し，化学療法と放射線療法の併用療法も試みられている．European Organization for Research and Treatment of Cancer（EORTC）と Nordic Society of Gynecological Oncology（NSGO）の研究では，Stage I 〜 IIIC の子宮体癌に対し，術後放射線療法単独と化学放射線療法の比較が行われ，無増悪生存期間の HR が 0.64（95% CI 0.41-0.99）と，化学放射線療法のほうが有効であった[60]．しかし，GOG258 試験において，TC 療法を対照群とし，CCRT（45Gy ± brachytherapy とシスプラチン）の後に TC 療法を行う群とを比較した第 III 相比較試験が行われ，2017 年 ASCO で発表された．その結果，骨盤内再発や腟再発は，CCRT 併用群のほうが低いものの，全体としての無再発生存期間や全生存期間においては，両群に差を認めなかった[61]．この結果から，必ずしも術後放射線療法を追加することの有効性は示されなかった．

2 高リスクに対する補助療法

- GOG122 試験として，III/IV 期術後症例（残存腫瘍径＜2cm）を対象に，AP 療法と全腹部照射（whole abdominal irradiation：WAI）によるランダム化比較試験が行われ，5 年無増悪生存率は 50％ vs. 38％，また 5 年全生存率は 55％ vs. 52％と，AP 療法が有意に改善した[62]．この試験の結果より，術後再発高リスク患者に対しては，術後放射線療法より化学療法のほうが好ましいと考えられる．ただし，治療関連死が AP 療法群で 96 例中 8 例（8％），全腹部照射群で 126 例中 5 例（4％）に認められており，毒性に注意する必要がある．

- 高リスクに対し，化学療法と放射線療法を組み合わせた集学的治療が試みられている[63]が，適切な化学療法のレジメンや，放射線療法との組み合わせについては未確立である．Gynecologic Oncology Group（GOG）において，Stage III，IV に対する術後補助療法として放射線療法後に AP 療法を行う群と，AP 療法にパクリタキセルを加える群とを比較した臨床試験が行われ，パクリタキセルによる生存期間の上乗せはなく，毒性を増すのみであった[64]．

- 欧米では歴史的経緯から放射線療法が用いられることが多いものの，日本では GOG122，JGOG2033，JGOG2043 試験の結果から，中リスク以上の症例に対し，術後補助化学療法が行われる．現時点では，補助化学療法として用いられるべきレジメンは AP 療法であると考えられるが，TC 療法もオプションであると考えられる．

AP 療法 ★★★[62]
シスプラチン
50mg/m² 静注 day 1
ドキソルビシン
60mg/m² 静注 day 1
3 週毎 6 サイクル

TC 療法 ★★[59]
パクリタキセル
180mg/m² 静注 day 1
カルボプラチン
AUC 6 静注 day 1
3 週毎 6 サイクル

2 進行再発子宮体癌に対する治療

1 化学療法

- 子宮体癌において有効な薬剤には，プラチナ系製剤のシスプラチン，アントラサイクリン系のドキソルビシン（アドリアマイシン）がキードラッグである．進行再発子宮体癌に対するドキソルビシン 60mg/m² 3 週毎投与と AP 療法（ドキソルビシン 60mg/m² ＋シスプラチン 50mg/m²）3 週毎投与を比較したランダム化比較試験では，AP 療法がドキソルビシン単剤療法に対し，奏効率 42％ vs. 25％であり，無増悪生存期間中央値が 5.7 か月 vs. 3.8 か月と有意にすぐれていた（GOG107 試験）[65]．また，ドキソルビシン 60mg/m² 4 週毎投与と AP 療法（ドキソルビシン 60mg/m² ＋シスプラチン 50mg/m²）4 週毎投与を比較したランダム化比較試験では，AP 療法がドキソルビシン単剤療法に対し，奏効率 43％ vs. 17％と有意にすぐれていた（EORTC55872 試験）[66]．これらから，AP 療法が再発進行子宮体癌における標準治療となった．

- 近年，タキサン系薬剤も注目されるようになり，単剤でパクリタキセル（250mg/m² 24 時間投与 3 週毎）は奏効率 35％[67)68]，ドセタキセル（70mg/m² 3 週毎）は奏効率 31％[68]と単剤での高い効果を示している．GOG177 試験において，AP 療法と TAP 療法（パクリタキセル 160mg/m² ＋ドキソルビシン 45mg/m² ＋シスプラチン 50mg/m² ＋ G-CSF 併用 3 週毎）のランダム化比較試験が行われ，TAP 療法が AP 療法に比べ，奏効率 57％ vs. 34％，無増悪生存期間中央値が 8.3 か月 vs. 5.3 か月，全生存期間中央値が 15 か月 vs. 12 か月と有意にすぐれていた[69]．しかし，TAP 療法による末梢神経障害の頻度が高く，また症状を有するうっ血性心不全を 131 例中 3 例に，治療関連死も 5 例に認められたことから，毒性ならびに耐用性の面で，TAP 療法は標準治療とはならなかった．

- 次いで，GOG163 試験において AP 療法と AT 療法（ドキソルビシン 50mg/m² ＋パクリタキセル 150mg/m² ＋ G-CSF 3 週毎）のランダム化比較試験が行われ[70]，奏効率 40％ vs. 43％，無増悪期間中央値が 7.2 か月 vs. 6 か月，全生存期間が 12 か月 vs. 13 か月と有意差を認めなかった．AT 療法ではパクリタキセルの 24 時間投与が必要であること，G-CSF サポートを必要とすることから，AT 療法が AP 療法にとって代わることにはならなかった．

- より副作用の軽度なパクリタキセル＋カルボプラチン（TC）療法の検討がなされ，第 II 相試験で奏

効率62%，無増悪生存期間中央値15か月，全生存期間25か月と良好な結果が得られた[71]．その後，GOG209試験が行われ，TAP療法に対するTC療法の非劣性が試みられた．その結果，奏効率がそれぞれ51%で，無増悪生存期間中央値（mPFS）13.5か月 vs. 13.3か月，生存期間中央値（mOS）40か月 vs. 37か月と差を認めず，TC療法のほうが毒性が低いとの結果が得られた[72]．この結果から，再発子宮体癌に対する標準治療はTC療法と考えられる．

TAP療法 ★★★ [69]
- シスプラチン
  - 50mg/m² 静注 day 1
- ドキソルビシン
  - 45mg/m² 静注 day 1
- パクリタキセル
  - 160mg/m² 静注 day 2
- 3週毎 7サイクル
- (G-CSF day 3〜12 使用)

AP療法 ★★★ [65]
- シスプラチン
  - 50mg/m² 静注 day 1
- ドキソルビシン
  - 40〜60mg/m² 静注 day 1
- 3週毎 6サイクル

TC療法 ★★★ [72]
- パクリタキセル
  - 175mg/m² 静注 day 1
- カルボプラチン
  - AUC 6 静注 day 1
- 3週毎 7サイクル

2 ホルモン療法

- いくつかのホルモン薬が，再発子宮体癌に対し用いられてきた．主な薬剤としては，メドロキシプロゲステロン酢酸エステル（medroxyprogesterone acetate：MPA），ヒドロキシプロゲステロンカプロン酸エステル（hydroxyprogesterone caproate），酢酸メゲステロール（megestrol acetate）がある．
- エストロゲン受容体（ER），プロゲステロン受容体（PgR）陽性症例が，ホルモン療法に反応する．プロゲステロン療法を受けた115例の進行子宮体癌を検討した報告では，PgRが陽性であった場合の奏効率は75%（42/56）であり，PgR陰性であった場合の奏効率はわずか7%（4/59）であった[73]．
- GOGにおいて，進行再発子宮体癌に対するMPAの有効用量の検討が行われ[69]，MPA 200mg/日（低用量）の投与群で25%の奏効率が得られたのに対し，1000mg/日（高用量）では奏効率が15%であった．また，低用量，高用量それぞれ無増悪生存期間中央値3.2か月 vs. 2.5か月，生存期間中央値11か月 vs. 7か月であり，1000mg/日が200mg/日にまさる効果を示さなかったことから，MPAは200mg/日投与が妥当との結論である[74]．

MPA療法 ★★★ [74]
- メドロキシプロゲステロン酢酸エステル（MPA）
  - 200mg/日 内服 連日

※コラム「標準治療のチェックに役立つウェブサイト」と文献は「③子宮頸癌」を参照．

(原野謙一)

III 各種がんの治療
10 婦人科がん
③ 子宮頸癌

疫学・診断

1 疫学・リスク因子

- 日本において子宮頸癌は，婦人科悪性腫瘍のなかで最も罹患率が高いがんである．2013年の罹患数は1万520人，2016年の死亡数は2710人である[1]．ヒトパピローマウイルス（human papilloma virus：HPV）の持続感染による疾患であるという概念が確立されつつある．
- 性行為を通じたHPVの感染（ほぼすべての女性が何らかのHPVに感染するとされる），感染の持続（感染が持続するのは10%以下），前癌病変（感染から通常5～10年かかる），浸潤癌への進行（感染から10年以上かかる）というプロセスを経て発症する．

2 予防

- HPVは性交渉により感染するため，他のがんと比べ発症する年代が若い世代にも及び，20代で発症するケースもある．したがって，20代からの定期検診は有効である．また性交渉の際コンドームを使用することも，ある程度予防につながる．
- HPVに感染してから異形成（前癌病変）を経て子宮頸癌を発症するまで，平均十数年以上の長期間を要するが，異形成は細胞診とHPV検査の併用による検診により，ほぼ確実に発見することが可能である．異形成は外科的治療でほぼ完治する．このため，子宮頸癌は定期的な検診受診で予防が可能といわれている．
- HPV感染予防のためのワクチンが開発されている．HPV 6・11・16・18型に対する4価のワクチンであるガーダシル®と，16・18型に対する2価のワクチンであるサーバリックス®が日本で承認されている．ガーダシル®については，1万2000人の15～26歳女性を対象としたプラセボ対照臨床比較試験で98%のHPV感染予防率を示した[75]．

ガーダシル®は4価ワクチンであり，子宮頸癌のみならず尖圭コンジローマの発症予防にも有効である．サーバリックス®については，1万8000人の15～25歳女性を対象としたプラセボ対照臨床比較試験で，前癌病変または上皮内癌の発症予防率93%と，高い頸癌発症の予防効果を示した[76]．

ヒトパピローマウイルスワクチン① ★★★ [76]
サーバリックス®
0.5mL/回　筋注　3回（初回，1か月後，6か月後）
対象：10歳以上女性．

ヒトパピローマウイルスワクチン② ★★★ [75]
ガーダシル®
0.5mL/回　筋注　3回（初回，2か月後，6か月後）
対象：9歳以上女性．

3 診断

1 スクリーニング

- 子宮頸部細胞診は，スクリーニング法として非常に有用である．感度約80%，特異度90%以上，陽性的中度75～95%，陰性的中度は99.8%である．浸潤癌になるほど感度が低下するため，臨床症状がみられる場合には，理学所見をあわせて判断する必要がある．

2 臨床症状

- 不正性器出血，性交後出血，異常帯下などがある．進行すると，水腎症に伴う腰背部痛，膀胱浸潤に伴う血尿，直腸浸潤に伴う血便などが出現する．

3 画像診断

- CT，MRI，超音波検査がステージングに有用である．ただし，子宮頸癌は発展途上国で多い疾患のため，FIGOステージングにおいては内診，膀胱鏡，子宮鏡，経静脈的尿路造影のみで行うことになっている．

4 検体検査

- 腫瘍マーカーはSCC，シフラ，CEAなどが用いられるが，腫瘍の存在診断，治療効果判定，増悪の診断ともに，腫瘍マーカー単独での有用性は示されていない．
- 確定診断は生検（コルポスコピー下，診断的円錐切除術）で行われる．

4 病期分類，病理分類

1 病期分類（ステージング）（日産婦2011, FIGO 2008）

Stage I：がんが子宮頸部に限局するもの（体部浸潤の有無は考慮しない）
IA：組織学的にのみ診断できる浸潤癌
　IA1：間質浸潤の深さが3mm以内で，縦軸方向の広がりが7mmを超えない
　IA2：間質浸潤の深さが3～5mmで，縦軸方向の広がりが7mmを超えない
IB：肉眼的に明らかな病巣を有するか，組織学的にIA期を超えるもの
　IB1：病巣が4cm以内のもの
　IB2：病巣が4cmを超えるもの

Stage II：がんが頸部を越えて広がっているが，骨盤腔または腟壁下3分の1には達しないもの
IIA：腟部浸潤が認められるが，子宮傍組織浸潤は認められない
　IIA1：病巣が4cm以内のもの
　IIA2：病巣が4cmを超えるもの
IIB：子宮傍組織浸潤を認める

Stage III：がん浸潤が骨盤壁まで達する，もしくは腟壁浸潤が下3分の1に達するもの
IIIA：腟壁浸潤は下3分の1に達するが，子宮傍組織浸潤は骨盤壁に達しないもの
IIIB：子宮傍組織浸潤が骨盤壁に達するか，明らかな水腎症，無機能腎を認めるもの

Stage IV：がんが小骨盤を越えて広がるか，膀胱，直腸の粘膜を侵すもの
IVA：膀胱，直腸の粘膜への直接浸潤があるもの
IVB：小骨盤腔を越えて他部位へ広がるもの

2 病理組織分類
- 扁平上皮癌：80%
- 腺癌：15%
- 腺扁平上皮癌：3～5%
- その他：小細胞癌など

治療

- 子宮頸癌では，手術療法，放射線療法が治療の中心となり，化学療法の適応は限られる．病期ごとの治療概略を，以下に示す．
- Stage 0：子宮頸部円錐切除術または単純子宮全摘出術
- Stage IA：準広汎子宮全摘出術
- Stage IB，II：広汎子宮全摘出術±放射線療法または同時化学放射線療法
- Stage III，IVA：同時化学放射線療法
- Stage IVB：緩和療法または全身化学療法

1 Stage IB，II

- 日本では広汎子宮全摘出術が推奨されるが，欧米では根治的放射線療法が，無病生存期間や全生存期間において手術療法と差がないとのエビデンス[77]から，手術療法と放射線療法は並列した選択肢とされている．これは，日本と欧米との手術法の違い，歴史的な背景による．このように手術主体の日本においては，腫瘍径の大きいStage IB～IIに対して，手術の根治性，安全性の観点から術前化学療法の有用性が検討されてきたが，現時点では予後改善効果は示されていない．
- まず，術前化学療法＋手術療法と放射線療法との比較では，5年生存率および5年無増悪生存率についてHR＝0.65，0.68と，術前化学療法＋手術療法がすぐれるというメタアナリシスがあるが[78]，術前化学療法＋手術と手術単独療法の比較としては，JCOG0102試験において，bulky I/II期に対する術前BOMP療法（ブレオマイシン＋ビンクリスチン＋マイトマイシンC＋シスプラチン）＋手術と手術単独の第III相比較試験が行われ，中間解析の段階で全生存期間において術前治療群が劣り，中止となった．この試験の問題点として，用いられた化学療法であるBOMP療法の奏効率が低かったこと，術前化学療法を4サイクル課していたのが長かったことが挙げられる．また，GOG141試験において，Stage IBに対する術前シスプラチン＋ビンク

リスチン療法を行う群と行わない群とを比較した第III相比較試験が行われたが、両群に差を認めず、術前化学療法の有用性は示されなかった[79]. さらに、インドの単施設で行われた、Stage IB〜IIBの扁平上皮癌患者を対象とし、術前TC療法の後に手術を行う群と同時化学放射線療法（concurrent chemoradiotherapy：CCRT）を行う群とを比較した第III相試験において、5年無再発生存率がそれぞれ69.3%、76.7%（HR＝1.38；95% CI 1.02-1.87, P＝0.038）で、CCRTのほうが予後を改善することが示された[80]. これらから、術前化学療法＋手術療法の有用性は確立していない.

- 術後骨盤リンパ節転移を有する場合、術後補助療法が推奨される. 術後補助療法として全骨盤照射がこれまで行われてきたが、その後術後補助療法としてCCRTの有効性を示す臨床試験が報告された. この試験では、広汎子宮全摘出術が施行されたStage IA2, IB, IIAで、骨盤リンパ節転移陽性あるいは子宮傍組織浸潤陽性、あるいは断端陽性が確認された268例を対象とし、全骨盤照射とCCRT（全骨盤照射＋シスプラチン＋フルオロウラシル）を比較した. CCRT群は放射線単独群に比較して、全生存期間、無増悪生存期間のいずれも予後を改善するとの結果が得られた[81].

FP療法＋放射線療法 ★★★[81]

放射線療法
　全骨盤照射　49.3Gy/29fr
FP療法（放射線照射1日目より同時に開始）
　シスプラチン
　　$70mg/m^2$　静注　day 1
　フルオロウラシル
　　$1000mg/m^2$　持続静注　day 1〜4
3週毎　4サイクル

2 Stage III, IVA

- 同時化学放射線療法（CCRT）が推奨される. これまでに多くの大規模ランダム化比較試験[82〜86]、メタアナリシス[87]が行われ、CCRTが無増悪生存期間、全生存期間を延長し、局所再発率、遠隔転移再発率を低下させることが示された. これらのエビデンスはbulky IB期よりIVA期までを対象にしているものが多く、したがってガイドラインでは、Stage IIBあるいは腫瘍径が4cmを超えるようなStage IBにもCCRTが考慮されると記載している.
- 化学療法のレジメンは、シスプラチンを含むレジメンが推奨される. これまでにシスプラチン単剤、シスプラチンとフルオロウラシルの併用などが試みられたが、GOG120試験ではシスプラチン単剤（$40mg/m^2$ 週1回 6サイクル）と、シスプラチン＋フルオロウラシル＋ハイドロキシウレア（シスプラチン $50mg/m^2$＋フルオロウラシル $4g/m^2$/96時間 4週毎2サイクル＋ハイドロキシウレア $2g/m^2$ 週2回 内服6週間）を比較したところ、両群で長期予後に差がなく血液毒性が併用群で有意に高頻度であったことから、シスプラチン単剤が標準治療と考えられている.

シスプラチン＋放射線療法 ★★★[83]

シスプラチン
　$40mg/m^2$　静注　day 1, 8, 15, 22, 29, 36
放射線療法
　全骨盤照射　1.8〜2.0Gy/回（計45〜50.4 Gy）
　腔内照射（高線量率）2〜4回分割（計12〜24Gy）

3 Stage IVB

- 孤発性の遠隔転移を認めるものから、全身転移を認め根治の望めないものまで含まれる. 前者に対しては、全身化学療法や転移病巣の手術療法、放射線療法が行われる. ただし、遠隔転移をきたした場合には根治は難しく、治療は化学療法による全身療法が選択される.
- 全身状態との兼ね合いから、緩和医療を検討することも必要である.

4 再発がん

- 再発部位（局所再発か遠隔再発か）、前治療としての放射線療法の有無、年齢、全身状態により治療戦略が異なる.
- 術後の骨盤内再発で、放射線治療が施行されていない場合には、放射線療法により約40%の5年生存率が得られる[88]. また、化学放射線療法[89)90]も試みられ、放射線療法と同等の効果が示されているが、直接比較した臨床試験はない.
- 放射線療法後の骨盤内再発に対しては、追加照射が困難なことから、切除可能なら骨盤除臓術、広汎子宮全摘出術などの手術療法を行うが、手術関連死が3〜5%と高く[91)92]、適応症例の検討が必要である. 切除不能の場合は化学療法が考慮されるが、放射線療法後の化学療法は効きにくい[92]とされており、緩和医療を選択することも視野に入れる必要がある.

- 骨盤外再発については，孤立性転移であれば切除可能なら切除が，切除不可能なら局所に対する放射線療法，同時化学放射線療法が行われる．多発転移をきたしたときは，全身状態が良好で臓器機能が保たれている場合には，全身化学療法が推奨される．ただし，化学療法が全生存期間の延長に寄与しているかは証明されておらず，主な目的は症状緩和，QOL 向上である．
- レジメンはシスプラチンを中心とした単剤または 2 剤併用療法が推奨される．シスプラチン単剤で 20〜30％の奏効率を示す一方，併用療法の研究もなされ，シスプラチン＋パクリタキセル併用療法（TP 療法）がシスプラチン単剤療法に比較して奏効率（36％ vs. 19％），無増悪生存期間（4.8 か月 vs. 2.8 か月）において良好であり，加えて QOL 低下がなく治療関連死に至る有害事象もなかった[93]．また，GOG204 試験において，TP 療法に対しシスプラチン＋ビノレルビン療法，シスプラチン＋ゲムシタビン療法，シスプラチン＋トポテカン療法の 4 群を比較した臨床試験が行われたが，全生存期間において 4 群間に有意差を認めず，奏効率，無増悪生存率，全生存期間いずれにおいても，TP 療法がすぐれる傾向にあった[94]．これらの結果から TP 療法の有効性が示されたが，シスプラチンによる腎毒性や悪心・嘔吐などの有害事象の観点から，より毒性の低いカルボプラチン＋カルボプラチン療法（TC 療法）の有効性が検討された．JCOG0505 試験において，TC 療法の TP 療法に対する非劣性を試みた第Ⅲ相比較試験が行われ，TC 療法の非劣性が証明された[95]．
- 血管新生阻害薬のベバシズマブの有効性が，近年明らかになった．GOG240 試験において，進行再発子宮頸癌に対し，化学療法にベバシズマブを上乗せすることの有効性，また非プラチナ系併用化学療法であるパクリタキセル＋トポテカン療法の有効性を検討する第Ⅲ相臨床試験が行われた．パクリタキセル＋トポテカン療法は，従来の TP 療法に対して優越性を証明することができなかったが，化学療法にベバシズマブを上乗せすることにより，無増悪生存期間，全生存期間のいずれも改善することが示された[96,97]．この結果から，TP 療法＋ベバシズマブ療法が進行再発子宮頸癌の標準治療と考えられる．

TP 療法 ★★★[94]

パクリタキセル
135mg/m² 24 時間持続点滴 day 1

シスプラチン
50mg/m² 1〜2 時間かけて静注 day 2

3 週毎 6 サイクル

TC 療法 ★★★[95]

パクリタキセル
175mg/m² 3 時間かけて静注 day 1

カルボプラチン
AUC 5 1 時間静注 day 1

3 週毎 6 サイクル

TP ＋ベバシズマブ療法 ★★★[96]

パクリタキセル
135mg/m² 24 時間持続点滴 day 1
または
175mg/m² 3 時間かけて静注 day 1

シスプラチン
50mg/m² 1〜2 時間かけて静注 day 1

ベバシズマブ
15mg/kg day 1

3 週毎

標準治療のチェックに役立つウェブサイト

海外

National Comprehensive Cancer Network (NCCN) のガイドライン
- 閲覧には簡単な会員登録が必要．
- 簡潔なフローチャート，詳細な説明が掲載されている．閲覧には会員であることが必要である（無料）．
- Ovarian cancer
- Endometrial Cancer (Uterine Neoplasms)
- Cervical Cancer

https://www.nccn.org/professionals/physician_gls/default.aspx

- 日本語のサイト

https://www2.tri-kobe.org/nccn/guideline/gynecological/index.html

American Society of Clinical Oncology (ASCO) のガイドライン
- evidence-based guideline であり，信頼性が高い．

https://www.asco.org/research-guidelines/quality-guidelines/guidelines/gynecologic-cancer

European Society for Medical Oncology (ESMO) のガイドライン
- ASCO 同様，evidence-base guideline であり，信頼性が高い．

https://www.esmo.org/Guidelines/Gynaecological-Cancers

国内

日本婦人科腫瘍学会の治療ガイドライン
- evidence-based guideline で，かつ日本の実情に合わせ作成されたガイドラインで，国外からの信頼性も高い．書籍での購入が基本であるが，部分的にはウェブサイトでの閲覧が可能．

https://www.jsgo.or.jp/guideline/index.html

文献

1) 国立がん研究センター　がん情報サービス．がん登録・統計．https://ganjoho.jp/reg_stat/statistics/stat/summary.html 2017.
2) N Engl J Med 2004; 351(24): 2519-29.
3) Tumour Biol 1992; 13(1-2): 18-26.
4) J Natl Cancer Inst 2004; 96(6): 487-8.
5) J Clin Oncol 2006; 24(1): 45-51.
6) J Clin Oncol 2003; 21(17): 3194-200.
7) J Natl Cancer Inst 2003; 95(17): 1320-9.
8) J Natl Cancer Inst 2004; 96(22): 1682-91.
9) Cancer 1986; 57(9): 1725-30.
10) Eur J Gynaecol Oncol 1997; 18(5): 343-8.
11) N Engl J Med 1996; 334(1): 1-6.
12) J Natl Cancer Inst 2000; 92(9): 699-708.
13) Lancet 2009; 374 (9698): 1331-8.
14) Lancet Oncol 2013; 14(10): 1020-6.
15) N Engl J Med 2011; 365: 2473-83.
16) J Clin Oncol 2007; 25(20): 2902-8.
17) Cancer 2001; 91(2): 371-7.
18) Gynecol Oncol 2004; 94(3): 630-5.
19) Ann Surg Oncol 1999; 6(4): 373-8.
20) N Engl J Med 2011; 365(26): 2484-96.
21) N Engl J Med 2016; 374(8): 738-48.
22) N Engl J Med 2006; 354(1): 34-43.
23) Oncologist 2008; 13: 403-9.
24) N Engl J Med 1996; 335(26): 1950-5.
25) J Clin Oncol 2001; 19(4): 1001-7.
26) Gynecol Oncol 2006; 103(3): 783-92.
27) Walker JL. A phase III clinical trial of bevacizumab with IV versus IP chemotherapy in ovarian, fallopian tube, and primary peritoneal carcinoma. Society of Gynecologic Oncology Annual meeting 2016; Abstract 6.
28) Lancet Oncol 2002; 3(9): 537-45.
29) Lancet 2003; 361(9375): 2099-106.
30) Ann Oncol 2005; 16(5): 749-55.
31) J Clin Oncol 2006; 24(29): 4699-707.
32) J Clin Oncol 2010; 28(20): 3323-9.
33) J Clin Oncol 2012; 30(17): 2039-45.
34) Lancet Oncol 2017; 18(6): 779-91.
35) J Clin Oncol 2008; 26(6): 890-6.
36) Ann Oncol 2004; 15(1): 100-3.
37) Gynecol Oncol 2006; 100(2): 412-6.
38) Ann Oncol 2000; 11(12): 1531-6.
39) J Clin Oncol 1998; 16(2): 405-10.
40) J Clin Oncol 2008; 26(19): 3176-82.
41) Br J Cancer 2004; 90(11): 2112-7.
42) J Clin Oncol 2014; 32(13): 1302-8.
43) Nat Rev Clin Oncol 2017; 14(5): 284-96.
44) Nat Biotechnol 2011; 29(5): 373-4.
45) N Engl J Med 2012; 366(15): 1382-92.
46) Lancet Oncol 2014; 15(8): 852-61.
47) Lancet Oncol 2017; 18(9): 1274-84.
48) Oncologist 2007; 12(5): 601-9.
49) J Clin Oncol 1999; 17(4): 1141.
50) Gynecol Oncol 2003; 89(3): 429-33.

51) J Natl Cancer Inst 1994; 86(7): 527-37.
52) Nat Rev Clin Oncol 2011; 8(5): 261-71.
53) Nature 2013; 497(7447): 67-73.
54) Lancet 2000; 355(9213): 1404-11.
55) Gynecol Oncol 2004; 92(3): 744-51.
56) BJOG 2007; 114(11): 1313-20.
57) Lancet 2010; 375(9717): 816-23.
58) Gynecol Oncol 2008; 108(1): 226-33.
59) Nomura H, Aoki, D., Michimae, H. et al. A randomized phase III trial of docetaxel plus cisplatin or paclitaxel plu carboplatin compared with doxorubicin plus cisplatin as adjuvant chemotherapy for endometrial cancer at high risk of recurrence: Japanese Gynecologic Oncology Group Study (JGOG2043). American Society of Clinical Oncology Annual Meeting 2017; Atstr #5503.
60) Eur J Cancer 2010; 46(13): 2422-31.
61) Matei D, Filiaci, V., Randall, M. A randomized phase III trial of cisplatin and tumor volume directed irradiation followed by carboplatin and paclitaxel vs. carboplatin and paclitaxel for optimally debulked, locally advanced endometrial carcinoma. American Society of Clinical Oncology Annual Meeting 2017; Abstr #5505.
62) J Clin Oncol 2006; 24(1): 36-44.
63) Gynecol Oncol 2007; 107(2): 285-91.
64) Gynecol Oncol 2009; 112(3): 543-52.
65) J Clin Oncol 2004; 22(19): 3902-8.
66) Ann Oncol 2003; 14(3): 441-8.
67) Gynecol Oncol 1996; 62(2): 278-81.
68) Br J Cancer 2005; 93(9): 999-1004.
69) J Clin Oncol 2004; 22(11): 2159-66.
70) Ann Oncol 2004; 15(8): 1173-8.
71) Gynecol Oncol 2008; 109(2): 250-4.
72) Miller DS FG, Mannel R, et al. Randomized Phase III Noninferiority Trial of First Line Chemotherapy for Metastatic or Recurrent Endometrial Carcinoma: A Gynecologic Oncology Group Study. The 2012 Society of Gynecologic Oncology Annual Meeting 2012; LBA2.
73) Acta Oncol 1989; 28(4): 561-6.
74) J Clin Oncol 1999; 17(6): 1736-44.
75) N Engl J Med 2007; 356(19): 1915-27.
76) Lancet 2009; 374(9686): 301-14.
77) Lancet 1997; 350(9077): 535-40.
78) Eur J Cancer 2003; 39(17): 2470-86.
79) Gynecol Oncol 2007; 106(2): 362-9.
80) J Clin Oncol 2018; 36(16): 1548-55.
81) J Clin Oncol 2000; 18(8): 1606-13.
82) N Engl J Med 1999; 340(15): 1137-43.
83) N Engl J Med 1999; 340(15): 1144-53.
84) J Clin Oncol 1999; 17(5): 1339-48.
85) J Clin Oncol 2002; 20(4): 966-72.
86) J Clin Oncol 2004; 22(5): 872-80.
87) Lancet 2001; 358(9284): 781-6.
88) Gynecol Oncol 1998; 70(2): 241-6.
89) Int J Gynecol Cancer 2004; 14(5): 860-4.
90) Ann Oncol 1999; 10(7): 803-7.
91) Lancet Oncol 2006; 7(10): 837-47.
92) J Clin Oncol 1998; 16(5): 1879-84.
93) J Clin Oncol 2004; 22(15): 3113-9.
94) J Clin Oncol 2009; 27(28): 4649-55.
95) K J Clin Oncol 2015; 33(19): 2129-35.
96) N Engl J Med 2014; 370(8): 734-43.
97) Lancet 2017; 390(10103): 1654-63.

(原野謙一)

III 11 泌尿器がん

① 膀胱癌

疫学・診断

1 疫学

1 罹患数・死亡数

- 尿路上皮癌は，腎盂癌，尿管癌，膀胱癌を含み，そのなかで膀胱癌の罹患数が最も多い．ただし，膀胱癌は，同じ尿路上皮をもつ他の尿路に同時性もしくは異時性に病変をもつ場合があり，注意が必要である．
- 「がんの統計」によると，日本の膀胱癌の死亡数は8432人（2016年）で年々増加傾向である．膀胱癌の罹患数は総数1万9001人（2013年）であり，男性1万4343人，女性4658人と，男性において約3倍である．また，年齢調整罹患率は男女ともに60歳代から増加し，40歳未満の若年では低いのが特徴である[1]．

2 リスク因子

- 膀胱癌のリスク因子として，喫煙，職業性発がん物質への曝露，膀胱内の慢性炎症，抗がん薬や放射線治療による二次性がんなどが挙げられる．
- 喫煙者は，非喫煙者に比べ4〜7倍，膀胱癌発生リスクが高い．喫煙誘因膀胱癌に関連すると考えられる化学物質は，aminobiphenylとその代謝物がある．
- さまざまな化学物質に曝露される職業において，尿路上皮癌の発生リスクが増加することが最初に知られたのは，1世紀以上前である．日本では，4種類の芳香族アミン類（benzidine, 2-naphthylamine, 4-aminobiphenyl, 4-nitrobiphenyl）の製造，使用，輸入が禁じられている．
- 膀胱内の慢性炎症としては，ビルハルツ住血吸虫症や慢性尿路感染症，膀胱留置カテーテルによる膀胱扁平上皮癌の発生リスク増加が知られている．
- 抗がん薬や，免疫抑制剤として使用されるシクロホスファミドの使用は，膀胱癌の発生リスクを増加させる[2)3)]．

3 予後

1) 筋層非浸潤性膀胱癌（pT1以下）

- WHO/ISUP分類（2004, 2016年）によるTa膀胱癌の5年無再発生存率は，papillary urothelial neoplasms of low malignant potential（PUNLMP）で98％，low gradeで93％である[4]．また，G3T1膀胱癌におけるがん特異的生存率は，transurethral resection（TUR）のみで77％（平均追跡期間71か月），TUR + bacillus Calmette-Guérin（BCG）膀胱内注入で90％（平均追跡期間60か月）であった[5]．

2) 浸潤性膀胱癌

- 病理的病期診断で膀胱筋層にとどまる場合（pT2）は，根治的膀胱全摘除術後の5年全生存率は約75％である．また，膀胱筋層より深達度がさらに深い場合（pT3〜4）では，根治的膀胱全摘除術後の5年全生存率は30〜50％である[6]．

3) 転移性膀胱癌

- 転移性膀胱癌の予後は極めて不良である．全身化学療法を行った場合の5年生存率は13〜15％であり，生存期間中央値は14〜15か月である[7]．

2 診断

1 検診（スクリーニング）

- 一般集団に対する単回血尿検査，反復血尿検査，排尿細胞診によるスクリーニングが，膀胱癌による死亡を減らすというエビデンスはなく，感度，特異度の点からも推奨されない．
- 以前に治療された膀胱癌患者の監視と管理において，膀胱鏡検査および膀胱洗浄/尿細胞診検査の実施は有効であることが示されている[8]．執筆時現在まで，環境的もしくは工業的曝露コホートによる膀胱癌のスクリーニングに関するランダム化比較試験は存在しない．

2 症状

- 膀胱癌の主な臨床症状は，血尿（無症候性肉眼的血尿，顕微鏡的血尿），膀胱刺激症状（頻尿，排尿時痛，残尿感など）である．

- 肉眼的血尿を有する患者の10〜20%が膀胱癌と診断されたという報告がある．これに対して，顕微鏡的血尿の患者における膀胱癌の発生頻度は低く，2〜3%と報告されている．
- 膀胱刺激症状は，膀胱癌の約3分の1に認められるとされており，carcinoma in situ（CIS）に伴うことが多いとされている．この理由として，膀胱容量の減少，排尿筋の過活動，膀胱三角部の浸潤，尿道や膀胱頸部の閉塞が考えられる．

3 病理組織分類

- 尿路上皮癌：頻度に地域差が存在する．欧米では90%以上が尿路上皮癌であるが，東欧，アフリカ，アジアではその頻度が比較的減少する．
- 扁平上皮癌：一般的に全膀胱癌の6〜8%が扁平上皮癌といわれているが，東アフリカや中東地域などビルハルツ住血吸虫の感染率が高い地域では，全膀胱癌の75%が扁平上皮癌である．
- 腺癌：全膀胱癌の2%が腺癌といわれている．発症部位が膀胱頂上部である場合は，尿膜管癌との鑑別が必要である．

4 病期分類（ステージング）（AJCC 第8版，2017）

1 TNM 分類

原発巣腫瘍（T）
TX　原発腫瘍の評価が不可能
T0　原発腫瘍を認めない
Ta　乳頭状非浸潤癌
Tis　上皮内癌（CIS）
T1　上皮下結合組織に浸潤
T2　固有筋層に浸潤
　T2a　固有筋層の浅層に浸潤（内側1/2）
　T2b　固有筋層の深層に浸潤（外側1/2）
T3　膀胱周囲脂肪組織に浸潤
　T3a　顕微鏡的浸潤
　T3b　肉眼的浸潤
T4　周囲臓器に浸潤
　T4a　前立腺間質・精嚢・子宮・腟に浸潤
　T4b　骨盤壁・腹壁に浸潤

領域リンパ節（N）
NX　リンパ節の評価不能
N0　リンパ節に転移を認めない
N1　小骨盤内の1個の領域リンパ節に転移あり
N2　小骨盤内の多数のリンパ節に転移あり
N3　総腸骨リンパ節に転移あり
※小骨盤（下腹・閉鎖・外腸骨・前仙骨）

遠隔転移（M）
M0　なし
M1　あり
　M1a　総腸骨動脈を越える遠隔リンパ節転移
　M1b　リンパ節以外の遠隔転移

2 病期分類

Stage	T	N	M
0a	Ta	N0	M0
0is	Tis	N0	M0
I	T1	N0	M0
II	T2a	N0	M0
	T2b	N0	M0
IIIA	T3a, T3b, T4a	N0	M0
	T1, T2, T3, T4a	N1	M0
IIIB	T1, T2, T3, T4a	N2, N3	M0
IVA	T4b	Any N	M0
	Any T	Any N	M1a
IVB	Any T	Any N	M1b

5 組織異型度（Grade）

- 1973年に作成されたWHO分類が2004年に改訂された．これにより，低悪性度乳頭状尿路上皮新生物（papillary urothelial neoplasm of low malignant potential：PUNLMP）と，low-grade papillary urothelial carcinoma, high-grade papillary urothelial carcinomaの3分類とされたが，1973年版の分類もいまだによく使用されている（表1）[9]．なお，2016年にもWHO分類の改訂があったが，Grade 1〜3に相当する組織異型度分類の変更はなかった．

表1　組織異型度分類（NCCN ガイドライン ver.4, 2019）[9]

WHO1973	WHO2004・WHO2016
Grade 1	Papillary urothelial neoplasm of low malignant potential（PUNLMP）
Grade 1	低悪性度の尿路上皮癌
Grade 2	低悪性度から高悪性度の尿路上皮癌
Grade 3	高悪性度の尿路上皮癌

表2 筋層非浸潤膀胱癌の病理所見別の再発・進展リスク[10]

	5年再発率	95% CI	5年生存率	95% CI
TaG1	2.4%	(0.76〜4.1)	0.87%	(0〜1.9)
TaG2 or T1G1	7.0%	(4.4〜9.6)	3.6%	(1.7〜5.6)
TaG3 or T1G2	15.2%	(9.6〜20.8)	7.1%	(3.1〜11.2)
T1G3	18.9%	(13.6〜24.4)	11.5%	(6.9〜16.0)

6 再発・進展リスク分類

- European Organization for Research and Treatment of Cancer (EORTC) は，2600人の患者情報，以下の6つのリスク因子をもとに，筋層非浸潤性膀胱癌の再発と進展リスク予想ツールを開発した．
- 再発歴（初発，再発［1年以内の再発が1個/それ以上］）
- 腫瘍数（単発，多発［2〜7個/8個以上］）
- 腫瘍サイズ（3cm未満/以上）
- T分類（Ta/T1）
- CISの有無
- 組織異型分類（WHO 1973［G1/G2/G3］）
- このツールはEORTCのサイトより無料でダウンロード可能であるため，活用してほしい（http://www.eortc.be/tools/bladdercalculator/default.htm：QRコード）．また，腫瘍の深達度，組織異型度ごとの再発率，進展率を表2に示す．

治療

1 筋層非浸潤性膀胱癌

- 筋層非浸潤性膀胱癌（Ta, T1, Tis）の初回治療は，経尿道膀胱腫瘍切除（transurethral resection of bladder tumor：TURBT）と電気凝固術が一般的である．TURBTは，腫瘍の診断，ステージング，治療としての意味がある．TURBT後も再発率は高く，そのため，TURBTで得られた腫瘍の深達度，組織異型度，サイズ，単発か多発かなどの情報をもとに，再発リスク，進展リスクを決定したうえで，リスクごとの治療選択が必要である．

1 Ta, low-grade に対する治療

TURBT ★★

TURBT後の膀胱内抗癌剤即時（24時間以内）単回投与 ★★ [11]

- Ta, low-grade 膀胱癌であっても，再発のリスクは依然高い．13のランダム化比較試験を解析に含むメタアナリシスでは，Ta, T1 膀胱癌に対するTURBT後の即時単回抗がん薬投与により，13%（56%から43%に）の再発リスク減少（HR = 0.65；95% CI 0.58-0.74, $p < 0.001$）報告した[11]．この試験では，抗がん薬としてエピルビシン，マイトマイシンC，ピラルビシン，チオテパが使用されており，チオテパ以外は再発リスク減少に寄与しその効果は同程度であるとされている．TURBT施行後24時間以内に抗がん薬（免疫療法は推奨されない）の膀胱内単回投与が推奨される．

2 Ta, high-grade に対する治療

TURBT ★★

再 TURBT ★★

TURBT後の膀胱内BCG投与 ★★ [12][13]

- このカテゴリーの膀胱癌は，再発やさらなる浸潤進展のリスクが高い．初回のTURBTにて筋層が含まれない場合，20〜40%の患者で残存腫瘍もしくは未確認の筋層浸潤が存在する．このため，初回TURBTで不完全切除な場合や，筋層が含まれていない場合は，再TURBTを行うことが推奨される．
- TaもしくはT1腫瘍に対するTURBT後のBCGの膀胱内投与は，再発を低下させることが示されている．585人の症例，6つのランダム化比較試験を含むメタアナリシスでは，TURBT + BCG膀胱内投与が，TURBT単独に比べ，有意に12か月後の再発率を低下させることを示している（OR = 0.30；95% CI 0.21-0.43）[12]．またBCGとマイトマイシンCの効果を比較したメタアナリシスでは，再発率の低下において，BCGの優越性が有意に示された（OR = 0.56；95% CI 0.38-0.84, $p = 0.005$）[13]．BCGとエピルビシン，BCG単独とBCG＋インターフェロンαを比較する研究が複数行われているが，執筆時現在でBCG単独を上回るレジメンはない．

3 T1に対する治療

TURBT →再TURBT ★★★
上記後の膀胱内 BCG 投与 ★★★
BCG 不応後の膀胱全摘除術 ★★

- 初回TURBTでT1腫瘍と診断された場合，4〜6週間後の再TURBTは無再発生存率を37%から74%に改善するという前向きランダム化比較試験の報告がある[14]．T1腫瘍の再発率は高く，初回TURBTで不完全な切除であった場合や，筋層が含まれていない場合，リンパ脈管系への浸潤を認める場合はNational Comprehensive Cancer Network（NCCN）ガイドライン（ver.4, 2019）では再TURBTが強く推奨されている[9]．
- T1腫瘍の残存があった場合，TURBT後の膀胱内BCG投与が推奨される．T1腫瘍のうち，多発，上皮内癌（CIS）病変あり，リンパ脈管系への浸潤，micropapillary tumor，BCG既治療は特に再発リスクが高い．T1腫瘍に対するTURBT＋膀胱内BCG投与の5年生存率は70%と報告されており，これは膀胱全摘除術の成績と同等である．このため，膀胱全摘除術の適応は，TURBT＋膀胱内BCG投与後早期に再発した症例に限られている．

4 Tisに対する治療

TURBT ★★
膀胱内 BCG 投与 ★★ [15]

- Tisはhigh-grade病変であり，筋層浸潤性膀胱癌の前病変と考えられており，TURBT後の膀胱内BCG投与が標準治療である．Tisの患者700人のメタアナリシスにおいて，BCGの膀胱内投与は，マイトマイシンCの膀胱内投与と比べ，完全奏効率で68% vs. 51%（OR = 0.53, p = 0.0002），中央値3.6年のフォローアップにおける無病割合が47% vs. 26%（OR = 0.41, p < 0.0001）とすぐれていた[15]．

2 筋層浸潤膀胱癌（Stage II），もしくは局所浸潤性膀胱癌（Stage III）

1 根治的膀胱全摘除術

- Stage IIもしくはIIIの膀胱癌に対する標準治療は，根治的膀胱全摘除術である．根治的膀胱全摘除術は，男性では膀胱，前立腺，精嚢を，女性では膀胱，子宮，膣前壁，尿道を摘除する．男性の尿道切除は，尿道再発リスクの高い場合に行う．

2 骨盤内リンパ節郭清術

- 骨盤内リンパ節郭清術は，根治的膀胱全摘除術の一部として一般的に行われている．リンパ節郭清の範囲を広げることが生存率の向上にかかわるかについては，十分な根拠がない．リンパ節郭清の個数が生存率にかかわるという報告もあるが[16]，手術の質の差を表しているだけの可能性もある．このため，リンパ節郭清の範囲や摘出個数に関する標準化は行われていないのが現状である[17]．

3 TURBT，膀胱部分切除

- T2以上の膀胱癌は，根治的膀胱全摘出術が標準治療であり，TURBT単独や膀胱部分切除単独による姑息的手術は，患者の全身状態が不良など種々の理由で根治的膀胱全摘除術や集学的膀胱温存治療が適応にならない患者で適応となる．

4 術前化学療法

MVAC 療法 ★★★ [18] [19]
メトトレキサート
$30mg/m^2$ 静注 day 1, 15, 22
ビンブラスチン
$3mg/m^2$ 静注 day 2, 15, 22
ドキソルビシン
$30mg/m^2$ 静注 day 2
シスプラチン
$70mg/m^2$ 静注 day 2
4週毎 3サイクル

- 尿路上皮癌は，シスプラチンを基盤とした抗がん薬治療の感受性が高く，周術期化学療法の開発が進められてきた．Medical Research CouncilとEuropean Organisation for Research and Treatment of Cancer（EORTC）の共同で実施されたランダム化比較試験では，T2〜T4a N0〜NX M0と診断された膀胱癌を対象に，術前化学療法CMV（シスプラチン＋メトトレキサート＋ビンブラスチン）3サイクル（491人）と，局所治療のみ（485人）が比較された．局所治療は，それぞれの施設で根治的膀胱全摘除術か放射線治療か選択することが可能であった．病理学的完全奏効率は36%と高かったが，3年生存率は55.5% vs. 50%（p = 0.075）と統計学的に有意差を認めなかった[18]．しかしながら，その後の長期追跡調査の結果，10年生存率36% vs. 30%（HR = 0.84；95% CI 0.72-0.99, p = 0.037）と，統計学的に有意に術前のCMV療法が生存を改善させることが示された[19]．

- INT0080 試験では，T2〜T4a N0 M0 の膀胱癌 317 人を対象に，術前化学療法 MVAC（メトトレキサート＋ビンブラスチン＋ドキソルビシン＋シスプラチン）3 サイクルと根治的膀胱全摘除術単独がランダム化比較された．主要評価項目である全生存期間中央値は 77 か月 vs. 46 か月（p = 0.06），5 年生存率は 57% vs. 43%（p = 0.06）と，統計学的に有意に近い値が得られた．術前化学療法は，死亡とも術後合併症とも関連を示さなかった[20]．
- 11 のランダム化比較試験に登録された 3005 症例のメタアナリシスでは，局所治療単独に比べ，シスプラチンを基盤とした術前化学療法が，死亡リスクを 14% 低下させ，5 年生存率を 5% 向上させることが示された[21]．
- これらの試験の結果，Stage II，III の膀胱癌に対するシスプラチンを基盤とした術前化学療法が，標準治療と考えられている．また，最も広範に研究され，最大の有益性を示したレジメンは MVAC 療法と CMV 療法であり，GC 療法（ゲムシタビン＋シスプラチン）など最新のレジメンがこの設定でこれらのレジメンと同等であることを実証した臨床試験データはない．

5 術後化学療法

- 術前化学療法に対して術後化学療法の利点は，化学療法実施前に，病理学的に正確なステージングが行われているため，化学療法の利益があると思われる症例をより正確に選択できる可能性があることである．また，化学療法の感受性が低かった場合，根治的膀胱全摘除術の時期を逸するリスクを減少することも利点である．しかしながら，術前化学療法と術後化学療法を直接比較した臨床試験は存在しない．
- 術後化学療法と局所療法のみを比較したランダム化試験がいくつか存在するが，症例集積の遅延による早期終了など，統計的に検出力が不十分な試験となっている．2013 年に行われたメタアナリシスでは，死亡リスクを 23% 減少し（HR = 0.77；95% CI 0.59-0.99，p = 0.049），無再発生存率を 34% 減少する（HR = 0.66；95% CI 0.45-0.91，p = 0.014）と報告された[22]．特にリンパ節転移陽性症例での無再発生存率はより大きな利益になる（p = 0.01）．一方，pT3〜T4 あるいは N＋M0 症例を対象とし，術後早期に 4 サイクルの化学療法を行う群と再発後に 6 サイクルの化学療法を行う群にランダム化した臨床試験では，5 年無再発生存率は 47.6% vs. 31.8%（p < 0.0001）と早期治療でよい成績であったが，主要評価項目である全生存率の改善はなかった（adjusted HR = 0.78；95% CI 0.56-1.08，p = 0.13）[23]．このように，術後化学療法は一定の効果は認めるものの，エビデンスは不十分である．

6 膀胱温存療法

- T2，T3 膀胱癌の限られた患者に対して，膀胱部分切除，化学放射線療法などの集学的治療にて，膀胱温存療法が行われることがある．ただし，ランダム化比較試験で根治的膀胱全摘除術との優劣を比較した研究はなく，あくまでもオプションである．

3 転移性膀胱癌

1 ファーストライン抗がん薬

GC 療法 ★★★[24]

ゲムシタビン
1000mg/m² 静注 day 1, 8, 15
シスプラチン
70mg/m² 静注 day 2

4 週毎

High-dose MVAC 療法 ★★★[25]

メトトレキサート
30mg/m² 静注 day 1
ビンブラスチン
3mg/m² 静注 day 2
ドキソルビシン
30mg/m² 静注 day 2
シスプラチン
70mg/m² 静注 day 2
G-CSF
240μg/m² 皮下注 day 4〜10 好中球 3000/mm³ を超えたら中止

2 週毎

カルボプラチン＋ゲムシタビン療法 ★★[26]
〈シスプラチン不適格症例の代替レジメン〉

ゲムシタビン
1000mg/m² 静注 day 1, 8
カルボプラチン
AUC 4.5 静注 day 1

3 週毎

- 進行期または転移性膀胱癌に対する抗がん薬治療として，長年，MVAC 療法が標準治療とされてきた．

MVAC療法の毒性は，主に好中球減少，血小板減少，口腔粘膜炎，悪心・嘔吐，発熱性好中球減少であり，その弱点を克服し効果を高める試みがなされた．GC療法とMVAC療法を比べたランダム化第III相試験の結果，GC療法はMVAC療法と比較して同等の奏効率（49% vs. 46%），無進行期間中央値（time to progression：TTP）（7.4か月 vs. 7.4か月，HR＝1.05；95% CI 0.85-1.30, p＝0.66），全生存期間中央値（13.8か月 vs. 14.8か月，HR＝1.04；95% CI 0.82-1.32, p＝0.75）という結果であった．また，GC療法はMVAC療法と比較して，好中球減少や感染症の面で安全性がすぐれていた[24]．

- High-dose MVAC療法は，MVAC療法のメトトレキサートとビンブラスチンの強度を減じ，シスプラチンとドキソルビシンの強度を増強し，G-CSFを予防的に用いて2週間隔で治療を行うレジメンである．ランダム化第III相試験で，High-dose MVAC療法はMVAC療法と比較して当初の統計学的設定では生存延長は示されなかった[25]．しかしながら，長期経過観察後の全生存期間中央値で良好な成績であり（15.1か月 vs. 14.9か月，HR＝0.76；95% CI 0.58-0.99, p＝0.042），完全奏効率の向上（21% vs. 9%）や無増悪生存期間の延長（中央値 9.5か月 vs. 8.1か月，HR＝0.73；95% CI 0.56-0.95, p＝0.017）を認めたこと，Grade 3以上の白血球減少（20% vs. 62%）や口腔粘膜炎（10% vs. 17%），発熱性好中球減少症（10% vs. 26%）の減少が得られたことは評価に値する[27]．これらの結果から，High-dose MVAC療法はNCCNガイドラインにおいてGC療法と同様にカテゴリー1の推奨が得られている．

- GC療法の原法はゲムシタビン $1000mg/m^2$ をday 1, 8, 15に，シスプラチン $70mg/m^2$ をday 2に投与し，28日（4週）を1サイクルとしている．しかしながら，前述の試験においても，高度の血液毒性によるゲムシタビンの投与スケジュール変更が全サイクルの36%に認められ，そのうち最も多かった変更が，day 15のゲムシタビンの投与中止であった[21]．後向き研究ではあるが，3週毎投与（ゲムシタビン $1000mg/m^2$ をday 1, 8に，シスプラチン $70mg/m^2$ をday 2に投与）と原法である4週毎投与を比較した試験では，全生存期間に統計学的に有意な差を認めず（HR＝1.15；95% CI 0.83-1.59, p＝0.40），5年生存率，奏効率も同様に有意な差を認めなかった．Grade 3〜4の好中球減少，血小板減少の発症は，3週毎投与で有意に少なく，ゲムシタビンの相対的用量強度（relative dose intensity：RDI）は3週毎投与で高い傾向にあった（96% vs. 80.7%）[28]．これらの2つの投与方法をランダム化比較した試験はないが，実臨床において，day 15のゲムシタビンが中止され，用量強度（dose intensity）が保たれなくなることは多く経験する．このような場合，3週毎投与への変更を代替案として検討する余地はあるといえる．

- 上記のように，転移性膀胱癌に対する一次治療（ファーストライン）の標準治療は，シスプラチンを含む併用療法である．しかしながら，膀胱全摘出後の影響による腎機能低下，performance status（PS）不良，高齢など，シスプラチンが使用できないもしくは使用しづらい状況が時折ある．EORTC30986試験は，このような症例を対象とした，MCAVI（カルボプラチン＋メトトレキサート＋ビンブラスチン）療法とカルボプラチン＋ゲムシタビン療法のランダム化比較試験である．奏効率30.3% vs. 41.2%（p＝0.08），全生存期間中央値8.1か月 vs. 9.3か月（p＝0.64）と両群に統計学的有意な差はなく，重症の急性毒性は21.2% vs. 9.3%とMCAVI療法が多い傾向にあった[26]．この試験の全生存期間中央値は，GC療法（14か月）やMVAC療法（15.2か月）と比べ短く[7]，そもそもシスプラチン・レジメンとカルボプラチン・レジメンを比較したものではないため，カルボプラチンを安易にシスプラチンの代替とすることは厳に慎むべきである．ただし，シスプラチン不適格症例に限った場合，カルボプラチン＋ゲムシタビンはGC療法の代替として考慮されるレジメンといえる．

2 セカンドライン抗がん薬

ペムブロリズマブ療法[29] ★★★

ペムブロリズマブ
200mg/body　静注　day 1

3週毎

- 膀胱癌は，プラチナ製剤を基盤としたファーストライン抗がん薬治療に反応性を示すが，そのほとんどが腫瘍増悪をきたす．二次治療（セカンドライン）抗がん薬治療として，vinflunine（ビンフルニン）は唯一best supportive care（BSC）に対する生存の改善を評価したランダム化第III相試験が存在する薬剤であるが，生存期間中央値は，6.9か月 vs. 4.6か月（HR＝0.88；95% CI 0.69-1.12, p＝0.287）と，有意な改善は示せなかった[30]．また，タキサン系薬剤の第II相試験が多く行われ，奏効率10〜

20%，無増悪生存期間中央値2～3か月，全生存期間中央値6～9か月と報告されている．
- ペムブロリズマブは，programmed death-1 (PD-1) 阻害薬で，プラチナ系薬剤を含む一次治療後に進行した尿路上皮がん症例において，主治医選択の化学療法（vinflunine，パクリタキセル，ドセタキセルのいずれか）と比較したランダム化第 III 相試験が行われた．主要評価項目の生存期間中央値は 10.3 か月 vs. 7.4 か月（HR = 0.73；95% CI 0.59-0.91，p = 0.002）であり，ペムブロリズマブの優越性が示された．また，安全性の面でも Grade 3～5 の有害事象の割合は 15.0% vs. 49.4% でありペムブロリズマブ群ですぐれていた[29]．
- 現在，PD-ligand 1 (PD-L1) 阻害薬のアテゾリズマブのランダム化第 III 相試験や，ペムブロリズマブと同じ PD-1 阻害薬のニボルマブ，cytotoxic T-lymphocyte antigen 4 (CTLA-4) 阻害薬のイピリムマブなどの単剤あるいは併用療法，またファーストラインでの検討も行われており，今後数年の間に標準治療が目まぐるしく変化する可能性がある．

標準治療のチェックに役立つウェブサイト

海外

National Comprehensive Cancer Network (NCCN) のガイドライン
- 閲覧には簡単な会員登録が必要．
- 最新のエビデンスが反映され年に複数回の改訂がある．
- Bladder Cancer

 https://www.nccn.org/professionals/physician_gls/default.aspx

- 日本語のサイト

 https://www2.tri-kobe.org/nccn/guideline/urological/index.html

American Society of Clinical Oncology (ASCO) のガイドライン
- 泌尿器腫瘍の特定の対象に対するエビデンスのレビューを参照することができる．

 https://www.asco.org/research-guidelines/quality-guidelines/guidelines/genitourinary-cancer

European Society for Medical Oncology (ESMO) のガイドライン
- 科学的なエビデンスやエキスパートによるコンセンサスをもとに数年に1回改訂される．

 https://www.esmo.org/Guidelines/Genitourinary-Cancers

国内

Minds ガイドラインライブラリ
- 各団体の作成する国内の診療ガイドラインを集めたサイト．

 https://minds.jcqhc.or.jp/medical_guideline/guideline_list?current_page=7

文献

1) Jpn J Clin Oncol 2015; 45(9): 884-91.
2) J Natl Cancer Inst 1995; 87(7): 524-30.
3) N Engl J Med 1988; 319(13): 871.
4) Eur Urol Focus 2019; 5(3): 457-66.
5) Urology 2001; 58(4): 551-6.
6) J Urol 2005; 174(1): 103-6.
7) J Clin Oncol 2005; 23(21): 4602-8.
8) Br J Urol 1993; 72(6): 893-6.
9) National Comprehensive Cancer Network (NCCN) guidelines. www.nccn.org
10) Eur Urol 2016; 69(1): 60-9.
11) Eur Urol 2016; 69(2): 231-44.
12) Cochrane Database Syst Rev 2000; (4): CD001986.
13) J Urol 2003; 169(1): 90-5.
14) J Urol 2006; 175(5): 1641-4.
15) J Urol 2005; 174(1): 86-91; discussion 91-2.
16) J Clin Oncol 2004; 22(14): 2781-9.
17) Cancer 2006; 107(10): 2368-74.
18) Lancet 1999; 354(9178): 533-40.
19) J Clin Oncol 2011; 29(16): 2171-7.
20) N Engl J Med 2003; 349(9): 859-66.
21) Lancet 2003; 361(9373): 1927-34.
22) Eur Urol 2014; 66(1): 42-54.
23) Lancet Oncol 2015; 16(1): 76-86.
24) J Clin Oncol 2000; 18(17): 3068-77.
25) J Clin Oncol 2001; 19(10): 2638-46.
26) J Clin Oncol 2012; 30(2): 191-9.
27) Eur J Cancer 2006; 42(1): 50-4.
28) Acta Oncol 2008; 47(1): 110-9.
29) N Engl J med 2017; 376(11): 1015-26.
30) J Clin Oncol 2009; 27(27): 4454-61.

（近藤千紘，三浦裕司，尾崎由記範，田辺裕子，高野利実）

III 各種がんの治療

11 泌尿器がん

② 前立腺癌

疫学・診断

1 疫学

❶ 罹患数・死亡数

- 前立腺癌の世界における罹患数は約110万人,死亡数は約30万7000人(2012年)であり,男性で2番目に多いがんとされる[1].
- 日本における罹患数は7万4861人(2013年),死亡数は1万1803人(2016年)であり,全がん死亡の3.05%を占める.
- 年齢階級別罹患率・死亡率は50歳代後半から高齢になるにつれて増加する[2].
- 全がん死亡に占める割合,罹患率,死亡率は,85歳以上の高齢者でピークに達する.
- 世界における罹患率は国や地域により50倍以上もの差がついているが,これはprostate specific antigen(PSA)スクリーニングの普及による差異が大きい.米国では1990年代よりPSAスクリーニングが普及し,その結果前立腺癌の発見が多くなったという事実がある.ただし,それによって前立腺癌による死亡率が減少したか否かに関してはいまだに見解が分かれている.

❷ スクリーニング

- 米国ではPSAスクリーニングの普及により早期の前立腺癌の発見が増え,早期症例に対する前立腺全摘術や放射線療法が多く行われるようになった.しかしながら,それによる過剰な治療や生検による合併症などが問題視され,かつスクリーニングによる生存期間延長効果が不明瞭であった.そこで,PSAスクリーニングの有用性を検証した2つの大規模ランダム化比較試験が,欧州と米国で行われた.
- European Randomized Study of Screening for Prostate Cancer(ERSPC)による試験では,50〜74歳までの男性18万2160人が,平均4年に一度のPSAスクリーニング施行群とスクリーニングを規定しないコントロール群に割り付けされた[3].追跡期間中央値が13年に達した時点で,スクリーニング群で有意に前立腺癌特異的死亡率の低下がみられた(HR = 0.79;95% CI 0.69-0.91, p = 0.001)[4].全死亡率には有意差がなかった(HR = 1.00;95% CI 0.98-1.02, p = 0.82).1人の前立腺癌死亡を防ぐのに必要なスクリーニング対象数は,781人(95% CI 490-1929),前立腺癌診断数は27人(95% CI 17-66)であった.また,PSAスクリーニングによる利益は,過剰診断や治療などに伴う質調整生存年(quality adjusted life years:QALY)の低下により,小さくなる可能性が報告された[5].
- United States Prostate, Lung, Colorectal and Ovarian Cancer(PLCO)Screening trialでは,55歳から74歳までの男性7万6693人が,年に一度のPSA測定・直腸診によるスクリーニング群と通常のフォロー群に割り付けされた.ERSPCの結果と異なり,追跡期間が7年に達した時点でのスクリーニングによる有意な前立腺癌特異的死亡数低下は認めなかった(死亡数:スクリーニング群50人,コントロール群44人, RR = 1.13)[6].その後の長期フォローにおいても,前立腺癌特異的死亡率や全死亡率に有意差はみられなかった[7].この試験ではコントロール群でもPSA検査が比較的多く行われていることが判明し,PSAスクリーニングの効果が正確には検証できていないとする見方もある.
- これらのランダム化比較試験を含むいくつかのメタアナリシスにおいては,いずれもPSAスクリーニングにより前立腺癌の診断率は上昇するが(RR = 1.46;95% CI 1.21-1.77),前立腺癌特異的死亡率は低下しない(RR = 0.88;95% CI 0.71-1.09)という結果であった[8,9].
- 以上より,PSAスクリーニングの有用性については執筆時現在では議論の余地がある.American Urological Association(AUA)のガイドラインでは,55〜69歳に対しては,リスクとベネフィットを伝えたうえで,意思決定を行うことを推奨している[10].U.S. Preventive Services Task Force(USPSTF)は,2012年にいかなる年齢層に対してもPSAス

クリーニングは行うべきでない（推奨 Grade D）としたが[11]，2017 年には，前立腺癌死亡に対するわずかな潜在的なベネフィットがあるとして，55 〜 69 歳に対しては，リスクとベネフィットを共有したうえで，意思決定を行うことを推奨した（推奨 Grade C）[12]．国内のガイドラインでは，死亡率減少効果がいまだ確定していないため，集団を対象とした対策型検診として実施することは推奨されていない．個人を対象とした任意型検診として実施される場合には，死亡率減少効果がなお確定していないこと，利益の可能性と，過剰診断を含む不利益について適切に説明する必要がある．適切な説明に基づく受診については，個人の判断に委ねられる（推奨 Grade I）[13]．また，人種的や家系的に前立腺癌の頻度が高い対象などに絞って PSA スクリーニングを行う意義はあるかもしれない．

3 リスク因子

- 前立腺癌の確立したリスク因子は，年齢（高齢者），人種（黒人），家族歴のみである．年齢については，39 歳以下の臨床的に問題となる前立腺癌は極めてまれで，40 歳から増加してくる．さらに，PSA スクリーニングの普及により，無症状の前立腺癌の罹患率が判明しつつある．報告にもよるが，20 〜 30 歳では 2 〜 8 ％．31 〜 40 歳では 9 〜 31 ％．41 〜 50 歳では 3 〜 43 ％．51 〜 60 歳では 5 〜 46 ％．61 〜 70 歳では 14 〜 70 ％．71 〜 80 歳では 31 〜 83 ％．81 〜 90 歳では 40 〜 73 ％とされ[14]，寿命に関係のない前立腺癌も多く，しばしば「天寿がん」ともいわれるゆえんである．食事や栄養素に関して現状では確立された要因はないが，動物性脂肪やマルチビタミン，葉酸，亜鉛，カルシウム，ビタミン D の摂取は前立腺癌のリスクを高め，野菜や大豆，コーヒー，セレン，ビタミン E の摂取はリスクを低めることが示唆されている．

4 予後

- 前立腺癌の予後を一般的に論じるのは困難である．後述する低リスク群の患者では，予後は健常者とほぼ同様とされている．一方，転移性の場合はいったん内分泌療法が効果を示しても最終的には耐性となるため，5 年生存率は 20 〜 30 ％と不良である．
- Partin らは PSA 値と Gleason スコア，臨床病期（T 分類）を組み合わせることで正確な病期を予測できうるとして 1993 年にノモグラムを提唱した[15]．ノモグラムはその後の PSA スクリーニングの普及などに伴い，数回更新されている．リスク分類や他の予後予測法と比して，ノモグラムはより正確に経過を予測できるとされている[16]．

2 病理

- 前立腺に発生する悪性腫瘍は，その大部分が腺癌である．そのほとんどは前立腺固有の腺細胞由来であり，英語では acinar adenocarcinoma と表記される．
- 高分化・中分化・低分化の分類もあるが，実際は Gleason 分類に基づく評価がなされる[17][18]．Gleason 分類では腫瘍細胞の分化度や細胞異型を考慮せず，浸潤のパターンや構造の異型のみに着目してがんの形態を階層化する．最も高分化を Grade 1，最も未分化を Grade 5 とする．病理組織において，最も面積の大きいスコアと次に大きいスコアの和を Gleason スコアとする．Gleason スコアは特に限局性前立腺癌の治療選択時に有用である（後述）．

3 臨床症状

- PSA スクリーニングが普及したことで，前立腺癌は無症状で発見されることが多くなった．しかしながら，PSA スクリーニングによって発見される前立腺癌が臨床的に意義のあるものとは限らないため，その有害性を指摘する声も多く，有用性に関しては異議のあるところである．
- PSA スクリーニングによらない前立腺癌は，直腸診もしくは泌尿生殖器系の症状を契機に発見される．前立腺癌の多くは，直腸診で非対称性の限局性の硬結として触知される．一方，対称性の腫大や均一な硬さの場合は，前立腺肥大症がより疑われる．泌尿生殖器系の症状には尿意切迫，頻尿，残尿感などがあるが，比較的進行例で生じる症状である．一方，血尿は前立腺癌の場合，比較的まれな症状である．また，転移がんの場合には転移部位に応じた症状（骨転移による骨痛など）が生じる．

4 診断

- 前立腺癌の初期診断手法として頻用されるのは，直腸診と血清 PSA 測定である．最終的には前立腺生検による組織診で確定され，全身造影 CT や骨盤部 MRI，骨シンチグラフィなどによる遠隔転移検索，ステージングへと進められる．

1 直腸診

- 血清PSA値が正常であっても，直腸診（digital rectal examination：DRE）でがんの存在を疑えば，前立腺生検を施行すべきである．DREによって前立腺に硬結や非対称性，結節の触知などを認めた場合，45歳以上の男性もしくはその他のリスク因子をもつ男性であれば前立腺癌を除外する必要がある．
- DREによる異常所見は，全前立腺癌症例の15～40%に認められる[19]．一方，無症状の男性に対して直腸診を行った場合，がんの発見率は0.1～4%とされる[20]．
- DREで発見できる腫瘍は，前立腺の後壁・側壁の腫瘍である．DREで発見できない腫瘍の25～35%は後壁・側壁以外の腫瘍であるか，触知できないT1の腫瘍である．
- DREで異常所見を認めた場合，血清PSA値を測定する．

2 血清PSA値

- PSAは前立腺悪性腫瘍，良性の前立腺肥大症のいずれの場合でも上昇する．ただし悪性腫瘍によるPSAの著明な上昇は，がんによる細胞質の増大や血管バリアの破壊などにより生じると考えられる．したがってPSAの上昇の程度により，前立腺癌の発見率が異なる．一般に，PSAが4～10ng/mLおよび10ng/mL以上の場合の前立腺癌の陽性反応的中率はそれぞれ21～22%，42～64%とされる[21]．しかしながらPSA低値が必ずしもがんの存在を否定しえないことも判明しつつある[22]．すなわち，PSA単独で前立腺癌を診断することはありえず，どの程度積極的に前立腺生検に向かうのかを判断する基準である，と捉えるべきである．以下に基準を示す．
- PSA＞10ng/mLの場合：生検による前立腺癌の発見率は50%以上と極めて高く，生検が強く推奨される[23]．
- PSA 4～10ng/mLの場合：通常は生検が推奨される．
- PSA＜4ng/mLの場合：1万8000人以上の無症状男性の生検を行ったProstate Cancer Prevention Studyの結果では，PSA上昇以外を契機として前立腺癌と診断された患者のうち21%はPSAの値が2.6～3.9ng/mLであった[24]．別の報告では，同様の対象で22%にがんが発見されたという．これらを基に，National Comprehensive Cancer Network（NCCN）のガイドラインでは，PSAが2.6～4ng/mLの場合や2.5ng/mL以下であっても年間の増加量が0.35ng/mL以上であれば，状況によっては前立腺生検を考慮してもよい，とされている．

3 生検

- 前立腺癌の68%は辺縁領域（PZ），24%は移行領域（TZ），8%は中心領域（CZ）から発生すると報告されている[25]．しかし，それぞれの領域における詳細ながんの発生頻度についての報告はない．したがって，がんの検出頻度の経験に基づき，1989年にHodgeらが提唱した経直腸的系統的6か所生検が，標準的生検法となった[26]．だが，PSA検診の普及により早期がんや直腸診陰性症例の発見率が増加し，標準的6か所生検では，臨床的に意義のある前立腺癌が30%程度見逃されている可能性が示唆された．Eichlerらは87研究2万698例からメタアナリシスを行い，生検部位を増やすことでがんの検出率が有意に上昇することを見出した．検出率，有害事象の頻度を考慮し，標準的6か所生検にPZ外側6か所を加えることが推奨された[27]．また，PZ外側に加え，尖部腹側を標的とした生検も，がんの検出率を上げるのに重要といわれている．
- 経直腸生検と経会陰生検に関しては，がん検出率・合併症に有意差はなく，状況に応じて選択可能である．

4 再生検

- 前立腺生検における組織採取量は小さいため，初回生検で陰性であってもがんの存在を完全に否定できない場合がある．1万400人の前立腺生検を行った患者におけるサーベイランス調査では，再生検を行った患者のうち，全体で32%にがんが検出された．それは年齢による増加傾向があり，再生検でがんが検出されたのは65～69歳で26%，70～74歳で31%，75～79歳で35%，80歳以上では41%であった[28]．
- 再生検における感度と特異度を向上させるのに有用なパラメーターについての検討がなされたが，単独の因子では再生検におけるがん検出予測精度は低いとされる．そのため，より正確な予測のために複数の因子を用いたノモグラムが提唱されている．PSAや% free PSA，病理組織学的な前がん病変もしくは微小病変の有無などを組み合わせることで，再生検の感度と特異度を最も向上させることが可能である[29][30]．

5 画像診断

- 前立腺癌の画像診断における目的は，原発巣の評価，リンパ節の評価，遠隔転移の評価，である．

1）原発巣の評価

- 骨盤 MRI と経肛門的超音波（transrectal ultrasonography：TRUS）が用いられる．CT は腫瘍の局所浸潤の評価には信頼性が十分とはいえない．
- MRI は被膜外浸潤や精嚢浸潤など，局所進行病期の同定に有用性が報告されている[31)32)]．広く行われてはいないが，MRI を前立腺摘除の適応の判断に用いている施設もある．
- TRUS は予期せぬ被膜外浸潤を明らかにするかもしれないが，ルーチンな病期診断においては腫瘍進展の把握の正確さに問題があり，勧められない．

2）リンパ節の評価

- 予後の推定と適切な治療選択のためには必要となる評価である．最良の方法は外科的リンパ節郭清術である．最近のメタアナリシスによれば，リンパ節転移の診断は CT も MRI も感度，特異度ともに差はなく，それぞれ 40％，80％程度であり，必ずしも満足できるものではない[33)]．

3）遠隔転移の評価

- 前立腺癌は骨に転移することが多く，その他の臓器への転移は比較的少ない．骨転移が確認されれば根治的外科切除は不可能となるため，その検索は重要である．
- 骨シンチグラフィの有用性を検討した 23 試験のレビューでは，血清 PSA が 10ng/mL 以下，10.1〜19.9ng/mL，20〜50ng/mL における骨転移の発見率はそれぞれ 2％，5％，16％であった[34)]．Gleason スコアと組み合わせると，さらに正確な予測ができるとされる．例えば，Gleason スコアが 2〜7 かつ血清 PSA が 50ng/mL 以下で，臨床病期が T2b 以下であった 308 人中，骨シンチグラフィ陽性であったのはわずか 3 人だったという[35)]．ゆえに，前立腺癌の新規患者に一律に骨シンチグラフィを行うのではなく，症例を絞って行うべきである．
- 骨以外の転移部位については，胸部 X 線撮影，超音波検査，CT，MRI などの手段が適応となりうる．

5 病期分類（ステージング）（AJCC 第 8 版，2017）[36)]

- AJCC 第 8 版（2017 年改訂）のポイントは，以下のとおりである．
  - ステージングに，Gleason スコアに基づく Grade グループ[37)]が組み込まれた．
  - N1，M1 のいずれかが該当すれば Stage IV とする．
  - T3，T4 であれば Stage IIIB とする．
  - Stage I，IIA，IIB，IIC，IIIA では血清 PSA（10ng/mL 未満，10 以上 20ng/mL 未満，20ng/mL 以上）および Grade グループで分類が変わるが，これは局所病変の場合の再発リスクを加味した分類である．

1 TNM 分類

原発腫瘍（T）	
・臨床学的 T（cT）	
Tx	原発腫瘍の評価が不可能
T0	原発腫瘍の証拠を認めない
T1	触診で認められない臨床的に不顕性の腫瘍
T1a	切除組織の 5％以下の組織学的に偶然発見された腫瘍
T1b	切除組織の 5％を超える組織学的に偶然発見された腫瘍
T1c	針生検で片側または両側に特定されるが，触知できない腫瘍
T2	腫瘍が触知可能で，前立腺内に限局している
T2a	腫瘍の浸潤が片側の 1/2 以下
T2b	浸潤が片側の 1/2 を超えているが，両側には及んでいない腫瘍
T2c	両側に及んでいる腫瘍
T3	隣接臓器に固着も浸潤もしていない前立腺外の腫瘍
T3a	前立腺外への進展（片側または両側）
T3b	片側または両側の精嚢へ浸潤した腫瘍
T4	精嚢以外の外括約筋，直腸，膀胱，挙筋，および/または骨盤壁などの隣接臓器に固着または浸潤した腫瘍
・病理学的 T（pT）	
T2	臓器に限局する
T3	前立腺外への進展
T3a	前立腺外への進展（片側または両側）または膀胱頸部への顕微鏡的浸潤
T3b	片側または両側の精嚢へ浸潤した腫瘍
T4	精嚢以外の外括約筋，直腸，膀胱，挙筋，および/または骨盤壁などの隣接臓器に固着または浸潤した腫瘍
所属リンパ節（N）	
Nx	所属リンパ節未評価
N0	転移陽性の所属リンパ節を認めない
N1	所属リンパ節転移を認める

遠隔転移（M）
M0 遠隔転移を認めない
M1 遠隔転移を認める
　M1a 所属リンパ節以外への転移
　M1b 骨転移
　M1c 骨転移の有無を問わず，その他の部位への転移
※複数の部位に転移が認められる場合は，最も進行した分類を用いる．M1cが最も進行した分類である．

前立腺特異抗原（PSA）
PSA値は，この分類を割り当てるために用いられる．
PSA値
< 10
≧ 10 < 20
< 20
≧ 20
すべての値

組織学的悪性度グループ（G）
最近，Gleasonシステムは，いわゆる悪性度グループに要約されている．

悪性度グループ	Gleasonスコア	Gleasonパターン
1	≦ 6	≦ 3 + 3
2	7	3 + 4
3	7	4 + 3
4	8	4 + 4, 3 + 5, 5 + 3
5	9 or 10	4 + 5, 5 + 4, or 5 + 5

2 病期分類

Stage	T	N	M	PSA	悪性度グループ
I	cT1a, cT1b, cT1c, T2a	N0	M0	< 10	1
	pT2	N0	M0	< 10	1
IIA	cT1a, cT1b, cT1c, cT2a, pT2	N0	M0	≧ 10 < 20	1
	cT2b, cT2c	N0	M0	< 20	1
IIB	T1, T2	N0	M0	< 20	2
IIC	T1, T2	N0	M0	< 20	3
	T1, T2	N0	M0	< 20	4
IIIA	T1, T2	N0	M0	≧ 20	1-4
IIIB	T3, T4	N0	M0	Any	1-4
IIIC	Any T	N0	M0	Any	5
IVA	Any T	N1	M0	Any	Any
IVB	Any T	Any N	M1	Any	Any

PSAまたは悪性度グループのいずれかが利用できない場合，病期分類はT分類および/またはPSAまたは悪性度グループのいずれか（利用できる場合）により決定すべきである．

6 リスク分類

■実際の前立腺癌の治療の際には，T4もしくはN1もしくはM1以外の局所限局症例では，複数の因子を組み合わせたリスク分類を用いる場合が多い．有名なものとして，D'Amicoの分類（表1）[38]やNCCNの分類（表2）[39]がある．

治療

■前立腺癌に対する治療には，PSA監視療法（active surveillance），手術療法，放射線療法，ホルモン療法，化学療法がある．これらの治療を，リスクや病期，患者の状態や使用できるモダリティなどを考慮して選択することになる．

1 PSA監視療法（active surveillance）

■PSAスクリーニングの普及により，早期に発見される低リスクの限局性前立腺癌が増加している．それに伴い，治療に伴う合併症による生活の質の低下が問題となることがある．一方，前立腺には生涯にわたり生命予後に悪影響を与えないがん（ラテント癌）が少なからず発生し，その発生率は加齢に伴い上昇する[40]．PSA監視療法はこのような患者に対して，病勢進行を認めた場合にただちに治療導入することで根治性を保ちつつ，治療を待機する方法である．ただし，そのような前立腺癌が診断時に真に緩慢（indolent）な腫瘍か否かを判断する明確な基準やPSAなどのマーカーは確立されていない．

■根治的前立腺全摘除術（radical prostatectomy：RP）と待機手術（watchful waiting：WW）を比較したランダム化比較試験が2つある．SPCG-4試験では，RP群347人とWW群348人が比較された．観察

表1　D'Amico 分類[38]

	PSA (ng/mL)	Gleason スコア	T-病期
low	≦10	≦6	T1〜T2a
intermediate	10〜20	7	T2b
high	20＜	8〜10	T2c

low risk はすべての条件を満たすことが必要．
high risk は1因子でも満たせば，高リスクとなる．
intermediate risk は，低・高リスク以外に分類されるもの．

表2　NCCN 分類[39]

	PSA (ng/mL)	Grade グループ	T-病期
low	＜10	1	T1〜T2a
intermediate	10〜20	2 or 3	T2b〜T2c
high	20＜	4 or 5	T3a

・T-病期は直腸診による．
・超低リスク（very low risk）は，低リスクのなかでT1c，陽性コア数が3本未満，各生検コアの癌占拠率が50％以下，PSA 濃度（PSAD）が0.15ng/mL 未満を満たすことが必要．
・超高リスク（very high risk）は，T3b〜T4，primary Gleason パターンが5，Grade グループ4または5の陽性コア数が4本超えのいずれかを満たすことが必要．

期間中央値は12.8年であった．65歳未満ではRP 群において全死亡率および前立腺癌特異的死亡率の有意な減少（RR＝RP 群0.52，WW 群0.49）を認めたが，65歳以上ではいずれも有意差を認めなかった[41]．PIVOT 試験は，前立腺癌患者731人（T1-2NxM0）を対象にRP 群とWW 群を比較した第III相試験である．追跡期間中央値10年時点で，全生存期間における有意差は認めなかった（HR＝0.88；95％ CI 0.71-1.08）[42]．その後の最終解析においても，全生存期間および前立腺癌特異的死亡率に有意差は認められなかった[43]．本試験は，予定登録数に達せず，検出力不足であった．

■ PSA 監視療法と「即時治療開始」を比較したランダム化比較試験の結果が報告されている[28)29)]．ProtecT 試験は，1643人の前立腺癌患者を対象に，active monitoring 群，RP 群，放射線療法（RT）群が比較された．追跡期間中央値10年時点で，主要評価項目の前立腺癌特異的死亡率に有意差はなかった（98.8％ vs. 99.0％ vs. 99.6％）．また，全死亡率においても有意差はなかった（10.9 vs. 10.1 vs. 10.3/1000人年）[44]．前立腺癌特異的死亡数は少数であり（8人 vs. 5人 vs. 4人），長期フォローが必要とされる．また，それぞれのモダリティがQOLに与える影響は異なり，手術では性機能障害や排尿機能障害が多く，放射線療法では腸管機能不全

が多かった[45]．Health-related QOL に有意差はなかった．そのほかにも，根治療法とPSA 監視療法を比較検証する2つの大規模臨床試験が進行中である（START 試験，PREFERE 試験[46]）．

■ また，PSA 監視療法と根治療法の予後を比較したコホート研究がいくつかあり，いずれもPSA 監視療法で前立腺癌特異的死亡率は上昇していなかった．

■ 執筆時現在では，PSA 監視療法を行う患者の選択基準については明確な基準はないが，前立腺生検のGleason スコア，生検組織での陽性コア数，陽性コアにおける腫瘍占拠割合，診断時PSA，臨床病期などを参考にする報告が多い．

■ NCCN のガイドラインでは，「臨床病期T1c，Gleason スコア6以下，PSA 値10ng/mL 未満，生検陽性コア数が3未満，各コアにおけるがんの占拠率が50％以下，PSA 濃度 0.15ng/mL/g 未満」であれば再発リスクは超低リスク群としており，PSA 監視療法が適応となりうる．特に患者の期待余命が20年未満であれば，過剰治療を懸念する観点からもPSA 監視療法を推奨している．

■ American Society of Clinical Oncology（ASCO）ガイドラインでは，低リスク（Gleason スコア≦6）の限局性前立腺癌患者に対するPSA 監視療法を推奨している[47]．

■ PSA 監視療法の前提である「根治療法」を行うためには，観察期間および観察項目の設定をどのようにするかは重要な問題である．いくつかの報告より，現状では，①3〜6か月ごとのPSA・直腸診チェック，②1〜3年ごとの生検，③PSA 倍加時間が3年未満のもの，もしくは生検でGleason スコアの上昇や陽性コアの増加などにより腫瘍体積の増大を示唆する所見を認めるものについては，二次治療を検討する．

2　手術療法（根治的前立腺全摘除術）

■ 限局性前立腺癌に対する根治療法として確立された治療法である．余命が10年以上見込める症例が対象となる．転移がなく，原発巣がT1〜T2であれば手術による治癒率は高い．局所進行型のT3病変に対しても，適切な治療選択となりうる．また，初期治療で放射線療法を行った症例に対する局所再発時の有用なサルベージ治療にもなりうる．

■ 切除後，病理学的にリンパ節転移が認められた場合には，全身性疾患（systemic disease）と捉え，術後即時に内分泌療法を開始すべきである．

- 問題となりやすい合併症として尿失禁，勃起不全，前立腺肥大症状などがある．
- 近年，腹腔鏡下前立腺全摘除術や，「ダ・ヴィンチ」（da Vinci® Surgical System）に代表されるロボット支援腹腔鏡下前立腺全摘除術が，実臨床において急速に普及している．それらの術式は，開腹による前立腺全摘除術と比較して，手術成績に差がないことや低侵襲であること，入院期間短縮効果のある可能性，などが示唆されている[48)49)]．開腹による前立腺全摘除術とロボット支援腹腔鏡下前立腺全摘除術を比較したランダム化比較試験では，12週時点での排尿機能や性機能スコアに有意差はなく，切除断端陽性率にも有意差はなかった[50)]．開腹による前立腺全摘除術と「低侵襲とされる」術式を比較したランダム化比較試験の報告は限られており，正確な評価は困難である．

3 放射線療法

- 放射線療法と前立腺全摘除術の治療成績を直接比較したランダム化比較試験として，T2b〜3N0M0の症例95例に対して行った小規模な報告がある．この試験では，46人が前立腺全摘除術，49人が放射線療法群に割り付けされた．無増悪生存期間や全生存期間などにおいて，いずれも前立腺全摘除群で良好な傾向があるものの，有意差はないという結果であった[51)]．
- 放射線の線量に関しては，7つのランダム化比較試験（n＝2812）のメタアナリシスにおいて，64〜70 Gyの低線量群と74〜80 Gyの高線量群で全生存期間に有意な差を認めていない[52)]．一方，照射法の差異による効果や有害事象の違いについて前向きに検証したデータはない．したがって治療の選択に際しては，患者の希望，担当医の判断，使用可能なリソースなどの要因を検討する必要がある．
- 周囲の正常臓器への曝露を可能な限り最小限とし，腫瘍へ治療量の照射を行うことが，深部臓器である前立腺への放射線療法の目標となる．照射法として，外照射療法（通常照射，三次元原体照射，強度変調放射線治療，粒子線治療）と，組織内照射療法（密封小線源療法，高線量率組織内照射など）がある．
- 合併症としては直腸障害，排尿障害，性機能障害が挙げられる．

4 ホルモン療法（内分泌療法）

- 前立腺癌における薬物療法の主体は，ホルモン療法である．前立腺癌はアンドロゲン依存性を有しているため，ホルモン療法はアンドロゲン除去療法（androgen deprivation therapy：ADT）を根拠に広く施行されている．かつては外科的去勢術（精巣摘除術）が行われていたが，現在はLH-RHアゴニストやアンタゴニスト，抗アンドロゲン薬との併用による内科的去勢療法である．
- 初回治療におけるホルモン療法の対象は，進行症例である．限局症例であればリスク分類に応じて，放射線療法単独，もしくは放射線療法＋ホルモン療法（後述）が適応となる．

1 外科的去勢術

- 外科的去勢術は古くから行われており，確実かつ速やかに血中アンドロゲンを低下させる手段として行われてきた．利点としては1回の治療で済むため，コンプライアンスの悪い患者に向いていること，安価で副作用があまりないことなどが挙げられ，症例次第では現在でも選択肢になりうる．

2 LH-RHアゴニスト

- LH-RHアゴニストは，視床下部から分泌されるLH-RHのアナログであり，下垂体のLH-RH受容体を持続的に刺激することでダウンレギュレーションし，精巣におけるテストステロン合成を阻害し，精巣由来のアンドロゲンを抑制する．LH-RHアゴニストを使用する場合の最も注意すべき点は，投与直後に一過性のテストステロンサージによると考えられる転移巣の神経症状や骨痛あるいは尿路通過障害の増悪が生じることであり，フレアアップ現象と呼ばれる．それを抑制するために，抗アンドロゲン薬を最初のLH-RHアゴニストの投与1週間前から投与後2〜4週まで併用する．
- LH-RHアンタゴニストであるデガレリクスは，下垂体のLH-RH受容体に結合するが，LHやFSHの放出を刺激せず，LH-RHアゴニストで発現するフレアアップ現象を防ぐことが大きな特徴である．
- LH-RHアゴニストと外科的精巣摘除術の治療効果については多数のランダム化比較試験が行われており，10試験のメタアナリシスにより，全生存期間に関する同等性が証明されている[53)]．

LH-RH アゴニスト療法 ★★★ [53]

- リュープロレリン
  3.75mg 皮下注 day 1 4週毎
  または
  11.25mg 皮下注 day 1 12週毎
- ゴセレリン
  3.6mg 皮下注 day 1 4週毎
  または
  10.8mg 皮下注 day 1 12週毎

3 LH-RH アンタゴニスト

- LH-RH アンタゴニストであるデガレリクスの効果については，LH-RH アゴニストであるリュープロライド（リュープロレリン）やゴセレリンを対照とした5つのランダム化比較第III相試験がある [54]〜[58]。しかしながら，これらの試験の主要評価項目は，テストステロンの去勢レベルへの低下や前立腺容積の減少などの生物学的活性で規定されており，臨床的効果ではなかった．そのため，臨床的な効果と安全性を評価することを目的として，これら5つの試験より得られた1925人の個別患者情報（individual patient data）を用いたメタアナリシスが行われた [59]。

- その結果，PSA 無増悪生存期間では，HR = 0.80（95% CI 0.54-0.94, p = 0.017），ベースラインのリスク因子で調整した全生存期間では，HR = 0.47（95% CI 0.25-0.90, p = 0.023）と，統計学的有意差をもってデガレリクス投与群が良好であった．しかしながら，全生存期間に関する結果については，死亡イベントの発生がデガレリクス群で18例（1%），LH-RH アゴニスト群で19例（3%）とわずかであり，この解析の限界と考えられる [59]。

- 安全性について，関節関連症状（主に関節痛）は HR = 0.64（95% CI 0.42-0.98, p = 0.041），筋骨格系事象は HR = 0.55（95% CI 0.40-0.76, p < 0.001），尿路系事象は HR = 0.50（95% CI 0.39-0.66, p < 0.001）と，統計学的有意差をもってデガレリクス群における発現が低かった．一方，注射部位反応（疼痛，発赤，腫脹，結節を含む）の発現については，デガレリクス群で380例（30%）に対して，LH-RH アゴニスト群で6例（< 1%）と，デガレリクス群で統計学的有意に発現が多かった（p < 0.001）[59]。

LH-RH アンタゴニスト療法 ★★★

デガレリクス
初回 240mg 2回目以降 80mg 皮下注 4週毎

4 抗アンドロゲン薬

- 抗アンドロゲン薬は前立腺内でアンドロゲンレセプターに結合することで，副腎由来のアンドロゲンもブロックする作用がある．抗アンドロゲン薬にはステロイド性と非ステロイド性の2種類があり，効果と副作用の観点から非ステロイド性抗アンドロゲン薬が多く使われている．抗アンドロゲン薬の単独療法は，外科的または内科的去勢と比較して効果が劣るとされている [53]。しかし抗アンドロゲン薬は性関連の副作用が少なく，その単独療法も対象患者次第では選択しうる治療法である．

非ステロイド性抗アンドロゲン薬療法 ★★★ [53]

- フルタミド
  125mg/回 1日3回（375mg/日） 内服
- ビカルタミド
  80mg/回 1日1回（80mg/日） 内服

連日

5 Combined androgen blockade（CAB）

- LH-RH アゴニストと抗アンドロゲン薬を併用する combined androgen blockade（CAB）または maximum androgen blockade（MAB）の進行症例に対する治療効果に関しては，LH-RH アゴニスト単独療法との多数のランダム化比較試験が行われている．全生存期間をわずかに延長するという報告が多い．メタアナリシスでは5年生存率で2〜3%の延長効果を示しており，厳密には CAB 療法が標準治療である [60]〜[62]。しかしながら，副作用や経済的な要因も考慮すると現時点では議論の余地があるとする意見もあり [63]，実臨床では個々の症例に応じて LH-RH アゴニスト単独療法も選択肢となりうる．

- CAB 施行中の症例で不応となった場合，抗アンドロゲン薬のみを中止することで一過性に PSA が低下する場合がある（antiandrogen withdrawal syndrome：AWS）．AWS に関しては，CAB 不応となった前立腺癌症例で，AWS のみを期待する群とケトコナゾールを開始する群のランダム化比較試験があり，両群間で全生存期間に有意差はないという結果であった [64]。他の観察研究では抗アンドロゲン薬中止により15〜21%の症例で PSA が反応するとされた [65][66]。したがって，CAB 不応症例に対して抗アンドロゲン薬中止は選択肢の1つであるが，AWS が発現するのは限られた症例であること，持続期間は数か月程度であることは留意しておくべきである．

6 間欠的アンドロゲン除去療法（intermittent androgen deprivation：IAD）

- 副作用の軽減とそれによる予後の延長を期待して，ホルモン剤の間欠的投与（intermittent androgen deprivation：IAD）が検証され，当初は有効性を示唆する報告もあったが，2012年のASCOで発表されたIADとホルモン持続投与を比較したランダム化比較試験であるINT-0162の結果では，持続投与に対するIADの非劣性を証明できなかった．したがって，現状ではIADは標準治療ではない．
- 近年，LH-RHアンタゴニストであるデガレリクスが日本でも承認され，使用可能となっている．LH-RHアンタゴニストはLH-RHアゴニストと異なり，フレアアップ現象を起こすことなくテストステロン濃度を下げることができる．LH-RHアンタゴニストのLH-RHアゴニストに対する有用性は第III相臨床試験で示唆されている[54]が，3か月製剤がなく毎月投与であること，LH-RHアゴニストには蓄積されたエビデンスと経験があることから，現状ではLH-RHアゴニストが用いられることが多い．

7 エストラムスチン

- 去勢抵抗性となった前立腺癌に対するホルモン療法として，エストロゲン薬であるエストラムスチンの有用性が，主にドセタキセルとの併用で示されている．その1つである770人規模で行われた第III相試験では，去勢抵抗性となった前立腺癌患者が，ドセタキセル＋エストラムスチン群，ミトキサントロン＋プレドニゾン群に割り付けして比較された[67]．その結果，生存期間中央値は17.5か月 vs. 15.6か月（HR = 0.80；95% CI 0.67-0.97，p = 0.02），病勢進行までの期間の中央値は6.3か月 vs. 3.2か月（p < 0.01）と，ドセタキセル＋エストラムスチン群で有意に効果を認めた．しかしながら，同群では有意に心血管系のイベントが多いため，抗凝固薬の併用が勧められるなどの問題もある．現時点ではドセタキセル＋プレドニゾンとドセタキセル＋エストラムスチンの直接の比較試験はないため，前者が好まれる傾向がある．

8 新規ホルモン療法（アビラテロン，エンザルタミド）

1）アビラテロン

- アビラテロンは，アンドロゲン合成酵素であるCYP17を特異的に阻害する薬剤である．化学療法治療歴を有する症例を対象としたCOU-AA-301試験の結果をもって，Food and Drug Administration（FDA）は2011年4月にドセタキセル治療後の去勢（内分泌療法）抵抗性前立腺癌（castration-resistant prostate cancer：CRPC）に関してアビラテロンを承認した．さらに，化学療法治療前の症例を対象としたCOU-AA-302試験の結果をもって，2012年12月には化学療法前のCRPCに関しても追加承認した．日本では2014年9月に，ドセタキセル治療歴の有無にかかわらず承認された．ドセタキセルおよびエンザルタミド投与歴のあるCRPCに対するアビラテロンの効果は限定的である[68)69)]．また，アビラテロンのCYP17阻害作用に伴う鉱質コルチコイド過剰状態による高血圧・低カリウム血症・浮腫などの有害事象を軽減するために，プレドニゾンを併用する．
- COU-AA-301試験は，ドセタキセルによる前治療歴のある転移性CRPC症例1195人を対象に，アビラテロン＋プレドニゾンとプラセボ＋プレドニゾンを2：1に割り付けて比較したランダム化第III相試験である．主要評価項目の全生存期間で14.8か月 vs. 10.9か月（HR = 0.65，p < 0.001）と，有意にアビラテロン群が良好であった．また，ベースラインで痛みを有した症例のpain palliation rate（BPI-SF［Brief Pain Inventory-Short Form］によるpain scoreで，30％以上減少した割合と定義）も，それぞれ44％ vs. 27％（p = 0.002）と，有意にアビラテロン群で良好であった[70]．その後，全生存期間の最終解析が報告され，有意にアビラテロン群が良好であった（15.8か月 vs. 11.2か月，HR = 0.74；95% CI 0.64-0.86）[71]．
- COU-AA-302試験は，化学療法投与前のCRPC症例1088人を対象に，アビラテロン＋プレドニゾン群とプラセボ＋プレドニゾン群を比較したランダム化第III相試験である．主要評価項目は，全生存期間（OS）と画像的無増悪生存期間（radiographic PFS：rPFS）がコ・プライマリーエンドポイントとされた．この試験では，2011年12月に2回目の中間解析（43％ OS event）を行い，画像的無増悪生存期間中央値がアビラテロン群 vs. プラセボ群で16.5か月 vs. 8.3か月（HR = 0.53；95% CI 0.45-0.62，p < 0.001）であった．この結果をもって，独立データ安全性評価委員（independent data and safety monitoring committee：IDMC）が盲検化の解除とクロスオーバーを推奨した[72]．観察期間中央値42.9か月時点で，全生存期間の最終解析が行われ，アビラテロン群が統計学的に有意に良好であった（34.7か月 vs. 30.3か月，HR = 0.81；95% CI 0.70-0.93）[73]．

CYP17A 阻害薬療法 ★★★
アビラテロン
1000mg/回　1日1回（1000mg/日）　内服
プレドニゾン
5mg/回　1日2回（10mg/日）　内服
連日

2）ADT＋アビラテロン併用療法 ★★★

- これまでホルモン感受性前立腺癌（hormone sensitive prostate cancer：HSPC）に対する新規ホルモン療法薬の有効性について明確なエビデンスはなかったが，LATITUDE 試験・STAMPEDE 試験において，HSPC に対するアビラテロンの有効性が示された[74)75)]．ハイリスク進行または転移性 HSPC に対する治療として，ADT＋アビラテロンや ADT＋ドセタキセルは標準治療の 1 つである．ADT＋アビラテロンと ADT＋ドセタキセルを直接比較したデータは存在しないため，それぞれの患者におけるリスク・ベネフィットを検討して選択する．
- LATITUDE 試験は，1199 人の HSPC を対象に ADT＋アビラテロン＋プレドニゾン群と ADT＋プラセボ群を比較したランダム化第 III 相試験である．3 つのハイリスク因子（Gleason スコア 8 以上，少なくとも 3 つの骨転移，測定可能な内臓転移）のうち少なくとも 2 つ以上をもつ，ハイリスクな患者が対象であった．観察期間中央値 30 か月時点の中間解析で，主要評価項目の全生存期間において有意差が認められた（未到達 vs. 34.9 か月，HR＝0.62；95％ CI 0.51-0.76）[74)]．アビラテロン併用群での主な Grade 3 以上の有害事象は，高血圧（20.3％），低 K 血症（10.4％），ALT 上昇（5.5％），AST 上昇（4.4％）であった．
- STAMPEDE 試験は，HSPC1917 人を対象に，ADT＋アビラテロン＋プレドニゾン群と ADT 単剤群を比較した試験である．対象患者の内訳は，初発の前立腺癌患者は全体の 94.9％で，そのなかでハイリスク症例（T3～T4，N0M0，PSA≧40ng/mL または Gleason スコア 8～10）26.6％，リンパ節転移陽性症例（N1M0）19.2％，転移症例（M1）49.1％であった．主要評価項目の全生存期間において，併用群で有意に良好な結果であった（3 年生存率 83％ vs. 76％，HR＝0.63；95％ CI 0.52-0.76）[75)]．Grade 3～5 の有害事象は，アビラテロン併用群 47％，ADT 単独群 33％であった．

3）エンザルタミド

- エンザルタミドは，テストステロンや DHT（ジヒドロテストステロン）がアンドロゲン受容体（androgen receptor：AR）へ結合するのを阻害する作用，AR の核内移行を阻害する作用，AR と DNA の結合を阻害する作用，AR トランス活性化を増強する補調節因子の誘導を阻害する作用などによりアンドロゲン-AR 軸を阻害し，前立腺癌に対する抗腫瘍効果を発揮することが知られている．化学療法治療歴を有する症例における AFFIRM 試験の結果をもって，CRPC に対する治療薬として 2014 年 5 月に日本でも承認された．さらに，化学療法治療前の症例を対象とした PREVAIL 試験の結果をもって，2014 年 10 月に，添付文書の改訂が行われ，化学療法前の CRPC に関しても使用可能となった．ドセタキセルおよびアビラテロン投与歴のある CRPC に対するエンザルタミドの効果は限定的である[76)77)]．また，CRPC を対象に，エンザルタミドとビカルタミドを比較した第 II 相試験として TERRAIN 試験と STRIVE 試験が報告されており，いずれもエンザルタミドの有効性が示されている．
- AFFIRM 試験は，少なくとも 1 レジメンの前化学療法を受け，病勢増悪を示した 1199 症例の CRPC を対象に，エンザルタミド vs. プラセボを 2：1 に割り付けてランダム化比較した二重盲検化第 III 相試験である[78)]．主要評価項目は全生存期間であった．520 死亡イベントが起きた時点で計画された中間解析では，全生存期間中央値はエンザルタミド群で 18.4 か月，プラセボ群で 13.6 か月，HR＝0.63（95％ CI 0.53-0.75，p＜0.001）と，エンザルタミド群でプラセボ群に比べて 37％の死亡リスクの減少を認めた．これらのデータに基づいて，IDMC は試験の中断と盲検化の解除を推奨し，プラセボ群で適格の患者に対してエンザルタミドによる治療が提示された．
- PREVAIL 試験は，ADT が無効となり病勢増悪をきたし，無症候または軽度の症状を有する化学療法未治療の CRPC1717 例を対象としたランダム化二重盲検プラセボ対照第 III 相試験である．主要評価項目は全生存期間と画像的無増悪生存期間であった．540 例の死亡後に IDMC による中間解析が行われ，主要評価項目についてエンザルタミド群で統計学的に有意な改善が認められたことから本試験は有効中止となり，盲検解除された．その後，プラセボ群の患者にはエンザルタミドによる治療が勧められることとなった．画像的無増悪生存期間中央値は，プラセボ群で 3.9 か月に対し，エンザルタミド群では未到達であり，HR＝0.19（95％

CI 0.15-0.23，p＜0.001）と，エンザルタミド群で有意な延長が認められた．全生存期間中央値はプラセボ群で30.2か月に対してエンザルタミド群では32.4か月であり，HR＝0.71（95% CI 0.60-0.84，p＜0.001）と，エンザルタミド群で有意な生存期間の延長が示された．また，エンザルタミド群で頻度の高い有害事象は，疲労・背部痛・便秘・関節痛であった．Grade 3以上の有害事象としては，高血圧（6.8%）・心血管系イベント（2.8%）などがあった[79]．

> **エンザルタミド療法 ★★★**
> **エンザルタミド**
> 160mg/回　1日1回（160mg/日）　内服　連日

- TERRAIN試験は，転移性CRPCを対象にエンザルタミドとビカルタミドを比較した第Ⅱ相試験である．主要評価項目である無増悪生存期間は，エンザルタミド群では，ビカルタミド群と比較して統計学的有意に長かった（15.7か月 vs. 5.8か月，HR＝0.44；95% CI 0.34-0.57）[80]．
- STRIVE試験は，非転移性または転移性CRPCを対象にエンザルタミドとビカルタミドを比較した第Ⅱ相試験である．主要評価項目である無増悪生存期間は，エンザルタミド群では，ビカルタミド群と比較して統計学的有意に長かった（19.4か月 vs. 5.7か月，HR＝0.24；95% CI 0.18-0.32）[81]．

5　内分泌放射線療法

- 限局症例のうち，中間・高リスク群については放射線単独療法よりも内分泌放射線療法が有意に生存率の改善をもたらすことが，複数のランダム化比較試験やメタアナリシスで示されている．
- 放射線に対するホルモン療法の追加効果を最初に検証したのは，米国のRadiation Therapy Oncology Groupで行われたRTOG86-10試験である．この試験ではT2～T4の限局性前立腺癌患者471人を，放射線単独療法と内分泌放射線療法にランダム割り付けしてその効果を検証した．ホルモン療法として，放射線療法前に2か月，放射線療法を開始して2か月のゴセレリンとフルタミドによるCAB療法を行った．最新の報告では，追跡期間中央値が12.5年の時点で前立腺癌特異的死亡率（23% vs. 36%），遠隔転移率（35% vs. 47%），無病生存率（11% vs. 3%）の有意な改善を認めた．10年生存率も43% vs. 34%と良好な傾向であったが有意差はなかった[82]．
- また，同じグループで行われたRTOG92-02試験では，併用するホルモン療法の期間とタイミングが検証された．この試験ではT2c～T4の限局性前立腺癌患者1554人を，放射線療法終了時にホルモン療法を中止する群と，さらに2年間のホルモン療法を追加する群にランダム割り付けした．この試験のサブグループ解析で，Gleasonスコア8～10の高リスク群に相当するグループでの，ホルモン療法継続による10年生存率の有意な改善（45% vs. 32%）を認めた[83]．さらにRTOG94-08試験では，中間リスク群における4か月間のホルモン療法併用の効果が示された[84]．
- TROG96-01試験では，局所進行前立腺癌に対する外照射単独（66Gy）と3か月または6か月のneo-adjuvant CAB療法を比較している．このなかで，6か月のneo-adjuvant CAB療法群で遠隔転移率，原病生存率，全生存率がいずれも有意に改善した[85]．
- 以上より，中間リスク群には（4～）6か月，高リスク群には2年間のホルモン療法併用が現在の標準治療である．

> **内分泌放射線療法 ★★★[82)～84)]**
> **LH-RHアゴニスト療法**
> **非ステロイド性抗アンドロゲン薬療法**
> 〈これらをまず2～3か月行った後〉
> **放射線療法**
> 2.0Gy/fr×36回（計72Gy）
>
> ホルモン療法は中間リスク群6か月間，高リスク群2年間とする．

6　PSA監視療法，手術療法，放射線療法，ホルモン療法，内分泌放射線療法の適応

- 以上のPSA監視療法，手術療法，放射線療法，ホルモン療法，内分泌放射線療法の適応については，以下に述べる局所限局もしくは局所進行症例に対する適応において問題となる．

1　局所限局症例（T1～T3a）

- 前述のD'Amicoの再発リスク分類に基づき，治療方針を決定する．

1）低リスク群

- 条件を満たせば，PSA監視療法が適応となる．もしくは，手術療法，放射線療法いずれも選択可能である．各治療法の予後を比較したランダム化比較試験が存在しないため，患者の意思や希望も反映されるべきである．手術療法を選択する場合には，少なくとも10年以上の予後が見込める場合に限るべきである．

2) 中間・高リスク群
- 手術療法もしくは内分泌放射線療法が適応となる．

2 局所進行症例（T3b）
- 内分泌放射線療法が標準的とされるが，手術療法も適応となりうる．

3 遠隔転移症例
- ホルモン療法が標準治療である．ホルモン療法耐性となった場合，化学療法が適応となりうる．

7 化学療法

1 ドセタキセル

- ホルモン療法耐性となった前立腺癌（CRPC）に対して，初めて有用性を示した抗がん薬はドセタキセルとミトキサントロンである．1990年に行われた3つのランダム化比較試験で，ミトキサントロン＋ステロイド療法とステロイド単独療法が比較され，ミトキサントロンを併用することで症状緩和，無増悪生存期間が有意に改善することが示された[86)〜88)]．しかしながら，いずれの試験においても全生存期間の延長効果は示されていない．ドセタキセルとミトキサントロンの効果を比較検証した代表的なものは，国際共同第III相臨床試験であるTAX327試験である．これは1006人の去勢抵抗性前立腺癌患者を，ドセタキセル（$75mg/m^2$ 3週毎）＋プレドニゾン（D3P）群，ドセタキセル（$30mg/m^2$ 毎週）＋プレドニゾン（D1P）群，またはミトキサントロン＋プレドニゾン（MP）群に割り付けして効果を検証した試験である．追跡結果が2008年に報告され，D3P群，D1P群，MP群の全生存期間中央値はそれぞれ19.2か月，17.8か月，16.3か月であり，D3P群のMP群に対する有意な生存期間延長効果が引き続き認められた[89)]．この結果をもって，去勢抵抗性前立腺癌の初回化学療法はドセタキセル＋プレドニゾン療法が標準となった．また，D3P群におけるGrade 3以上の好中球減少は32％，発熱性好中球減少症は3％であった．低Gradeの有害事象としては，倦怠感，悪心，脱毛，下痢，爪の変化，感覚性末梢神経障害などの発現頻度が高く認められた．

ドセタキセル＋プレドニゾン療法 ★★★[89)]

ドセタキセル
$75mg/m^2$ 静注 day 1 3週毎

プレドニゾン
5mg/回 1日2回（10mg/日） 内服 連日

2 ドセタキセル＋ADT併用療法 ★★★

- HSPCに対するドセタキセル＋ADT併用療法とADT療法の有効性を検証したGETUG-AFU 15試験[90)]では，主要評価項目である全生存期間において有意差が認められなかったが，同様の患者を対象としたCHAARTED試験やSTAMPEDE試験では，全生存期間におけるドセタキセル＋ADT併用療法の有効性が示された[91), 92)]．ドセタキセル＋ADT併用療法はHSPCに対する治療選択肢の1つである．

- GETUG-AFU 15試験は，385人の転移性前立腺癌患者を対象にADT＋ドセタキセル併用療法とADT単剤を比較した試験である．追跡期間中央値84か月時点で，全生存期間に有意差はなかった（中央値62か月 vs. 49か月，HR＝0.88；95% CI 0.68-1.14）．生化学的無増悪生存期間は，併用群が有意に長かった（中央値22.9か月 vs. 12.9か月，HR＝0.67；95% CI 0.54-0.84）[90)]．

- CHAARTED試験は，骨転移を有する未治療去勢感受性前立腺癌患者790人を対象に，ADT＋ドセタキセル6サイクルとADT単剤を比較したランダム化第III相比較試験である．追跡期間中央値29か月時点では，生化学的，症候性，または画像検査上の増悪までの期間の中央値は，併用群で有意に長かった（20か月 vs. 12か月，HR＝0.61；95% CI 0.52-0.72）[91)]．2016年のEuropean society for medical oncology（ESMO）で全生存期間データがアップデートされた．追跡期間中央値54か月時点で，全生存期間は併用群で有意に長かった（58か月 vs. 47か月，HR＝0.73；95% CI 0.59-0.89）．高腫瘍量患者513人では，全生存期間は有意に長かった（51か月 vs. 34か月，HR＝0.63；95% CI 0.50-0.79）が，低腫瘍量患者277人では，有意差はなかった（64か月 vs. 未到達，HR＝1.04；95% CI 0.70-1.55）．

- STAMPEDE試験は，2962人の去勢感受性前立腺癌患者を4つのレジメン（長期ADT療法，ADT＋ドセタキセル6サイクル，ADT＋ドセタキセル＋ゾレドロン酸，ADT＋ゾレドロン酸）に割り付けた．追跡期間中央値43か月時点で，主要評価項目の全生存期間において，ADT＋ドセタキセル群はADT群と比較して有意に長かった（中央値81か月 vs. 71か月，HR＝0.78；95% CI 0.66-0.93）[92)]．

- 3つの試験すべてにおいて，ドセタキセル併用群でGrade 3以上の有害事象が有意に多かった．特に骨髄抑制が問題であり，発熱性好中球減少症（febrile neutropenia：FN）の発症率は6〜15％であった．STAMPEDE試験では，ドセタキセルによる治療関

連死が8例，GETUG-AFU15試験では2例認められた．なお，HSPCにおけるADT＋DTX併用療法は2019年現在，日本では未承認である．

3 カバジタキセル

- カバジタキセルは，ドセタキセルと同じタキサン系の化学療法薬である．TROPIC試験において，755人のドセタキセル抵抗性前立腺癌患者が，カバジタキセル＋プレドニゾン群とミトキサントロン＋プレドニゾン群にランダム割り付けされた．その結果，生存期間中央値が15.1か月 vs. 12.7か月（HR＝0.70；95% CI 0.59-0.83），無増悪生存期間は2.8か月 vs. 1.4か月（HR＝0.74；95% CI 0.64-0.86）といずれも有意に延長していた[93]．ただし，投与後30日以内の死亡率やGrade 3以上の好中球減少（82%），発熱性好中球減少症（8%），下痢（6%）の発生頻度は有意に高かった．この臨床試験の結果をもって，Food and Drug Administration（FDA）は2010年に去勢抵抗性前立腺癌に対する治療薬としてカバジタキセルを認可した．2014年7月に日本でも承認された．なお，国内第I相試験では，Grade 3以上の好中球減少100%，発熱性好中球減少症54%の発現頻度であり，海外の報告と比べて高い結果であった[94]．また，間質性肺炎の発現頻度は2.3%であり，ドセタキセルと同様に注意が必要である．

- FIRSTANA試験[95]は，1168人の化学療法未治療のCRPC患者を対象に，カバジタキセルとドセタキセルの有効性を比較した第III相試験である．カバジタキセル $20mg/m^2$（C20），カバジタキセル $25mg/m^2$（C25），あるいはドセタキセル $75mg/m^2$ にプレドニゾン10mgを併用する（DP75）3群を比較し，主要評価項目は全生存期間であった．全生存期間中央値はC20群24.5か月，C25群25.2か月，DP75群24.3か月で，有意差は認められなかった．Grade 3～4の有害事象は，C20群41%，C25群60%，DP75群46%であった．FN発症率は，C20群が他のレジメンよりも低かった（8.3 vs. 2.4 vs. 12.0%）．以上より，化学療法未治療のCRPC患者に対する化学療法の第一選択はドセタキセルである．

カバジタキセル＋プレドニゾン療法 ★★★
カバジタキセル
$25mg/m^2$　1時間かけて静注　day 1　3週毎
プレドニゾン
5mg/回　1日2回（10mg/日）　連日

- カバジタキセル $25mg/m^2$ vs. $20mg/m^2$：

- PROSELICA試験[96]は，カバジタキセル $25mg/m^2$ に対する $20mg/m^2$ の全生存期間における非劣性を検証する第III相試験である．全生存期間は $25mg/m^2$ 群13.4か月，$20mg/m^2$ 群14.5か月であり，$20mg/m^2$ 群の非劣性が示された（HR＝1.024；upper limit of the 98.8% CI 1.184）．Grade 3～4の有害事象は，$20mg/m^2$ 群で有意に少なかった（39.7% vs. 54.5%）．Grade 4の好中球減少は21.3% vs. 48.6%，FNは2.2% vs. 6.1%であった．なお，本試験では，G-CSFの予防投与が許容されていた．

4 ミトキサントロン ★★

- ミトキサントロンはドセタキセル抵抗性となった前立腺癌に対し，ある程度の効果を示すとされる．前述したカバジタキセルと最近行われたランダム化比較試験では，ドセタキセル抵抗性の前立腺癌に対するミトキサントロンとカバジタキセルの効果が比較されている．その結果，ミトキサントロン群では4%の奏効と18%のPSA反応率を示していた[93]．しかしながら，ドセタキセル抵抗性の前立腺癌に対するミトキサントロンとbest supportive careの直接の比較試験はないことから，ドセタキセル後のミトキサントロンの適応については明確なエビデンスはない．

8 放射線内用療法（radiopharmaceutical therapy）★★★

- Radium-223はカルシウムに類似した物質であり，骨新生が盛んに行われる骨転移部位に取り込まれる．Radium-223はアルファ粒子を狭い範囲（2～10細胞）で放出するため，その効果は腫瘍細胞に限局し，周囲の正常細胞への損傷を最小限に留めることが特徴である．

- ALSYMPCA試験は，Radium-223（50kBq/kg）を4週毎，6サイクル投与＋best standard care群と，プラセボ＋best standard care群に2：1で割り付けたランダム化比較第III相試験である．対象は有症状のホルモン不応性前立腺癌で，骨転移を2か所以上有し，臓器転移をもたず，ドセタキセル治療歴を有するか，もしくはドセタキセルの適応外の症例であった．主要評価項目は全生存期間であった．

- 2011年6月3日，ランダム化された809人から314イベントが発生した段階で規定された中間解析が行われ，全生存期間における有意な改善が示され，IDMCから試験の早期中止が勧告された．主要評価項目である全生存期間中央値は，Radium-223群

とプラセボ群でそれぞれ 14 か月と 11.2 か月であり，HR＝0.70；95％ CI 0.55-0.88，p＝0.002 と，Radium-223 群で有意な延長を認めた[97]．
- 本試験の結果をもって，骨転移のある CRPC に対する治療薬として 2016 年 3 月に日本でも承認された．

9　日本未承認薬

- Sipuleucel-T ★★★ は，前立腺酸性ホスファターゼ（prostatic acid phosphate）に反応する T 細胞を活性化させる自己の樹状細胞ワクチン製剤である．白血球アフェレーシスとして知られる工程により，患者の血液から末梢の免疫細胞を採取することで製造される．採取された細胞は体外で，PA2024 と呼ばれる特異的な組み換え蛋白免疫原性物質に曝露させる．PA2024 は，前立腺酸性ホスファターゼに顆粒球・マクロファージ増殖因子を結び付けたものである．それによって活性化された細胞は，採取後 3 日を経て患者の体内へと戻される．
- Sipuleucel-T の有用性は，大規模ランダム化比較試験である IMPACT 試験で検証された．512 人の去勢抵抗性前立腺癌患者を対象とし，2：1 の割合で Sipuleucel-T 群とプラセボ群にランダム割り付けされた．追跡期間の中央値が 34 か月の時点で，生存期間中央値が 25.8 か月 vs. 21.7 か月と有意に改善していた．CT や骨シンチグラフィで評価された無増悪生存期間は Sipuleucel-T 群で 14.6 週（3.7 か月）に対して，プラセボ群で 14.4 週（3.6 か月）と有意差を認めなかった．また，PSA が 50％以上減少した症例は Sipuleucel-T 群で 2.6％，プラセボ群では 1.3％であった．このように客観的な抗腫瘍効果に乏しいにもかかわらず生存期間が延長するという現象は，先行した第 II 相試験でも同様の結果であった[98]．毒性はワクチン投与時に起こる悪寒や倦怠感，発熱，悪心，頭痛などが多く，いずれも Grade 2 までの発現で，数日で軽快するものであった．

標準治療のチェックに役立つウェブサイト

海外

National Comprehensive Cancer Network (NCCN) のガイドライン
- 閲覧には簡単な会員登録が必要．
- 最新のエビデンスが反映され年に複数回の改訂が行われる．
- prostate cancer

https://www.nccn.org/professionals/physician_gls/default.aspx

- 日本語版

https://www2.tri-kobe.org/nccn/guideline/urological/index.html

American Society of Clinical Oncology (ASCO) の治療ガイドライン
- 泌尿器腫瘍の特定の対象に対するエビデンスのレビューを参照することができる．
- genitourinary-cancer

https://www.asco.org/research-guidelines/quality-guidelines/guidelines/genitourinary-cancer

European Society for Medical Oncology (ESMO) のガイドライン
- 科学的なエビデンスやエキスパートによるコンセンサスをもとに数年に 1 回改訂される．
- genitourinary-cancer

https://www.esmo.org/Guidelines/Genitourinary-Cancers

- cancer of the prostate

https://www.esmo.org/Guidelines/Genitourinary-Cancers/Cancer-of-the-Prostate

国内

Minds ガイドラインライブラリ
- 国内の診療ガイドラインが一覧として整理されている．

https://minds.jcqhc.or.jp/medical_guideline/guideline_list

文献

1) Humphrey PA, et al. Cancers of the male reproductive organs. In: World Cancer Report, Stewart BW, Wild CP, eds. World Health Organization, 2014.
2) 国立がん研究センターがん対策情報センター．がん情報サービス　がん登録統計．http://ganjoho.jp/reg_stat/statistics/stat/summary.html
3) N Engl J Med 2012; 366(11): 981-90.
4) Lancet 2014; 384(9959): 2027-35.
5) N Engl J Med 2012; 367(7): 595-605.
6) J Natl Cancer Inst 2012; 104(2): 125-32.
7) Cancer 2017; 123(4): 592-9.
8) BMJ 2010; 341: c4543.
9) BJU Int 2011; 107(6): 882-91.
10) www.auanet.org/education/guidelines/prostate-cancer-detection.cfm (Accessed on May 06, 2013).
11) Ann Intern Med 2002; 137(11): 915-6.
12) JAMA 2017; 317(19): 1949-50.
13) 平成19年度厚生労働省がん研究助成金　がん検診の適切な方法とその評価法の確立に関する研究班(主任研究者　祖父江友孝)．有効性評価に基づく前立腺がん検診ガイドライン．ERSPC・PLCOに関する更新ステートメント2011．
14) Cancer Control 2006; 13(3): 158-68.
15) J Urol 1993; 150(1): 110-4.
16) Clin Cancer Res 2008; 14(14): 4400-7.
17) J Urol 1974; 111(1): 58-64.
18) Am J Surg Pathol 1994; 18(8): 796-803.
19) BMJ 1990; 300(6731): 1041-4.
20) J Urol 1994; 152(5 Pt 1): 1520-5.
21) Ann Intern Med 1997; 126(5): 394-406.
22) N Engl J Med 2004; 350(22): 2239-46.
23) Urology 2008; 72(6): 1194-7.
24) N Engl J Med 2003; 349(3): 215-24.
25) Am J Surg Pathol 1988; 12(12): 897-906.
26) J Urol 1989; 142(1): 71-4; discussion 74-5.
27) J Urol 2006; 175(5): 1605-12.
28) J Natl Cancer Inst 2007; 99(18): 1395-400.
29) BJU Int 2010; 106(9): 1309-14.
30) J Urol 2008; 180(1): 146-9.
31) Radiology 2000; 215(2): 445-51.
32) Prostate Cancer Prostatic Dis 2004; 7(4): 282-8.
33) Clin Radiol 2008; 63(4): 387-95.
34) J Urol 2004; 171(6 Pt 1): 2122-7.
35) Int J Radiat Oncol Biol Phys 2000; 48(5): 1443-6.
36) Buyyounouski MK, et al. Prostate. In: Amin MB, et al eds. AJCC Cancer Staging Manual, 8th edition. Springer, 2017, p715.
37) Eur Urol 2016; 69(3): 428-35.
38) JAMA 1998; 280(11): 969-74.
39) National Comprehensive Cancer Network (NCCN). NCCN Clinical practice guidelines in oncology. http://www.nccn.org/professionals/physician_gls/f_guidelines.asp (Accessed on August 24, 2019).
40) J Natl Cancer Inst 1988; 80(9): 683-7.
41) N Engl J Med 2011; 364(18): 1708-17.
42) N Engl J Med 2012; 367(3): 203-13.
43) N Engl J Med 2017; 377(2): 132-42.
44) N Engl J Med 2016; 375(15): 1415-24.
45) N Engl J Med 2016; 375(15): 1425-37.
46) Eur Urol 2015; 67(1): 1-2.
47) J Clin Oncol 2016; 34(18): 2182-90.
48) JAMA 2009; 302(14): 1557-64.
49) Eur Urol 2012; 61(4): 679-85.
50) Lancet 2016; 388(10049): 1057-66.
51) Jpn J Clin Oncol 2006; 36(12): 789-93.
52) Int J Radiat Oncol Biol Phys 2009; 74(5): 1405-18.
53) Ann Intern Med 2000; 132(7): 566-77.
54) BJU Int 2008; 102(11): 1531-8.
55) Urol Int 2013; 90(3): 321-8.
56) BJU Int 2012; 110(11): 1721-8.
57) Clin Oncol (R Coll Radiol) 2013; 25(3): 190-6.
58) Shore N, et al. Efficacy and safety of a 3-monthly depot of degarelix compared with goserelin in prostate cancer. in Society of Urologic Oncology. 2012. Bethesda.
59) Eur Urol 2014; 66(6): 1101-8
60) Lancet 2000; 355(9214): 1491-8.
61) Cochrane Database Syst Rev 2000(2): CD001526.
62) Cancer 2002; 95(2): 361-76.
63) Cancer 2009; 115(15): 3376-8.
64) J Clin Oncol 2004; 22(6): 1025-33.
65) J Urol 2008; 180(3): 921-7.
66) N Engl J Med 1998; 339(15): 1036-42.
67) N Engl J Med 2004; 351(15): 1513-20.
68) Ann Oncol 2013; 24(7): 1807-12.
69) Ann Oncol. 2013;24(7):1802-7.
70) N Engl J Med 2011; 364(21): 1995-2005.
71) Lancet Oncol 2012; 13(10): 983-92.
72) N Engl J Med 2013; 368(2): 138-48.
73) Lancet Oncol. 2015; 16(2): 152-60.
74) N Engl J Med 2017; 377(4): 352-60.
75) N Engl J Med 2017; 377(4): 338-51.
76) Eur J Cancer 2014; 50(1): 78-84.
77) Eur Urol 2014; 65(1): 30-6.
78) N Engl J Med 2012; 367(13): 1187-97.
79) N Engl J Med 2014; 371(5): 424-33.
80) Lancet Oncol 2016; 17(2): 153-63.
81) J Clin Oncol 2016; 34(18): 2098-106.
82) J Clin Oncol 2008; 26(4): 585-91.
83) J Clin Oncol 2008; 26(15): 2497-504.
84) N Engl J Med 2011; 365(2): 107-18.
85) Lancet Oncol 2011; 12(5): 451-9.
86) J Clin Oncol 1996; 14(6): 1756-64.
87) J Clin Oncol 1999; 17(8): 2506-13.
88) J Urol 2002; 168(6): 2439-43.
89) J Clin Oncol 2008; 26(2): 242-5.
90) Lancet Oncol 2013; 14(2): 149-58.
91) N Engl J Med 2015; 373(8): 737-46.
92) Lancet 2016; 387(10024): 1163-77.

93) Lancet 2010; 376(9747): 1147-54.
94) Cancer Chemother Pharmacol 2014; 73: 703-10.
95) J Clin Oncol 2017; 35(28): 3189-97.
96) J Clin Oncol 2017; 35(28): 3198-206.
97) N Engl J Med 2013; 369(3): 213-23.
98) N Engl J Med 2010; 363(5): 411-22.

〔増田　淳，近藤千紘，三浦裕司〕

III 11 泌尿器がん

③ 腎癌

疫学・診断

1 疫学

1 罹患数・死亡数

- 腎癌は，膀胱，前立腺を除くその他の尿路系臓器を含む集計であり純粋な腎癌のみの統計ではないが，2013年の腎癌の罹患数は2万4865人，悪性新生物全体の2.6%であり，2016年の死亡数は9350人，悪性新生物による死亡全体の2.5%であった[1]．また，2012年の年齢調整罹患率は，人口10万人に対し男性14.5，女性5.5と男性に多い傾向にある[1]．

2 腎癌のリスク因子

- 腎癌のリスク因子として，喫煙，肥満，高血圧，透析（もしくはそれにかかわる後天性の多発嚢胞症），アスベストやカドミウム，テトラクロロエチレン曝露などの職業性曝露などが報告されている．また，基礎疾患として，von Hipple-Lindau（VHL）病，結節性硬化症，常染色体優性遺伝性の多発性嚢胞腎が，腎癌発症のリスクと考えられている．

3 予後

1）腎細胞癌の予後分類
- UCLAのグループは，TNM分類，病理組織分類，performance status（PS）を組み合わせ，5段階のグループに分けるUCLA integrated staging system（UISS）を提唱した（表1）[2][3]．

2）転移性腎癌に特化した予後分類
- Memorial Sloan-Kettering Cancer Center（MSKCC）分類：
- Motzerらは，1975～96年にMSKCCで行われた24の臨床試験に登録された670人の転移性腎癌症例における臨床所見と予後の関連を調査し，①Karnofsky performance status（KPS）＜80%，②血清LDH＞施設基準値上限の1.5倍，③補正カルシウム値＞10mg/dL，④ヘモグロビン値＜施設基準値下限，⑤腎摘出術未施行の5項目を予後不良因子とした[4]．この結果，予後良好群（因子なし），中等度群（因子1～2個），不良群（因子3個以上）と分類し，生存期間中央値は20か月，10か月，4か月であった[4]．
- 本研究では約20%の症例が，サイトカイン療法や化学療法などの前治療歴があった．同グループにおけるインターフェロン（IFN）治療歴のある症例のフォローアップ研究により，上記①～④の予後不良因子に，「診断からIFN治療までの期間が1年未満」という因子を加えた5項目が，予後不良因子とされた．予後良好群（因子なし），中等度群（因子1～2個），不良群（因子3個以上）の生存期間中央値は，それぞれ30か月，14か月，5か月であった[5]．
- Cleveland Clinicのグループは，353人の未治療転移性腎癌症例に対して，MSKCC分類のバリデーションを行った．この研究の多変量解析では，MSKCC分類で挙げられた5項目の予後不良因子のほかに，「放射線の前治療歴あり」「転移臓器（肝，肺，後腹膜リンパ節）の数が2もしくは3個」の2項目が追加された[6]．
- International Metastatic Renal Cell Carcinoma Database Consortium（IMDC）分類：
- Hengらは，スニチニブ，ソラフェニブ，ベバシズマブの3つのvascular endothelial growth factor（VEGF）経路を標的とした薬剤で治療を受けた645人における臨床所見と予後の関連を調査した．多変量解析の結果，①KPS＜80%，②診断から治療開始まで1年未満，③ヘモグロビン値＜施設基準値下限，④補正カルシウム値＞施設基準値上限，⑤好中球数＞施設基準値上限，⑥血小板数＞施設基準値上限，の6項目を予後不良因子とした．予後良好群（因子なし），中等度群（因子1～2個），不良群（因子3～6個）の生存期間中央値は，追跡期間中央値24.5か月の時点で，それぞれ到達せず，27か月，8.8か月であった[7]．
- Hengらはさらに，VEGF阻害薬治療歴のある1028人の転移性腎癌症例に対して，上記モデルのバリデーションを行った．最終的には849人が解析対

表1 UCLA Integrated Staging System (UISS) 予後分類[2]

UISS Stage	1997 TNM Stage	Fuhrman Grade*	ECOG-PS	2年生存率 (%)	5年生存率 (%)
I	I	1, 2	0	96	94
II	I	1, 2	1 or more	89	67
	I	3, 4	Any		
	II	Any	Any		
	III	Any	0		
	III	1	1 or more		
III	III	2 to 4	1 or more	66	39
	IV	1, 2	0		
IV	IV	3, 4	0	42	23
		1 to 3	1 or more		
V	IV	4	1 or more	9	0

* Fuhrman Grade[3]：
- Grade 1：核小体が目立たないか認められない．小さく丸い1個の核（直径10μm）を有する細胞で構成される．
- Grade 2：より大きな核（直径15μm）を有し，核縁は不整で，核小体は強拡大（400倍）で認識しうる．
- Grade 3：さらに大きな核（直径20μm）を有し，核縁は明らかに不整で，大きな核小体が低倍率（100倍）で認識される．
- Grade 4：Grade 3の所見に加え，奇怪核やしばしば分葉状を呈する核と粗大なクロマチンを有し，しばしば肉腫様細胞領域がある．

象となり，予後良好群，中等度群，不良群の生存期間中央値は，追跡期間中央値16.3か月の時点でそれぞれ43.2か月，22.5か月，7.8か月であった[8]．

2 診断

1 検診

■ 腹部超音波検査やCTの技術的進歩・普及により，偶然に腎腫瘍が発見されるということも増えているが，これまで行われたスクリーニングに関する数々の試験の結果，スクリーニング検査における腎癌の偶然の発見率は0.07〜0.2%と低く[9)10)]，腎癌の早期発見を目的としたルーチンの腹部超音波検査は推奨されない[11]．
■ ただし，Von Hippel-Lindau（VHL）病，結節性硬化症，長期間の透析などの腎癌発症の高リスク患者においては，ルーチンの腹部超音波検査は推奨される．

2 症状

■ 腎癌の古典的な3徴として，側腹部痛，血尿，腹部腫瘤が知られているが，執筆時現在，これらの徴候がみられる患者は，全体の約9%といわれている．また現在は，腹部超音波検査やCTで偶然に発見される腎癌が増加しており，全体の約70%を占める．その他，体重減少，発熱，貧血を契機に発見されることもあるが，これらの場合，進行腎癌であることが多い．

3 検査

1) 血液検査
■ 腎癌において特異的に上昇する腫瘍マーカーは存在しない．上記の予後不良因子に示したような，好中球数増加，血小板数増加，貧血，LDH上昇，高カルシウム血症，CRP上昇などを認めることがある．

2) 画像検査
■ 腎癌の大多数を占める淡明細胞癌では，造影CTで早期動脈相から皮質相で濃染し，実質相から排泄相で早期に造影効果が消失するウォッシュアウト（wash out）を示すことが多い．これに対して，乳頭状癌や嫌色素性癌ではこのような造影効果を示さない場合があるので，注意が必要である．

3) 生検
■ 画像診断により腎癌の組織型についてある程度の判断はつくものの，病理組織検査における組織型の確定診断は，治療の反応性と予後予測にもかかわるため，重要である．腎癌は血流が豊富なため，針生検では，出血や腫瘍の散布の恐れがあり，標準的には外科的処置よる切除が行われることが多い．

4 病理組織分類

- 淡明細胞癌：75～85％．近位尿細管由来．VHL遺伝子異常を約60％に認める．
- 乳頭状癌：10～15％．近位尿細管由来．low gradeで予後のよいType I と high gradeで予後の悪いType II に分類される．
- 嫌色素性癌：5％．集合管の間在細胞由来．
- オンコサイトーマ：3～7％．集合管の間在細胞由来．良性腫瘍．ただし，腎癌との併存も10～32％に認め[12]，急速な増大を示す場合があるので，注意が必要である．
- 集合管癌：1％未満と非常にまれ．予後不良．

3 病期分類（ステージング）（UICC第8版, 2017年）

1 TNM分類

原発腫瘍（T）

TX	原発腫瘍の評価が不可能
T0	原発腫瘍を認めない
T1	腫瘍の最大径が7cm以下で，腎に限局している
T1a	腫瘍の最大径が4cm以下で，腎に限局している
T1b	腫瘍の最大径が4cmを超えるが7cm以下で，腎に限局している
T2	腫瘍の最大径が7cmを超え，腎に限局している
T2a	腫瘍の最大径が7cmを超えるが10cm以下で，腎に限局している
T2b	腫瘍の最大径が10cmを超え，腎に限局している
T3	腫瘍が主静脈または腎周囲組織に進展しているが，同側の副腎およびジェロタ筋膜の外側には浸潤していない
T3a	腫瘍が腎静脈または分節の（筋肉を含む）枝に大きく進展している，腎盂・腎杯に進展している，もしくは腎周囲および/または腎洞脂肪に浸潤しているが，ジェロタ筋膜の外側には浸潤していない
T3b	腫瘍が横隔膜下の大静脈に大きく進展している
T3c	腫瘍が横隔膜上の大静脈に大きく進展しているか，または大静脈壁に浸潤している
T4	腫瘍がジェロタ筋膜の外側に浸潤している（同側副腎への隣接浸潤を含む）

領域リンパ節（N）

NX	領域リンパ節の評価が不可能
N0	領域リンパ節に転移を認めない
N1	領域リンパ節に転移を認める

遠隔転移（M）

M0	遠隔転移を認めない
M1	遠隔転移を認める

2 病期分類

Stage	T	N	M
I	T1	N0	M0
II	T2	N0	M0
III	T1, T2	N1	M0
	T3	Any N	M0
IV	T4	Any N	M0
	Any T	Any N	M1

治療

1 切除可能な限局性腎細胞癌

1 根治的腎全摘除術 ★★★

- 根治的腎全摘除術は，I～III期までの腎細胞癌に対する標準治療であり，腎，副腎，腎周囲脂肪およびジェロタ筋膜を摘出する．
- 術前にリンパ節腫脹を認めない場合のリンパ節郭清の意義を問うランダム化第III相試験が，European Organisation for Research and Treatment of Cancer（EORTC）により実施された．追跡期間中央値12年の結果，生存率に差はみられなかった[13]．この試験では，リンパ節郭清症例中，リンパ節転移陽性例は4％とわずかであった．よって，根治的腎摘除術にリンパ節郭清は加えないことが多い．

2 腹腔鏡下腎摘除術 ★★

- 腫瘍径10cm以内のT1，T2腎癌に対して，腹腔鏡下腎摘除術は，開腹腎摘除術と比べ，がん特異的生存率に差を認めず[14]，術後合併症，出血量，入院期間は同等で，術後疼痛が少ない[15]．このため，腹腔鏡下腎摘除術は，開腹腎摘除術の代替となりうる．ただし，腫瘍径の大きいT2腫瘍は，T1に

比べ輸血を必要とする出血をはじめ，手術合併症が多く，開腹術への移行も多い[16]．このため，T2腎癌に対する腹腔鏡下手術は，症例を選択して行うべきである．

- また近年，手術支援ロボットを用いた手術（ロボット支援手術）が普及しつつあり，米国において2003年に根治的腎摘除術全体件数の1.5％だったものが，2015年には27％まで増加し[17]，腎部分切除術の長期成績は開腹手術や腹腔鏡下手術と遜色がないとする報告もある[18]．一方で，ロボット支援手術は腹腔鏡手術と比較して，術後合併症の増加などは認めなかったが，手術時間の延長およびコストの増加と有意に関連しているという報告もあり，その適応は症例ごとに慎重に判断されるべきである[17]．

❸ 腎部分切除 ★★

- 近年，画像診断の発展に伴い，超音波検査などにより偶然発見される小径腎癌が増加している．これに伴い，腎機能の温存を目的とした腎部分切除術が広く行われるようになっている．複数の後ろ向き研究および唯一のランダム化比較試験の結果，4cm以下（T1a）の腎癌に対する腎部分切除術は，根治的腎摘除術と比べ，がん制御性において同等であり，腎機能保護の面で有用であると考えられており，標準治療の1つと考えられる[19)20]．

❹ 術後化学療法

- これまでに，根治的腎摘除術を受け，再発ハイリスクの腎癌患者に対して，IFNやインターロイキン（IL-2）による術後化学療法を検証する複数のランダム化比較試験が行われているが，どの試験においても生存に寄与しないという結果が出ている[21)～23]．
- 執筆時現在，後述する転移性腎細胞癌において，治療の主流は分子標的薬となっているが，術後化学療法においても分子標的薬を用いた臨床試験がいくつか行われている．
- ASSURE試験は，限局性腎癌患者1943人に対して，術後化学療法としてスニチニブ群，ソラフェニブ群，プラセボ群を比較したランダム化第III相試験である．結果として，スニチニブ群，ソラフェニブ群いずれもプラセボ群に対して，無病生存期間（DFS）の延長を認めず，さらにスニチニブ・ソラフェニブ両群で高血圧，手足症候群，皮疹，疲労などの有害事象が多くみられた[24]．
- S-TRAC試験は，615人の術後再発ハイリスク群の腎癌患者に対して，術後化学療法としてスニチニブ群，プラセボ群を比較したランダム化第III相試験である．本試験における主要評価項目はDFSで，プラセボ群において5.6年に対して，スニチニブ群においては6.8年と有意な延長を認めた（HR＝0.76；95% CI 0.59-0.98，p＝0.03）[25]．
- ASSURE試験とS-TRAC試験で，同じスニチニブでなぜ異なる結果になったかについては議論があるが，S-TRAC試験では，よりハイリスクな患者（T-Stage≧3）に限定したこと，スニチニブ群の減量を25mgではなく37.5mgまでしか許容しなかったこと，対象患者を淡明細胞腎癌に絞ったことなどが指摘されている[26]．
- PROTECT試験は，1538人の術後再発ハイリスク淡明細胞腎癌患者に対して，パゾパニブ群とプラセボ群を比較したランダム化第III相試験である．本試験においても主要評価項目はDFSであったが，パゾパニブ群はプラセボ群に対して，有意なDFSの延長を示すことはできなかった[27]．
- 上記のとおり，分子標的薬は術後化学療法のセッティングでは，再発ハイリスク腎癌患者におけるDFSをほとんど延長させることができていない．唯一，positive studyであったS-TRAC試験ですら，全生存期間の延長には至っておらず，腎癌における術後化学療法の困難さを物語っている．2019年10月現在，日本ではスニチニブを含め，どの薬剤も術後化学療法として承認されていないが，米国ではFood and Drug Administration（FDA）がスニチニブを承認している．
- ソラフェニブ（NCT00492258），アキシチニブ（NCT01599754），エベロリムス（NCT01120249），免疫チェックポイント阻害薬であるアテゾリズマブ（NCT03024996），ペムブロリズマブ（NCT03142334）およびニボルマブ（NCT03055013）による術後化学療法の臨床試験および治験が進行中である．

2 転移性腎癌

- 転移・再発腎癌は予後不良であり，ほぼすべての転移性腎癌患者は治癒不能である．治療の中心は全身化学療法になるが，限られた患者において，原発切除や転移病変切除などに対する外科的局所治療との併用が有用である．なお，本稿では特にことわりがなければ，淡明細胞腎癌について記載する．

1 全身化学療法

- 近年，腎癌の分子生物学的病態の解明が進んだことにより，vascular endothelial growth factor（VEGF）やmTORの経路を阻害する多くの薬剤が開発された．2005年から2017年までに，転移性腎細胞癌に対してFDAが承認した分子標的薬は，ソラフェニブ，スニチニブ，ベバシズマブ，テムシロリムス，エベロリムス，パゾパニブ，アキシチニブ，レンバチニブ，カボザンチニブの9剤にのぼる．日本では，このうち，ベバシズマブ，レンバチニブ，カボザンチニブを除く6剤が承認されている．
- また，腎癌においては免疫チェックポイント阻害薬の台頭も著しく，執筆時現在で米国に引き続き，日本でもニボルマブとイピリムマブが承認されている．
- 本稿では，2019年に発表されたEuropean Society for Medical Oncology（ESMO）の診療ガイドラインおよび2018年のAmerican Society of Clinical Oncology（ASCO）annual meeting Educational bookを参考に，治療ラインごとに概説する．

1）一次治療（ファーストライン治療）

〈IMDCもしくはMSKCC分類良好群に対して〉
- スニチニブ★★★
  50mg/日　内服　day 1～28　6週毎
- パゾパニブ★★★
  800mg/日　内服　連日

- 2006年以降，多様な分子標的薬がファーストラインで開発され，VEGFR阻害薬により，9か月前後の無憎悪生存期間（PFS）が得られることが示された．そのなかで，VEGFR阻害薬同士を直接比較したCOMPARZ試験は，スニチニブを対照としてパゾパニブの効果を検証する非劣性試験であった．PFS中央値はそれぞれ8.4か月と9.5か月（HR＝1.05；95％ CI 0.90-1.22）であり，パゾパニブの非劣性を証明した[28]．効果が同等である以上，治療選択はそれぞれの有害事象プロファイリングを考慮し決定する必要がある．
- COMPARZ試験の結果では，有害事象による薬剤減量・中止割合に差はなかったが，その内容が異なっている[28]．具体的には，スニチニブ群で手足症候群，倦怠感，口内炎などが多く，パゾパニブ群では肝機能障害，体重減少，毛色変化などが多くみられた．
- COMPARZ試験では，パゾパニブ群でHR-QOL（health-related quality of life）がすぐれているという結果であったが，Escudierらは「患者の好み」を主要評価項目に設定し，スニチニブとパゾパニブを比較する第III相試験（PISCES試験）を施行した．60例のスニチニブ→パゾパニブ群と，54例のパゾパニブ→スニチニブ群を，薬剤を変更する際に2週間のウォッシュアウト期間を設け，二重盲検で行われた．結果は70％の患者が「パゾパニブを好む」，22％の患者が「スニチニブを好む」，8％の患者が「好みなし」であり，有意にパゾパニブが好まれた（90％ CI 37.5-61.5，$p < 0.001$）[29]．

〈MSKCC分類不良群あるいはIMDC分類中等度群＋予後不良群に対して〉
- ニボルマブ＋イピリムマブ★★★
  ニボルマブ 3mg/kg 3週毎 ＋ イピリムマブ 1mg/kg 3週毎 4サイクル終了後，ニボルマブ 3mg/kg 2週毎で継続
- テムシロリムス★★★
  25mg/body　静注　1週毎
- カボザンチニブ★★
  60mg/日　内服　連日

- Checkmate-214試験では，未治療転移性腎癌患者を対象とし，標準治療の1つであるスニチニブと，ニボルマブ＋イピリムマブ併用療法を比較した．複合主要評価項目として，IMDC予後中等度群および予後不良群における奏効率（ORR），PFS，全生存期間（OS）が設定された．ORRは予後中等度群および予後不良群において，スニチニブ群27％に対してニボルマブ＋イピリムマブ群42％（$p < 0.0001$）と有意にすぐれていた．また併用療法群では完全奏効が9％みられた．PFSは予後中等度群および予後不良群において，スニチニブ群8.4か月に対してニボルマブ＋イピリムマブ群11.6か月（HR＝0.82；99.1％ CI 0.64-1.05，$p = 0.0331$）と，併用療法群で延長する傾向にはあったが，有意ではなかった．OSは，予後中等度群および予後不良群において，スニチニブ群26.0か月に対してニボルマブ＋イピリムマブ群は到達せず（HR＝0.63；99.8％ CI 0.44-0.89，$p < 0.0001$），有意に併用療法群で延長した[30]．この結果をもって，2018年8月，未治療転移性腎癌のIMDCリスク中等度群および予後不良群に対するニボルマブ＋イピリムマブ併用療法が日本で承認された．
- 多くの第III相試験で，MSKCC分類の予後不良群が10％以内であるのに対し，Hudesらは，74％の予後不良群を含む対象に，テムシロリムス vs. IFN vs. テムシロリムス＋IFNの3群のランダム化比較試験を実施した．この結果，テムシロリムス単剤が，主要評価項目であるOSを有意に延長した[31]．

- また，Choueiri らは IMDC 予後中等度群＋予後不良群の患者を対象とし，カボザンチニブとスニチニブをランダム比較する第 II 相試験を行った．対象患者数は 157 例と少ないものの，主要評価項目である PFS 中央値はスニチニブ群 5.6 か月に対してカボザンチニブ群 8.2 か月（HR＝0.66；95％ CI 0.46-0.95，p＝0.012）と有意な延長を認めた[32]．また ORR はスニチニブ群 18％，カボザンチニブ群 46％であった．2019 年 10 月現在，日本ではカボザンチニブは承認されていない．
- 治療選択の際には，上記のリスク別ストラテジーを前提としつつも，それぞれの薬剤の副作用プロファイルを考慮する必要がある．例えば，mTOR 阻害薬であるテムシロリムスは，薬剤性肺障害や糖代謝異常といった特徴的な副作用が知られており，呼吸機能低下や糖尿病を合併している患者では使用が困難な場合がある．また，VEGF receptor（VEGFR）阻害薬は，高血圧（全体で 20〜25％，重篤で 5〜7％）や動脈血栓塞栓症（約 1.4％）の合併症が知られている[33]〜[35]．
- 高血圧や心血管障害を合併している患者では，使用が困難な場合がある．なお免疫チェックポイント阻害薬については，自身の免疫を賦活化することにより，間質性肺炎，下垂体炎，筋炎など重篤な自己免疫性疾患をきたすとされており[36]，自己免疫性疾患の既往がある患者に対しては適応を慎重に検討する必要がある．
- 2019 年の ASCO-GU では，一次治療で，免疫チェックポイント阻害薬と VEGFR 阻害薬の併用療法とスニチニブを比較する第 III 相試験が 2 つ報告された[37][38]．
- JAVELIN Renal 101 試験[37]では未治療の転移性腎細胞癌 886 例を対象に，標準治療の 1 つであるスニチニブと，抗 PD-L1 抗体であるアベルマブとアキシチニブの併用療法をランダム化比較した．主要評価項目として，PD-L1 陽性腫瘍を有する症例における PFS と OS の 2 つが設定された．PD-L1 陽性腫瘍を有する症例における PFS はスニチニブ群で 7.2 か月に対して併用療法群で 13.8 か月（HR＝0.61；95％ CI 0.47-0.79，p＜0.001）と併用療法群で有意に延長した．また PD-L1 陽性腫瘍を有する症例における OS 追跡期間の中央値が 11.6 か月と 10.7 か月の時点でそれぞれ 37 例（13.7％）と 44 例（15.2％）が死亡しており，アベルマブ＋アキシチニブ併用群は死亡リスクを 18％減少させたが，統計学的有意な差は認めなかった（層別化 HR＝0.82；95％ CI 0.53-1.28，p＝0.38）．
- KEYNOTE-426 試験[38]では，未治療の転移性腎細胞癌 861 例を対象に，標準治療の 1 つであるスニチニブと，抗 PD-1 抗体であるペムブロリズマブとアキシチニブの併用療法を比較した．主要評価項目として，intention-to-treat 集団における全生存期間と無増悪生存期間が設定された．PFS 中央値はスニチニブ群で 11.1 か月，併用療法群で 15.1 か月（HR＝0.69；95％ CI 0.57-0.84，p＜0.001）と併用療法群で有意に延長した．また OS については両群で到達していなかったが，12 か月時点での生存率はスニチニブ群で 78.3％，併用療法群で 89.9％であり，死亡リスクは併用療法群で 47％低い（HR＝0.53；95％ CI 0.38-0.74，p＜0.001）という結果になった．
- いずれの試験も標準治療であるスニチニブよりも良好な結果を得られており，2019 年 5 月時点で FDA はいずれのレジメンも承認している．日本でも近い将来承認されると考えられるが（2019 年 10 月現在），前述のとおり IMDC 予後中間群および不良群の一次治療において，すでにニボルマブ＋イピリムマブが承認されており，その使い分けが問題となる．また執筆時現在，二次治療におけるエビデンスの多くが，一次治療において VEGFR 阻害薬を投与された症例を対象としており，免疫チェックポイント阻害薬併用後および免疫チェックポイント阻害薬＋VEGFR 阻害薬併用後の二次治療についてはエビデンスが皆無に等しい状況であることから，二次治療以降の治療選択についても課題になると考えられる．

2）二次治療（セカンドライン治療）

- サイトカインがファーストライン治療として残っていた時代においては，セカンドライン治療を前治療によって分けて考えることが主流であった．しかし執筆時現在，ファーストライン治療がほぼ VEGFR-TKI（tyrosine kinase inhibitors）に置き換わっており，セカンドライン治療の複雑な使い分けはなくなりつつある．また，かつてはエベロリムス（RECORD-1 試験[39]）およびアキシチニブ（AXIS 試験[40]）が標準治療としてのエビデンスを確立してきたが，近年の免疫チェックポイント阻害薬の台頭により，このセッティングにおける治療選択が大きく変わりつつある．

- ニボルマブ ★★★
  3mg/kg　静注　3 週毎
- カボザンチニブ ★★★
  60mg/日　内服

- レンバチニブ＋エベロリムス ★★
  レンバチニブ　18mg/日　内服
  エベロリムス　5mg/日　内服
- アキシチニブ ★★★
  5mg/回　内服　1日2回（10mg/回まで増量が許容）[39]

- RECORD-1試験は，スニチニブ，ソラフェニブのどちらか，もしくは2剤両方を使用後に，mTOR阻害薬であるエベロリムスの効果について，プラセボを対象として行われた二重盲検ランダム化比較第III相試験である[39]．この試験の主要評価項目であるPFSは，エベロリムス vs. プラセボでそれぞれ，4.9か月 vs. 1.9か月（HR＝0.741；95% CI 0.573-0.958，p＜0.0107）であった[39]．

- ソラフェニブとアキシチニブ，2つのVEGFR-TKI同士を比較したランダム化第III相試験（AXIS試験）では，主要評価項目であるPFSが，アキシチニブ群で有意に延長した（HR＝0.665；95% CI 0.544-0.812，p＜0.0001）[40]．さらに，前治療がサイトカイン療法であった症例のサブグループ解析では，アキシチニブ vs. ソラフェニブのPFS中央値がそれぞれ12.1か月 vs. 6.5か月（HR＝0.464；95% CI 0.318-0.676，p＜0.0001）と，その差がさらに顕著に現れた結果となった[40]．

- 上記の2試験がかつての標準治療であったが，2015年に，3つのlandmark studyの結果が発表され，同セッティングにおいて大きなパラダイムシフトが起きた．

- Checkmate-025試験は，821人の既治療腎癌患者を対象とし，エベロリムスを対照に，免疫チェックポイント阻害薬であるニボルマブを無作為比較した第III相臨床試験である[41]．PFSはエベロリムス群4.4か月に対してニボルマブ群4.6か月（HR＝0.88；95% CI 0.75-0.93，p＝0.11）と差を認めなかった一方で，主要評価項目のOSについては，エベロリムス群19.6か月に対してニボルマブ群25.0か月（HR＝0.73；98.5% CI 0.57-0.93，p＝0.002）と有意に延長した．また，ORRも有意にニボルマブ群ですぐれており（25% vs. 5%），Grade 3～4の有害事象もニボルマブ群で有意に少ない（19% vs. 37%）という結果であった[41]．

- METEOR試験は，VEGFR阻害薬による治療後に進行した658人の腎癌患者を対象とし，エベロリムスとカボザンチニブを無作為比較した第III相臨床試験である．69%の症例がファーストラインのみの治療で，残りの症例はセカンドライン以上の前治療歴があった．主要評価項目であるPFSは，エベロリムス群3.8か月に対してカボザンチニブ群7.4か月（HR＝0.58；95% CI 0.45-0.75，p＜0.001）と有意に延長し，また副次評価項目であるORRについても，エベロリムス群5%に対してカボザンチニブ群21%（p＜0.001）と，有意にすぐれていた[42]．その後，最終報告がなされ，OSでもエベロリムス群16.5か月に対してカボザンチニブ群21.4か月（HR＝0.66；95% CI 0.53-0.83，p＝0.00026）と有意な延長がみられた[43]．執筆時現在でカボザンチニブは，VEGFR-TKI後のセカンドラインにおいて最も長いPFSを達成し，またPFS・OS・ORRのすべてにおいて，エベロリムスよりもすぐれていることを証明した唯一の薬剤である．

- レンバチニブは放射性ヨウ素治療抵抗性の分化型甲状腺癌においてすぐれた効果を示したマルチキナーゼ阻害薬であり[44]，転移性腎癌においてはエベロリムスとの併用で効果を示した．Motzerらは，VEGFR-TKI阻害薬による治療後に進行した153人の進行腎癌患者を対象に，レンバチニブ（L），エベロリムス（E），レンバチニブ＋エベロリムス（L＋E）の3群を比較するランダム化第II相臨床試験を行った．主要評価項目であるPFSはL群，E群，L＋E群でそれぞれ7.4か月，5.5か月，14.6か月であった．L＋E群はL群に対しては有意な差を示せなかった（HR＝0.66；95% CI 0.30-1.10，p＝0.12）ものの，E群に対しては有意にすぐれている（HR＝0.40；95% CI 0.24-0.68，p＝0.0005）という結果であった[45]．OSはL群，E群，L＋E群でそれぞれ18.4か月，17.5か月，25.5か月と併用群で延長される傾向はあったが，有意差はつかなかった．

- これら3つの臨床試験の結果をもってFDAは，ニボルマブ，カボザンチニブ，レンバチニブ＋エベロリムスを承認した．したがって，このセッティングにおける標準治療は上記3つのレジメンということになるが，それぞれを比較する臨床試験は行われておらず，それぞれの薬剤の効果予測を行うバイオマーカーも同定されていない．現状では，前治療歴や合併症など，症例固有のプロファイルと薬剤の毒性プロファイルなどを考慮しながら治療選択をしていくことが望ましい．なお2019年10月現在，日本ではニボルマブのみ承認されており，残り2レジメンの承認が待たれる．

2 原発巣切除

1）サイトカイン時代

- サイトカイン治療の時代に，転移巣を有する腎癌に

対する腎摘除術の有用性を検証した2つのランダム化比較試験（EORTC 30947試験[46]とSWOG 8949試験[47]）が存在する．いずれも腎摘除術＋IFN投与群とIFN投与単独群を比較したものであり，腎摘除術が生存期間を延長することが示されている．

- EORTC 30947試験は，総登録症例数が85人と少数例の試験ではあるが，平均生存期間中央値は，腎摘除術＋IFN群 vs. IFN単独群で，17か月 vs. 7か月（HR＝0.54；95％CI 0.34-0.94，p＝0.03）と，腎摘除術＋IFN群で有意に生存率の延長を認めた[46]．
- SWOG 8949試験では，生存期間中央値が，腎摘除術＋IFN群（120人）vs. IFN単独群（121人）でそれぞれ11.1か月 vs. 8.1か月（HR＝unpublished，p＝0.05）と，EORTC 30947試験と同様に，腎摘除術＋IFN群で有意に生存率の延長を認めた[47]．
- これらの試験の対象者は，すべてperformance status（PS）0または1であり，比較的全身状態のよい患者が多く含まれている．また，年齢の中央値あるいは平均値も60歳前後であった．
- このように，サイトカイン治療を行う場合，腎摘除術に引き続いてIFNを投与することは標準治療と考えられるが，PS良好であること，比較的若年であることなど，患者選択には十分留意する必要がある．

2）分子標的薬時代
- 分子標的薬治療を受ける患者に腎摘除術を行うことの有用性を確認するために，前治療歴のない転移性腎癌に対して，腎摘除術に引き続くスニチニブ投与群とスニチニブ単独群を比較したランダム化試験CARMENA試験が行われた[48]．腎摘除術の3〜6週後に，スニチニブを開始する群とスニチニブ投与のみの群とを比較した．OS中央値は腎摘群13.9か月，スニチニブ群18.4か月で，HR＝0.89（95％CI 0.71-1.10）であり，非劣性マージンとして設定された1.20を下回った．本試験は，症例集積不良により中間解析時点で終了したことから統計学的な疑義は生じるものの，転移を有する腎細胞癌患者（intermediate，poorリスク患者）において，腫瘍減量を目的とする腎摘除術は省略可能と解釈される．

3 転移巣切除について

- 転移巣を有する腎癌に対する，転移巣の外科的切除の有用性を検討したランダム化比較試験は存在しない．MSKCCが行った，1980年から1993年の間に再発した278人の転移性腎癌に対する後向き研究では，根治的転移巣切除術が実施された141人の5年生存率は44％，非根治的転移巣切除術を実施された70人の5年生存率は14％，非外科的治療を受けた67人の5年生存率は11％であった[49]．また，多変量解析の結果，予後良好因子は，初回の単独再発，初回再発の根治適切除，腎摘除術からの再発までが長期間であること，が挙げられた[49]．
- 転移巣の外科的切除の有用性については，限定的ではあるが，いくつかの後向き研究より，PS良好，根治的完全切除が可能，再発までの期間が長いなど緩徐な病勢が予想される場合など，慎重に選択された患者において，治療のオプションとなりうる．
- また，直接的に転移巣切除の有用性を評価する試験ではないが，根治的腎摘除術あるいは腎部分切除術後の転移再発に対して，転移巣切除後にプラセボあるいはパゾパニブを投与し，パゾパニブが予後を改善するかどうかを評価する二重盲検ランダム化第Ⅲ相試験（NCT01575548）が，進行中である．

標準治療のチェックに役立つウェブサイト

海外

National Comprehensive Cancer Network（NCCN）のガイドライン
- 閲覧には簡単な会員登録が必要．
- 診断，治療について網羅的にフローチャート形式になっておりわかりやすい．
- 海外のサイトに一律でいえることだが，日本と適用が異なることも多いため，国内の薬剤承認状況などを逐一確認する必要がある．

- Kidney Cancer

https://www.nccn.org/professionals/physician_gls/default.aspx

- 日本語のサイト

https://www2.tri-kobe.org/nccn/guideline/urological/index.html

European Association of Urology (EAU) のガイドライン
- 欧州泌尿器科学会によるガイドライン．フローチャートではなく，日本のガイドラインに近い文章形式である．
- renal-cell-carcinoma

 https://uroweb.org/guideline/renal-cell-carcinoma/

European Society for Medical Oncology (ESMO) のガイドライン
- 欧州臨床腫瘍学会によるガイドライン．論文形式でまとまっている．
- renal-cell-carcinoma

 https://www.esmo.org/Guidelines/Genitourinary-Cancers/Renal-Cell-Carcinoma

American Society of Clinical Oncology (ASCO) のガイドライン
- 米国臨床腫瘍学会のガイドライン．
- gynecologic-cancer

 https://www.asco.org/research-guidelines/quality-guidelines/guidelines/gynecologic-cancer

国内

日本泌尿器科学会の腎癌診療ガイドライン
- WEB 上は癌治療学会のものである．

 http://www.jsco-cpg.jp/kidney-cancer/

国立がん研究センターのがん情報サービスレファレンスリスト

 https://ganjoho.jp/med_pro/med_info/guideline/evidence/index.html

Minds ガイドラインライブラリ

 https://minds.jcqhc.or.jp

文献

1) 国立がん研究センター　がん情報サービス．がんの統計 '16. https://ganjoho.jp/reg_stat/statistics/brochure/backnumber/2016_jp.html
2) J Clin Oncol 2001; 19(6): 1649-57.
3) 腎癌取り扱い規約第 4 版(Am J Surg Pathol 1982; 6: 655-63).
4) J Clin Oncol 1999; 17(8): 2530-40.
5) J Clin Oncol 2002; 20(1): 289-96.
6) J Clin Oncol 2005; 23(4): 832-41.
7) J Clin Oncol 2009; 27(34): 5794-9.
8) Lancet Oncol 2013; 14(2): 141-8.
9) Ultrasound Med Biol 1999; 25(7): 1033-9.
10) Int Urol Nephrol 2011; 43(3): 687-90.
11) Lancet 1998; 352(9141): 1691-6.
12) Urology 2002; 59(5): 635-42.
13) Eur Urol 2009; 55(1): 28-34.
14) World J Urol 2010; 28(3): 289-93.
15) J Endourol 2007; 21(6): 610-3.
16) Urology 2006; 68(6): 1183-7.
17) JAMA 2017; 318(16): 1561-8.
18) Eur Urol 2016; 69(6): 1149-54.
19) J Urol 2009; 182(4): 1271-9.
20) Eur Urol 2014; 65(2): 372-7
21) J Clin Oncol 2003; 21(16): 3133-40.
22) J Clin Oncol 2001; 19(2): 425-31.
23) J Clin Oncol 2003; 21(7): 1214-22.
24) Lancet. 2016; 387(10032): 2008-16.
25) N Engl J Med 2016; 375(23): 2246-54.
26) Cancer Treat Rev 2017; 60: 152-7.
27) J Clin Oncol 2017; 35(35): 3916-23.
28) N Engl J Med 2013; 369(8): 722-31.
29) J Clin Oncol 2014; 32(14): 1412-8.
30) N Engl J Med 2018; 378(14): 1277.
31) N Engl J Med 2007; 356: 2271-81.
32) J Clin Oncol 2017; 35(6): 591-7.
33) Acta Oncol 2009;48:9-17.
34) Lancet Oncol 2008; 9(2): 117-23.
35) J Clin Oncol 2010; 28(13): 2280-5.
36) Ann Oncol 2015; 26(9): 1824-9.
37) N Engl J Med. 2019; 380(12): 1103-15.
38) N Engl J Med. 2019; 380(12): 1116-27.
39) Lancet 2008; 372(9637): 449-56.
40) Lancet 2011; 378(9807): 1931-9.
41) N Engl J Med 2015; 373(19): 1803-13.
42) N Engl J Med 2015; 373(19): 1814-23.
43) Lancet Oncol 2016; 17(7): 917-27.
44) N Engl J Med 2015; 372(7): 621-30.
45) Lancet Oncol 2015; 16(15): 1473-82.
46) Lancet 2001; 358(9286): 966-70.
47) N Engl J Med 2001; 345(23): 1655-9.
48) N Engl J Med 2018; 379(5): 417-27.
49) J Clin Oncol 1998; 16(6): 2261-6.

（大木遼佑，近藤千紘，尾崎由記範，田辺裕子，三浦裕司，高野利実）

III 12 胚細胞腫瘍

各種がんの治療

① 精巣胚細胞腫瘍

疫学・診断

1 疫学

1 罹患数・死亡数
- 「がんの統計'18」では，精巣腫瘍の罹患数は公表されていない．死亡数は 73 人，人口 10 万人に 1〜2 人の発生頻度といわれている．

2 リスク因子
- 停留精巣，精巣癌の家族歴，胎児期のエストロゲン曝露，後天性免疫不全症候群，耳下腺睾丸炎，Epstein-Barr ウイルス（EBV）感染など．

3 病態別の頻度[1)]
- 性腺原発が全体の 95％を占める．精巣腫瘍の 90％，卵巣腫瘍の 5％が胚細胞腫瘍とされる．性腺外の場合，頭蓋内（松果体内が 4 分の 3，ほかは視交叉など，10〜20 歳代に多い），縦隔（大部分が前縦隔），後腹膜および仙骨（小児に多い）などの体の正中線上に発生する．原発不明がんの代表的な予後良好群（favorable subset）の 1 つである．
- 組織型別では，セミノーマが 40％，非セミノーマが 60％とされる．
- 胚細胞腫瘍全体の約半数は，I 期のセミノーマといわれている．
- 進行胚細胞性腫瘍（IIC 期以上，または性線外原発）のなかでは，予後良好群が 56％，中等度予後群が 28％，予後不良群が 16％の発症頻度である．

2 診断

1 検診方法と意義
- 検診方法は確立しておらず，頻度も低いことから，意義も未確立である．

2 症状
- 痛みや発熱を伴わない，陰嚢腫大で気づかれることが多い．

3 診断
- 画像検査としては超音波検査が用いられる．腫瘍マーカーの AFP や β hCG，LDH が上昇することが多いが，セミノーマや奇形腫では上昇しないこともある．治療方針確定のために，まず患側の除睾術が行われることが多い．

4 病理組織分類
- セミノーマと非セミノーマに大別される．非セミノーマはさらに，胎児性癌，卵黄嚢腫，絨毛癌，奇形腫などに細分される．

3 病期分類（ステージング）（AJCC 第 8 版，2017）
- 以下に用いる腫瘍マーカーとして，hCG は α サブユニットと β サブユニットで構成されるが，α サブユニットは LH，FSH，TSH と同一で，擬陽性の原因になりうるため，β サブユニットを測定していた．アッセイ系が複数あるが，単位が "ng/mL" と表記されているものではなく，"IU/L" と表記されているものを用いること．

1 TNM 分類

原発腫瘍（T）	
pTX	原発腫瘍が評価できない
pT0	原発腫瘍を認めない
pTis	精細管内胚細胞腫瘍である
pT1	リンパ管 / 脈管侵襲を伴わない精巣および精巣上体に限局する腫瘍；腫瘍は精巣上体白膜に浸潤するが，鞘膜に浸潤しない
pT2	リンパ管 / 脈管侵襲を伴う精巣および精巣上体に限局する腫瘍，または精巣上体白膜を越えて進展し鞘膜に浸潤する腫瘍
pT3	脈管 / リンパ管侵襲の有無にかかわらず，精索に浸潤する腫瘍

pT4	脈管／リンパ管侵襲の有無にかかわらず，陰嚢壁に浸潤する腫瘍

領域リンパ節転移（N）	
NX	領域リンパ節の評価ができない
N0	領域リンパ節に転移を認めない
N1	最大径2cm以下の領域リンパ節腫瘤1つに転移を認める；または，最大径2cm以下の多発性転移を認める
N2	最大径が2cmを超えるが5cmは超えない領域リンパ節腫瘤1つに転移を認める；または，最大径5cm未満の多発性転移を認める
N3	最大径5cm以上の領域リンパ節腫瘤に転移を認める

遠隔転移（M）	
MX	遠隔転移の評価ができない
M0	遠隔転移を認めない
M1	遠隔転移あり
M1a	領域リンパ節以外のリンパ節または肺転移
M1b	リンパ節および肺以外の遠隔転移

血清マーカー（S）			
Sx	血清マーカー検査未実施または不明		
S0	血清マーカーが正常範囲内		
	LDH	hCG (mIU/L)	AFP (ng/mL)
S1	< 1.5 × N	< 5000	< 1000
S2	1.5〜10 × N	5000〜50000	1000〜10000
S3	> 10 × N	50000 <	10000 <

2 病期分類

Stage	定義
I	精巣内に限局
IA	pT1N0M0S0
IB	pT2〜4N0M0S0
IS	pT問わず N0M0S1〜3
II	リンパ節転移あり
IIA	pT問わず N1M0S0〜1
IIB	pT問わず N2M0S0〜1
IIC	pT問わず N3M0S0〜1
III	遠隔転移あり
IIIA	pT問わず N問わず M1aS0〜1
IIIB	pT問わず N1-3M0S2
	pT問わず N問わず M1aS2
IIIC	pT問わず N1-3M0S3
	pT問わず N問わず M1aS3
	pT問わず N問わず M1bS問わず

表1 International Germ Cell Cancer Collaborative Group（IGCCCG）のリスク分類[2]

	セミノーマ	非セミノーマ
予後良好群（good）	原発巣を問わず，肺以外の転移臓器なし	性腺または後腹膜原発，かつ肺以外転移なし，かつS0 or S1
中等度予後群（intermediate）	原発巣を問わず，肺以外の転移臓器あり	性腺または後腹膜原発，かつ肺以外転移なし，かつS2
予後不良群（poor）	該当せず	縦隔原発，または肺以外の転移臓器あり，またはS3

3 International Germ Cell Cancer Collaborative Group（IGCCCG）のリスク分類

- 初診時の腫瘍マーカー，原発部位，転移部位で評価する（表1）[2]．

治療

1 初回治療

1 セミノーマ（Stage IA, IB）

経過観察 ★

放射線療法 ★★★

放射線療法（傍大動脈＋患側の総腸骨大動脈領域）
2Gy/fr×10回（計20Gy）

化学療法 ★★★

- 経過観察を評価するランダム化試験は行われていないが，複数の前向き試験で5年の無再発生存率が80〜85%程度と報告されている．再発の大部分は骨盤または傍大動脈リンパ節であり，救済治療を行うことで5年全生存率は99%とされ，National Comprehensive Cancer Network（NCCN）ガイドラインでもpT1またはpT2の患者に対する"preferred option（category 1）"と記載されている．
- 放射線療法に関して，欧州で行われたTE18試験で20Gyと30Gyが評価され，20Gy/10回の非劣性が示されている[3]．
- 化学療法に関して，同じく欧州で行われたTE19試験でカルボプラチンのAUC 7での単回投与が，放

射線療法に対して非劣性であることが示されている[4]．

カルボプラチン単回投与 ★★★

カルボプラチン
AUC 7　静注　単回

2 非セミノーマ（Stage IA，IB）

厳重な経過観察（対象は IA のみ）★

手術（後腹膜リンパ節郭清：RPLND）★

化学療法（BEP 療法 2 サイクル）★

BEP 療法[5]

ブレオマイシン
30mg/body　静注　day 1, 8, 15
エトポシド
100mg/m²　静注　day 1〜5
シスプラチン
20mg/m²　静注　day 1〜5

3 週毎（好中球数にかかわらず，3 週間隔厳守）

- IA 期の非セミノーマに対する経過観察は，20〜30％の患者が再発して化学療法を必要とするため，特に厳重である必要があるとされている．IB 期の非セミノーマは経過観察では，約 50％の患者が再発するため基本的には推奨されない．いずれの治療法でも 5 年生存率は 95％を超えるとされる．

3 セミノーマ（Stage IS）

経過観察 ★

4 非セミノーマ（Stage IS）

- Stage IIC に準ずる．

5 セミノーマ（Stage IIA，IIB）

- IIA：放射線療法として，骨盤および傍大動脈リンパ節転移への照射を行う．

放射線療法 ★

放射線療法（骨盤および傍大動脈リンパ節転移への照射）
30Gy

- IIB：化学療法または放射線療法を行う．

化学療法（BEP 療法または EP 療法）★

- BEP 療法 3 サイクル
- EP 療法 4 サイクル

放射線療法 ★

放射線療法（骨盤および傍大動脈リンパ節転移への照射）
30Gy

6 非セミノーマ（Stage IIA，IIB）

- 原発巣切除後腫瘍マーカー正常化：手術または化学療法を行う．
  - どちらの治療でも，無再発生存割合は 98％に達する．

手術 ★★

手術（後腹膜リンパ節郭清）

化学療法（BEP 療法または EP 療法）★★

- BEP 療法 3 サイクル
- EP 療法 4 サイクル

- 原発巣切除後腫瘍マーカー高値：
- Stage IIC に準ずる．

7 セミノーマ，非セミノーマ（ともに Stage IIC 以上，または性腺外原発）

- IGCCCG のリスク分類は表 1[2]を参照．
1) 予後良好群（good risk）

化学療法（BEP または EP 療法）★★★

- BEP 療法 3 サイクル[6]
- EP 療法 4 サイクル[7]

- 90％の患者が治癒する．
2) 中等度予後群（intermediate risk）

BEP 療法

BEP 療法 4 サイクル ★★★

- BEP 療法 4 サイクルにて，70％の患者が治癒する．
3) 予後不良群（poor risk）

化学療法（BEP または VIP 療法）★★★

- BEP 療法 4 サイクル
- VIP 療法 4 サイクル

VIP療法 ★★★ [8]

エトポシド
75mg/m² 静注 day 1～5

イホスファミド
1200mg/m² 静注 day 1～5 ＋メスナ

シスプラチン
20mg/m² 静注 day 1～5

3週毎　4サイクル
メスナは，イホスファミドの出血性膀胱炎を予防するために，イホスファミドの20％量である1回240mg/m²を1日3回（イホスファミド投与時，4時間後，8時間後）静注する．

- BEP療法4サイクルで治癒するのは50％以下である．再発後の救済治療で治癒する患者もいるが（再発治療で後述），全体の20～30％は治癒できないため，NCCNのガイドラインでは臨床試験への参加が"preferred option"とされている．

2 初回治療後

1 理想的な臨床経過

- 胚細胞腫瘍の理想的な臨床経過とは，治療により腫瘍マーカーがideal curve（マーカーの半減期，具体的にはAFPなら5～7日，βhCGなら1～3日）に沿って順調に低下していき，治療終了時に正常化し，かつ画像上も残存病変がない，というものである．
- そうでない場合，具体的にはマーカーは正常化したが画像上残存病変がある場合，またはマーカーが正常化していない場合について，以下に対応を述べる．

2 マーカーは正常化したが画像上残存病変がある場合

手術 ★

経過観察 ★

- 残存病変に対する手術を検討する．経過観察を選択肢に挙げうる状況として，セミノーマであり，次の①または②のどちらかを満たす場合がある．すなわち，①残存病変が3cm以下，または②残存病変が3cm以上あるが化学療法約6週以後のPETでアップテイク（uptake）が認められない場合，である．特徴的な病態として，growing teratoma syndromeという病態が知られている．相対的に化学療法抵抗性である奇形腫（teratoma）は，治療が順調に経過していても，画像上増大を示すことがある．その場合でも，手術が選択される．また，奇形腫に関しては，悪性転化を伴う奇形腫（teratoma with malignant transformation）という病態が知られており，主に再発時に，他の腫瘍（横紋筋肉腫，PNETなどの肉腫や，上皮性腫瘍など）に転化（transform）することがある．一般的に薬物療法に抵抗性の病態で切除が推奨されるが，単一の組織に転化している場合は，その組織に対する化学療法を行うと奏効するというケースシリーズがある[9]．

3 腫瘍マーカー非正常化例

追加化学療法 ★

手術 ★

経過観察 ★

- 追加化学療法（詳細は次の「3 再発治療」を参照），切除，経過観察が選択肢となる．

1) 手術
- 腫瘍マーカーが正常化していなくても変動がないプラトー状態になっている場合，切除後に切除病巣にがんが残存しておらず，かつ術後に腫瘍マーカーが正常化する病態が知られている．この事実を説明する仮説として，"slow leak phenomenon"という概念が提唱されている．これは，化学療法後残存した奇形腫や嚢胞が腫瘍マーカーのリザーバーとなってAFPやβhCGが血中に少量ずつ漏れ出ている，という仮説である．
- 腫瘍マーカーがプラトーに達していない状況で残存腫瘍の切除を行うことをdesperation surgeryと呼び，この手術で腫瘍マーカーの正常化と根治が得られたという報告があるが，少数例である．

2) 経過観察
- Beckらは，1977年から2000年にかけてインディアナ大学において化学療法後の後腹膜リンパ節郭清が行われた1280人から，初回化学療法あるいは二次化学療法後に腫瘍マーカーが正常化しない状態で後腹膜リンパ節郭清を行った114人の患者を同定し，後向きな研究を行っている[10]．術後，全体での5年生存率は53.9％であった．後腹膜リンパ節郭清時の病理所見では，54％の症例で活動性のある悪性細胞が残存していたが，残りは34％で奇形腫，12％では線維化のみの病理であった．このことより，腫瘍マーカーが正常化しない状況で手術を行っても46％と約半数には活動性のある腫瘍細胞は認められなかった．後腹膜リンパ節郭清時に悪性細胞が残存していないことを予測する因

表 2-a International Prognostic Factors Study Group (IPFSG) による新規予後スコアとカテゴリー[12]

パラメーター	スコア			
	0	1	2	3
原発巣	性腺	性腺外	—	縦隔 非セミノーマ
前治療反応	CR/PRm−	PRm＋/SD	PD	—
PFI（月）	＞3	≦3	—	—
AFP salvage*	normal	≦1000	＞1000	—
HCG salvage*	≦1000	＞1000	—	—
肝，骨，脳転移	なし	あり	—	—

①いったん上記のスコアを合計する（0〜10）
②合計で再度グループ分け：(0)＝0，(1 or 2)＝1，(3 or 4)＝2，(5 or more)＝3
③組織学的ポイントを加える：pure seminoma＝−1，nonseminoma or mixed tumors＝0
④最終予後スコアとカテゴリー：
　−1＝very low risk, 0＝low risk, 1＝intermediate risk, 2＝high risk, 3＝very high risk
＊AFP salvage，HCG salvage とは救援（salvage）治療開始前の AFP や HCG の値．
PFI：無増悪期間，CR：完全奏効，PR：部分奏効，m：腫瘍マーカー，SD：安定，PD：進行

表 2-b International Prognostic Factors Study Group (IPFSG) による新規予後カテゴリーと予後指標

予後カテゴリー （n＝654）	最終スコア	患者数	％	HR	95％ CI	2年 PFS （％）	3年 OS （％）
very low	−1	76	13.0	1		75.1	77.0
low	0	132	22.6	2.17	1.32〜3.58	51.0	65.6
intermediate	1	219	37.4	3.20	2.00〜5.11	40.1	58.3
high	2	122	20.9	4.85	2.98〜7.89	25.9	27.1
very high	3	36	6.1	11.70	6.70〜20.45	5.6	6.1
（分類不明）		69					

HR：ハザード比，95％ CI：95％信頼区間，PFS：無増悪生存率，OS：全生存率

子として，腫瘍マーカーがプラトーあるいは減少傾向にあること，βhCG が 100IU/L 以下であること，初回手術であること，初回化学療法後であることなどが挙げられる．

■ 欧州のガイドライン[11]においても，腫瘍マーカーが正常化しないが低値でのプラトーを維持している場合は 4〜12 週間の経過観察を行い，経過観察中に腫瘍マーカーの上昇を認めなかった場合は残存腫瘍の切除を行うことが勧められている．

3 再発治療

1 予後因子

1）治癒可能性，プラチナ不応性再発，晩期再発

■ 他の固形腫瘍と異なり，胚細胞腫瘍は再発時にも適切な治療により治癒のチャンスがある．通常，再発時にも再度シスプラチンを用いた化学療法を行うことが多い．例外が 2 つあり，1 つはシスプラチンを用いた初回化学療法中，もしくは終了後 4 週以内の再発で，シスプラチン不応性再発という．もう 1 つはシスプラチンを用いた初回化学療法後 2 年以上経過した後の再発で，晩期再発と呼び，一般的に化学療法抵抗性で可能ならば切除などが考慮される．

2）予後因子分類

■ 初回が精巣原発であること，初回治療で完全奏効が得られていること，腫瘍マーカー低値，画像上の病変が少ないこと，などが予後良好因子である．予後良好例は，後述するシスプラチンを用いた併用化学療法により，治癒の可能性がある程度期待できる．通常の化学療法以外に，大量化学療法（high dose chemotherapy：HDCT）も選択肢とされることがあり，治療関連死や晩期毒性などのリスク・ベネフィットバランスを考慮するうえで，再発後の予後因子を体系的に評価する試みも続けられてきた．2000 人近い患者の解析を行い，International Prognostic Factors Study Group（IPFSG）から予後因子が提案されている（表 2-a，b）[12]．スコアにより 5 つの階層に分かれ（very low，low，intermediate，high，very high），これをもとに HDCT などの評価

を行っていく動きがある．

2 シスプラチンを用いた化学療法

1) VIP療法/VeIP療法

VIP療法 ★★★ [8]

エトポシド
75mg/m² 静注 day 1〜5

イホスファミド
1200mg/m² 静注 day 1〜5 ＋メスナ

シスプラチン
20mg/m² 静注 day 1〜5

3週毎 4サイクル

VeIP療法 ★★★ [8]

ビンブラスチン
0.11mg/kg 静注 day 1, 2

イホスファミド
1200mg/m² 静注 day 1〜5 ＋メスナ

シスプラチン
20mg/m² 静注 day 1〜5

3週毎 4サイクル

■ 1980年代半ばに治療抵抗性胚細胞腫瘍に対するイホスファミドの有用性が示されてから，シスプラチンとエトポシドとを組み合わせるVIP療法や，シスプラチンとビンブラスチンとを組み合わせるVeIP療法が開発されてきた．まずはシスプラチンを含む前治療からの再発患者におけるセカンドライン，サードライン以降での開発が行われた．Pizzocaroらの報告では[13]，1985〜89年の36人の患者が対象で，20人（56％）が化学療法および追加手術で完全奏効（CR），その後2〜7年の追跡でも15人（41.6％）が生存もしくは治癒（durable CR）となっている．その後，初回救援（salvage）化学療法として前向き試験も行われ，Loehrerらによる VeIP療法の結果[14] は，完全奏効率49.6％，durable CRは23.7％，さらに2年，3年，7年の生存率も38％，35％，32％と救援化学療法としては良好であった．PicoらによるVIP/VeIP療法とHDCTとの比較試験の結果[8]でも，完全奏功率42％（全摘除8％を含む），3年無事象生存率は23.1％と良好であった．以降，初回救援化学療法としてのVIP/VeIP療法はコンセンサスを得ることとなった．

2) TIP療法

TIP療法 ★★

パクリタキセル
175mg/m² 3時間かけて静注 day 1

イホスファミド
1000mg/m² 静注 day 1〜5 ＋メスナ

シスプラチン
20mg/m² 静注 day 1〜5

3週毎 4サイクル

■ 他のがん種における経験から，パクリタキセル単剤による治療抵抗性再発（全体の76％はプラチナ不応性再発）に対する第Ⅱ相試験が行われた[15]．31人中3人が完全奏効，5人が部分奏効でこれらの患者の無増悪生存期間は14か月であった．さらに，パクリタキセルがシスプラチンと相乗効果があるとの見地からTIP療法が開発された．Motzerら，Kondaguntaらによる第Ⅱ相試験の報告[16][17]は，パクリタキセル250mg/m²，イホスファミド6g/m²，シスプラチン100mg/m²でG-CSFによる支持療法を加えるものである．46人の患者において32人（70％）が完全奏効を達成し，29人（63％）が治癒（durable CR）を得ている．骨髄抑制が主な副作用であり，好中球減少にて22人（48％）に入院の必要が生じた．また4人にGrade 3の神経障害が出現し，2人が治療中断．2人（4％）がGrade 4の腎障害，1人がGrade 5の腎障害と敗血症を生じている．英国Medical Research Council（MRC）による第Ⅱ相試験[18]では，パクリタキセル175mg/m²，イホスファミド5g/m²，シスプラチン100mg/m²で予防的G-CSF投与なしのレジメンにて，毒性はMotzerらよりも軽減しているが，完全奏効率も31％と低下している．Motzerらの報告での好成績の要因は，投与量とスケジュールのほかに，対象患者が予後良好因子を有する患者群であったことも大きな影響を与えている可能性がある．Cancer and Leukemia Group B（CALGB）によりTIP療法とVeIP療法の直接比較が試みられたが（NCT 00072215），症例集積不良（poor accrual）にて終了となっており，標準治療とできるレジメンは未確立である．

3) 大量化学療法（high dose chemotherapy：HDCT）

■ 通常用量化学療法（conventional dose chemotherapy：CDCT）では感受性が低下して治癒困難な患者を対象に，用量規定毒性（dose limiting toxicity）としての骨髄抑制を克服して，より高用量の殺細胞性抗がん薬を投与して治癒を目指す目的で，自己造血幹細胞移植を併用した大量化学療法（HDCT）が開発されてきた．用量規定因子が骨髄抑制であるカ

ルボプラチン，エトポシド，シクロホスファミドなどを組み合わせたレジメンが多い．カルボプラチン＋エトポシドのCE療法や，それにイホスファミドを加えたCEI療法，シクロホスファミドを加えたCEC療法，チオテパを加えたCET療法などがあり，どれが優れた前処置レジメンなのかははっきりとしない．

- 後向き解析では，HDCTはCDCTを上回るとする結果が多い．前述の❶「2）予後因子分類」で示した予後因子の多変量解析では，「予後不良因子が多い群でHDCTがCDCTにまさる」結果が得られたが，現実に報告されているHDCTのケースシリーズは予後良好群を多く含むものが主体であり，良好な成績は選択バイアスなどのバイアスの産物である可能性を排除できない．比較試験の成績としては，CDCT（4回のPEI/VeIP）とHDCT（3回のPEI/VeIPに1回のCarboPECで移植）を比較したランダム化第III相試験[8]において，完全奏効率は42% vs. 43%，治癒（durable CR）も26% vs. 35%で生存の改善にまったく寄与しなかった．欧州のガイドラインはこの試験を根拠に「予後良好な患者にHDCTを行うべきでない」としており，米国（のHDCT推進派）はHDCTは複数回行う必要があるとしている．その後，1回のHDCTと3回のHDCTのランダム化比較試験が行われたが，1回のHDCT群に治療関連死が多かったため中断となった[19]．初回化学療法での比較試験もネガティブであり，執筆時現在においては，HDCTがCDCTを上回る成績を示したランダム化試験の結果はない．
- 有望視されているレジメンの1つとして，パクリタキセルを組み込んだTICEレジメンがある．2サイクルのパクリタキセル200mg/m^{2}とイホスファミド2g/m^{2}で2回幹細胞採取を行い，3サイクルのHDCT（カルボプラチンAUC 24を3日間分割，濃厚な前治療歴のある患者はAUC 21へ減量，エトポシドは400mg/m^{2}を3日間）を幹細胞輸注でレスキューするレジメンである．50％に完全奏効が得られ，5年の無病生存率は47％で，5年全生存率も52％と良好な結果であった[20)21)]．
- いずれにせよ，現時点ではコンセンサスの得られた治療はなく，HDCTは臨床試験として考慮されるべき治療と考える．

❸ シスプラチン不応性再発に対する化学療法

- シスプラチン不応性再発とは，シスプラチン治療中または直後の再発と定義される．「直後」に関して厳密な定義はないが，最終投与から4週以内とすることが多い．治療不能と同義語的に用いられることが多い．同様に，2種類のシスプラチンを含んだ化学療法で治癒しない患者，特に大量化学療法後の再発患者も，治癒不能と考えられている．NCCNガイドラインではオキサリプラチンまたはパクリタキセルが軸とされている．
- 再発胚細胞腫瘍の治療は長い間，経口エトポシドなどの単剤治療が行われ，奏効率は14％と報告されていた[22)]．その後，いくつかの新規抗がん薬を用いた治療が試みられており，パクリタキセル，オキサリプラチン，ゲムシタビンなどが検討されている．いずれも単剤で10～30％の奏効率が報告されている．国内でイリノテカンが用いられることもあるが，German Testicular Cancer Study Group（GTCSG）で行われた難治性胚細胞腫瘍を対象とした単剤の第II相試験[23)]においては奏効がみられていない．単剤化学療法での長期無病生存がほとんど得られないことから多剤併用療法が試みられているが，多くの難治性再発胚細胞腫瘍の患者では，既に多剤化学療法治療歴を有しており，薬剤耐性や毒性が問題になりやすい．再発胚細胞腫瘍の治療は経験豊富な施設において，理想的には臨床試験として行われることが望ましい．

1）単剤治療

パクリタキセル療法 ★★

〈G-CSF 治療投与あり〉[15)]

パクリタキセル
250mg/m^2　24時間かけて静注　day 1　3週毎

〈G-CSF 投与なし〉[24)]

パクリタキセル
225mg/m^2　3時間かけて静注　day 1　3週毎

- Motzerらはシスプラチン不応性を含む治療抵抗性胚細胞腫瘍に対してパクリタキセル単剤（250mg/m^2 3週毎）の第II相試験を行い26％の奏効率を示した．この試験では，好中球減少期（nadir）中にG-CSF投与の治療的投与を行っている[15)]．その後，GTCSGもパクリタキセル単剤（225mg/m^2 3週毎）での同様の試験を行い，24人中6人（25％）で部分奏効が得られた．この試験では少なめの投与量を3時間投与しており，減量が8人，G-CSFの投与が4人に必要であったが十分管理可能であった[24)]．
- シスプラチン不応難治性胚細胞腫瘍に対してパクリタキセル単剤を用いて行った5つの試験が報告されており，その結果では合計98人の症例に対するパクリタキセルの奏効率の平均は21％（11～

30％）であった．この結果を用いて，パクリタキセルとシスプラチンやイホスファミドを併用した初期治療も検証されることとなった．

ゲムシタビン療法 ★★

ゲムシタビン

1200mg/m² 静注 day 1, 8, 15 4週毎 [25]
または
1000mg/m² 静注 day 1, 8, 15 4週毎 [26]

- ゲムシタビン単剤の有用性について2つの試験が行われ，ゲムシタビン単剤での奏効率は19～20％と報告されている．インディアナ大学で行われた21人の再発および難治性胚細胞腫瘍に対するゲムシタビン単剤の第II相試験では評価可能な20人中3人（15％）に奏効がみられ，そのうち肝外，後腹膜原発腫瘍，AFP 1万6000ng/mL以上であった1人には完全奏効がみられた [25]．
- Bokemeyer ら GTCSG が行った胚細胞腫瘍の不応性再発に対するゲムシタビン単剤の第II相試験の奏効率は31人中6人（19％）であった．この試験では71％が大量化学療法後の症例であり，シスプラチン不応性症例が17人（55％）含まれていた．61％はパクリタキセルによる治療後であり，1例の縦隔原発症例が含まれていた [26]．この結果を踏まえて，ゲムシタビン＋パクリタキセル併用療法が考案され検証された（ゲムシタビン＋パクリタキセル療法については後述する）．

オキサリプラチン療法 ★★ [27]

オキサリプラチン

130mg/m² 静注 day 1, 15 4週毎

- オキサリプラチン単剤での効果についても Kollmannsberger ら（GTCSG）によって検討された．32症例に対し，4例で奏効が認められた．この32症例にはシスプラチン不応性再発が84％，大量化学療法後の再発が78％含まれていた [27]．60mg/m² の毎週投与と130mg/m² の隔週投与の2つのスケジュールが検討されているが，後者で奏効が3例（3/16 = 19％）みられたことから，以後の検討は後者のスケジュールでなされている．非セミノーマのシスプラチン耐性胚細胞腫瘍の細胞に対して，*in vitro* の実験でシスプラチンとオキサリプラチンの交差耐性は不完全であるとのデータが出ており，オキサリプラチン単剤はシスプラチン不応性症例にも効果が得られると考える．

2）多剤併用療法

- 上記で紹介した薬剤を用いた併用化学療法の成績が多数報告されている．ゲムシタビン＋パクリタキセル，ゲムシタビン＋オキサリプラチン，パクリタキセル＋オキサリプラチン，ゲムシタビン＋オキサリプラチン＋パクリタキセル，などさまざまなレジメンの成績が検討されている．以下にいくつかの併用レジメンの成績を紹介する．なお，ゲムシタビンとパクリタキセル，ゲムシタビンとオキサリプラチンの併用については，平成27年2月23日の社会保険診療報酬支払基金の情報提供で，胚細胞腫瘍に対する二次治療以降での使用について，事実上保険適用が認められた．

ゲムシタビン＋パクリタキセル療法〈ECOG phase II〉★★ [28]

ゲムシタビン

1000mg/m² 静注 day 1, 8, 15

パクリタキセル

110mg/m² 静注 day 1, 8, 15

4週毎

G-CSF予防投与なし（発熱性好中球減少症，好中球減少を伴う感染，5日以上続く Grade 4 好中球減少で投与）．

ゲムシタビン＋パクリタキセル療法〈インディアナ大学 cases series〉★ [29]

パクリタキセル

100mg/m² 静注 day 1, 8, 15

ゲムシタビン

1000mg/m² 静注 day 1, 8, 15

4週毎

G-CSF予防投与なし（好中球減少が遷延したときのみと記載あり）．

- Hinton らの報告した ECOG の試験は，初回化学療法後の再発もしくはシスプラチン不応胚細胞腫瘍に対して，ゲムシタビン＋パクリタキセルの有効性を検証した試験である．全体で28人，性腺原発症例が64％，後腹膜，縦隔原発を含むそれ以外の原発は36％で，大量化学療法後の症例10人（36％）やシスプラチン不応性症例10人（36％）も含まれており，75％の症例で2レジメン以上のプラチナ併用療法が施行されていた．ゲムシタビン＋パクリタキセル療法により28人中6人（21.4％）で奏効が得られた．また，2人（7％）が完全奏効を得て，それぞれ15か月以上，25か月以上の無増悪生存期間を得た．副作用は血液毒性がみられ，1人（3.5％）に発熱性好中球減少症を認めたが，いずれも許容範囲であった [28]．この治療により，プラチナ不応性例でも完全奏効の可能性があると考えられる．

- Einhorn らもゲムシタビン＋パクリタキセル療法を行った成績を報告している[29]．インディアナ大学で1996年2月から2004年12月の間に二次治療もしくはそれ以降に救援大量化学療法を行った184人の患者において，後向き解析を行っている（論文タイトルには第Ⅱ相試験とあるが実際はケースシリーズである）．大量化学療法後に再発した患者32人に対して，ゲムシタビン＋パクリタキセル療法が施行された．32人中10人（31%）に客観的奏効を認め，そのうち6人（18.8%）に完全奏効，4人（12.5%）に部分奏効（無病再発期間2～6か月）が得られた．完全奏効を得た6人のうち4人は，ゲムシタビン＋パクリタキセル療法だけで本治療の開始からそれぞれ20か月，40か月，44か月，57か月無病生存した．この治療後に残存腫瘍(carcinoma)の切除を行った2例では63か月以上の完全奏効を維持していた．平均奏効期間は8か月，平均無進行期間は3か月，平均生存期間は6か月であった．

> **エピルビシン＋シスプラチン療法 ★★[30]**
> **エピルビシン**
> 90mg/m² 15～30分かけて静注 day 1
> **シスプラチン**
> 20mg/m² 静注 day 1～5
> 3週毎 4サイクルまで
> G-CSF 予防投与を全例に施行．

- Bedano らは，再発もしくは治療難治性胚細胞腫瘍患者に対するエピルビシンとシスプラチンとの併用療法の第Ⅱ相試験を行った[30]．2001年3月から2005年8月までの期間にシスプラチン療法を受けた30人を対象にした．症例はすべて男性で平均年齢は36歳，21人（70%）が晩期再発であった．30人中19人（63%）が4サイクルの治療を受けた．17人（57%）に奏効を認め，うち9人（30%）が完全奏効を得て，そのうち7人（23%）に持続寛解を得られた．それぞれ，25+，27+，29+，44+，45+，46+，48+か月以上の寛解を維持した．そのうち1人は28か月の時に肺転移を切除し無病生存している．毒性は主に血液毒性がみられ，Grade 3～4の好中球減少を4人（13%）に認め，そのうち1人に発熱性好中球減少症がみられた．Grade 3の血小板減少が2人（6%）に認められ，Grade 3～4の貧血は5人（16%）にみられた．非血液毒性としては，2人（6%）に Grade 3の急性腎不全がみられ，2人に Grade 3の電解質異常，8人（26%）に Grade 3の悪心・嘔吐がみられた．1人に Grade 3のアミノトランスフェラーゼの上昇と，1人に Grade 3の下痢を認めた．重症の粘膜炎，心毒性，治療関連死は認めなかった．この治療での毒性は管理可能であり，再発治療としての完全奏効を目指す治療の1つとなる可能性が示唆された．

> **イリノテカン＋シスプラチン療法（またはイリノテカン＋ネダプラチン）療法[31]**
> **イリノテカン**
> 100～150mg/m² 静注 day 1, 15
> または
> 200～300mg/m² 静注 day 1
> ＋
> **シスプラチン**
> 20mg/m² 静注 day 1～5
> または
> **ネダプラチン**
> 100mg/m² 静注 day 1
> 4週毎
> G-CSF は保険適用に従い投与．

- GTCSG が行ったイリノテカンの第Ⅱ相試験は negative study であったが，Miki らはイリノテカンとシスプラチンもしくはネダプラチンを併用した試験を行っている[31]．それによると，18人のシスプラチン治療後再発胚細胞腫瘍症例において50%の奏効率（完全奏効2人，部分奏効7人）が得られ，9人は無病生存（全体の追跡期間中央値は28か月）と報告している．しかし，セミノーマの患者が3人（通常予後良好なのでこの種の報告には含まれない）含まれていること，大量化学療法後の患者は4人，性腺外原発は2人のみで，シスプラチン不応性の患者や晩期再発の患者の割合が不明であるため，有効性の観点からシスプラチン不応性の患者への適応可能な選択肢かどうか，執筆時現在では不明である．安全性に関しては，Grade 3, 4の好中球減少がすべての患者にみられ，Grade 3, 4の血小板減少が94%にみられており，前治療歴の濃厚な患者への適応には注意が必要である．

標準治療のチェックに役立つウェブサイト

海外

National Comprehensive Cancer Network (NCCN) のガイドライン
- 閲覧には簡単な会員登録が必要．
- Ovarian Cancer

 https://www.nccn.org/professionals/physician_gls/default.aspx

- 日本語のサイト

 https://www2.tri-kobe.org/nccn/guideline/urological/index.html

European Society for Medical Oncology (ESMO) のガイドライン
- Genitourinary Cancers

 https://www.esmo.org/Guidelines/Genitourinary-Cancers

European Society for Medical Oncology-European Reference Network for Rare Adult Solid Cancers (ESMO-EURACAN) のガイドライン

 https://www.esmo.org/Guidelines/Sarcoma-and-GIST/Soft-Tissue-and-Visceral-Sarcomas

European Association of Urology (EAU：欧州泌尿器科学会) のガイドライン
- Testicular Cancer

 https://uroweb.org/guideline/testicular-cancer/

文献

1) Urology. 2006 Aug; 68(2): 402-5; discussion 405.
2) J Clin Oncol 1997; 15(2): 594-603.
3) J Clin Oncol 2005; 23(6): 1200-8.
4) Lancet 2005; 366(9482): 293-300.
5) N Engl J Med 1987; 316(23): 1435-40.
6) J Clin Oncol 1989; 7(3): 387-91.
7) Ann Oncol 2007; 18(5): 917-24.
8) Ann Oncol 2005; 16(7): 1152-9.
9) J Clin Oncol 2003; 21(23): 4285-91.
10) J Clin Oncol 2005; 23(25): 6149-56.
11) Ann Oncol 2004; 15(9): 1377-99.
12) J Clin Oncol 2010; 28(33): 4906-11.
13) Ann Oncol 1992; 3(3): 211-6.
14) J Clin Oncol 1998; 16(7): 2500-4.
15) J Clin Oncol 1994; 12(11): 2277-83.
16) J Clin Oncol 2000; 18(12): 2413-8.
17) J Clin Oncol 2005; 23(27): 6549-55.
18) Br J Cancer 2005; 93(2): 178-84.
19) J Clin Oncol 2007; 25(19): 2778-84.
20) J Clin Oncol 2007; 25(1): 85-90.
21) J Clin Oncol 2010; 28(10): 1706-13.
22) Semin Oncol 1990; 17(1 Suppl 2): 36-9.
23) Br J Cancer 2002; 87(7): 729-32.
24) Ann Oncol 1996; 7(1): 31-4.
25) J Clin Oncol 1999; 17(2): 509-11.
26) J Clin Oncol 1999; 17(2): 512-6.
27) J Clin Oncol 2002; 20(8): 2031-7.
28) J Clin Oncol 2002; 20(7): 1859-63.
29) J Clin Oncol 2007; 25(5): 513-6.
30) J Clin Oncol 2006; 24(34): 5403-7.
31) Cancer 2002; 95(9): 1879-85.

（松本光史）

III 12 胚細胞腫瘍

② 卵巣胚細胞腫瘍

疫学・診断

1 疫学

- 全悪性卵巣腫瘍の約5％を占める．好発年齢は10～20歳代で(海外の報告では中央値は23歳)，ほとんどが片側発生のため，妊孕能温存が可能である．日本産科婦人科学会婦人科腫瘍委員会の患者年報(2016年)によると，日本での症例数は年間で245例であった．組織型の頻度としては，悪性転化を伴う成熟嚢胞性奇形腫が46％（113/245）と最も多い（ただし，成熟嚢胞性奇形腫は大部分［99％］が良性であり，悪性転化自体は極めてまれな事象である）．次いで卵黄嚢腫の18％（44/245），男性のセミノーマに相当するディスジャーミノーマの16％（39/245），未熟奇形腫 Grade 3 の13％（31/245），その他と続く．胚細胞腫瘍としての絨毛癌の頻度は非常に低い．

2 診断

- 初発症状は，腫瘤触知や，疼痛であることが多い．腫瘍マーカーは，卵黄嚢腫では AFP が上昇する．未熟奇形腫や胎芽性癌でも上昇することがある．ディスジャーミノーマでは AFP は上昇せず，LDH が上昇することがある．絨毛癌では特異的にβhCG が上昇する．ほとんどのケースで診断目的の片側付属器切除が行われ，組織型とステージを確定する．

3 病期分類（ステージング）

- 悪性上皮性卵巣腫瘍の病期分類に準じる．

4 予後因子

- 初回治療として手術と化学療法を受けた113人の多変量解析によると，ステージと腫瘍マーカー（AFPまたはβhCG）の高値が予後不良因子である[1]．

治療

1 手術

- 片側付属器切除にて診断がついた後，患者が妊孕能温存を希望していなければ，卵巣癌に準じた腫瘍減量手術を行うこととされているが，この推奨の根拠は上皮性卵巣腫瘍よりもさらに弱いものである．例えばディスジャーミノーマの場合，進行例で手術後に腫瘍が残存している状況（卵巣癌の suboptimal［残存腫瘍径1cm以上］に相当する状況）でも適切なシスプラチン併用化学療法で80％以上を完治に導けるとされている．

2 化学療法

- 精巣原発に準じて BEP 療法（前項参照）が行われる．古い VAC 療法では長期生存が50％以下，PVB 療法でも70％とされるが，I～III期の患者を対象とした Gynecologic Oncology Group（GOG）の試験では93人中再発が2人，フォロー中に白血病を発症した患者が2人おり，残り89人（96％）が長期無病生存している[2]．BEP 療法のサイクル数については，まれな疾患ということもありほとんどエビデンスがない．
- National Comprehensive Cancer Network（NCCN）のガイドラインには3～4サイクルと記載があり，Chalas ら[3]はディスジャーミノーマの場合，I期3サイクル，II期以上4サイクル，ディスジャーミノーマ以外の場合，I期3サイクル，II期およびIII期の残存病変がない場合4サイクル，III期の残存病変ありまたはIV期の場合6サイクル，を勧めている．

3 経過観察

- IA 期のディスジャーミノーマ，IA 期で Grade 1 の未熟奇形腫は，術後に化学療法を省略して経過観察のみ，という治療戦略の対象になりうる．

※コラム「標準治療のチェックに役立つウェブサイト」は「①精巣胚細胞腫瘍」を参照．

文献

1) J Clin Oncol 2006; 24(30): 4862-6.
2) J Clin Oncol 1994; 12(4): 701-6.
3) Chalas E, et al. Treatment of malignant germ cell tumors of the ovary. UpToDate.

（松本光史）

III 13 骨・軟部腫瘍

各種がんの治療

疫学・診断

1 疫学，予後

1 罹患数/死亡数

- 骨・軟部腫瘍の多くは良性である．悪性骨腫瘍，悪性軟部腫瘍はまれであり，正確な罹患数/死亡数は不明である．日本病理剖検輯報（1995〜1999）では，剖検が行われた全悪性腫瘍9万4455例のうち，悪性軟部腫瘍は129例（0.14％），骨・関節腫瘍は97例（0.10％）であった[1]．
- 悪性骨腫瘍は年間に人口100万人当たり4人発生するとされる[2]．米国 Surveillance, Epidemiology, and End Results（SEER）によれば，2010年には2650例発生し，1460例が死亡している．最も多いのは骨肉腫であり，日本では年間200人，米国では年間800人程度に発生するとされる．男性に多いが，低グレードである parosteal osteosarcoma は女性に多くみられる．10〜20歳代での発症が多い．Ewing 肉腫ファミリー腫瘍は，白色人種では人口10万人当たり0.3人とされるが，アジア人はさらにまれとされる．15歳頃の発生が多く，やや男性に多い（1.5：1）．軟骨肉腫は30〜60歳に好発する．
- 悪性軟部腫瘍は，人口10万人当たり2人程度に発生するとされる．SEERデータベースでは，人口10万人当たり3.3人であった．米国では年間約1万1000例発生し，約4000例が死亡するとされる．日本における整形外科の全国悪性軟部腫瘍患者登録（1985〜1994年）での組織別発生頻度は，悪性線維性組織球腫（malignant fibrous histiocytoma：MFH）（26.27％），脂肪肉腫（22.92％），滑膜肉腫（9.66％），横紋筋肉腫（6.91％），悪性末梢神経鞘腫瘍（malignant peripheral nerve sheath tumor：MPNST）（6.79％），平滑筋肉腫（6.30％）であった．男女比はやや男性に多い（1.1：1.0）．

2 リスク因子

1) 遺伝因子
- 家族性網膜芽細胞腫では染色体13qの欠失がみられ，骨肉腫の頻度が高いことが知られている．TP53遺伝子変異による Li Fraumeni 症候群では，軟部肉腫，骨肉腫，閉経前乳癌，白血病，脳腫瘍，副腎皮質癌が高頻度にみられる．

2) 放射線照射
- 照射野内に骨肉腫，MFH，血管肉腫が発生することが知られている．放射線照射後3年以上経過したものを放射線誘発肉腫とする定義もあり，また，放射線照射後3年以内の血管肉腫発生はまれであったとする報告も存在する（3.4％が3年以内に発症，放射線照射後から血管肉腫発生の中央値71か月）．
- 乳房切除術後や乳房温存手術後の放射線治療による二次性血管肉腫について，日本では0.2％，欧米では0.14％にみられたとする報告がある．

3) 化学療法，化学薬品への曝露
- 先行する化学療法（アルキル化薬，アンスラサイクリン）は，骨肉腫，軟部肉腫と関連するとされる．累積用量とリスクにも相関があるとされている．
- フェノキシ酢酸，クロロフェノール類，塩化ビニル（肝血管肉腫），ヒ素との関連も報告されている．

4) 外傷，異物，その他
- 外傷と骨腫瘍，軟部腫瘍との関連の報告は数あるものの，外傷から肉腫発生までの期間が短すぎるものもあり，因果関係としては確立されているとは言い難い．慢性炎症は，肉腫発生の原因である可能性がある．榴散弾，銃弾，その他インプラントとの関連も示唆されているが，大規模な疫学研究の結果では，インプラントと悪性骨腫瘍の関連については証明されなかった．骨肉腫，MFHは，骨梗塞後の発生も報告される．骨Paget病の1％程度に，骨肉腫が発生するとされる．リンパ浮腫と血管肉腫の関連も報告され，Stewart-Treves症候群として知られる．

3 予後

- 転移のない四肢発生の骨肉腫では，5年無病生存率60〜70％，全生存率70〜80％である．肺転移例では，5年全生存率30％程度である．軟骨肉

腫では長期経過後の再発も報告され，5年全生存率59％，20年全生存率35％という報告がある[3]．Ewing肉腫ファミリー腫瘍では，5年無病生存率69％，5年全生存率72％と報告される．骨盤発生は予後不良である．骨発生のMFHでは，5年全生存率40〜60％とされる．軟部肉腫では，5年生存率はI期90％，II期70％，III期40％程度と報告される．

2 診断

1 検診
- 骨腫瘍，軟部腫瘍ともに，有用性が確立された検診はない．

2 症状
- 骨腫瘍では，疼痛と腫脹が特徴的である．疼痛は初期には一時的であるが経過とともに増悪し，持続性となる．熱感，発赤も伴いうる．

1）骨肉腫
- 大腿骨遠位部，脛骨近位部に多く発生する（約50％）．初発症状として，疼痛と腫脹が多い．

2）軟骨肉腫
- 骨盤，体幹，四肢近位部の発生が多く，主に疼痛で初発する．静脈浸潤・腫瘍塞栓がみられることもある．

3）Ewing肉腫ファミリー腫瘍
- Ewing肉腫，原始神経外胚葉性腫瘍（primitive neuroectodermal tumor：PNET），Askin腫瘍は，いずれも神経分化への特徴を有し，特異的な染色体の相互転座 t(11;22)(q24;q12) などが共通して認められることが明らかとなり，単一の疾患概念として「Ewing肉腫ファミリー腫瘍（Ewing's sarcoma family of tumors：ESFT）」と呼ばれる．
- Ewing肉腫ファミリー腫瘍は，体幹発生が約60％である．疼痛，腫脹がみられる．血胸や脊髄麻痺を合併することもある．発熱，体重減少などがみられることもある．

4）悪性軟部腫瘍
- 発生部位は下肢が約40％，上肢約20％，後腹膜・腹腔内約20％，頭頸部約10％である．腫瘤としてみられ，発生部位により特異的な症状がみられる．疼痛が初発時にみられるのは，約3分の1の例であるともいわれる．神経や血管への圧迫や浸潤により神経症状や血行障害の症状を呈する場合もある．5cmを超える腫瘤は特に悪性を疑い対処を行う必要がある．
- 類上皮肉腫，明細胞肉腫では，小さな腫瘍であっても肺転移がみられることがある．滑膜肉腫では疼痛，類上皮肉腫では皮膚潰瘍がみられうる．胞巣状軟部肉腫では血流が豊富である．子宮平滑筋肉腫では，無痛性の性器出血がみられる．

3 診断

1）血液検査
- Ewing肉腫ファミリー腫瘍では，貧血がみられることがある．骨肉腫，Ewing肉腫ファミリー腫瘍では，ALP，LDHの上昇がみられることがある．軟骨肉腫では耐糖能異常がみられうる．骨腫瘍，軟部腫瘍において確立された腫瘍マーカーはない．

2）画像診断
- 原発巣の評価として，X線撮影，CT，MRIが行われる．骨腫瘍では胸部CT，骨シンチも必須である．
- 軟部腫瘍では，低グレードで10cm未満の腫瘍，中/高グレードで5cm未満の腫瘍の場合，肺転移の検索は胸部X線撮影でよいとし，これを超える場合は胸部CTを推奨するものもあり[4]，また全例で胸部CTを推奨するガイドラインもある[5]．後腹膜/腹腔内病変の場合，肝臓も検索されるべきである．PET検査の有用性も報告される．
- 183例の骨腫瘍と133例の軟部腫瘍においてMRIとCTの有用性を検討したRadiologic Diagnostic Oncology Group（RDOG）の試験では，CTに対するMRIの有用性は示されなかった[6]．しかし，現在MRIは標準的な病巣評価として推奨されている[5]．

3）生検
- 骨腫瘍，軟部腫瘍ともに病理診断が基本であるが，診断に難渋することも多く，免疫染色（S100，サイトケラチン，Factor VIIIなど）が参考となる（後述）．発生部位，経過，X線撮影やCT，MRIなども参考にされる．
- Ewing肉腫ファミリー腫瘍では，ほとんどの症例で免疫染色におけるCD99が陽性となる．しかし，CD99は骨肉腫，横紋筋肉腫，滑膜肉腫，悪性リンパ腫でも陽性となりうるため，注意が必要である．
- S100はグリア細胞，Schwann細胞に局在する神経組織特異蛋白質と考えられていたが，メラノサイト，ランゲルハンス細胞，樹枝状細網細胞，軟骨細胞，脂肪細胞，唾液腺や乳腺の導管筋上皮細胞，横紋筋，脊索組織などの多くの正常細胞や組織にも発現しており，それらの細胞から発生する腺癌にも陽性となる．
- いくつかの特徴的な染色体異常，遺伝子異常が報告されている（後述）．

4 病理分類

■WHO 分類 2013 年版では，round cell liposarcoma は high-grade myxoid liposarcoma と変更され，hemangiopericytoma は solitary fibrous tumour と概念が統一された（なお，脳腫瘍ではまだ統一されていない）．MFH は除外された（2002 年のものでも，以前 MFH と診断されたものの多くは，多形性平滑筋肉腫や多形性横紋筋肉腫など，発生・分化組織に即した診断をつけるようになっていた）．また，消化管間質腫瘍（gastrointestinal stromal tumor：GIST）や nerve sheath tumour が含まれるようになった（表 1，2）．GIST に関しては，SDH-deficient GIST が独立した概念として認識された．その他の 2002 年版からの変更点は，文献[7]を参照のこと．同様に，骨腫瘍における変更点も文献[7]を参照してほしい．

表 1 軟部腫瘍の WHO 分類 2013 年版

Adipocytic tumours
　Benign
　　・Lipoma
　　・Lipomatosis
　　・Lipomatosis of nerve
　　・Lipoblastoma / lipoblastomatosis
　　・Angiolipoma
　　・Myolipoma of soft tissue
　　・Chondroid lipoma
　　・Extra-renal angiomyolipoma
　　・Extra-adrenal myelolipoma
　　・Spindle cell / pleomorphic lipoma
　　・Hibernoma
　Intermediate (locally aggressive)
　　・Atypical lipomatous tumour / well differentiated liposarcoma
　Malignant
　　・Dedifferentiated liposarcoma
　　・Myxoid liposarcoma
　　・Pleomorphic liposarcoma
　　・Liposarcoma, not otherwise specified
　　・Atypical lipomatous tumour (ALT)
　　　　adipocytic (lipoma-like)
　　　　sclerosing
　　　　inflammatory types
　　・Dedifferentiated liposarcoma

Fibroblastic / myofibroblastic tumours
　Benign
　　・Nodular fasciitis
　　・Proliferative fasciitis
　　・Proliferative myositis
　　・Myositis ossificans
　　・Fibro-osseous pseudotumour of digits
　　・Ischemic fasciitis
　　・Elastofibroma
　　・Fibrous hamartoma of infancy
　　・Fibromatosis colli
　　・Juvenile hyaline fibromatosis
　　・Inclusion body fibromatosis
　　・Fibroma of tendon sheath
　　・Desmoplastic fibroblastoma
　　・Mammary-type myofibroblastoma
　　・Calcifying aponeurotic fibroma
　　・Angiomyofibroblastoma
　　・Cellular angiofibroma
　　・Nuchal-type fibroma
　　・Gardner fibroma
　　・Calcifying fibrous tumour
　Intermediate (locally aggressive)
　　・Palmar / plantar fibromatosis
　　・Desmoids-type fibromatosis
　　・Lipofibromatosis
　　・Giant cell fibroblastoma
　Intermediate (rarely metastasizing)
　　・Dermatofibrosarcoma protuberans
　　　　Fibrosarcomatous dermatofibrosarcoma protuberans
　　　　Pigmented dermatofibrosarcoma protuberans
　　・Solitary fibrous tumour
　　　　Solitary fibrous tumour, malignant
　　・Inflammatory myofibroblastic tumour
　　・Low grade myofibroblastic sarcoma
　　・Myxoinflammatory fibroblastic sarcoma / Atypical myxoinflammatory fibroblastic tumour
　　・Infantile fibrosarcoma
　Malignant
　　・Adult fibrosarcoma
　　・Myxofibrosarcoma
　　・Low-grade fibromyxoid sarcoma
　　・Sclerosing epithelioid fibrosarcoma
　　・Nodular fasciitis
　　・Extrapleural solitary fibrous tumour
　　・Low grade fibromyxoid sarcoma (LGFMS)
　　・Sclerosing epithelioid fibrosarcoma (SEF)

So-called fibrohistiocytic tumours
　Benign
　　・Tenosynovial giant cell tumour
　　　　Localized type
　　　　Diffuse type
　　　　Malignant
　　・Deep benign fibrous histiocytoma
　Intermediate (rarely metastasizing)
　　・Plexiform fibrohistiocytic tumour
　　・Giant cell tumour of soft tissue
　　・Tenosynovial giant cell tumour, localized type and diffuse type

Smooth-muscle tumours
　Benign
　　・Leiomyoma of deep soft tissue
　Malignant
　　・Leiomyosarcoma (excluding skin)
　　・Pericytic (perivascular) tumours
　　・Glomus tumour (and variants)
　　　　Glomangiomatosis
　　　　Malignant glomus tumour
　　・Myopericytoma
　　　　Myofibroma
　　　　Myofibromatosis
　　・Angioleiomyoma

Skeletal-muscle tumours
　　・Rhabdomyoma

（つづく）

- Embryonal rhabdomyosarcoma
- Alveolar rhabdomyosarcoma
- Pleomorphic rhabdomyosarcoma
- Spindle cell / Sclerosing rhabdomyosarcoma
- Alveolar rhabdomyosarcoma (ARMS)

Vascular tumours
  Benign
- Haemangioma
    Synovial
    Venous
    Arteriovenous haemangioma / malformation
- Epithelioid haemangioma
- Angiomatosis
- Lymphangioma
  Intermediate (locally aggressive)
- Kaposiform haemangioendothelioma
  Intermediate (rarely metastasizing)
- Retiform haemangioendothelioma
- Papillary intralymphatic angioendothelioma
- Composite haemangioendothelioma
- Pseudomyogenic (epithelioid sarcoma-like) haemangioendothelioma
- Kapsoi sarcoma
  Malignant
- Epithelioid haemangioendothelioma
- Angiosarcoma of soft tissue

Gastrointestinal stromal tumours
- Benign gastrointestinal stromal tumour
- Gastrointestinal stromal tumour, uncertain malignant potential
- Gastrointestinal stromal tumour, malignant

Nerve sheath tumours
  Benign
- Schwannoma (including variants)
- Melanotic schwannoma
- Neurofibroma (including variants)
    Plexiform neurofibroma
- Perineurioma
    Malignant perineurioma
- Granular cell tumour
- Dermal nerve sheath myxoma
- Solitary circumscribed neuroma
- Ectopic meningioma
- Nasal glial heterotopia
- Benign Triton tumour
- Hybrid nerve sheath tumours
  Malignant
- Malignant peripheral nerve sheath tumour
- Epithelioid malignant nerve sheath tumour
- Malignant Triton tumour
- Malignant granular cell tumour
- Ectomesenchymoma
    Granular cell tumour
    Dermal nerve sheath myxoma
    Solitary circumscribed neuroma
    Ectopic meningioma / meningothelial hamartoma
    Nasal glial heterotopia
    Benign Triton tumour
    Hybrid nerve sheath tumours
    Malignant Triton tumour
    Malignant granular cell tumour
    Ectomesenchymoma

(つづき)

Tumours of uncertain differentiation
  Benign
- Acral fibromyxoma
- Intramuscular myxoma (including cellular variant)
- Juxta-articular myxoma
- Deep ("aggressive") angiomyxoma
- Pleomorphic hyalinizing angiectatic tumour
- Ectopic hamartomatous thymoma
  Intermediate (locally aggressive)
- Haemosiderotic fibrolipomatous tumour
  Intermediate (rarely metastasizing)
- Atypical fibroxanthoma
- Angiomatoid fibrous histiocytoma
- Ossifying fibromyxoid tumour
    Ossifying fibromyxoid tumour, malignant
- Mixed tumour NOS
- Mixed tumour NOS, malignant
- Myoepithelioma
- Myoepithelial carcinoma
- Phosphaturic mesenchymal tumour, benign
- Phosphaturic mesenchymal tumour, malignant
  Malignant
- Synovial sarcoma NOS
    Synovial sarcoma, spindle cell
    Synovial sarcoma, biphasic
- Epithelioid sarcoma
- Alveolar soft-part sarcoma
- Clear cell sarcoma of soft tissue
- Extraskeletal myxoid chondrosarcoma
- Extraskeletal Ewing sarcoma
- Desmoplastic small round cell tumour
- Extra-renal rhabdoid tumour
- Neoplasms with perivascular epithelioid cell differentiation (PEComa)
    PEComa NOS, benign
    PEComa NOS, malignant
    Intimal sarcoma

Undifferentiated / unclassified sarcomas
- Undifferentiated spindle cell sarcoma
- Undifferentiated pleomorphic sarcoma
- Undifferentiated round cell sarcoma
- Undifferentiated epithelioid sarcoma
- Undifferentiated sarcoma NOS
- Undifferentiated round cell and spindle cell sarcoma
- Undifferentiated pleomorphic sarcoma (UPS)

表2　骨腫瘍のWHO分類2013年版

Chondrogenic tumours
  Benign
- Osteochondroma
- Chondroma
    Enchondroma
    Periosteal chondroma
- Osteochondromyxoma
- Subungual exostosis
- Bizarre parosteal osteochondromatous proliferation
- Synovial chondromatosis
  Intermediate (locally aggressive)
- Chondromyxoid fibroma
- Atypical cartilaginous tumour / chondrosarcoma grade I

(つづく)

(つづき)

Intermediate (rarely metastasizing)
- Chondroblastoma

Malignant
- Chondrosarcoma
  - Grade II, grade III
  - Primary central chondrosarcoma
  - Secondary central chondrosarcoma
  - Secondary peripheral chondrosarcoma
  - Periosteal chondrosarcoma
- Dedifferentiated chondrosarcoma
- Mesenchymal chondrosarcoma
- Clear cell chondrosarcoma
- Osteochondromyxoma
- Bizarre parosteal osteochondromatous proliferation

Osteogenic tumours
Benign
- Osteoma
- Osteoid osteoma

Intermediate (locally aggressive)
- Osteoblastoma

Malignant
- Low-grade central osteosarcoma
- Conventional osteosarcoma
  - Chondroblastic osteosarcoma
  - Fibroblastic osteosarcoma
  - Osteoblastic osteosarcoma
- Telangiectatic osteosarcoma
- Small cell osteosarcoma
- Secondary osteosarcoma
- Parosteal osteosarcoma
- Periosteal osteosarcoma
- High-grade surface osteosarcoma

Osteoclastic giant cell rich tumours
Benign
- Giant cell lesion of the small bones

Intermediate locally aggressive, rarely metastasizing
- Giant cell tumour of bone

Malignant
- Malignancy in giant cell tumor of bone

Fibrohistiocytic tumours
Benign
- Benign fibrous histiocytoma / non-ossifying fibroma

Notochordal tumours
Benign
- Benign notochordal tumour

Malignant
- Chordoma

Vascular tumors
Benign
- Haemangioma

Intermediate locally aggressive rarely metastasizing
- epithelioid hemangioma

Malignant
- epithelioid hemangioendothelioma
- angiosarcoma

Tumour syndromes
- Beckwith-Wiedemann syndrome
- Cherubism
- Enchondromatosis:Ollier disease and Maffucci syndrome
- Li-Fraumeni syndrome
- McCune-Albright syndrome
- Multiple osteochondromas
- Neurofibromatosis type 1
- Retinoblastoma syndrome
- Rothmund-Thomson syndrome
- Werner syndrome

■表3[1]に,各種免疫組織化学的マーカーとその分布を示す.

5 骨軟部腫瘍における遺伝子異常

■表4に特徴的な遺伝子異常を示す.EWS-FLI1（Ewing肉腫ファミリー腫瘍）,SYT-SSX（滑膜肉腫）,c-KIT（GIST）,TLS-CHOP（脂肪肉腫）は保険収載されている（いずれも2100点,固形腫瘍の腫瘍細胞を検体とし,PCR法,SSCP法,RFLP法などを用いて,悪性腫瘍の詳細な診断および治療法の選択を目的として悪性腫瘍患者本人に対して行った遺伝子検査について,患者1人につき1回に限り算定される）.

表3 各種免疫組織化学的マーカーとその分布 [1]

vimentin	大部分の非上皮性腺癌細胞,未分化がん
cytokeratin	大部分の上皮性腫瘍細胞,上皮様性格を有する腫瘍（synovial sarcoma, epithelioid sarcoma, epithelioid angiosarcoma, mesothelioma）, Merkel cell carcinoma, malignant rhabdoid tumor, leiomyosarcoma, MFH
epithelial membrane antigen（EMA）	大部分の上皮性腫瘍細胞,上皮様性格を有する腫瘍（synovial sarcoma, epithelioid sarcoma, mesothelioma）, perineurioma, meningioma, anaplastic large-cell lymphoma
factor VIII	hemangioma, epithelioid hemangioendothelioma
CD31	hemangioma, epithelioid hemangioendothelioma, angiosarcoma, Kaposi's sarcoma

(つづく)

	(つづき)
CD34	hemangioma, epithelioid hemangioendothelioma, angiosarcoma, Kaposi's sarcoma, hemangiopericytoma, solitary fibrous tumor, dermatofibrosarcoma protuberans, gastrointestinal stromal tumor, epithelioid sarcoma, neurofibroma, schwannoma, spindle cell lipoma, pleomorphic lipoma
α-smooth muscle actin	leiomyoma, leiomyosarcoma, myofibroblastoma, low grade myofibroblastic sarcoma, nodular fascitis, Glomus tumor
HHF-35	leiomyoma, leiomyosarcoma, myofibroblastoma, low grade myofibroblastic sarcoma, nodular faschtis
desmin	rhabdomyosarcoma, leiomyosarcoma
myoglobin	rhabdomyosarcoma
MIC2 gene products (CD99)	Ewing's sarcoma, PNET, rhabdomyosarcoma, synovial sarcoma, B-lymphoblastic lymphoma, T-ALL
S100	schwannoma, neurofibroma, MPNST, granular cell tumor, clear cell sarcoma, pigmented nevus, chondroma, chondrosarcoma, chordoma, liposarcoma, myoepithelioma, rhabdomyosarcoma, langerhans cell histiocytosis
HMB-45	clear cell sarcoma, angiomyolipoma, lymphangiomyomatosis
type IV collagen	smooth muscle tumor, nerve sheath tumor, glomus tumor, endothelial tumor
neuron specific enolase	neuroblastoma, paraganglioma, PNET, Ewing's sarcoma, granular cell tumor
chromogranin A	neuroendocrine tumor
synaptophysin	neuroendocrine tumor
ALK	anaplastic large-cell lymphoma, inflammatory myofibroblastic tumor, inflammatory fibrosarcoma
c-kit (CD117)	gastrointestinal stromal tumor, mastocytosis

表4 腫瘍に特徴的な遺伝子異常

腫瘍	遺伝子転座	融合遺伝子	付記
Ewing 肉腫ファミリー腫瘍	t(11;22)(q24;q12)	EWS1-FLI1	90%
	t(21;22)(q22;q12)	EWS1-ERG	<10%
	t(7;22)(q22;q12)	EWSR1-ETV1	<1%
	t(17;22)(q12;q12)	EWSR1-A1AF	<1%
	t(2;22)(q33;q12)	EWSR1-FEV	
	inv(22)(q12;q12)	EWSR1-ZSG	
	t(16;21)(p11;q22)	FUS-ERG	
滑膜肉腫	t(X;18)(p11;q11)	SS18-SSX1	66%
	t(X;18)(p11;q11)	SS18-SSX2	32%
	t(X;18)(p11;q11)	SS18-SSX4	<1%
	t(X;20)(p11;q13)	SS18L1-SSX1	<1%
胞巣型横紋筋肉腫	t(2;13)(q35;q14)	PAX3-FKHR	55%
	t(1;13)(q36;q14)	PAX7-FKHR	22%
	t(X;2)(q13;q35)	PAX3-AFX	
粘液型脂肪肉腫	t(12;16)(q13;p11)	TLS(FUS)-DDIT3	95%
	t(12;22)(q13;p12)	EWS-DDIT3	<5%
明細胞肉腫	t(12;22)(q13;q12)	EWS-ATF1	
	t(2;22)(q33;q12)	EWS-CREB1	
desmoplastic small round cell tumor	t(11;22)(p13;q12)	EWS-WT1	
骨外性粘液型軟骨肉腫	t(9;22)(q22;q12)	EWS-CHN(NR4A3)	67%
	t(9;17)(q22;q11)	RBR56-CHN(NR4A3)	17%

(つづく)

(つづき)

骨外性粘液型軟骨肉腫	t(9;15)(q22;q21)	TCF12-CHN(NR4A3)	
	t(3;9)(q11;q22)	TFG-CHN(NR4A3)	
隆起型皮膚線維肉腫	t(17;22)(q21;q13)	COLIA1-PDGFB	74%
先天性線維肉腫	t(12;15)(p13;q25)	ETV6(TEL)-NTRK3	
炎症性筋線維芽細胞腫瘍	t(1;2)(q22;p23)	TMP3-ALK	
	t(2;19)(p23;p13)	TMP4-ALK	
	t(2;17)(p23;q23)	CLTC-ALK	
	t(2;2)(p23;q13)	RANBP2-ALK	
	t(2;11)(p23;p15)	CARS-ALK	
	inv(2)(p23;q35)	ATIC-ALK	
胞巣状軟部肉腫	der(17)t(X;17)(p11;q25)	ASPL-TFE3	
tenosynovial giant cell tumor/pigmented villonodular synovitis (TGCT/PVNS)	t(1;2)(p13;q35)	CSF1	

3 病期分類（ステージング）

1 骨

■ Enneking Surgical Staging：

Stage	原発巣	遠隔転移	病理学的悪性度
IA	T1	M0	低悪性度
IB	T2	M0	低悪性度
IIA	T1	M0	高悪性度
IIB	T2	M0	高悪性度
III	T1/2	M1	低/高悪性度

T1：骨内に限局している
T2：骨外に至る
M0：遠隔転移なし
M1：遠隔転移あり

■ UICC/AJCC TNM 分類（第 8 版，2017）：

四肢骨，躯幹骨，頭蓋骨，顔面骨
T1　最大径が 8cm 以下の腫瘍
T2　最大径が 8cm を超える腫瘍
T3　原発巣と同一骨内の非連続性腫瘍

脊柱
T1　単一の脊椎区域または隣接する 2 つの脊椎区域に限局する腫瘍
T2　隣接する 3 つの脊椎区域に限局する腫瘍
T3　隣接する 4 つの脊椎区域に限局する腫瘍
T4a　脊柱管に浸潤する腫瘍
T4b　隣接血管に浸潤する腫瘍または隣接血管内の腫瘍血栓

※脊椎の 5 区域とは，①右椎弓根部，②右椎体部，③左椎体部，④左椎弓根部，⑤後方部分

骨盤
T1a　大きさが 8cm 以下で単一の骨盤区域に限局し骨外進展のない腫瘍
T1b　大きさが 8cm を超え単一の骨盤区域に限局し骨外進展のない腫瘍
T2a　大きさが 8cm 以下で単一の骨盤区域に限局し骨外進展がある，または 2 個の骨盤区域に限局し骨外進展のない腫瘍
T2b　大きさが 8cm を超え単一の骨盤区域に限局し骨外進展がある，または 2 個の骨盤区域に限局し骨外進展のない腫瘍
T3a　大きさが 8cm 以下で 2 個の骨盤区域に限局し骨外進展がある腫瘍
T3a　大きさが 8cm を超え 2 個の骨盤区域に限局し骨外進展がある腫瘍
T4a　隣接する 3 つの骨盤区域に進展する，または仙腸関節を越えて仙骨神経孔に至る腫瘍
T4b　外腸骨血管を囲む腫瘍または主要な骨盤血管の肉眼的腫瘍血栓

※骨盤の 4 区域とは，①仙骨孔より外側の仙骨，②腸骨翼，③臼蓋/臼蓋周囲，④恥骨，恥骨結合，座骨．

領域リンパ節（N）
NX　領域リンパ節の評価が不可能
N0　領域リンパ節転移なし
N1　領域リンパ節転移あり

遠隔転移（M）
M0　遠隔転移なし
M1　遠隔転移あり
　M1a　肺
　M1b　肺以外の遠隔部位

■ 病理組織学的分化度（悪性度）分類（G）：

Grade	定義
GX	grade cannot be assessed
G1	well differentiated, low grade
G2	moderately differentiated, high grade
G3	poorly differentiated, high grade

UICCでは，骨および軟部組織の肉腫の病期分類は3段階分類法（悪性度1を低悪性度，悪性度2および3を高悪性度）とする．

■ TNM分類による病期分類（第8版，2017）：

病期：四肢骨，躯幹骨，頭蓋骨，顔面骨				
Stage	T	N	M	G
IA	T1	N0	M0	G1, GX 低悪性度
IB	T2, T3	N0	M0	G1, GX 低悪性度
IIA	T1	N0	M0	G2, G3 高悪性度
IIB	T2	N0	M0	G2, G3 高悪性度
III	T3	N0	M0	G2, G3 高悪性度
IVA	Tに関係なく	N0	M1a	Gに関係なく
IVB	Tに関係なく	N1	Mに関係なく	Gに関係なく
IVB	Tに関係なく	N0	M1b	Gに関係なく

病期：脊椎および骨盤
脊椎および骨盤の骨の肉腫に病期はない．

■ 悪性度分類には，①組織型から「高悪性度」と「低悪性度」の2群に分類するHajdu system，②「高分化」「中分化」「低分化」「未分化」の4群に分類するAmerican Joint Committee on Cancer (AJCC) staging system，③組織型（腫瘍分化度）・壊死の程度・核分裂数のスコア合計を用いて3段階に分類

するFrench Federation of Cancer Center (Fédération Nationale des Centres de Lutte Contre le Cancer) により提唱されたFNCLCC systemがある

2 軟部組織

■ UICC/AJCC TNM分類（第8版，2017）：

原発腫瘍（T）
TX　原発腫瘍の評価が不可能
T0　原発腫瘍を認めない

四肢および躯幹浅部
T1　最大径が5cm以下の腫瘍
T2　最大径が5cmを超えるが10cm以下の腫瘍
T3　最大径が10cmを超えるが15cm以下の腫瘍
T4　最大径が15cmを超える腫瘍

後腹膜
T1　最大径が5cm以下の腫瘍
T2　最大径が5cmを超えるが10cm以下の腫瘍
T3　最大径が10cmを超えるが15cm以下の腫瘍
T4　最大径が15cmを超える腫瘍

頭頸部
T1　最大径が2cm以下の腫瘍
T2　最大径が2cmを超えるが4cm以下の腫瘍
T3　最大径が4cmを超える腫瘍
T4a　眼窩，頭蓋底または硬膜，正中臓器，顔面骨格または翼突筋に浸潤する腫瘍
T4b　脳実質に浸潤する腫瘍，頸動脈を包み込む腫瘍，椎前筋に浸潤する腫瘍，または神経周囲進展により中枢神経系に浸潤する腫瘍

胸部および腹部臓器
T1　単一の臓器に限局する腫瘍
T2a　漿膜または臓側腹膜に浸潤する腫瘍
T2b　漿膜を越える顕微鏡的な進展を伴う腫瘍
T3　2つの臓器に浸潤する腫瘍，または漿膜を越える肉眼的な進展を伴う腫瘍
T4a　単一の臓器内で2部位以下に浸潤する多病巣性腫瘍
T4b　2部位を超えるが5部位以下に浸潤する多病巣性腫瘍
T4c　5部位を超えて浸潤する多病巣性腫瘍

領域リンパ節（N）
NX　領域リンパ節の評価が不可能

N0　領域リンパ節転移なし
N1　領域リンパ節転移あり

遠隔転移（M）
M0　遠隔転移なし
M1　遠隔転移あり

TNM 分類には，Kaposi 肉腫，皮膚線維肉腫（隆起性），線維腫症（類腱腫），硬膜・脳・管腔臓器または実質臓器（乳腺肉腫を除く）から発生した肉腫，血管肉腫は除くことが明記されている．

■ 病理組織学的分化度（悪性度）分類（G）：

Grade	定義
GX	grade cannot be assessed
G1	total differentiation, mitotic count and necrosis score of 2 or 3
G2	total differentiation, mitotic count and necrosis score of 4 or 5
G3	total differentiation, mitotic count and necrosis score of 6, 7, or 8

UICC では，骨および軟部組織の肉腫の病期分類は 3 段階分類法（悪性度 1 を低悪性度，悪性度 2 および 3 を高悪性度）とする．

■ TNM 分類による病期分類（第 8 版，2017）：

病期：四肢および躯幹浅部，および後腹膜

Stage	T	N	M	G
IA	T1	N0	M0	G1, GX 低悪性度
IB	T2, T3, T4	N0	M0	G1, GX 低悪性度
II	T1	N0	M0	G2, G3 高悪性度
IIIA	T2	N0	M0	G2, G3 高悪性度
IIIB	T3, T4	N0	M0	G2, G3 高悪性度
IIIB	T に関係なく	N1 *	M0	G に関係なく
IV	T に関係なく	N に関係なく	M1	G に関係なく

AJCC では，四肢および躯幹浅部においては N1 を IV 期に分類している．

病期：頭頸部，胸部および腹部臓器

頭頸部，胸部および腹部臓器の軟部腫瘍に病期はない．

治療

1 骨腫瘍

1 手術

- 低・中悪性度骨肉腫，軟骨肉腫では手術が第一選択であり，薬物療法の意義は確立されていない．転移巣に対する切除も行われるが，生存に寄与するかは明らかでない．
- 高悪性度骨肉腫では，周術期の化学療法と手術が行われる．腫瘍周囲にマージンをもって切除する広範切除術が行われる．肺転移症例では，転移巣の切除により 25％ 未満程度の症例に長期の無病生存が得られる．これらの症例では化学療法も考慮されるものの，切除あるいは化学療法が生存を延長することを証明した第 III 相試験があるわけではない．
- 切除不能な肺転移を有する症例で，化学療法後に肺転移を切除できた場合も，長期生存が 10％ 程度得られる．体幹発生例（axial primary tumor）では，術前化学療法により腫瘍の縮小と可能な限りの根治切除が試みられるが，根治切除不能例の予後は不良である．
- Ewing 肉腫ファミリー腫瘍では，切除可能であれば手術が，切除不能な場合放射線療法が行われる．

2 放射線療法

- 骨肉腫は放射線耐性である．標準治療の一環として，放射線治療は組み込まれない．
- Ewing 肉腫ファミリー腫瘍は放射線感受性が高く，過去には局所治療の中心であったが，執筆時現在では，手術可能な症例では手術も行われる．

3 化学療法

- 高悪性度の骨腫瘍では，軟骨肉腫以外では術前・術後化学療法を行う．

1）骨肉腫，骨原発 MFH に対する化学療法

| 術前化学療法 ★★★ |
| 手術 ★★★ |
| 術後化学療法 ★★★ |

術前化学療法の効果によりレジメンを変更することの意義は否定されたが，日本では現在も臨床試験が進行中である．

図1 投与スケジュール例

週	1	2	3	4	5	6	7	8	9	10
サイクル	1			2	3	4			5	6
治療	CDDP ADR			MTX	MTX	CDDP ADR			MTX	MTX

CDDP：シスプラチン，ADR：ドキソルビシン，MTX：メトトレキサート

- 高悪性度骨肉腫では，手術単独での5年生存率は20%未満である．診断時，80%の症例は微小転移を有すると考えられており，化学療法を加えることで65〜70%に治癒が得られるようになっている．Linkらは，ランダム化比較試験の結果，術後経過観察のみの患者では5年無再発生存率はわずか17%であり，一方術後化学療法を行った群では61%であることを報告した[8)9)]．UCLAからも術後補助化学療法により有意に生存率が改善することが報告されている[10)]．執筆時現在では術前化学療法も標準的に行われているものの，術前化学療法により生存が改善することは示されていない（POG 8651試験）[11)]．

- 化学療法のレジメンとしては，EOI 80861試験では，術後化学療法としてシスプラチン＋ドキソルビシンと，多剤併用療法（メトトレキサート＋シスプラチン＋ドキソルビシン＋ビンクリスチン＋ブレオマイシン）が比較されたが，5年無再発生存率は45% vs. 43%と差がみられなかった[12)]．しかしながら，他の試験におけるシスプラチン＋ドキソルビシン＋メトトレキサート併用療法の成績と比べ劣る傾向にあることから（3年無再発生存率が通常シスプラチン＋ドキソルビシン＋メトトレキサートでは70%前後，EOI試験のシスプラチン＋ドキソルビシンでは47%），執筆時現在，国際的にも術前化学療法のプロトコールレジメンとしては，シスプラチン＋ドキソルビシン＋メトトレキサートが採用されている．多くの試験では，40歳以下の若年患者が登録されている．40歳以上を検討したEURO-B.O.S.S.試験では，毒性は強かったことが報告されており，高齢者での治療には注意が必要である[13)]．

- COG 0133試験は，シスプラチン＋ドキソルビシン＋メトトレキサートにイホスファミドを加えることの意義を検証する第III相試験であったが，イホスファミドの追加による生存の改善はみられなかった[14)]．

- 高悪性度骨肉腫，骨原発MFHでは，通常3〜4サイクルの術前化学療法が行われる．術後創傷治癒後（通常2〜3週程度）には，化学療法を再開する．術前化学療法の効果が良好であった場合（necrosis ≧ 90%）は術前のレジメン（MAP療法）を継続し，効果が良好でなかった場合（necrosis < 90%），イホスファミド，エトポシドを追加する（MAPIE療法）ことが検討されたが（EURAMOS-1試験），event-free survivalの改善は得られなかった[15)]．日本では，術前化学療法の効果によりイホスファミド追加の意義を検証するJCOG0905試験が継続中である．

2）骨肉腫に対する術前化学療法のプロトコール例

- MAP療法（JCOG0905より）：
  - JCOGで検証中の治療法である．

MAP療法 ★★★[16)]

ドキソルビシン
30mg/m² 24時間静注 day 1, 2

シスプラチン
120mg/m²（29歳以下）/100mg/m²（30歳以上） 5時間静注 day 1

メトトレキサート
12g/m²（19歳以下）/10g/m²（20歳以上） 5時間静注 day 1 24時間後よりロイコボリンレスキュー

投与スケジュール例を図1に示す．

- NECO95J：
  - 日本から報告された多施設共同第II相試験である．5年生存率は82.5%と報告されている．

NECO95J ★★[17)]

ドキソルビシン
30mg/m² 5時間静注 day 1, 2

シスプラチン
120mg/m² 5時間静注 day 1

メトトレキサート
8〜12g/m² 6時間静注
（24時間後よりロイコボリンレスキュー） 6時間毎

イホスファミド
4g/m² 静注 day 1, 2g/m² day 2〜7
（メスナをイホスファミドと同量併用）

投与スケジュール例を図2に示す．

図2 投与スケジュール例

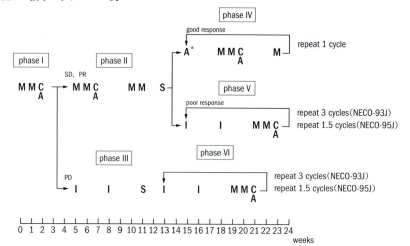

M：メトトレキサート，C：シスプラチン，A：ドキソルビシン，I：イホスファミド，S：手術
SD：安定，PR：部分奏効，PD：進行

■シスプラチン＋ドキソルビシン：

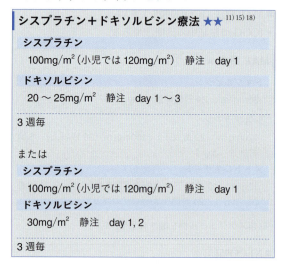

シスプラチン＋ドキソルビシン療法 ★★ [11) 15) 18)]

シスプラチン
100mg/m² (小児では120mg/m²) 静注 day 1

ドキソルビシン
20～25mg/m² 静注 day 1～3

3週毎

または

シスプラチン
100mg/m² (小児では120mg/m²) 静注 day 1

ドキソルビシン
30mg/m² 静注 day 1, 2

3週毎

- シスプラチン，ドキソルビシンの用量については，EOIではシスプラチン100mg/m²，ドキソルビシン75mg/m²が採用されてきた．日本の小児・若年者ではシスプラチン120mg/m²，ドキソルビシン60mg/m²が採用されているが，成人における完遂率の低さから，JCOG0905でも30歳以上ではシスプラチン100mg/m²が採用されている．ドキソルビシンについては，オリジナルのEOIレジメンは，25mg/m²，3日間連日であり[11)]，日本では20mg/m²，3日間連日が一般的とされていたものの[14)]，前述のNECO95J（あるいはその前身のNECO93J）[15)]，JCOG0905では30mg/m²，2日連日が採用されている[17)]．

■IOR/OS-4：
- 限局性疾患では，5年生存率71％と報告されている．

IOR/OS-4 ★★ [19)]

メトトレキサート
12g/m² 6時間静注 day 1 （6時間後の血中濃度＜1000μmol/Lの場合は次サイクル2g/m²増量，最大24g/body），ロイコボリンレスキュー
〈シスプラチン＋ドキソルビシン〉

シスプラチン
120mg/m² 72時間静注

その48時間後より

ドキソルビシン
60mg/m² 8時間静注
〈イホスファミド＋シスプラチン〉

イホスファミド
3g/m² 1時間静注 day 1, 2

シスプラチン
120mg/m² 72時間静注
〈イホスファミド＋ドキソルビシン〉

イホスファミド
3g/m² 1時間静注 day 1, 2

ドキソルビシン
30mg/m² 4時間静注 day 1, 2

投与スケジュール例を図3に示す．

3) 骨肉腫再発例に対する化学療法
- 確立されたレジメンは存在しない．シクロホスファミド＋トポテカン★，ドセタキセル＋ゲムシタビン★なども報告されている．その他，ブレオマイシン，シクロホスファミド，アクチノマイシンDの併用（BCD療法★），イホスファミド，カルボプラチン，エトポシド（ICE療法★）なども試みられる．
- 日本では，再発骨肉腫を対象として，ゲムシタビン

図3 投与スケジュール例

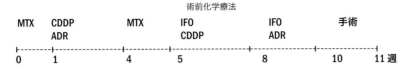

術前化学療法

	MTX	CDDP ADR		MTX	IFO CDDP			IFO ADR		手術	
0		1		4	5			8		10	11 週

術後化学療法

ADR	MTX	CDDP	IFO	ADR	MTX	CDDP	IFO	ADR	MTX	CDDP	IFO	ADR	MTX
0	3	4	7	9	12	13	16	18	21	22	25	27	30 週

MTX：メトトレキサート，CDDP：シスプラチン，ADR：ドキソルビシン，IFO：イホスファミド

図4 投与スケジュール例
12週の時点で，局所治療として放射線治療，手術あるいはその両者を行う．

週	0	3	6	9	12	15	18	21	24	27	30	33	36	39	42	45	48
薬剤	VDC	IE	VDC	IE	VDC	IE	VDC	IE	VDC	IE	VDC	IE	VDC	IE	VDC	VC	VC

V：ビンクリスチン，D：ドキソルビシン，C：シクロホスファミド，I：イホスファミド，E：エトポシド

＋ドセタキセルとテモゾロミド＋エトポシド（経口投与）を比較するランダム化第II相試験が進行中である．

4）Ewing肉腫ファミリー腫瘍に対する化学療法
- 限局例ではビンクリスチン，ドキソルビシン，シクロホスファミドとイホスファミド，エトポシドの併用（VDC/IE）が行われる★★★．
- 転移を有する症例ではイホスファミド，エトポシド（IE）の追加による生存の改善はみられなかった．ビンクリスチン，ドキソルビシン，シクロホスファミドを中心とした多剤併用療法が行われる★★．
- VDC/IE：

VDC/IE 療法（NEJM 2003）★★★ 20)

〈VDCレジメン〉
ビンクリスチン
2.0mg/m² (最大量2mg) 静注 day 1
ドキソルビシン
75mg/m² 静注 day 1（累積投与量最大375mg/m²まで）
アクチノマイシンD
1.25mg/m² 静注 day 1
（ドキソルビシン累積投与量が375mg/m²となった場合に，ドキソルビシンの代わりに投与する）
シクロホスファミド
1200mg/m² 静注 day 1 ＋メスナ

〈IEレジメン〉
イホスファミド
1800mg/m² 静注 day 1〜5 ＋メスナ
エトポシド
100mg/m² 静注 day 1〜5

VDCとIEを交互に投与する．治療は3週毎に行い，VDCとIEの合計で17サイクルを行う．12週の時点で，局所治療として放射線治療，手術あるいはその両者を行う．

VDC/IE 療法（JCO 2009）21) ★★

〈VDCレジメン〉
ビンクリスチン
1.5mg/m² (最大量2mg) 静注 day 1
ドキソルビシン
75mg/m² 静注 day 1
シクロホスファミド
1200mg/m² 静注 day 1 ＋メスナ
〈IEレジメン〉
イホスファミド
1800mg/m² 静注 day 1〜5 ＋メスナ
エトポシド
100mg/m² 静注 day 1〜5

投与スケジュール例を図4に示す．

- 30歳未満のEwing肉腫ファミリー腫瘍を対象に，VDC（＋アクチノマイシンD）単独と，VDCにIEの上乗せを比較したランダム化第III相試験の結果，限局例398例では5年無再発生存率がVDC群

と VDC/IE 群で 54％ vs. 69％（p = 0.005）と IE 併用群ですぐれたが，転移例 120 例では差がみられなかった（35％ vs. 34％）[20]．欧州ではビンクリスチン，イホスファミド，ドキソルビシン，エトポシド 4 剤の併用療法（VIDE 療法）も検証されている[22]．

- VDC/IE では，シクロホスファミド，イホスファミドの増量による生存の改善はみられなかったが[21]，21 日周期（標準群）と比べ，14 日周期（interval compression）で予後の改善が報告されている[23]．この試験では，17 歳以下と比べ 18 歳以上での治療成績が悪いことも報告された．

5）Ewing 肉腫ファミリー腫瘍再発例に対する化学療法
- 確立されたレジメンは存在しない．Pediatric Oncology Group からはシクロホスファミド＋トポテカンの第 II 相試験が報告され，Ewing 肉腫の 6/17 例（35％）に奏効がみられている[24]．シクロホスファミド＋トポテカンはドイツからの報告でも，16/44 例（32.6％）に奏効が得られている[25]．ほかにも，イリノテカンを含むレジメンも検討されている．テモゾロミド＋イリノテカンにより 4/14 例（29％）[26]，あるいは 12/19 例（63％）[27]に奏効が得られたと報告されている．

2 軟部肉腫

1 手術
- 四肢発生の非円形細胞軟部肉腫においては，Stage I（低悪性度），Stage II（高悪性度，5cm 以下あるいは表在性で 5cm 以上）では，外科的切除単独療法が標準治療である★★★．
- Stage III（高悪性度，深在性で 5 cm 以上）に対しても，第一選択は外科的切除である★★．
- 腫瘍周囲にマージンをもって切除する広範切除術が行われるが，切除単独では 30％の局所再発がみられる．しかし，低悪性度で小さな T1 腫瘍に対しては，局所再発は 10％未満である．Memorial Sloan-Kettering Cancer Center における後向き検討では，T1 腫瘍における術後放射線療法の追加は局所コントロールを改善しなかった[28]．T2 腫瘍では患肢温存手術と術後放射線療法が標準治療である．
- 異時性肺転移で，肺外転移がない場合については，転移巣の切除が標準治療とされる[5]．

2 放射線療法
- 高悪性度で深在性の 5cm 以上の軟部肉腫，あるいは断端陽性の場合は，術後の放射線療法が勧められる★★．
- 高悪性度で深在性の 5cm 未満の軟部肉腫，低悪性度で深在性の 5cm 以上の軟部腫瘍では，術後の放射線治療について検討されるべきである★．
- 低悪性度で深在性の 5cm 未満の軟部肉腫，低悪性度で表在性の 5cm 以上の軟部肉腫でも，症例によっては術後の放射線治療が検討される★．
- National Cancer Institute（NCI）によるランダム化比較試験の結果，患肢温存手術＋放射線療法と四肢切断術は同等の局所コントロールが得られることが示された．5 年局所コントロール率 70 〜 90％程度，患肢温存 85％程度が期待される．また，切除断端陽性あるいは十分な切除縁が確保されなかった場合も放射線療法が追加される．術前照射と術後照射のどちらがよいかについては定まっていない[29)30)]．
- 照射線量は腫瘍の放射線感受性によっても異なり，Ewing 肉腫では，Intergroup Ewing's Sarcoma Study（IESS）は 45Gy ＋追加 10.8Gy を推奨している．術後微視的残存例では，高感受性では 36 〜 50Gy，それ以外は 50 〜 60Gy，特に既に腫瘍床が低酸素状態になっていると考えられる場合は 60 〜 65Gy まで必要であるとされる[29)31)32)]．

3 化学療法
- 化学療法の感受性を表 6[33)]に示す．

1）限局例に対する化学療法
- 横紋筋肉腫では，ビンクリスチン，アクチノマイシン D，シクロホスファミドによる VAC 療法が標準治療である（一部の予後良好群では，VA 療法である）★★★．
- 横紋筋肉腫の治療は経験ある施設で行われるべきである★★★[34)]．
- その他の軟部肉腫に対する術後補助化学療法の意義は確立されていない★．

強化 VAC 療法（Intergroup Rhabdomyosarcoma Study [IRS] -IV）[35)]

ビンクリスチン
　1.5mg/m² （最大 2mg まで）　静注

アクチノマイシン D
　0.015mg/kg（最大 0.5mg まで，kg あたりで計算することに注意）　静注　day 1 〜 5

シクロホスファミド
　2.2g/m²　静注　day 1

投与スケジュール例を図 5 に示す．

- 低リスク A 群においては，眼窩原発あるいは傍精

巣原発の Stage I, Group I・IIa（ステージ分類，グループ分類，リスク分類は表7〜9参照）は IRS-IV では VA 療法で治療されたが，それ以外は強化 VAC 療法が行われ，IRS-IV の前身である IRS-III の 5 年無病生存率 80%[36] から，IRS-IV では 93%[33] と改善がみられている．しかし，5 年生存率は 92% から 98% と改善は必ずしも大きくなく，また高度な血液毒性と化学療法の晩期毒性が問題となりうることが指摘されている．IRS-IV では低リスク B 群でも強化 VAC が行われ，8 年無病生存率は 88%，5 年全生存率は 93% であった[33]．中間リスク群では，強化 VAC 療法と VAI 療法（ビンクリスチン，アクチノマイシン D，イホスファミド），VIE 療法（ビンクリスチン，イホスファミド，エトポシド）の 3 群間で生存に有意差がなかった．イホスファミドによる Fanconi 症候群，エトポシドの二次発がん，薬価（米国では薬価が高かった）のため，VAC 療法が標準治療として IRS-V に採用されている．予後不良群でも IRS-V では強化 VAC が対照群となっているが，5 年無病生存率は 25% 未満と予後不良である．

- 軟部肉腫に対する術後補助化学療法の意義については，2008 年にアップデートされた Sarcoma Meta-Analysis Collaboration（SMAC）によるメタアナリシスでは，18 試験 1953 例が検討され，術後化学療法は無再発生存を有意に改善し（HR = 0.67），ドキソルビシン＋イホスファミドでは全生存もすぐれていた（HR = 0.56）[37]．しかし，この解析には大規模な EORTC の第 III 相試験が含まれておらず[38]，EORTC の 2 つの大規模試験の統合解析では，ドキソルビシン＋イホスファミド療法による生存の改善は示されなかった[39]．執筆時現在では，限局性軟部肉腫切除後の補助化学療法の意義は確立されていないと考えられている[40]．しかしながら，手術単独での 10 年生存率は 35% 程度と不良であり，日常診療として術後補助化学療法がしばしば行われているのが現状である[41]．European Society

表6 化学療法の感受性[33]

相対的化学療法感受性	軟部肉腫の例
治療に組み込まれている	Ewing 肉腫ファミリー腫瘍 胎児型/胞巣型横紋筋肉腫
化学療法感受性	滑膜肉腫 粘液型/円形細胞型脂肪肉腫 子宮平滑筋肉腫
やや化学療法感受性	多形型脂肪肉腫 粘液線維肉腫 類上皮肉腫 多形型横紋筋肉腫 平滑筋肉腫 悪性末梢神経鞘腫 血管肉腫 線維形成性小円形細胞腫瘍 頭蓋/顔面血管肉腫
相対的化学療法抵抗性	脱分化型脂肪肉腫 明細胞肉腫 子宮内膜間質肉腫
化学療法抵抗性	胞巣状軟部肉腫 骨外性粘液型軟骨肉腫

図5 投与スケジュール例（IRS-IV）[35]

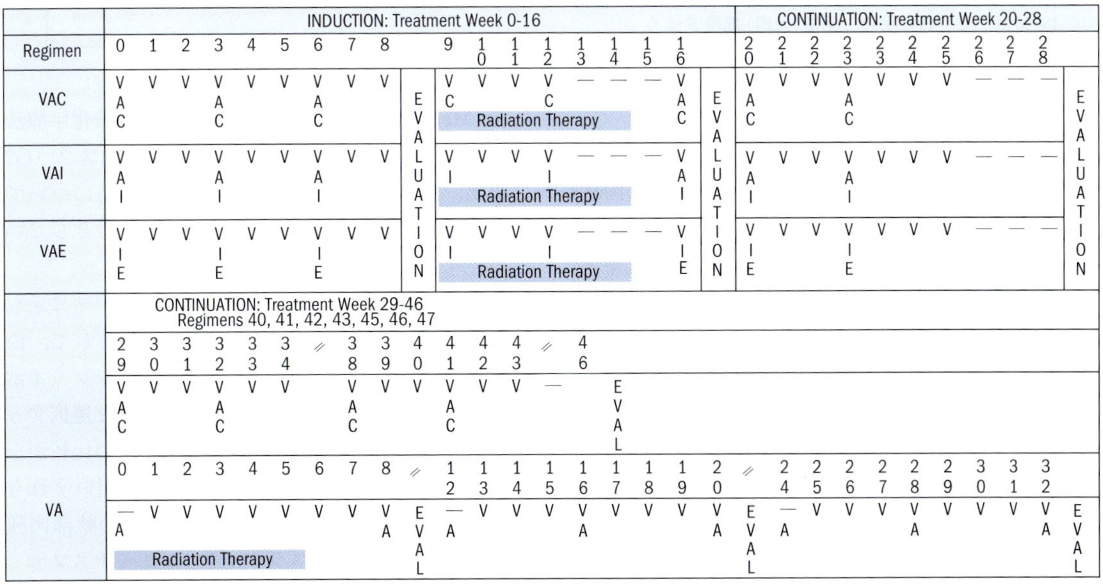

V：ビンクリスチン，A：アクチノマイシン D，C：シクロホスファミド，I：イホスファミド，E：エトポシド

表7　横紋筋肉腫の治療前ステージ分類（IRS-V TNM staging classification）[35]

Stage	原発部位	T	Size	N	M
1	眼窩，頭頸部（傍髄膜を除く），泌尿生殖器（膀胱，前立腺を除く），胆道	T1 or T2	a or b	N0 or N1 or Nx	M0
2	膀胱・前立腺，四肢，傍髄膜，他（体幹，後腹膜，会陰・肛門周囲，胸腔内，消化管，胆道を除く肝臓）	T1 or T2	a	N0 or Nx	M0
3	膀胱・前立腺，四肢，傍髄膜，他（体幹，後腹膜，会陰・肛門周囲，胸腔内，消化管，胆道を除く肝臓）	T1 or T2	a	N1	M0
			b	N1 or N0 or Nx	M0
4	すべて	T1 or T2	a or b	N0 or N1	M1

原発腫瘍（T）　　T1：原発部位に限局
　　　　　　　　T2：原発部位を越えて進展または周囲組織に癒着
大きさ（Size）　a：最大径で5cm以下
　　　　　　　　b：最大径で5cmを超える
領域リンパ節（N）　N0：リンパ節転移なし
　　　　　　　　　N1：領域リンパ節に転移あり（画像または理学所見上）
　　　　　　　　　Nx：転移の有無は不明（特に領域リンパ節転移の評価困難な部位）
遠隔転移（M）　　M0：なし
　　　　　　　　M1：あり

表8　横紋筋肉腫の手術後グループ分類（IRS clinical grouping classification）

Group	
I	組織学的に全摘除された限局性腫瘍 a. 原発臓器または筋に限局 b. 原発臓器または筋を越えて（筋膜を越えて）周囲に浸潤 ただし，いずれの場合も，意図せず偶発的に採取したリンパ節も含め，いかなる領域リンパ節にも組織学的に転移を認めないこと
II	肉眼的に全摘除された領域内進展（evidence of regional spread）腫瘍（組織学的残存腫瘍） a. 原発巣の切除断端に顕微鏡的腫瘍残存があるが，領域リンパ節に転移を認めない（N0） b. 組織学的に原発巣の完全切除を行ったが，郭清した領域リンパ節に組織学的に転移を認め（N1），かつ最も遠位の郭清領域リンパ節には転移のないことを組織学的に確認 c. 領域リンパ節に転移を認め，かつ原発巣切除断端に顕微鏡的腫瘍遺残を認める，または，原発巣切除断端の顕微鏡的腫瘍遺残の有無にかかわらず，郭清した最も遠位の領域リンパ節に転移を認める
III	肉眼的な腫瘍遺残 a. 生検のみ施行 b. 亜全摘除または50％以上の部分摘除を施行
IV	a. 遠隔転移（肺，肝，骨，骨髄，脳，遠隔筋組織，遠隔リンパ節など）を認める b. 脳脊髄液，胸水，腹水中に腫瘍細胞が存在 c. 胸膜播種，腹膜（大網）播種を伴う

表9　横紋筋肉腫のリスク分類（IRS-V）[35]

low-riskgroup（予後良好群）
1) 予後良好部位（Stage I）に発生した胎児型横紋筋肉腫（94％）
2) 予後不良部位（Stage II，III）に発生した胎児型横紋筋肉腫で，完全に切除されたもの（Group I）あるいは顕微鏡的残存病変までのもの（Group II）（93％）

intermediate-riskgroup（予後中間群）
1) 予後不良部位に発生した胎児型横紋筋肉腫で，大きな残存腫瘍のあるもの（Group III）（83％）
2) 10歳未満の遠隔転移のある胎児型横紋筋肉腫（59％）
3) 遠隔転移のない胞巣型横紋筋肉腫（発生部位を問わず）（55％，5年無病）

high-riskgroup（予後高度不良群）
1) 10歳未満の胎児型横紋筋肉腫を除く，初診時遠隔転移のあるすべての横紋筋肉腫

for Medical Oncology（ESMO）では，術後化学療法は標準治療ではないとしながらも，高リスク（G2以上，深在性，腫瘍径5cm以上）の場合については，選択肢の1つとして検討してもよいとしている[5]．

■術前化学療法については，確たるエビデンスに乏しかったが，高リスクの軟部肉腫を対象として，術前化学療法として標準治療群（エピルビシン＋イホスファミド）と，組織型にあわせて薬剤を選択する治療（histotype-tailored chemotherapy）の比較がなされた[42]．無再発生存期間，全生存期間いずれも標準治療群がすぐれており，高リスクの軟部肉腫に対して，術前アンスラサイクリン＋イホスファミドも選択肢の1つと考えられている．しかしながら，

手術単独が比較対象ではなかったことや，術後治療との検討がなされていないことなどから，その適応については tumor board などでの議論が望ましい．

2）転移を有する軟部肉腫に対する化学療法
（1）初回治療

ドキソルビシン療法 ★★★ [43) 44)]

ドキソルビシン単剤
$20 \sim 25mg/m^2$ 静注 day 1〜3 3週毎
または
・ドキソルビシン単剤
$30mg/m^2$ 静注 day 1, 2 3週毎
・ドキソルビシン単剤
$75mg/m^2$ 静注 day 1 3週毎

- ドキソルビシンは，単剤で軟部肉腫に対して最も活性のある薬剤であると考えられている．ドキソルビシン単剤での奏効率は，第II相試験の集積では 26％とされる．ドキソルビシンには用量反応性相関が観察され，単独投与では $60mg/m^2$ 未満での奏効はまれとされ，$60 \sim 75mg/m^2$ の投与が必要と考えられる．累積使用量が $500mg/m^2$ 以上で有意に心機能障害の発症率が増加するとされ[45)]，また潜在性心筋障害（高血圧，虚血性心疾患，弁膜疾患など）が存在する場合，$500mg/m^2$ 以下でも発症することが知られているため，注意が必要である．

ドキソルビシン＋イホスファミド療法（AI療法，JCOG 0304） ★★ [13)]

ドキソルビシン
$30mg/m^2$ 2時間静注 day 1, 2
イホスファミド
$2g/m^2$ 4時間静注 day 1〜5
3週毎

ドキソルビシン＋ダカルバジン療法 ★ [46)]

ドキソルビシン
$60mg/m^2$ 96時間で持続静注
ダカルバジン
$1000mg/m^2$ 96時間で持続静注 （保険適用外）
3週毎

ドキソルビシン＋イホスファミド＋ダカルバジン療法（MAID療法） ★ [47)]

ドキソルビシン
$60mg/m^2$ 96時間で持続静注
イホスファミド
$2.5g/m^2$ 3時間静注 day 1〜3

ダカルバジン
$300mg/m^2$ 1時間静注 day 1〜3 （保険適用外）
3週毎

- ダカルバジンは，日本では軟部肉腫に対する保険適用がない．
- ドキソルビシンを含め，単剤による化学療法による生存期間の延長は証明されていない．このため，より腫瘍効果を高めるために併用化学療法が行われてきた．Eastern Cooperative Oncology Group（ECOG）では，軟部肉腫 279 例を対象にドキソルビシン（$80mg/m^2$），ドキソルビシン（$60mg/m^2$）＋イホスファミド（$7.5g/m^2$），ドキソルビシン（$40mg/m^2$）＋シスプラチン（$60mg/m^2$）＋マイトマシンC（$8mg/m^2$）の比較試験が行われたが，ドキソルビシン単剤に対してドキソルビシン＋イホスファミド併用療法は奏効率ではまさっていたものの（20％ vs. 34％ vs. 32％），有意な生存期間の延長はみられなかった[48)]．European Organisation for Research and Treatment of Cancer（EORTC）では 663 例の軟部肉腫を対象に，ドキソルビシン（$75mg/m^2$），ドキソルビシン（$50mg/m^2$）＋イホスファミド（$5g/m^2$），シクロホスファミド＋ビンクリスチン＋ドキソルビシン＋ダカルバジン（CYVADIC療法）の比較試験を行ったが，奏効率は 23.3％，28.1％，28.4％と差がなく，生存期間も有意な相違はみられなかった（それぞれ生存期間中央値 52 週，55 週，51 週）[49)]．ドキソルビシン＋イホスファミド＋ダカルバジン 3剤併用療法（MAID療法）も当初高い奏効率（47％）が報告されたが[44)]，その後の比較試験では，ドキソルビシン（$60mg/m^2$）＋ダカルバジン（$1g/m^2$）と比べ，MAID療法で奏効率はすぐれたものの（17％ vs. 32％），全生存期間ではむしろ劣る傾向が報告された（生存期間中央値 13 か月 vs. 12 か月，p＝0.04）[43)]．メタアナリシスでも，ドキソルビシンに対するイホスファミドの上乗せによる生存の延長は示されなかった[50)]．併用療法は単剤に比べ，奏効率や無増悪生存期間はすぐれるものの生存を改善するエビデンスはなく，有害事象は強いことから，腫瘍の進行速度が速い場合や，腫瘍縮小を期待する場合を除いて，ルーチンに行われるべきではないと考えられている．しかし，これらの併用レジメンがドキソルビシン単剤を上回る効果を示さなかったのは，骨髄抑制を抑えるためにドキソルビシンやイホスファミドの投与量を低く抑えていたためであるという考えもあり，最近では G-CSF（ヒト顆粒球コロニー形成刺激因子）併用下で，ド

- キソルビシン（60mg/m²）＋イホスファミド（12.5g/m²）で奏効率50％[51]，ドキソルビシン（90mg/m²）＋イホスファミド（10g/m²）で奏効率66％[52] といった報告がみられている．日本の臨床試験でも，JCOG 0304試験ではドキソルビシン（60mg/m²）＋イホスファミド（10g/m²）が採用されている．

- EORTC 62012試験は，455例の軟部腫瘍患者を対象に，ドキソルビシン（75mg/m²）単剤とドキソルビシン（75mg/m²）＋イホスファミド（10g/m²）併用療法を比較したランダム化第Ⅲ相試験である．無再発生存期間中央値はドキソルビシン単剤群で4.6か月，ドキソルビシン＋イホスファミド併用群で7.4か月（HR＝0.74，p＝0.003），奏効率は単剤群14％，併用群26％といずれも併用群ですぐれていたが，主要評価項目である全生存期間はドキソルビシン単剤群で中央値12.8か月，ドキソルビシン＋イホスファミド併用群で中央値14.3か月（HR＝0.83，p＝0.076）と有意な差に至らなかった[53]．

- その後もドキソルビシン単剤と比較して，ドキソルビシンとの併用でパリホスファミド[54]，エボホスファミド[55] などが検討されたが，いずれもドキソルビシン単剤への上乗せは認められなかった．

- 抗PDGFRα抗体であるオララツマブとドキソルビシンの併用が，ランダム化第Ⅱ相試験において良好な結果を示したことから（オララツマブ＋ドキソルビシン vs. ドキソルビシン単剤で，無増悪生存期間中央値6.6か月 vs. 4.1か月［層別化HR＝0.67，p＝0.0615］，生存期間中央値26.5か月 vs. 14.7か月［層別化HR＝0.46，p＝0.0003］）[56]，第Ⅲ相試験が行われたが，生存の改善は得られなかった[57]．

- ゲムシタビン（900mg/m²，90分で点滴，day 1, 8）＋ドセタキセル（100mg/m²，day 8），G-CSF併用による第Ⅱ相試験が行われ，子宮平滑筋肉腫で特に高い活性がみられた（奏効率53％）[58]．しかし，ゲムシタビンと，ゲムシタビン＋ドセタキセルを比較したランダム化第Ⅱ相試験の奏効率は，さまざまな組織型の肉腫が含まれていたこともあり，それぞれ8％，16％であった．この試験では全生存は併用群ですぐれる傾向がみられている（生存期間中央値11.5か月 vs. 17.9か月）[59]．

- ゲムシタビン＋ドセタキセル併用とドキソルビシン単剤を比較したランダム化第Ⅲ相試験であるGeDDiS試験では，ゲムシタビン＋ドセタキセルのドキソルビシン単剤に対する優越性は示されなかった（ゲムシタビン＋ドセタキセル vs. ドキソルビシン単剤で無増悪生存期間中央値23.7週 vs. 23.3週［HR＝1.26，p＝0.06］，全生存期間中央値67.3週 vs. 76.3週［HR＝1.14，p＝0.41］）．この試験では，子宮平滑筋肉腫が27〜28％，子宮外の平滑筋肉腫が18〜19％含まれていたが，いずれのサブグループでも，ゲムシタビン＋ドセタキセルがすぐれる傾向はみられなかった．

(2) 初回治療増悪例

エリブリン療法 ★★★ [60]

エリブリン
1.4mg/m² 2〜5分間で静注 day 1, 8 3週毎

パゾパニブ療法 ★★★ [61]

パゾパニブ
800mg 内服 食事の1時間以上前または食後2時間以降に1日1回

トラベクテジン療法 ★★ [62)63)]

トラベクテジン
1.2mg/m² 24時間かけて中心静脈より静注 day 1 3週毎

- ドキソルビシンを含む治療後の化学療法の選択肢として，近年エリブリン，パゾパニブ，トラベクテジンが承認された．

- エリブリンは1980年に上村，平田らにより，神奈川県三浦半島の油壺で採取された海綿動物のクロイソカイメン（Halichondria okadai Kadota）から単離されたハリコンドリンBの合成誘導体である[64]．エリブリンの肉腫に対する第Ⅲ相試験は，脂肪肉腫と平滑筋肉腫（L-sarcoma）を対象に，ダカルバジンとの比較で行われた[60]．452例が登録され，主要評価項目である全生存期間について，エリブリンで有意に改善がみられた（生存期間中央値13.5か月 vs. 11.5か月［HR＝0.77，p＝0.0169］）．第Ⅲ相試験のサブグループ解析の結果から，脂肪肉腫での有効性が特に高いと判断され，Food and Drug Administration（FDA）では脂肪肉腫を対象に承認がなされているが，日本では組織型についての制約はない．また，サブグループ解析では脂肪肉腫の種類にかかわらず，その有効性が示されている．エリブリンは乳癌でも承認されており，主な有害事象は血液毒性である．

- パゾパニブはVEGFR，PDGFR，KITを阻害するマルチキナーゼ阻害薬である．先行する第Ⅱ相試験で脂肪肉腫に対する効果が乏しかったことから，脂肪肉腫を除く軟部肉腫を対照として，ランダム

表10 エリブリン，パゾパニブ，トラベクテジンの比較

	エリブリン[60]	パゾパニブ[61]	トラベクテジン[62]
対象	・平滑筋肉腫/脂肪肉腫 ・2レジメン以上 ・アンスラサイクリン既治療 ・測定可能病変 ・PS≦2	・脂肪肉腫は除外 ・1レジメン以上4レジメンまで ・アンスラサイクリン既治療 ・血管新生阻害薬は不可 ・PS≦1	・平滑筋肉腫/脂肪肉腫 ・1レジメン以上 ・アンスラサイクリン既治療 ・アンスラサイクリン以外も1レジメン ・PS≦1
対照	ダカルバジン n＝452（1：1）	プラセボ n＝369（2：1）	ダカルバジン n＝518（2：1）
奏効率	3.9%（vs. 4.9%）	5.7%（vs. 0%）	9.9%（vs. 6.9%）
PFS	2.6か月（vs. 2.6か月） HR＝0.877，p＝0.2287	4.6か月（vs. 1.6か月） HR＝0.31，p＜0.0001	4.2か月（vs. 1.5か月） HR＝0.55，p＜0.0001
OS	13.5か月（vs. 11.5か月） HR＝0.768，p＝0.0169	12.5か月（vs. 10.7か月） HR＝0.86，p＝0.25	12.4か月（vs. 12.9か月） HR＝0.87，p＝0.3741

PFS：無増悪生存期間，OS：全生存期間，PS：performance status

化第III相試験が行われた（PALETTE試験）[61]．PALETTE試験では，少なくとも1レジメンのアンスラサイクリン系薬剤既治療の軟部肉腫を，パゾパニブとプラセボのいずれかにランダム化して割り付けた．369例が登録され，無増悪生存期間中央値20週対7週（HR＝0.31，p＜0.0001）と有意にパゾパニブ群ですぐれていた．パゾパニブは腎細胞癌でも承認されている．

■トラベクテジンの重要な試験は，海外において行われたダカルバジンとの比較の第III相試験と，国内において行われたbest supportive careを対照としたランダム化第II相試験である．トラベクテジンの用量は海外では1.5mg/m^{2}であるが，日本では1.2mg/m^{2}が推奨されており，注意が必要である．

■海外において行われた第III相試験では，アントラサイクリン系薬剤およびもう1レジメンによる治療を受けた脂肪肉腫あるいは平滑筋肉腫の患者518例を対象に，トラベクテジンとダカルバジンが比較された[62]．副次評価項目である無増悪生存期間については，トラベクテジンで有意に延長がみられた（中央値4.2か月 vs. 1.5か月［HR＝0.55，p＜0.001］）．しかし，主要評価項目である全生存期間については，有意差はみられなかった．トラベクテジンの特徴的な有害事象として，消化器毒性，血液毒性のほかに肝障害などが認められた．横紋筋融解症は1.2%に認められた．過去1万841例をまとめた報告では，75例（0.7%）に横紋筋融解症が発症しているが，そのうち57.3%の症例で，「2サイクル目」に発症しており，注意が必要である[63]．

■日本では，遺伝子転座を有する肉腫を対象に，best supportive careとの比較が行われた[65]．76例が登録され，主要評価項目は無増悪生存期間であった．トラベクテジンは無増悪生存期間で有意にすぐれており（中央値5.6か月 vs. 0.9か月［HR＝0.07，p＜0.0001］），また全生存についてもすぐれる傾向が認められた（HR＝0.42，p＝0.04）．トラベクテジンの遺伝子転座を有する肉腫に対する有効性が期待されていたが，初回治療としてドキソルビシンベースの化学療法とトラベクテジンを，遺伝子転座を有する肉腫を対象に比較したランダム化第III相試験では，症例数設計のために試験が途中で中止となり，少ない症例数での検討ではあるものの，ドキソルビシンとトラベクテジンの間で生存については大きな差は認められていない[66]．奏効率はむしろ，ドキソルビシンベースの化学療法ですぐれる傾向がみられている（27.0% vs. 5.9%）（表10）．

3）組織型別の治療オプション
（1）平滑筋肉腫

> **ゲムシタビン＋ドセタキセル療法①** ★★
>
> **ゲムシタビン**
> 675～900mg/m^2　90分静注（fixed-dose ratio：FDR）
> day 1, 8
>
> **ドセタキセル**
> 75～100mg/m^2　60分静注　day 8
>
> 3週毎

■G-CSFによるサポートを行う．この用量・用法は日本における通常の承認用量を超えていて，また軟部肉腫に対しては，両薬剤とも保険適用外である．GeDDiS試験では，有害事象の懸念から，ゲムシタビンの用量が675mg/m^2，ドセタキセルは75mg/

m² で投与された．

ゲムシタビン＋ドセタキセル療法② ★

ゲムシタビン
800mg/m² 30分静注 day 1, 8

ドセタキセル
60mg/m² 60分静注 day 8

3週毎

- 非小細胞肺癌に対して，日本の Japan Clinical Oncology Group (JCOG) から上記レジメンでの報告がある．間質性肺疾患が20％にみられ，注意が必要である．

(2) 血管肉腫

パクリタキセル療法 ★★★

パクリタキセル
80〜100mg/m² 60分静注 週1回投与

- 血管肉腫に対するパクリタキセルは，後向き症例検討では高い奏効率（62％）が報告されていた[67]．第II相試験 ANGIOTAX では，30例の血管肉腫に対して，パクリタキセル 80mg/m² day 1, 8, 15（4週毎）により，18〜19％の奏効率が得られた[68]．また，ベバシズマブ併用について検討したランダム化第II相試験（AngioTax plus）では，パクリタキセル 90mg/m² と，パクリタキセル＋ベバシズマブの2群が検討され，それぞれ6か月無増悪生存期間割合が 54％ vs. 57％，奏効率が 45.8％ vs. 28.0％であった[69]．パクリタキセル（タキソール®）は，日本でも血管肉腫に対して追加承認されている（なお，承認されている用法・用量は，1日1回 100mg/m² を1時間かけて静注し，週1回投与を6週連続し，少なくとも2週間休薬する．これを1サイクルとして，投与を繰り返す，というものである）．

(3) （低悪性度）子宮内膜間質肉腫

- 子宮内膜間質肉腫は低悪性度と高悪性度に分類されていたが，高悪性度子宮内膜間質肉腫は未分化子宮内膜肉腫（undifferentiated endometrial sarcoma）と呼ばれるようになった．一方，YWHAE-NUT2A/B（FAM22A/B）融合遺伝子を認める一群が存在することが報告され，WHO 分類 第4版（2014年）では，この疾患群は高悪性度子宮内膜間質肉腫と呼ばれることとなっている．低悪性度子宮内膜間質肉腫では，ホルモン受容体が陽性であり，また内分泌療法（メドロキシプロゲステロン，レトロゾールなど）の有効性が報告されている．

- 子宮内膜間質肉腫では，ホルモン療法の有効性が報告される．MD アンダーソンがんセンターの47例の後向き検討では，17％に完全奏効，10％に部分奏効が得られたと報告されている[70]．エストロゲン受容体陽性例では，アロマターゼ阻害薬±LHRH アナログが第一選択として勧められている[36]．

(4) デスモイド

- デスモイドでは，タモキシフェンにより15〜20％の症例で腫瘍の縮小が得られるとされる[36]．非ステロイド性抗炎症薬（NSAIDs）単独あるいはホルモン療法との併用での有効性も報告されている．いずれも保険適用はない．NOTCH 阻害薬，ガンマシクレターゼ阻害薬の有効性も報告されているが，日本では未承認である．

4) 特定の肉腫に対して有効性が示された/示唆される分子標的薬

- GIST：イマチニブ，スニチニブ，レゴラフェニブ
- 隆起性皮膚線維肉腫（dermatofibrosarcoma protuberans：DFSP）：イマチニブ
- 色素性絨毛結節滑膜炎/腱滑膜巨細胞腫瘍（pigmented villonodular synovitis/tenosynovial giant cell tumor）：ペキシダルチニブ
- 高分化型/脱分化型脂肪肉腫：パルボシクリブ
- 胞巣状軟部肉腫：スニチニブ，セジラニブ
- 軟骨肉腫：IDH（isocitrate dehydrogenase）阻害薬
- TRK 遺伝子融合のある肉腫：ラロトレクチニブ，エントレクチニブ

標準治療のチェックに役立つウェブサイト

海外

National Comprehensive Cancer Network (NCCN) のガイドライン
- 閲覧には簡単な会員登録が必要．
- Bone Cancer
- Soft Tissue Sarcoma

 https://www.nccn.org/professionals/physician_gls/default.aspx

European Society for Medical Oncology (ESMO) のガイドライン
- Sarcoma and GIST

 https://www.esmo.org/Guidelines/Sarcoma-and-GIST

European Society for Medical Oncology-European Reference Network for Rare Adult Solid Cancers (ESMO-EURACAN) のガイドライン

 https://www.esmo.org/Guidelines/Sarcoma-and-GIST/Soft-Tissue-and-Visceral-Sarcomas

PDQ® Cancer Information Summaries
- Sarcoma, Soft Tissue, Adult

 https://www.cancer.gov/types/soft-tissue-sarcoma/hp/adult-soft-tissue-treatment-pdq

- Sarcoma, Uterine

 https://www.cancer.gov/types/uterine/hp/uterine-sarcoma-treatment-pdq

- Bone, Malignant Fibrous Histiocytoma of and Osteosarcoma

 https://www.cancer.gov/types/bone/hp/osteosarcoma-treatment-pdq

- Sarcoma, Childhood Soft Tissue

 https://www.cancer.gov/types/soft-tissue-sarcoma/hp/child-soft-tissue-treatment-pdq

- （Sarcoma），Ewing Sarcoma

 https://www.cancer.gov/types/bone/hp/ewing-treatment-pdq

- （Sarcoma），Osteosarcoma and Malignant Fibrous Histiocytoma of Bone

 https://www.cancer.gov/types/bone/hp/osteosarcoma-treatment-pdq

- （Sarcoma），Childhood Rhabdomyosarcoma

 https://www.cancer.gov/types/soft-tissue-sarcoma/hp/rhabdomyosarcoma-treatment-pdq

- （Sarcoma）Childhood Vascular Tumors

 https://www.cancer.gov/types/soft-tissue-sarcoma/hp/child-vascular-tumors-treatment-pdq

国内

国立がん研究センターのがん情報サービス
- 軟部肉腫

 https://ganjoho.jp/public/cancer/soft_tissue_adult/treatment_option.html

Minds ガイドラインライブラリ（軟部腫瘍診療ガイドライン 2012）

 https://minds.jcqhc.or.jp/n/med/4/med0035/G0000421/0049

文献

1) 日本整形外科学会　骨・軟部腫瘍委員会編．整形外科・病理　悪性軟部腫瘍取扱い規約　第3版．金原出版，2002．
2) 国立がん研究センターがん対策情報センター．がん情報サービス．
http://ganjoho.jp/public/index.html
3) Cancer 1980; 45(1): 149-57.
4) Cancer Management: A Multidisciplinary Approach. 14TH EDITION.
http://www.cancernetwork.com/cancer-management-12.
5) Ann Oncol 2010; 21 Suppl 5: v198-203.
6) Surg Oncol Clin N Am 1999; 8(1): 91-107.
7) Cancer. 2014; 120(12):1763-74.
8) N Engl J Med 1986; 314(25): 1600-6.
9) Clin Orthop Relat Res 1991; 270: 8-14.
10) J Clin Oncol 1987; 5(1): 21-6.
11) J Clin Oncol 2003; 21(8): 1574-80.
12) Lancet 1997; 350(9082): 911-7.
13) Tumori 2018; 104(1): 30-36.
14) J Clin Oncol 2005; 23(9): 2004-11.
15) Lancet Oncol. 2016;17(10):1396-408.
16) JCOG 骨軟部腫瘍グループ．骨肉腫術後補助化学療法における Ifosfamide 併用の効果に関するランダム化比較試験．
http://www.jcog.jp/index.htm
http://www.jcog.jp/basic/org/group/bsttsg.html
17) J Orthop Sci 2009; 14(4): 397-404.
18) 薬事・食品衛生審議会医薬品第二部会．抗がん薬報告

書　資料4 ドキソルビシン（骨・軟部腫瘍）．平成16年5月21日開催．
https://www.mhlw.go.jp/shingi/2004/05/s0521-5d.html
19) Eur J Cancer 2001; 37(16): 2030-9.
20) N Engl J Med 2003; 348(8): 694-701.
21) J Clin Oncol 2009; 27(15): 2536-41.
22) J Clin Oncol 2010; 28(12): 1982-8.
23) J Clin Oncol 2012;30(33): 4148-54.
24) J Clin Oncol 2001; 19(15): 3463-9.
25) Pediatr Blood Cancer 2006; 47(6): 795-800.
26) Pediatr Blood Cancer 2007; 48(2): 132-9.
27) Pediatr Blood Cancer 2009; 53(6): 1029-34.
28) J Clin Oncol 2002; 20(6): 1643-50.
29) Int J Radiat Oncol Biol Phys 1998; 42(3): 563-72.
30) Lancet 2002; 359(9325): 2235-41.
31) Acta Oncol 1996; 35 Suppl 7: 117-22.
32) Acta Oncol 1996; 35 Suppl 7: 123-4.
33) Sarcoma 2010; 2010: 506182.
34) NCCN Clinical Practice Guidelines in Oncology Soft Tissue Sarcoma version 2.2012. http://www.nccn.org/professionals/physician_gls/pdf/sarcoma.pdf
35) J Clin Oncol 2000; 18(12): 2427-34.
36) J Clin Oncol 1995; 13(3): 610-30.
37) Cancer 2008; 113(3): 573-81.
38) J Clin Oncol 2007; 25: 547s.
39) J Clin Oncol 2008; 26: 559s.
40) Systemic treatment of metastatic soft tissue sarcoma. http://www.uptodate.com/
41) Semin Radiat Oncol 1999; 9(4): 349-51.
42) Lancet Oncol. 2017; 18(6): 812-22.
43) Cancer 1977; 39(5): 1940-8.
44) J Clin Oncol 1999; 17(1): 150-7.
45) Drug Saf 2006; 29(7): 567-86.
46) J Clin Oncol 1993; 11(7): 1276-85.
47) J Clin Oncol 1989; 7(9): 1208-16.
48) J Clin Oncol 1993; 11(7): 1269-75.
49) J Clin Oncol 1995; 13(7): 1537-45.
50) Cancer Treat Rev 2008; 34(4): 339-47.
51) Am J Clin Oncol 1998; 21(3): 317-21.
52) Br J Cancer 1998; 78(12): 1634-9.
53) Lancet Oncol 2014; 15: 415-23.
54) J Clin Oncol 2016; 34(32): 3898-905.
55) Lancet Oncol 2017; 18(8): 1089-103.
56) Lancet 2016; 388(10043): 488-97.
57) J Clin Oncol 2019; abstr CBA3.
58) J Clin Oncol 2002; 20(12): 2824-31.
59) J Clin Oncol 2007; 25(19): 2755-63.
60) Lancet 2016; 387(10028): 1629-37.
61) J Clin Oncol 2011; 29 suppl: abstr LBA10002.
62) J Clin Oncol 2016; 34(8): 786-93.
63) Cancer Chemother Pharmacol 2012; 69(6): 1557-65.
64) J Am Chem Soc 1985; 107(16): 4796-98.
65) Lancet Oncol 2015; 16(4): 406-16.
66) Eur J Cancer 2014; 50(6): 1137-47.
67) Eur J Cancer 2008; 44(16): 2433-6.
68) J Clin Oncol 2008; 26(32): 5269-74.
69) J Clin Oncol 2015; 33(25): 2797-802.
70) Gynecol Oncol 2011; 121(2): 323-7.

（内藤陽一）

III 各種がんの治療

14 造血器腫瘍

① 白血病

疫学・診断

1 疫学・予後

- 白血病は，急性か慢性か，さらに骨髄性かリンパ性かの区分の組み合わせで4種類に大別できる．すなわち急性骨髄性白血病，急性リンパ性白血病，慢性骨髄性白血病，慢性リンパ性白血病である．
- 急性白血病：
- 急性骨髄性白血病（acute myeloid leukemia：AML）
- 急性リンパ性白血病（acute lymphoblastic leukemia：ALL）
- 慢性白血病：
- 慢性骨髄性白血病（chronic myelogenous leukemia：CML）
- 慢性リンパ性白血病（chronic lymphocytic leukemia：CLL）
- 日本でのすべての白血病の発生患者数は2013年の集計[1]で1万1973人，罹患率は人口10万人あたり年間9.6人であるが，そのうち急性骨髄性白血病（AML）が最も多く60％を占める．さらに急性リンパ性白血病（ALL），慢性骨髄性白血病（CML）がそれぞれ約20％を占め，日本では慢性リンパ性白血病（CLL）は5％以下と少ない．2015年の集計[1]では，白血病で死亡する割合は，年間10万人当たり6.5人である．これは日本で最も死亡数の多い肺癌（男女計）59.4人（男性87.2人，女性82.9人）の10分の1程度である．
- 北欧の人口動態調査をもとにしたコホート研究ではAMLの罹患率はより少なく，欧米ではAMLの発症割合は比較的少ないことが示唆されている．また人口の高齢化に伴いAMLの頻度は増加することが知られ，日本をはじめとして高齢者の多い国では白血病の発症頻度が上昇している．
- 近年の化学療法の進歩のみならず支持療法の進歩により，治療成績は向上してきているものの，AMLの5年生存率は約30％，10年生存率は約10％である．ALLはリスク因子で大きく変わるが，フィラデルフィア染色体（Ph）陽性の症例も陰性の症例も含めた解析で3年以上の全生存率が27〜48％である[2]．CMLの5年無病生存率は，チロシンキナーゼ阻害薬イマチニブを用いた大規模臨床試験IRISの最新のフォローアップデータによると96％と[3]，CMLを発症していない症例群よりも良好とは言い過ぎだが，そのようなパラドックスも指摘されているほどである．CLLは日本で少なく欧米で多い白血病であるが，高齢者に多く，その臨床経過はさまざまである．CLLは治療介入によって予後の改善が見込まれず，治癒できない血液悪性疾患の1つである[4]．

2 リスク因子と発症機序

- 発症リスク因子は，放射線被曝，抗がん薬の投与歴である．喫煙が白血病の発症リスクとなるかどうかについては，わずかではあるが発症要因となるとされている．また，特定の白血病はウイルス感染による発症が知られている．
- 病因については，他のがん種と同様に遺伝子異常である．遺伝子異常が複数集積して発症すると考えられている．特にAMLがどういった遺伝子異常の集積によって発症するかについては2000年以降の分子生物学的な病態解明の研究成果が集積し，2つの新しい概念で説明されるようになっており[5]，それは大変興味深く白血病の分子病態を理解する大きな助けになるため，以下に概略しておきたい．
- two-hit model[6]：まず，class変異という考え方である．造血細胞に発現している受容体型チロシンキナーゼFLT3遺伝子の変異を用いた白血病の発症モデルにおいて，2つの遺伝子異常が必須であるという理論で，AMLの発症には細胞の増殖促進にかかわる遺伝子異常（これをclass 1遺伝子変異と呼ぶ）と，細胞の分化阻害にかかわる遺伝子異常（これをclass 2遺伝子変異と呼ぶ）の2つが必要であると説明する．この事象は多くの細胞株で確認されている．
- multistep oncogenesis[7]：次に，この多因子発がん

を臨床的に説明しうる観察事項で，実際に患者検体である白血病細胞の網羅的遺伝子解析をすると，白血病の発症に関与するとされているいくつかの既知の分子遺伝学的異常が複数併存していることがわかっており，この事実からも単一の分子異常だけでは AML の発症に至らないと考えられている．
- 以上 2 つの観察結果から，今後は AML の発症進展に関与する複数の分子異常をマルチターゲットにできるような組み合わせ治療法の開発が望まれる．

3 診断

1 症状

- 血液の成分である白血球，赤血球，血小板が減少することから，血球減少に伴う随伴症状として発熱，貧血，出血傾向がみられる．単球性白血病の場合は，単球の組織浸潤に伴う歯肉腫脹や脾腫などを，リンパ性白血病の場合にはリンパ節腫大を認めることがある．また，免疫低下に伴い易感染性による感染症状を認めることが多い．

2 診断

- 急性白血病の場合，末梢血中や骨髄中の腫瘍細胞（芽球）の割合で診断される．従来の FAB 分類では 30％以上，WHO 分類では 20％以上で白血病と診断できる．腫瘍細胞かどうかの判定は，原則的には骨髄もしくは末梢血中に流れている異型を有する細胞の形態をメイ-ギムザ（May-Giemsa：MG）染色で観察して診断する．ただし 2008 年の WHO 分類や，2016 年に改訂案[8)9)]が公開され，2017 年に改訂された WHO 分類（表1）でも，白血病に特徴的な染色体異常や遺伝子異常を検出する場合には腫瘍細胞の量によらず，AML と診断できる．特定の染色体異常とは，t(8；21)，inv(16)，t(15；17)，11q23 異常，t(6；9)，inv(3)，t(1；22) の 6 つ，また特定の遺伝子異常として NPM1 変異，CEBPA 変異の 2 つが規定されている．
- このように AML に特異的な染色体異常や遺伝子異常が見つかると，それが新しい疾患単位として認定されるという経緯から，今後分子生物学的な病因に基づいた疾患単位は増えていくことは必至である．WHO 分類 2017 年版では，新しい特定の染色体異常として t(9；22) BCR-ABL1 が，また新しい特定の遺伝子異常として RUNX1 変異が新しく追記された．
- 血液腫瘍の分類が WHO 分類で統一されようとしている現在にあってもなお，FAB 分類（表2）による AML の分類は形態と表現型によって決定できる簡便な方法であり，顕微鏡による観察と免疫染色の結果によって判断できることから，分子生物学的診断が主流となった現在でも，伝統的診断分類として重用される．
- 急性白血病の診断は骨髄穿刺が必須である．実際の診断は末梢血中に流れている多くの腫瘍細胞を用いて行うことができるため，骨髄検査は不要ではないかという不用意な意見が聞かれることもあるが，病変の首座が骨髄であることを確認する，骨髄中の腫瘍細胞が同じクローンであることを確認する，予後因子として骨髄中の芽球の割合を知る，治療反応性評価のための治療前状態をみておく，といったいくつもの理由により，血液内科医であれば初診時には必ず骨髄穿刺を実施する．腫瘍細胞の形態は病理学で最も一般的なヘマトキシリン・エオジン（hematoxylin-eosin：HE）染色ではなく，骨髄細胞の分化段階を形態的に観察するのに有用な MG 染色を用いる．骨髄穿刺を行って提出する検査項目は，骨髄像（MG 染色，ペルオキシダーゼ [peroxidase：POX] 染色，エステラーゼ [esterase：ES] 染色，ペリオディック・アシッド・スライン [periodic-acid Schiff stain：PAS] 染色），細胞表面抗原検査（フローサイトメーター），染色体検査の 3 つが基本である．
- AML のなかでも最も特徴的な急性前骨髄球性白血病（acute promyelocytic leukemia：APL，FAB 分類 M3）の場合には，特徴的な粗大顆粒アウエル小体をもつ細胞がみられることから，その時点で M3 を強く疑い（ほぼ確定診断とし），全トランスレチノイン酸（all-trans retinoic acid：ATRA）による治療を開始する[10)]．これはガイドライン[10)]に記載されている内容であり，その根拠は形態で M3 を疑った際の治療開始が APL の予後を劇的に改善するからである．
- FAB 分類の診断は，まずミエロペルオキシダーゼ（myeloperoxidase：MPO）染色による急性骨髄性白血病（AML）と急性リンパ性白血病（ALL）の鑑別から始まる．MPO で 3％以上の陽性細胞をみれば AML と診断できるが，3％未満であっても MPO 陽性とならない AML が鑑別診断として残る．そこで ES 染色を行って骨髄単球性白血病（M4），単球性白血病（M5）の別を見分ける．また PAS 染色によって赤白血病（M6）を鑑別する．ALL の場合には TdT 陽性となることから，リンパ球性白血病を疑う際には TdT 染色がいち早い診断に有用である．

表1 急性白血病のWHO分類（2017）

病名	分類
反復性遺伝子異常を伴う急性骨髄性白血病	(8；21) 転座；RUNX-RUNX1T1 を伴う急性骨髄性白血病 (16) 逆位あるいは t (16；16) 転座；CBFB-MYH11 を伴う急性骨髄性白血病 (15；17) 転座；PML-RARA を伴う急性前骨髄球性白血病 (9；11) 転座；KMT2A-MLLT3 を伴う急性骨髄性白血病 (6；9) 転座；DEK-NUP214 を伴う急性骨髄性白血病 (3) 逆位あるいは (3；3) 転座；GATA2，MECOM を伴う急性骨髄性白血病 (1；22) 転座；RBM15-MKL1 を伴う急性巨核芽球性白血病 BCR-ABL1 を伴う急性骨髄性白血病 NPM1 遺伝子変異を伴う急性骨髄性白血病 両アレルの CEBPA 遺伝子変異を伴う急性骨髄性白血病 RUNX1 遺伝子変異を伴う急性骨髄性白血病
骨髄異形成関連変化を伴う急性骨髄性白血病	
治療関連骨髄性腫瘍	
上記以外の急性骨髄性白血病	低分化急性骨髄性白血病（FAB 分類の M0 に相当） 成熟傾向のない急性骨髄性白血病（FAB 分類の M1 に相当） 成熟傾向のある急性骨髄性白血病（FAB 分類の M2 に相当） 急性骨髄単球性白血病（FAB 分類の M4 に相当） 急性単芽球性白血病と急性単球性白血病（FAB 分類の M5 に相当） 急性赤白血病（FAB 分類の M6 に相当） 急性巨核球性白血病（FAB 分類の M7 に相当） 急性好塩基球性白血病 骨髄線維症を伴う急性汎骨髄症
骨髄肉腫	
ダウン症候群関連骨髄増殖	一過性異常骨髄形成 ダウン症候群関連骨髄性白血病
系統不明確な急性白血病	急性未分化白血病 (9；22) 転座；BCR-ABL1 を伴う混合表現型急性白血病 (v；11q23.3) 転座；KMT2A 遺伝子再構成を伴う混合表現型急性白血病 混合表現型急性白血病，B 細胞/骨髄性，非特定型 混合表現型急性白血病，T 細胞/骨髄性，非特定型 混合表現型急性白血病，その他希少型 分化系統不明瞭な急性白血病，非特定型
病名	分類
B リンパ芽球性白血病/リンパ腫 (B-ALL/LBL)，非特定型	
反復性遺伝子異常を伴う B リンパ芽球性白血病/リンパ腫	(9；22) 転座；BCR-ABL1 を伴う B リンパ芽球性白血病/リンパ腫 (Ph 陽性 ALL) (v；11q23.3) 転座；KMT2A 遺伝子再構成を伴う B リンパ芽球性白血病/リンパ腫 (12；21) 転座；TEL-AML1 (ETV6-RUNX1) を伴う B リンパ芽球性白血病/リンパ腫 高二倍体性 B リンパ芽球性白血病/リンパ腫 低二倍体性 B リンパ芽球性白血病/リンパ腫 (5；14) 転座；IL3-IGH を伴う B リンパ芽球性白血病/リンパ腫 (1；19) 転座；TCF3-PBX1 を伴う B リンパ芽球性白血病/リンパ腫 B リンパ芽球性白血病/リンパ腫，BCR-ABL1 様 iAMP21 を伴う B リンパ芽球性白血病/リンパ腫
T リンパ芽球性白血病/リンパ腫 (T-ALL/LBL)	
	前駆 T リンパ芽球性白血病 (Early T-cell precursor lymphoblastic leukemia)
NK リンパ芽球性白血病/リンパ腫	

MPO 染色も ES 染色も PAS 染色も陽性にならない場合に，AML としては M0，M1，M7 が残ることになるが，これらは表面マーカーで区別するほかない．以上の診断のフローチャートを図1に示した．
■ また中枢神経病変が疑われる場合には，髄液検査を実施して髄液内の腫瘍細胞浸潤を証明し，場合によっては細胞表面抗原や細胞遺伝学的，あるいは分子生物学的検査を追加して診断する．

表2 急性白血病のFAB分類

病型	診断要件	補足
M0	急性骨髄性白血病，未分化 MPO 陰性であるが CD13, CD33 のいずれかが陽性となる．	白血病細胞は形態上骨髄芽球様であり細胞免疫染色で MPO 反応陽性率が 3% 以下となる．芽球の成熟傾向は認められない．細胞表面抗原解析で CD13 あるいは CD33 が陽性となる．電子顕微鏡では MPO 陽性顆粒が検出される必要がある．B 細胞・T 細胞系のリンパ球系抗原は陰性となる．M7 急性巨核芽球性白血病との鑑別を要する．
M1	急性骨髄芽球性白血病，分化傾向なし MPO 陽性であり NEC の 90% 以上が芽球である．	白血病細胞は顆粒球系の分化を示し白血病細胞中 MPO 反応陽性率が 3% 以下となる．芽球の中に粗大なアズール顆粒，特にアウエル小体としての形態を有する粗大顆粒がみられることがある．芽球の成熟傾向は認められないのが M2 との区別になる．
M2	急性骨髄芽球性白血病 MPO 陽性であり NEC の 30-89% が芽球であり，そのうち 10% 以上が前骨髄球以降に分化する．	M1 とは芽球の割合と成熟度合によって区別される．芽球が成熟傾向を示し，前骨髄球を越えて分化する．白血病細胞は好中球分化を伴いしばしば分葉化した核をもつ．白血病細胞は分化段階にあるさまざまな形態を示し，芽球の成熟程度は一様ではないために細胞質内にアズール顆粒（時にアウエル小体）が観察される．染色体異常として t(8；21) が一定の頻度で認められる．
M3	急性前骨髄球性白血病 MPO 陽性であり粗大アズール顆粒であるアウエル小体を含む異常細胞が特徴的である．	白血病細胞は大型顆粒を多数有する前骨髄球がほとんどを占める．染色体異常として t(15；17) と密接に関連しこれが原因遺伝子である．臨床的に播種性血管内凝固の合併が必発である． M3 亜型（M3 variant : M3v） 一部の症例では光学顕微鏡で特徴的な大型顆粒が認められず，細胞内顆粒が電子顕微鏡でしか確認できないことから M3 亜型として知られる．
M4	急性骨髄単球性白血病 MPO 陽性であり NEC の 20-79% が ES 染色陽性となる単球系細胞で末梢血中の単球系細胞が 5000/μL に増加．血中あるいは尿のリゾチームが規準値上限の 3 倍以上．	白血病細胞は顆粒球系と単球系の両方の分化を示す．骨髄だけでなく末梢血や組織中にも白血病細胞が浸潤する．M2 との鑑別が重要であるが，単球系細胞（前単球と単球の合計）の割合が ANC の 20% を超えることから，これと鑑別が可能となる．前骨髄球と前単球を見分けるために特殊染色（ES 二重染色：この場合の二重とは特異的と非特異的の二種類を同時に染めるという意味）が有用である．すなわち顆粒球系細胞が染まる特異的 ES 染色（ナフトールクロロアセテート基質），単球系細胞が染色される非特異的 ES 染色（α-ナフチルブチレート基質）によって両系統の細胞が混在していることを確認できる．二重染色の染色性によって M5 との区別も行う． M4 with eosinophilia（M4Eo） M4 のなかで骨髄に形態学的に異常な好酸球が NEC の 5% 以上認められる場合．inv(16) という特徴的な染色体異常がある診断の決め手になる．
M5	急性単球性白血病 MPO 陽性であり NEC の 80% 以上が ES 染色陽性となる単球系細胞で末梢血中の単球系細胞が 5000/μL に増加．	単球系の白血病細胞が増加する．白血病細胞はいくらかの分化傾向を示し，単芽球，前単球，単球へと分化を認めるが，全単球に占める単芽球の割合によって以下のように未分化型（単芽球型）と分化型に分ける．M4 との鑑別は ES 染色を用いて，白血病細胞が非特異的 ES 染色にのみ染色されることを確認する．さらに非特異的 ES 染色はフッ化ソーダ（FNa）によって阻害を受けることから再確認が可能である． 単球系細胞のうち 80% 以上が単芽球の場合には未分化型（M5a），80% 未満の場合には分化型（M5b）と再分類する．
M6	急性赤白血病 MPO は通常陰性．ANC の 50% 以上が赤芽球で NEC の 30% 以上が芽球．PAS 陽性．	骨髄の有核細胞の半数以上が赤芽球系細胞で占められる赤芽球系の白血病である．さらに赤芽球を除いた骨髄有核細胞中で骨髄芽球，前骨髄球の割合が 30% 以上を超えた場合に M6 と診断され，30% 未満の場合には骨髄異形成症候群と診断される．
M7	急性巨核芽球性白血病 MPO 陰性．巨核芽球が ANC の 30% 以上となる．	芽球は形態的に未熟ないしは未分化な巨核球の形態を示す．白血病細胞の MPO 反応は陰性であるが，電子顕微鏡で血小板ペルオキシダーゼ陽性顆粒が証明される．血小板抗原であるグリコプロテイン GPIIb（CD41）や P-selectin（CD62）が陽性となる．M7 はしばしば骨髄線維症を伴っている．

（つづく）

(つづき)

病型	病名	診断要件
L1	MPO陰性．TdT陽性．小型リンパ芽球が主体．	小型のリンパ芽球が主体で核小体は目立たない． 細胞の大きさは小リンパ球の2倍を超えず均一である． 臨床的には小児に多い．
L2	MPO陰性．TdT陽性．大型リンパ芽球が主体．	大型のリンパ芽球が主体で核小体が明瞭にみられる． 細胞の大きさは小リンパ球の2倍を超え不均一である． 臨床的には成人に多い．
L3	MPO陰性．TdT陽性．異型度の強い大型リンパ芽球が目立つ．	大型で均一なリンパ芽球が特徴的で，細胞質は広く好塩基性が強い．空胞形成が著明であり異型度が強い． 細胞形態も臨床経過も悪性度が高くバーキット（Burkitt）型と称される．

FAB分類では，骨髄全有核細胞（all nucleated cell：ANC）のうち30％以上が芽球である場合に急性白血病と診断される．ミエロペルオキシダーゼ（MPO）染色陽性とは芽球の3％以上であることをいう．M6以外の急性骨髄性白血病では非赤芽球系細胞（non-erythroid cell: NEC）のなかに占める芽球の割合が鑑別のポイントになる．
下線は診断上重要な数値や項目を示している．

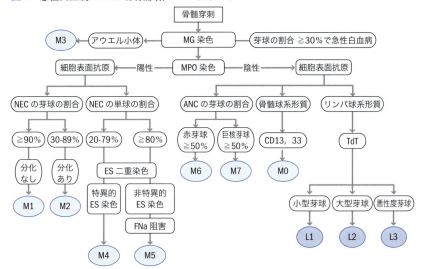

図1 急性白血病のFAB分類診断フローチャート
ANC：骨髄全有核細胞，NEC：非赤芽球系細胞

3 病理組織分類

■ AMLの場合，腫瘍細胞の起源が骨髄球系かリンパ球系か，また骨髄球系細胞のなかでもどのようなサブポピュレーションの細胞かによって細胞の分化起源を推定して分類するFAB分類が，一般的に用いられている．細胞起源の判定には，細胞組織化学，細胞表面抗原解析を行う．FAB分類に従うと，AMLとALLの鑑別は，POX染色によって白血病細胞の3％以上が陽性であればAMLと診断される．ES染色では，骨髄系細胞が陽性となる特異的ES（naphthol AS-D chloroacetate）と，単球系細胞が陽性となる非特異的ES染色（α-naphthyl butyrate esterase）を染め分ける必要がある．

4 病期分類（ステージング）

■ 病期ではないが，AMLの場合，白血病と診断される前の前がん病態として骨髄異形成症候群（myelodysplastic syndrome：MDS）の存在が知られている．MDSの診断は，現在のWHO分類においては末梢血中の血球減少の所見に加え，一系統以上の血液細胞に形態の異形成を認め，骨髄の（末梢血も）芽球が20％未満のものをいう(表3)．

治療

1 急性骨髄性白血病に対する治療

■ 急性骨髄性白血病（AML）に対する治療は，

表3　骨髄異形成症候群のWHO分類（2017）

病名	分類
単一血球系異形成を伴う骨髄異形成症候群 （MDS with single lineage dysplasia：MDS-SLD）	
環状鉄芽球を伴う骨髄異形成症候群 （MDS with ring sideroblasts：MDS-RS）	単一系統に異形成を有する （MDS-RS-SLD）
	多系統に異形成を有する （MDS-RS-MLD）
多血球系異形成を伴う骨髄異形成症候群 （MDS with multilineage dysplasia：MDS-MLD）	
芽球過剰の不応性貧血 （MDS with excess blasts：MDS-EB）	Type-1（骨髄中の芽球が5〜10%） （MDS-EB-1）
	Type-2（骨髄中の芽球が10〜20%） （MDS-EB-2）
単独の5q欠損を伴う骨髄異形成症候群	
骨髄異形成症候群，分類不能型	
小児骨髄異形成症候群	

　Skipperらが提唱したtotal cell kill theory（全細胞根絶療法理論）によって理論的に最後の腫瘍細胞1個まで死滅させることで治癒が得られるとされていた[11)12)]．しかし現実には，化学療法で最後の腫瘍細胞1個まで根絶できているという理論的根拠はなく，最終的には免疫力で治癒に導かれていると考えられている．ともあれ，発症時には10^{12}個とも推測される体内の白血病細胞を一定数以下に減少させなければ，治癒は得られない．

■このような推測事実からAMLの治療は残存細胞の検知限界によって，初期治療である寛解導入療法（induction therapy）と，その後に引き続く地固め療法（consolidation therapy），維持療法（maintenance therapy）の3つの治療相（phase）に分けられていた．AMLにおいては維持療法の有用性が否定され，現在では寛解後には地固め療法のみ行われるために，単に寛解導入療法と寛解後療法（post-remission therapy）の2つの治療相があるのみである．

1 寛解導入療法

高用量DNR＋Ara-C療法 ★★★ [13)]
　ダウノルビシン
　　90mg/m² 30分かけて静注　day 1〜3
　シタラビン
　　100mg/m² 24時間かけて静注　day 1〜7

IDR＋Ara-C療法 ★★★ [14)]
　イダルビシン
　　12mg/m² 30分かけて静注　day 1〜3
　シタラビン
　　100mg/m² 24時間かけて静注　day 1〜7

高用量DNR＋Ara-C療法 ★★★ [15)]
　ダウノルビシン
　　50mg/m² 30分かけて静注　day 1〜5
　シタラビン
　　100mg/m² 24時間かけて静注　day 1〜7

■寛解導入療法は，アントラサイクリン系薬剤に代謝拮抗薬であるシタラビン（Ara-C）の2剤併用療法が標準的であるが，用いるアントラサイクリン系薬剤の種別と用量について2010年になっても議論があり，執筆時現在では，高用量ダウノルビシン（DNR）を用いるかイダルビシン（IDR）を用いるかのダブルスタンダードとなっている[13)]．日本においては，Japan Adult Leukemia Study Group（JALSG）の大規模臨床試験AML97[15)]の結果に基づいて，ダウノルビシン（50mg/m² 5日間）＋シタラビンのイダルビシン＋シタラビンに対する非劣性が証明されている．2000年代までの臨床試験の蓄積とそのメタアナリシス[16)]の結果，イダルビシンの有用性が証明されていることから，海外においてはイダルビシン＋シタラビンがほぼ標準的に用いられているのが現状であるが，日本においては上述JALSGの結果から日本独自の投与量でのダウノルビシン＋シタラビンが，日本血液学会診療ガイドラインで採用されたレジメンとなっている．Pautasらの報告[14)]では，イダルビシン＋シタラビンに対して日本の規定するダウノルビシン50mg/m²（5日間）と同様の用量強度（dose intensity）であるダウノルビシン80mg/m²（3日間）を用いたレジメンでは，イダルビシンに対する優位性を証明できなかったことから，Fernandezら[13)]が証明するように，ダウノルビシンの有用性は50歳未満の若年者，リスク分類で予後良好・中間群，FLT3-ITDやMLL-PTDなどの遺伝子変異のみられないもともと予後良好と考えられる症例においてのみ，認められると考えてよいだろう．

2 寛解後療法

高用量 Ara-C 療法 ★★★ [17]

シタラビン
3g/m² 12時間毎 3時間かけて静注 day 1〜3

交叉耐性のないアントラサイクリン系薬剤＋標準量の Ara-C を組み合わせた療法（JALSG AML97）★★★ [18]

〈1サイクル目〉
ミトキサントロン
7mg/m² 30分かけて静注 day 1〜3
シタラビン
200mg/m² 24時間かけて静注 day 1〜5

〈2サイクル目〉
ダウノルビシン
50mg/m² 30分かけて静注 day 1〜3
シタラビン
140mg/m² 24時間かけて静注 day 1〜5

〈3サイクル目〉
アクラルビシン
20mg/m² 30分かけて静注 day 1〜5
シタラビン
200mg/m² 24時間かけて静注 day 1〜5

〈4サイクル目：A-tripe V〉
シタラビン
200mg/m² 24時間かけて静注 day 1〜5
エトポシド
100mg/m² 30分かけて静注 day 1〜5
ビンクリスチン
0.8mg/m² 静注 day 8
ビンデシン
2mg/m² 静注 day 10

■ かつては「地固め療法」といわれていた位置づけの治療である．寛解導入療法だけでは AML を治癒に導けないことは間違いない事実であり，それは臨床的にも[19]，また分子遺伝学的にも[20]証明されている．寛解後療法は，寛解を維持しつつ白血病細胞を段階的に減少させ治癒に導くための治療法と認識されている．シタラビンの用量を増量して寛解後療法の有効性をはじめて検証した試験[17]では，通常量シタラビン 100mg/m² 5日間持続投与，中等量シタラビン 400mg/m² 5日間持続投与，高用量シタラビン 3g/m² 1日2回 3時間投与 day 1, 3, 5, の3群に分けて比較した結果，60歳以下の症例において高用量シタラビンの4年無病生存率が最も高かった（それぞれ 24％, 29％, 44％）．ただし，本レジメンは 60 歳未満の症例において行われた試験結果であり，60 歳以上の高齢者において同様に適用してよいかどうかはエビデンスがない．実際に上述した高用量シタラビン療法の検証試験では[17]，臨床試験実施中に高用量シタラビン群における重症神経毒性が 61 歳以上の症例を中心に多発し，試験途中でプロトコール改訂がなされた．したがって本試験の結果は，「60 歳以下」の寛解導入療法で高用量シタラビン療法が有用であると解釈される．さらに，同グループの後向きサブグループ解析の結果が引き続いて発表され，60 歳以下で t(8;21) 転座がみられる群での高用量シタラビン療法の有用性が確認され[21,22]，その他の追試の結果なども受け，現在での高用量シタラビン療法の厳格な適応は 60 歳以下の CBF (core binding factor) 白血病ということに落ち着いている．したがって 61 歳以上の高齢者に対する寛解後療法は，非交叉耐性のアントラサイクリン系薬剤と標準量のシタラビンを組み合わせて用いる従来の治療，日本では JALSG AML97 レジメンが汎用されている[22]．

3 再寛解導入療法

MEC 療法 ★★ [23]

ミトキサントロン
6mg/m² 30分かけて静注 day 1〜6
エトポシド
80mg/m² 1時間かけて静注 day 1〜6
シタラビン
1g/m² 6時間かけて静注 day 1〜6

MiniMEC 療法 ★★ [24]

ミトキサントロン
8mg/m² 30分かけて静注 day 1〜3
エトポシド
100mg/m² 3時間かけて静注 day 1〜5
シタラビン
100mg/m² 24時間かけて静注 day 1〜7

FLAG 療法 ★★ [25]

フルダラビン
30mg/m² 30分かけて静注 day 1〜4
シタラビン
1g/m² （フルダラビン開始4時間後から）2時間かけて静注 day 1〜4
G-CSF（フィルグラスチム）
400μg/m² 2時間かけて静注 day 0〜寛解に至るまで

表4 急性骨髄性白血病の同種移植の適応[29]
(55歳を超える患者についてはエビデンスが不十分のため55歳以下の患者に限定)

1. 急性骨髄性白血病の移植適応

予後分類		同種移植			自家移植
		HLA適合同胞	HLA適合非血縁	臍帯血	
第一寛解期	低リスク	GNR	GNR	GNR	Dev
	標準リスク	S	CO	GNR	Dev
	高リスク	S	S	CO	Dev
第二以降の寛解期		S	S	S	GNR
再発進行期/寛解導入不応期		CO*	CO*	CO*	GNR

＊移植を行っても治療成績は不良であるため，慎重な検討を要するという意味でCOとしたが，若年患者などでは積極的に行われることが多い．

2. 急性前骨髄球性白血病の移植適応

予後分類		同種移植			自家移植
		HLA適合同胞	HLA適合非血縁	臍帯血	
第一寛解期	MRD(−)	GNR	GNR	GNR	GNR
第二寛解期	MRD(−)	GNR	GNR	GNR	S
再発進行期/寛解導入不応期		CO	CO	CO	GNR

MRD：minimal residual disease（微小残存病変）
・定量RT-PCRで2ポイント連続して10^2コピー/μL以上の場合にMRD陽性と判断する．
・MRD陽性の場合は亜ヒ酸やゲムツズマブ オゾガマイシンなどでMRDの陰性化をめざし，陰性化が確認されたら，第一寛解期では経過観察，第二寛解期では自家移植を検討する．陰性化が得られない場合は同種移植を検討する．
GNR：generally not recommended 一般的には勧められない．
Dev：developmental 開発中であり，臨床経験として実施すべき．
S：standard of care 移植が標準治療である（合併症，QOLなどの不利益についても検討したうえで総合的に決定すべきである）．
CO：clinical option 移植を考慮してもよい場合．

IDR-FLAG療法 ★★[26]

イダルビシン
12mg/m² 1時間かけて静注 day 2～4

フルダラビン
30mg/m² 30分かけて静注 day 1～4

シタラビン
2g/m² 3時間かけて静注 day 1～4

G-CSF（フィルグラスチム）
400μg/m² 皮下注 day 0～ANC（好中球絶対数）1000/μLまで

CAG療法 ★★[27]

シタラビン
10mg/m² 皮下注 day 1～14

アクラルビシン
14mg/m² 30分かけて静注 day 1～4

G-CSF（フィルグラスチム）
200μg/m² 皮下注 day 1～14

FLAGM療法（第Ⅰ相試験）★[28]

ミトキサントロン
10mg/m² 1時間かけて静注 day 3～5

フルダラビン
15mg/m² 1日2回 30分かけて静注 day 1～4

シタラビン
2g/m² 1日2回（フルダラビン開始4時間後から）3時間かけて静注 day 1～4

G-CSF（フィルグラスチム）
300μg/m² 皮下注 day 1～4

- 再発後に再度寛解を得るために行う化学療法である．標準的治療レジメンは存在しない．通常の化学療法の後に再発したAMLは，同種移植による免疫療法を行わなければ治癒が望めないと考えられており，適応がある患者（表4）においては同種幹細胞移植を勧めるのが一般的である[29]．ここに示した再寛解導入療法は，一般臨床でよく行われるレジメンである．それぞれに有用性が認められる．
- 白血病細胞が有する細胞表面マーカーであるCD33

に対する抗体にカリケアマイシンを抱合したゲムツズマブ オゾガマイシンは，再発難治性のAMLに対して承認された抗体製剤である．米国では市販された後に，SWOG S0106試験において治療関連死が多くみられたことから，承認が取り消されるという結果に終わった．その後，米国以外の臨床試験では，主に高齢者（50歳以上）における初回治療において化学療法と併用することで予後を改善することが示されているが[30]，米国ではいまだ復権をみていない．また，同種移植前の位置づけで寛解導入あるいは寛解維持のための手段として用いることの有用性が検証されつつある．日本でも再寛解導入療法において，化学療法との併用で安全性が確認されたが（第I相試験）[31]，本薬剤は化学療法との併用が日本では認められていない．

2 急性前骨髄球性白血病に対する治療

- 急性前骨髄球性白血病（APL）は，急性骨髄性白血病（AML）のサブタイプのなかでも最も治癒が得られやすい病型である．臨床的にも，また分子病態も他のAMLとは違った特徴をもち，また2000年にビタミンA誘導体であるオールトランスレチノイン酸（all-trans retinoic acid：ATRA）の有用性が示されてからは，症例によっては殺細胞性の化学療法なしで寛解導入できる急性白血病である．

1 寛解導入療法

ATRAにIDR＋Ara-Cを組み合わせた療法（JALSG APL97）★★★[32]

〈全群に共通した治療〉
トレチノイン
　45mg/m² /日　分3（毎食後）内服　day 1～寛解に至るまで

〈A群：WBC＜3000/μLかつAPL＜1000/μLの場合〉
ATRAのみの投与を継続する．
これを基本投与にWBC，APLの細胞数によって以下の治療を併用する．

〈B群：3000/μL≦WBC＜10000/μLかつ1000/μL≦APLの場合〉
イダルビシン
　12mg/m²　30分かけて静注　day 1～2
シタラビン
　100mg/m²　24時間かけて静注　day 1～5

〈C群：10000/μL≦WBCの場合〉
イダルビシン
　12mg/m²　30分かけて静注　day 1～3
シタラビン
　100mg/m²　24時間かけて静注　day 1～5

〈D群：治療経過中に1000/μL≦APLの場合〉
イダルビシン
　12mg/m²　30分かけて静注　day 1～2
シタラビン
　100mg/m²　24時間かけて静注　day 1～5

- 寛解導入療法はATRAの投与が基本的であるのに加えて，初発時のリスクに応じて2～4群に分け，抗がん薬併用の有無を適用するのが標準的である．このリスク層別化寛解導入療法を最初に治療に反映させたJALSG APL97研究は，その理論的根拠に基づいた治療設計ばかりでなく，現実に証明されている高い寛解率95％，4年全生存率86％という好成績のために，日本で最も汎用されている．以下，「2 地固め療法」「3 維持療法」も，このAPL97プロトコールを紹介することにしたい．

- このほかに，日本ではまだ治療抵抗性・再発性のAPLにしか適応のない三酸化ヒ素（亜ヒ酸 arsenic trioxide：ATO）を，初回寛解導入療法から併用したレジメンの提案がいくつかなされている[33] [34]．ATOの実際の使用方法については，「4 再寛解導入療法」で述べる．

2 地固め療法

アントラサイクリン系薬剤＋Ara-Cを組み合わせた療法（JALSG APL97）★★★[32]

〈1サイクル目〉
ミトキサントロン
　7mg/m²　30分かけて静注　day 1～3
シタラビン
　200mg/m²　24時間かけて静注　day 1～5

〈2サイクル目〉
ダウノルビシン
　50mg/m²　30分かけて静注　day 1～3
エトポシド
　100mg/m²　1時間かけて静注　day 1～5
シタラビン
　140mg/m²　24時間かけて静注　day 1～5

〈3サイクル目〉
イダルビシン
　12mg/m²　30分かけて静注　day 1～3
シタラビン
　200mg/m²　24時間かけて静注　day 1～5

- JALSG APL97においては，地固め療法3サイクル終了時点でPML-RARα陰性導入割合を確認して，治療効果判定と予後との関連を検証している点が

すぐれている．寛解導入療法後の寛解率は，中央値42日目の時点で94.3％と高く，地固め療法3サイクル実施できた症例のうち，PML-RARα陰性例は97.9％であった．さらにこれらのPML-RARα陰性症例を強化維持療法の有無で2群に群分したところ，両群間で6年無病生存率に有意差を認めなかった（治療群63.1％，観察群79.8％）．これをもってAsouら[26]は，維持療法としての強い化学療法は不要だろうと結論づけている．海外においてはこの結論に反証する試験結果も認められており[35) 36)]，これら試験のサブグループ解析の結果からは，リスク症例（初診時白血球数5000/μLを超える）には維持療法が有用であると考えられている．そのため今後の治療は，維持療法も初発時にリスクで層別化したうえで行われるべきであろう．

3 維持療法

ATRA 単独内服療法 ★★★[35)]

トレチノイン
45mg/m² 分3 内服 day 1～14 8週間休薬して2.5か月あるいは10～11週毎に繰り返す

- 維持療法は，外来で行うトレチノインの内服のみである．これは，維持療法開始から通算して3か月毎に8サイクル，すなわち2年間継続して行う．化学療法を併用した強化維持療法の有用性はJALSG APL97で否定的であったが，一方でEuropean APL Groupの試験[35)]での再発症例（全体で15％）のほとんどすべて（97％）が地固め療法後，すなわち維持療法中に起こっていたことから，何らかの維持療法を実施することで再発率の低下を期待できると考えられる．
- ATRAの長期内服維持療法の有無により2年再発率11.5％低下が確認されていることから[35)]，地固め療法3サイクル後のPML-RARα陰性症例であってもATRA単独内服による維持療法が勧められる．

4 再寛解導入療法

三酸化ヒ素療法（ATO） ★★[37)]

三酸化ヒ素
0.15mg/kg 2時間かけて静注 day 1～寛解に至るまで

- 再発性および初回治療抵抗性のAPL34症例を対象にした第Ⅱ相試験である．85％の高い寛解率が得られ，寛解が得られた症例のうち91％に分子遺伝学的寛解が確認された．寛解を維持することは可能であるが，ATOだけで治癒が得られるかどうかは未検証であり，通常は寛解後に自己末梢血幹細胞移植を検討することになる．

3 急性リンパ性白血病に対する治療

- 急性リンパ性白血病（ALL）に対する治療は，維持療法が省略されるようになった急性骨髄性白血病（AML）の治療と違って，寛解導入療法，地固め療法，維持療法の3つの相から成り立っており，それぞれ治療時期に合わせた役割がある．
- 初回治療としては，ビンクリスチンとプレドニゾロンをキードラッグとして，他にアルキル化薬としてシクロホスファミドと，アントラサイクリン系薬剤を1剤組み合わせた4剤を用いた多剤併用化学療法による寛解導入療法が有効である．最も有名なCancer and Leukemia Group B（CALGB）の寛解導入療法では，プレドニゾロンにダウノルビシンとシクロホスファミドを加えた多剤併用化学療法にL-アスパラギナーゼを追加しているが[38)]，JALSGをはじめとしたその他の治療研究グループにおいても，同様の薬剤を組み合わせたプロトコールになっている．
- 寛解導入療法以降は，アルキル化薬とアントラサイクリン系薬剤に加えて，代謝拮抗薬であるシタラビンや6-メルカプトプリム（内服）を併用したレジメンが多い．また，地固め療法途中で，中枢神経系などのサンクチュアリーを標的にした聖域療法が組み込まれている．維持療法は，外来で実施することを念頭に，ビンクリスチンの静注にメトトレキサートや6-メルカプトプリムの長期内服で組み立てられている．現在の治療プロトコールは，初診時の年齢と中枢神経病変の有無によって層別化されたレジメンが個別に用意されているのが一般的である．

1 BCR-ABL陰性急性リンパ性白血病に対する治療

寛解導入療法（JALSG ALL202-O） ★★★[39)]

IT-メトトレキサート
12mg 髄腔内注射 day 1

シクロホスファミド
1200mg/m² 1時間かけて静注 day 10

ピラルビシン
25mg/m² 1時間かけて静注 day 8, 9

ビンクリスチン
1.5mg/m²（最大量2.0mg） 静注 day 8, 15, 22, 29

プレドニゾロン
60mg/m² 分2 内服 day 1～7

デキサメタゾン
10mg/m² 分2 内服 day 8～14

プレドニゾロン
40mg/m² 分3 内服 day 15～28

プレドニゾロン
10mg/m² 内服 day 29～31

L-アスパラギナーゼ
6000U/m² 4時間かけて静注 day 15, 17, 19, 21, 23, 25, 27, 29

IT-Triple（メトトレキサート 12mg＋シタラビン 30mg＋ヒドロコルチゾン 25mg）
髄腔内注射 day 29
・初診時中枢神経病変陰性の場合：day 8, 22
・初診時中枢神経病変陽性の場合：day 8, 11, 15, 22

地固め療法（JALSG ALL202-O）★★★[39]

〈第6～9週（consolidation therapy）〉

シクロホスファミド
750mg/m² 1時間かけて静注 day 1, 8

ピラルビシン
25mg/m² 1時間かけて静注 day 1, 2

シタラビン
75mg/m² 1時間かけて静注 day 1～6, 8～13

6-メルカプトプリン
50mg/m² 分1 睡前に内服 day 1～14

IT-Triple（メトトレキサート 12mg＋シタラビン 30mg＋ヒドロコルチゾン 25mg）
髄腔内注射 day 1, 8

聖域治療（JALSG ALL202-O）★★★

メトトレキサート
3g/m² 24時間かけて静注 day 1, 8

ホリナートカルシウム
15mg/m²（1回目投与はメトトレキサート開始より42時間後から）6時間毎6回を静注 day 2～4, 9～11

IT-Triple（メトトレキサート 12mg＋シタラビン 30mg＋ヒドロコルチゾン 25mg）
髄腔内注射 day 2, 9

地固め療法（再寛解導入）（JALSG ALL202-O）★★★[39]

シクロホスファミド
500mg/m² 1時間かけて静注 day 1, 8

ビンクリスチン
1.5mg/m² 静注 day 1, 8, 15

ピラルビシン
25mg/m² 1時間かけて静注 day 1, 8

L-アスパラギナーゼ
6000U/m² 4時間かけて静注 day 1, 3, 5, 8, 10, 12

プレドニゾロン
40mg/m² 分3 内服 day 1～14

プレドニゾロン
10mg/m² 内服 day 15～17

IT-Triple（メトトレキサート 12mg＋シタラビン 30mg＋ヒドロコルチゾン 25mg）
髄腔内注射 day 1

地固め療法（再地固め療法）（JALSG ALL202-O）★★★[39]

地固め療法を繰り返す．

維持療法（JALSG ALL202-O）★★★[39]

〈初診時中枢神経病変陰性例〉

メトトレキサート
150mg/m² 静注 day 1, 15, 29

6-メルカプトプリン
50mg/m² 分1 睡前に内服 day 1～28

IT-Triple（メトトレキサート 12mg＋シタラビン 30mg＋ヒドロコルチゾン 25mg）
髄腔内注射 day 29

■以上は，初診時中枢神経病変陰性例の成人に対する治療プロトコールである．JALSG ALL202 プロトコールは，アントラサイクリン系の多重使用による心毒性を懸念してピラルビシンが用いられているのが特徴的である．

❷ BCR-ABL 陽性急性リンパ性白血病に対する治療

寛解導入療法（JALSG Ph⁺ ALL202）★★★[40)41]

シクロホスファミド
1200mg/m² 3時間かけて静注 day 1

ダウノルビシン
60mg/m² 1時間かけて静注 day 1

ビンクリスチン
1.3mg/m²（最大量 2.0mg） 静注 day 1, 8, 15, 22

プレドニゾロン
60mg/m² 内服 day 1～21 3週間投与しその後1週間で漸減終了

イマチニブ
600mg/body 内服 day 8～63

IT-Triple（メトトレキサート 12mg＋シタラビン 30mg＋デキサメタゾン 4mg）
髄腔内注射 day 29

地固め療法1（JALSG Ph⁺ ALL202）★★★ 40)41)

メトトレキサート
1g/m² 24時間静注 day 1

シタラビン
2g/m² 3時間かけて静注 12時間毎 day 2〜3

メチルプレドニゾロン
50mg/body 静注 12時間毎 day 1〜3

IT-Triple（メトトレキサート15mg＋シタラビン40mg＋デキサメタゾン4mg）
髄腔内注射 day 1

地固め療法2（JALSG Ph⁺ ALL202）★★★ 40)41)

イマチニブ
600mg/body 内服 day 1

IT-Triple（メトトレキサート15mg＋シタラビン40mg＋デキサメタゾン4mg）
髄腔内注射 day 1

維持療法（JALSG Ph⁺ ALL202）★★★ 40)41)

ビンクリスチン
1.3mg/m²（最大量2.0mg） 静注 day 1

プレドニゾロン
60mg/m² 内服 day 1〜5

イマチニブ
600mg/body 内服 day 1〜28

■以上は，15歳以上60歳未満に対する治療プロトコールである．この当時のエビデンスでは，併用するチロシンキナーゼ阻害薬としてイマチニブが選択されているが，執筆時現在では，第二世代のチロシンキナーゼ阻害薬としてダサチニブの併用の根拠が存在する[42]．また，ABL1遺伝子のT315I変異にも効果を示すチロシンキナーゼ阻害薬ポナチニブの有用性が多数報告されている[43]．ポナチニブの現在の日本での適応は再発難治Ph陽性ALLであるが，初回化学療法hyper-CVADとの併用[44]や造血幹細胞移植後の維持療法でのセッティングなどで有用性が報告されつつある．しかし本薬剤は，血管閉塞性事象，肝毒性などの重篤な副作用が現れることが日本開発治験でも報告され，厚労省からの留意事項通知が発せられたこともあり，日本での使用には適応内であっても慎重にならざるをえない．

4 慢性骨髄性白血病に対する治療

■慢性骨髄性白血病（CML）治療の歴史的変遷は，臨床腫瘍学の発展の歴史でもある．当初，ブスルファンによる血球コントロールが古典的な治療法として確立された後，1980年には免疫療法としてインターフェロンの有効性が標準的となったが，いずれの治療も腫瘍細胞を根絶させることができず，慢性期の状態が数年続いた後に，血球コントロールが困難となり，急性転化を起こして死に至る．CMLを完治させる治療法としては，同種幹細胞移植が唯一の手段であった．それが分子標的薬の開発により，細胞障害性の抗がん薬を用いることはなくなり，本疾患の病原分子である酵素BCR-ABLの阻害薬によって病勢を抑えることができるようになった．

1 慢性期慢性骨髄性白血病に対する治療

IRIS study ★★★ 45)
イマチニブ
400mg/日 内服 連日

ENESTnd study ★★★ 46)
ニロチニブ
300〜400mg/回 内服 1日2回

DASISION study ★★★ 47)
ダサチニブ
100mg/日 内服 連日

BELA study ★★★ 48)
ボスチニブ
500mg/日 内服 連日

PACE study ★★ 49)50)
ポナチニブ
45mg/日 内服 連日

■慢性期CMLに対する治療は，2002年に発売された分子標的薬であるイマチニブの開発により激変した．イマチニブはチロシンキナーゼ阻害薬で，CMLの原因遺伝子産物であるBCR-ABLの酵素活性を阻害することで腫瘍細胞内のシグナルトランスダクションを抑制し，腫瘍細胞特異的に抗腫瘍効果を発揮する．これによって腫瘍細胞の増殖が抑えられ病勢をコントロールすることができるが，異常遺伝子そのものを根絶するものではないので，終生治療が必要であると考えられている[51]．実際にイマチニブ治療中のCMLの増殖モデルを提唱した研究でも，また実際に寛解状態においてイマチニブ内服を何らかの理由で中断した臨床観察研究

においても、イマチニブ内服中は腫瘍細胞の増加を抑制できるが、中止後数か月から数年で疾患の活動性が分子生物学的に検出できるようになることから、イマチニブ単独では治癒が困難と考えられてきた[52]。

- しかし症例の経験が増えるにつれ、イマチニブによって2年以上の分子遺伝学的完全寛解を得た場合に、約4割程度の症例で治療休薬後でも数年以上の寛解維持が確認されており、治癒が得られる可能性が科学的に証明された[53]。この Stop imatinib 試験では6年のフォローアップの結果が先日報告され、43%が依然分子生物学的寛解を維持していることが示された[54]。現在はイマチニブ[45]よりも強力な親和性をもつ第二世代のチロシンキナーゼ阻害薬としてニロチニブ[46]、ダサチニブ[47]、およびボスチニブ[48]が開発され、これらを用いてさらに高い治癒率が得られるのではないかと期待されている。さらにT315I変異にも効果を示すチロシンキナーゼ阻害薬ポナチニブが上市され、治療薬のレパートリーが増えている[49]。執筆時現在のところ後二者、ボスチニブとポナチニブは「前治療薬に抵抗性または不耐容」のCMLが適応である。ポナチニブのT315I変異に対する臨床効果は有望であるが、本薬剤に関連する血管閉塞性事象が承認後に問題となったこともあり[50]、現在日本でも慎重に投与することが求められている。

2 進行期慢性骨髄性白血病に対する治療

高用量イマチニブ療法 ★★★[55]

イマチニブ
600mg/日　内服　連日

- 進行期CMLとは、移行期(accelerated phase：AP)と芽球転化(blastic crisis：BC)を指す。この病期にあるCMLであっても、チロシンキナーゼ阻害薬を用いることで寛解に導くことができるが、多くの症例で再発が起こるために、将来的には待機的に幹細胞移植療法を実施すべきとされている[54,55]。

5　慢性リンパ性白血病に対する治療

- 慢性リンパ性白血病(CLL)は、成熟したB細胞の腫瘍であることから、WHO分類(2008)では成熟B細胞腫瘍、旧来の悪性リンパ腫として分類されているが、伝統的な命名に従い白血病として本稿にて解説する。
- CLLの治療は、治癒が望めないことから標準的なものはない。また、早期に治療を開始しても予後の改善が見込まれないことが知られており、治療開始時期は慎重に検討すべきである。執筆時現在は、病期と臨床像を考慮して治療時期を決定することが妥当であるとされており、その際に Rai 病期分類の中等度リスク以上、もしくは Binet 病期分類の Stage B 以上が目安となっている[56]。

プリンアナログ：フルダラビン静注療法 ★★★[57]

フルダラビン
25mg/m²　30分かけて静注　day 1〜5

プリンアナログ：フルダラビン内服療法 ★★[58]

フルダラビン
40mg/m²　内服　day 1〜5

- CLLは日本では非常に少ない血液悪性腫瘍の1つで、全白血病でも2%程度の頻度である。高齢者に多い疾患であることから、腎機能の程度を確認して、フルダラビンの投与量を加減する必要がある。治療効果判定はNCI-WGガイドライン[56]に準じて行い、無効の場合にはシクロホスファミドなどのアルキル化薬を含んだレジメンの使用を考慮する。

1 再発・難治性の慢性リンパ性白血病に対する治療

抗CD20抗体療法：オファツムマブ ★★[59,60]

オファツムマブ
300mg/body(初回投与)　2000mg/body(2回目以降)　静注　day 1　8サイクルまでは毎週投与、9サイクル以降は4週毎投与。12サイクルまで投与を繰り返す

イブルチニブ療法 ★★★[61,62]

〈初回投与〉

イブルチニブ
420mg/日　内服

- フルダラビンまたはアレムツズマブ抵抗性のCLL138例に対するオファツムマブの第II相試験(pivotal試験)によると[59,60]、奏効率は前治療としてフルダラビン群47%、アレムツズマブ群58%[59]、前治療としてリツキシマブあり群43%、リツキシマブなし群53%[60]であった。最も高頻度にみられた有害事象は infusion reaction で、前者の試験ではフルダラビン群64%、アレムツズマブ群61%で認められ[59]、後者の試験ではリツキシマブあり群73%、なし群60%で認められた[60]。infusion reaction は Grade 2 までであり、ほとんど

が初回投与時に起こり，2回目の投与以降では頻度が低下した．
- 日本で承認のために実施された第Ⅰ相試験でもinfusion reaction の発現率は100％であったが，いずれもGrade 2以下であった．2回目投与時に1例のみGrade 3 infusion reaction の発現がみられたのみで，概して軽症であった[61]．
- 既存の化学療法で治療抵抗性になったCLLに対して，オファツムマブ単独療法での有効性が期待できる．高齢者において使用しやすく，単剤での寛解導入が可能である．しかし，長期の有効性については今後検討が必要である．また，中高悪性度悪性リンパ腫に悪性転化したRichter症候群に対する有効性は，まだ確立されていない．
- さらに再発難治CLLに対する新規治療薬として，Bruton型チロシンキナーゼ（BTK）阻害薬であるイブルチニブが発売されている[62]．イブルチニブは経口のBTK阻害薬であるが，オファツムマブとの比較で有意に生存を改善した[63]．

標準治療のチェックに役立つウェブサイト

海外

National Comprehensive Cancer Network（NCCN）のガイドライン
- 閲覧には簡単な会員登録が必要．
- Acute Lymphoblastic Leukemia（Adult and AYA）
- Acute Myeloid Leukemia
- Chronic Lymphocytic Leukemia/Small Lymphocytic Lymphoma
- Chronic Myeloid Leukemia

https://www.nccn.org/professionals/physician_gls/default.aspx

- 日本語のサイト

https://www2.tri-kobe.org/nccn/guideline/hematologic/index.html

European LeukemiaNet
- ホームページ

https://www.leukemia-net.org/content/home

- 白血病診療のオーバービュー

https://www.leukemia-net.org/content/leukemias/index_eng.html

国内

日本血液学会の造血器腫瘍診療ガイドライン

http://www.jshem.or.jp/gui-hemali/

文献

1) 国立がん研究センターがん対策情報センター．がん情報サービス　がん登録統計．
http://ganjoho.jp/reg_stat/statistics/dl/index.html
2) Am Soc Hematol Educ Program 2006: 133-41.
3) J Clin Oncol 2011; 29(23): 3173-8.
4) Am Soc Hematol Educ Program 2009: 421-9.
5) J Clin Oncol 2005; 23(26): 6285-95.
6) Blood 2002; 100(5): 1532-42. Review.
7) N Engl J Med 2012; 366(12): 1079-89.
8) Blood 2016; 127(20): 2375-90.
9) Blood 2016; 127(20): 2391-405.
10) Br J Haematol 2006; 135(4): 450-74.
11) Cancer Res 1964; 24(8): 1295-302.
12) Cancer Res 1965; 25(9): 1544-50.
13) N Engl J Med 2009; 361(13): 1249-59.
14) J Clin Oncol 2010; 28(5): 808-14.
15) Blood 2011; 117(8): 2358-65.
16) Br J Haematol 1998; 103(1): 100-9.
17) N Engl J Med 1994; 331(14): 896-903.
18) Cancer. 2005; 104(12): 2726-34.
19) J Clin Oncol 1988; 6(4): 583-7.
20) Blood 2012; 120(14): 2826-35.
21) Cancer Res 1998; 58(18): 4173-9.
22) BJ Clin Oncol 1999; 17(12): 3767-75.
23) J Clin Oncol 1991; 9(7): 1210-4.
24) Leuk Lymphoma 2016; 57(11): 2541-7.
25) J Clin Oncol 1994; 12(4): 671-8.
26) Br J Haematol 1997; 99(4): 939-44.
27) Int J Hematol 2000; 71(3): 238-44.
28) Int J Hematol 2007; 86(4): 343-7.
29) 日本造血幹細胞移植学会．造血幹細胞移植の適応ガイドライン．
https://www.jshct.com/modules/guideline/index.php?content_id=1
30) Lancet 2012; 379(9825): 1508-16.
31) Cancer Sci 2011; 102(7): 1358-65.
32) Blood 2007; 110(1): 59-66.
33) J Clin Oncol 2009; 27(4): 504-10.
34) J Clin Oncol 2011; 29(20): 2753-7.
35) Blood 1999; 94(4): 1192-200.
36) Blood 2010; 115(9): 1690-6.
37) J Clin Oncol 2001; 19(18): 3852-60.

38) Blood 1995; 85(8): 2025-37.
39) Leukemia. 2018; 32(3): 626-32.
40) Blood 2004; 104(12): 3507-12.
41) J Clin Oncol 2006; 24(3): 460-6.
42) Blood 2011; 118(25): 6521-8.
43) N Engl J Med 2013; 369(19): 1783-96.
44) Cancer 2016; 122(23): 3650-6.
45) N Engl J Med 2003; 348(11): 994-1004.
46) N Engl J Med 2010; 362(24): 2251-9.
47) Blood 2012; 119(5): 1123-9.
48) J Clin Oncol 2012; 30(28): 3486-92.
49) N Engl J Med 2012; 367(22): 2075-88.
50) Oncologist 2015; 20(8): 847-8.
51) Nat Med 2006; 12(10): 1181-4.
52) Nature 2005; 435(7046): 1267-70.
53) Lancet Oncol 2010; 11(11): 1029-35.
54) J Clin Oncol 2017; 35(3): 298-305
55) Blood 2012; 120(4): 737-47.
56) Blood 2008; 111(12): 5446-56.
57) N Engl J Med 2000; 343(24): 1750-7.
58) J Clin Oncol 2006; 24(1): 174-80.
59) J Clin Oncol 2010; 28(10): 1749-55.
60) Blood 2011; 118(19): 5126-9.
61) Int J Hematol. 2013; 98(2): 164-70.
62) N Engl J Med 2013; 369(1): 32-42.
63) N Engl J Med 2014; 371(3): 213-23.

(今滝 修)

III 各種がんの治療

14 造血器腫瘍

② ホジキンリンパ腫・成熟B細胞腫瘍・成熟T/NK細胞腫瘍

疫学・診断

1 疫学・予後

- 日本でのすべての悪性リンパ腫の発生患者数は2012年の集計[1]で2万6632人（男性1万5329人，女性1万1303人），罹患率は人口10万人あたり年間20.9人で，男女別では男性24.7人，女性17.3人と男性にやや多い．死亡率は2015年の統計で人口10万人当たり年間9.5人である．

- 悪性リンパ腫（malignant lymphoma）は従来，末梢リンパ組織を病変の首座とする成熟したリンパ球が悪性化した血液腫瘍性疾患の総称であったが，リンパ腫という用語が臨床病態を示す用語としても用いられてきた背景から，悪性リンパ腫は現在ではホジキン（Hodgkin）リンパ腫，および成熟B細胞腫瘍と成熟T/NK細胞腫瘍として分類されるようになった（WHO分類以降）．これらの新しい分類は，細胞の起源で診断することを基本原則としており，病態によって診断が変わるわけではない．つまりリンパ節病変で発症していても腫瘍細胞が未成熟なリンパ球としての表面形質を有していれば，それは前駆細胞腫瘍（従来の急性リンパ性白血病［acute lymphoblastic leukemia：ALL］）と診断される．急性リンパ性白血病との区別は，その腫瘍化がどの分化段階で起こったかによる．

- では，成熟したリンパ球とは何か．リンパ球の「成熟」は，骨髄から離脱して末梢血中で機能を発揮できるようになった状態であるとされている．B細胞の成熟は，細胞生物学的に細胞表面上の免疫グロブリンの表出によって示される．細胞表面上の免疫グロブリンの表出は，B細胞受容体のVDJ再構成（IgMもしくはIgD）によって起こり，まだ抗原に出会う前の成熟ナイーブB細胞として存在する．その後，リンパ濾胞において抗原提示を受け，免疫グロブリンの可変領域における体細胞変異を起こし，特異的な抗原に対する反応性を獲得する．T細胞においては，胸腺での教育と分化の過程を経たものが末梢に循環して，成熟T細胞として機能する．その場合には胸腺での選択を受けた証拠として，CD4もしくはCD8を細胞表面にもつことになる．

- このように「白血病」か「リンパ腫」かは，臨床的に病変の首座が骨髄にあるか，末梢血中やリンパ組織にあるかの違いを言い表しているに過ぎず，そのための区別は，骨髄中の腫瘍細胞の割合を便宜的に用いて診断する．すなわち従来の急性リンパ性白血病も従来の悪性リンパ腫も，臨床的に「白血病」としての病態も「リンパ腫」としての病態も示しうることから，それぞれ腫瘍細胞の細胞形質を調べて，分化のどの段階にあるかにより，前駆リンパ系腫瘍，成熟リンパ系腫瘍と呼ぶこととなった．前駆リンパ系腫瘍にはBリンパ芽球性白血病/リンパ腫，Tリンパ芽球性白血病/リンパ腫が含まれる．成熟リンパ系腫瘍には成熟B細胞腫瘍と成熟T/NK細胞腫瘍が含まれるのは，先に述べたとおりである．同様の理由によりWHO分類において，慢性リンパ性白血病（chronic lymphocytic leukemia：CLL）は成熟B細胞腫瘍として分類されている．本節では慢性リンパ性白血病を「白血病」で述べているが，現在では腫瘍細胞の起源を考えて，慢性リンパ性白血病は従来の悪性リンパ腫の1つとして分類されている．

- ただしWHO分類において，ホジキンリンパ腫は細胞起源についてまだ諸説があることから，同じ悪性リンパ腫であっても，成熟リンパ系腫瘍とは別カテゴリーになっている．悪性リンパ腫は腫瘍細胞の起源によって分類されてきた経緯があるが，最も歴史深い分類は，ホジキン病を新しい疾患概念として区別したことである．その後，50年を経て細胞形質，細胞遺伝学的に次々と新しい疾患概念が創設され，WHO分類（2017）では，成熟したリンパ球系細胞の腫瘍としての悪性リンパ腫（B細胞性とT細胞性とホジキンリンパ腫を含める）および形質細胞性腫瘍は，その疾患名だけでも71種類，亜型（variant）も含めると100種類近く存在している（provisional entitiesも含める）[2)～4)]．

2 リスク因子と発症機序

- 発症リスクの多くは不明であるが，一部の悪性リンパ腫にEBウイルスやヘリコバクター・ピロリなどの病原体の感染が証明されている．また，膿胸など慢性炎症に伴い長期の抗原曝露の結果として発症する悪性リンパ腫や，膠原病やその治療のための免疫抑制薬の使用を背景に発症する悪性リンパ腫が知られており，免疫能のかく乱によって生じることが示唆されているといえよう．
- 病因については，白血病と同様に多要因遺伝子異常の集積によって多段階に発症することがいわれており，近年，臨床的にもその意義が確認されている．B細胞分化の機序を説明する道標になっている "double-hit" lymphoma 理論[2)]は，悪性リンパ腫の分子病態を知るはしりである．

3 診断

1 症状

- 成熟リンパ系腫瘍の多くはリンパ節病変で発症することから，リンパ節腫脹が本疾患を疑う最初の症状である．それ以外には，リンパ系腫瘍に比較的特徴的である発熱，寝汗，体重減少はホジキンリンパ腫の「B症状」として教科書的にもよく知られている．
- そのほかの検査学的な所見としては，白血球減少，リンパ球減少がある．腫瘍細胞が骨髄浸潤をきたしている場合には，骨髄抑制として貧血と血小板減少がみられることがある．また頻度は高くないが，血液貪食症候群を併発することがある．

2 診断

- 特別な例を除き，病理組織学的な診断が必須である．ホジキンリンパ腫の場合は，特徴的な Reed-Sternberg 細胞の出現と多彩な炎症細胞浸潤が決め手となり，成熟リンパ系腫瘍の場合には，リンパ球サブセットマーカーを免疫染色や細胞表面解析で確認することで診断が可能である．
- 病理学的検索によって診断を得たのち，あるいは同時並行して病期決定のための検査を進める．全身のリンパ腫病変の検索には，FDG-PET が最も感度が高い．また骨髄検査は必須であり，可能であれば骨髄生検も併用できることが望ましい．
- また細胞遺伝学的検査（染色体検査や FISH [fluorescence in situ hybridization] 検査など），および分子生物学的検査（遺伝子変異解析など）によ り染色体異常や遺伝子異常を証明することで，特定のリンパ系腫瘍と診断できることがある．染色体検査は，悪性リンパ腫を疑った場合に骨髄検体を用いてスクリーニング検査として出検することができるが，FISH は特定の遺伝子異常に対して行われる特異的な検査であるため，悪性リンパ腫のなかでも何を疑うかが重要となってくる．執筆時現在までにわかっている代表的な遺伝子染色体異常（転座）として，bcl-2, bcl-6 が知られている．さらに，ウイルス感染の証明が診断の助けになる場合があり，最も代表的なものはEBウイルスである．EBウイルスの検索は，患者が既感染か否かは EBNA (EB virus neutralizing antibody) の陽性化で確認できる．初感染で初期の場合，抗 EBV VCA (EB virus, virus capsid antigen)-IgG もしくは抗 EBV EA (EBV early antigen)-IgG の陽性化で診断できることが多く，EBV 抗体プロファイルは常に有用である．また EB ウイルスの再活性化状態は，血中 EBV DNA PCR が診断に有用なことがある．しかしながら，より重要なことはリンパ腫細胞での EB ウイルスの関与であり，生検組織の免疫染色で EBV encoded small RNAs (EBER) FISH を用いた染色で確認するのが一般的である．

3 病理組織分類

- まずは形態学的にリンパ球系腫瘍であることを確認し，特殊染色で異常細胞の正常カウンターパートに相当する細胞系統を同定する．それに臨床情報を加味して各疾患単位を診断する．時に，細胞遺伝学的，あるいは分子生物学的な手法で特異的な異常を確認できれば，単一疾患の診断に至ることができる．リンパ系腫瘍の WHO 分類を表1に示す．
- またホジキンリンパ腫の場合，ポップコーン細胞 (popcorn cell) ともリンパ球優位型細胞 (lymphocyte predominant cell: LP cell) とも呼ばれる CD20 陽性で CD15 と CD30 に陰性を示す結節リンパ球優位型ホジキンリンパ腫 (nodular lymphocyte predominant Hodgkin lymphoma: NLPHL) と，CD15 と CD30 に二重陽性を示す特徴的な Reed-Sternberg 細胞がみられる古典的なもの (classical type) との2つに分けられる．NLPHL のほうが予後が良好で，classical type は浸潤する非腫瘍性細胞の種類や程度によって結節硬化型 (nodular sclerosis: NS)，混合細胞型 (mixed cellularity: MC)，リンパ球豊富型 (lymphocyte-rich: LR)，リンパ球減少型 (lymphocyte-depleted: LD) の4つのサブタイプに分けられ，リンパ球浸潤の少ない型は一般に予後が悪い．

表1 リンパ系腫瘍のWHO分類（2017）

病名	分類
前駆Bリンパ芽球性白血病/リンパ腫	（前項「白血病」を参照）
成熟B細胞腫瘍	慢性リンパ性白血病（CLL）/小細胞性リンパ腫（SLL）
	B細胞前リンパ球性白血病（B-PLL）
	脾辺縁帯リンパ腫
	有毛細胞白血病
	脾B細胞リンパ腫/白血病，分類不能型
	リンパ形質細胞性リンパ腫（LPL）
	単クローン性γグロブリン血症，IgM
	重鎖病 α重鎖病，γ重鎖病，μ重鎖病がある．
	形質細胞腫瘍 　単クローン性γグロブリン血症 　形質細胞骨髄腫 　骨孤立性形質細胞腫 　骨外形質細胞腫 　単クローン性免疫グロブリン沈着病 　※従来の「多発性骨髄腫」は，これら5病型の過去病名に当たるため，「多発性骨髄腫」の治療については次項「形質細胞腫瘍」を参照．
	節外性粘膜関連リンパ組織型辺縁帯B細胞リンパ腫（MALTリンパ腫）
	節性辺縁帯リンパ腫
	濾胞性リンパ腫
	小児型濾胞性リンパ腫
	IPF4再構成を伴うびまん性大細胞型B細胞リンパ腫
	皮膚原発濾胞中心リンパ腫
	マントル細胞リンパ腫
	びまん性大細胞型B細胞リンパ腫，非特定型
	T細胞/組織球豊富型B細胞リンパ腫
	中枢神経原発びまん性大細胞型B細胞リンパ腫
	皮膚原発びまん性大細胞型B細胞リンパ腫，足型
	EBV陽性びまん性大細胞型B細胞リンパ腫，非特定型
	EBV陽性粘膜皮膚潰瘍
	慢性炎症に伴うびまん性大細胞型B細胞リンパ腫
	リンパ腫様肉芽腫症
	前縦隔（胸腺）原発大細胞型B細胞リンパ腫
	血管内大細胞型B細胞リンパ腫
成熟B細胞腫瘍	ALK陽性大細胞型B細胞リンパ腫
	形質芽細胞リンパ腫
	原発性滲出液リンパ
	HHV8関連リンパ増殖性疾患
	バーキットリンパ腫
	11q異常を伴うバーキット様リンパ腫
	高悪性度B細胞リンパ腫 非常に鑑別の重要な以下の2疾患が含まれる． ・MYCおよびBCL2とBCL6の両者あるいは一方の再構成を有する高悪性度B細胞リンパ腫 （High-grade B-cell lymphoma, with MYC and BCL2 and/or BCL6 rearrangements） ・高悪性度B細胞リンパ腫，非特定型 （High-grade B-cell lymphoma, NOS）
	B細胞リンパ腫，分類不能，大細胞型B細胞リンパ腫と古典的ホジキンリンパ腫の中間型特徴を示すもの
前駆Tリンパ芽球性白血病/リンパ腫	（前項「白血病」を参照）
成熟T細胞およびNK細胞腫瘍	T細胞性前リンパ球性白血病（T-PLL）
	T細胞性大型顆粒リンパ球性白血病（T-LGL）
	NK細胞性慢性リンパ増殖異常症
	進行性NK細胞白血病
	小児の全身性EBウイルス陽性T細胞リンパ増殖異常症
	成人T細胞性白血病/リンパ腫
	節外性NK/T細胞リンパ腫，鼻型
	腸管症型T細胞リンパ腫
	肝脾T細胞リンパ腫
	皮下脂肪織炎様T細胞リンパ腫
	菌状息肉腫
	セザリー症候群
	原発性皮膚CD30陽性T細胞増殖疾患
	皮膚原発γ-δT細胞リンパ腫
	末梢T細胞リンパ腫，非特定型
	血管免疫芽球性T細胞リンパ腫
	未分化大細胞型リンパ腫，ALK陽性
	未分化大細胞型リンパ腫，ALK陰性
	乳房インプラント関連未分化大細胞型リンパ腫

4 病期分類（ステージング）

1 病期分類

- 本来ホジキンリンパ腫のために用いられてきたAnn-Arbor分類（表2）[5]が改訂されたCotswolds分類（表3）[6]が、非ホジキンリンパ腫に対しても一般的に用いられる。リンパ腫病変が横隔膜の片側か両側か、また病変数によって4つの病期に分類するこの病期分類は、疾患の進行度として、その予後をよく反映することがわかっている[6]。

2 予後分類

- ホジキンリンパ腫の場合、病期診断そのものを予後因子の1つとして含めた進行期ホジキンリンパ腫に対する国際予後因子として7項目が知られており、患者の生存期間を推定するのに有用であることがわかっている（表4）[7]。
- また非ホジキンリンパ腫の場合も、その後の検討で以下に示す5つの予後因子が、予後を正確に層別化して予測できることがわかった[8]。これは、びまん性大細胞型リンパ腫の予後を初発診断時に予測する指標とした国際予後分類で、国際予後指標と呼ばれる。

1) 国際予後指標（international prognostic index：IPI）
   ① 年齢が61歳以上.
   ② LDHが正常上限値を超える.
   ③ 日常の活動性（performance status：PS）が2〜4
   ④ 病期がIII〜IV期
   ⑤ リンパ節以外の病変の数が2つ以上.

- 因子数が0〜1個で低リスク群、2個で低中リスク群、3個で高中危険群、4〜5個で高危険群とする。

2) 年齢調整国際予後分類（age-adjusted IPI：aaIPI）
- 国際予後指標のうち、60歳以下の年齢に限って予後分類をみた若年者での詳細な結果が同時に解析されており、これを年齢調整国際予後分類という。60歳以下に適応される分類である[8]。
   ① 病期がIII〜IV期
   ② LDHが正常より高値.
   ③ 日常の活動性（PS）が2〜4.

- 因子数が0個で低危険群、1個で低中危険群、2個で高中危険群、3個で高危険群とする。

3) 改訂国際予後分類
- 抗CD20モノクローナル抗体であるリツキシマブが使用されるようになった2001年以降に、新たに予後予測を行った結果が得られている。これは、国際的なびまん性大細胞型リンパ腫の予後をリツキシマブ時代に合わせて再評価したもので、改訂

表2 Ann-Arbor分類[5]

Stage	病変部位
I	1つのリンパ節領域あるいは節外性部位に病変がある.
II	2つ以上の病変がある. その範囲は横隔膜の片側だけである.
III	2つ以上の病変がある. 横隔膜の両側に病変がある.
IV	1つ以上のリンパ節外臓器に病変がある. リンパ腫細胞がびまん性に浸潤している.
Ann Arbor分類の付加事項	
A	全身症状（発熱, 寝汗, 6か月以内の10%以上の体重減少）がない.
B	全身症状（発熱, 寝汗, 6か月以内の10%以上の体重減少）がある.
E	限局した節外病変がある.
S	脾臓への浸潤がある.
H	肝臓への浸潤がある.
M	骨髄への浸潤がある.
P	肺への浸潤がある.
O	骨皮質への浸潤がある.

表3 Cotswolds分類[6]

Stage	病変部位
I	1つのリンパ節領域または節外性部位に腫れがある.（Ann Arbor分類に同じ）
II	2つ以上の腫れがあるが, その範囲が横隔膜より上, または下だけ.（Ann Arbor分類に同じ）
IIIa	横隔膜の上下の両方に腫れがある. 脾門部, 腹腔, 門脈リンパ節または脾臓への浸潤がある.
IIIb	横隔膜の上下の両方に腫れがある. 傍大動脈, 腸骨, 鼠径部, 腸間膜リンパ節への浸潤がある.
IV	1つ以上のリンパ節外臓器（肝臓や骨髄など）に悪性リンパ腫の細胞が浸潤している.（Ann Arbor分類に同じ）
Cotswold分類の付加事項	
Ann Arbor分類の付加事項に加えて以下の項目を追加	
X	Bulky病変（縦隔の1/3以上の病変の広がり, または最大径10cm以上の腫瘤）がある.

表4 ホジキンリンパ腫の国際予後分類の予後因子[7]

1. 血清アルブミン 4g/dL 未満
2. ヘモグロビン値 10.5g/dL 未満
3. 男性
4. 年齢 45 歳以上
5. Stage IV
6. 白血球数 15000/mL 以上
7. リンパ球数 600/mL 未満

国際予後分類という[9]．
① 年齢が61歳以上．
② LDHが正常上限値を超える．
③ 日常の活動性（PS）が2～4．
④ 病期がIII～IV期．
⑤ リンパ節以外の病変の数が2つ以上．
- 因子数が0で予後最良群，1～2個で予後良好群，3～5個で予後不良群とする．

した場合のほうが，晩期毒性によって長期予後の低下がみられることが明らかになってきている[10]．National Comprehensive Cancer Network（NCCN）ガイドラインによれば，初診時のリスクを勘案して放射線照射量を決定することになっており，巨大病変（bulky mass）を有しない予後良好群の場合20Gy，bulky massを有していたり予後不良因子をもつ場合には30Gyと判断されるが，いずれにおいても肝要な点は，化学療法後に画像上の寛解を確認してから放射線治療に移るという点である．初回ABVD療法2サイクル実施後のFDG-PETによる効果判定が，明確に予後を判断するうえで重要な所見となることが知られている[12]．

治療

1 ホジキンリンパ腫

1 限局期ホジキンリンパ腫：Stage I・II 期

ABVD 療法 ★★★[10]
- ドキソルビシン
  25mg/m² 30分かけて静注　day 1, 15
- ブレオマイシン
  10mg/m² 30分かけて静注　day 1, 15
- ビンブラスチン
  6mg/m² 静注　day 1, 15
- ダカルバジン
  375mg/m² 30分かけて静注　day 1, 15

4週毎　4～6サイクル

ABVD＋放射線療法 ★★★[11]
- ドキソルビシン
  25mg/m² 30分かけて静注　day 1, 15
- ブレオマイシン
  10mg/m² 30分かけて静注　day 1, 15
- ビンブラスチン
  6mg/m² 静注　day 1, 15
- ダカルバジン
  375mg/m² 30分かけて静注　day 1, 15

4週毎　4サイクル

病変照射放射線治療（involved-field radiation therapy：IF-RT）
4サイクル実施後20～30Gyを逐次（sequential）に追加

- 限局期とは，Stage I・II 期であることを示す．限局期ホジキンリンパ腫の多くでは，その病変の連続性のために放射線治療の併用が可能であることが多く，放射線治療を行うことが標準的であったが，2012年に限局期であっても放射線治療を併用

2 進行期ホジキンリンパ腫：Stage III・IV 期

ABVD 療法 ★★★[13]
- ドキソルビシン
  25mg/m² 30分かけて静注　day 1, 15
- ブレオマイシン
  10mg/m² 30分かけて静注　day 1, 15
- ビンブラスチン
  6mg/m² 静注　day 1, 15
- ダカルバジン
  375mg/m² 30分かけて静注　day 1, 15

4週毎　6～8サイクル

ABVd 療法 ★★[14]
- ドキソルビシン
  25mg/m² 30分かけて静注　day 1, 15
- ブレオマイシン
  9mg/m² 30分かけて静注　day 1, 15
- ビンブラスチン
  6mg/m² 静注　day 1, 15
- ダカルバジン
  250mg/m² 30分かけて静注　day 1, 15

4週毎　6～8サイクル

増量BEACOPP 療法 ★★★[15]
- ブレオマイシン
  10mg/m² 30分かけて静注　day 8
- エトポシド
  200mg/m² 3時間かけて静注　day 1～3
- ドキソルビシン
  35mg/m² 30分かけて静注　day 1
- シクロホスファミド
  1200mg/m² 3時間かけて静注　day 1

> ビンクリスチン
> 1.4mg/m² 静注 day 8
>
> プロカルバジン
> 100mg/m² 内服 day 1〜7
>
> プレドニゾロン
> 40mg/body 内服 day 1〜14
>
> 3週毎 8サイクル
>
> 〈bulky massがあった場合,もしくは病変の残存があった場合〉
>
> 病変照射放射線治療（involved-field radiation therapy：IF-RT）
> 化学療法後に引き続きそれぞれ30Gy,あるいは40Gyを追加照射

> **標準BEACOPP療法 ★★★** [15]
>
> ブレオマイシン
> 10mg/m² 30分かけて静注 day 8
>
> エトポシド
> 100mg/m² 3時間かけて静注 day 1〜3
>
> ドキソルビシン
> 25mg/m² 30分かけて静注 day 1
>
> シクロホスファミド
> 650mg/m² 3時間かけて静注 day 1
>
> ビンクリスチン
> 1.4mg/m² 静注 day 8
>
> プロカルバジン
> 100mg/m² 内服 day 1〜7
>
> プレドニゾロン
> 40mg/body 内服 day 1〜14
>
> 3週毎 8サイクル
>
> 〈bulky massがあった場合,もしくは病変の残存があった場合〉
>
> 病変照射放射線治療（involved-field radiation therapy：IF-RT）
> 化学療法後に引き続きそれぞれ30Gy,あるいは40Gyを追加照射

- 進行期とは,Stage III・IV期であることを示す.進行期の場合には放射線治療は適応せず,化学療法（ABVD療法）のみで治癒を目指していくことになる[13].ABVD療法の治療総計は,4サイクル終了後に完全奏効であればさらに2サイクル追加して合計6サイクルとし,部分寛解であった場合には4サイクル追加して合計8サイクルで治療を終了する.8サイクル終了後も病変が残っている場合,その後の追加治療について標準治療はないが,年齢や残存病変などの状況に応じて放射線治療を追加したり,さらに強い化学療法をサルベージ療法として実施し治癒を目指すことになる.このような治療抵抗性の場合や,また再発期においては,自己末梢血幹細胞移植の併用も考慮すべきである[16].

- なお,ブレオマイシンおよびダカルバジンの投与量は,日本においてJCOG9305試験で修正され,現在の量になっている[17].

3 再発・難治性ホジキンリンパ腫

> **抗CD30抗体療法：ブレンツキシマブ-ベドチン ★★** [18]
>
> ブレンツキシマブ-ベドチン
> 1.8mg/kg 静注 day 1 3週毎 16サイクルまで

> **抗PD-1抗体療法：ニボルマブ ★★** [19]
>
> ニボルマブ
> 3.0mg/kg 1時間かけて静注 day 1 2週毎

- 未分化大細胞型リンパ腫（anaplastic large cell lymphoma：ALCL）と同様に,ホジキンリンパ腫もCD30という特徴的な分子抗原を有している.CD30は生理的には活性化したリンパ球に低頻度で発現する表面抗原であり,正常組織での発現は少ない（末梢リンパ球の3〜31%[18]）.そこで,この特別な表面抗原を標的とした抗CD30抗体に,チュブリン合成阻害作用を有する新規の抗がん薬であるベドチンを結合したブレンツキシマブ-ベドチン（brentuximab-vedotin）が開発された.ブレンツキシマブ-ベドチンは,マウス抗ヒトCD30抗体の可変部分をヒトIgG1定常部に結合したキメラ抗体である.ブレンツキシマブ-ベドチンのホジキンリンパ腫に対する臨床的開発は[20],再発・難治性ホジキンリンパ腫に限定して行われず,ALCLを含めたCD30陽性リンパ腫に対する治療として開発された[18].したがって,投与量と投与方法はALCLの場合と同様[20]であるが,いずれにしても腫瘍組織にCD30の発現があることを確認してから投与することとなる.再発・難治性ホジキンリンパ腫102例に対して行われた第II相試験[18]の結果では,奏効率は75%とALCLほどではないが良好な成績であった.本試験でのホジキンリンパ腫症例は全例が自家移植後であり,年齢の中央値は32歳と若年であったが,自家移植後の再発症例に対するビンブラスチン単剤での奏効率が59%であることと比較すると,良好な成績であるといえる.投与期間の中央値は27週（9サイクルに相当）で,毒性評価では最も一般的な有害事象は,末梢神経障害,悪

心，好中球減少，下痢，発熱であった．
- また再発・難治性ホジキンリンパ腫に対して，ニボルマブの投与が皮膚癌，肺癌に加えて適応拡大された．ニボルマブはT細胞に発現する免疫抑制分子PD-1に対する完全ヒト型IgG4モノクローナル抗体である．ニボルマブがPD-1に結合し，そのリガンドであるPD-L1，PD-L2との結合を阻害することで，T細胞の機能を活性化し抗腫瘍効果を示す．PD-1のリガンドであるPD-L1/PD-L2は抗原提示細胞や腫瘍細胞に発現していることが知られ，ホジキンリンパ腫細胞はPD-L1/PD-L2いずれも高率に発現していることが知られ，自家移植後再発しブレンツキシマブ-ベドチンにも耐性となった症例を対象に，66.3％の高い奏効率を示している[19]．

2 濾胞性リンパ腫

- 成熟B細胞腫瘍のなかでも，緩徐進行性で代表的な（かつての低悪性度リンパ腫［REAL分類］のなかで最も多い病型である）濾胞性リンパ腫について取り上げる．濾胞性リンパ腫は，すべての成熟B細胞腫瘍のうち9.78％を占め，日本で3番目に多い成熟B細胞腫瘍である[21]．

1 限局期濾胞性リンパ腫

放射線療法 ★★[22]

放射線療法
　最低 35Gy
照射方法の詳細は規定なし．

放射線療法 ★★[23]

放射線療法
　最低 35〜50Gy　病変照射放射線治療（involved-field radiation therapy：IF-RT）を一方向もしくは対向二門

2 進行期濾胞性リンパ腫

R-CHOP療法 ★★★[24]

リツキシマブ
　375mg/m^2　3時間かけて静注　day 1
シクロホスファミド
　750mg/m^2　3時間かけて静注　day 1
ドキソルビシン
　50mg/m^2　30分かけて静注　day 1
ビンクリスチン
　1.4mg/m^2　静注　day 1
プレドニゾロン
　100mg/body　30分かけて静注　day 1
プレドニゾロン
　100mg/body　内服　day 2〜5

3週毎　6〜8サイクル

BR療法 ★★[25]

リツキシマブ
　375mg/m^2　3時間かけて静注　day 1
ベンダムスチン
　90mg/m^2　1時間かけて静注　day 2〜3

3週毎　6サイクル

- そもそも濾胞性リンパ腫には標準治療が存在しないが，進行の遅い本疾患では，経過観察で自然軽快する症例もあることを念頭におきながら，限局期では放射線治療単独で経過をみて，進行期ではR-CHOP療法に放射線治療を組み合わせるのが一般的である．放射線治療の適応は，病期がⅠ期もしくはⅡ期でも連続性病変で巨大病変（bulky mass）を有しない症例とされているが，無治療経過観察でも10％程度に自然経過がみられるので[26]，限局期であれば隣接臓器への圧排症状がなければ急いで治療を開始する根拠はなく，また早期の治療開始が予後の改善に結びつくという根拠もない[27]．いわゆる対症的放射線治療の意味合いが強いと考えるべきであろう．
- 一方，進行期であれば，ほとんどの症例で骨髄浸潤がみられ，それは過小診断になっているともされることから，進行期症例での早期の治療開始は妥当とされる[23]．

3 MALTリンパ腫

- MALTリンパ腫は，粘膜関連リンパ組織由来の節外性辺縁帯リンパ腫（extranodal marginal zone lymphoma of mucosa-associated lymphoid tissue）の略で，多くは消化管粘膜組織に節外性に初発する緩徐進行性の成熟B細胞腫瘍である．MALTリンパ腫はすべての成熟B細胞腫瘍のうち12.33％を占め，日本で2番目に多い成熟B細胞腫瘍である[21]．
- MALTリンパ腫の治療は，前述した濾胞性リンパ腫の治療とほぼ同様であるが，リンパ節以外の病変に初発する節外性MALTリンパ腫のうち最も頻度の高い胃原発MALTリンパ腫においては，ヘリコバクター・ピロリの除菌を行うことで良好な治療反応性が得られる[28]．

ヘリコバクター・ピロリ一次除菌療法 ★★ [29) 30)]

〈プロトンポンプ阻害薬〉

ランソプラゾール
　30mg　1日2回
または
オメプラゾール
　20mg　1日2回　内服　day 1〜7

〈除菌療法〉

アモキシシリン
　750mg　内服　day 1〜7
クラリスロマイシン
　800mg　内服　day 1〜7

- これまでの臨床試験[28)]で多く用いられているレジメンである．アモキシシリンとクラリスロマイシンにプロトンポンプ阻害薬を組み合わせたプロトコールを基本に，日本の保険診療で認められている用法・用量を示した．

4　びまん性大細胞型 B 細胞リンパ腫

- びまん性大細胞型 B 細胞リンパ腫（diffuse large B cell lymphoma：DLBCL）は，成熟 B 細胞腫瘍のなかでも急速進行性で，かつての中悪性度リンパ腫（REAL 分類）のなかで最も多いばかりでなく，すべての成熟 B 細胞腫瘍の 48.65% と約半数を占める．すなわち日本で最も多い成熟 B 細胞腫瘍であり[21)]，昨今は高齢者での発症例が顕著に増えた．

1 限局期びまん性大細胞型 B 細胞リンパ腫

R-CHOP ＋放射線療法 ★★ [31)]

リツキシマブ
　375mg/m²　3 時間かけて静注　day 1
シクロホスファミド
　750mg/m²　3 時間かけて静注　day 1
ドキソルビシン
　50mg/m²　30 分かけて静注　day 1
ビンクリスチン
　1.4mg/m²　静注　day 1
プレドニゾロン
　100mg/body　30 分かけて静注　day 1
プレドニゾロン
　100mg/body　内服　day 2〜5

3 週毎　3 サイクル
上記 3 サイクル実施後，病変照射放射線治療（involved-field radiation therapy：IF-RT）30〜50Gy を逐次（sequential）追加する．

2 進行期びまん性大細胞型 B 細胞リンパ腫

R-CHOP 療法 ★★★ [32) 33)]

リツキシマブ
　375mg/m²　3 時間かけて静注　day 1
シクロホスファミド
　750mg/m²　3 時間かけて静注　day 1
ドキソルビシン
　50mg/m²　30 分かけて静注　day 1
ビンクリスチン
　1.4mg/m²　静注　day 1
プレドニゾロン
　100mg/body　30 分かけて静注　day 1
プレドニゾロン
　100mg/body　内服　day 2〜5

3 週毎　6〜8 サイクル

- 分子標的薬時代前におけるびまん性大細胞型 B 細胞リンパ腫に対する化学療法レジメンは，いくつもの多剤併用療法が乱立した時代を経て，最終的にシンプルレジメン CHOP による治療効果が最も高いことが示され[32)]，その後リツキシマブの併用が予後を大幅に改善することが示され[33)]，執筆時現在では限局期でも進行期でも R-CHOP が標準治療となっている．

3 治療抵抗性あるいは再発期びまん性大細胞型 B 細胞リンパ腫

- 治療抵抗性あるいは再発期のびまん性大細胞型 B 細胞リンパ腫の治療は，サルベージ治療に対する反応性が得られた場合に自家移植を実施する[34)]ということ以外にエビデンスがない．その際に用いるサルベージレジメンとしては，すべて第 II 相試験止まりであり，どのレジメンも標準的な有効性を示すに至っていない．日本で主に用いられる治療法を，ローカルレジメンも含めて以下に列記しておく．

EPOCH 療法 ★（完全奏効［CR］27%，部分奏効［PR］60%）[35)]

エトポシド
　50mg/m²　24 時間かけて静注　day 1〜4
プレドニゾロン
　60mg/m²　内服　day 1〜5
ビンクリスチン
　0.4mg/m²　24 時間かけて静注　day 1〜4
シクロホスファミド
　750mg/m²　2 時間かけて静注　day 5
ドキソルビシン
　10mg/m²　24 時間かけて静注　day 1〜4

R-EPOCH 療法 ★

リツキシマブ
375mg/m² 3時間かけて静注 day 0

上記 EPOCH レジメン前日にリツキシマブ投与を追加したもの。臨床試験の報告はない。

ESHAP 療法 ★（CR 37%，PR 27%）[36]

エトポシド
40mg/m² 2時間かけて静注 day 1～4

メチルプレドニゾロン
500mg/body 30分かけて静注 day 1～5

シタラビン
2g/m² 2～3時間かけて 静注 day 5

シスプラチン
25mg/m² 24時間かけて静注 day 1～4

R-ESHAP 療法 ★（CR 45%，PR 28%）[37]

リツキシマブ
375mg/m² 3時間かけて静注 day 1 または 5

エトポシド
40mg または 60mg/m² 1時間かけて静注 day 1～4

メチルプレドニゾロン
250mg または 500mg/body 15分かけて静注 day 1～4 または 1～5

シタラビン
2g/m² 2時間かけて静注 day 5

シスプラチン
25mg/m² 24時間かけて静注 day 1～4

上記 ESHAP レジメン初日（もしくは day 5）にリツキシマブ投与を追加したもの。ただし根拠となる原法文献では，他の薬剤の投与量と投与時間が統一されていない。

CHASE 療法 ★（CR 71.4%，PR 7.1%）[38]

シクロホスファミド
1200mg/m² 2時間かけて静注 day 1

シタラビン
2g/m² 3時間かけて静注 day 2～3

デキサメタゾン
40mg/body 30分かけて静注 day 1～3

エトポシド
100mg/m² 2時間かけて静注 day 1～3

CHASER 療法 ★（CR 75%，PR 9%）[39]

リツキシマブ
375mg/m² 3時間かけて静注 day 0

上記 CHASE レジメン前日にリツキシマブ投与を追加したもの。

DeVIC 療法 ★（CR 56%，PR 25%）[40]

デキサメタゾン
40mg/body 30分かけて静注 day 1～3

エトポシド
100mg/m² 2時間かけて静注 day 1～3

イホスファミド
1500mg/m² 2時間かけて静注 day 1～3

カルボプラチン
300mg/m² 1時間かけて静注 day 1

R-DeVIC 療法 ★

リツキシマブ
375mg/m² 3時間かけて静注 day 0

上記 DeVIC レジメン前日にリツキシマブ投与を追加したもの。臨床試験の報告はない。

■ 再発期びまん性大細胞型 B 細胞リンパ腫に対するサルベージ治療には，標準療法がない。いずれの多剤併用化学療法も，奏効率（完全奏効＋部分奏効の割合）は 64～87% であり，優越性がつけにくい。

5 末梢性 T 細胞リンパ腫

■ 末梢性 T 細胞リンパ腫（peripheral T-cell lymphoma：PTCL）は，末梢に循環している成熟 T 細胞の腫瘍であり，T 細胞性リンパ腫のなかでは最も多い病型であり，日本における全リンパ腫中の 6.67% である[21]。WHO 分類における成熟 T 細胞腫瘍の病型は，成熟 B 細胞腫瘍の場合と同様に多岐にわたるが，なかでも非特定 PTCL（PTCL, not otherwise specified：PTCL, NOS）は，成熟 B 細胞腫瘍での DLBCL 的位置づけの疾患概念で，独立した疾患単位として診断できない成熟 T 細胞腫瘍の寄せ集めである。PTCL に対する標準的治療は確立されていない。T 細胞リンパ腫の遺伝学的病態がまだ十分解明されていないこともあり，各疾患単位に対する分子病態に基づいた治療設計が立ち遅れている。日本では T 細胞リンパ腫の頻度は，欧米に比べて高いほうであるが，欧米では比較的頻度の低い悪性リンパ腫であることからもランダム化比較試験が成立しにくく，臨床試験に基づく治療エビデンスが蓄積されていない[41]。したがって，T 細胞リンパ腫は従来便宜的に，B 細胞リンパ腫と同様の治療を適用され，実際に後向き研究やコホート研究によって，多剤併用療法（CHOP 療法）の有効性を検証する報告が散見されている[42,43]。しかしその治療成績は決して十分とはいえず[41]，また CHOP 療法が最良の治療レジメンとはとても言い

難いことから[43]，執筆時現在では便宜的にCHOP療法を使用しているだけであり，若年者や治療抵抗性症例に対するサルベージ療法および幹細胞移植も含めた積極的治療が，個別に検討されるべきだろう．

CHOP療法 ★★★[42]

シクロホスファミド
750mg/m² 3時間かけて静注 day 1

ドキソルビシン
50mg/m² 30分かけて静注 day 1

ビンクリスチン
1.4mg/m² 静注 day 1

プレドニゾロン
100mg/body 30分かけて静注 day 1

プレドニゾロン
100mg/body 内服 day 2〜5

3週毎 6〜8サイクル

- Schmitzらの研究[42]では，後向き研究でありながら343例のT細胞性リンパ腫を解析し，CHOP療法をリファレンスアームとしてそれにエトポシドを加えたより強い治療レジメンの有用性を解析したが，治療強化レジメンがCHOP療法の3年生存率を有意に改善しなかったことから，依然としてCHOP療法が暫定準一般的治療レジメンとなっている．ALK陽性未分化大細胞リンパ腫だけは，強化レジメンの有用性が示唆された．本論文の結論にも示されているように，anaplastic lymphoma kinase（ALK）陽性未分化大細胞リンパ腫を除いた場合，強化レジメンの有用性は幹細胞移植を目指している高リスクの若年者において，無病生存を延長する意味で有用かもしれないという程度であり，根本的な治療薬と治療戦略の開発が望まれる．

6 未分化大細胞型リンパ腫

抗CD30抗体療法：ブレンツキシマブ−ベドチン ★★ [39) 41) 44]

ブレンツキシマブ−ベドチン
1.8mg/kg 静注 day 1 3週毎 最大16サイクルまで

- 未分化大細胞型リンパ腫（anaplastic large cell lymphoma：ALCL）は，T細胞性リンパ腫の一種として分類されている．このリンパ腫はT細胞の表面形質を有し，馬蹄様や腎臓様の核異型を有する大型の腫瘍細胞が特徴的な，未分化な形態をもつリンパ腫である．

- ALCLに対しては，従来CHOP[45]あるいはCHOPをベースにしたCHOEP[42]療法が行われてきたが，これらはランダム化比較試験の結果として得られた標準治療ではない．ALCLの特異的なマーカー酵素であるALKが陽性のALCLは，それが陰性の場合に比べて予後が良好であることが知られており（5年無病生存率60% vs. 36%）[46]，ALK陽性は予後良好マーカーである．ALK陽性の場合，CHOPによる治療成績は3年無病生存率で89.8%と良好であるが[42]，ALK陰性の場合やALK陽性でも治療抵抗性（再発・難治例）に対しては，CHOPベース化学療法以外の新規治療薬の開発が期待されていた．

- ALCLは，CD30という特徴的な分子抗原を有している．CD30は，生理的には活性化したリンパ球に低頻度で発現する表面抗原であり，正常組織での発現は少ない．そこで，この特別な表面抗原を標的とした抗CD30抗体に，チュブリン合成阻害作用を有する新規の抗がん薬であるベドチンを結合したブレンツキシマブ−ベドチン（brentuximab-vedotin）が開発された．ブレンツキシマブ−ベドチンは，マウス抗ヒトCD30抗体の可変部分をヒトIgG1定常部に結合したキメラ抗体であるが，infusion reactionは11%と低率である．特徴的な副作用として，腫瘍細胞崩壊により血中に漏出したベドチンによる末梢神経障害が53%と半数以上に起こるが，程度は大半がGrade 2以下である．末梢神経障害の重症化予防のために，Grade 2以上の末梢神経障害が出現した際には減量規定が定められている．

標準治療のチェックに役立つウェブサイト

海外

⮕ **National Comprehensive Cancer Network (NCCN) のガイドライン**
- 閲覧には簡単な会員登録が必要.
- Hodgkin Lymphoma
- Non-Hodgkin's lymphoma

 https://www.nccn.org/professionals/physician_gls/default.aspx

- 日本語のサイト

 https://www2.tri-kobe.org/nccn/guideline/hematologic/index.html

国内

⮕ 日本血液学会の造血器腫瘍診療ガイドライン

 http://www.jshem.or.jp/gui-hemali/

文献

1) 国立がん研究センターがん対策情報センター. がん情報サービス がん登録統計. http://ganjoho.jp/reg_stat/statistics/dl/index.html
2) Hematology Am Soc Hematol Educ Program 2011; 2011: 506-14.
3) Blood 2016; 127(20): 2375-90.
4) Blood 2016; 127(20): 2391-405.
5) Cancer Res 1971; 31(11): 1860-1.
6) J Clin Oncol 1989; 7(11): 1630-6.
7) N Engl J Med 1998; 339(21): 1506-14.
8) N Engl J Med 1993; 329(14): 987-94.
9) Blood 2007; 109(5): 1857-61.
10) N Engl J Med 2012; 366(5): 399-408.
11) N Engl J Med 2010; 363(7): 640-52.
12) J Nucl Med 2010; 51(9): 1337-43.
13) N Engl J Med 1992; 327(21): 1478-84.
14) Jpn J Clin Oncol 2000; 30(3): 146-52.
15) N Engl J Med 2003; 348(24): 2386-95.
16) Blood 2011; 117(16): 4208-17
17) Int J Hematol 2010; 92(5): 713-24.
18) Clin Cancer Res 2011; 17(20): 6428-36.
19) Lancet Oncol. 2016; 17(9): 1283-94.
20) N Engl J Med 2010; 363(19): 1812-21.
21) Pathol Int 2000; 50(9): 696-702.
22) Br J Cancer 1994; 69(6): 1088-93.
23) J Clin Oncol 1996; 14(4): 1282-90.
24) Blood 2005; 106(12): 3725-32.
25) J Clin Oncol 2008; 26(27): 4473-9.
26) N Engl J Med 1984; 311(23): 1471-5.
27) Cancer 1993; 71(7): 2342-50.
28) J Clin Oncol 2005; 23(26): 6415-20.
29) 日本ヘリコバクター学会誌 2009: 10(Suppl). http://www.jshr.jp/pdf/journal/guideline2009_2.pdf
30) Ann Intern Med 1999; 131(2): 88-95.
31) J Clin Oncol 2008; 26(14): 2258-63.
32) N Engl J Med 1993; 328(14): 1002-6.
33) N Engl J Med 2002; 346(4): 235-42.
34) J Clin Oncol 1999; 17(1): 423-9.
35) J Clin Oncol 1993; 11(8): 1573-82.
36) J Clin Oncol 1994; 12(6): 1169-76.
37) Haematologica 2008; 93(12): 1829-36.
38) Int J Hematol 2003; 77(5): 503-11.
39) Cancer Sci 2008; 99(1): 179-84.
40) 臨床血液 1994; 35(7): 635-41.
41) Blood 2011; 117(25): 6756-67.
42) Blood 2010; 116(18): 3418-25.
43) J Clin Oncol 2008; 26(25): 4124-30.
44) J Clin Oncol 2012; 30(18): 2190-6.
45) Ann Oncol 2004; 15(10): 1467-75.
46) Blood 2008; 111(12): 5496-504.

(今滝　修)

III 各種がんの治療
14 造血器腫瘍
③ 形質細胞腫瘍

疫学・診断

1 疫学・予後

- 従来の多発性骨髄腫（multiple myeloma）は，WHO分類（2017）では成熟B細胞腫瘍として分類されている．骨髄腫細胞の正常カウンターパートは形質細胞であり，形質細胞はB細胞が最終分化したものであり，WHO分類では骨髄腫はリンパ系腫瘍に大別され，そのなかの形質細胞性腫瘍として分類されている．形質細胞腫瘍（plasma cell neoplasms）には，①単クローン性γグロブリン血症（monoclonal gammopathy of undetermined significance：MGUS），②形質細胞骨髄腫（plasma cell myeloma），③骨孤立性形質細胞腫（solitary plasmacytoma of bone），④骨外形質細胞腫（extraosseous plasmacytoma），⑤単クローン性免疫グロブリン沈着病（monoclonal immunoglobulin deposition diseases），の5つの病型が含まれる．本稿では②の形質細胞骨髄腫を，「従来の多発性骨髄腫」として述べる．
- 日本でのすべての多発性骨髄腫の発生患者数は2012年の集計[1]で6877人，罹患率は人口10万人あたり年間5.4人で（年齢調整罹患率では2.6人），死亡率は（2015年統計で）人口10万人あたり年間3.3人である．
- 化学療法によって治癒が望めないとされる形質細胞腫瘍の予後は，中央値で発症から3〜4年とされているものの，症例によってはかなり幅があることが知られ，予後解析についてはよく研究がなされている．最もよく用いられる予後予測病期分類は，Durie and Salmon（DS）分類[2]と国際病期分類（International Staging System：ISS）[3]である．DS分類は，免疫グロブリン量を中心に分けられた3段階の病期と腎機能障害（クレアチニンが2mg/dL未満か以上か）の有無の組み合わせが，予後をよく反映している[4]．ISSはさらに簡便で，β2ミクログロブリンの値と血清アルブミン値だけを用いて分類した3つの病期が，予後との高い相関性（それぞれ生存期間の中央値が62か月，44か月，29か月）を有することでよく用いられる[3]．このほかに血清LDH値，CRP値，形質細胞の増殖速度，骨髄内の腫瘍量，形質細胞芽球の形態と遺伝子異常が，予後予測因子になることが知られている．

2 リスク因子と発症機序

- 発症のリスク因子については，あまり多くは知られていない．しかし形質細胞腫の小児例はみられないこと，成人であっても30歳未満には非常にまれであること，多くの症例が50歳以上であることから，加齢が関係していることが臨床的に示されている．一方で，近親者に形質細胞腫の発症をみる場合にはそうでない場合よりも，形質細胞腫の発症相対リスクは3.7倍高まることが疫学的に明らかになっており，遺伝学的な要因も示唆されている．
- 発症機序については，感染症や他の慢性疾患に由来する特異的な抗原からの慢性的刺激が，形質細胞腫の発症頻度を高めるという疫学研究結果があるものの，実際の症例において特異的な病因抗原や発症機序が同定されたことはない．

3 診断

1 症状

- 形質細胞腫の臨床症状は多彩であるが，末端臓器にみられる典型的な症状名の頭文字から"CRAB"と表現される[5]．CRABとは，高カルシウム血症（hypercalcemia），腎機能障害（renal insufficiency），貧血（anemia），骨病変（bone lesion）である．これらは形質細胞腫の病態を理解するうえで非常に基本的な症候であり，他の症候のいずれもが，これら基本病態からの派生として説明可能である．また，CRAB症状を認める形質細胞の増加を，「症候性（symptomatic）」形質細胞腫として治療対象にすることからも，実臨床で疾患マネジメントを行ううえでも重要である．2010年以降の傾向としては，新規治療薬の開発ラッシュの後押しもあ

り，症候性になる前の何らかの臨床兆候（clinical significance）を呈する段階で治療を開始する積極的治療適応が進んでおり，最新の国際骨髄腫ワーキンググループ（International Myeloma Working Group：IMWG）診断規準[6]においては，従来のCRAB所見に加えて3つの骨髄腫規定イベント（myeloma defining events：MDEs）として，①骨髄内での骨髄腫細胞60％以上（sixty persent），②病的軽鎖値が100mg/L以上で病的軽鎖比が100以上（light chain），③MRIで5mm以上の巣状病変（MRI），のうちいずれか1つでもあれば，治療開始を推奨する内容となっている．これは新たな規準としてSLiM-CRABと呼ばれている[6]．

2 診断

■ 形質細胞腫は，骨髄での腫瘍化した形質細胞の増加を基本病態とし，それに伴う単クローン性蛋白質の増加を証明して診断できる．時に（形質細胞腫全体の約3％）非分泌性の形質細胞腫を経験することがあるので，細胞質内の単クローン性免疫グロブリンの証明や，免疫グロブリン軽鎖（κもしくはλ鎖）の偏りなどをみて診断する．先に述べたCRAB症状を有する場合には，血液検査や画像検査を併用して症候性形質細胞腫としての診断が容易であるが，無症候性の場合には，骨髄内での形質細胞増加（WHO分類では10％以上と定義）とM蛋白を確認して診断する．無症候性の場合には，診断したとしても治療を開始するかどうかは臨床的判断に委ねられる．

3 病理組織分類

■ 形質細胞の腫瘍化は，特徴的な病理所見を有する形質細胞を観察することで確認できる．腫瘍化した形質細胞には未熟な形態を有するものから成熟したものまで，さまざまなバリエーションがあるが，未熟な形質細胞は核異型が強く核小体が明瞭にみられるので，容易に鑑別できる．また異常な形質細胞として，細胞質内に分泌免疫グロブリンを含んだ封入体がブドウ様（grape-like）といわれる形態で観察できれば，典型像である．

■ 一方で，成熟した形態を示す腫瘍化形質細胞は，正常の形質細胞との見分けが困難である．そればかりか，正常な形質細胞であっても，反応性増殖の際には腫瘍細胞にみられるような未熟核や多形性を示すことがままあるために，腫瘍細胞と正常細胞との厳密な区別は形態学的には困難なことがある．その際には，形質細胞の表現型をフローサイトメー

表1　Durie and Salmon（DS）分類[2]

Stage	要件
I 右記のすべてを満たす場合	・ヘモグロビン値 < 10g/dL ・血清カルシウム値が基準値または10.5mg/dL 未満 ・骨X線で正常骨構造を示す（scale 0）か，孤立性骨形質細胞腫のみ ・M蛋白の産生率が少ない 　IgG値 < 5.0g/dL，IgA値 < 3.0g/dL ・電気泳動で尿L鎖M蛋白成分が < 4g/24時間
II	・I期でもIII期でもない場合
III 右記のいずれかを満たす場合	・ヘモグロビン値 < 8.5g/dL ・血清カルシウム値 12mg/dL 超 ・進行した溶解性骨病変（scale 3） ・M蛋白の産生率が多い 　IgG値 > 7.0g/dL，IgA値 > 5.0g/dL ・電気泳動で尿L鎖M蛋白成分が > 12g/24時間

亜分類（AもしくはBが付されること）
いずれの病期においても以下の亜分類を病期番号の後に付して表現する．
A：正常腎機能．血清クレアチニン値 < 2.0mg/dL となるような比較的正常．
B：異常腎機能．血清クレアチニン値 > 2.0mg/dL．

ターで確認するのが有用である．腫瘍化した形質細胞は通常CD79a，CD138，CD38が陽性となり，さらに活性化マーカーとしてCD56が陽性となるため，正常の形質細胞と区別が可能である．

4 病期分類（ステージング）

■ Durie and Salmon（DS）分類[2]と国際病期分類（International Staging System：ISS）[3]についてはすでに述べた．表1，2にそれぞれの内容を示す．

治療

1 形質細胞腫に対する治療

1 若年者の形質細胞腫の治療

BD療法 ★★★[7]

ボルテゾミブ
　1.3mg/m² 皮下注* 　day 1, 4, 8, 11

デキサメタゾン
　40mg/body 内服 　day 1〜4, 9〜12, 17〜20

3週毎　4サイクル
原法では静注だが，副作用対策のため皮下注が後に推奨される[8]．

表2　国際病期分類（ISS）[3]

Stage	要件
I	血清 $\beta 2$ ミクログロブリン＜3.5mg/dL かつ血清アルブミン≧3.5g/dL
II	病期 I, III いずれにも属さない場合
III	血清 $\beta 2$ ミクログロブリン≧5.5mg/dL

sAlb (g/dL)

0	病期 II （β2MG＜3.5, sAlb＜3.5）	病期 II （3.5≦β2MG＜5.5）	病期 III （5.5≦β2MG）
3-5	病期 I （β2MG＜3.5, sAlb≧3.5）		

　　　　β2MG (mg/dL)　　　　　　　3.5　　　　　5.5

β2MG：β2 ミクログロブリン　　sAlb：血清アルブミン

VTD 療法 ★★★ [9]

ボルテゾミブ
　1.3mg/m² 皮下注* day 1, 4, 8, 11
サリドマイド
　200mg/body 内服 day 1〜2, 4〜5, 8〜9, 11〜12
デキサメタゾン
　40mg/body 内服 day 1〜4

3週毎　3サイクル
原法では静注だが，副作用対策のため皮下注が後に推奨される[8].

VRD (RVD) 療法 ★★ [10]

ボルテゾミブ
　1.3 または 1.0mg/m² 皮下注* day 1, 4, 8, 11
レナリドミド
　15〜25mg/body 内服 day 1〜14
デキサメタゾン
　40 または 20mg/body 内服 day 1〜2, 4〜5, 8〜9, 11〜12

3週毎　8サイクル
原法では静注だが，副作用対策のため皮下注が後に推奨される[8].

CyBorD (VCD) 療法 ★★★ [11]

ボルテゾミブ
　1.3mg/m² 皮下注* day 1, 4, 8, 11
シクロホスファミド
　300mg/m² 内服 day 1, 8, 15, 22
デキサメタゾン
　40mg/body 内服 day 1〜4, 9〜12, 17〜20

4週毎
原法では静注だが，副作用対策のため皮下注が後に推奨される[8].

MP 療法 ★★★ [12]

メルファラン
　8mg/m² 内服 day 1〜4
プレドニゾロン
　60mg/m² 内服 day 1〜4

6週毎

大量デキサメタゾン療法 ★★★ [13]

デキサメタゾン
　40mg/m² 1時間静注 day 1〜4, 9〜12, 17〜20

4週毎

VAD 療法 ★★★ [14]

ビンクリスチン
　0.4mg/body 24時間静注 day 1〜4
ドキソルビシン
　9mg/m² 24時間静注 day 1〜4
デキサメタゾン
　40mg/body 内服 day 1〜4, 9〜12, 17〜20

4週毎　3〜4サイクル

■若年者とは自家移植適応可能年齢と理解していただきたい．65歳以下の臓器機能が維持されている症例であれば，移植の可能性を検討する[15]．最新のいずれの治療も，自家末梢血幹細胞移植の前にまずは腫瘍量を減じるための初回化学療法という位置づけである．この初回治療を何度か繰り返した後，理想的には完全奏効（CR）にまで持ち込み，不可能であれば最良部分寛解（very good PR）にまで持ち込んでから，自家末梢血幹細胞移植を行う．自家末梢血幹細胞移植には，まず大量シクロホスファミドを用いた前処置により必要な自己末梢血

- 幹細胞を採取した後，大量メルファランによる大量化学療法を自家末梢血幹細胞移植でサポートする．なおBD療法のボルテゾミブの投与法については，末梢神経障害の軽減のため，皮下注射のほうがよいことが2011年に示されている[8]．
- 移植前の化学療法としては，まずはサリドマイドの有用性と安全性が示され[16]，その後ボルテゾミブの効果も確認された後[7]，この両者を組み合わせて使用する方法が開発されたが（VTD療法）[9]，サリドマイドはその後のサリドマイド誘導体であるレナリドミド，ポマリドミドに置き換えられつつある．これらサリドマイド系3剤は，抗腫瘍効果のほかに免疫調整作用（immunomodulatory effect）を有していることから，免疫調整薬（immunomodulatory drugs：IMiDs）と呼ばれる．IMiDsとしてのサリドマイドは血管新生抑制作用，レナリドミドとポマリドミドは免疫細胞賦活作用が認められ，レナリドミド，ポマリドミドとサリドマイドとの大きな違いは，免疫細胞賦活作用がより強いことである．そこで初回治療から投与可能なレナリドミドをサリドマイドと置き換えて，VRD療法[10]が開発された．これは初回治療からの投与が可能であるが，注意点としてレナリドミド4コース以上の使用（特に60歳以上）で幹細胞採取の困難になることが知られていることから，早期反応がみられない場合は，レナリドミドを併用しないレジメンに切り替える必要が生じる．その場合の方策としてVCD療法[11]が有効である．また，レナリドミドをはじめとしたIMiDs治療の際には，深部静脈血栓症予防のためにアスピリンの内服併用が推奨される．
- 移植後の再発症例に対しては，それまでに使っていない治療薬を用いて病勢を抑えることになるが，移植後の維持療法としてレナリドミドの有用性が2012年に示された[17)18]．

移植後レナリドミド維持療法★★★ [17]

レナリドミド
10mg/body　移植100日後に内服開始　day 1〜21

4週毎

移植後レナリドミド維持療法★★★ [18]

レナリドミド
10mg/body　移植後最初の3か月内服　day 1〜21
15mg/body　以降耐用可能なら増量内服　day 1〜21

4週毎

2 高齢者の形質細胞腫の治療

MP療法★★★ [12]

メルファラン
8mg/m² 　内服　day 1〜4

プレドニゾロン
60mg/m² 　内服　day 1〜4

4週毎に寛解を目指して繰り返す．

VMP療法（VISTA trial）★★★ [19]

ボルテゾミブ
1.3mg/m² 　皮下注　day 1, 4, 8, 11, 22, 25, 29, 32（1〜4サイクル目）
day 1, 8, 22, 29（5〜9サイクル目）

メルファラン
9mg/m² 　内服　day 1〜4

プレドニゾロン
60mg/m² 　内服　day 1〜4

6週毎　9サイクル

VRD（RVD）療法★★ [10]

ボルテゾミブ
1.3または1.0mg/m² 　皮下注*　day 1, 4, 8, 11

レナリドミド
15〜25mg/body　内服　day 1〜14

デキサメタゾン
40または20mg/body　内服　day 1〜2, 4〜5, 8〜9, 11〜12

3週毎
原法では静注だが，副作用対策のため皮下注が後に推奨される[8]．

CyBorD（VCD）療法★★★ [11]

ボルテゾミブ
1.3mg/m² 　皮下注*　day 1, 4, 8, 11

シクロホスファミド
300mg/m² 　内服　day 1, 8, 15, 22

デキサメタゾン
40mg/body　内服　day 1〜4, 9〜12, 17〜20

4週毎
原法では静注だが副作用対策のため皮下注が後に推奨される[8]．

LD療法★★★ [20]

レナリドミド
25mg/body　内服　day 1〜21

デキサメタゾン
　40mg/body　内服　day 1～4, 9～12, 17～20

4週毎　4サイクル
5サイクル目以降繰り返す際には，デキサメタゾンをday 1～4のみとする．

■高齢者とは自家移植適応不可能年齢と理解していただきたい．自己末梢血幹細胞移植を考える年齢であれば，移植前の幹細胞採取のために骨髄機能を損なわない初回治療を検討すべきであることから，アルキル化薬を併用するMP療法は使いにくいレジメンの1つであるが，幹細胞移植を適応しない場合であっても，初回からできるだけ多剤での初期治療を行い，積極的に完全奏効を目指すことで長期の無病生存が得られるようになった．治療薬剤としては，初回からのボルテゾミブおよびレナリドミドの使用が保険適用されたことが骨髄腫治療に大きく貢献しており，VMP療法[19]やVRD療法[10]が標準的になりつつある．末梢神経障害の問題は依然として残るが，高齢者でも外来での治療継続が可能となってきている．ボルテゾミブによると思われる末梢神経障害のため治療継続が困難の場合，LD療法[20]や従来からのMP療法[12]を試すことができる．高齢者であっても積極的治療を継続したい場合，これらの初期治療に抵抗性になった場合，下記に示す新規治療薬の追加あるいは変更が検討されることだろう．

❸ 再発難治性の形質細胞腫の治療

PomDex療法 ★★★[21]

ポマリドミド
　4mg/body　内服　day 1～21

デキサメタゾン
　40mg/body　内服　day 1, 8, 15, 22

4週毎　進行（PD）まで

PanoBD療法 ★★★[22]

パノビノスタット
　20mg/body　内服　day 1, 3, 5, 8, 10, 12

ボルテゾミブ
　1.3mg/m²　皮下注*　day 1, 4, 8, 11

デキサメタゾン
　20mg/body　内服　day 1～2, 4～5, 8～9, 11～12

3週毎　進行（PD）まで

KRD療法（ASPIRE study）★★★[23]

カルフィルゾミブ
　20mg/m²　10分かけて静注　day 1, 2, 8, 9, 15, 16
　（1サイクル目のみ）
　27mg/m²　10分かけて静注　day 1, 2, 8, 9, 15, 16
　（2サイクル目以降）

レナリドミド
　25mg/body　内服　day 1～21

デキサメタゾン
　40mg/body　内服　day 1, 8, 15

4週毎　18サイクルまで
13サイクル目以降はカルフィルゾミブ27mg/m²をday 1, 2, 15, 16のみとする．

ERD療法（ELOQUENT-2 study）★★★[24]

エロツズマブ
　10mg/kg　静注　day 1, 8, 15, 22（1～2サイクル目）
　10mg/kg　静注　day 1, 15（3サイクル目以降）

レナリドミド
　25mg/body　内服　day 1～21

デキサメタゾン
　8mg/body　静注＋28mg/body　内服　day 1, 8, 15, 22（エロツズマブがある週）
　40mg/body　内服　day 8, 22（3サイクル目以降）（エロツズマブがない週）

4週毎　進行（PD）まで
5サイクル目以降繰り返す際にはデキサメタゾンをday 1～4のみとする．

IRD療法（TOURMALINE-MM1 study）★★★[25]

イクサゾミブ
　4mg/body　内服　day 1, 8, 15

レナリドミド
　25mg/body　内服　day 1～21

デキサメタゾン
　40mg/body　静注　day 1, 8, 15, 22

4週毎　進行（PD）まで

DBd療法 CASTOR study ★★★[26]

ダラツムマブ
　16mg/kg　静注　day 1, 8, 15　3週毎（1～3サイクル），day 1　3週毎（4～8サイクル），day 1　以後4週毎（9サイクル以降）

ボルテゾミブ
　1.3mg/m²　皮下注　day 1, 4, 8, 11　3週毎（1～8サイクル）

デキサメタゾン	レナリドミド
20mg/body　静注　day 1, 8　内服　day 2, 4, 5, 9, 11, 12　毎週（1～3サイクル），静注　day 1　内服　day 2, 4, 5, 8, 9, 11, 12　毎週（4～8サイクル）	25mg/body　内服　day 1～21

	デキサメタゾン
	20mg/body　静注　day 1, 8, 15, 22　内服　day 2, 9, 16, 23（1～2サイクル），静注　day 1, 15　内服　day 2, 16（3～6サイクル），静注　day 1　内服　day 2（7サイクル以降）

DLd療法 POLLUX study ★★★ [27)]

ダラツムマブ	
16mg/kg　静注　day 1, 8, 15, 22（1～2サイクル），day 1, 15（3～6サイクル），day 1（7サイクル以降）	4週毎

標準治療のチェックに役立つウェブサイト

海外

National Comprehensive Cancer Network (NCCN) のガイドライン
- 閲覧には簡単な会員登録が必要．
- Multiple Myeloma

 https://www.nccn.org/professionals/physician_gls/default.aspx

- 日本語のサイト

 https://www2.tri-kobe.org/nccn/guideline/hematologic/index.html

International Myeloma Foundation (IMF)
- 文献の紹介がリンク付きでされている．

 https://www.myeloma.org/imwg-publications

国内

日本血液学会の造血器腫瘍診療ガイドライン

 http://www.jshem.or.jp/gui-hemali/

文献

1) 国立がん研究センターがん対策情報センター．がん情報サービス　がん登録統計．
http://ganjoho.jp/reg_stat/statistics/dl/index.html
2) Cancer 1975; 36(3): 842-54.
3) J Clin Oncol 2005; 23(15): 3412-20.
4) J Clin Oncol 1986; 4(1): 80-7.
5) Br J Haematol 2003; 121(5): 749-57.
6) Lancet Oncol 2014; 15(12): e538-48.
7) J Clin Oncol 2010; 28(30): 4621-9.
8) Lancet Oncol 2011; 12(5): 431-40.
9) Lancet 2010; 376(9758): 2075-85.
10) Blood 2010; 116(5): 679-86.
11) Leukemia 2009; 23(7): 1337-41.
12) JAMA 1969; 208(9): 1680-5.
13) Blood 1992; 80(4): 887-90.
14) N Engl J Med 2003; 349(26): 2495-502.
15) 日本造血細胞移植学会．造血細胞移植ガイドライン　多発性骨髄腫．2010.
https://www.jshct.com/modules/guideline/index.php?content_id=1
16) Blood 2010; 115(6): 1113-20.
17) N Engl J Med 2012; 366(19): 1770-81.
18) N Engl J Med 2012; 366(19): 1782-91.
19) N Engl J Med 2008; 359(9): 906-17.
20) N Engl J Med 2007; 357(21): 2133-42.
21) Lancet Oncol 2013; 14(11): 1055-66
22) Lancet Oncol 2014; 15(11): 1195-206.
23) N Engl J Med 2015; 372(2): 142-52.
24) N Engl J Med 2015; 373(7): 621-31.
25) N Engl J Med 2016; 374(17): 1621-34.
26) N Engl J Med 2016; 375(8): 754.
27) N Engl J Med 2016; 375(14): 1319.

（今滝　修）

III 15 原発不明がん

各種がんの治療

疫学・診断

1 疫学

1 罹患数・死亡数
- 原発不明がんとは，診断時の十分な検索にもかかわらず原発巣が不明であり組織学的に転移巣と判明している悪性腫瘍の集団で，種々の腫瘍が混在した不均一な疾患グループである[1]．その頻度は報告により異なるが，がん全体の2～5%程度とまれである[2]．
- 日本における正確な罹患数・死亡数は不明であるが，わが国のがん罹患数が約85万人（国立がん研究センターがん対策情報センター 2011年全国がん罹患モニタリング集計）であることを考えると，少なくとも1万人以上は罹患していると推測される．

2 リスク因子
- 発症リスク因子に関してはほとんどわかっていない[2]．原発不明がんの2.8%が家族性発症であることや，肺癌，大腸癌，肝癌，卵巣癌，腎癌の家族歴との関連が報告されている[3]．

3 予後
- 診断時に半数以上は複数臓器への転移を有しており[4]，大半の原発不明がんの予後は不良である．生存期間の中央値は6～9か月と短く，特に節外転移を有する原発不明がんの生存期間の中央値は6か月未満である[3]．
- 一方で，原発不明がんのなかには原発が推定され，特定の治療により予後改善が見込まれる患者群が存在する（後述）．また，performance status（PS）不良，肝転移あり，複数の臓器転移を有する，低アルブミン，LDH高値などが予後不良因子となることが報告されている[5]～[8]．

2 診断

1 原則
- 原発巣が特定できた場合，そのがん種に応じた標準治療が可能となり，原発が特定できない場合よりも予後は良好となる[9]．そのため，原発巣の検索を十分に行うことが重要である．原発巣が特定されない場合でも，後述する予後良好群の抽出や原発巣の推定は治療決定に重要となる．ただし，原発の特定や推定が困難な場合でも，検査は1か月程度とし，過剰な検査で治療開始を遅らせてはならない．

2 症状
- 原発不明がんに特異的な症状はないが，半数以上は多臓器転移を有するため，それぞれの転移部位に伴う症状を有する．

3 診断
- 詳細な病歴聴取，全身の身体所見診察は重要である．病歴としては腫瘍（特に悪性腫瘍）の既往歴，手術歴などの聴取が重要である．身体所見では，女性では乳癌は乳房の視触診にて，また男性では，精巣腫瘍は陰嚢の触診のみで同定できることがあるため，必須である．
- 血液検査（血算，生化学），尿検査，胸腹部骨盤CTは，全例を対象に行う．消化管はCTでは十分に検索できないため，上下部内視鏡検査を追加する（特に腹腔内転移を認める場合）．
- 女性の場合は婦人科診察，必要に応じて骨盤MRI，またマンモグラフィや乳房MRIを行う．男性の場合は前立腺触診を含む泌尿器科診察を行う．頸部リンパ節転移のみであれば，耳鼻咽喉科や頭頸科での内視鏡を含めた診察や頭頸部CTおよび（または）MRIを行う[10][11]．
- PET-CTについては，通常の検索にて原発不明であった症例の約40%の患者において原発が特定されたという報告もあるが[12]～[14]，肺癌や咽喉頭癌では偽陽性が15%に，乳癌では偽陰性が27%に認められており，また有用性に関する前向きなデー

表1　サイトケラチン（CK）の発現型による原発部位推定

	CK7（+）	CK7（-）
CK20（+）	・消化管の腺癌，移行上皮癌	・消化管の腺癌
	・膵癌，胆道癌（1/3） ・胃癌（1/4） ・卵巣癌（粘液性）（1/3） ・移行上皮癌（2/3）	・大腸癌（1/3） ・胃癌（1/3） ・神経内分泌腫瘍（メルケル細胞腫）
CK20（-）	・多くの腺癌	・前立腺癌，その他の腺癌，扁平上皮癌，ほとんどの神経内分泌癌
	・乳腺癌 ・肺癌（腺癌） ・卵巣癌（漿液性，類内膜） ・膵，胆道癌（2/3） ・胃癌（1/6） ・子宮内膜癌 ・唾液腺癌 ・甲状腺癌 ・移行上皮癌（1/3） ・中皮腫（2/3） ・低分化神経内分泌腫瘍，小細胞癌（1/4）	・前立腺癌 ・胃癌（1/6） ・扁平上皮癌 ・胚細胞腫瘍 ・肝癌 ・腎癌 ・副腎皮質癌 ・低分化神経内分泌腫瘍，小細胞癌（1/4） ・中皮腫（1/3）

表2　原発不明がんの診断に役立つ免疫組織化学染色検査

上皮性のがん	CK, EMA, AE
肺癌	TTF-1（腺癌）
乳癌	ER, PgR, HER2, Mammaglobin, GCDFP-15, GATA3
前立腺癌	PSA, PAP
大腸癌	CDX2
膵臓癌	CA19-9
肝細胞癌	AFP, HePar-1
尿路上皮癌	Uroplakin III, GATA3
腎細胞癌	CD10, RCC
卵巣癌（漿液性）	CA125, Mesothelin, WT1
甲状腺癌	TTF-1, Thyroglobulin
悪性リンパ腫	LCA, CD45, CD20
肉腫	Vimentin, Desmin
悪性黒色腫	S-100, HMB-45, Vimentin, NSE, Melan-A
神経内分泌腫瘍	Chromogranin, Synaptophysin, NSE
胚細胞腫瘍	AFP, hCG, PLAP, Oct4

タも乏しい．PET-CTは，CTやMRIで原発巣が検索困難もしくは特定できない場合に検討する．
- 多くの腫瘍マーカーは，原発巣特定に有用であるといったエビデンスはなく，系統的レビューでは原発巣検索に腫瘍マーカー測定を推奨していない[15)16)]．一方で，正中線上（縦隔，後腹膜，肺）に腫瘍が分布する低分化がんでは，α-fetoprotein（AFP）[17)]やβ human chorionic gonadotropin（βhCG）[18)]が上昇していた場合に，特定の治療により治癒の可能性がある胚細胞腫瘍と推定できる．骨転移を有する男性では，PSA測定により前立腺癌[19)]，腹膜，腹水中の腺癌を有する女性ではCA125測定により原発性腹膜癌と推定でき，治療法選択に役立つ[20)]．

4 病理組織診断

- 上記のさまざまな検査にて同定された，最も侵襲が少なく組織採取可能な部位から生検を行う．その病理組織診断により，まず悪性腫瘍かどうかを判別する．悪性腫瘍であれば，上皮性悪性腫瘍，リンパ腫やその他の血液悪性腫瘍，悪性黒色腫，肉腫の鑑別を行う．
- 組織型として高分化または中分化腺癌（60%），低分化腺癌または未分化癌（29%），扁平上皮癌（5%），未分化悪性新生物（5%），神経内分泌癌（1%）に分類される[21)]．

- 二次的な検査として免疫組織化学的染色により，細胞系譜，原発部位の推定が行われる．細胞系譜の同定としては，上皮性悪性腫瘍ではサイトケラチンやepithelial membrane Ag（EMA），リンパ腫ではcommon leukocyte Ag（CLA）やCD20，悪性黒色腫ではS100蛋白，肉腫ではビメンチンやデスミン，神経内分泌腫瘍ではクロモグラニンやシナプトフィジンなどが用いられる．原発巣推定のためには，サイトケラチンの発現による分類が広く行われている[15)22)23)]（表1）．さらに上皮性悪性腫瘍の場合，PSA陽性なら前立腺癌，TTF-1陽性なら肺癌，GCDFP-15陽性やmammaglobin陽性なら乳癌，CDX2陽性なら消化器がんなどといった推定が行われている（表2）．扁平上皮癌においては，原発巣推定に有用な免疫組織化学マーカーは報告されていない．近年，扁平上皮癌の頸部リンパ節転移原発巣推定に，p16の免疫染色やヒトパピローマウイルス（human papilloma virus：HPV）やEpstein-Barrウイルス（EBV）の検出が有用であることが報告され[24)25)]，2017年のUnion for International Cancer Control（UICC）新分類では，原発不明頭頸部転移でHPVあるいはp16陽性の場合はHPV関連中咽頭癌，EBV陽性の場合は上咽頭癌として分類されることとなり，p16免疫染色，Epstein-Barr early ribonucleoprotein（EBER）の in situ hybridization法は必須の検査となっている[26)]．

表3 予後良好群（favorable subset）とその治療方針

特定の治療を有するグループ（予後良好群）	治療方針
腺癌，女性，腋窩リンパ節転移のみ	潜在性乳癌として腋窩リンパ節転移陽性乳癌に準じて乳房切除もしくは放射線照射＋腋窩リンパ節郭清＋術前／術後化学療法±ホルモン療法
漿液性腺癌，女性，がん性腹膜炎，CA125上昇	原発性腹膜癌としてIIIC期の卵巣癌に準じて標準的化学療法（プラチナ＋タキサン併用療法）＋手術（両側付属器切除術＋子宮全摘術＋大網切除術）
腺癌，男性，造骨性骨転移，血清PSA上昇	進行前立腺癌に準じて内分泌療法
低分化癌，若年男性，体正中線上の病変分布（縦隔，後腹膜），βhCG/AFP上昇	poor riskの性腺外胚細胞腫瘍としてBEP（ブレオマイシン＋エトポシド＋シスプラチン）療法
扁平上皮癌，頸部リンパ節転移	頭頸部癌に準じて頸部郭清＋放射線療法
高分化神経内分泌腫瘍	カルチノイドに準じた治療
低分化神経内分泌腫瘍	小細胞肺癌または肺大細胞神経内分泌癌に準じた治療：シスプラチン＋エトポシド，シスプラチン＋イリノテカン

5 分子生物学的診断（遺伝子解析，遺伝子発現プロファイル）

- 腫瘍特異的な遺伝子異常を有する疾患に対して，遺伝子解析が行われる．12番染色体の異常（i(12p)，del(12p)など）を有する胚細胞腫瘍，11番と12番染色体の転座（t(11, 12)(q24; q32)）を有するEwing肉腫/primitive neuroectodermal tumor（PNET）などが知られている．

- 近年では，遺伝子発現プロファイルを用いた原発巣の同定も試みられている．原発巣が同定されている固形がんを対象に，マイクロアレイやRT-PCRによる遺伝子発現プロファイルを用いて原発巣を推定すると，約80％の症例において原発巣の推定が可能であったと報告されている[27)〜29)]．Varadhacharyらは，肺，大腸，膵，乳，前立腺，卵巣のホルマリン固定組織を用いて10遺伝子の定量的RT-PCRを行い，推定制度78％の原発推定アルゴリズムを作成した[30)]．そのアルゴリズムを原発不明がん104症例に適応したところ，61％の症例において原発巣の推定が可能であった．推定された原発巣と臨床的特徴，組織学的特徴は，推定されたがん種の特徴に類似していた．Grecoらは，当初原発不明がんと診断されたが，後に原発が判明した20人のがん組織から92遺伝子のRT-PCRによるデータベースを作成し，他の15人において適応したところ，原発の診断が可能であった[31)]．Horlingsらは，84例の原発巣が既知である腫瘍サンプルを用いて1900遺伝子のマイクロアレイによるデータベースを作成し，原発不明がん患者16人のうちの15人が免疫組織学的に推定される原発と一致した[32)]．しかし，現時点では後向きの検討のみであること，推定された原発巣が真の原発巣であるかどうかの検証が難しいこと，原発巣の推定が予後の改善につながるかどうかが不明であることにより，遺伝子発現プロファイルによる原発巣の診断・治療は臨床試験として実施するべきとされている．

- 日本においてもマイクロアレイによる原発不明がんの原発巣推定の有用性を検討するために「未治療原発不明がんに対するDNAチップを用いた原発巣推定に基づく治療効果の意義を問う第II相試験」（厚生労働省がん臨床研究事業）が行われた[33)]．以前に作成されたアルゴリズムを用いて，遺伝子発現解析結果から原発巣を推定し，推定された原発巣に対する特異的な治療を受ける群（特異治療群：50例）と，推定された原発巣にかかわらずカルボプラチン＋パクリタキセルによる治療を受ける群（経験治療群：51例）に無作為に割り付けた．主要評価項目である1年生存率は，特異的治療群44％，経験治療群54.9％と有意な改善を認めなかった（p＝0.264）．副次評価項目である全生存期間，無増悪生存期間においても9.8か月 対 12.5か月（p＝0.896），5.1か月 対 4.8か月（p＝0.550）と生存期間の有意な延長は示されなかった．

6 予後良好群（favorable subset）の抽出

- 原発不明がんは多様ながん種を含んでいるが，当初原発不明がんと分類された患者において20〜50％の患者では原発巣の推定が可能，もしくは後述する予後良好群に分類可能であったと報告されている．このような予後良好群は，特定の治療（推定される原発巣に準じた治療）を行うことにより予後の改善が見込まれるため，適切な治療を行うことが重要である[15)16)]．表3に，予後良好群の特徴，治療方針を示す．

治療

1 原則

- 予後良好群に対しては，決められた特定の治療を行う．特定の治療を有しない予後不良群に対しては，確立した標準的治療は存在しないが，プラチナ製剤を含む併用療法（特にプラチナ製剤＋タキサン製剤併用療法）が選択されることが多い．

2 予後良好群に対する特定の治療

1 女性，腺癌，腋窩リンパ節転移のみの症例

- 腋窩リンパ節転移陽性の乳癌に準じて治療を行う．局所治療としては，腋窩リンパ節郭清＋同側の乳房切除±放射線照射，術前もしくは術後の薬物療法が標準治療となる．薬物療法に関しては，本章「4 乳癌」を参照してほしい．
- ホルモン受容体（エストロゲン受容体，プロゲステロン受容体）陽性例には内分泌療法，HER2陽性例ではトラスツズマブを追加する．マンモグラフィにて腫瘍性病変を認めなかった症例の約40〜90％において，乳房MRIで原発性乳癌が認められたと報告されている[34)〜37)]．乳房MRIによる乳房内腫瘍の精査は，腫瘍が確認できた場合は乳房温存術，乳房病変が認められなかった場合には放射線照射を，乳房切除の代替として検討する．腋窩リンパ節転移のみを有する女性の原発不明がんに対し，腋窩リンパ節転移陽性乳癌に準じた治療を行った場合の5年生存率は60〜90％程度[38)〜44)]と報告されている．

2 女性，腺癌（漿液性腺癌），がん性腹膜炎を有する症例

- 原発不明がんのなかで上記の特徴を有するものは，原発性腹膜癌として扱う．Gynecologic Oncology Group (GOG) の診断基準では，①卵巣の大きさは正常大もしくは両性変化による腫大，②卵巣以外の病変は卵巣表面の病変より大きい，③顕微鏡的に卵巣には腫瘍を認めない，もしくは漿膜あるいは皮質への浸潤はあるが5mm未満である，④腫瘍の組織学的もしくは細胞学的な特徴は漿液性成分が主体である，が提唱され，すべて満たしたものを原発性腹膜癌と定義している[45)]．
- 原発性腹膜癌は，IIIC期の卵巣癌に準じて治療を行う．手術（子宮全摘術＋両側付属器切除＋大網切除），標準的化学療法（プラチナ＋タキサン併用療法）が推奨される[46)]．高度の腹水貯留などで手術が困難な場合は，術前化学療法を検討する．

dose dense TC 療法もしくは TC 療法＋ベバシズマブ ★★★ [47)48)]

パクリタキセル		
80mg/m²	静注	day 1, 8, 15

カルボプラチン		
AUC 6	静注	day 1

3週毎　6〜9サイクル

もしくは

パクリタキセル		
175mg/m²	静注	day 1

カルボプラチン		
AUC 6	静注	day 1

ベバシズマブ		
15mg/kg	静注	day 1

3週毎　6サイクル

3 男性，腺癌，造骨性骨転移，PSA上昇の症例

- 男性で造骨性骨転移を呈するものでは，前立腺癌が最多である．また，PSAは前立腺癌に特異的な腫瘍マーカーとして広く使用されている．そのため，このような症例では転移性前立腺癌に準じて，内分泌療法を中心に治療を行う[49)]．内分泌療法不応例であれば，化学療法が選択される．

4 若年男性，低分化癌，体正中線上の病変分布（縦隔，後腹膜など）

- 胚細胞腫瘍の約2〜5％は，性腺外である後腹膜や縦隔などの体中心線上に発生し，性腺外胚細胞腫瘍と呼ばれる[50)]．原発不明がんの予後良好群には，性腺外胚細胞腫瘍の性格をもち，シスプラチンを含む化学療法に良好な反応を示す患者群が含まれている．このような条件を満たす患者では，poor riskの性腺外胚細胞腫瘍に対する治療として，ブレオマイシン＋エトポシド＋シスプラチン（BEP療法）による治療を行うことで治癒の可能性がある．
- 220例の原発不明の低分化癌を対象に，シスプラチン＋ビンブラスチン＋ブレオマイシン（PVB療法）もしくはBEP療法を用いて治療を行った後向き報告では，奏効率63％，完全奏効26％と高く，16％の患者において約5年間無再発生存が得られた[51)]．また，低分化腺癌もしくは未分化癌の原発不明がんのうち，①50歳未満，②病変が主に体中心線上に存在，③腫瘍の急激な増大，④前治療の放射線治

療に対する反応が良好，の1つ以上を満たす34例（男性19例，女性15例）に対するBEP療法の第Ⅱ相試験において，奏効率は53％，生存期間7〜21か月であった[52]．現在，①50歳以下の男性，②体正中線上状（縦隔，後腹膜）もしくは多発肺転移を中心とした病変分布，③病状出現から診断までの期間が短い（3か月未満）もしくは急速な腫瘍の成長，④血清hCGもしくはAFP上昇，⑤過去の放射線治療もしくは化学療法に著効の5項目のうち，2つ以上あてはまる場合は，性腺外胚細胞腫瘍の性格をもつ集団の可能性が示唆されている[53]．

BEP療法 ★★★ [54)55)]

ブレオマイシン
30U/body　静注　day 1, 8, 15（または day 2, 9, 16）

エトポシド
100mg/m² 　静注　day 1〜5

シスプラチン
20mg/m² 　静注　day 1〜5

3週毎　4サイクル

5 扁平上皮癌，頸部リンパ節転移のみ

■ 上〜中頸部リンパ節転移のみを認め扁平上皮癌である場合は，頭頸部癌に準じて外科的切除（頸部リンパ節郭清）＋放射線療法を行う．外科的切除不能例においてはプラチナ製剤，フルオロウラシル，タキサン製剤などを用いた導入化学療法[56]や，化学療法と放射線療法の同時併用療法[57]を考慮する．

■ 頸部リンパ節転移の原発不明の扁平上皮癌の予後因子としては，所属リンパ節転移のステージ（N2，N3）と節外浸潤（extracapsular extension：ECE）が挙げられている[58]．N1かつECEが認められない低リスク患者においては，頸部郭清術単独もしくは片側放射線照射単独のみでも十分な予後が得られると報告されているが，検討された症例数は少ない[59)60)]．近年では，強度強調放射線治療（intensity-modulated radiotherapy：IMRT）を用いた放射線治療，もしくは化学放射線療法により2年生存率が約92％と良好な成績が報告されている[61]．

■ 頸部リンパ節転移の原発不明の扁平上皮癌患者352例の後向き検討では，年齢，性別，予後などの臨床的特徴が頭頸部癌に類似しており，経過中に原発が判明した患者の約半数が頭頸部癌であった[62]．しかし，3割が肺癌であり，扁平上皮癌の頸部リンパ節転移症例においては，気管支鏡などによる肺癌の精査も重要である．

6 高分化神経内分泌腫瘍

■ 高分化神経内分泌腫瘍はカルチノイドと組織学的に類似しており，臨床経過は緩徐であることが多く，ホルモン過剰分泌による症状を呈することがある．ソマトスタチンアナログ（オクトレオチド）を用いた治療が症状改善に有効である[63)64)]．また，オクトレオチドはホルモン過剰分泌症状の有無にかかわらず，中腸型（小腸，虫垂，上行結腸，横行結腸）の高分化型神経内分泌腫瘍の病勢進行の抑制が報告されているが，生存期間の延長については不明である[65]．一方で，化学療法の治療効果は低く推奨されない[66]．

7 低分化神経内分泌腫瘍，小細胞癌

■ 低分化神経内分泌腫瘍は，小細胞肺癌に近い臨床経過をとることが知られており，小細胞肺癌に準じて治療を行う．系統的レビューでは，化学療法感受性が高く，小細胞肺癌に準じたプラチナ含有レジメンにより55％の奏効率，15.5か月の生存期間が期待できると報告されている[67]．原発不明の低分化型神経内分泌腫瘍における第Ⅲ相試験による最適なレジメンは確立していないが，シスプラチン＋エトポシドにより奏効率67％，生存期間中央値19か月[66]，また，カルボプラチン＋エトポシド＋パクリタキセルにより奏効率53％，生存期間中央値19か月[68]と報告されている．

シスプラチン＋エトポシド療法 ★★★ [69)]

シスプラチン
80mg/m² 　静注　day 1

エトポシド
100mg/m² 　静注　day 1〜3

3週毎　4サイクル

シスプラチン＋イリノテカン療法 ★★★ [69)]

シスプラチン
60mg/m² 　静注　day 1

イリノテカン
60mg/m² 　静注　day 1, 8, 15

4週毎　4サイクル

3　予後不良群に対する治療

■ 1980年代より，原発不明がん予後不良群を対象としたいくつかの第Ⅲ相試験が行われてきた．カルボプラチン＋パクリタキセル＋エトポシドとゲムシタビン＋イリノテカンを比較した第Ⅲ相試験に

表4 原発不明がん予後不良群に対する主な治療レジメンの成績（第Ⅱ相試験）[71)〜90)]

	レジメン	症例数	奏効率	生存期間中央値	文献
一次治療	PTX/CBDCA/VP-16	71	48%	11か月	71, 72
	PTX/CBDCA/VP-16 → GEM/CPT-11	132	30%	9.1か月	73
	PTX/CBDCA	77	38.7%	13か月	74
	PTX/CBDCA vs GEM/VNR	42	38%	11か月	75
		45	29%	7か月	
	DTX/CDDP	26	26%	8か月	76
		45	65.1%	11.8%	77
	DTX/CBDCA	47	22%	8か月	76
		23	17%	5.3か月	78
	PTX/GEM/CBDCA	120	25%	9か月	79
	GEM/CBDCA	50	28%	7.8か月	80
	GEM/CDDP/VP-16	30	36.6%	7.2か月	81
	GEM/CAPE/CBDCA	33	36.4%	7.6か月	82
	GEM/DTX	36	40%	10か月	83
	CPT-11/CBDCA	45	41.9%	12.2か月	84
	S-1/CDDP	46	41.3%	17.4か月	85
	5-FU/L-OHP（FOLFOX6）	23	35%	9.5か月	86
二次治療	GEM/CPT-11	40	10	4.5か月	87
	GEM	39	8	─	88
	GEM/DTX	15	28.5	8か月	89
	CAPE/L-OHP	25	13	3.9か月	90

PTX：パクリタキセル，CBDCA：カルボプラチン，VP-16：エトポシド，GEM：ゲムシタビン，CPT-11：イリノテカン，VNR：ビノレルビン，DTX：ドセタキセル，CDDP：シスプラチン，CAPE：カペシタビン，L-OHP：オキサリプラチン，5-FU：5-フルオロウラシル

おいては，目標症例数320例のところ198例で登録終了となった[70)]．奏効率はそれぞれ18％，18％であり，生存期間はそれぞれ7.4か月，8.5か月と2群間に差を認めなかった．また，さまざまなレジメンで第Ⅱ相試験が行われてきたが，いずれも標準治療として満足のいく結果を得ることはできておらず，標準治療といえるレジメンは確立していない（表4）．

- 1990年代後半よりプラチナ製剤，タキサン製剤の併用療法による1年を超える生存期間が示されるようになり，日常診療ではプラチナ製剤とタキサン製剤，特にカルボプラチン＋パクリタキセルによる治療が汎用されている．一方で，そもそもbest supportive care（BSC）と比較して化学療法が予後を改善しているかどうかも不明であるため，診断時点よりBSCという選択肢も挙がる．プラチナ製剤とタキサン製剤による併用療法で初回治療に抵抗性となった後の二次治療も，標準治療は存在しない．

カルボプラチン＋パクリタキセル療法 ★★ [74)75)]

カルボプラチン
AUC 5〜6　静注　day 1
パクリタキセル
175〜200mg/m² 静注　day 1

3週毎

4 分子標的薬

- 近年，悪性腫瘍の発生，増殖，転移にかかわる分子作用機序の解明が進み，それらの分子を標的として多くの分子標的薬の開発が進められ，さまざまながん種においてその有効性が示され，標準治療の1つとして推奨されている．
- 原発不明がんにおいては，0〜2レジメンまでの前治療歴を有する原発不明がん51例（初回治療14例）を対象に，血管新生阻害薬のベバシズマブと抗EGFR（epidermal growth factor receptor）阻害薬

のエルロチニブの併用療法の第II相試験が行われた[91]．奏効率10％，無増悪生存期間中央値3.9か月，全生存期間中央値7.4か月であり，生存期間の延長に寄与しているかどうかは不明である．原発巣の推定が可能であった原発不明がんに関しては，推定される原発巣の標準治療である分子標的薬の使用は，治療のオプションと考えられる．

標準治療のチェックに役立つウェブサイト

海外

European Society for medical Oncology (ESMO) の診療ガイドライン
- Evidence-based guideline であり，信頼性が高い．
- エビデンスレベル，推奨度の基準があり記載されている．

 https://www.esmo.org/Guidelines/Cancers-of-Unknown-Primary-Site

National Comprehensive Cancer Network (NCCN) のガイドライン
- 閲覧には簡単な会員登録が必要．
- 米国の28のCancer Centerによるガイドライン．
- 網羅的にフローチャート形式でつくられているので，わかりやすい．
- 短期間で最新情報がアップデートされる．
- evidence-based guideline ではなく委員会によるconsensus-based guideline である．
- Occult Primary

 https://www.nccn.org/professionals/physician_gls/default.aspx

- 日本語のサイト

 https://www2.tri-kobe.org/nccn/guideline/occult/index.html

UpToDate®
- 最新の医学情報がまとめられている．

 https://www.uptodate.com/contents/search

国内

日本臨床腫瘍学会の原発不明がん診療ガイドライン
- 2018年に改訂第2版が刊行された．
- 日本語の evidence-based guideline であり，くわしく解説されている．
- 最新版の WEB 上での公開は，日本臨床腫瘍学会会員に限定されている．

 http://www.jsmo.or.jp/about/kanko.html

文献

1) Ann Oncol 2011; 22 Suppl 6: vi64-8.
2) Crit Rev Oncol Hematol 2009; 69(3): 271-8.
3) J Clin Oncol 2011; 29(4): 435-40.
4) Eur J Gynaecol Oncol 1997; 18(5): 343-8.
5) J Clin Oncol 1994; 12(6): 1272-80.
6) J Clin Oncol 1992; 10(6): 912-22.
7) J Clin Oncol 2002; 20(24): 4679-83.
8) Cancer 2006; 107(11): 2698-705.
9) J Clin Oncol 1995; 13(8): 2094-103.
10) Semin Oncol 1991; 18(2): 64-79.
11) Head Neck 1998; 20(8): 739-44.
12) Cancer 2007; 109: 292-9.
13) Oncologist 2011; 16(4): 445-51.
14) Eur Radiol 2009; 19(3): 731-44.
15) Eur J Cancer 2003; 39(14): 1990-2005.
16) Lancet 2012; 379(9824): 1428-35.
17) Cancer 1974; 34(4 Suppl): 1510-5.
18) Cancer 1982; 50(11): 2289-94.
19) N Engl J Med 1987; 317(15): 909-16.
20) Obstet Gynecol Surv 1999; 54(5): 323-35.
21) N Engl J Med 1993; 329(4): 257-63.
22) Cancer 2004; 100(9): 1776-85.
23) Semin Oncol 2009; 36(1): 8-37.
24) J Laryngol Otol 2016; 130(S2): S170-5.
25) Int J Cancer 2017; 140(6): 1405-12.
26) 日本頭頸部癌学会編. 頭頸部がん診療ガイドライン 2018年版, 金原出版, 2018.
27) Am J Pathol 2004; 164(1): 9-16.
28) Cancer Res 2001; 61(20): 7388-93.
29) Proc Natl Acad Sci U S A 2001; 98(26): 15149-54.
30) J Clin Oncol 2008; 26(27): 4442-8.
31) Oncologist 2010; 15(5): 500-6.
32) J Clin Oncol 2008; 26(27): 4435-41.
33) J Clin Oncol. 2019; 37(7): 570-9.
34) Ann Surg Oncol 2005; 12(12): 1045-53.
35) Fourquet A, et al. Occult primary cancer with axillary metastases. In: Harris JR, et al eds. Diseases of the Breast, 3rd ed. Lippincott Williams and Wikins, 2004, p1047.
36) AJR Am J Roentgenol 2000; 174(4): 1079-84.
37) Ann Surg Oncol 2000; 7(6): 411-5.
38) Breast Cancer 1995; 2(2): 105-112.
39) Hum Pathol. 1990; 21(5): 518-23.
40) Arch Surg 1990; 125(2): 210-4.
41) World J Surg 2004; 28(6): 535-9.
42) Cancer 1990; 66(7): 1461-7.

43) Int J Radiat Oncol Biol Phys 2000; 48(2): 347-54.
44) Breast Cancer 2003; 10(4): 330-4.
45) Gynecol Oncol 2003; 89(1): 148-54.
46) Crit Rev Oncol Hematol 2010; 75(1): 27-42.
47) Lancet 2009; 374(9698): 1331-8.
48) N Engl J Med 2016; 374(8): 738-48.
49) Lancet 2000; 355(9214): 1491-8.
50) J Clin Oncol 2002; 20(7): 1864-73.
51) J Clin Oncol 1992; 10(6): 912-22.
52) Ann Oncol 1990; 1(2): 119-22.
53) Greco F, et al. Cancer of unknown primary site. In: De Vita VT, et al eds. Cancer Principles and Practice of Oncology, 8th ed. Lippincott Willams & Wilkins, 2008, p2863.
54) N Engl J Med 1987; 316(23): 1435-40.
55) Lancet 2001; 357(9258): 739-45.
56) N Engl J Med 2007; 357(17): 1695-704.
57) N Engl J Med 2004; 350(19): 1945-52.
58) Eur Arch Otorhinolaryngol. 2003; 260(8): 436-43.
59) Head Neck 2002; 24(3): 236-46.
60) Arch Otolaryngol Head Neck Surg 2007; 133(12): 1282-7.
61) Int J Radiat Oncol Biol Phys 2011; 81(5): 1405-14.
62) Radiother Oncol 2000; 55(2): 121-9.
63) N Engl J Med 1986; 315(11): 663-6.
64) Cancer 1996; 77(22): 402-8.
65) J Clin Oncol 2009; 27(28): 4656-63.
66) Cancer 1991; 68(2): 227-32.
67) Cancer Treat Rev 2011; 37(5): 358-65.
68) J Clin Oncol 2006; 24(22): 3548-54.
69) N Engl J Med 2002; 346(2): 85-91.
70) Cancer J 2010; 16(1): 70-5.
71) J Clin Oncol 1997; 15(6): 2385-93.
72) Cancer 2000; 89(12): 2655-60.
73) Oncologist 2004; 9(6): 644-52.
74) J Clin Oncol 2000; 18(17): 3101-7.
75) Br J Cancer 2009; 100(1): 44-9.
76) Ann Oncol 2000; 11(2): 211-5.
77) Am J Clin Oncol 2010; 33(1): 32-5.
78) Acta Oncol 2008 ;47(6): 1148-55.
79) J Clin Oncol 2002; 20(6): 1651-6.
80) Br J Cancer 2006; 95(10): 1309-13.
81) Ann Oncol 2003; 14(9): 1425-9.
82) Cancer 2007; 110(4): 770-5.
83) Cancer 2004; 100(6): 1257-61.
84) Br J Cancer 2009; 100(1): 50-5.
85) Invest New Drugs 2013; 31(6): 1568-72.
86) Cancer Chemother Pharmacol. 2016; 77(1): 163-8.
87) Cancer 2005; 104(9): 1992-7.
88) Cancer Invest 2001; 19(4): 335-9.
89) Anticancer Res 2003; 23(3C): 2801-4.
90) Acta Oncol. 201; 49(4): 431-5.
91) J Clin Oncol 2007; 25(13): 1747-52.

(橋本　淳)

III 各種がんの治療

16 皮膚癌

① 悪性黒色腫

疫学・診断

1 疫学

- 白人の多い欧米に比べ日本では悪性黒色腫はまれであるが、世界的には高齢化社会になるに伴い増加傾向にある。2019年には米国では年間9万人程度の新規患者が予想されているのに対して、日本では年間1500〜2000人と考えられている[1)2)]。
- 2011〜2013年に行われた日本でのがん登録によると、5566人が登録され、性別では男性46.1%に対し、女性53.9%と女性が多かった[2)]。年齢別には39歳以下が8.2%、40〜69歳が44.3%、70歳以上が47.5%となっている。発生部位は下肢が49.8%と最も多く、次いで上肢が16.6%、体幹が11.8%、頭頸部が6.3%となっている。この分布は、体幹部や非末端部四肢での発生が多い白色人種とかなり異なっている。
- 日本人に多い四肢末端型の acral lentiginous melanoma と、欧米人に多い体幹の皮膚にみられる悪性黒色腫とでは、BRAF変異などの特異的な変異の頻度も含めて違いがあるので、欧米での分類や治療法、臨床試験の結果をそのままあてはめることができるかについては、観察が必要である。
- 日本では、イピリムマブに続き、2014年の7月に世界に先駆けてニボルマブが認可された。イピリムマブとニボルマブの併用は、2018年の5月に認可された。
- 分子標的薬ではBRAF変異（V600EあるいはV600K）のある悪性黒色腫に対して、2011年にBRAF阻害薬ベムラフェニブ、2013年にダブラフェニブとMEK阻害薬であるトラメチニブ、2015年にもう1つのMEK阻害薬コビメチニブ、米国では2018年に3つめの組み合わせであるエンコラフェニブ（BRAF阻害薬）とビニメチニブ（MEK阻害薬）が加わった。
- Stage 3以上の切除後症例に対して、術後補助療法としてニボルマブが認可された。

2 病理

- 発生部位により、大きく3つに分けられる。

1 皮膚原発の悪性黒色腫（cutaneous melanoma）

- 若年時の一過性の紫外線曝露が関与しているものが多いとされるが、慢性的な日光曝露が原因のものもある。異型母斑（atypical nevus）をもつ人は、悪性黒色腫の発生頻度が高いとされ、定期的な皮膚科医によるスクリーニングが推奨されている。BRAF変異は、若年者により多くみられ、年齢が上がるにつれて頻度が下がるとの観察がなされている[3)]。
- 2015年に発表された日本の報告では、BRAF変異が30.4%、NRAS変異が12.3%、CKIT変異が12.9%と、BRAF変異が50%前後にみられる欧米に比べると低い[4)]。
- 皮膚原発の悪性黒色腫は、さらに以下の4病型に分類される。

1) 悪性黒子型黒色腫（lentigo maligna melanoma）
- 顔面、頭頸部、四肢など慢性的に日光曝露を受けやすい部位にみられ、高齢者に多い。進行は他の病型に比べ緩やかで、手術による治癒の可能性も高い。

2) 表在拡大型黒色腫（superficial spreading melanoma）
- 白人には最も多いとされる病型で、異型母斑から発生することが多いとされるが、正常皮膚から生じることも確認されている。背中や、下肢の背面に多くみられる。

3) nodular melanoma
- 皮膚原発の悪性黒色腫のなかでは最も悪性度が高いとされ、全身どこにでもみられ、急速に成長する。深達度も深く、転移が多いとされる。

4) 末端黒子型黒色腫（acral lentiginious melanoma）
- 日本で最も多い病型であり、日光曝露の少ない足底、手掌、爪床にみられる。

2 粘膜原発の悪性黒色腫（mucosal melanoma）

- 口腔、副鼻腔、腟、肛門、消化管粘膜などの日光曝露に関係しない部位に発生する。白人に比べ、

有色人種では相対的な頻度が高い．前述した足底などにみられる末端黒子型黒色腫と共通点があると考えられている．BRAF変異がみられる例ではBRAF阻害薬が奏効するが，C-KITの変異が10～20％にみられ，これを標的にするイマチニブ，ダサチニブによる奏効例が報告されている[5]．

3 眼を原発とする悪性黒色腫（uveal melanoma）

- 眼底カメラの普及により，視力障害などの症状が出る前に早期に偶然発見されることも増えている．治療は，転移がなければ放射線小線源治療，手術が基本である．3番染色体に欠損がみられると，高頻度で転移が起こることが知られている．また，遺伝子発現のパターンによって大きく2つに分けられ，転移の頻度，つまり予後が大きく変わっていることが報告されている[6]．肝臓に転移することが多く，転移が肝臓に限局する場合にはtranscatheter arterial chemo-embolization（TACE）などの局所療法，あるいはメルファランの大量肝動脈内投与などが行われる．
- BRAF変異を特徴とする皮膚原発悪性黒色腫と違い，眼を原発とする悪性黒色腫では，G-proteinのシグナル伝達部位をコードするGNAQあるいはGNA11の異常が80％程度に認められるが，これに対する治療法はまだみつかっていない．2013年のAmerican Society of Clinical Oncology（ASCO）では，MEK阻害薬セルメチニブをテモゾロミドと比較した第II相試験で無再発生存期間を7週間から15.9週間に延長することが報告されたが，第III相試験ではネガティブであり標準治療は確立されていない．免疫チェックポイント阻害薬で効果がみられることもあるが，皮膚悪性黒色腫と比較して，奏効率は低い．米国でも新規の患者が2000例程度のまれな疾患であり，今後の進展が期待される[7)8]．

3 臨床症状

- 早期の悪性黒色腫は，症状を伴わないことがほとんどであり，欧米では，「悪性黒色腫のABCDE」として，白人には日頃から定期的に皮膚科を受診することが推奨されている．
- Aはasymmetry（非対称性）を，Bはborder irregularity（辺縁の不整）を表す．Cはcolorで色調のまだらな様子，Dはdiameterで径が6mm以上のものには注意を払うことが勧められている．悪性黒色腫は良性の母斑に比べて，形や辺縁が不整で，また色調もまだらなものが多い．Eのevolving（経時的な変化）をABCDの最後に加えて，ABCDEとなった．大きさ，形状，色調が，時を経て変化するものには特に注意が必要であり，皮膚科医を受診することが大切である．皮膚科では，ダーモスコープを用いた詳細な観察，そして疑わしいものは生検が行われる．

4 診断

1 原発皮膚病変の確定診断

- 疑わしい病変があれば，確定診断のために病理組織検査が必須である．深達度の判断が病期分類，治療法決定に重要であり，できれば最低2～3mmの正常皮膚を含めて完全切除することが望ましい．悪性黒子型黒色腫のように病変部が広い場合は，最も異常と思われる部分をpunch biopsyで採取することが行われる．
- 診断には，皮膚の組織構造の変化を確認することが重要とされる．原発巣，あるいは転移巣では，免疫組織染色でS-100，HMB-45（抗メラノソーム抗体），MART-1が用いられる．それらが染まらない非典型的な悪性黒色腫も存在する．

2 リンパ節転移に対する診断

- 深達度が0.8mm以上，あるいは0.8mm以下でも潰瘍を伴う場合には，色素や放射性同位元素を用いて，センチネルリンパ節生検を行うことがNational Comprehensive Cancer Network（NCCN）およびASCOのガイドラインでは推奨されている[9]．これでリンパ節に転移が確認された場合は，残りの領域リンパ節の郭清がスタンダードであったが，予防的にリンパ節の郭清をする群と郭清なしで超音波検査で定期的に経過観察する群を比べたMSLT2の結果を受けて，臨床的に明らかなリンパ節転移が疑われる時以外には，予防的リンパ節郭清を行うことは少なくなっている[10]．
- 4mm以上の深達度を示す場合は，領域リンパ節とともに全身転移を起こしてくる確率が高く，センチネルリンパ節生検，そして根治リンパ節郭清の治療的意義は低いが，領域リンパ節への転移が陰性である場合は，陽性の場合に比べ予後がよいと考えられており，予後判定のためにこれらを行う場合がある．

3 全身転移に関する診断

- 悪性黒色腫の原発巣切除の前後の病期判定について

は，深達度 2～4mm で潰瘍病変を伴うもの，4mm 以上の深達度を示すものについては，リンパ節，全身転移の検索に PET/CT，CT，脳 MRI が用いられることが多い．

5 病期分類（ステージング）(AJCC 第 8 版，2017)

1 TNM 分類

- American Joint Committee on Cancer (AJCC) は，2017 年に悪性黒色腫に関する TNM 分類を改訂した[3]．
- 大きな変更点は，深達度が従来の小数点 2 桁から 1 桁になったこと，mitotic index が T1 分類から外れたことである．ただ予後に相関する因子としては重要で，記載をすることが推奨される．リンパ節転移については，microscopic, macroscopic という分け方はせずに，clinically occult（センチネルリンパ節生検で確認）と clinically detected（身体所見あるいは画像検査で確認）に分けることになった．2009 年分類と同様，悪性黒色腫細胞が S-100，HMB-45（抗メラノソーム抗体），MART-1 を用いた免疫組織染色上で認められれば，陽性（clinically occult）と判定する．
- M 分類は，転移部位により M1a（皮膚，筋肉を含めた軟部組織，遠隔リンパ節），M1b（肺転移），M1c（それ以外の臓器への転移），M1d（中枢神経系への転移）と分類が増え，さらにその後ろに LDH の上昇の有無を，(0) LDH 正常，(1) LDH 上昇と区別をするようになった．

原発腫瘍 (T)

- TX 原発腫瘍の評価が不可能
- T0 原発腫瘍を認めない
- Tis 上皮内癌（腫瘍細胞が表皮内，粘膜上皮内に限局）
- T1 腫瘍の厚さ 1mm 以下
  - T1a 0.8mm 以下でかつ潰瘍のないもの
  - T1b 0.8mm 以下だが潰瘍のあるもの，あるいは 0.8mm より厚く 1.0mm 以下
- T2 腫瘍の厚さが 1mm よりも大きく，2mm 以下
  - T2a 潰瘍のないもの
  - T2b 潰瘍のあるもの
- T3 腫瘍の厚さが 2mm よりも大きく，4mm 以下
  - T3a 潰瘍のないもの
  - T3b 潰瘍のあるもの
- T4 腫瘍の厚さが 4mm よりも大きい
  - T4a 潰瘍のないもの
  - T4b 潰瘍のあるもの

領域リンパ節 (N)

- NX 領域リンパ節転移の評価が不可能
- N0 領域リンパ節転移なし
- N1 リンパ節転移が 1 個あり
  - N1a clinically occult（顕微鏡下の検査でわかる）
  - N1b clinically detected（臨床的に確認）
  - N1c リンパ節転移は認めないが，衛生病変や intransit metastasis を認める
- N2 リンパ節転移が 2～3 個あり
  - N2a clinically occult（顕微鏡下の検査でわかる）
  - N2b 少なくとも 1 つのリンパ節転移が clinically detected（臨床的に確認）
  - N2c 少なくとも 1 つのリンパ節転移があり，衛星病巣の存在や原発巣と領域リンパ節との間の皮膚転移（in-transit metastasis）を認める
- N3 リンパ節転移が 4 個以上ある，転移リンパ節が一塊となっている，あるいはリンパ節転移があり，かつ衛星病巣や in-transit metastasis を認める
  - N3a clinically occult（顕微鏡下の検査でわかる）
  - N3b 少なくとも 1 つのリンパ節転移が clinically detected（臨床的に確認）
  - N3c 少なくとも 2 つのリンパ節転移，あるいは一塊となったリンパ節を認め，かつ衛星病巣の存在や原発巣と領域リンパ節との間の皮膚転移（in-transit metastasis）を認める

遠隔転移 (M)

- M0 遠隔転移を認めない
- M1 遠隔転移を認める
  - (0) 血清 LDH 値は正常
  - (1) 血清 LDH 値は増加
  - M1a 皮膚，軟部組織，リンパ節への遠隔転移
  - M1b 肺転移
  - M1c ほかの内臓転移
  - M1d 脳神経系への転移

2 病期分類

Stage	T	N	M
0	Tis	N0	M0
IA	T1a/b	N0	M0
IB	T2a	N0	M0
IIA	T2b, T3a	N0	M0
IIB	T3b, T4a	N0	M0
IIC	T4b	N0	M0
IIIA	T1a/b, T2a	N1a, N2a	M0
IIIB	T0	N1b, N1c	M0
	T1a/b, T2	N1b/c, N2b	M0
	T2b, T3a	N1a/b/c, N2a/b	M0
IIIC	T0	N2b/c, N3b/c	M0
	T1a/b, T2a/b, T3a	N2c, N3a/b/c	M0
	T3b, T4a	N1 以上の Any N	M0
	T4b	N1a/b/c, N2a/b/c	M0
IIID	T4b	N3a/b/c	M0
IV	Any T, Tis	Any N	M1

- 臨床病期については，治療法，予後の違いにより，以下のように大きく分類される．

1）0 期：病変が上皮にとどまるもの（melanoma in situ）

- 基本的には転移しないと考えられるが，実際は，浸潤癌であっても退縮が認められ，表皮内癌との鑑別が困難な症例もあるので，0 期の診断は皮膚病理に詳しい病理医によりなされることが望ましい．

2）IA 期

- 皮膚原発巣の深達度（厚さ）が 1mm 以下で，リンパ節転移を認めない．5 年生存率は 99％で，10 年生存率は 98％と，予後は一般的によい．

3）IB～II 期

- 皮膚原発巣の深達度（厚さ）が 1mm 以下であるが，潰瘍性変化を認めるもの，もしくは，mitotic index 1 以上（T1b），さらに深達度 1mm 以上（T2～4）で，かつリンパ節転移を認めないものが，これに含まれる．5 年生存率は IB 97％，IIA 94％，IIB 87％，IIC 82％と報告されている（AJCC Cancer Staging Manual）．特に，T4b 原発巣の深達度が 4mm 以上で潰瘍を伴っているもの（Stage IIC）は，リンパ節転移がなくても 5 年生存率 82％と予後は悪い．

4）III 期

- 領域リンパ節の転移を認めるもの．もしくは，原発巣と領域リンパ節の間の皮膚に転移を認めるもの（in-transit metastasis, N2c）．5 年生存率は IIIA 93％，IIIB 83％，IIIC 69％，IIID 32％と報告されている（AJCC Cancer Staging Manual）．N3（4 個以上の領域リンパ節転移が認められる場合），原発巣に潰瘍を伴う場合，臨床的に領域リンパ節の転移が明らかな症例（N1b, N2b, N3b）は，センチネルリンパ節生検によって顕微鏡下にリンパ節病変（clnically occult, N1a, N2a, N3a）を認める症例に比べて，明らかに予後が悪い．

5）IV 期

- 領域リンパ節を越えた領域に遠隔転移を認めるもの．第 7 版では 5 年生存率は 10％前後と報告され，一時的な腫瘍の縮小を得られても，治癒することは非常に難しいと考えられていた．免疫チェックポイント阻害薬の登場で長期寛解もみられるようになってきているため，第 8 版では IV 期の生存率について，実際の数字は報告されていない．

治療

1 皮膚原発巣の治療

- 悪性黒色腫は，その近傍に衛星病変（satellite lesions）をもつことが知られており，従来は健常皮膚を大きく切り取ることが主流であったが，近年は切除範囲が縮小される傾向にある．一般的には，2mm 以上の厚さを示す病変では，腫瘍辺縁から最低 2cm の健常皮膚を再切除することが推奨されている．1～2mm 以下の病変では 1～2cm の広範切除を，それ以下の病変は 1cm，また melanoma in situ では 5mm の皮膚切除を行う．深部は皮下脂肪組織まで切除することが推奨されている．
- 日本人に多い，爪に発生する悪性黒色腫では，十分な切除範囲を確保し，切除後皮膚の再建をスムーズに行うために，病変部位を含んだ指関節の切断，形成を行うこともある．また，顔面など広範囲切除が困難な場所については，頭頸部外科医，形成外科医の協力を得ながら，5mm 程度の最低限のマージンを保った切除が考慮されることもある．深達度が 1mm 以上，あるいは潰瘍を認めたり，mitotic index が 2 以上の症例では，原発部位の広範切除の際に，同時にリンパ節の検査を行う．

2 リンパ節転移に対する治療

- 触診，また画像から臨床的に，あるいはセンチネルリンパ節生検により，領域リンパ節転移がみつかっ

た場合，残りのリンパ節に転移がないかどうかを調べるため，根治的リンパ節郭清を行うことが標準的であったが，2017年に報告された超音波による経過観察群と予防的な根治リンパ節郭清を比べたMSLT2試験で生存率に大きな差がなかった結果を受け，臨床的にリンパ節転移が認められない限り，広範なリンパ節郭清を行うことは少なくなった[10]．

- 悪性黒色腫は放射線感受性が低いとされているが，再発をきたすと切除が難しい頭頸部や，腋窩，鼠径部において，3cm以上のリンパ節や，4個以上のリンパ節，あるいはリンパ節外浸潤を認める場合は，局所再発を減らすために術後放射線療法を行うことがある．ただし，生存率への寄与はまだ証明されていない．
- また，局所再発，リンパ節再発症例で，手術不能症例などに，局所症状の軽減のために緩和的放射線治療が行われることがある．

1 術後補助療法の有効性

- 米国では，原発病変の厚さが4mm以上（Stage IIB, IIC），あるいは領域リンパ節転移のある症例（Stage III），時には限局的な転移巣が切除されたStage IVの患者に対し，術後療法を行うことがある．
- ニボルマブを1年間投与することで，12か月時点での無再発率が70.5％ vs.60.8％（イピリムマブ）（HR＝0.65；95％ CI 0.51-0.83，p＜0.001）と改善を認めた[11]．ペムブロリズマブも同様に術後1年間の投与で，12か月時点での無再発率が75.4％ vs.61.0％（プラセボ）（HR＝0.57；95％ CI 0.43-0.74，p＜0.001）と改善を認めた[12]．また，BRAF変異（V600E/V600K）のある患者に対してダブラフェニブとトラメチニブを1年間投与することで，3年時点での無再発率が58％ vs. 39％（プラセボ）（HR＝0.47；95％ CI 0.39-0.58，p＜0.001）と改善を認めた[13]．12か月時点での無再発率は88％ vs. 56％（プラセボ）と報告されている．2019年11月の時点では，ニボルマブ，ペムブロリズマブそしてダブラフェニブとトラメチニブが術後療法として，米国また日本で認可を受けている．上記の3つの臨床試験は，対象となるステージが少しずつ違うので，直接の比較は難しい．この結果を受けて，インターフェロン，イピリムマブは事実上，術後補助療法としては使われなくなった．
- 日本では，原発部位にインターフェロンベータを300万単位10日間連続局注するフェロン維持療法なども行われているが，その有効性は確立されていない．
- NCCNのガイドラインでも，経過観察，ニボルマブ，ペムブロリズマブ，ダブラフェニブ＋トラメチニブ，また臨床試験が選択肢として挙げられており，患者の希望も含めた個々の症例に即した判断が勧められている．

ニボルマブ療法 ★★★
ニボルマブ
240mg　静注　2週毎　12か月

ペムブロリズマブ療法 ★★★
ペムブロリズマブ
200mg　30分静注　3週毎　12か月

ダブラフェニブ＋トラメチニブ療法 ★★★
ダブラフェニブ
150mg　1日2回　内服（空腹時）
トラメチニブ
2mg　1日1回　内服（空腹時）
12か月

3 in-transit metastasis, satellite lesions（衛星病変）に対する治療

- 悪性黒色腫の患者のなかには，全身転移は起こさないが，原発巣周辺の皮下もしくは皮内に転移を起こしてくる症例がある（satellite lesions）．また，原発巣と領域リンパ節の間の皮下もしくは皮内に転移を起こしてくる症例（in-transit metastasis）もある（TNM分類でN1c，N2cもしくはN3c）．
- このような症例に対しては，外科的に病変部を切除することも行われるが，四肢に起こってくる再発性，多発性の症例には，isolated limb perfusionという手技により，局所にメルファランなどの抗がん薬を高濃度で投与する治療も行われている．また，局所にBCGやインターフェロンを局注する治療，また，特に表在性の場合は，イミキモド（imiquimod）軟膏の局所投与が奏効する場合もある．

4 全身転移（IV期）に対する治療

1 免疫チェックポイント阻害薬

- 免疫チェックポイント阻害薬は従来の抗腫瘍薬と違い，この抗体自体が悪性黒色腫に直接作用するわけではない．T細胞，あるいは腫瘍，腫瘍傍環境に働くことで，T細胞の活性化を持続させる．
- 抗PD1抗体であるニボルマブは，世界に先駆け

て2014年の7月に日本で認可された．奏効率は30～40％で，長期の効果も報告されている[14)15)]．ペムブロリズマブも抗PD1抗体であり，奏効率は30～40％で，同様に長期に持続する効果も報告されている[16)]．2つの第III相試験から，後述するイピリムマブと比べて奏効率は高く，また副作用の頻度も低いことが証明され，ニボルマブとペムブロリズマブが一次治療として用いられる．イピリムマブとニボルマブの組み合わせは，Grade 3以上の頻度が55.0％でみられたものの，57.6％の奏効率を認めることで，転移性メラノーマの治療として米国では2015年末に，日本では2018年の5月に認可された[15)]．

- イピリムマブ3mg/kg＋ニボルマブ1mg/kg，ニボルマブ3mg/kg，イピリムマブ3mg/kgを比べた第III相試験（Checkmate 067）では，奏効率（57.6％ vs. 43.7％ vs. 19.0％），無増悪生存期間中央値（11.5か月 vs. 6.9か月 vs. 2.9か月）ともに，ニボルマブを含む群が優れていた．Grade 3以上の副作用がみられた頻度はそれぞれ55.0％ vs. 16.3％ vs. 27.3％と，ニボルマブ群がイピリムマブ群に対して低かった．2019年10月のNew England Journal of Medicineにはイピリムマブ＋ニボルマブ併用群の5年生存率が52％との報告があった[17)]．
- ペムブロリズマブ10mg/kg 2週毎，および3週毎，さらにイピリムマブ3mg/kgを比べた第III相試験（KEYNOTE-006）では，奏効率（33.7％ vs. 32.9％ vs. 11.9％）12か月無増悪生存率（74.1％ vs. 68.4％ vs. 58.2％）ともに，ペムブロリズマブがすぐれていた[18)]．Grade 3以上の副作用がみられた頻度はそれぞれ13.3％ vs. 10.1％ vs. 19.9％と，ペムブロリズマブ群がイピリムマブ群に対して低かった．
- 執筆時現在は，体重に基づいた投与量を使わずに，ニボルマブ240mg（2週毎）あるいは480mg（4週毎）を30分での投与，またペムブロリズマブ200mg（3週毎）を30分での投与と，一律の投与量が用いられている（添付文書が変更）．

イピリムマブ＋ニボルマブ療法 ★★★

イピリムマブ
3mg/kg　30分静注

ニボルマブ
1mg/kg　30分静注

3週毎　4サイクル

上記治療後
ニボルマブ
240mg　30分静注　2週毎

ニボルマブ療法 ★★★

ニボルマブ
240mg　30分静注　2週毎

ペムブロリズマブ療法 ★★★

ペムブロリズマブ
200mg　30分静注　3週毎

イピリムマブ療法 ★★★

イピリムマブ
3mg/kg　30分静注　3週毎　4サイクル

- イピリムマブは抗CTLA-4抗体である．CTLA-4（cytotoxic T-lymphocyte antigen 4）は，活性化したT細胞，制御型T細胞（regulatory T cells）に発現して，抗原提示細胞のCD80/86と結合することで，T細胞の活性を抑えるブレーキのような働きがある．イピリムマブはT細胞上のCTLA-4に作用して，悪性黒色腫に対するT細胞の活性を持続させる働きがあると考えられている．イピリムマブとgp100（悪性黒色腫ワクチン）とを比較した第III相試験で，生存期間中央値をコントロール群6.4か月に対し，10.1か月（HR＝0.66）と延長することが証明された[19)]．奏効率は10％程度と高くはないのだが，大量IL-2療法などの免疫療法と同様に，効果が長期にわたって持続する症例が報告されている．
- 副作用として，自己免疫反応による大腸の炎症，下痢が20～30％に報告されている．そのほか，自己免疫性と考えられる皮膚炎，肝炎，甲状腺炎，下垂体や視床下部の炎症も報告されている．いずれも対処法は，ステロイド剤の投与が勧められている．イリノテカンなどによる下痢のように，止瀉薬で対処することで炎症が増悪し，腸管穿孔，死亡例も報告されている．従来の副作用の対処法と違うため，医療者また患者教育が重要である．NCCNとASCOが共同で2018年の2月に副作用ガイドラインを出した．なお副作用については，V章「副作用のマネジメント」も参照してほしい．
- Food and Drug Administration（FDA）に認可された投与方法は，3mg/kg 30分間の静注を，3週毎4サイクルである．患者選択につながるバイオマーカーは，2019年11月の時点ではPDL1発現も含めて確立されていない．イピリムマブと放射線照射を組み合わせることで，抗原提示が促進され，照射された病変以外の腫瘍にも縮小がみられたことが，2012年3月に報告されている[20)]．効果を最大

限に引き出すために，順序また何と組み合わせるか，さまざまな考察が行われている．

2 選択的 BRAF 遺伝子阻害薬＋MEK 阻害薬

- BRAF に選択的なベムラフェニブが，BRAF 変異（V600E，V600K）のある悪性黒色腫で全生存期間を延ばすことが，2011 年に第 III 相試験（BRIM3）で証明された[21]．BRAF の変異は欧米では皮膚原発悪性黒色腫の 50〜60％にみられ，高齢者に比べ若年者で頻度が高いことが知られている．対照群のダカルバジンの奏効率が 5.5％，無再発生存期間は 1.6 か月であったのに対して，ベムラフェニブ群（960mg 1 日 2 回 経口投与）の奏効率は 48.4％（$p < 0.0001$），無再発生存期間は 5.3 か月（$HR = 0.26$, $p < 0.0001$）に改善した．生存期間中央値は，ダカルバジン群が 9.7 か月であるのに対して，ベムラフェニブ群は 13.6 か月であった（$HR = 0.81$, $p = 0.03$）[22]．
- 代表的な副作用は関節痛，皮疹，脱毛，倦怠感，肝機能障害，日光過敏性などである．20〜30％の症例で，皮膚の高分化型扁平上皮癌やケラトアカントーマを誘発したり，その他の皮膚症状を起こすこともあるので，必ずしも副作用が軽いとは言い難いが，腫瘍の縮小が数日以内でみられたり，劇的な症状改善を認めることもある．また，RECIST の基準を満たす奏効率は 5 割程度であるが，RECIST の基準を満たさない例も加えると，9 割近い症例で縮小を認める．
- 問題は，対象が BRAF 変異のある症例に限られること，また肺癌におけるゲフィチニブやエルロチニブと同様で，効果が永続するわけではないことである．前述したように無再発生存期間は 5 か月程度と報告されている．耐性の機序の解明，その対処法の開発が待たれるところである．MEK 阻害薬トラメチニブ，コビメチニブ，ビニメチニブとの組み合わせにより，無再発生存期間また生存期間の延長また扁平上皮癌の発生が減ることから，BRAF 阻害薬と MEK 阻害薬の併用が標準治療となっている[23]．ダブラフェニブ＋トラメチニブ併用群の 5 年生存率は 34％，また完全奏功となった 109 人（19％）の患者に限ると 5 年生存率は 71％との報告が出た[24]．
- ベムラフェニブ，ダブラフェニブ，エンコラフェニブでは，それぞれの副作用に若干の違いがみられ，副作用で一方が使えなくても他方が使えることもある．
- 2019 年 11 月の時点で BRAF 変異（V600E あるいは V600K）陽性患者には，ダブラフェニブとトラメチニブ，またベムラフェニブとコビメチニブ，エンコラフェニブとビニメチニブの組み合わせが米国では認可されている．

ベムラフェニブ療法 ★★★

ベムラフェニブ
960mg　1 日 2 回　内服

ダブラフェニブ＋トラメチニブ療法 ★★★

ダブラフェニブ
150mg　1 日 2 回　内服（空腹時）

トラメチニブ
2mg　1 日 1 回　内服（空腹時）

3 化学療法

ダカルバジン療法 ★★

ダカルバジン
$1000mg/m^2$　静注
または
$200mg/m^2$　静注　day 1〜5

3〜4 週毎

- テモゾロミドがダカルバジンの代わりに用いられることも多い[25]．特に脳転移を伴う症例の化学療法として，放射線照射と併用されることもある．日本では 2019 年現在，保険適用はない．

テモゾロミド療法 ★★ [18]

テモゾロミド
150〜$200mg/m^2$　内服　day 1〜5

4 週毎

- テモゾロミド投与法としては，他に $75mg/m^2$/日で連日経口投与 6 週間，その後 2 週間の休薬がある．このレジメンは，リンパ球減少により日和見感染を起こす可能性があるため，*Pneumocystis jirovecii* 肺炎予防を目的として ST 合剤などの抗菌薬を予防投与する．
- 上記のダカルバジン単剤投与での奏効率は 10〜20％前後で，腫瘍の完全消失を認める症例は極めてまれである．そこで，殺細胞性抗がん薬の有効性を上げるために，これまでに数種の殺細胞性抗がん薬を併用した種々のレジメンが開発されてきた．部分奏効率は改善したが，生存を延長する治療はみつかっていない．悪性黒色腫に多少の効果が認められるとされる殺細胞性抗がん薬には，前述のダカルバジンのほかにシスプラチン，ニトロソウレア（カルムスチン，ニムスチン，ロムスチン），パクリタキセル，nab-パクリタキセル，ビア

ンカアルカロイド（ビンクリスチン，ビンブラスチン）などがある．いずれも単剤で10〜20％の奏効率が報告されている．このような殺細胞性抗がん薬とホルモン薬やbiological response modifier（BRM）を併用した代表的なレジメンを，以下に示す．
- ダカルバジン，シスプラチン，ビンブラスチン，インターロイキン2，インターフェロンを用いた免疫化学療法も米国では用いられることもあったが，免疫チェックポイント阻害薬治療の普及により，現在はほとんど使われていない．代表的なMDアンダーソン・レジメンは，第III相臨床試験でも奏効率の改善は認められたが，生存率の改善は認められなかった．副作用が強く，高齢者の治療としては適さない．

1) タキサンを含んだレジメン
- 米国では，パクリタキセル単剤，あるいは以下のカルボプラチン＋パクリタキセル，カルボプラチン＋アブラキサンのレジメンも実臨床では用いられることもある．奏効率は10〜15％前後と考えられるが，ダカルバジン単剤にまさる臨床効果を直接比較する検証はなされていない．このレジメンにソラフェニブを組み合わせた米国での第III相の臨床試験では，期待された第I/II相試験の結果に反して，ソラフェニブを加える利点が確認されなかった[26]．免疫チェックポイント阻害薬治療後に上記の殺細胞薬を使うと，従来よりも奏功率が高いという後向きの報告もあるが，まだ確立されたものではない．

カルボプラチン＋パクリタキセル療法 ★★

カルボプラチン
　AUC 6　day 1
パクリタキセル
　200〜225mg/m² day 1

3週毎　2〜3サイクル毎に治療効果判定

2) 免疫療法：大量インターロイキン2療法
- 悪性黒色腫には，まれに自然退縮が認められることにより，腫瘍のコントロールに免疫系の関与があることが示唆されてきた．米国National Cancer Institute（NCI）のRosenbergらのグループを中心に，大量インターロイキン2（interleukin 2：IL-2）を投与する治療が開発されてきた[27]．転移症例であっても，5％前後に完全奏効がみられるので，全身状態が良好な若年者かつ転移が肺や皮膚のみの症例では，長期寛解を目的として大量IL-2療法が使われていたが，免疫チェックポイント阻害薬の出現により，使われる頻度は低くなっている．
- 大量IL-2療法の重篤な副作用として，vascular leak syndromeがある．多くの症例で間質への水分貯留が認められ，その結果としての低血圧，体重増加，呼吸不全，腎障害，意識障害などが一過性に認められるが，一般に投与の中止により速やかな症状の回復をみる．上記の副作用のため，ICUなどでの厳重な管理が必要で，米国でも症例数の多い限られた施設でしか行われていない．

大量インターロイキン2療法 ★★

インターロイキン2
60万IU/kg　15分間静注　8時間毎　5日間最大14回の投与　投与終了後10〜15日の休薬
その後2サイクル目の投与（総計28回の投与）を行った後に効果判定．効果が得られた場合は，同様の治療を1〜2回繰り返す．

4 転移の外科的切除

- 遠隔転移巣に対する外科的切除は，他の腫瘍と同じく消化管閉塞や疼痛の軽減のための姑息的手術として行われる場合と，孤立性腫瘤に対し長期生存を狙って行われる場合がある．臓器ごとに差はあるが，領域リンパ節転移が先行しない遠隔転移であること，初回治療から転移巣の出現までの期間が長いこと，切除対象病巣の増大が緩徐であること，術前の血清LDHが低いことなども予後良好因子とされる．このような根治を目的とした手術により，約20〜30％の5年生存率が報告されているが，前向きなランダム化比較試験はない．

5 脳転移の治療

- IV期の患者の約20〜30％に，診断時あるいは経過観察中に脳転移を認める．無症状で発見されることも多い．肺癌や乳癌の脳転移と違い，数mmと小さくとも，腫瘍からの偶発的な出血を起こすことがある．
- 脳転移による症状が認められる場合は，ステロイド薬の投与を開始し，脳神経外科，放射線治療科に専門的治療を依頼する．ガンマナイフなどの高線量の放射線を腫瘍局所に集める放射線治療（定位照射）が，全脳照射に比べ数倍の高線量を照射できるため，局所制御が良好であることが報告されている．
- 腫瘍の数が多くこのような治療が適応とならない場合は，全脳照射（whole brain radiation therapy）を考えるが，悪性黒色腫は一般に放射線感受性が低いと考えられており，全脳照射の治療効果は低い．

脳転移をきたした症例に，血液脳関門を通過するテモゾラミドが，放射線治療と同時併用されることもある．

6 今後の展望

■奏効率は高いが，耐性がいずれみられてしまうBRAF阻害薬/MEK阻害薬と，奏効率は低いが，奏効すれば長期にわたる効果が期待される免疫チェックポイント阻害薬を，どういった順番で使うか，組み合わせるかについては，今後の進展に期待したい．バイオマーカーの確立も必要である．免疫チェックポイント阻害薬と従来の抗がん薬，ワクチン療法，新たな抗体療法，その他の分子標的薬，また手術や放射線治療をどう組み合わせるかの検証も進められている．免疫チェックポイント阻害薬を，術前に用いる臨床試験が多く行われている．治療前後で検体を確認できる術前治療を含む臨床試験は，悪性黒色腫に限らずどのがん腫でも，バイオマーカーの解明のためにも期待されている．腫瘍溶解ウイルスであるtalimogene laherparepvec（T-VEC）も効果がみられ米国では実臨床で用いられている[28]．

標準治療のチェックに役立つウェブサイト

海外

National Comprehensive Cancer Network (NCCN) のガイドライン
- 閲覧には簡単な会員登録が必要．
- 年に数回はアップデートされるので，随時確認するとよい．
- Cutaneous Melanoma
- Uveal Melanoma
- Basal Cell Skin Cancer
- Dermatofibrosarcoma Protuberans
- Merkel Cell Carcinoma
- Squamous Cell Skin Cancer

 https://www.nccn.org/professionals/physician_gls/default.aspx

- 日本語のサイト

 https://www2.tri-kobe.org/nccn/guideline/skin/index.html

European Society for Medical Oncology (ESMO) のガイドライン
- Cutaneous Melanoma

 https://www.esmo.org/Guidelines/Melanoma/Cutaneous-Melanoma

Melanoma Research Alliance のウェブサイト
- 患者さん向けのページも含めてよくまとまっている．

 https://www.curemelanoma.org/about-melanoma/melanoma-staging/understanding-melanoma-staging/

国内

日本皮膚科学会のウェブサイト

 https://www.dermatol.or.jp/modules/guideline/index.php?content_id=2

文献

1) CA Cancer J Clin 2018; 68(1): 7-30.
2) Melanoma Res 2017; 27(5): 492-7.
3) J Clin Oncol 2011; 29(10): 1239-46.
4) J Dermatol Sci 2015; 80(1): 33-7.
5) J Clin Oncol 2013; 31(26): 3182-90.
6) Clin Cancer Res 2007; 13(5): 1466-71.
7) Clin Ophthalmol 2017; 11: 279-89.
8) Curr Oncol Rep 2017; 19(7): 45.
9) Ann Surg Oncol 2018; 25(2): 356-77.
10) N Engl J Med 2017; 376(23): 2211-22.
11) N Engl J Med 2017; 377(19): 1824-35.
12) N Engl J Med 2018; 378(19): 1789-801.
13) N Engl J Med 2017; 377(19): 1813-23.
14) N Engl J Med 2015; 373(13): 1270-1.
15) N Engl J Med 2017; 377(14): 1345-56.
16) N Engl J Med 2015; 372(26): 2521-32.
17) N Engl J Med 2019; 381(16): 1535-46.
18) Lancet 2017; 390(10105): 1853-62.
19) N Engl J Med 2010; 363(8): 711-23.
20) N Engl J Med 2012; 366(10): 925-31.
21) N Engl J Med 2012; 366(8): 707-14.
22) Ann Oncol. 2017 Oct 1; 28(10): 2581-7.
23) N Engl J Med 2012; 367(18): 1694-703.
24) N Engl J Med. 2019 15; 381(7): 626-36.
25) J Clin Oncol 2000; 18(1): 158-66.
26) J Clin Oncol 2009; 27(17): 2823-30.
27) Cancer J Sci Am 2000; 6 Suppl 1: S11-4.
28) J Clin Oncol 2015; 33(25): 2780-8.

〔白井敬祐〕

III 各種がんの治療

16 皮膚癌

② 皮膚の有棘細胞癌（扁平上皮癌）

疫学・診断

1 疫学・予後

- 皮膚の有棘細胞癌（扁平上皮癌）は，高齢者の顔面，手足などの日光曝露の多いところにみられるがんで，切除などの局所療法で90％以上の症例で治癒が得られるとされる．欧米の白色人種では，皮膚の基底細胞癌とともに，最も頻度の高いがんである．顔面などにみられるものでは，耳下腺，リンパ節に浸潤，転移をきたし，顔面麻痺などの症状を伴うこともあり，ベル麻痺による顔面神経麻痺として治療されて，扁平上皮癌の診断が遅れることもある．
- 臓器移植の発展により多くの生命が救われているが，皮膚の扁平上皮癌を含む二次発がんが新たな問題となっている[1) 2)]．臓器移植を受けた患者は，同年齢の対照群に比べて皮膚扁平上皮癌の発症は65〜250倍にもなると報告されている．

2 リスク因子

- 日光曝露が主なリスクであり，そのことからも顔面などの頭頸部，高齢者に多いことがわかる．そのほか，熱傷，瘢痕，放射線皮膚炎，BRAF阻害薬などの薬剤もリスクの1つである．臓器移植後の免疫抑制状態も重要なリスク因子であり，これらの患者にみられる扁平上皮癌は，通常の局所治療で済む扁平上皮癌と比べ，悪性度が高く，再発また遠隔転移もみられることが多い．
- 扁平上皮癌を発症した患者は，他のがんに罹患するリスクが高いことが疫学調査で報告されている[3)]．

3 診断

- 生検による病理診断が中心である．深達度2mm以上，神経周囲浸潤，低分化，サイズの大きいもの（2cm以上）は再発のリスクが高いとされる．耳下腺やリンパ節に浸潤あるいは転移がみられるものでは，頭蓋底や側頭骨と関係を調べるためのMRIやCTが必要とされる．免疫抑制患者にみられる皮膚の扁平上皮癌では，通常の皮膚扁平上皮癌に比べ転移をきたすことが多いので，遠隔転移の検索が必要とされる．

4 病期分類（ステージング）（AJCC第8版，2017）

- 2017年に改訂された第8版のAJCC/UICC病期分類では，T分類に高リスク因子として，深達度，神経周囲浸潤，骨の浸潤，頭蓋底への浸潤が加えられた[4) 5)]．N分類は，皮膚の扁平上皮癌が頭頸部によくみられることを反映して，第7版の頭頸部癌のN分類と類似している．

1 TNM分類

原発腫瘍（T）	
TX	原発腫瘍の評価不可能
T0	原発腫瘍を認めない
Tis	上皮内癌（腫瘍細胞が表皮内，粘膜上皮内に限局）
T1	腫瘍最大径が2cmより小さい
T2	腫瘍最大径が2cm以上4cmより小さい
T3	原発腫瘍が，4cm以上でかつ/あるいは神経浸潤，深達度が深い，骨浸潤を軽度に認めるもの
T4a	原発腫瘍が明らかに骨，骨髄に浸潤しているもの
T4b	原発腫瘍が頭蓋底に浸潤，かつ/あるいは頭蓋底の孔に浸潤するもの

領域リンパ節（N）	
clnical (cN)	
NX	領域リンパ節転移の評価が不可能
N0	領域リンパ節転移なし
N1	原発巣と同側の1つのリンパ節に転移があり，かつ最大径が3cm以下，かつリンパ

	節外浸潤がない
N2a	原発巣と同側の1つのリンパ節転移で，最大径が3cm以上で6cmより小さい，またリンパ節外浸潤がない
N2b	同側に複数のリンパ節転移を認めるが，そのどれもが最大径が6cmより小さく，またリンパ節外浸潤がない
N2b	同側に複数のリンパ節転移を認めるが，そのどれもが最大径が6cmより小さく，またリンパ節外浸潤がない
N2c	両側あるいは対側リンパ節転移を認めるが，そのどれもが最大径6cmより小さく，またリンパ節外浸潤がない
N3a	少なくとも1つのリンパ節転移の最大径が6cmを超えるが，リンパ節外浸潤がない
N3b	リンパ節転移があり，明らかなリンパ節外浸潤があるもの

pathological (pN)

NX	領域リンパ節転移の評価が不可能
N0	領域リンパ節転移なし
N1	原発巣と同側の1つのリンパ節に転移があり，かつ最大径が3cm以下，かつリンパ節外浸潤がない
N2a	原発巣と同側の1つのリンパ節転移で，3cmより小さいが節外浸潤のあるもの，または最大径が3cm以上で6cmより小さい，またリンパ節外浸潤がない
N2b	同側に複数のリンパ節転移を認めるが，そのどれもが最大径が6cmより小さく，またリンパ節外浸潤がない
N2c	両側あるいは対側リンパ節転移を認めるが，そのどれもが最大径6cmより小さく，またリンパ節外浸潤がない
N3a	少なくとも1つのリンパ節転移の最大径が6cmを超えるが，リンパ節外浸潤がない
N3b	同側の1つのリンパ節が3cm以上で，リンパ節外浸潤があるもの 複数（同側，対側，両側）のリンパ節転移があり，節外浸潤があるもの 対側の1つのリンパ節の転移が3cmより小さいが，節外浸潤があるもの

遠隔転移（M）

Mx	遠隔転移を評価できない
M0	遠隔転移を認めない
M1	遠隔転移を認める

2 病期分類

Stage	T	N	M
0	Tis	N0	M0
I	T1	N0	M0
II	T2	N0	M0
III	T3	N0	M0
	T1, T2	N1	M0
	T3	N1	M0
IV	T1, T2, T3	N2	M0
	Any T	N3	M0
	T4	Any N	M0
	Any T	Any N	M1

治療

- 基本的には，切除を含めた局所療法が中心である．液体窒素による凍結治療，放射線治療，フルオロウラシルの局所塗布なども用いられる．
- 耳下腺，あるいはリンパ節に浸潤，転移をきたすものでは，局所再発の可能性があるため，頭頸部の扁平上皮癌と同様，切除後に術後放射線療法，術後化学放射線療法を行うこともある．

1 放射線治療

- 表面の深達度の浅いものでは，電子線を用いた治療，あるいは頭頸部の扁平上皮癌に準じて，γ線による治療が行われる．

2 抗がん薬治療

- 局所治療が中心で，抗がん薬治療を必要とすることが少ないため，皮膚の扁平上皮癌に対する標準治療というものはないが，局所進行のため切除不能例や，遠隔転移例では，頭頸部の扁平上皮癌に準じた化学療法が行われることが多い．
- 具体例としては，シスプラチンなどのプラチナ製剤にフルオロウラシルやEGFR阻害薬であるセツキシマブを組み合わせたり，パクリタキセルやドセタキセルといったタキサン類を組み合わせることもあるが，明確なエビデンスに裏打ちされているわけではない[6)7)]．最近では，頭頸部癌と同様にニボルマブ，ペムブロリズマブなどの抗PD1抗体が用いられることもある[8)]．米国ではセミプリマブと

いう抗PD1抗体が認可されている[9].

シスプラチン療法 ★

シスプラチン
75〜100mg/m² 静注 day 1 3週毎

シスプラチン＋フルオロウラシル療法 ★

シスプラチン
75〜100mg/m² 静注 day 1

フルオロウラシル
1000mg/m²/日 静注 day 1〜4

3週毎

シスプラチン＋フルオロウラシル＋セツキシマブ療法 ★

シスプラチン
100mg/m² 静注 day 1

フルオロウラシル
1000mg/m²/日 静注 day 1〜4

3週毎

セツキシマブ
400mg/m²（1週目），250mg/m²（2週目以降） 静注 day 1 毎週

ドセタキセル療法 ★

ドセタキセル
75mg/m² 静注 day 1 3週毎

カルボプラチン＋パクリタキセル療法 ★

カルボプラチン
AUC 5〜6 静注 day 1

パクリタキセル
175〜200mg/m² 静注 day 1

3週毎

フルオロウラシル＋セツキシマブ療法 ★★

フルオロウラシル
1000mg/m²/日 静注 day 1〜4 3週毎

セツキシマブ
400mg/m²（1週目），250mg/m²（2週目以降） 静注 day 1 毎週

■ 臓器移植後の免疫抑制状態にある患者にみられる扁平上皮癌では，シクロスポリンやタクロリムスといった免疫抑制薬をラパマイシンに変更することで，扁平上皮癌の消退あるいは発症を減らす可能性も報告されている[10)11)].

3 今後の展望

■ 頭頸部にみられる扁平上皮癌と同様，抗PD1抗体を単剤あるいは抗がん薬と組み合わせた臨床試験が行われている．

※コラム「標準治療のチェックに役立つウェブサイト」は「①悪性黒色腫」を参照．

文献

1) N Engl J Med 2003; 348(17): 1681-91.
2) Am J Transplant 2008; 8(11): 2192-8.
3) J Natl Cancer Inst 2008; 100(17): 1215-22.
4) Br J Dermatol 2018; 179(4): 824-8.
5) Healthcare (Basel) 2017; 5(4): pii, E82.
6) Am J Clin Oncol 2012; 35(5): 498-503.
7) J Clin Oncol 2011; 29(25): 3419-26.
8) Br J Dermatol 2017; 176(2): 498-502.
9) N Engl J Med 2018; 379(4): 341-51.
10) J Am Soc Nephrol 2006; 17(2): 581-9.
11) Clin Transplant 2004; 18(4): 446-9.

（白井敬祐）

III 16 皮膚癌

③ 皮膚の基底細胞癌

疫学・診断

1 疫学・予後

- 皮膚の基底細胞癌は，有棘細胞癌（扁平上皮癌）と同様，高齢者の顔面，手足などの日光曝露の多いところにみられる．日本での罹患率は正確には把握されていないが，10万人に3～4人とされる．男性に多い．
- 切除などの局所療法で，ほぼ治癒が得られる．眼瞼周囲，耳周囲など，局所浸潤が進むと切除が困難な症例もまれにみられる．転移はさらにまれで，欧米などの報告では0.1％前後とされているが，正確な数は把握されていない[1]．

2 リスク因子

- 日光曝露が主なリスクであり，そのことからも顔面などの頭頸部，また高齢者に多い．そのほかには過去の放射線治療歴，免疫抑制などが挙げられる．

3 診断

- 顔面などの好発部位，また光沢がある表面などの特徴から，臨床的に診断がつけられる．悪性黒色腫のように生検を行い，診断をつけてから切除という段階を踏むのでなく，臨床診断をつけて，確認のために切除標本で診断をつけることが多い．欧米では，術中に顕微鏡下で病変が残存していないかを確認しながら，細かく切除していくMohs手術がよく行われている．

4 病期分類（ステージング）（AJCC 第8版，2017）

- 皮膚の扁平上皮癌と同じである．

治療

- 基本的には，切除を含めた局所療法が中心である．液体窒素による凍結治療，放射線治療，フルオロウラシルの局所塗布なども，皮膚の扁平上皮癌と同様に用いられる．切除不能例では，メトトレキサートの局所注入などの報告もある．
- 耳下腺あるいはリンパ節に浸潤，転移をきたすものでは，切除した後，頭頸部の扁平上皮癌と同様，術後放射線療法，術後化学放射線療法を行うこともある．

1 放射線治療

- 表面の深達度の浅いものでは，電子線を用いた治療，あるいは頭頸部の扁平上皮癌に準じて，γ線による治療が行われる．

2 抗がん薬治療

- 局所治療が中心で，抗がん薬治療を必要とすることが少ないため，基底細胞癌に対する標準的な抗がん薬治療というものはないが，局所進行のため切除不能例や，遠隔転移例では，頭頸部の扁平上皮癌に準じた化学療法が行われる[2]．局所の病巣コントロールや症状緩和のために，化学放射線療法を考慮することもある．
- 具体例としては，シスプラチンなどのプラチナ製剤と，パクリタキセルやドセタキセルといったタキサン類を，カルボプラチンとパクリタキセルのように，組み合わせることもある．シスプラチンとアドリアマイシンの組み合わせも用いられている．

3 SMO阻害薬

- 家族性基底細胞癌の研究から，9番染色体のpatch1癌抑制遺伝子の変異がsmoothened homolog(SMO)受容体の活性化，さらにはhedgehog経路の活性化

を起こしていることがわかった．この hedgehog 経路の活性化が，基底細胞癌の発生に関与していることがわかった．patch1 癌抑制遺伝子の変異だけでなく，SMO 自体の変異も確認されている[3]．

- 米国では 2012 年に，経口 SMO 阻害薬ビスモデギブが，また 2015 年にソニデギブが転移性基底細胞癌に対する治療法として認可された．
- 奏効率は，転移性基底細胞癌で 30％，局所進行例で 43％（21％が完全奏効）と報告されている[4]．無増悪生存期間は 9.5 か月である．150mg 1 日 1 回の経口投与で，効果があると腫瘍が目に見えて小さくなるので，患者の満足度は高い．主な副作用として筋れん縮や脱毛，味覚障害がある．重篤なものは少ないが，筋れん縮は QOL に大きく影響し，それが原因で治療を中止したり減量されることは少なくない．

※コラム「標準治療のチェックに役立つウェブサイト」は「①悪性黒色腫」を参照．

文献

1) Dermatol Online J. 2006; 12(5): 7.
2) J Clin Oncol 1990; 8(2): 342-6.
3) Nat Rev Drug Discov 2012; 11(6): 437-8.
4) N Engl J Med 2012; 366(23): 2171-9.

（白井敬祐）

16 皮膚癌

④ 皮膚のメルケル細胞癌

疫学・診断

1 疫学・予後

- 他の皮膚癌と同様，高齢者の顔面，手足などの日光曝露の多いところにみられ，男性に多い．皮膚のメルケル（Merkel）細胞癌は，基底層に局在するメルケル細胞に由来する皮膚の神経内分泌腫瘍と考えられている．ただしその由来については，現在も議論の分かれるところである．皮膚の小細胞癌ともいわれ，肺の小細胞癌などの他の神経内分泌腫瘍と同様，全身転移をきたすことが多く，予後は不良である．
- メルケル細胞は，1800年代のドイツの解剖学者である Friedrich Sigmund Merkel に由来している．メルケル細胞癌は，1972年に Toker によって報告された．メルケル細胞癌の名前は 1980年から使われ，現在に至っている．
- まれな疾患であるが，米国では近年増加傾向（年間 2500人程度，7人/100万人あたり）にあるとされる[1]．ただし，これには高齢化，診断技術の向上の寄与もあると考えられている．

2 リスク因子

- 2008年に，メルケル細胞癌ポリオーマウイルスが，メルケル細胞癌から同定された[2]．このウイルスにより，がん抑制遺伝子である p53, pRb が抑制されることが報告されており，これがメルケル細胞癌の原因の1つと考えられているが，詳細はまだ不明である．その後の報告では，メルケル細胞癌の約80%でこのウイルスがみつかるとされている．多くの研究が，このメルケル細胞癌ポリオーマウイルスを中心に行われているが，執筆時現在ではこれに対する直接的な治療法はみつかっていない．免疫チェックポイント阻害薬に対する奏効率も，ウイルスの関与の有無で差はないとされている．
- 臓器移植後，CLL あるいは HIV 感染などの免疫抑制状態にある患者でリスク，悪性度が高いことが知られている[1]．
- また，腫瘍の組織標本で，CD8陽性T細胞の浸潤が多くみられるほど，予後がよいことが報告されている[3]．

3 診断

- 形態上は肺の小細胞癌と非常に似ており，neuron-specific enolase (NSE), synaptophysin, chromogranin A なども陽性となる．これと区別するために TTF-1 陰性，CK20 陽性であることを確認することが重要である[4]．

4 病期分類（ステージング）（AJCC 第8版，2017）

1 TNM 分類

原発腫瘍 (T)	
TX	原発腫瘍の評価不可能
T0	原発腫瘍を認めない
Tis	上皮内癌（腫瘍細胞が表皮内，粘膜上皮内に限局）
T1	腫瘍径が 2cm 以下
T2	腫瘍径が 2cm より大きいが 5cm 以下
T3	腫瘍径が 5cm よりも大きい
T4	原発腫瘍が，筋膜，筋肉，軟骨，骨に浸潤するもの

領域リンパ節 (N)	
NX	領域リンパ節転移の評価が不可能
N0	領域リンパ節転移なし
cN0	臨床診断（身体所見や画像検査）でN0とされるもの（病理診断なし）
pN0	病理診断後もN0とされるもの
N1	リンパ節転移あり
N1a	顕微鏡下の検査でわかる（micrometastasis）
N1b	臨床的に明らか（macrometastasis）

N2	原発巣と領域リンパ節との間の皮膚転移，あるいは原発巣より遠位に病変（in-transit metastasis）を認めるもの	
N3	in-transit metastasis と同時にリンパ節転移を認めるもの	

遠隔転移（M）
M0　遠隔転移を認めない
M1　遠隔転移を認める
　M1a　皮膚，皮下組織，リンパ節への遠隔転移
　M1b　肺転移
　M1c　他の内臓転移

2 臨床病期分類

Stage	T	N	M
0	Tis	N0	M0
I	T1	N0	M0
IIA	T2, T3	N0	M0
IIB	T4	N0	M0
IIIA	Any T	N1a	M0
IIIA	T0	N1b	M0
IIIB	Any T	N1b, N2, N3	M0
IV	Any T	Any N	M1

治療

■基本的には，可能であれば切除に続き，術後放射線療法が勧められている．予後判定，術後治療方針の決定のためにセンチネルリンパ節生検が，メラノーマに準じて行われることが多い．切除不能例では放射線治療，あるいは一次治療として，免疫チェックポイント阻害薬であるアベルマブ（PDL1抗体），ペムブロリズマブ（PD1抗体），ニボルマブ（PD1抗体）が用いられる．不応例では，肺の小細胞癌治療に準ずるプラチナ＋エトポシド，あるいはエトポシド単剤の治療が行われることもある．放射線治療また手術といった局所療法をどう組み合わせるかも，今後のテーマである．

1 放射線治療

■小細胞癌同様，放射線感受性は高いとされる．術後放射線療法で，再発を有意に遅らせることが知られており，後向きの解析では生存率の改善も報告されている．

2 抗がん薬治療

■メルケル細胞癌に対する標準的な抗がん薬治療はないが，局所進行による切除不能例や，遠隔転移例では，免疫チェックポイント阻害薬であるアベルマブ（PDL1抗体），あるいはペムブロリズマブ（PD1抗体），ニボルマブ（PD1抗体）が，臨床の現場では用いられている[5)〜7)]．日本で認可を受けているものは，2019年11月の時点でアベルマブのみである．

■肺の小細胞癌に準じた化学療法が行われることもあるが，執筆時現在では一次治療としては免疫チェックポイント阻害薬が推奨されている．従来の抗がん薬治療の具体例としては，シスプラチンなどのプラチナ製剤とエトポシドを組み合わせたり，エトポシド単剤が用いられている[8)〜10)]．

アベルマブ療法 ★
アベルマブ
10mg/kg　60分静注　day 1　2週毎

ペムブロリズマブ療法 ★
ペムブロリズマブ
200mg　30分静注　day 1　3週毎

ニボルマブ療法 ★
ニボルマブ
240mg　30分静注　day 1　2週毎
または
480mg　30分静注　day 1　4週毎

シスプラチン＋エトポシド療法 ★
シスプラチン
80〜100mg/m²　静注　day 1
エトポシド
80〜100mg/m²　静注　day 1, 2, 3
3週毎

エトポシド療法 ★
エトポシド
100mg/日　内服　10日間　30日毎

3 その他の治療法

- 術後抗がん薬治療は標準治療とされていないが，高リスク症例で考慮されることもある．
- メルケル細胞癌ポリオーマウイルスを中心とした研究がここ数年盛んになってきているが，2019年11月の時点でこれを対象にした治療法はまだみつかっていない．ウイルス関与の有無での免疫チェックポイント阻害薬に対する奏効率の差は，執筆時現在では観察されていない．

※コラム「標準治療のチェックに役立つウェブサイト」は「①悪性黒色腫」を参照．

文献

1) J Am Acad Dermatol 2018; 78(3): 457-63 e2.
2) Science 2008; 319(5866): 1096-100.
3) Clin Cancer Res 2012; 18(10): 2872-81.
4) J Skin Cancer 2012; 2012: 983421.
5) Lancet Oncol 2016; 17(10): 1374-85.
6) N Engl J Med 2016; 374(26): 2542-52.
7) J Immunother Cancer 2016; 4: 79.
8) J Skin Cancer 2013; 2013: 327150.
9) Eur J Dermatol 2012; 22(2): 187-91.
10) Cancer Invest 2006; 24(8): 780-5.

（白井敬祐）

第IV章

転移がんのマネジメント

IV 転移がんのマネジメント

1 脳転移

概要

1 疫学

- 成人の頭蓋内腫瘍の半数は脳転移である．脳転移症例の絶対数は増加している．これは，画像検査（MRI）技術の進歩により微小転移を検出可能になったこと，全身療法（化学療法）の進歩により生存期間が延長されたことによると考えられている[1]．
- 成人の脳転移原発巣は，欧米では肺癌，乳癌，腎癌，直腸大腸癌，悪性黒色腫が多い．日本脳腫瘍統計第12版では肺癌60.1％，消化器系腫瘍15.7％，乳癌10.6％，腎泌尿器系の腫瘍6.4％，婦人科系腫瘍2.2％とされている．前立腺癌，食道癌，中咽頭癌，悪性黒色腫以外の皮膚癌では脳転移はまれであると考えられていたが，食道癌の症例でも脳転移を経験するようになった．小児の脳転移原発巣は肉腫，神経芽細胞腫，胚細胞腫瘍が多い[1]．
- 多くの脳転移は血行性であり，白質と灰白質の境界，分水界に多い[2]．転移の発生部位は脳の体積と一致し，大脳半球が約80％，小脳が15％，脳幹が5％とされている．脳幹は運動神経，感覚神経，自律神経が通ることから，急変のリスクを考え，局所療法を早期に開始すべきである．

2 症状

- 頭痛，神経症状（運動，感覚），認知異常（記憶，情緒，性格），てんかん発作などがある．しかし典型的な症状を呈さずに，倦怠感，食欲不振が主訴になることもあるので注意が必要である．朝方に増悪する頭痛，悪心といった典型的な病歴を呈した脳転移症例はあまり経験しない[3]．
- 症状のない患者に対するスクリーニングとして，画像検査（CT，MRI）を行うことによる生存期間の延長を示すデータは乏しい[4]．早期発見によって脳への局所療法をすることで，脳転移再発を抑えられる可能性もある[5,6]．脳転移を起こす可能性が高いと考えられる肺癌，乳癌，腎癌に対して，脳転移スクリーニングの画像検査を行うことの判断は，診療をしている医師の裁量による．生存期間延長のエビデンスはないが，筆者は肺癌，乳癌，腎癌，悪性黒色腫に対して半年に一度，脳MRI検査を行っている．

3 診断

- 脳転移の鑑別疾患としては，原発性脳腫瘍，感染症，放射線壊死，脱髄性病変，脳梗塞，脳出血，進行性多発性白質脳，腫瘍随伴症候群（亜急性壊死性ミエロパチー）が考えられる．多くの場合，画像（MRI）で診断するが，時には生検が必要になる．

1 画像検査

- ガドリニウムによる造影MRIは，単純MRIや造影CTに比べてすぐれた感度を示す[7,8]．しかし，造影MRIによって脳転移を検出することが，生存期間の延長とイコールではない．
- 下記のような特徴が造影MRIで認められれば，脳転移である可能性が高い．
  - 多発性の病変である．
  - 灰白質と白質の境界に局在している．
  - 境界が明瞭な病変である．
  - 病変に比べて血管原性の浮腫が強い．
- 造影MRIは，脳転移の個数と部位を正確に把握するのに役立つ．
- 脳転移を繰り返す症例は珍しくない．画像で認められる新規の脳病変が，新規の脳転移であるのか，放射線壊死によるものかの判断に苦慮することも多いと思われるが，以前の照射計画，照射終了から出現までの期間，また全身の病勢の進行を考慮して判断する必要がある．磁化移動や3倍量のガドリニウムを用いるMRIが，以前から鑑別のために利用されており[9]，異種の画像検査であるPETやSPECT，MRIに新しい技術を用いたproton magnetic resonance spectroscopyやecho planter

imaging の有効性も報告されている[10].

2 生検

- 画像検査では判断が難しく，単発の脳病変であれば，生検を考えてもよい[11].
- 脳転移をきたした約8割が，すでにがんの診断を受けている．一方で，脳転移で発見され，病歴，身体所見，画像（CT，PET-CT）を施行したにもかかわらず原発不明であることもある．この際には，脳の生検は原発の同定に役立つ[12].

治療

1 治療の概要

1 予後因子

- Radiation Therapy Oncology Group (RTOG)で行われた，脳転移に対して全脳照射（whole brain radiation therapy：WBRT）を受けた患者臨床試験のデータより，Karnofsky performance status (KPS)，年齢，脳転移巣以外の病気の広がりが予後の重要因子であることがわかり，これは，複数の臨床試験で検証されている．また，定位手術的照射（stereotactic radiosurgery：SRS）においても検証されている[13)14].
- 予後良好群：KPS 70 以上（ECOG performance status で 0 または 1），64歳以下，原発は根治的に治癒されている．脳以外に転移がないグループで，生存期間の中央値は 7.1 か月である．
- 予後不良群：KPS 60 以下（ECOG performance status で 2 以上）．生存期間の中央値は 2.3 か月である．
- 予後中間群：KPS は 70 以下であるが，原発残存や他の部位に転移があるといった，他の因子も悪い症例がこれにあたる．予後良好群，予後不良群にも入らないグループである．実臨床では，予後良好群，不良群のどちらかに振り分けて治療する．
- 脳転移症例は不均一な集団であり，化学療法や放射線の感受性によって予後が異なることが予想される．疾患ごとでの予後予測因子が模索中である[15)〜17].

2 治療方針

- 予後を規定する因子は参考になるが，実臨床では下記のようなグループに分けて考えると治療方針が立てやすい．

1) 根治を目指すグループ
- 原発巣が手術可能で，単発転移のある非小細胞肺癌の症例が考えられる．脳転移以外は Stage I の非小細胞肺癌の症例において，脳転移に対して切除または定位手術的照射（SRS），肺病変に対して切除または定位放射線療法（stereotactic radiotherapy：SRT）を行うことで，Stage I の肺癌の予後と同様となる可能性がある[18)19].

2) 長期予後（6 か月以上）を目指すグループ
- 原発巣が切除困難であっても，緩徐進行性の性質を示し，長期の予後が見込まれる症例が考えられる．このような症例では，手術や放射線療法（WBRT や SRS）を駆使して，積極的に脳転移を制御しにいく．
- 脳転移の完全切除をした症例は，切除をしなかった症例に比べて生存期間の延長を認める．このグループでは，WBRT の晩期毒性である神経障害（認知機能低下）のリスクを考える必要がある．

3) 長期生存困難，症状緩和（積極的な治療が困難）を目指すグループ
- KPS の悪い，または全身状態の悪い患者がこのグループとなることが多い．なかには，一見 KPS が悪くみえるが他の状態はよく，治療によって改善の可能性を有する症例がある．こういった症例を漏らさないことが大切である．
- 症状の緩和が治療の中心となる．患者や家族の希望をよく理解し，なるべくそれに沿うように治療する．細かな問題を一つひとつ重視するのではなく，全体としてどのような時間を過ごしていくかを考える必要がある．患者，家族に残された時間は少ない．過剰な検査や投与は控えなければならない．

- どのグループに入るかは，脳転移以外の病勢評価，全身状態，神経機能状態，生理学的な年齢，手術や SRS によって根治の可能があるかどうかを総合的に考える必要がある．

3 治療の柱
- 治療の大きな柱は3つである．

1) 脳転移のコントロール
- 手術，全脳照射（WBRT），定位手術的照射（SRS）のなかから選択し，組み合わせて治療していく．それぞれの治療の詳細に関しては後述する．
- 以前までは転移性脳腫瘍の標準的治療は WBRT であったが，手術技術の向上，周術期管理の向上，全身療法の進歩，SRS の出現により，標準治療は変化した．単発の転移の場合は，大きさ，ミッド

ラインシフトの有無，病変の部位，がんの活動性，年齢，全身状態をもとに，手術（腫瘍摘出術）またはSRSが選択されている．積極的な局所療法は外科的切除またはSRSを施行し，後療法として欧米ではWBRTを加えることが多かった．WBRTによって脳転移の再発を減少させることができるが，改善生存期間の延長を示すエビデンスは乏しい[20)21)]．

- JCOG脳腫瘍グループにより「転移性脳腫瘍に対する，腫瘍摘出術＋全脳照射と腫瘍摘出術＋salvage radiation therapyとのランダム化比較試験（JCOG0504）」が行われた．3cm以上の直径をもつ4個までの転移性脳腫瘍の最大径のものを摘出後，すぐにWBRTを行う群と，残存腫瘍に対しガンマナイフなどの定位放射線療法（SRT）を行う群との比較試験である．手術後のWBRTの必要性を検討した[22)]．頭蓋内再発抑制に関してはWBRTがすぐれていたが，全生存率に差は認められなかった．この結果から，脳転移が完全切除できた場合は経過観察し，頭蓋内再発した場合はSRTを行うことも，適切な選択肢といえる．
- 手術とSRSを比較した前向きのランダム化比較試験は現在までないため，どちらがすぐれた治療かはわからない．しかし，局所コントロールは一般的に同等と考えられている[20)21)]．どちらの治療を選択するかは脳神経外科医が決める．多発性の脳転移は単発性に比べて予後不良と考えられており，WBRTやSRSが実施されている．
- 化学療法は，感受性のよい腫瘍では効果が期待できる．代表的なものはリンパ腫，胚細胞腫瘍，絨毛癌，白血病の浸潤であり，それぞれのレジメンで先行して治療される．他のがんは一般的に効果が低いと考えられている．詳細は本稿「5 全身療法（化学療法）」で述べる．

2）原発巣および脳転移以外の転移巣のコントロール

- 原発巣に使用される化学療法を行う．臓器機能，KPS，合併症を考慮し，最善の治療を行う．脳転移が全身転移の1つとして出現してきた場合でも，手術もしくはSRSによる治療可能な症例は，局所コントロールを行うことで，神経機能，KPSが改善，化学療法が実施可能になることや，強度をもった治療が可能となる．

3）合併症（てんかん，脳浮腫，深部静脈血栓症予防など）のコントロール

- てんかん，脳浮腫，頭蓋内圧亢進，深部静脈血栓症の治療，SIADHによる低ナトリウム血症などの電解質異常，感染症をコントロールする．総合的な内科の知識と診療技術が重要である．

2 手術★★★

- 巨大腫瘍によるmass effect（圧迫所見）が強い場合，早急な減圧が必要になる．手術は迅速な減圧を可能にする．また，切除標本による組織診断が可能となる利点もある．手術技術，麻酔技術の向上，周術期管理の向上によって，以前に比べ多くの症例で安全に手術可能となった．

1 切除の適応

- 下記に適合する患者に対して，手術を積極的に考慮する．
- 脳転移以外の病変がコントロールできている．
- 脳転移が急速に出現したものではない．
- performance status（PS）がよい．
- 脳転移の個数が少数である．特に，単発がよい適応となる．
- 病変が手術可能な部位にある．脳表の病変はよい適応となる．
- 術後の神経脱落症状が軽いと予測される．
- 単発脳転移症例に対して，手術＋術後全脳照射と全脳照射単独を比較した試験では，手術＋術後全脳照射群で生存期間の延長が認められた[11)23)24)]．しかし，脳転移以外の病変がコントロールできていない症例，PS不良，高齢者では延長効果を認めず，全脳照射が選択される．
- 手術可能な部位にあり少数の脳転移であるが，①3cm以上の大きさ，②ミッドラインシフトを起こしている症例は，放射線治療よりも切除が勧められる．

2 術後の全脳照射

- 手術後に全脳照射を加えることで局所制御率の改善があるが，生存率や認知機能の保持に関しては不明である[25)26)]．詳細は次の「3 放射線療法」の「1 全脳照射」で述べる．

3 周術期の抗てんかん薬

- 周術期において，予防的に抗てんかん薬が多くの場合使用される（詳細は本稿「症状管理」の「2 てんかん」を参照）．周術期を過ぎ，てんかん発作の既往がなければ，早期に減量を開始し中止すべきである[27)]．脳転移症例では，複数の薬剤が投与される．抗てんかん薬は重篤な副作用，薬物相互作用を有するものが多く，中止できるものは中止したい．

3 放射線療法

1 全脳照射（whole brain radiation therapy：WBRT）★★★

- 脳全体に照射する治療法で，画像では検出できないような微小な転移に対しても治療することができる．しかし毒性のため36Gy以上の照射は困難であり，抗腫瘍効果は放射線感受性の良好なものに限定される．総線量30Gy（3Gy/回）で施行されることが多い．WBRTは一度施行すると通常1回のみで再照射は行わない．一方，手術や定位手術的照射（SRS）は再度行える可能性がある．

1）効果

- ステロイドのみで治療した際の予後は1～2か月であるが，WBRTにより3～6か月に延長される．早期に治療を開始すればするほど，抗腫瘍効果は高い[13]．
- 40～60％の症例で抗腫瘍効果があると考えられている[28)29)]．多くの症例で，脳転移が予後規定因子ではなく，脳以外の病変の活動性と広がりが予後規定因子となる．

2）毒性

- WBRTによる急性毒性は強くなく，自然に軽快することが多い．照射開始後に一時的に脳浮腫が出現，悪化がみられ，悪心，嘔吐，頭痛などの症状が出現することがある．脳浮腫やmass effectのある症例にWBRTを開始する際は，開始48時間はステロイドを予防的に投与しておく．照射中はステロイドを継続することは許容されるが，症状をみながら減量し，照射後は中止することを目指す必要がある．
- 晩期毒性は線量，照射範囲，年齢，病変の範囲，脳転移の症状の有無が影響すると考えられている．下記の5つが主な晩期毒性である．
  - 白質脳症，脳萎縮：認知機能障害が起こる．
  - 放射性壊死：壊死部位に一致して巣症状が起こる．
  - 正常圧水頭症：認知機能低下，歩行障害，膀胱障害が典型的な症状である．
  - 内分泌障害：成人では甲状腺機能が低下し，成長期の若年者では視床下部-下垂体系に照射が加わると下垂体機能が低下する．
  - 脳血管疾患：脳梗塞などが起こる．
- 上記のなかで，高齢者の認知機能低下が日常臨床では問題になることが多い．認知症が進行してしまうと治療が困難となり，また自宅で過ごすことも困難となる．

3）術後や定位手術的照射（SRS）後の全脳照射（WBRT）の意義

- 手術後にWBRTを加えることで局所制御率の改善があるが，生存率や認知機能の保持に関しては不明である．欧州で施行されたEORTC 22952-26001では，3個以下の脳転移症例（手術160症例，SRS199症例）に対してWBRTと経過観察群で比較したが，生存期間（10.9か月 vs. 10.7か月）で差はなかった[30)]．逆にいえば，4個以上の転移がある症例に関してはWBRTを追加することで生存期間を延長できる可能性があるともいえる．4個以上の転移がある症例であっても，65歳以下，KPS 70以上，原発巣がコントロールされており，脳以外に転移がない症例に対してSRSを行うことは間違いではない．脳以外の病変がコントロール可能で長期予後（6か月以上）が考えられる場合は，WBRTを追加せずに注意深く脳転移を経過観察し，もし脳病変が出現すれば手術またはSRSを行うという治療戦略も選択の1つであろう．これにより晩期毒性である認知機能障害（学習，記憶能力低下）を回避できる[31)]．
- 局所照射（focal radiotherapy）：疾患が存在すると考えられる部位を通常の分割照射で治療する方法で，浸潤性神経膠に対する標準的な照射法である．involved-field irradiation（IFR）は元来悪性リンパ腫の照射方法から生まれた方法であるが，日本語での表現はなく，英語での表現のままで一般的に使用される．局所照射とinvolved-field irradiationはほぼ同義である．

2 定位手術的照射（stereotactic radiosurgery：SRS）★★★

- 定位放射線療法の1つで，γ線を放出するコバルトを利用したガンマナイフやX線を出すリニアックなどにより，3cm以下（または4cm以下）の小さな病変を治療する方法である．脳転移に対してはガンマナイフで治療される．大きな1回線量をかけることで抗腫瘍効果を高め，局所を効果的に治療する．ガンマナイフは1回で治療，リニアックは数回に分けて治療する．周囲の正常細胞への影響を少なくすることができ，手術のように小さな病巣を限局して治療できる．SRSは同時に多数の病変（10病変以下，総体積15mL以下）を治療することができる[32)]．
- なお，定位放射線療法（stereotactic radiotherapy：SRT）とは，画像機器を駆使して病変部位に限定的に照射する方法である．分割照射であるが，通常よりも1回線量が多く，短期間で終了することが

多い．

1) 効果
- ランダム化比較試験の報告はないが，局所コントロール，生存期間に関してSRSは手術と同等の効果である[33)34)]．SRSが手術に比較してすぐれている点は，脳幹などの手術が困難な部位にも治療可能であること，多発性の病変に対して治療可能であること，侵襲が少なく短い入院期間（2泊3日程度）で治療可能であることが挙がる．また米国でのデータであるが，コストでもすぐれている[35)]．膠芽腫のような浸潤傾向のある病変には適さないが，放射線抵抗性の腫瘍（悪性黒色腫や腎細胞癌）に対しても他の腫瘍と同等の効果を示す[36)～38)]．
- SRS単独とSRS後にWBRTを加える比較試験が報告されている．WBRTを追加することで脳転移の再発を約50%減少させることができた．しかし，生存期間の延長には寄与せず，毒性，特に認知機能低下がみられた[30)31)39)40)]．

2) 毒性
- 腫瘍の大きさ，照射線量を守れば重篤な急性毒性は起こらない[41)]．SRS後12～48時間経過して周囲に浮腫が起き，神経症状が出ることがある．悪心，めまい，失神や頭痛が出現することもあるが，ステロイドを使用することで予防することができる．急性毒性が出ても，晩期毒性が出るわけではない．晩期毒性である放射線壊死は照射後2年以内に5～10%程度に起こる[42)]．放射線壊死のリスク因子としては，複数回の放射線治療歴，腫瘍量が考えられている．2cm以上の腫瘍径に対しては，単回照射よりも分割照射が放射性壊死を回避できる可能性がある[43)]．殺細胞薬に比較し，免疫チェックポイント阻害薬や分子標的薬が放射性壊死のリスクを高めるという報告がある[44)]．

4 手術および初回放射線療法後のアプローチ

- 手術後，SRS後にWBRTを追加しても，生存期間の延長には寄与しないことが報告されてきている[45)]．WBRT追加による毒性，特に認知機能の低下の問題から，注意深く経過観察を行う．脳転移再発をきたした際には，予後を考えながら治療を選択する必要がある．
- 日本ではSRSを繰り返して行うことがある．このような症例で，長期予後を示すものもしばしば経験される．
- 初回脳転移治療（手術，SRS，WBRT）後，脳転移の再発に対する治療方法は現在のところ定まったものはない[46)]．脳転移再発症例への治療方法のエビデンスの構築が待たれる．

5 全身療法（化学療法）★

1 概論
- 脳転移を起こしている症例は，他臓器にも転移があることが多く，全身治療（化学療法）が必要となる．
- 脳の正常組織では，血液脳関門のために分子量の大きい薬剤や水溶性薬剤は到達できず，抗がん薬や造影剤（CT，MRI）も到達しにくい．脳転移巣では血液脳関門が破綻しており，抗がん薬が到達できる可能性もあるが，定かではない[47)48)]．しかし，脳転移に対する動脈内注入化学療法は推奨されない[49)]．
- 脳転移の血管原性浮腫に対してステロイドが使用されることが多いが，ステロイドは血液脳関門での薬剤透過性を低下させる可能性がある．また抗がん薬は，脳転移部位に抗腫瘍効果をもった濃度で到達できていない可能性がある[50)]．抗がん薬が，他臓器と比べてどれほどの抗腫瘍効果を示すかは不明であるが，薬剤の髄液移行性と関連すると考えられる．脳転移に対しても多少なりとも効果を示す可能性がある．
- 脳転移と脳転移以外における化学療法の効果は相関する[51)]．がんの診断時または再発時に，脳転移以外に転移巣をもつことは多い．脳転移による症状がなく，脳以外での症状が強いときは，化学療法で治療を開始してもよい[52)]．
- 正常の脳では血液脳関門により抗がん薬が到達しないので，原発巣および脳以外の転移巣がコントロールされており，有効な化学療法があまり残されていない状況であれば，脳転移出現のみで化学療法を必ずしも変更する必要はない．

2 がん種別
- 肺癌（小細胞癌，非小細胞癌），乳癌，悪性黒色腫では，分子標的薬や免疫療法薬を使用した臨床試験が近年報告されている．胚細胞腫瘍，絨毛癌，悪性リンパ腫（中枢性リンパ腫）は化学療法への感受性が高く，他の脳転移症例とはアプローチが異なり，全身化学療法を先行して行う．

1) 小細胞肺癌
- 小細胞肺癌は化学療法感受性と考えられており，脳転移に対しても化学療法がある一定の効果をもたらすと報告されている[53)]．しかし，脳転移はそれ以外の病変に比較すると反応性は落ちる[54)]．脳転

移に対する化学放射線療法は奏効率を上げるが，生存延長効果はない．European Organisation for Research and Treatment of Cancer (EORTC) で小細胞肺癌に対してテニポシド単独，またはWBRTを追加する試験を行った[55]．奏効率57% vs. 22%，生存期間3.5か月 vs. 3.2か月で有意な差はなかった．テモゾロミドとの化学放射線療法の効果は報告されているが，少数例であり，効果は不明であると考えられ，推奨されるものではない．

2) 非小細胞肺癌

- 小細胞肺癌に比較すると，脳転移の化学療法への反応性は悪い．一方で，化学療法未治療の脳転移症例はプラチナ製剤のダブレット療法への有効性も報告されている[56]．全身の病勢と脳の病勢を考慮して判断すれば[57]，無症状の脳転移初発症例に対しては，化学療法，放射線療法（SRS，WBRT）のどちらを先行してもよい．

- テモゾロミドは血液脳関門を通過できるため脳転移に対して効果があるのではないかと考えられていたが，第II相試験のテモゾロミド単剤（200mg/m² day1〜5 28日毎）での効果はなかった[58]．2006年の American Society of Clinical Oncology (ASCO) で発表されたテモゾロミド（200mg/m² day1〜5 28日毎）とWBRT（30Gy 10回照射）を比較した試験では，治療開始8週間後，テモゾロミド群で有意に脳転移進行例が多かった．テモゾロミド＋WBRTの効果は不明である．ペメトレキセド単剤による有効性の報告もある[59]．

- チロシンキナーゼ阻害薬（エルロチニブ，ゲフィチニブ）は脳転移に対して効果を示す可能性がある[60]〜[62]．腫瘍壊死，囊胞形成，囊胞による周囲浮腫から致死的になった症例報告があり，脳転移に対してチロシンキナーゼ阻害薬が作用することを示唆するのかもしれない[63]．肺腺癌の脳転移症例に対するチロシンキナーゼ阻害薬とWBRTとの比較試験はない．2つの後向き研究で，チロシンキナーゼ阻害薬を先行したグループとWBRTを先行した群が比較されているが，WBRTが生存期間，頭蓋再発抑制においてすぐれていた[64][65]．EGFR変異陽性肺腺癌，無症状の脳転移を有するときはチロシンキナーゼ阻害薬から治療を開始してもよいが，慎重な経過観察が必要である[66]．

- WBRT＋エルロチニブでは89%の反応（部分奏効または完全奏効）が報告され，SRS＋WBRT±薬剤（エルロチニブまたはテモゾロミド）の比較試験が行われた．薬剤併用群が全生存率で劣っていた．これより，併用療法は症例を慎重に選択する必要があると考えられる．

- ベバシズマブは膠芽腫に有効であるが，現在のところ非小細胞肺癌脳転移に対する効果は不明である[67]．

- anaplastic lymphoma kinase (ALK) 融合遺伝子陽性肺癌に対するALK阻害薬の有効性はここ数年の肺癌治療のホットトピックである．薬剤開発が急速に進んでいる．アレクチニブ，クリゾチニブ，セリチニブが執筆時現在，使用可能である．ALK陽性肺癌は脳転移を起こしても，ALK阻害薬と放射線を組み合わせ治療することで比較的良好な予後を得ることができる[68]．クリゾチニブは標準的な化学療法と比較してやや脳転移の抑制効果は劣ることが報告されている[69]．アレクチニブは脳転移に対して比較的良好な効果が報告されている[70]．アレクチニブとクリゾチニブの比較試験においても，脳転移症例においてアレクチニブのほうが有効であった[71]．

3) 乳癌

- HER2陽性，陰性に関係なく，脳転移のある乳癌患者に対する治療方針の決定は上記に述べたアプローチで行う．フランスからトラスツズマブ治療歴のあるHER2陽性初回脳転移乳癌に対するラパチニブ，カペシタビンの多施設共同第II相試験（LANDSCAPE試験）の報告がある[72]．ラパチニブとカペシタビンの併用療法は脳転移に対して67%で反応がみられ，無増悪期間は5.5か月であった．ラパチニブ，カペシタビンとSRSやWBRTとの比較試験が待たれる．放射線抵抗性の脳転移症例に対する治療の選択肢が生まれる可能性がある．

- 脳転移再発症例に対しては，局所療法（SRS，WBRT，手術），全身療法をそれまでの治療歴，全身状態から判断することになる．ホルモン療法は脳転移，髄膜播種に対して有効である可能性はあるが，強いエビデンスはない．症例報告は見受けられる[73]．通常の抗がん薬は血液脳関門を通過しないが，シクロホスファミド，フルオロウラシル，メトトレキサート，ビンクリスチン，アドリアマイシンが脳転移に対して抗腫瘍効果がある可能性がある[74]．執筆時現在，カペシタビン，テモゾロミド，エトポシド，プラチナ系薬剤，パツピロン，サゴピロン，イリノテカン，GRN1005が試されている．脳転移再発症例に対してもラパチニブとカペシタビンの併用療法の有効性が報告されている[75]．

4) 悪性黒色腫

- 転移性悪性黒色腫に対する治療は長らくダカルバジ

ンによる治療のみであったが，免疫チェックポイント阻害薬と分子標的薬（BRAF 阻害薬，MEK 阻害薬）が加わった．免疫チェックポイント阻害薬の脳転移に対する有効性に関しては下記の「4 免疫療法」で述べる．BRAF 阻害薬は，ダブラフェニブとベムラフェニブがある．両薬剤とも，BRAF 変異を有する脳転移悪性黒色種を対象とした第 II 相試験での結果が報告されている[76)77)]．ダブラフェニブは，放射線の治療歴のない BRAF V600E 変異症例に対しては 39％，放射線の治療歴のある症例に対しては 31％の抗腫瘍効果を示した．ベムラフェニブは 25％の抗腫瘍効果を示した．BRAF 阻害薬と放射線療法の併用は効果を高めるが，毒性も強めることが予想されるため，現段階では慎重になる必要がある．

3 血管新生阻害薬
- ベバシズマブは血管内皮成長因子に対するモノクローナル抗体である．ベバシズマブは出血と血栓の副作用が知られている．第 I 相試験において肝細胞癌の 1 症例で脳転移巣からの致死的な出血を起こしたため，ベバシズマブは多くの臨床試験で除外されてきた[78)]．しかし，脳転移からの出血が増加しないと報告されてきており，活動性の脳出血がない症例に対しては使用可能である[79)80)]．脳転移再発をきたした HER2 陽性乳癌に対して，ベバシズマブとカルボプラチンの第 II 相試験が進行中である．

4 免疫療法
- イピリムマブ（抗 CTCL4 モノクローナル抗体）は悪性黒色腫に対して有効性が示されている．第 II 相試験において脳転移も他の部位と同様の抗腫瘍効果を示した[81)]．イピリムマブは脳転移 51 人中 12 人に抗腫瘍効果（部分奏効または安定）があった．また，イピリムマブの使用が脳転移症例において生存期間の延長につながる可能性がある[82)]．
- 抗 PD-1 抗体（ニボルマブ，ペムブロリズマブ）は多くのがん腫（固形腫瘍，造血器腫瘍）に対して有効性が示されており，悪性黒色種，非小細胞肺癌，腎細胞癌，頭頸部癌，ホジキンリンパ腫に対して日本で使用可能である．脳転移に対しての有効性も報告され始めている．ペムブロリズマブを用いた単施設第 II 相試験が，未治療の脳転移悪性黒色種，非小細胞肺癌の症例に対して行われた．悪性黒色種の 18 例中の 4 例（22％），非小細胞肺癌の 18 例中の 6 例（33％）で腫瘍縮小（部分奏効 [PR]）を確認できた[83)]．
- 今後，SRS，WBRT との比較試験や，放射線との併用療法の有効性の検討がなされていくことが考えられる．

症状管理

1 脳浮腫
- 下記の 2 つの機序によって，血管原性の脳浮腫が起こると考えられている．
- 血管内皮促進因子，グルタミン，ロイコトリエンといった物質が局所で産生されることで血管透過性が亢進する[84)85)]．
- 腫瘍組織内では血管内皮細胞間の接合が欠落している[66)]．
- 脳浮腫による症状があれば，血管透過性を低下させるためにステロイドの投与を開始する[86)]．頭蓋内圧の低下や神経症状の改善は，著効例では投与後数時間以内に認められ，治療開始から 24〜72 時間経過すると効果が明確になることが多い[87)]．ステロイドは糖質コルチコイド作用が重要であり，鉱質コルチコイド作用の少ないデカドロンが使用される．脳浮腫改善のメカニズムは，完全にはわかっていない．

1 ステロイドの初期投与量
- 症状が強い場合，デキサメタゾン 10mg を初期投与し，以降は 4mg を 1 日 4 回，または 8mg を 1 日 2 回投与する．
- ヘルニアを起こす可能性が低い際は，1mg または 2mg を 1 日 4 回でもよい[88)]．
- 無症候性の場合は，デキサメタゾンは使用する必要はない[89)]．

2 ステロイドの投与スケジュール
- デキサメタゾンは 1 日 4 回投与で使用することが多いが，半減期を考えれば，1 日 2 回投与も合理的である．ステロイドによる合併症を少しでも減らすために，なるべく少ない量で浮腫をコントロールすることを目指す．標準的な治療で開始しても，症状の改善がない時は 100mg/日まで増量可能という記載もあるが，筆者は合併症を最小限に抑える観点から増量した経験はない[90)]．症状が安定していれば，4 日毎に 50％ずつ減量していく．順調に減量し，中止できる症例がある一方で，減量中に

症状が悪化してしまい長期間にわたってステロイドが必要になる症例もある．

2 てんかん

- 原発性脳腫瘍に比べて，転移性脳腫瘍はてんかん発作を起こしにくい．運動野に病変がある場合，脳実質と髄膜両方に病変がある場合は，てんかん発作のリスクが高い．症状としては強直間代性発作のような明らかにてんかん発作を疑うものから，意識障害などの鑑別を要するものまで，さまざまな症状を呈する．進行性の悪性腫瘍患者では，代謝性の疾患（低ナトリウム，低血糖，化学療法による副作用），中枢神経感染症が鑑別となる．

1 予防

- レベチラセタム（500mg を1日2回内服），トピラマート（50mg を1日2回内服で開始し，漸増後，維持量の150mg を1日2回内服），プレガバリン（75mg を1日2回内服）は日本で承認されている．ラモトリジン，ラコサミドは日本では未承認である．フェニトイン，バルプロ酸ナトリウム，フェノバルビタールの3剤を含むシステマティックレビューの結果から，てんかん発作の既往がなければ，予防投与を行う必要はない[91)92)]．悪性黒色腫は元来出血を起こしやすいがん腫であることからも，予防的てんかん薬の投与が有効であるかもしれないが[93)]，さらなる検討が必要である．

2 治療

- てんかん発作を起こした症例に対しては，単剤の抗てんかん薬で治療を開始する．抗てんかん薬間での比較試験は今までない．抗てんかん薬による副作用をなるべく最小限にするために，なるべく少ない量で，血中濃度をモニターしながら治療を行う．

3 頭蓋内圧亢進

- 頭蓋腔に囲まれた頭蓋内腔では，その一定容積の閉鎖腔内で脳実質，脳血液量，髄液量の3つがバランスをとり合い一定範囲内の頭蓋内圧を保っている．何らかの障害によりこれら3つの体積が増大し，圧が上昇した状態を頭蓋内圧亢進という．頭蓋内圧の正常値は15mmHg以下であるが，頭蓋内圧亢進症例では20mmHg以上となる．頭蓋内圧が限界を超えると代償機能が追いつかず，最終的には脳ヘルニアを生じ，生命に危険を及ぼす．
- 頭蓋内圧亢進の症状に気づき，適切なモニターを行い，頭蓋内圧を下げ，亢進させている原因を改善する．

1 症状

- 3大症状は，頭痛，悪心，うっ血乳頭である．
- 他の急性症状は，意識障害（Glasgow Coma Scale ≦ 8），瞳孔不同，対光反射の減弱・消失，欠伸，バイタルサインの変化（不規則なパターン，チェーン-ストークス呼吸，中枢性神経原性過換気，失調性呼吸，高血圧，徐脈），片麻痺の出現・増強，腱反射の異常，異常姿勢（除皮質硬直，除脳硬直）がある．

2 増悪因子

- 頭蓋内圧亢進を助長する因子としては，$PaCO_2$の上昇，PaO_2の低下，血管拡張薬の使用，排便時の努責，浣腸，静脈還流を阻害する体位，咳嗽，くしゃみ，不快刺激，疼痛によるストレスがある．

3 初期対応

- 頭蓋内圧亢進が懸念される患者においては，厳密に経時的観察を行い，早期に頭蓋内圧亢進症状および脳ヘルニアの徴候を発見することが重要である．
- 頭蓋内圧亢進を助長させる因子を除去するなどの予防的な処置と，迅速かつ適切な対処が必要である．

1）早期発見
- 頭蓋内圧亢進症状の有無を経時的観察する．

2）頭蓋内圧亢進を助長する因子の除去
- 排便コントロールをする．
- 体位：意識障害および呼吸障害がみられないときには脳の静脈還流を促進し，脳循環を改善させるため頭部を15〜30°挙上する．可能であれば頭部正中位を保つ．
- 咳嗽の抑制：過度な咳嗽は胸腔内圧を高め，静脈還流を抑制する．必要時，鎮咳薬の投与を行い，心身ともに安楽な状態を保つ．

3）輸液管理
- 高浸透圧利尿薬（Dマンニトール1〜3g/kg）を投与する．60kgの体重の場合，600mL（120g）を1時間で点滴静注する．
- 上記薬物の使用に伴う脱水症状，電解質異常に注意する．

4）呼吸管理
- 気道確保を行う．
- 過換気にしてPaO_2を26〜30mmHgに保つように

する.

文献

1) Cancer 1997; 79(2): 403-10.
2) Arch Neurol 1988; 45(7) 741-4.
3) Ann Neurol 1992; 31(3): 268-73.
4) J Korean Med Sci 2005; 20(1): 121-6.
5) Cancer 2008; 113(7): 1641-8.
6) J Neurosurg 2018; 128(1): 23-31.
7) Am J Neuroradiol 1991; 12(2): 293-300.
8) Chest 1999; 115(3): 714-9.
9) AJNR Am J Neuroradiol 1994; 15(6): 1037-51.
10) Neuroradiology 1998; 40(12): 783-7.
11) N Engl J Med 1990; 322(8): 494-500.
12) Pathol Res Pract 2004; 200(10): 727-34.
13) Int J Radiat Oncol Biol Phys 1997; 37(4): 745-51.
14) Int J Radiat Oncol Biol Phys 2000; 47(4): 1001-6.
15) Int J Radiat Oncol Biol Phys 2010; 77(3): 655-61.
16) J Clin Oncol 2012; 30(4): 419-25.
17) J Clin Oncol 2015; 33(20): 2239-45.
18) Cancer 2006; 106(9): 1998-2004.
19) Cancer 2008; 112(8): 1780-6.
20) J Neurooncol 2010; 96(1): 45-68.
21) Cancer 2012; 118(11): 2980-5.
22) J Clin Oncol 2018; JCO2018786186. doi: 10.1200/JCO.2018.78.6186.
23) Ann Neurol 1993; 33(6): 583-90.
24) Int J Radiat Oncol Biol Phys 1994; 29(4): 711-7.
25) J Clin Oncol 2013; 31(1): 65-72.
26) JANA 1998; 280(17): 1485-9.
27) Can J Neurol Sci 2003; 30(2): 106-12.
28) J Clin Oncol 2003; 21(13): 2529-36.
29) J Clin Oncol 2006; 24(1): 106-14.
30) J Clin Oncol 2011; 29(2): 134-41.
31) Lancet Oncol 2009; 10(11): 1037-44.
32) Lancet Oncol 2014; 15(4): 387-95.
33) J Clin Oncol 1998; 16(11): 3563-9.
34) J Natl Cancer Inst 1995; 87(1): 34-40.
35) Int J Radiat Oncol Biol Phys 1997; 39(2): 445-54.
36) J Neurosurg 2002; 97(4): 785-93.
37) J Neurosurg 2006; 105(4): 555-60.
38) Cancer Chemother Pharmacol 1999; 43 Suppl: S11-4.
39) JAMA 2006; 295(21): 2483-91.
40) JAMA 2016; 316(4): 401-9.
41) Surg Neurol 2000; 53(5): 498-502; discussion 502.
42) J Neurosurg 2002; 97(5 Suppl): 499-506.
43) Int J Radiat Oncol Biol Phys 2016; 95(4): 1142-8.
44) J Neurosurg 2016; 125(1): 17-23.
45) Cochrane Database Syst Rev 2014; 3: CD009454. doi: 10.1002/14651858.CD009454.pub2.
46) J Neurooncol 2010; 96(1): 85-96.
47) CNS Drugs 2002; 16(5): 325-38.
48) J Neurooncol 1994; 20(2): 121-39.
49) Cancer 2007; 109(4): 751-60.
50) Cancer Chemother Pharmacol 1992; 30(4): 251-60.
51) Neurol Clin 2003; 21(1): 1-23, vii.
52) Cancer 2007; 109(2): 274-81.
53) Crit Rev Oncol Hematol 2001; 37(1): 61-7.
54) J Clin Oncol 2006; 24(13): 2079-83.
55) J Clin Oncol 2000; 18(19): 3400-8.
56) Cancer 1999; 85(7): 1599-605.
57) Cancer 2008; 113(1): 143-9.
58) Eur J Cancer 2003; 39(9): 1271-6.
59) Lung Cancer 2010; 68(2): 264-8.
60) Ann Oncol 2004; 15(7): 1042-7.
61) Lung Cancer 2005; 47(1): 129-38.
62) Onco Targets Ther 2014; 7: 2075-84.
63) J Clin Oncol 2009; 27(30): e145-6.
64) Int J Radiat Oncol Biol Phys 2014; 89(2): 322-9.
65) Int J Radiat Oncol Biol Phys 2016; 95(2): 673-9.
66) Lung Cancer 2013; 82(2): 282-7.
67) J Neurooncol 2010; 100(3): 443-7.
68) J Clin Oncol 2016; 34(2): 123-9.
69) J Clin Oncol 2016; 34(24): 2858-65.
70) J Clin Oncol 2016; 34(7): 661-8.
71) Lancet 2017; 390(10089): 29-39.
72) Lancet Oncol 2013; 14(1): 64-71.
73) Breast 2006; 15(3): 440-2.
74) Cancer 1986; 58(4): 832-9.
75) Ann Oncol 2011; 22(3): 625-30.
76) Lancet Oncol 2012; 13(11): 1087-95.
77) Ann Oncol 2017; 28(3): 634-41.
78) J Clin Oncol 2001; 19(3): 843-50.
79) Clin Cancer Res 2010; 16(1): 269-78.
80) Lancet Oncol 2010; 11(8): 733-40.
81) Lancet Oncol 2012; 13(5): 459-65.
82) J Neurosurg 2012; 117(2): 227-33.
83) Lancet Oncol 2016; 17(7): 976-83.
84) Cancer Metastasis Rev 1993; 12(3-4): 303-24.
85) Ann Neurol 1986; 19(6): 592-5.
86) Anticancer Drugs 1995; 6(1): 19-33.
87) J Neurol 1978; 217(3): 173-81.
88) Neurology 1994; 44(4): 675-80.
89) J Neurooncol 2010; 96(1): 103-14.
90) Neurol Clin 1985; 3(4): 705-10.
91) Mayo Clin Proc 2004; 79(12): 1489-94.
92) Cochrane Database Syst Rev 2008; 2: CD004424.
93) J Neurooncol 2012; 108(1): 109-14.

〔小山隆文〕

IV-2 肺転移

転移がんのマネジメント

- 肺外に原発巣を有するがん患者の20〜54%で肺転移を認める[1]．他臓器にも転移巣を有している場合が多く，一般に根治は難しい．原則として，緩和と延命を目的とした化学療法が行われる．ただし，肺以外に転移がなく，肺転移が単発または少数である症例の一部で，主として手術による局所制御により生存期間の延長や根治が期待できるものがある．また，骨肉腫のように，集学的治療の一環として化学療法実施後に肺転移巣の切除を検討するがん種も存在する．一方，合併症や年齢，performance status（PS）が芳しくない，患者の希望などで手術が困難な場合の代替として放射線療法（定位放射線照射）やラジオ波焼灼術が考えられる．

診断

1 症状

- 咳や胸痛，喀血，呼吸困難などが代表的である．臓側胸膜に腫瘍が浸潤することによる気胸や悪性胸水貯留から，呼吸困難などが主訴となることがある．病期や病勢評価を目的とした画像検査で偶発的に発見され，無症候性であることも多い．

2 診断

- 上記のように画像検査のみで判明することも多く，適切な治療方針を立てるために鑑別すべき疾患を考える必要がある．がんの既往があり，新しく肺に病変が判明した場合は肺転移を念頭において精査を進めていく必要がある．その他の鑑別診断として，新規の原発性肺癌，良性病変（感染症，非特異的炎症性変化，塵肺症など）が挙げられる．
- 転移性の結節の一般的な特徴は，辺縁が平滑で境界明瞭である．病変の分布は，多発性で胸膜周辺，肺野の外側3分の1にある場合が多い．気管支血管束付近に転移病変が生じることは1割程度と少ない[2]．がんの既往がある症例で3個以上の多発肺結節を認めた場合，その73%が転移性肺癌であったとする報告がある[3]．一方，原発性肺癌の一般的な特徴は，辺縁が不整で，単発，肺門部周辺にあることが多い．肺外に原発のあるがんの既往がある症例で，径3cm以下の孤立性肺結節を認めた場合は46%が転移性肺癌であったとされる[4]．病変の良悪性については，病歴，経時的変化を含めた各種画像所見が大いに参考となる．悪性と判断される場合，免疫組織化学的・分子生物学的手法なども用いて原発性肺癌と転移性肺癌の鑑別を進める[5,6]．経気管支的アプローチやCTガイド下生検が困難な場合や，施行しても診断に至らない場合は，切除して組織診断をすることが考えられる．既知の病変と新たに採取した病変を病理組織学的に比較検証することで，転移性肺癌の確定診断が得られることも少なくない．

治療

1 手術（外科的切除）★★

1 概論

- 生存期間の延長，症状緩和を前提に考え，手術は慎重に検討する必要がある．慎重に選択された症例を対象とした後向き解析では，5年生存率36%，10年生存率26%が報告されている[7]．一般に，肺転移症例に対する手術の適応を検討する際には，下記のような点が考慮される[8,9]．特に，完全切除が期待できない場合は手術の適応とはならない．

①肺転移は術前検査から完全切除可能と判断される．
②手術に耐えることのできる心肺機能がある．
③肺切除が技術的に可能である．
④原発巣がコントロールされている．
⑤原則として他の臓器に転移がない．
⑥原発性肺癌の可能性は低い（原発性肺癌と肺転移では，リンパ節郭清の必要性，術式が異なる）．ただし，転移性か原発性かの判断が困難な単発性

病変については，上記のとおり診断と治療を兼ねた切除は検討される．
⑦気道狭窄などの症状で，他の治療方法での対応が困難である．

- 肺切除後の一般的な予後因子としては，完全切除ができたか否か，初期治療からの無増悪期間，転移の個数，リンパ節転移などがある[10]．また，大腸癌では，肺転移に加えて肝転移が認められても局所の制御が可能であるならば，切除が検討される[11]．
- また，肺転移判明後に新規の病変が出現する場合もある．肺転移が判明した場合も6〜8週間程度経過をみて，新規の肺病変や肺外病変が認められない場合に手術を考慮するなど，手術のタイミングについての検討も必要である．その他，後述するように肺転移巣の切除が化学療法などとの集学的治療の一環として実施される場合もある．

2 術前検査

1) CT
- High-resolution CT (HR-CT) が勧められる．2〜3mm以上の病変を検出することができ，20〜25%の症例で新規病変が判明するとされるが，特異度は低下する[12]．一般に縦隔リンパ節に転移があれば切除の適応は限られる．よって縦隔リンパ節腫大まで認める場合は，縦隔鏡や内視鏡的超音波ガイド下針生検による組織診断も検討する．

2) PET-CT
- PETを行うことで肺外病変を検索し，不適な手術を避ける．PET検査により，当初判然としなかった骨病変や軟部組織病変，腹腔内リンパ節病変などが明らかとなることがある．FDG-PET検査による孤立性肺結節の悪性腫瘍の診断では，感度96%，特異度88%と報告されている．ただし，一般に1cm以下の病変は検出できず，またPETの集積の有無のみでは厳密に良性・悪性の鑑別はできない．頭頸部がんにおいては，全体の27%の症例でFDG-PET検査陽性と判断される肺病変が認められたが，その83%が良性疾患によるものであったとされる[13]．

3) 脳造影MRI
- 脳転移があれば，原則として肺切除の適応とはならない（脳転移に対する造影MRIとCTの比較は本章「1 脳転移」を参照）．特に，乳癌や悪性黒色腫，胚細胞腫瘍や腎癌などの脳転移を比較的きたしやすい場合は注意する．

4) 組織検査
- 手術様式の変更にかかわるような状況（原発性肺癌と転移性肺癌の区別を要する場合など）や肺切除が第一選択とはならない疾患（胚細胞腫瘍やリンパ腫）の可能性がある症例では，CTガイド下針生検などを行い，組織診断に努める．径1cm以下の病変ではCTガイド下生検は難しく，胸腔鏡下肺葉・区域切除術（video-assisted thoracoscopic surgery：VATS）もよい選択肢である．がんの既往を有する症例において，径1cm以下の単発性肺結節をVATSで切除した場合，83%の症例が悪性腫瘍であった．このうち54%が転移性肺癌，29%が原発性肺癌，18%が良性疾患であったとされる[14]．

5) 気管支鏡
- 中枢性病変があるもの，気道狭窄症状があるもの，特に気道内腔に浸潤傾向がある大腸癌，乳癌，腎癌などでは気管支鏡を考慮する[15]．

3 効果，予後

- 肺切除後の生存期間は，再発までの期間，転移巣の数，完全切除の有無などと関係するとされ，原発巣ごとにその意義が異なると考えられる[16]．ただし，後向き解析では選択バイアスにより肺転移切除群の予後が良好となる傾向があることに留意すべきである．なお，開胸手術とVATS間では生命予後などに明らかな有意差を認めないとする報告が多い[17]．

1) 大腸癌
- 大腸癌肺転移切除症例を対象とした25試験，計2925症例によるメタアナリシスでは，5年生存率27〜68%が報告されている．予後不良因子とされたのは，初回治療から肺転移出現まで短い，多発肺転移，肺転移切除時点での血清CEA高値などである[18]．これらを考慮して適応症例を選択する必要がある．

2) 乳癌
- 化学療法を行った肺転移や胸膜病変を有する転移性乳癌症例における5年無病生存率は2.4%に過ぎない[19]．一方で，肺転移巣切除も実施された症例群では，5年生存率38〜45%などが報告されている[20)21]．予後因子とされたのは，やはり初回治療から肺転移出現の期間，肺転移数，完全切除の有無などである[20]．

3) 腎癌
- 転移臓器として肺が最も多いとされる．初回治療から肺転移出現までの期間が長く（36か月以上），肺転移巣が孤立性で切除可能な場合の5年生存率は52.5%（生存期間中央値75.2か月）であり，切除不能の肺転移巣を有する症例の5年生存率0%（生存期間中央値13.3か月）と大きく異なる．完全

切除も重要な予後因子である[22]．なお，腎癌は肺転移に加えて縦隔リンパ節などにも転移を伴う症例が散見される．予後不良因子であるこれらリンパ節転移巣の切除が予後改善につながるかは議論がある[23]．

4）骨肉腫
- 約40％の症例で肺転移をきたすとされる．肺転移を有していても，化学療法と肺切除の併用により長期無病が期待できる集団が存在する．詳細はIII章「13 骨・軟部腫瘍」を参照していただきたい．
- また，初回治療後の再発時においても肺転移に代表される転移巣の再切除が重要である[24]．

5）軟部肉腫
- 転移臓器としては肺が最多で，全体の半数の症例で肺転移をきたすとされる．肺転移完全切除が得られた症例の生存期間中央値は33か月であるのに対し，非外科的治療のみを行った症例の生存期間中央値は11か月であった[25]．良好な予後には，組織型が平滑筋肉腫，原発巣が10cm以下，初回治療から再発までの期間が長い，肺転移巣が単発であるなどが関連するとされ，これらの対象において切除が検討しやすい[25)～27]．

6）胚細胞腫瘍
- 化学療法が治療の中心であるが，集学的治療の一環として，シスプラチンを含んだ標準的な治療終了後に腫瘍性病変が残存していれば切除が検討される．したがって，肺転移を有する症例では全身化学療法終了時点で画像上の肺病変が残っている際に肺切除を考慮する．
- 例として，絨毛癌における外科的切除の要件として以下が挙げられる[28)29]．
- PET検査を経ても肺以外に転移巣が認められない．
- 肺転移は片側の肺のみに存在する．
- 子宮に異常がない．
- 尿中のβhCGが1000mIU/mL以下，血中のβhCGが1500mIU/mL以下である．
- 非セミノーマを対象とした6試験，計740症例の解析では，肺転移巣の切除を含む治療で5年生存率73〜94％が報告されている[30]．

4 肺転移切除後の補助療法
- 有用性を示した確固たる知見は得られていない．大腸癌など限られたがん種において補助療法の意義についての考察がある．一般的には補助療法を行わず，経過観察が選択されることが多い．

1）大腸癌
- 執筆時現在で術後補助療法の意義を検証する第III相試験の結果は得られていない．肺転移巣を切除した大腸癌420例を後ろ向きに解析した報告では，全体のおよそ3分の1の症例で術後補助療法が実施されていたが，生存率改善への明らかな寄与は認められなかったとされる[31]．一方で，肝転移巣ないし肺転移巣切除後におけるフルオロウラシル＋ロイコボリンによる術後補助療法実施の意義を探索したランダム化第II相試験では，術後補助療法実施群で無増悪生存期間中央値が良好な傾向が認められている（27.9か月 vs.18.8か月，$p=0.058$）[32]．このようななか，執筆時現在，National Comprehensive Cancer Network（NCCN）ガイドラインでは，転移巣切除後に主としてオキサリプラチンをベースとした化学療法を検討するとしている[33]．

2）乳癌
- 局所療法後に化学療法や内分泌療法が試されているが，局所の再発期間の延長や生存期間の延長に関して一定の見解はない[34)35]．

3）骨肉腫，軟部肉腫
- 既述のとおり，肺転移を有する場合でも集学的治療の一部としての肺切除により根治の可能性が得られるため，術前/術後にG-CSFを併用した強力な化学療法を行う．軟部肉腫にはさまざまな組織型が含まれ，腫瘍生物学的特徴が異なることから，化学療法に感受性が高いものから低いものまである．補助療法についての第III相試験の結果は得られておらず，有用性については議論が分かれている[36)37]．

4）胚細胞腫瘍
- 化学療法後に残存した肺病変に対して実施された手術からの検体において，壊死細胞のみが観察された場合は，一般に追加の化学療法は実施されない．一方，がん細胞の生存が認められた場合は化学療法の追加が検討される．

2 体幹部定位放射線療法（stereotactic body radiotherapy：SBRT）★

1 概論
- 定位放射線療法（stereotactic radiotherapy：SRT），定位手術的照射（stereotactic radiosurgery：SRS）は，脳転移や眼内転移，頭蓋転移に対する治療として約30年以上の歴史がある．1990年代以降は，体幹部腫瘍にも応用され，体幹部定位放射線療法（stereotactic body radiotherapy：SBRT）とされた．SBRTは，従来の放射線治療よりも大線量をより正確に短期間で照射することにより，局所制御の向

上と周囲臓器への有害事象の低減が期待できる[38]．

2 適応
- 一般的な適応は，転移巣が少数（5個以下）かつ各々の径が4〜7cm以下の肺転移で，合併症や年齢などから手術の実施が困難な症例となる[39]．

3 禁忌
- 妊娠中の患者は絶対禁忌とされる．当該部位への放射線治療の既往がある場合や重篤な間質性肺炎，肺線維症を有する症例，また照射に際して姿勢を保持することができない症例は相対的禁忌となる．

4 効果
- 最大径7cmの肺転移巣3個以下を有する38例，68病変に対して48〜60Gy/3回のSBRTが施行され，1年および2年局所制御率が，それぞれ100%，96%と報告されている[40]．また，肺転移5個以下の121例，293病変に対して行われた50Gy/10回のSBRTにおける6年局所制御率は，乳癌原発症例で87%，非乳癌原発症例で65%であった[41]．さらに，肺転移症例に限定した報告ではないものの，原発巣が制御され，かつ5個までの遠隔転移病変を有する99症例を従来の全身療法群，またはそれに転移巣へのSBRT追加する群に1：2で割り付けるランダム化比較第II相試験が報告されている．遠隔転移巣として肺転移を有する症例が全身療法群に34例，SBRT群に55例含まれた本試験では，全身療法群の全生存期間中央値が28か月に対しSBRT追加群は41か月であった（HR = 0.57；95% CI 0.30-1.10）．一方で，Grade 2以上の有害事象は，全身療法群で9%であったのに対し，SBRT群では治療関連死亡3名（4.5%）を含む29%で生じており，同療法の利害について示唆に富む[42]．なお，これら定位放射線療法により手術と同等の治療成績が期待できるかに関しては検討が必要である．1〜3個の肺転移を有し，肺転移巣切除（30例）ないしSBRT（21例）で加療された症例の後方視的な比較検討では，全生存期間に有意な群間差を認めなかったものの，無増悪生存期間は肺転移切除群で有意に良好であった（2年無増悪生存期間中央値：46.0% vs. 11.9%，p = 0.02）．ただし，SBRTで加療された症例群の腫瘍径が有意に大きかった点や肺転移切除群で術後補助療法が多く実施されていた点などで解釈に注意が必要である[43]．

5 合併症
- 周囲の正常組織にも組織障害が出る可能性がある．ただし，原発性肺癌症例に比べ，肺転移症例は呼吸機能が比較的保持されていること，末梢側に病変が位置することが多いことから毒性が重篤化する可能性は低いと考えられている．放射性肺臓炎は，SBRT終了後2〜6か月頃に出現することが多い．呼吸困難，咳嗽，発熱，バイタルサインでは頻脈，低酸素血症に注意し，適宜画像検査を行う．Grade 3以上の放射線性肺臓炎の頻度は数%と考えられる[44]．原発性肺癌における経験では，末梢側の胸壁に近い病変に照射した際に胸膜炎，肋骨骨折が生じうるとされる[45]．肺転移症例では，末梢側に病変が多いことから留意すべき合併症の1つである．

3 ラジオ波焼灼療法（radiofrequency ablation：RFA）★

1 概論
- 熱エネルギーを用いて腫瘍組織破壊を行う．先端に電極の付いたRFA針を標的病変に穿刺し，電極周囲を450〜500kHzの高周波（ラジオ波）により50〜100℃まで誘電加熱することで凝固壊死を生じさせる．特に熱伝導率の低い空気に囲まれた肺腫瘍では，発生した熱が局所に留まり周囲実質への影響が限局的でRFAに適していると考えられている．

2 適応
- 少数（5個以下）かつ各々の径が5cm以下の肺転移で，増大速度が比較的緩徐な病変が対象として検討される[46]．特に，病変が3個未満で，主要な脈管などから1cm以上は離れていることなどが理想的である[47]．なお，完全に病変を焼き切ることができない場合でも，症状（胸痛，呼吸困難，咳嗽，血痰）の緩和を期待して個々の症例で適応を検討する．

3 禁忌
- 凝固異常のある症例は禁忌である．PSの悪い症例や，大きさが5cm以上の症例は相対的禁忌であり，肺線維症や慢性閉塞性肺疾患のある患者，肺切除後の患者，ペースメーカー挿入後，除細動器挿入後の患者は注意が必要である．

4 効果
- 大腸癌での報告が最も多い．148例（転移性肺

癌140例，原発性肺癌8例）に対してRFAを行い，完全奏効（CR）26％，部分奏効（PR）20％，安定（SD）39％が得られたとされる．140例のうち108例は大腸癌からの転移であった[48]．局所制御割合が原発巣別に異なるかについては定かでない[49]．また，腫瘍径は重要であり，局所制御割合は径3.5cm未満で有意に低いとされる[50]．

5 合併症

- 原発性肺癌も含む153症例，189病変に対する治療では，全体の28.4％で気胸を認めたが，胸腔ドレーン留置が必要であった症例は9.8％であった[46]．その他の合併症として，発熱や胸膜炎，反応性胸水貯留，咳嗽などが報告されている．実施に伴う死亡は，1％未満から2.6％とする報告がある[46,51]．

6 治療後のフォロー

- 施行後，すりガラス陰影に囲まれた空洞病変（ハローサイン）が認められた後，肥厚した壁を有する空洞が形成される．治療後1～3か月経過すると結節または浸潤影となり治療前よりも大きくなり，病変の進行と鑑別を要する場合もある．3か月以上経過すると，通常陰影は治療前に比較して小さくなる．

4 肺転移と血管新生阻害薬

- がんの進展に血管新生が影響することから，さまざまながん腫で血管内皮増殖因子（vascular endothelial growth factor：VEGF）阻害薬に代表される，血管新生を阻害する薬剤が使用されている．よってこれらの症例が肺転移を有する場合は，出血や気胸などの有害事象に注意する必要がある[52,53]．一般に，良好な腫瘍縮小や空洞の形成が認められた場合や放射線照射歴などを有する際は注意が必要である[54]．

- また，これらの薬剤を使用している場合，前述の肺転移巣切除などの外科的介入を行う際も注意が必要である．半減期が約20日とされるベバシズマブ使用症例に対する外科手術の創傷治癒関連合併症に関する報告では，ベバシズマブの最終投与から60日以内に手術が実施された場合に合併症が多かったとされる[55]．該当する薬剤の半減期や疾患制御への寄与状況などを総合的に判断して，適切な休止が必要である．

文献

1) J Thorac Imaging 2011; 26(1): W1-3.
2) AJR Am J Roentgenol 1993; 161(1): 37-43.
3) J Comput Assist Tomogr 1985; 9(5): 880-5.
4) Radiology 1999; 213(1): 277-82.
5) J Thorac Oncol 2016; 11(5): 639-50.
6) J Thorac Oncol 2016; 11(5):651-65.
7) J Thorac Cardiovasc Surg 1997; 113(1): 37-49.
8) J Thorac Cardiovasc Surg 2001; 121(4): 657-67.
9) Int J Clin Oncol 2005; 10(2): 81-5.
10) Semin Oncol 2008; 35(2): 134-46.
11) Ann Surg 2010; 251(5): 902-9.
12) Ann Thorac Surg 2007; 84(6): 1830-6.
13) Oral Oncol 2007; 43(8): 757-63.
14) Radiology 1997; 202(1): 105-10.
15) Chest 1995; 107(6 Suppl): 322S-31S.
16) J Thorac Oncol 2011; 6(10): 1733-40.
17) PLoS One 2014; 9(1): e85329.
18) Ann Surg Oncol 2013; 20(2): 572-9.
19) J Clin Oncol 1996; 14(8): 2197-205.
20) Eur J Cardiothorac Surg 2002; 22(3): 335-44.
21) Cancer 2004; 100(1): 28-35.
22) Eur Urol 2005; 48(1): 77-81; discussion 81-2.
23) J Urol 2010; 184(5): 1888-94.
24) J Clin Oncol 2009; 27(4): 557-65.
25) Ann Surg 1999; 229(5): 602-10; discussion 610-2.
26) Cancer 1996; 77(4): 675-82.
27) J Thorac Cardiovasc Surg 2017; 154(1): 319-30.e1.
28) Cancer 1980; 46(12): 2723-30.
29) Cancer 1993; 72(7): 2175-81.
30) J Thorac Oncol 2010; 5(6 Suppl 2): S182-6.
31) Eur J Surg Oncol 2017; 43(8): 1481-87.
32) J Clin Oncol 2008; 26(30): 4906-11.
33) NCCN guidelines version 4.2019 colon cancer. NCCN guidelines 2019.
34) Breast Cancer Res Treat 1999; 53(2): 105-12.
35) Breast J 2002; 8(1): 2-9.
36) J Thorac Cardiovasc Surg 2004; 127(5): 1366-72.
37) Cancer 2007; 110(9): 2050-60.
38) Int J Radiat Oncol Biol Phys 2010; 76(2): 326-32.
39) Radiother Oncol 2002; 63(2): 159-63.
40) J Clin Oncol. 2009 Apr 1; 27(10): 1579-84.
41) Int J Radiat Oncol Biol Phys 2012; 83(3): 878-86.
42) Lancet 2019; 393: 2051-8.
43) Thorac Cancer 2018; 9: 1671-9.
44) Rep Pract Oncol Radiother 2015; 20(6): 446-53.
45) Int J Radiat Oncol Biol Phys 2011; 80(3): 692-7.
46) Radiology 2007; 243(1): 268-75.
47) Can Assoc Radiol J 2014; 65(2): 177-85.

48) Ann Oncol 2010; 21(10): 2017-22.
49) Eur J Radiol 2010; 74(1): 136-41.
50) Eur Radiol 2008; 18(4): 672-7.
51) Anticancer Res 2004; 24(1): 339-43.
52) Intern Med 2016; 55(21): 3125-9.
53) Oncol Lett 2016; 11(4): 2408-10.
54) Ann Oncol 2011; 22(6): 1280-7.
55) Lancet Oncol 2010; 11(4): 373-82.

(榎田智弘)

IV-3 転移がんのマネジメント

肝転移

疫学・診断

1 疫学

- 肝臓は門脈と肝動脈の二重支配を受けており，肺と並んで主に消化器がんからの経門脈性転移を含めた血行性転移をきたしやすい．転移性肝腫瘍は原発性肝癌より高頻度にみられ，肝転移の原発巣は上記の理由から結腸・直腸癌や胃癌など消化器系のがんに多い．また，胆管癌や膵癌などの近接臓器のがんも，肝転移をきたしやすい．
- 乳癌や肺癌も病期が進むと多臓器に転移をきたし，遠隔転移の1つとしてしばしば肝転移を認める．

2 診断

- 既知のがんがある場合は，診断はほとんど超音波やCT，MRI，FDG-PET/CT などの画像検査に，各種腫瘍マーカーを併用することで行われる．画像で鑑別困難な場合には，針生検が行われることもある．
- 画像上は結節を認めず肝酵素の軽度上昇のみを伴うびまん性肝転移は，悪性リンパ腫などの血液疾患で有名であるが，腺癌や未分化癌，悪性黒色腫などでも時にみられ，注意が必要である．
- 肝転移の診断は，大腸癌では肝転移巣の切除が可能かどうかという点で，その他のがんでは転移巣の切除は通常行われないものの，原発巣の局所治療を行うかどうかという点で，治療方針の決定に大きくかかわる．

1 血液検査

- がんの転移により AST，ALT，LDH，γGTP，ALP の上昇を認めることがあるが，肝硬変や慢性肝炎をベースとして発症する肝細胞癌と比べ，転移性肝癌では初期から肝酵素の異常が出ることは少ない．したがって，これらの検査値に異常がなくても，肝転移を否定することはできない．ビリルビン値は通常，肝転移が大きくなってから上昇することが多いが，肝門部などの転移では，胆管閉塞により初期でも上昇をきたすこともある．
- 既知のがんがある場合は，各種腫瘍マーカーの上昇を認める．一方，背景にウイルス性肝炎や肝硬変があり，AFP や PIVKA II が上昇している場合には，肝細胞癌の鑑別が必要である．
- ただし，AFP は肝細胞癌のみならず AFP 産生腫瘍で，PIVKA II はビタミン K 欠乏もしくはワルファリン内服中に上昇することから，注意が必要である．

2 超音波検査

- CT や MRI などに比べると感度が劣る[1]とされ，施行者の技量に左右される傾向にある．転移性肝腫瘍は比較的早期から中心性壊死をきたしやすく，中心部が高エコー，周辺部が低エコーで標的のような同心円状の構造を示す Bull's eye sign が，肝転移の特徴的な画像所見としてよく知られている．また腫瘍が大きくなると，腫瘍の辺縁に低エコーの halo を認めることが多い．
- そのほかにも，多発肝転移で多くの腫瘍が隣接し一塊となったクラスターサインや，中心部壊死，石灰化を伴うこともある．

3 CT

- 大腸癌などで肝転移巣に石灰化を伴う場合を除くと，単純 CT では病変全体が軽度低吸収となり，大まかに病変を把握できる可能性はあるが，不明瞭なことが多い．そのため，造影剤が禁忌とならない症例では，造影 CT が推奨される．なかでも造影剤を急速静注し，動脈相，門脈相と経時的に撮影するダイナミック CT が用いられることが多い．
- 腎癌，悪性黒色腫，膵神経内分泌腫瘍，消化管の平滑筋肉腫，消化管間質腫瘍（GIST）などは，一般に多血性の腫瘍であることが多く，動脈相で濃染する．一方で胃癌，膵癌，胆嚢癌，大腸癌など消化器系腺癌の肝転移は，腫瘍辺縁部は腫瘍細胞が多く，中心部は壊死により乏血性であり，動脈性の

リング状濃染を呈するのが特徴的である.

4 MRI

- 肝転移の診断においてMRIは,造影CTが行えない症例や10mm以下の小さな病変において有用である.大腸癌肝転移の診断能を検討したメタアナリシス[2]では,CT,MRIの感度はそれぞれ74.4(68.7〜79.3)％,80.3(74.6〜85.0)％と有意差はなかったが,Gd-EOB-DPTA(EOBプリモビスト)などの肝特異性造影剤を使用すると,MRIの感度が84.9(79.3〜89.2)％まで上昇することが示され,その有用性について言及されている.
- また10mm未満の病変において,CT 47.3(40.1〜54.5)％,MRI 60.2(54.4〜65.7)％と有意にMRIがすぐれていたと報告している.

5 FDG/PET

- FDG/PETは,肝転移のみならず原発巣やその他の転移巣も同時に描出することができ,肝転移の検出にも高い感度,特異度を示す.Florianiらは2000〜2008年までの報告をまとめたメタアナリシス[1]のなかで,FDG-PETの患者ごとの感度は93.8％,特異度は98.7％であったと報告している.

治療

1 化学療法

- 通常,多くのがんにおいて,肝転移は病期の進行とともに多臓器への遠隔転移として生じることから,肝転移巣の局所治療による生存期間の延長は示されていない.したがって,各がん種にあわせた全身化学療法が選択される.詳細は各がん種の項を参照されたい.
- 大腸癌では近年,がん化学療法の治療成績の向上により,治療前には切除不能と考えられた病変が化学療法後に切除可能となった場合,コンバージョン手術によって長期生存が得られる例も散見される.

2 手術

- 肝臓は再生能力と予備能が高い臓器であり,肝予備能が保たれている症例では,広範囲の切除や繰り返しの手術が可能である.一方で,切除断端が陽性の場合は局所再発も高頻度であり,十分なマージンをとっての完全切除が難しい場合は,通常手術適応はない.また,多くのがんでは肝外転移も伴っており,その場合にも手術適応はない.
- 近年,新規化学療法剤や分子標的薬の登場により再発症例の生存期間は少しずつ延長していることから,肝転移巣に対する外科的治療の役割はほとんどなくなってきているのが現状である.しかし大腸癌,膵および消化管の神経内分泌腫瘍,消化管間質腫瘍(GIST)については,一部の症例で肝転移に対する外科的切除の適応がある.

1 大腸癌

- 大腸癌では,肝転移の局所治療によって治癒や予後を改善できる可能性があり,大腸癌治療ガイドライン2019年版では肝切除の適応基準として,①耐術可能,②原発巣が制御されているか,制御可能,③肝転移巣を遺残なく切除可能,④肝外転移がないか,制御可能,⑤十分な残肝機能がある,と示している.
- 日本での多施設集計では,肝切除585例の3年生存率は52.8％,5年生存率は39.2％であった[3].また,肝転移とともに肺転移を有する症例についても,全身状態が良好で完全切除できる症例では,肝・肺転移の切除が予後改善に寄与する症例が一定の割合で存在することは確かであり,予後予測因子を中心とした手術適応基準を確立することが急務である[4].

2 膵および消化管の神経内分泌腫瘍(NET)

- 膵NET肝転移再発の手術適応は,肝臓以外に転移がないこと,予備能に応じた残肝容積が保証されるなど耐術可能であることが必要条件となる.NET肝転移に対する外科治療はR0手術を目指して行うが,R0とならなくても腫瘍がほぼ切除ができていれば,R0手術と予後に差が認められなかったという報告があり[5]〜[7],切除可能な病変は切除が推奨される.
- ただし,NET肝転移の外科治療後の再発率は5年で80％以上と報告され,その多くは2年以内に再発している.したがって肝転移に対する外科治療の多くは,根治的意義は少ないと考えられているが,90％の腫瘍切除を行う腫瘍減量手術は,内科的治療に抵抗性のホルモン症候を有する症例に対して行った場合,部分奏効・完全奏効を合わせると90％程度の症状奏効率が報告されている[8].

3 消化管間質腫瘍（GIST）

- 単発あるいはごく少数の切除可能肝転移，特に初回手術から2年以上経過した後の肝転移再発の一部は，外科切除の適応がある可能性がある．ただし外科切除単独では術後に80～90％以上が再再発しており[9]，外科切除のみでは完治は望めない．
- 初発GIST切除後の転移/再発巣に対する外科切除の意義を後向きに解析した報告[10]では，肝転移巣が4個未満でかつ総腫瘍径が小さく根治切除が期待できる症例においては，外科手術とチロシンキナーゼ阻害薬（TKI）治療を組み合わせることで，生存延長が得られる可能性も示唆される．

3 IVR治療（interventional radiology）

- IVR治療（Interventional Radiology）には，ラジオ波焼灼療法（radiofrequency abration：RFA），肝動脈塞栓療法（transcatheter arterial embolization：TAE），肝動脈化学塞栓療法（transcatheter arterial chemoembolization：TACE），肝動注化学療法（hepatic arterial infusion：HAI）などが含まれる．
- 正常な肝細胞の栄養血管は，門脈と肝動脈が3：1と，圧倒的に門脈からの血流を多く受ける．これに対して肝細胞癌では，肝動脈からの血流がほぼ100％であり，これを利用して切除不能原発性肝癌では，TAEやTACEなどの塞栓療法が局所療法の主力として用いられてきた．しかし，原発性肝癌が多血性腫瘍であるのに対し，多くの転移性肝癌は乏血性腫瘍であり，その適応は多くない．
- そこで，腫瘍を栄養する肝動脈に選択的にリザーバーを留置し，そこから抗がん薬を投与する肝動注化学療法がしばしば行われる．大腸癌肝転移症例を対象としたメタアナリシスでは，全身化学療法に比して肝動注療法がすぐれた奏効率を示すものの，生存期間には差はみられなかった[11]．これを踏まえて大腸癌治療ガイドライン2019年版では，「全身薬物療法が可能な場合，切除不能肝転移に対して肝動注療法を行わないことを強く推奨する」とされている．
- 乳癌診療ガイドライン2018年版では「肝動注が静注化学療法に比較してまさっているというエビデンスは十分ではないうえ，最適レジメンが不明であり，手技が煩雑でカテーテルトラブルのリスクがあることなどを考慮すると，日常臨床で肝動注を行うことは推奨できない」となっている．その他のがん種においても，動注化学療法のエビデンスは乏しい．
- RFAも原発性肝癌の局所療法としてしばしば行われるが，転移性肝癌に対しては適応について定まったガイドラインはない．他の穿刺局所療法に比べ凝固範囲が広く，穿刺回数が少ないため，肝転移巣に関しては，主にRFAが使用される．RFAは肝切除に比べると低侵襲であり，繰り返し施行が可能であることがメリットとなるが，肝切除に比べると再発率は高い．結腸・直腸癌の肝転移に対するRFAの成績は，報告によって大きなばらつきがあるが，明らかに肝切除よりも不良である[12]．肝切除が第一選択となるものの，実臨床において手術を行えない症例については考慮されることもある．

文献

1) J Magn Reson Imaging. 2010; 31(1): 19-31.
2) Radiology 2010; 257(3): 674-84.
3) Dis Colon Rectum 2003; 46(Suppl): S22-S31
4) J Am Coll Surg. 2011; 213(1): 62-9; discussion 9-71.
5) Surgery 2011; 149(2): 209-20.
6) Neuroendocrinology 2008; 87(1): 8-19.
7) Neuroendocrinology 2008; 87(1): 47-62.
8) J Am Coll Surg 2003; 197(1): 29-37.
9) Ann Surg 2001; 234(4): 540-7; discussion 7-8.
10) Surg Today 2017; 47(1): 58-64.
11) Cochrane Database Syst Rev 2009(3): CD007823.
12) J Clin Oncol 2010; 28(3): 493-508.

（吉井由美）

IV
4 骨転移

転移がんのマネジメント

疫学・診断

1 疫学

- 骨転移を起こしやすいがん種としては，乳癌，前立腺癌，肺癌，甲状腺癌などがある．具体的に各がん種での骨転移の頻度を調べたまとまった報告は少ないが，Takagiらの報告[1]では，骨転移を最初の症候として受診した悪性腫瘍286例の内訳は，肺癌が25.2％，多発性骨髄腫が14.3％，前立腺癌が9.1％，悪性リンパ腫が8％，腎癌が6.3％，肝臓癌と乳癌がそれぞれ4.2％で，原発巣不明が11.2％であった（表1）．このうち，単発で骨転移を認めたものは32.5％，多発骨転移は67.5％であった．骨転移部位は脊椎単発が15.4％，脊椎に複数の転移を認める症例が17.8％と多く，脊椎および骨盤の複数転移が13.3％と続く．
- 診断時には，しばしば複数の骨転移巣を呈しており，症状はなくても全身検索は必要である．一般的に骨転移は血行性に生じることが多く，赤色髄が多い部位に出やすいといわれている．好発部位は腰椎，胸椎をはじめとする脊椎が多く，末梢骨への単独転移はまれである．

2 病理

- 骨転移の局所では線維化，壊死，類骨形成，骨髄の造血能の変化などを認める．転移巣である骨局所での反応には造骨型，溶骨型，骨梁間転移型，混合型があるが，実際には造骨型と溶骨型の混合型が多いため，造骨優位型，溶骨優位型，骨梁間転移型の3つに大別される．なお，骨折や圧壊を生じる場合など，分類困難な症例も経験される[2]．
- 造骨優位型は，前立腺癌が最も多く，乳癌や胃未分化癌でも時にみられる．骨転移巣の周囲に，骨芽細胞の増殖と類骨形成および骨化を生じる．骨折で発見される場合は少ないが，脊椎転移では脊柱管への進展に注意が必要である．また生検を行っても十分な検体を得にくい場合もある．
- 溶骨優位型は，乳癌，肺癌，甲状腺癌，肝癌，腎癌，頭頸部や食道癌など，多くのがんでみられる．転移巣の周囲に破骨細胞が出現し，不規則に骨梁が吸収されていく．骨梁の破壊を伴い，骨折や圧壊をきたしやすいのが特徴である．
- 骨梁間転移型は，骨形成や骨吸収がほとんど起こらず，臨床的に発見されにくい．胃未分化癌や肺小細胞癌，悪性リンパ腫などでみられ，骨髄ががんに置換され骨髄癌腫症を併発したり，播種性血管内凝固症候群（DIC）を引き起こすことがある．

3 病因

- 骨転移では，がん細胞と骨の微小環境，特に骨芽細胞と破骨細胞の相互作用が，骨転移の成立

表1 初診時に原発不明であった骨転移を有する症例の原発巣の割合
（文献1より一部改変）

がん種	症例数	頻度（％）
肺癌	72	25.2
多発性骨髄腫	41	14.3
原発不明	32	11.2
前立腺癌	26	9.1
悪性リンパ腫	23	8.0
腎癌	18	6.3
肝癌	12	4.2
乳癌	12	4.2
胃癌	10	3.5
膵癌	10	3.5
甲状腺癌	9	3.1
胆道癌	6	2.1
大腸癌	6	2.1
食道癌	3	1.0
胸腺腫	2	0.7
その他	4	1.2
合計	286	100

から進展に重要な役割を果たしていると考えられている[3]．骨に到達したがん細胞は，PTHrP（parathyroid hormone-related protein）やIL-1, IL-6, IL-11, TNF-α（tumor necrosis factor-α）などのサイトカインを放出し，サイトカインが骨芽細胞にreceptor activator of nuclear factor kappa-B ligand（RANKL）を発現させる．RANKLが破骨細胞前駆細胞上のRANKと結合すると，前駆細胞は破骨細胞へと分化し，骨吸収が促進される．さらに骨吸収によって，種々の成長因子（IGFやTGF-β）ががん細胞の増殖を促し，さらに破骨細胞の増殖および骨吸収の増悪を招く悪循環が生じる[4]．

4 症状

- ほとんどの場合は，骨痛で発症する．痛みは徐々に増悪し安静時にも認め，夜間に増強することが多い．骨に一致した疼痛のほか，仙骨転移では殿部痛を呈し，陰部や大腿後部への放散痛を認めることがある．ただし骨転移の初期の場合には，無症状の場合も少なくない．

- 椎骨や大腿骨，上腕骨などに溶骨性転移を伴う症例では，病的骨折で発見されることも多く，QOLの低下の原因となる．特に脊椎転移を伴う場合は，進行すると神経根症状や脊髄圧迫をきたし，手術や放射線照射などの緊急対応が必要となる．また時に，高カルシウム血症による意識障害などを生じることもある．

- これらの緊急を要する症状のマネジメントについては，VI章「オンコロジック・エマージェンシー」を参照されたい．なお，臨床的に特に重要な症状は，骨転移に伴う骨関連事象（skeletal-related events：SRE）と呼ばれ，放射線治療や整形外科的な治療が必要な骨転移痛，脊髄圧迫，病的骨折，高カルシウム血症を指す．

5 診断

1 血液検査

1）カルシウム

- 骨転移診断時には，血中カルシウム濃度を測定することが望ましい．また，必ずしも骨転移による症状ではない場合もあるが，がん患者に高カルシウム血症を認めた場合には，骨転移が存在する可能性を念頭におく必要がある．

2）骨代謝マーカー

- 骨代謝マーカーは大きく，骨形成マーカーと骨吸収マーカーに分けられる．

(1) 骨形成マーカー

- 骨型アルカリフォスファターゼ（bone specific alkaline phosphatase：BAP），オステオカルシン，I型コラーゲンC末端テロペプチド（carboxyterminal telopeptide of type I collagen：1CTP），I型コラーゲンCプロペプチド（procollagen type I C-terminal propeptide：PICP）などがある．

(2) 骨吸収マーカー

- I型コラーゲン架橋Nテロペプチド（type I collagen cross-linked N-telopeptide：NTx），I型コラーゲン架橋Cテロペプチド（type I collagen cross-linked C-telopeptide：CTx），I型コラーゲンC末端テロペプチド（1CTP），デオキシピリジノリン（deoxypyridinoline: DPD），ピリジノリン（pyridinoline：PYD），酒石酸抵抗性ホスファターゼ（tartrate-resistant acid phosphatase-5b：TRACP-5b）などがある．特に血中，尿中NTx濃度は骨吸収の程度をよく反映しており，骨吸収マーカーとして最も広く使用されている．

- これらの骨代謝マーカーの上昇が，がんそのものの予後やSREリスクに相関するとした報告[5]や，骨修飾薬が骨吸収を抑制することから骨修飾薬の奏効を示すマーカーとしての可能性を示す報告は散見される[6]ものの，前向きな臨床試験による検証は行われていない．

- したがって日常診療においては，骨転移治療のモニタリングに骨代謝マーカーを用いることは，現時点では推奨されない．

2 画像検査

- 骨転移の画像検索としては，単純X線，CT，MRI，骨シンチグラフィ，FDG-PET/CTなどが用いられる[7]．単一の検査だけでは万全ではないため，複数のモダリティを使用して診断することも多い．単純X線，CTでは骨転移に伴う骨梁構造の破壊像や腫瘤形成などを描出しやすい．

- MRIは骨皮質の信号が得られないものの，組織内の水分子の拡散状態を画像化する拡散強調MRIを用いることで，細胞密度が高い悪性腫瘍組織では拡散運動が低下し，見かけの拡散係数（apparent diffusion coefficient：ADC）が減少することにより，骨転移を検出できる．さらに，治療によってがん細胞が死滅すると，拡散運動の改善によりADCが増加するので，治療効果を反映するともいわれる[8]．

- 骨シンチグラフィは，骨の主成分であるハイドロキシアパタイトに結合する製剤が，無機質の代謝や

- リモデリングが亢進した部位に取り込まれるのを利用して，骨転移を検出する．しかし，骨の代謝反応を反映するため，がん以外の骨代謝が亢進した良性病変でも陽性となることがあり，骨転移検出の感度は高いが特異度は比較的低く，CT など他のモダリティの併用が望ましい．
- FDG-PET/CT は糖代謝の亢進部位を検出し，骨転移検出の感度，特異度は骨シンチグラフィよりも高く，また骨以外の転移巣の検出にも有用である．しかし，炎症病変への集積による偽陽性，脳や尿路系などの生理的集積の影響，高血糖時の集積低下には注意が必要である．

治療

- 骨転移に対する治療は，局所療法としての放射線治療，全身療法としての化学療法，さらにビスホスホネートや抗 RANKL 抗体などの骨修飾薬，オピオイドなどの疼痛コントロールを併用して行う．本稿では，主に放射線治療（外照射，内照射）および骨修飾薬（bone modifying agents：BMA）について述べる．

1 外照射療法

- 外照射は，骨転移の疼痛コントロールおよび病的骨折予防の目的で行う．病的骨折や脊髄圧迫を伴わない骨転移の痛みは，外照射により 59～73％の症例で緩和され，23～34％の症例で消失し[9)～11)]，骨転移に伴う神経障害性疼痛も 53～61％の症例で緩和され，26～27％の症例で消失する[12)]との報告がある．
- 照射のスケジュールは施設によってさまざまだが，8Gy/1 回の単回照射や，20Gy/5 回，30Gy/10 回などの分割照射が用いられ，除痛効果はいずれの方法でも有意差はない[9)～11)]．除痛効果は，早い場合は 1 週間以内に，有効例のおよそ半数で 3 週間以内に，大半の症例で遅くとも 8 週間以内には認められる．
- 無効例や痛みが再燃した場合には再照射も考慮され，その場合にも無効例で 33～66％，再燃例で 57～70％で除痛効果が得られるという報告[9)]がある．また，病的骨折の予防効果については，ランダム化比較試験（RCT）の報告はないものの，後向き解析において，外照射によって病的骨折を回避できたという報告も散見される[10)13)]．

- 急性期有害事象には倦怠感，悪心・嘔吐などがあり，単回照射の 10％に比べ，分割照射では 17～20％と有意に多いとする RCT[14)15)]もあるが，最近のメタアナリシスでは有意差は認められていない[9)]．これらの報告では特に重篤な有害事象はなく，晩期有害事象も少ないとされる．
- 以上から，骨転移に対する放射線外照射はある程度の予後が期待できる症例から終末期症例に至るまで，幅広く行うことができる．これらを踏まえて，骨転移診療ガイドラインでは，骨転移の痛みの緩和に対する外照射は強い推奨とされている[16)]．

2 内照射療法

- 治療用放射線（α 線，β 線など）放出核種を静脈内に投与し，病巣に限局して放射線を照射することにより，効果を発揮する．日本では，α 線核種のラジウム 223（ゾーフィゴ®），β 線核種のストロンチウム 223（メタストロン®）が承認されている．
- カルシウムと同様に骨複合体を形成し，病巣集積選択性をもって骨転移巣で放射線が放出されることで，骨転移による疼痛を和らげる．造骨性転移を呈する前立腺癌で特に有効性が高い[17)]が，その他のがん種においても有効とする報告[18)]もある．1 回の静注により全身の病巣部位への効果を期待でき，効果は外照射と同等であるとされる[18)]．
- メタストロン®，ゾーフィゴ® ともに公衆被曝は軽微であり，また短時間の静脈注射で投与するため，外来での投与が可能である．ただし，投与後 1 週間程度は患者の尿や便，血液に放射性同位体が含まれており，取り扱いに注意が必要である．
- メタストロン® は，骨転移の除痛を目的に，1 度の投与で 3～6 か月効果が持続し，初回投与で効果があった場合には反復投与が考慮されるが，除痛効果は徐々に低下する．
- ゾーフィゴ® は，メタストロン® に比べて放射線放出量が多く，飛距離と崩壊時間が短いため，周辺正常組織への影響を抑えてより大きい効果を期待できる．4 週間に 1 度，最大 6 回使用でき，除痛のみならず，大規模 RCT においてもプラセボと比較し，全生存率および骨関連事象発現までの期間に有意な向上（延長）が示された[19)]．

3 骨修飾薬

- がんの骨転移において，がん細胞と骨微小環境，特に破骨細胞および骨芽細胞との相互作用の重要性

が指摘されている[20]．破骨細胞を直接抑制するビスホスホネート，および破骨細胞の形成を抑制する抗RANKL抗体デノスマブは，骨修飾薬（BMA）と呼ばれ，骨関連事象を抑制する目的で使用される．

1 ビスホスホネート製剤 ★★★

- 日本ではゾレドロン酸およびパミドロン酸（乳癌骨転移のみ適用）が保険承認されており，両者ともに骨関連事象の減少効果が証明されている．
- 静脈内に投与されると，半分は選択的に骨に集積し，破骨細胞を抑制しアポトーシスを誘導する[21]．なお，残りは代謝を受けずに速やかに腎臓から排泄されるため，腎機能低下を伴う症例においては，投与量の調節や必要に応じてハイドレーションが必要である．
- そのほか，重篤な有害事象として顎骨壊死がある．顎骨壊死の発症率は報告によって1～10％とさまざまであり，ビスホスホネートの種類（ゾレドロン酸で多い），総投与量，投与期間，歯科病歴に依存している[22]．抜歯，歯性感染と義歯使用がBMA治療時の顎骨壊死のリスク因子であり[23]，適切な口腔ケアにより発症リスクは低下する[24]．このため，BMA投与開始前には歯科受診を行い，予防的歯科処置を受けることが推奨されている[25]．また，後述する低カルシウム血症についても，ビタミンDあるいは経口カルシウム剤の補充を適宜行う．

2 抗RANKL抗体 ★★★

- デノスマブは，破骨細胞の分化・成熟に必要なRANKLを阻害する抗体薬である．
- 乳癌を対象としたデノスマブとゾレドロン酸の大規模RCTでは，デノスマブはゾレドロン酸に比べ，初回の骨関連事象の発現リスクを18％，初回以降も含めると23％低下させた．全生存率，原病の進行，高度の有害事象の頻度，顎骨壊死の頻度に有意差は認めなかった[26)27)]．
- 乳癌と前立腺癌を除く進行がん（うち非小細胞肺癌40％），および多発性骨髄腫を対象としたゾレドロン酸とデノスマブのRCTでは，主要評価項目である初回骨関連事象発現までの期間は，ゾレドロン酸16.3か月に対しデノスマブ20.6か月と，デノスマブのゾレドロン酸に対する非劣性が証明された[28]．一方，骨病変に対する放射線療法リスク，痛みスコアの増悪，強オピオイドの使用頻度については，デノスマブが有意に少なかった[29]．
- デノスマブはゾレドロン酸に比べ高価であるが，投与経路が皮下注射であり，腎機能による用量調節が不要である．顎骨壊死の発現頻度はゾレドロン酸と変わらないとされるが[26]，低カルシウム血症はデノスマブで有意に多く[28]，ビタミンD（天然型として400IU/日）とカルシウム（500mg/日），あるいはその合剤であるデノタス®チュアブル配合錠の併用が必須である．

デノスマブ＋天然型ビタミンD・炭酸カルシウム
デノスマブ
120mg　皮下注　4週毎
天然型ビタミンD・炭酸カルシウム
1回2錠　1日2回

文献

1) PLoS One 2015; 10: e0129428.
2) 整形外科 2010；61：893-7.
3) Nat Rev Cancer 2002; 2: 584-93.
4) 大森まい子, 他編. 骨転移の診療とリハビリテーション. 医歯薬出版, 2014.
5) J Natl Cancer Inst 2005; 97: 59-69.
6) J Clin Oncol 2005; 23: 4925-35.
7) Q J Nucl Med 2001; 45: 53-64.
8) Crit Rev Oncol Hematol 2012; 83: 194-207.
9) Clin Oncol (R Coll Radiol) 2012; 24: 112-24.
10) Cochrane Database Syst Rev 2004; 2: Cd004721.
11) Int J Radiat Oncol Biol Phys 2003; 55: 594-605.
12) Radiother Oncol 2005; 75: 54-63.
13) J Radiat Res 2010; 51: 131-6.
14) J Natl Cancer Inst 2005; 97: 798-804.
15) Cancer 2013; 119: 888-96.
16) 日本臨床腫瘍学会編. 骨転移診療ガイドライン. 南江堂, 2015.
17) Q J Nucl Med Mol Imaging 2012; 56: 538-43.
18) Radiother Oncol 2005; 75: 258-70.
19) N Engl J Med 2013; 369: 213-23.
20) Biochem Biophys Res Commun 2005; 328: 679-87.
21) Saylor PJ, Smith MR. Bisphosphonates and other bone-targeted therapies. In; Chabner BA, Longo DL eds. Cancer Chemotherapy and Biotherapy; Principles and Practice, 5th Ed. Lippincott Williams & Wilkins. 2011, p732-45.
22) J Clin Oncol 2005; 23: 8580-7.
23) J Clin Oncol 2009; 27: 5356-62.
24) J Clin Oncol 2008; 26: 4634-8.
25) J Clin Oncol 2011; 29: 1221-7.
26) J Clin Oncol 2010; 28: 5132-9.

27) Clin Cancer Res 2012; 18: 4841-9.
28) J Clin Oncol 2011; 29: 1125-32.
29) Ann Oncol 2012; 23: 3045-51.

(吉井由美)

IV-5 転移がんのマネジメント
がん性胸膜炎・腹膜炎・髄膜炎・心膜炎
① がん性胸膜炎

疫学・診断

1 疫学

- がん性胸膜炎の定義は，がん細胞を含む胸水の存在（悪性胸水），もしくは胸膜播種病変が単独あるいは悪性胸水を伴っている病態とされる．悪性腫瘍の剖検例の約15％に悪性胸水を認め[1]，がん性漿膜炎のうちがん性胸膜炎は最も頻度が高いとされる．原発臓器として，肺癌（38％）が最も多く，乳癌（17％），悪性リンパ腫（12％）に多くみられる．一方，原発不明がんの約10％にも悪性胸水を認める[2]．

2 診断

- 胸水貯留は日常臨床でよくみられる病態で，胸膜や肺の疾患，全身状態・臓器機能の低下や薬剤など50以上の原因により生じうる[3]．悪性胸水のほとんどは滲出性胸水であるが，3〜10％は漏出性を示す．滲出性胸水の42〜77％は悪性腫瘍に続発した胸水であり，大量胸水の最も多い原因は悪性腫瘍である．

1 胸水細胞診

- がん患者に胸水が認められた場合，胸水中にがん細胞が証明されるか否かが，治療法選択の第一条件となる．胸水細胞診の診断学的感度はおよそ65％で，特異度は97％である[4]．診断率は，中皮腫や扁平上皮癌，リンパ腫，肉腫に比べて，腺癌で高い．異なる複数の部位から検体を採取する意義は低く，避けるべきである．細胞診に必要な胸水量についてのエビデンスはないが，初回は診断用に20〜40mL提出し，悪性胸水が疑われるにもかかわらず陰性であった場合は，2回目の検査時には，より多くの検体量による診断を考慮すべきである．形態学的に悪性胸水と診断された場合，免疫細胞化学的に鑑別を加える．形態学的に類似している転移性腺癌と悪性中皮腫の鑑別は免疫染色が有用であるが，悪性中皮腫の確定診断には可能な限り胸膜生検を行うべきである．

2 腫瘍マーカー

- 胸水中の腫瘍マーカーは，正確性において十分とはいえず，ルーチンでの測定は勧められない．CEA，CA125，CA15-3，CYFRAといった腫瘍マーカーを用いた胸水の良・悪性の診断では，単独のマーカーでは感度が30％以下で，すべてのマーカーを用いても54％の感度でしかない[5]．悪性中皮腫の診断における可溶性メソテリン（日本未承認）は，他の腫瘍マーカーに比べ，感度，特異度とも高いが，卵巣癌や膵臓癌，気管支原性肺腺癌，リンパ腫の胸腹水中でも上昇するため，治療経過のモニタリングには有用であるが，組織学的診断を代用できるものではない．

3 画像診断

- 造影CT検査は，胸膜病変をより明確に判断するため，胸水を完全にドレナージする前に行うことが望ましい．結節状の胸膜肥厚，縦隔胸膜の肥厚，壁側胸膜の肥厚（＞1cm），周囲の胸膜肥厚が多くみられる．胸膜中皮腫と胸膜播種との鑑別は困難である．MRI検査は，T2強調画像における信号強度の違いが良・悪性の鑑別に有用である．胸膜病変の形態学的特徴においては，CTと同等の診断能力をもつが，横隔膜や胸壁への関与を判断する場合は，より有用である．ダイナミック造影MRI検査やPET-CT検査は，胸膜中皮腫に対する化学療法の効果をモニタリングする際に有用である可能性が報告されている．

4 侵襲的検査[3]

- 胸膜生検は，キュレット，外套，穿刺針，内套の4つのパーツからなるCope針，または3つのパーツからなるAbrams針を使用することが多い．穿刺針に内套を挿入し，さらにこれを外套に挿入した状態で穿刺し，内套を引き抜き胸水が吸引され

ることを確認した後，針と外套を胸水が引けなくなる位置（胸膜の外側）まで引き戻す．針を外套から引き抜いた後，キュレットを挿入し，壁側胸膜をキュレットのフックに引っかけた状態で外套を進め，検体を切離する．下側，内側，外側方向の複数箇所の生検を行うが，Cope 針や Abrams 針を用いた胸膜生検は盲目的に行うため，壁側胸膜の一部にしかがん病巣がない場合には，その診断的価値は低い．Abrams 針により胸膜生検を施行した 2893 例では，診断率は 57％であった．胸水細胞診単独に対し，7～27％の診断率の上乗せがみられる．Abrams 針による生検における合併症は，局所の痛み（1～15％），気胸（3～15％），迷走神経反射（1～5％），血胸（＜2％），血腫（＜1％），一過性の発熱（＜1％），非常にまれであるが出血による死亡が報告されている．

- 一方，造影 CT ガイド下の胸膜生検は，異常な胸膜病変部位に対しアプローチできるため，診断率は 86～88％と高く有用である．
- 胸腔鏡検査は，滲出性胸水で悪性胸水が疑われ，胸水細胞診で確定診断がつかなかった症例に対し，選択肢の 1 つとなる．局所麻酔下の胸腔鏡検査による合併症として，膿胸，出血，肺炎など（2.3％）がみられるが，死亡率は 0.4％と安全に施行可能である．診断率は 92.6％と高い．
- ビデオ胸腔鏡下手術（video-associated thoracoscopic surgery：VATS）は，全身麻酔下で行うため，全身状態の低下や重篤な合併症を伴う患者には適さない．診断率は約 95％と高く，比較的安全に施行可能である．

治療[2)6)]

- 悪性胸水の治療法は，いくつかの因子により決定する．症状や performance status（PS），予後，原発腫瘍の薬物療法への反応性，胸水ドレナージ後の肺の再膨張の程度により選択する．胸腔穿刺は超音波ガイド下に行うことが望ましい．小細胞肺癌やリンパ腫，乳癌は，通常化学療法に奏効しやすいため，呼吸困難が重度でなければ化学療法を先行することが可能である．

1 胸水ドレナージ（癒着療法併用なし）

- 悪性胸水を伴う患者の多くは，呼吸困難や胸痛，咳，胸部不快感などの症状を呈しており，このうち呼吸困難が最も多くみられる．症状が胸水貯留によるものか，肺が拡張可能かを判断するために，しっかりドレナージを行うことが望ましい．ドレナージのみの場合は，1 か月以内に再貯留する可能性が高いため，予後が 1 か月以内と限られており PS が不良な患者において，症状コントロールのために行うべきである．一度に大量の胸水がドレナージされた場合，虚脱した肺が急速に膨張することにより，再膨張性肺水腫がまれに生じることがあるため，胸水のドレナージは，1 回の穿刺で 1.5L を超えないように時間をかけて行う．

2 胸膜癒着術

- 予後が非常に不良な場合や，肺が虚脱していない場合を除き，細径のチェストチューブを挿入し胸膜癒着術を行うことが推奨される．

1 ドレナージチューブ挿入

- 肋間に細径（10～14Fr）チューブを挿入し，ドレナージを行う．太径（24～32Fr）のほうがフィブリン栓による閉塞が生じにくいと以前は考えられていたが，細径と太径を比較したランダム化比較試験[7)～10)]では，3 か月後の胸膜癒着術の成功率は太径がやや良好（30％ vs. 24％）[10)]な傾向はあるが，胸部不快感は細径のほうが少ないことが示された．

2 胸水ドレナージ

- 初回は 1.5L を上限とする．胸水貯留量が多い場合は，2 時間間隔をあけてさらに 1.5L ドレナージし，胸部不快感や持続する咳，迷走神経症状が出現した場合は中止する．
- 癒着術の成功に必要な条件[2)]は，以下のとおりである．
- 肺の完全な再膨張：肺の広がりが不良な場合は胸腔カテーテルの留置が推奨される．根拠に乏しいが，臓側胸膜と壁側胸膜が半分以上接していれば，胸膜癒着術を試みてもよいかもしれない．
- 1 日の胸水の排液量：完全に肺が拡張した時点で速やかに癒着術を施行した群（大半が 24 時間以内）と，1 日の胸水排液量が 150mL 未満となってから癒着術を施行した群のランダム化比較試験[11)]では，前者におけるカテーテル挿入期間と入院期間の短縮が認められた．1 日の排液量は癒着術の成否とは相関しない．
- 薬剤注入後のカテーテル留置期間は癒着術の成否に影響しない[12)]．

- 不完全な肺の拡張やエアリークが持続する場合に，持続吸引を行う場合は，徐々に－20cmH$_2$O まで陰圧をかける．

3 鎮痛薬の使用[10]

- 薬剤の胸腔内投与に伴う痛みや不快感を軽減するために，非ステロイド性抗炎症薬やオピオイドの内服を併用[10]したり，癒着術の前にカテーテルから局所麻酔薬を注入することを検討する．
- リドカイン 3mg/kg（上限 250mg/body）を癒着剤胸腔内注入の直前あるいは同時に注入する．

4 胸腔内投与薬剤の有効性と合併症

- 炎症を惹起し胸膜癒着を生じさせる物質の投与が，種々試みられている．日本においては OK432 が使用されていたが，欧米で標準治療とされるタルクが，2013 年 9 月に「悪性胸水の再貯留抑制」を効能・効果として承認されている．執筆時現在，OK432 とタルクの胸膜癒着効果を比較する第 III 相試験が進行中である．

1) タルク（$Mg_3Si_4O_{10}(OH)_2$）

タルク ★★★[13]

タルク

5g ＋生理食塩水 50 ～ 100mL　胸腔内注入

- タルクは，2 通りの方法で用いられる．第一に，胸腔鏡を用い，完全に胸水を排液した後にタルクを噴霧器で肺表面に噴霧する方法，第二に，胸腔ドレナージチューブから，胸水排液後に生理食塩水に懸濁したタルクを注入する方法である．効果は同等とされ，奏効率は 81 ～ 100％と高い．他の薬剤との比較試験では，いずれも 40 例未満と少数例の検討であるが，ブレオマイシン，テトラサイクリンに比べ，タルクの有効性が証明されている[14]～[16]．副作用は，胸膜痛や微熱が高率にみられ，重篤なものとして成人呼吸窮迫症候群（acute respiratory distress syndrome：ARDS）が報告されている．ARDS 発症の機序は不明であるが，タルクの粒子径との関連が指摘されており，小粒子径は肺実質へ分布し炎症を惹起するため，粒子径の大きいものを使用する．

2) OK432（ピシバニール®）

OK432 ★★[17]

OK432

0.2KE/kg（最大 10KE）＋生理食塩水 20 ～ 100mL　胸腔内注入

- A 群溶連菌をペニシリン G の存在下に一定条件で処理し，凍結乾燥した菌体製剤である．1 か月後の胸水非貯留割合は 75.8％と高い効果がみられる[17]．副作用は，発熱が高頻度で認められる．

3) 抗菌薬

ミノサイクリン ★★[13][18][19]

ミノサイクリン

300 ～ 400mg ＋生理食塩水 50 ～ 100mL　胸腔内注入

- 米国では，1990 年代まではテトラサイクリンが標準的な胸膜癒着療法剤として使用されていた．製造中止に伴い，ミノサイクリンで代用されることがあるが，ミノサイクリンは刺激性が強く，注入後の胸痛，発熱に注意が必要である．

4) 抗がん薬

- ブレオマイシン：抗がん薬のうち，ブレオマイシンは胸膜癒着に対して最も頻用されている．奏効率は 58 ～ 85％（平均 61％）である．投与量の 45％が循環血中に吸収されるが，骨髄抑制はほとんどみられない．

ブレオマイシン ★★[13][17][18]

ブレオマイシン

1mg/kg（最大 60mg）＋生理食塩水 50 ～ 100mL　胸腔内注入

- その他の抗がん薬：その他の抗がん薬ではアドリアマイシン，マイトマイシン C，エトポシド，フルオロウラシルなどが試みられたが，奏効率が低く現在はほとんど使用されていない．シスプラチンは，単剤あるいはエトポシドとの併用投与[17]などが報告されており，低張性溶液を使用した第 II 相試験では，1 か月後の胸水コントロール率は 83％と良好であった[20]．

低張性シスプラチン溶液 ★★[20]

シスプラチン

25mg ＋蒸留水 500mL　胸腔内注入

5 薬剤注入後の体位変換[13][19][21]

- 放射線ラベルしたテトラサイクリン（日本発売中止）を胸腔内注入した検討[21]では，テトラサイクリンは数秒内に胸腔内に拡散し，患者の体位変換による影響はみられなかった．同様に，テトラサイクリン，ドキシサイクリン（日本発売中止），ミノサイクリンを使用した場合の体位変換群と非体位変換群のランダム化比較試験[19]では，癒着の成功率

や胸水ドレナージの期間に差は認めなかった．

6 クランプとチューブ抜去
- 薬剤注入後，1時間クランプする．
- 胸腔カテーテルの抜去時期は，1日の胸水排液量が150mL未満になった後が推奨されているが，エビデンスはほとんどない．
- 薬剤注入からチューブ抜去までの期間に明確なエビデンスはないが，長期間のドレナージによる不快感のため，24〜48時間以内に抜去することが推奨される．

3 カテーテル挿入部やポート部への播種
- 悪性胸膜中皮腫以外の悪性胸水症例で，診断や治療目的での胸腔穿刺，胸膜生検，胸腔カテーテル挿入，胸腔鏡施行部位に，局所再発や播種が出現することはまれである．一方，胸膜中皮腫では，約40％の症例に胸膜への処置部位に播種を認める．胸腔穿刺や胸膜生検部位に比べ，胸腔鏡や開胸術，太い径のチェストチューブを挿入した部位への局所再発，播種のリスクが高く，予防的放射線照射が推奨される．

4 胸腔内への線維素溶解剤の注入
- ランダム化比較試験は存在しないが，胸腔内への線維素溶解剤（ストレプトキナーゼ，ウロキナーゼ）の注入により，ドレナージ抵抗性の多房性悪性胸水による息切れの軽減がみられ，安全性においても問題はなかったことが報告されている．

5 胸腔鏡
- 胸腔鏡の利点は，診断，胸水ドレナージ，胸膜癒着術が一連の流れで施行可能なことである．診断率は90％を超え，胸腔鏡下のタルク散布による胸膜癒着の成功率は77〜100％である．

6 長期間にわたる外来での胸腔留置カテーテル
- 虚脱した肺を伴い，再発性で症状を呈する悪性胸水をコントロールするために，皮下トンネルを作成し留置した胸腔カテーテルを，ディスポーザブルの真空吸引容器に接続し携帯する方法もある．入院期間の短縮が可能で，全例で症状の緩和がみられ，胸腔内に挿入された異物（カテーテル）により炎症が生じ，60％弱の症例で自然癒着を認めた[22]．胸腔カテーテルの留置とタルクによる胸膜癒着を行った場合の，介入から死亡あるいは1年後までに必要とした入院期間を比較検討したランダム化試験では，胸腔留置カテーテルが10日と胸膜癒着術の12日と比べ有意に短縮でき，再ドレナージの頻度も少なかった．一方で息切れやQOLの改善に差はみられなかった[23]．

7 胸膜切除術
- 侵襲が大きく，周術期の死亡率は10〜19％と高い．エビデンスが十分でなく，再発性の胸水や虚脱肺の症例に対する胸膜癒着術や胸腔カテーテル留置の代替法とはいえない．

文献
1) Eur Respir J 1989; 2(4): 366-9.
2) Thorax 2010; 65(Suppl 2): ii32-40.
3) Thorax 2010; 65(Suppl 2): ii4-17.
4) Maghfoor I, et al. Effusions. In: Abeloff MD, et al eds. Clinical Oncology. Churchill Livingstone. 2000, p922-49.
5) Chest 2004; 126(6): 1757-63.
6) Heffner JE. Management of malignant pleural effusions. UpToDate. 2018.
7) Chest 2001; 120(1): 19-25.
8) Respir Med 1998; 92(3): 593-6.
9) Ann Surg Oncol 2008; 15(9): 2594-9.
10) JAMA 2015; 314(24): 2641-53.
11) Thorax 1994; 49(1): 23-5.
12) Lung Cancer 2006; 54(1): 51-5.
13) Eur J Cardiothorac Surg 2006; 29(5): 829-38.
14) Am J Respir Crit Care Med 2000; 162(4): 1445-9.
15) Med Sci Monit 2003; 9(6): PI54-9.
16) Eur J Cancer Clin Oncol 1986; 22(9): 1079-81.
17) Lung Cancer 2007; 58(3): 362-8.
18) Am J Respir Med 2003; 2(3): 261-73.
19) Chest 1993; 104(6): 1763-6.
20) Br J Cancer 2006; 95(6): 717-21.
21) Chest 1988; 93(3): 527-9.
22) Ann Thorac Surg 2008; 85(3): 1049-55.
23) JAMA 2017; 318(19): 1903-12.

（土井美帆子）

IV 5 がん性胸膜炎・腹膜炎・髄膜炎・心膜炎

転移がんのマネジメント

② がん性腹膜炎

疫学・診断

1 疫学

- がん性腹膜炎とは，主に腹部原発のがんが播種性に腹膜に転移した結果，腹水貯留，腸閉塞，尿管閉塞などを引き起こした病態をいう．一般的に，がんに伴う腹水は，腫瘍による腹部リンパ管閉塞，肝転移による門脈圧亢進症，下大静脈圧迫によるBudd-Chiari症候群などによる腹水を含めて論じられる．

2 診断

- 初期のがん性腹膜炎の診断は困難で，手術時の開腹所見や，腸管狭窄による症状，腹水がきっかけで診断されることが多い．

1 自覚症状・身体所見
- 腹膜転移が多発，増大した結果，癒着，腸管運動制限，狭窄，腹水貯留により，食欲不振，食物つかえ感，体重減少，腹鳴，腹痛，腹部膨満感，消化液逆流，悪心・嘔吐などの症状が現れる．直腸指診でダグラス窩に結節，腫瘤を触れることがある．

2 画像診断
1) CT，MRI，超音波，PET検査
- 腹膜転移は必ずしも腫瘤を形成しないため，これらの画像診断では感度はよいとはいえない．1cm以下の腹膜結節に対するCTの感度は15〜30％とされ，腹膜結節を検出するよりも，腹水，水腎症や腸管拡張，腸間膜の肥厚，大網の肥厚などの間接的所見が，がん性腹膜炎を示唆する情報となる．
2) 内視鏡・消化管造影検査
- 消化管造影では，狭窄所見やアコーディオン様の腸管変形，造影剤の排泄遅延がみられる．内視鏡では，腸管の硬化性あるいは浮腫状の狭窄として認められ，内腔からの生検ではがん組織が得られないことも多い．

3 腹腔穿刺による腹水検査
1) 肉眼的所見[1]
- 細胞混入により混濁していることが多い．血性腹水は，がん性腹膜炎の10％未満にみられ，広範囲な肝転移を伴う場合は約3分の2に認められる．
2) 細胞数，細胞分画[1]
- がん性腹膜炎では，約75％の症例で腹水中の白血球がリンパ球優位に増加しており（500/mm^3 以上），広範囲な肝転移を伴うがん性腹膜炎では80％に増加がみられる．
3) 蛋白，糖，LDH[1]
- 広範囲な肝転移や肝硬変を伴う肝細胞癌を除き，がん性腹膜炎の95％の症例で，腹水中の総蛋白は2.5g/dL以上となる．腹水中の糖は，がん細胞の消費により低値を示し，一方，腹水中のLDHは高値を示すことが多く，74％の症例で血清の正常上限値を超え，54％の症例で同時期の血清LDH値よりも高値を示したとの報告がみられる．
4) 細胞診
- 腹水細胞診による診断率は約58〜75％である．採取後適切に処理されれば，検体量は50mLあれば十分であり，初回検査での陽性率が83％，3回の検査で97％まで上昇する[1]．悪性疾患に伴う腹水は，約3分の2ががん性腹膜炎によるものであり，残りの3分の1は前述のように腹部リンパ管閉塞，肝転移による門脈圧亢進症，下大静脈圧迫によるBudd-Chiari症候群などによるため，腹水細胞診は陰性となる．腹膜中皮腫は，細胞診での診断は困難であり，特に卵巣癌の漿液性乳頭腺癌との鑑別が困難なため，腹腔鏡検査による組織生検，免疫組織学検査が必要である[2]．

4 腹腔鏡，大網生検
- 腹腔鏡下に，びまん性の白色ないし黄白色の不整形結節を生検した場合は，ほぼ100％診断可能である．また，超音波下あるいはCT下に，肥厚した大網の生検を行う．これらの診断方法は，腹水細胞診で

診断がつかない場合に行われる．

5 腫瘍マーカー

- 腹水中のCEAやCA125は，感度，特異度とも限られ，がん性腹膜炎の診断に用いることは不適である．特にCA125は，腹水や胸水の貯留がある場合には，どのような原因であっても非特異的な上昇を示すため，注意が必要である．

治療

- 原疾患に対する薬物療法が治療の中心になる．薬物療法により，腹水の完全消失や通過障害の回復などの臨床的効果が得られる場合もある．

1 全身薬物療法

- 腹水大量貯留例での薬物療法は，安全性が不明なことが多く，慎重に投与する必要がある．イリノテカンは腸管狭窄や大量腹水を伴う症例では禁忌である．また，大量補液を伴うシスプラチンは，腹水貯留や水腎症により腎障害を伴う症例では使用できない．

2 腹腔内薬物療法

- 抗がん薬の腹腔内投与（intraperitoneal：IP）は，腹膜転移に対して非常に高い薬剤濃度で長時間直接接触することで局所効果が得られると同時に，腹腔内から血中に移行した薬剤の全身への効果を期待したものである．腹腔内病変が予後を規定，あるいはQOLを損なう合併症が生じうるがん種に対し適応となる．
- 卵巣癌は，IP治療のエビデンスが最も豊富であり（表1）[3)～6)]，National Comprehensive Cancer Network（NCCN）[7)]や日本婦人科腫瘍学会の治療ガイドライン[8)]では，残存腫瘍が径10mm以下に減量手術ができたIII期の卵巣癌に対して，IP療法が考慮されている．しかし，過去の主な臨床試験で行われたレジメンは，現在の標準治療と異なること，10％前後にIPカテーテルに伴う合併症を認めること，完遂率が低いことから，日本の日常診療では点滴静注療法が主に行われている．近年報告された第III相試験（GOG 252）[6)]では無増悪生存期間の有意な改善はみられず，日本で進行中のランダム化比較試験の結果が待たれる．
- その他の胃癌や大腸癌，腹膜中皮腫においては，IP療法の優位性を示すエビデンスは確立されてお

表1　腹腔内投与法と静脈内投与法のランダム化比較試験

臨床試験	標準治療群	試験的療法群	対象症例	症例数	生存期間中央値（月） IV群	生存期間中央値（月） IP群
SWOG8501/ GOG104[3)]	CDDP 100mg/m² iv PA 600mg/m² iv 3週毎　6サイクル	CDDP 100mg/m² ip CPA 600mg/m² iv 3週毎　6サイクル	III期 残存腫瘍 径＜2cm	546	41	49 p＝0.02
GOG114/ SWOG9227[4)]	CDDP 75mg/m² iv PTX 135mg/m² (24時間) iv 3週毎　6サイクル	CBDCA AUC 9 iv 4週毎　2サイクル CDDP 100mg/m² ip PTX 135mg/m² (24時間) iv 3週毎　6サイクル	III期 残存腫瘍 径≦1cm	462	52	63 p＝0.05
GOG172[5)]	CDDP 75mg/m² iv PTX 135mg/m² (24時間) iv 3週毎　6サイクル	PTX 135mg/m² (24時間) iv CDDP 100mg/m² ip PTX 60mg/m² ip day8 3週毎　6サイクル	III期 残存腫瘍 径≦1cm	415	49	65 p＝0.03
GOG252[6)]	CBDCA AUC6 iv 3週毎 PTX 80mg/m² iv 毎週　6サイクル BEV 15mg/kg iv 3週毎　2～22サイクル	① CBDCA AUC6 ip 3週毎 　PTX 80mg/m² iv 毎週 　6サイクル 　BEV 15mg/kg iv 3週毎 　2～22サイクル ② CDDP 75mg/m² ip day2 　PTX 135mg/m² iv day1 　PTX 60mg/m² ip day8 　3週毎　6サイクル 　BEV 15mg/kg iv 3週毎 　2～22サイクル	II～IV期	1560	25	① 27 ② 26 p＝ns

BEV：ベバシズマブ　　CDDP：シスプラチン　　CPA：シクロホスファミド　　PTX：パクリタキセル　　CBDCA：カルボプラチン
ip：腹腔内投与　　iv：静脈内投与

らず，今後の検討が必要である．

3 外科切除治療

- 骨盤外にも腹膜転移を有する Stage III や遠隔転移を有する Stage IV の卵巣癌では，術後の腹腔内残存腫瘍の大きさが予後を規定するため，安全に可能である最大限の減量手術（cytoreduction）が推奨される[9]．一方，胃癌の腹膜播種病変に対する腫瘍減量手術は効果が不明で，執筆時現在では試験的治療と考えられる．

4 症状緩和

1 腹水

1) 穿刺・ドレナージ ★★★
- 腹部膨満感などの自覚症状の改善のために行う．循環動態の変化を懸念することなく，大量の穿刺排液（2 $\sim$ 1L まで）が可能[10)11)]である．穿刺排液のための入院や，排液中の静脈内点滴は不要である．腹水穿刺排液は栄養状態の悪化につながるが，アルブミン製剤の投与は通常行わない．

2) 利尿薬
- がん性腹膜炎に伴う腹水に対する利尿薬の有用性は低いが，多発肝転移に伴う門脈圧亢進症や肝硬変を伴う肝細胞癌には有用かもしれない．以下の薬剤を，低ナトリウム血症，低カリウム血症，高カリウム血症などの電解質異常や腎機能障害に注意しながら開始する．

フロセミド ★★
フロセミド（ラシックス®）
40mg/日

スピロノラクトン ★★
スピロノラクトン（アルダクトン®）
100mg/日

3) その他の方法
- 頻繁に腹水穿刺排液が必要な場合は，以下の方法が行われることもあるが，有用性は確立されておらず，慎重に適応を検討する必要がある．
  (1) 腹水濾過濃縮再静注法（cell-free and concentrated ascites reinfusion therapy：CART）★[12)]
- ドレナージした腹水を，濾過器を用いて細菌やがん細胞などを除去した後，濃縮器で除水しアルブミンなどの物質を濃縮して体内に戻す方法である．下記の腹腔-静脈シャントと異なり，血球やがん細胞，細菌などを除去した濃縮液を再静注するため，DIC やがん細胞の播種のリスクがないとされているが，その安全性や有用性は十分には証明されていない．
  (2) 腹腔-静脈シャント
    （peritoneovenous shunts）★[13)14)]
- Denver シャント ★：腹腔から腹水を一方弁のついたシャントチューブを用いて，皮下を経由して鎖骨下静脈に還流させる方法である．133例の後向き検討[13)]では，82％に一時的な腹部症状の改善を認め，持続期間の中央値は 26 日であった．合併症として，シャント閉塞（45％），凝固異常（27％，DIC5.3％），消化管出血（9.8％），敗血症（3.8％），急性心不全（3.0％）を認めた．
- 経皮経肝腹腔静脈シャント（transjugular transhepatic peritoneovenous venous shunt：TTPVS）★：腹腔から腹水を，経肝的に肝静脈を経由して鎖骨下静脈に還流させる方法である．安全性を主要評価項目として日本で 33 例に対し第 I および II 相臨床試験が行われた[14)]．有害事象として低アルブミン血症（24％），ヘモグロビン低下（18％），カテーテル挿入部の皮膚炎（9％），胸水（9％），心不全（3％），発熱（3％）がみられた．処置1週後の奏効率は 67％であったが，カテーテル周囲のフィブリンシースのため，32％に症状の再増悪を認めた（中央値 25 日）．

2 腸閉塞

- イレウス管の挿入を行い，改善しない場合は外科手術を検討するが，がん性腹膜炎による腸閉塞は複数箇所で狭窄しており，バイパス術やストーマ造設術が困難な場合も多い．症例の予後や全身状態を考慮して手術の適応を決める必要がある．

3 水腎症

- 腹膜播種により腎後性腎不全の恐れがある場合は，尿路閉塞の解除目的で，経尿道的に尿管ステントを挿入，あるいは腎瘻造設を行う．一般的に，腎機能低下がみられる場合は，水腎症が両側あるいは片側であるにもかかわらず適応となる．

文献

1) Hepatology 1988; 8(5): 1104-9.
2) Ann Oncol 2006; 17(11): 1615-9.
3) N Engl J Med 1996; 335(26): 1950-5.
4) J Clin Oncol 2001; 19(4): 1001-7.
5) N Engl J Med 2006; 354(1): 34-43.
6) J Clin Oncol 2019; 37(16): 1380-90.
7) Ovarian Cancer Including Fallopian Tube Cancer and Primary Peritoneal Cancer. NCCN guidelines version 2. 2018.
8) 日本婦人科腫瘍学会編. 卵巣がん治療ガイドライン 2015年版 第4版. 金原出版. 2015, p91-4.
9) J Clin Oncol 2008; 26(1): 83-9.
10) JAMA 1973; 225(11): 1361-2.
11) Am J Obstet Gynecol 1971; 110(1): 103-6.
12) Suppor Care Cancer 2018; 26(5): 1489-97.
13) Cardiovasc Intervent Radiol 2011; 34(5): 980-8.
14) AJR Am J Roentgenol 2011; 196(5): W621-6.

(土井美帆子)

IV-5 がん性胸膜炎・腹膜炎・髄膜炎・心膜炎

③ がん性髄膜炎

疫学・診断

1 疫学

がん性髄膜炎とは，腫瘍細胞が脳脊髄液を介して脳表やくも膜下腔，さらに脳室内や脳槽内に進展・浸潤した病態で，髄膜癌腫症や髄腔内播種とも呼ばれる[1]．原発性腫瘍の 4.2％，転移性脳腫瘍の 5.1％に臨床的に診断されるが，未確定あるいは無症状の症例を含めるとより高率であり，剖検症例では約 20％にがん性髄膜炎を認める[2]．原発性脳腫瘍では髄芽腫，上衣腫，膠芽腫，星状細胞腫，松果体芽腫，乏突起神経膠腫などに好発し，転移性脳腫瘍では乳癌（12～35％），肺癌（10～26％），悪性黒色腫（5～25％），消化管悪性腫瘍（4～14％）などに好発する[1,2]．乳癌では，小葉癌が髄膜への転移をきたしやすい．

2 診断[3]

腫瘍細胞の軟髄膜への浸潤は，脳脊髄液の流れが比較的遅く重力の影響を受けやすい脳底部（脳底槽，後頭蓋窩），シルビウス裂，馬尾に多くみられる．MRI と脳脊髄液検査は相補的であり，両者を行うことで診断精度が上昇する．脳脊髄液検査により，医原性の髄膜造影効果の増強がみられるため，造影 MRI 検査は，髄液検査よりも先に行うべきである．

1 自覚症状・身体所見

びまん性のがん性髄膜炎でみられる症状は，軟髄膜への浸潤の部位により多巣性にみられることが特徴である（表 1）[4]．

2 画像診断

1）MRI 検査

ガドリニウム造影 MRI 検査の感度は 76～87％で，1 回の脳脊髄液検査と比べ，感度は高いが特異度は低い．脳 MRI で，薄くびまん性に軟髄膜が造影される症例や，くも膜下腔，小脳回，皮質表面に多数の結節を認める症例，水頭症の有無にかかわらず脳底部に腫瘤を示す症例などがみられる．脊髄 MRI では，脊髄全体に線状の造影効果や，馬尾に線状あるいは結節状の造影効果がみられる．

2）脳槽シンチグラフィ

脳室およびくも膜下腔などの髄液腔にラジオアイソトープ（RI）を注入し，間隔をおいてシンチグラフィを行い，髄液腔の形態の異常や髄液の流通あるいは吸収の状態を調べる．健常者では，注入した RI は 3 時間後には脳底部脳槽に達し，3～6 時間で大脳半球間裂および左右のシルビウス裂に対称性に分布し，24 時間後には上矢状静脈洞付近に集積し，48 時間後にはほぼ消失する．髄腔内投与された化学療法剤が均一に分布するのを妨げ，効果を減弱し毒性を強めるような閉塞起点が存在しないかを確認するために，髄腔内化学療法の前に施行する．閉塞起点に対しては，放射線治療を行うことが望ましい．

3 髄液検査

典型的な脳脊髄液所見を以下に示す．②と③の組み合わせは，他に異常がない場合でもしばしばみられる．

① 初圧の上昇（＞16cmH$_2$O）
② 蛋白濃度の上昇（＞38mg/dL）：60～80％にみられ，主に血液脳関門の破壊による影響と考えられる．
③ 白血球数の軽度上昇：50～60％にみられ，通常はリンパ球の増加を示すが，急性リンパ性白血病やホジキンリンパ腫の再発では好酸球の増加を認める．
④ キサントクロミー：脳脊髄液中への出血により生じる．悪性黒色腫でよくみられるが，他の腫瘍ではまれである．
⑤ 糖濃度の低下（脳脊髄液：血清比＜0.6）：約 30％のがん性髄膜炎症例でみられる．
⑥ 腫瘍マーカー：髄液中の腫瘍マーカー値（CEA，PSA，CA15-3，CA125，MART-1，MAGE-3 な

表1　固形腫瘍の軟髄膜転移による症状・徴候[4]

症状	%	徴候	%
大脳半球			
頭痛	33	精神状態の変化	31
精神的な変化	17	けいれん	6
歩行困難	13	-部分	6
悪心・嘔吐	11	-全身	3
意識消失	2	感覚障害	6
嚥下障害	2	尿崩症	2
浮動性めまい	2	不全片麻痺	1
脳神経			
複視	20	動眼神経不全麻痺(III, IV, VI)	20
難聴	8	顔面脱力(VII)	18
失明	6	聴力低下(VIII)	9
顔のしびれ	6	視神経症(II)	6
聴力低下	3	三叉神経症(V)	6
耳鳴り	2	舌下神経症(XII)	6
嗄声	2	盲目(II)	3
嚥下障害	1	咽頭反射減弱(IX, X)	3
回転性めまい	1		
脊髄根，髄膜			
脱力	37	反射の非対称	71
知覚異常	34	運動減弱	60
背部・頸部痛	21	感覚消失	27
根性痛	26	下肢挙上に伴う痛み	12
膀胱・腸管機能不全	13	肛門緊張の低下	11
		項部硬直	7

ど）が，血清中の濃度よりも高値の場合は，細胞診が陰性であってもがん性髄膜炎の診断はほぼ確定的である[2)3)]．

4 細胞診
- 偽陰性を最小化するために，以下の方法が考えられる．
  ① 細胞診のための検体量を10mL以上採取する．検体はただちにエタノールベースの固定液で固定する．
  ② 既知の軟髄膜病変の部位より穿刺する（脳神経症状がある場合は脳室内あるいは頸椎より穿刺，脊髄根障害の場合は腰椎穿刺を行うなど）．
  ③ 初回検査で陰性であったが臨床的に強く疑われる場合は，再検査を行う．適当な再検査の回数は不明であるが，感度は単回では71％，2回で86％，3回以上行うと98％と上昇することが報告されている[5)]．

治療

- 治療の目標は，神経学的症状の進行抑制あるいは改善や，生存期間を延長することであり，それが不可能な場合は症状の緩和である．performance status（PS）の低下や，多彩な神経症状や症状の固定，有効な治療法がない状況での全身への転移，脳症や巨大な中枢神経病変がみられる場合は，予後不良であり，症状緩和を主に考えるべきである．一般にがん性髄膜炎症例は予後不良とされ，診断後の平均生存期間は約6か月以内とされる[6)7)]．

1 頭蓋内圧のコントロール

- コルチコステロイド，一般的にはデキサメタゾンを，頭蓋内圧亢進に対する最初のマネジメントとして用いる．

デキサメタゾン

デキサメタゾン ★★
　8mg/回　1日2回　ボーラス静注あるいは30分かけて静注　症状改善に応じて速やかに漸減
〈デキサメタゾン不応例に対して〉
- VP（脳室-腹腔）シャント ★[8)]
- 濃グリセリン ★
　200mL　1日1～2回　1時間かけて静注

2 放射線療法

- 症状を呈する部位や巨大腫瘤に対する放射線治療

は，症状軽減の点で，髄腔内化学療法と比べてより有効である．神経障害は，根性痛や脳症に比べ一般的に改善しにくいが，新たな神経障害の出現を遅らせ防ぐことが可能である．放射線局所照射の副作用はまれであるが，照射野が広範囲になるにつれ，骨髄抑制，粘膜炎，食道炎，白質脳症などがみられる．白質脳症は，髄腔内化学療法や全身化学療法（特にメトトレキサート）の投与前あるいは同時に，全脳照射を行った場合に，明らかに発症しやすい．

- 全脳照射は，脳神経障害を有する症例や，局所的な腫瘍細胞の集中により非交通性水頭症を生じた症例に対し行われる．照射により速やかに症状が改善しない場合や交通性水頭症の場合は，脳脊髄液のシャント術を行うべきである．くも膜下腔の腫瘍細胞が，脳脊髄液の吸収を妨げることにより交通性水頭症が生じている場合は，全脳照射が有効である．

全脳照射 ★★★ [9]
3Gy/fr×10〜12回（計30〜36Gy）

- 下肢筋力低下や膀胱腸管機能不全の場合は，腰仙部の脊髄照射が行われる．

脊髄照射 ★★★ [9]
8Gy単回から2Gy/fr×20回（計40Gy）まで

- 分割照射は単回照射と比較し，局所コントロールが良好な傾向がみられるが，予後が限られている場合，同様な症状改善効果が得られることから，単回照射が好まれる．
- 脳脊髄照射は，過度の骨髄抑制，重度の全身倦怠感，食道炎，下痢，悪心がみられるため，局所的照射のほうが好ましい．

脳脊髄照射（全脳全脊髄）★
1.6〜2Gy/frで計30〜36Gy

3 髄腔内化学療法

- MRIで所見がみられるような，大きな腫瘤がなく線状の造影効果のみを呈し，局所的な神経症状を示さない場合は，放射線治療よりも髄腔内化学療法が推奨される．

1 用いられる薬剤

- メトトレキサートが最もよく使用され，20〜61%の症例で腫瘍細胞が消失する．乳癌や血液腫瘍に対し有効であるが，肺癌や肉腫などのその他の固形がんに対する効果は不良である．脳脊髄液中のメトトレキサートの半減期は4.5時間で，4日以内に治療域レベル以下となる．

メトトレキサート ★★

メトトレキサート
10〜12mg　生理食塩水などでメトトレキサート4mg/mLまでに希釈し，数分かけてゆっくり投与
〈メトトレキサート髄注日より〉

ロイコボリン
10mg　1日2回　内服　3日間（メトトレキサートの副作用軽減）

- 週2回投与から開始，1か月間投与し，効果がみられれば減量する．次の1〜2か月は週1回に減量，その後数か月は隔週投与，その後2〜4か月は月1回とし，6か月以内に終了する．メトトレキサートは脳脊髄液中では代謝されず，脈絡叢から吸収され全身に循環することにより副作用が生じるため，メトトレキサート投与当日から3日間，ロイコボリンを服用することが推奨される．ロイコボリンは血液脳関門を通過しないため，脳脊髄液中のメトトレキサート活性には影響しない．
- その他，シタラビン（Ara-C）やリポソーム化シタラビン（日本未承認），チオテパ，3-（[4-amino-2-methyl-5-pyrimidiniyl] methyl）-1 (2-chloroethyl)-1-nitrosourea hydrochloride（ACNU）などが使用される．

2 投与方法

- 側脳室内に留置したOmmayaリザーバーを頭皮上から穿刺して脳室内に投与する方法と，腰椎穿刺によりくも膜下腔内に投与する方法がある．一般的には，腰椎穿刺の場合，硬膜外や硬膜下に薬剤が誤注入される確率が約10%にみられること，腰部くも膜下腔からの投与では，頭蓋内くも膜下腔に十分な薬剤到達が得られず，脳室内に等量を投与した場合の10分の1にしか薬剤濃度が達しないことから，脳室内への直接投与が勧められる．半減期が短いメトトレキサートは，腰椎穿刺からの投与よりも脳室内投与法のほうが生存に寄与することが示唆されている[10]．
- 投与にあたり，髄注に伴う脳脊髄液量の変化が最小限になるよう注意する．穿刺部を消毒した後，三方活栓を付けた23ゲージの翼状針でリザーバーを穿刺する．ゆっくりと2〜5分以上かけて10mL以下のシリンジで脳脊髄液を吸引する．1本目の10mLシリンジはそのまま装着しておき，2本目のシリンジを検査に提出する．次にメトトレキサートを入

れたシリンジを三方活栓に装着し，逆流があるのを確かめた後，2～3分以上かけて薬剤を注入する．三方活栓に装着しておいた最初の10mLシリンジから，抗がん薬を注入したシリンジに髄液を移し，シリンジ，リザーバー内に残った薬剤を2～3分以上かけて注入し，針を抜去する．ハイドロコルチゾン（15～30mg）を化学療法剤と同時に注入することで毒性が軽減すると考えられていたが，エビデンスはなく近年はあまり使用されない．

3 効果判定

- 臨床症状，髄液中の腫瘍マーカーの定量，髄液細胞診，画像所見などをモニターする．脳室内と腰部くも膜下腔内の髄液所見が異なることはしばしばみられるため，脊髄液の採取は，両部位から行うか，以前陽性であった部位から行う．化学療法を開始後，1～2か月以内に髄液中の腫瘍細胞が消失しない場合や，臨床的所見が増悪する場合は，治療を変更する必要がある．

4 全身化学療法

- 化学療法薬のなかには，適当な量を投与すれば脳脊髄液中の濃度が治療域に達するものがいくつかある．しかし，がん性髄膜炎の場合，血液脳関門が正常あるいは一部しか破壊されていないため，リポソーム化製剤か大量に静注投与しても安全性が保たれるものに限られる．メトトレキサートの大量投与（$8g/m^2$）が最も広く使用されているがその効果は一定しておらず，髄注療法と放射線との同時併用が検討されている[11]．その他，分子標的薬や免疫チェックポイント阻害薬の有効性が期待されている．

1 分子標的薬[12]

- BRAF V600遺伝子変異陽性悪性黒色腫に対するBRAF阻害薬であるベムラフェニブ，ダブラフェニブの有効症例，上皮成長因子受容体（epidermal growth factor receptor：EGFR）遺伝子変異陽性非小細胞肺癌に対するEGFRチロシンキナーゼ阻害剤であるゲフィチニブ，エルロチニブ[13]，アファチニブ，オシメルチニブ[14]の有効性，ALK融合遺伝子陽性非小細胞肺癌[15]に対するアレクチニブ，セリチニブの有効性が報告されている．

2 免疫チェックポイント阻害薬[12]

- 脳転移症例ではあるが，抗PD-1抗体（ニボルマブ）や抗CTLA-4抗体（イピリムマブ）[16]の有効性が報告されている．悪性黒色種の脳転移症例を対象とした単剤あるいは併用療法の有効性を検討する複数の臨床試験が進行中である．

5 開発中の髄腔内療法

- マホスファミド（mafosfamide，日本未承認），エトポシド，ダカルバジン，ブスルファン，メルファラン，トポテカンなどによる治療例が報告されている．HER2陽性乳癌に対するトラスツズマブ[17]，リンパ腫に対するリツキシマブの髄腔内投与による有効例が報告され，臨床試験が進行中である．

文献

1) 松谷雅生．神経上皮由来腫瘍，germ cell tumor，転移性脳腫瘍．高倉公朋，山浦晶編．脳腫瘍 第2版．篠原出版．1996, p23-157, 281-304, 333-48.
2) Posner JB. Neurologic Complications of Cancer. F.A.Davis. 1995.
3) Demopoulos A. Pathophysiology, clinical features, and diagnosis of leptomeningeal metastases (carcinomatous meningitis). UpToDate. 2010.
4) Cancer 1982; 49(4): 759-72.
5) Cancer 1998; 82(4): 733-9.
6) J Neurooncol 1998; 37(3): 271-84.
7) Clinical Breast Cancer 2017; 17(1): 23-8.
8) Neurology 2005; 64(9): 1625-7.
9) Demopoulos A, Brown P. Treatment of leptomeningeal metastases (carcinomatous meningitis). UpToDate. 2013.
10) Cancer 2010; 116(8): 1947-52.
11) Int J Cancer 2016; 139(8): 1864-72.
12) Cancer Control 2017; 24(1): 42-6.
13) Jpn J Clin Oncol 2017; 47(4): 357-62.
14) Osimertinib activity in patients with leptomeningeal metastases from non-small lung cancer: updated results from BLOOM, a phase I study (abstract). J Clin Oncol 2016; 34 (suppl; abstr 9002).
15) Cancer Metastasis Rev 2015; 34(4): 797-805.
16) Lancet Oncol 2012; 13(5): 459-65.
17) Breast Cancer Res Treat 2013; 139(1): 13-22.

（土井美帆子）

IV-5 がん性胸膜炎・腹膜炎・髄膜炎・心膜炎

転移がんのマネジメント

④ がん性心膜炎

疫学・診断

1 疫学

- がん性心膜炎は，悪性腫瘍の剖検例のうち1〜20%に報告されている[1]．心膜への転移を示す原発腫瘍としては，肺癌が最も多く，そのほか，乳癌，食道癌，悪性黒色腫，リンパ腫，白血病など種々の悪性腫瘍で発生する．逆に，悪性腫瘍と診断されていない心膜炎あるいは少量の心嚢液貯留患者の4〜11%に悪性腫瘍が認められる[2,3]．一方，がん自体による原因以外に，化学療法薬（フルダラビン，シタラビン，ドキソルビシン，ドセタキセル，シクロホスファミド，ダサチニブや免疫チェックポイント阻害薬）や放射線治療の有害事象によっても心嚢液貯留は生じうる．有症状の心嚢液貯留患者の予後は不良で，平均生存期間は診断時から2〜4か月とされる．リンパ腫などの血液疾患よりも固形腫瘍で予後は不良であり，固形がんのなかでも原発部位による差が大きく，乳癌では10〜13か月に対し，肺癌では3か月未満とされている．特に心嚢液中に悪性細胞を認める場合は予後不良である[4]．

2 病態

- 心臓・心膜への腫瘍の進展機序のうち，縦隔リンパ節転移からの逆行性転移が最も重要と考えられている．リンパ流が閉塞されて心嚢液が貯留し，この経路により心膜へ転移播種した病巣からの滲出液が，さらに心嚢液貯留の原因となる．
- 心嚢液貯留は心膜腔内圧の上昇をきたし，心臓の拡張障害により心拍出量が維持できない状態，すなわち心タンポナーデとなる．この状態で放置されると循環不全のため，急激な生命の危機を生じる．心タンポナーデの発症は，貯留速度により異なり，急激な貯留の場合は150mLでも発症する一方で，緩やかな貯留の場合は1500mLでも生じないことがある．悪性心嚢液は，通常，亜急性に貯留する．

3 診断

1 症状

- 心膜炎，心嚢液貯留（心タンポナーデ），心膜収縮により症状が異なる．心膜炎による胸痛は，深呼吸，臥位で増悪し，背部に放散する．心嚢液貯留による症状は，多くの場合，初期には無症状で，心タンポナーデになって初めて症状が出現する．心タンポナーデとなった場合には，呼吸困難，頻呼吸，起座呼吸，低拍出量に伴い発汗や末梢冷感，頸静脈怒張，脈圧の低下，奇脈，微弱心音さらには意識消失などが出現する．

2 検査所見

1) 心電図
- 心膜炎では，凹面のST上昇とPR部位の下降（aVRでは上昇）を呈する．心嚢液貯留，特に心タンポナーデの場合は，QRS電位の低下や心拍ごとの電位変化（心臓の振り子様運動による）がみられる．収縮性心膜炎では，心房細動がみられることもある．

2) 画像所見
- 胸部X線撮影：感度が低く，急性の心膜炎の場合，通常は正常である．亜急性の心タンポナーデを呈する場合は，心拡大がみられる．
- 胸部CT：感度が高く，無症候性の心嚢液貯留の発見も可能である．心エコーよりも解剖学的な情報が得られる．
- 心エコー：心嚢液の貯留の有無だけではなく，量や貯留部位，心膜の厚さ，心嚢内の腫瘤の有無，血行動態の変化などの検索に有用である．心タンポナーデの場合は，右房および右室の虚脱や心臓の振り子様運動がみられる．心嚢穿刺の適応の決定に必須である．

3) 病理学的診断（心嚢液採取）
- 悪性心嚢液は，血性のことが多いが漿液性のこともあり，肉眼所見は診断には役立たない．細胞診によ

る診断感度は67〜92%とされ，胸膜中皮腫やリンパ腫における感度は特に低い．盲目的な心膜生検の感度は56〜65%と低いが，心膜鏡（pericardioscopy）による直視下の生検では97%と良好である．

4）血液検査所見
- 静脈還流の低下によりうっ血が生じるために，肝機能や腎機能の異常がみられることがある．

3 鑑別疾患
- 特発性．
- 胸部放射線照射による心膜炎，心嚢液貯留．
- 感染（ウイルス，結核，細菌，真菌）による心膜炎．

治療

- がん性心膜炎の治療は，循環動態や背景の悪性腫瘍の予後を含めた全身状態を考慮して決定する必要がある．心膜液貯留が軽度であって症状がなく，かつ全身治療の効果が期待できる場合は，現疾患の治療を優先することが多い．一方で，いったん心タンポナーデになると無治療では急激な死の転帰をとるため，緊急の適切な診断および処置が必要である．
- 治療にあたり，心嚢液を除去し循環動態を改善させること，心嚢液の再貯留を防ぐこと，心膜収縮のマネジメント，背景の悪性腫瘍の治療について検討する必要がある．
- 再貯留率は介入方法によって異なり，31の非ランダム化試験の系統的レビューでは，単回の心嚢穿刺は38.3%と最も高く，カテーテル留置によるドレナージでは12.1%，硬化療法では10.8%，心膜切開術では10.3%とされている[5]．

1 心嚢穿刺 ★★
- 心タンポナーデを呈する患者に対し，救命手段として心嚢穿刺は非常に有効である．少量（50mL）の排液でも劇的な症状の改善がみられる．

2 経皮カテーテルによる心嚢ドレナージ ★★
- 超音波ガイド下に心嚢穿刺後，セルジンガー法でカテーテルを心膜腔内に留置し持続ドレナージを行う．心嚢液の性状により，5〜12Fr程度の太さのカテーテルを選択し，数日間留置する．24時間で20〜30mL以下の排液になった時点で抜去する．70〜90%の症例に有効とされ，再貯留までの期間は明確ではないが，平均39日間[6]で30%の症例に再貯留を認めた報告や，1年間で13%に再貯留を認めた報告がある．現在最も一般的に用いられている方法である．

3 剣状突起下心膜開窓術 ★★
- 心嚢液貯留に対する外科的治療法として最も頻用されており，局所麻酔下でも可能である．剣状突起下正中線上に4〜6cmの皮膚縦切開を行い，剣状突起を剥離切断して心膜を露出し，20〜28Frカテーテルを心嚢内に挿入し持続ドレナージを行う．
- このほか，開胸あるいは胸腔鏡下に，経胸腔心膜開窓術★や経胸腔心外膜切除術★などが行われており，再貯留は5〜10%と少ないが，いずれも侵襲が大きいため適応は限られる．

4 硬化療法 ★★
- 排液量が減少しない場合や，カテーテル抜去後の再貯留を予防するために，心膜腔内に薬物を注入し，癒着を起こさせる．カテーテルより20mL程度の生理食塩水に溶解した薬物を注入，1〜2時間のクランプの後，排液し，1日排液量が20〜25mL程度になったところで抜去する．合併症として胸痛，発熱，感染，カテーテル閉塞などがあり，晩期毒性として収縮性の心膜炎がみられる．テトラサイクリン，ドキシサイクリン，ミノサイクリン，ブレオマイシン，OK432，タルクマイトマイシンCなどが使用される．

ブレオマイシン
ブレオマイシン
15mg＋生理食塩水 20mL　心腔内ワンショット　48時間毎　追加投与は10mg[7]

マイトマイシンC
マイトマイシンC
2mg＋生理食塩水 20mL　心腔内ワンショット[8]

OK432
OK432
5KE＋生理食塩水 20mL　心腔内ワンショット[9]

- 執筆時現在では，経皮持続ドレナージ単独に比べ，硬化療法の明らかな有効性は示されていない．日本から報告された唯一の前向きランダム化比較試

験では，肺癌のがん性心膜炎に対するブレオマイシン心膜腔内投与は，経皮持続ドレナージ単独に比べ有効性は高かったが有意ではなかった[7]．一方で，シスプラチン，カルボプラチン，ビンブラスチンなどの抗がん薬を心膜腔内に投与した報告がみられるが，いずれも少数例でありその意義は明らかではない．

5 再発後の治療

■治療後に心囊液が再貯留した場合，硬化療法の有無にかかわらず癒着が生じていることが多く，心囊穿刺には注意が必要である．

文献

1) Borlaug BA, et al. Pericardial disease associated with malignancy. UpToDate. 2012.
2) Am J Cardiol 2005; 95(11): 1393-4.
3) J Am Heart Assoc 2018; 7(16): e009428.
4) J Clin Oncol 2005; 23(22): 5211-6.
5) Heart 2015; 101(20): 1619-26.
6) Ann Thorac Surg 1999; 67(2): 437-40.
7) Br J Cancer 2009; 100(3): 464-9.
8) Jpn J Clin Oncol 2005; 35(2): 57-60.
9) Cancer 1991; 68(2): 259-63.

（土井美帆子）

第Ⅴ章

副作用のマネジメント

V 副作用のマネジメント

1 骨髄抑制

- 骨髄抑制は，時に発熱性好中球減少症などの致死的な合併症を起こす[1]．また，化学療法の次のサイクルの遅延や用量制限毒性となることがある．このため，適切なマネジメントが求められる．
- 骨髄抑制の程度は，National Cancer Institute（NCI）Common Terminology Criteria for Adverse Events（NCI-CTCAE v5.0）の規準にしたがって記載する（表1）．
- なお，発熱性好中球減少症（febrile neutropenia：FN）の定義は，ガイドラインにより若干異なる．Infectious Diseases Society of America（IDSA）のガイドライン[1]では，発熱性好中球減少症の定義は，好中球数が 500/mm^3 未満，または 1000/mm^3 未満であっても 500/mm^3 未満に減少することが予想される場合で，単回測定時の口腔内体温が 38.3℃以上，または 38.0℃以上の熱が1時間以上続く状態とされている．日本で頻用される腋窩温は 0.3〜0.5℃低い．このため，日本では，好中球数が 500/mm^3 未満，または 1000/mm^3 未満であっても 500/mm^3 未満に減少することが予想される場合で，単回測定時の腋窩温が 37.5℃以上または単回測定時の口腔内体温が 38.0℃以上を，発熱性好中球減少症と定義した[2]．

好中球減少

- 好中球減少の程度と持続期間が，重症感染症のリスク因子である．一般に，好中球数 500/μL 以下で易感染性となり，好中球数 100/μL 以下になると菌血症などの重症感染症が起こりやすくなる．ただし，一般的な固形がんの化学療法では好中球減少期が7日以上遷延することはなく，血液腫瘍と比べると深在性真菌感染症やウイルス感染の合併は多くない．
- 好中球減少に対する薬剤として，ヒト顆粒球コロニー形成刺激因子（granulocyte colony stimulating factor：G-CSF）がある．G-CSFは，G-CSF受容体をもつ顆粒球系前駆細胞に作用し，分化・増殖を促進する．また，血管内皮に接着している顆粒球を放出させる作用もある．これらにより末梢血中の顆粒球が増加する．また，成熟顆粒球に対して殺菌能，遊走能などの機能を高める作用もあるとされている．
- G-CSFの投与法には，予防的投与と治療的投与がある．予防的投与は，好中球が減る前から，通常，化学療法終了24〜72時間後からG-CSF投与を開始する．治療的投与は，好中球が減ってから，通常，好中球数 500/mm^3 以下になってから投与する方法である．予防的投与には，一次予防投与と二

表1 有害事象共通用語規準（NCI Common Terminology Criteria for Adverse Events v5.0）

	Grade 1	Grade 2	Grade 3	Grade 4	Grade 5
貧血	Hb < LLN 〜 10.0g/dL	Hb < 10.0 〜 8.0g/dL	Hb < 8.0g/dL	生命を脅かす；緊急処置を要する	死亡
発熱性好中球減少症	—	—	ANC < 1000/mm^3 で，かつ，1回でも38.3℃を超える，または1時間を超えて持続する38℃以上の発熱	生命を脅かす；緊急処置を要する	死亡
好中球数減少	< LLN 〜 1500/mm^3	< 1500 〜 1000/mm^3	< 1000 〜 500/mm^3	< 500/mm^3	—
血小板数減少	< LLN 〜 75000/mm^3	< 75000 〜 50000/mm^3	< 50000 〜 25000/mm^3	< 25000/mm^3	—
白血球減少	< LLN 〜 3000/mm^3	< 3000 〜 2000/mm^3	< 2000 〜 1000/mm^3	< 1000/mm^3	—

Hb：ヘモグロビン，ANC：絶対好中球数，LLN：施設基準値下限

次予防投与がある．
- 多くの抗がん薬の nadir（好中球減少のピーク）は 10〜14 日頃にくることが多いが，ドセタキセルは 7 日目頃に nadir がくる．好中球減少の程度は，前治療による骨髄予備能低下や投与量，投与間隔により異なる．

1 一次予防投与

- G-CSF の一次予防投与は，発熱性好中球減少症が 20％以上の確率で予想される場合，もしくは 20％以下であっても好中球減少による合併症のハイリスク例に限られる．
- 2002 年の American Society of Clinical Oncology（ASCO）のガイドラインには，発熱性好中球減少症が 40％以上の確率で予想される場合に G-CSF

表2 発熱性好中球減少のリスクが高い（＞20％）疾患と治療レジメンの例[5]（日本での未承認薬を含む）

疾患	治療レジメン
急性リンパ芽球性白血病（ALL）	・ALL の寛解導入レジメン（NCCN ALL ガイドライン参照）
膀胱癌	・MVAC（メトトレキサート，ビンブラスチン，ドキソルビシン，シスプラチン）（術前補助，術後，転移例）
乳癌	・ドセタキセル＋トラスツズマブ（転移例，再発例） ・dose-dense AC とその後の T（ドキソルビシン，シクロホスファミド，パクリタキセル［術後補助］） ・TAC（ドセタキセル，ドキソルビシン，シクロホスファミド）（術後補助）
食道癌，胃癌	・ドセタキセル/シスプラチン/フルオロウラシル（術後補助）
ホジキンリンパ腫	・BEACOPP（ブレオマイシン，エトポシド，ドキソルビシン，シクロホスファミド，ビンクリスチン，プロカルバジン，プレドニゾロン）
腎癌	・ドキソルビシン/ゲムシタビン
非ホジキンリンパ腫	・CFAR（シクロホスファミド，フルダラビン，アレムツズマブ，リツキシマブ）（del（17p）を認める慢性リンパ性白血病［CLL］，再発例，難治例） ・ICE（イホスファミド，カルボプラチン，エトポシド）（びまん性大細胞型 B 細胞性リンパ腫，末梢性 T 細胞性リンパ腫，セカンドライン，救援） ・RICE（リツキシマブ，イホスファミド，カルボプラチン，エトポシド） ・CHOP-14（シクロホスファミド，ドキソルビシン，ビンクリスチン，プレドニゾン）±リツキシマブ ・MINE（メスナ，イホスファミド，ノバントロン，エトポシド）（末梢性 T 細胞性リンパ腫，びまん性大細胞型 B 細胞性リンパ腫，セカンドライン，難治例） ・DHAP（デキサメタゾン，シスプラチン，シタラビン）（末梢性 T 細胞性リンパ腫，びまん性大細胞型 B 細胞性リンパ腫，セカンドライン） ・ESHAP（エトポシド，メチルプレドニゾロン，シスプラチン，シタラビン）（びまん性大細胞型 B 細胞性リンパ腫，末梢性 T 細胞性リンパ腫，セカンドライン，再発例） ・hyper CVAD（シクロホスファミド，ビンクリスチン，ドキソルビシン，デキサメタゾン）＋リツキシマブ
悪性黒色腫	・ダカルバジンを含む多剤併用（ダカルバジン，シスプラチン，ビンブラスチン）（進行例，転移例，再発例） ・ダカルバジンを含む多剤併用（ダカルバジン，シスプラチン，ビンブラスチン）とインターロイキン -2，インターフェロン α（進行例，転移例，再発例）
骨髄異形成症候群	・ウサギ抗胸腺細胞グロブリン/シクロスポリン ・デシタビン
卵巣癌	・トポテカン ・パクリタキセル ・ドセタキセル
軟部肉腫	・MAID（メスナ，ドキソルビシン，イホスファミド，ダカルバジン） ・ドキソルビシン ・イホスファミド/ドキソルビシン
小細胞肺癌	・トポテカン
精巣腫瘍	・VeIP（ビンブラスチン，イホスファミド，シスプラチン） ・VIP（エトポシド，イホスファミド，シスプラチン） ・BEP（ブレオマイシン，エトポシド，シスプラチン） ・TIP（パクリタキセル，イホスファミド，シスプラチン）

＊一般に投与間隔短縮（dose-dense）レジメンでは，化学療法施行時に増殖因子製剤による支援が必要である．

投与を検討すべきとの記載であったが，2006年の改訂時には20％以上へと変更された[3]．2010年のEuropean Organization for Research and Treatment of Cancer (EORTC) のガイドライン[4]，2010年のIDSAのガイドライン[1]，National Comprehensive Cancer Network (NCCN) のガイドライン（表2，3）[5] のいずれにおいても，同様の推奨がされている．

表3　発熱性好中球減少のリスクが中等度（10〜20％）の疾患と治療レジメンの例[5]（日本での未承認薬を含む）

疾患	治療レジメン
原発不明/腺癌	・ゲムシタビン/ドセタキセル
乳癌	・ドセタキセル21日毎 ・古典的CMF（シクロホスファミド，メトトレキサート，フルオロウラシル）（術後補助） ・AC（ドキソルビシン，シクロホスファミド）＋逐次ドセタキセル（術後補助）（タキサン部分のみ） ・AC＋逐次ドセタキセル＋トラスツズマブ（術後補助） ・FEC（フルオロウラシル，エピルビシン，シクロホスファミド）＋逐次ドセタキセル ・パクリタキセル21日毎（転移例，再発例） ・ビンブラスチン（転移例，再発例）
子宮頸癌	・シスプラチン/トポテカン（再発例，転移例） ・パクリタキセル/シスプラチン ・トポテカン（再発例，転移例） ・イリノテカン（再発例，転移例）
大腸癌	・FOLFOX（フルオロウラシル，ロイコボリン，オキサリプラチン）
食道癌，胃癌	・イリノテカン/シスプラチン ・エピルビシン/シスプラチン/フルオロウラシル ・エピルビシン/シスプラチン/カペシタビン
ホジキンリンパ腫	・ABVD（ドキソルビシン，ブレオマイシン，ビンブラスチン，ダカルバジン） ・Stanford V（メクロレタミン，ドキソルビシン，ビンブラスチン，ブレオマイシン，エトポシド，プレドニゾン）
多発性骨髄腫	・DT-PACE（デキサメタゾン，サリドマイド，シスプラチン，ドキソルビシン，シクロホスファミド，エトポシド） ・VTD-PACE（DT-PACE＋ボルテゾミブ）
非ホジキンリンパ腫	・EPOCH（エトポシド，プレドニゾン，ビンクリスチン，シクロホスファミド，ドキソルビシン）（AIDS関連非ホジキンリンパ腫，バーキットリンパ腫，再発例） ・EPOCH（エトポシド，プレドニゾン，ビンクリスチン，シクロホスファミド，ドキソルビシン）＋髄注化学療法（AIDS関連悪性リンパ腫［NHL］，びまん性大細胞型B細胞リンパ腫，再発例） ・ACOD（修正CHOP：ドキソルビシン，シクロホスファミド，ビンクリスチン，プレドニゾン） ・GDP（ゲムシタビン，デキサメタゾン，シスプラチン）（末梢T細胞リンパ腫，びまん性大細胞型B細胞リンパ腫，セカンドライン） ・GDP（ゲムシタビン，デキサメタゾン，シスプラチン）＋リツキシマブ（びまん性大細胞型B細胞リンパ腫，セカンドライン） ・FMR（フルダラビン，ミトキサントロン，リツキシマブ） ・CHOP（シクロホスファミド，ドキソルビシン，ビンクリスチン，プレドニゾン）＋リツキシマブ（ドキソルビシンに代えてドキソルビシンペグ化リポソーム製剤またはミトキサントロンを使用するレジメンも含む）
非小細胞肺癌	・シスプラチン/パクリタキセル（術後補助，進行例/転移例） ・シスプラチン/ビノレルビン（術後補助，進行例/転移例） ・シスプラチン/ドセタキセル（術後補助，進行例/転移例） ・シスプラチン/イリノテカン（進行例/転移例） ・シスプラチン/エトポシド（術後補助，進行例/転移例） ・カルボプラチン/パクリタキセル（術後補助，進行例/転移例） ・ドセタキセル（進行例，転移例）
卵巣癌	・カルボプラチン/ドセタキセル
膵癌	・FOLFIRINOX（オキサリプラチン，イリノテカン，フルオロウラシル，レボホリナートカルシウム）
前立腺癌	・カバジタキセル
小細胞肺癌	・エトポシド/カルボプラチン
精巣腫瘍	・エトポシド/シスプラチン
子宮肉腫	・ドセタキセル（進行例，転移例）

- 根拠の一例として，Vogelらは，女性乳癌患者にドセタキセル100mg/m²を3週毎に投与し，化学療法後24時間後にG-CSFもしくはプラセボを投与する二重盲検ランダム化比較試験を施行した．発熱性好中球減少症発症率は，プラセボ群では17%，G-CSF投与群では1%であった．入院頻度は14%から1%に低下し，静注抗菌薬使用は10%から2%に低下した．これらは統計学的有意差を認めていた（$p < 0.001$）[6]．
- このようなG-CSFの一次予防投与は，骨髄抑制のより弱い化学療法では有用性は証明されておらず，ルーチンの使用は認められない．例えば，早期乳癌の術後補助療法としてTAC療法やFEC100療法を行う場合や，高齢のアグレッシブな非ホジキンリンパ腫に対してCHOP療法を行う場合は，一次予防のG-CSF投与は適切である．また，精巣胚細胞腫瘍も一次予防が許容される．治癒を目指す治療なのか，緩和的な治療なのか（curative or palliative）を考慮すべきである．
- 発熱性好中球減少症合併の確率が20%以下であっても，G-CSF投与が考慮されるハイリスク因子は，年齢65歳以上，performance status（PS）不良，過去の発熱性好中球減少症のエピソード，広範囲の照射歴，化学放射線療法，骨髄癌腫症，栄養不良，開放創や活動性のある感染の合併，重篤な併存疾患の合併である．これらの患者群は臨床試験からは除外されているのが一般的であり，明確なエビデンスには裏づけされていない[3]．

2 二次予防投与

- G-CSFの二次予防投与は，前サイクルの化学療法で一次予防投与を受けておらず，発熱性好中球減少症が起こった際，抗がん薬の減量や投与間隔の延期が不適切であると判断される場合に施行される．
- 抗がん薬の減量は奏効率減少や生存期間短縮につながることがあるため，症例は慎重に選択しなければならない．化学療法感受性が高く，治癒を目指す患者では，G-CSFの二次予防投与が考慮される．Riveraらは，乳癌の術後補助化学療法において，1サイクル目にGrade 4の好中球数減少をきたした症例を対象として，2サイクル目以降にG-CSFを投与する前向きの臨床試験を行った．予防投与を受けた群では，発熱性好中球減少症による入院率の低下とdose intensity（単位時間あたりの抗がん薬の投与量）の増加を認めたが，生存期間，QOL，毒性，コストについての報告はない[7]．
- 症状緩和や延命を目標とする化学療法では，抗がん薬の減量や投与間隔の延期のほうが適切な場合も多い，個々の症例に応じて判断する．

3 治療的投与

- G-CSFの治療的投与（好中球が減ってから投与）は，発熱の有無により分けて考える．
- 好中球減少があっても無熱の時には，G-CSFをルーチンで使うべきではない．Hartmannらは，悪性リンパ腫，固形がんの患者を対象に無熱の好中球減少時のG-CSF投与に関するランダム化比較試験を行った[8]．無熱の好中球減少症（$\leq 500mm^3$）の患者において，G-CSF投与は好中球減少の期間を短縮できたものの，感染症による入院率，入院期間，抗菌薬の投与期間，培養陽性の感染症の発症率は改善しなかった．
- また，発熱性好中球減少症の患者に対しても，抗菌薬とG-CSFのルーチンの併用は勧められない．ただし，発熱性好中球減少症で，感染症による合併症のリスクが高い場合や臨床的に悪化する可能性が高い場合には，使用を考慮すべきである．スペインの多施設共同試験で，ハイリスクの固形がん，リンパ腫の患者に対して，発熱性好中球減少症時に，G-CSF投与群と非投与群を比較した．ハイリスクのクライテリアは，①$0.1 \times 10^9$/L以下の好中球減少が予想される，②前サイクルの化学療法から10日以上経っていない，③敗血症またはclinically documented infection at presentation（臨床的に感染が確認された感染症），重症な合併症，PS 3〜4，入院中の発熱，のいずれか1つ以上を満たす場合，である．投与群ではGrade 4の好中球減少期間，抗菌薬投与期間，入院期間の短縮を認めた．生存期間については差を認めなかった[9]．Berghmansらのメタアナリシスによると，G-CSF投与により死亡に対するメリットは認めなかった[10]．Clarkらのメタアナリシスでは，G-CSFの使用により好中球減少期間，入院期間の有意な低下と感染による死亡率の低下を認めたが，全死亡率の有意な低下はなかった[11]．

4 化学療法のdose densityおよびdose intensity増強のためのG-CSF使用

- G-CSFの投与により，dose density（抗がん薬の投与間隔を狭める方法）およびdose intensityを増加することができる．

- dose denseレジメン（dose intenseレジメンではない）では，適切にデザインされた臨床試験もしくは確実なデータの裏づけがある場合にのみ，G-CSFの投与を併用すべきである．リンパ節転移陽性乳癌および非ホジキンリンパ腫においては，CSF併用dose-dense療法は生存予後の改善がみられている[12)13)]．しかし，追試が必要な状況である．

5 放射線単独もしくは化学放射線療法

- 小細胞肺癌に対する化学放射線療法中，granulocyte-macrophage（GM）-CSFの併用によりGrade 4の血小板低下，治療関連死が増加した報告がある[14)]．また，非小細胞肺癌に対する化学放射線療法中，G-CSF投与群では非投与群と比較して血小板数が明らかに減少していた[15)]．これを受けて，化学放射線療法中（特に縦隔への照射中）はG-CSFの使用は避けるべきであるとされているが，肺，縦隔照射以外では毒性は証明されていない．
- 固形がんへの放射線単独治療中に，好中球減少が遷延する場合はG-CSFの併用が検討される[3)]．

6 高齢者および小児

1 高齢者
- 65歳以上のリンパ腫でCHOP療法やよりアグレッシブな根治的化学療法を行っている場合，発熱性好中球減少症や感染を減らすために，予防的G-CSFを投与するべきである．薬剤の減量は推奨されない[4)13)]．

2 小児
- 成人同様，発熱性好中球減少症のリスクが高い場合のG-CSF投与は適切である．二次予防はハイリスク症例に限られる．しかし，もともとは予後がよいので，G-CSF使用に伴う二次性の骨髄性白血病や骨髄異形成症候群のリスクも勘案し，慎重に行う．臨床試験プロトコールに基づき投与するのが望ましい[16)]．

7 G-CSF製剤

G-CSF製剤 ★★★[4)]

G-CSF（フィルグラスチム／ナルトグラスチム／レノグラスチム）
$5\mu g/kg$　皮下注　1日1回

化学療法投与終了後，24～72時間後から開始，好中球数がnadirを超え，少なくとも2000～3000/mm^{3}になるまで投与を継続

PEG化G-CSF製剤 ★★★

ペグフィルグラスチム
3.6mg　皮下注　化学療法投与終了後，24～72時間後に1回投与

1 投与量，投与のタイミング
- 1日1回（daily）投与のG-CSF製剤には，フィルグラスチム，ナルトグラスチム，レノグラスチムがある．投与量は成人では$5\mu g/kg/$日　皮下注射が推奨されており，増量は勧められない．末梢血幹細胞動員時は$10\mu g/kg/$日　皮下注射である．予防的投与法では，化学療法当日は投与せず，24～72時間以降に投与を開始し，絶対好中球数（absolute neutrophil count：ANC）$2～3×10^9/L$まで続ける[3)]．化学療法日の投与は，G-CSFで刺激を受けて分裂している骨髄細胞が抗がん薬の障害を受け，かえって重篤な好中球減少症を引き起こしたり，遷延するといわれている．
- pegylated（PEG化）G-CSF製剤は，日本でも2014年に承認された．海外では，6mg/回に対して，日本では，3.6mg/回を皮下注する．PEG化G-CSF製剤は，血中半減期がフィルグラスチムの10～20倍であり，作用持続時間が長い．化学療法後，24時間後に投与する．1サイクルに1回とする．
- daily G-CSFとPEG化G-CSFを比較したメタアナリシスによると，PEG化G-CSFは，daily G-CSFに比べて，有意に発熱性好中球減少のリスクを減らした（RR=0.66；95% CI 0.44-0.98）[17)]．

2 副作用
- 骨痛，腰痛が高頻度に認められる．そのほかに頭痛，倦怠感，ALP・LDH・AST・ALT上昇が多い．また，重篤な副作用にショック，間質性肺炎，芽球の増加，急性呼吸窮迫症候群，脾破裂が挙げられる．頻度は不明であり，注意が必要である．

貧血

1 原因

- がん患者の貧血は，化学療法および放射線治療による骨髄抑制以外にも，出血，溶血，鉄欠乏，骨髄

癌腫症など, 多彩な原因で起こりうる. また,「慢性疾患に伴う貧血」と呼ばれる病態は過小評価されていることが多い. これは, 炎症性サイトカインによる赤血球産生抑制, エリスロポエチン産生抑制, 鉄利用障害に起因すると考えられている.

2 症状と診断

- 貧血は倦怠感や動悸, 息切れを引き起こす. 検査としては, 網状赤血球数, 鉄（Fe）, フェリチン, 不飽和鉄結合能（UIBC）は貧血の原因検索として, ルーチンで測定する. また, 血液塗抹標本の確認, 葉酸, ビタミンB12の測定, 便潜血検査などを適宜追加する.

3 治療

エリスロポエチン製剤 ★★★ [18)19)]
- エポエチン
  150単位/kg 週3回 または 40000単位 週1回
- ダルベポエチン
  2.25μg/kg 週1回 または 500μg 3週に1回

- NCCNガイドラインやASCO/ASH（American Society of Hematology）のガイドラインでは, 化学療法後の貧血に対して, ヘモグロビン（Hb）< 10g/dLではエリスロポエチン投与を考慮するよう記載されている[18)19)]. エリスロポエチン使用によりHb値は上昇し, 輸血回数を減らすことができる. 貧血の改善はQOL向上に寄与するが, 延命効果は明らかではない. 高Hb値を維持するとかえって生存率が悪化するという報告もあり[20)], Hbの目標は10g/dL以上にする必要はない.
- 日本では, 化学療法に起因する貧血に対してエリスロポエチンの保険適用はなく, 赤血球輸血で対応する. 赤血球輸血の適応はHb 7.0g/dLが目安ではあるが, 呼吸状態, 循環動態を参考に判断する.

血小板減少

1 原因

- 化学療法に起因する血小板減少は, 血小板産生低下によることがほとんどである. がん患者の血小板減少には, 播種性血管内凝固, 血栓性血小板減少性紫斑病, 溶血性尿毒症症候群, 特発性血小板減少性紫斑病, 薬剤性血小板減少（H_2ブロッカー, 抗けいれん薬, NSAIDs, ヘパリン）などの他の鑑別診断もあり, 遷延する場合は他の原因を考慮する.
- 血小板減少が用量規制因子となる代表的な薬剤の1つは, カルボプラチンである. カルボプラチンは, 体表面積あたりの投与量よりも area under the curve（AUC）のほうが, 効果および副作用, 特に血小板減少と相関することがわかっている. Calvertはカルボプラチンの血漿クリアランスは糸球体濾過率と相関することを示し, 目標AUCと糸球体濾過量（GFR）を用いて投与量を決めるCalvert式（投与量［mg/body］= AUC目標値×［GFR + 25］）を示した[21)].
- その他の血小板減少をきたしやすい抗がん薬として, ゲムシタビン, ニムスチン, ラニムスチンなどが挙げられる. ニムスチン, ラニムスチン, マイトマイシンCは血小板減少の時期が投与21〜28日目頃と遅くに出現し, 遷延する場合があるので注意する.

2 症状と診断

- 血小板減少により出血傾向が起こる. 出血傾向とは, 軽い外傷やまったく外傷がないのに特発性に出血する場合, もしくは出血量や出血持続時間の増大を意味する. 原疾患や合併する凝固異常により症状の程度は異なるが, 概ね下記のとおりである.
- 血小板数5万/μL以上：無症状のことがほとんどである.
- 血小板数3万〜5万/μL：外傷によっても紫斑が出ることはほとんどない.
- 血小板数1万〜3万/μL：外傷により臓器出血の可能性がある.
- 血小板数1万/μL以下：外傷がなくても紫斑があり, 特発性の臓器出血のリスクがある. 血小板数5000/μL以下ではさらにリスクが高まる[22)].

3 治療

- 血小板輸血の目的は, 血小板の量的・質的低下に基づいた出血の予防（予防的投与）と治療（治療的投与）に分けられる. ASCOの血小板輸血のガイドラインでは, 予防的血小板輸血を推奨している[23)].
- 血小板数のみで出血リスクを判断することは困難であり, 出血症状, 背景にある病態, 侵襲的処置の

有無などを勘案して総合的に判断する．

- 急性白血病：1万/μLを血小板輸血の最低基準とする．新生児の場合，出血，発熱，白血球増多を伴う場合，急激な血小板減少をきたしている場合には，より早期の輸血が推奨される．
- 血幹細胞移植：急性白血病と同じ基準とする．
- 骨髄異形成症候群や再生不良性貧血などの慢性化し安定している著明な血小板減少：出血はみられないことが多く，予防的な血小板輸血は推奨されない．
- 固形腫瘍：予防的な血小板輸血が推奨されており，1万/μLを基準とするが，膀胱癌などでアグレッシブな化学療法を行う場合や壊死性腫瘍の場合は，2万/μLで輸血を考慮する．
- 外科的・観血的処置：通常，4万〜5万/μLあれば安全に施行できる．骨髄穿刺，生検などでは2万/μLで十分である．
- ASCOのガイドライン作成時には，予防的血小板輸血は実地臨床では行われていたが，裏づけとなるエビデンスは存在しなかった．2012年，英国とオーストラリアの14施設で行われた予防的血小板輸血のランダム化比較試験の結果が報告された[24]．化学療法または造血幹細胞移植を受けている患者を対象として，朝の血小板数が 10×10^9/L 未満であった場合に，予防的血小板輸血を受ける群と受けない群に無作為に割り付けた．WHO分類Grade 2〜4の出血は，予防的血小板輸血を行わない群の50％で発生したのに対し，予防的血小板輸血を行う群では43％で発生した（比率補正差8.4%，90% CI 1.7-15.2，非劣性 p = 0.06）．すなわち，非予防投与群の予防投与群に対する非劣性は証明されなかった．予防的血小板輸血を行わない群の患者では，予防的血小板輸血を行う群の患者と比較して出血した日数が多く，出血の初回エピソードが発生するまでの期間が短かった．
- Slichterらは，予防的血小板輸血の適正投与量について，ランダム化比較試験を行った．造血器悪性腫瘍または固形がんに対する造血幹細胞移植または化学療法中の血小板輸血を行う患者を，低用量群，中等用量群，高用量群（それぞれ，1.1×10^{11}，2.2×10^{11}，4.4×10^{11} platelets/体表面積 m^2）に分類した．出血合併症には大きな違いはなく，低用量群では輸血回数が有意に高頻度であった[25]．予防的血小板輸血の適正投与量については，さらなる検討が必要である．

文献

1) Clin Infect Dis 2011; 52(4) :427-31.
2) Clin Infect Dis 2004; 39 Suppl 1: S49-52.
3) Blood 1988; 72(6): 2074-81.
4) Eur J Cancer 2011; 47(1): 8-32.
5) NCCNガイドライン日本語版先端医療振興財団臨床研究情報センター．骨髄増殖因子2013年第2版．https://www2.tri-kobe.org/nccn/guideline/hematologic/japanese/myeloid_growth.pdf.
6) J Clin Oncol 2005; 23(6): 1178-84.
7) Cancer 2003; 98(2): 222-8.
8) N Engl J Med 1997; 336(25): 1776-80.
9) J Natl Cancer Inst 2001; 93(1): 31-8.
10) Support Care Cancer 2002; 10(3): 181-8.
11) J Clin Oncol 2005; 23(18): 4198-214.
12) J Clin Oncol 2003; 21(8): 1431-9.
13) Blood 2004; 104(3): 634-41.
14) J Clin Oncol 1995; 13(7): 1632-41.
15) Proc Annu Meet Am Soc Clin Oncol 1992; 11: A983.
16) Blood 1992; 80(6): 1430-6.
17) BMC cancer 2011; 11: 404.
18) J Clin Oncol 2010; 28(33): 4996-5010.
19) Cancer- and Chemotherapy-Induced Anemia Version2. 2018. NCCN Clinical Practice Guidelines in Oncology. https://www.nccn.org/professionals/physician_gls/pdf/anemia.pdf.
20) J Clin Oncol 2005; 23(25): 5960-72.
21) J Clin Oncol 1989; 7(11): 1748-56.
22) Semin Thromb Hemost 1977; 3(3): 160-74.
23) J Clin Oncol. 2001; 19(5): 1519-38.
24) N Engl J Med 2013; 368(19): 1771-80.
25) N Engl J Med 2010; 362(7): 600-13.

（酒井　瞳，勝俣範之）

V-2 感染症

副作用のマネジメント

免疫不全の4つのカテゴリー

- 「がん患者の感染症」は非常に複雑で，とっつきにくいと考える医療者は多い．固形腫瘍であればある程度自信をもって対応できるが，血液腫瘍患者の感染症を目の前にすると思考停止してしまうという意見を，よく耳にする．「がん患者の感染症」であっても，実は「一般感染症」に対するアプローチと，原則は何ら変わらない．つまり，①患者の免疫状態を見極める，②感染臓器を見極める，③感染微生物を見極める，④適切な抗微生物薬を投与する，というプロセスを踏襲するからである（図1）．
- 「がん患者の感染症」では，特に①患者の免疫状態を見極めることが最も重要である．複雑だと錯覚してしまうのは，「患者の免疫状態を見極める」ことに慣れていないからである．
- とはいえ，「がん患者は免疫不全だから」という思考法では，「がん患者の感染症」を適切に診療することはできない．がん種によって，免疫不全の状態は異なるからである．例えば，乳癌患者における免疫と血液腫瘍患者における免疫状態は根本的に異なる．また血液腫瘍患者でも，急性骨髄性白血病と悪性リンパ腫を同じ土俵で考えることはできない．
- 重要なことは，目の前の「がん患者」ががん種および化学療法によって，どのような免疫が，どの程度低下しているのかを見極めることである．
- がん患者が免疫不全状態であることは，紛れもない事実である．がんそのもので免疫が低下する．手術や放射線治療，また血管内カテーテル挿入によっても免疫は低下する．化学療法やステロイド薬などの薬剤によっても免疫が低下する．
- 一見複雑にみえるこれらの免疫不全も，実は4つのカテゴリーで切り分けることで簡潔に説明することができる．すなわち，①バリアの破綻，②好中球減少，③液性免疫低下，④細胞性免疫低下である．これら4つの免疫不全ではそれぞれ考慮すべ

図1　がん患者の感染症へのアプローチ

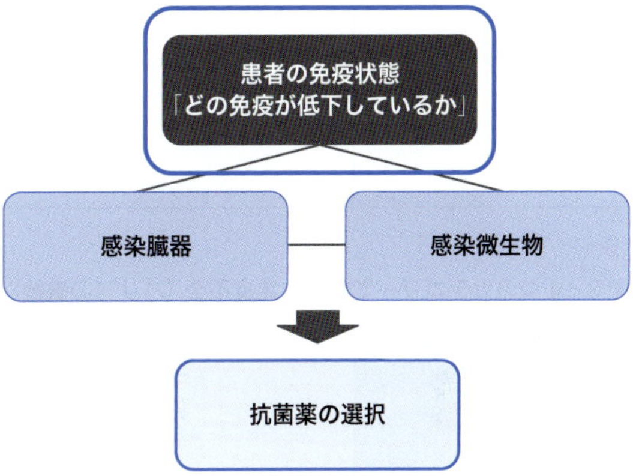

```
        患者の免疫状態
      「どの免疫が低下しているか」
         /        \
     感染臓器    感染微生物
         \        /
            ↓
         抗菌薬の選択
```

き微生物が大きく異なってくるからである（図2）．

1 バリアの破綻

- ヒトは微生物に囲まれて生活している．皮膚や消化管粘膜には微生物が常在しているが，通常は皮膚や粘膜のバリアによって感染から防御されている．手術や中心静脈カテーテルなどの挿入により，皮膚のバリアが破綻する．また，化学療法や放射線治療などにより口腔内粘膜や消化管粘膜バリアが破綻する（口内炎など）．特に粘膜障害を引き起こす化学療法には以下がある[1]．
- 代謝拮抗薬：フルオロウラシル，カペシタビン
- アルキル化剤：シクロホスファミド，イホスファミド
- プラチナ製剤：シスプラチン，カルボプラチン
- タキサン：ドセタキセル，パクリタキセル
- ビンカアルカロイド：ビノレルビン
- このようなバリアの破綻では，特殊な微生物が感染に関与するわけではなく，患者自身に常在している微生物が感染症のリスクとなる（図3）．例えば皮膚に常在している黄色ブドウ球菌，表皮ブドウ球菌，β溶血性連鎖球菌やブドウ糖非発酵菌などは，中心静脈カテーテル感染症のリスクとなりうるし，化学療法による消化管粘膜の破綻では，消化管内に常在する大腸菌などの腸内細菌やカンジダによ

図2 4つのカテゴリーで考える免疫不全

バリア	好中球	液性免疫	細胞性免疫

バリア欄上部：黄色ブドウ球菌／レンサ球菌／大腸菌／クレブシエラ／嫌気性菌／インフルエンザウイルス

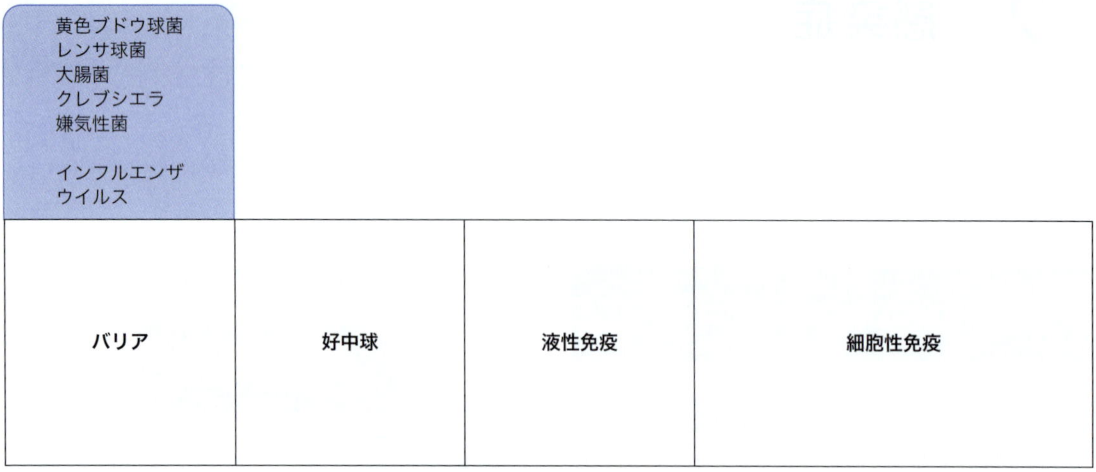

図3 4つのカテゴリーで考える免疫不全（バリアの破綻）

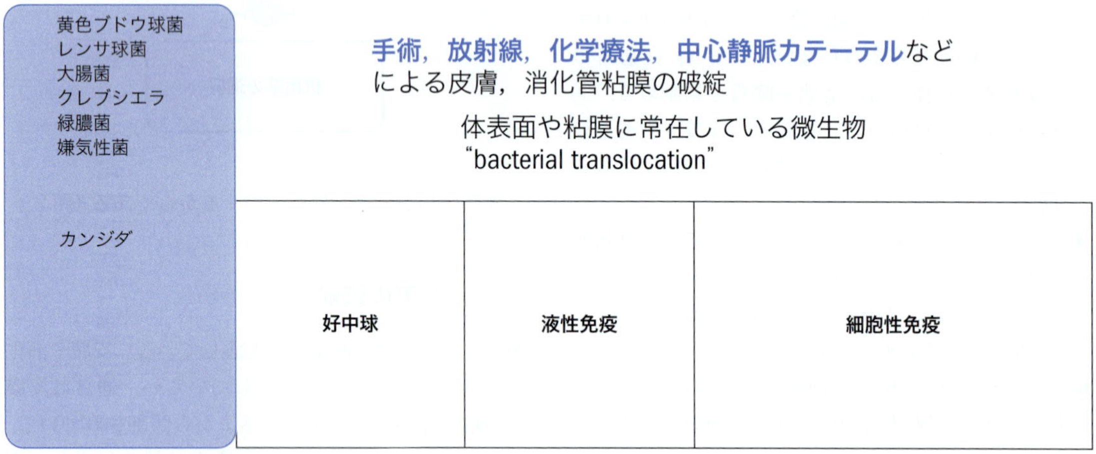

バリア欄上部：黄色ブドウ球菌／レンサ球菌／大腸菌／クレブシエラ／緑膿菌／嫌気性菌／カンジダ

手術，放射線，化学療法，中心静脈カテーテルなどによる皮膚，消化管粘膜の破綻

体表面や粘膜に常在している微生物
"bacterial translocation"

好中球	液性免疫	細胞性免疫

る真菌症のリスクとなりうる．
- また，固形腫瘍患者では，バリアの破綻のなかでも「解剖学的異常」が重要となる局面が多い[1]．腫瘍による閉塞で引き起こされる「管腔の閉塞」や，腫瘍浸潤による「瘻孔形成」などである．
- 「管腔の閉塞」による感染症としては，肺癌による閉塞性肺炎，胆管癌や膵癌などによる閉塞性胆管炎，左側結腸癌に穿孔性腹膜炎や腹腔内感染症，尿管癌による閉塞性尿路感染症などがある．
- 「瘻孔形成」による感染症としては，肺癌浸潤に伴う胸膜気管支瘻による膿胸，食道癌浸潤に伴う気管食道瘻による縦隔炎，S状結腸癌の膀胱結腸瘻で引き起こされる複雑性尿路感染症などがある．この場合も，起因菌はやはり常在する微生物がメインであり，鑑別に難渋することは少ないが，治療としては抗菌薬のみならず，手術やドレナージによる閉塞の解除や瘻孔の修復といったソースコントロールが必須である．

2 好中球減少症

- がん患者の感染症において，好中球減少症は最も重要な免疫不全であり，発熱性好中球減少症（febrile neutropenia：FN）は，がんの日常診療でよく遭遇する．好中球減少の程度と感染症の関係は，1960年代より指摘されている[2]．好中球が500を下回れば感染症の割合が増加し，さらに100を下回ると著明に増加することが判明している（図4）．
- 発熱性好中球減少症（febrile neutropenia：FN）の定義[3]は以下のとおりである．

図4 好中球減少と感染症[2)]

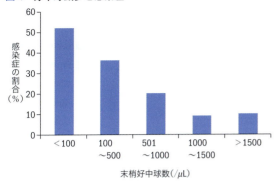

表1 発熱性好中球減少症（FN）における感染臓器[4)]

感染部位	割合
気道感染症（副鼻腔炎，上気道炎，肺炎，膿胸などを含む）	35〜40%
血流感染症（カテーテル関連血流感染症を含む）	15〜35%
尿路感染症	5〜15%
軟部組織感染症	5〜10%
腸管感染症（口腔内感染病，食道炎，虫垂炎，好中球減少性腸炎，胆管炎，腹膜炎なども含む）	5〜10%
その他	5〜10%

15〜20%で複数部位の感染症がみられる．

図5 発熱性好中球減少症（FN）の原因[4)]

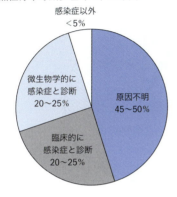

- 末梢血好中球数 < 500/μL
- 48時間以内に < 500/μL となることが予測される場合も含む．
- 好中球数が正常でも好中球の機能異常があれば，FN として対応が必要な場合もある（例：骨髄異形成症候群など）
- 腋窩温 ≧ 37.5℃，または深部体温（口腔温）≧ 38℃
- Infections Disease Society of America (IDSA) のガイドラインでは口腔温 ≧ 38.3℃（101°F），または 38.0℃（100.4°F）が1時間持続

- 一般的に，FN のうち原因不明のものは 50% 程度，臨床的に感染症と診断されるのは 25% 程度，微生物学的に感染症と診断されるものも 25% 程度[4)] である（図5）．

1 FN における感染臓器 (表1)[4)]

- FN で最も多い感染臓器は気道である．ウイルスによる上気道炎から副鼻腔炎，細菌性肺炎，真菌性肺炎など，さまざまである．また，がん患者では多くの場合，中心静脈カテーテルが挿入されており，中心静脈カテーテル関連血流感染症（catheter-related bloodstream infection : CRBSI）をはじめとする血流感染症もよくみられる．

- そのほか，尿路感染症や肛門周囲感染症を含む軟部組織感染症もみられるが，特に好中球減少性腸炎（neutropenic enterocolitis : NEC）[5)] には注意を払いたい．これは，主に化学療法などによる好中球減少期にみられる回盲部中心の高度な粘膜炎をきたす病態であり，血流感染症や腸管壊死を引き起こす．CD 腸炎が除外され，腹部 CT 検査で一定の腸管浮腫を認めれば，この診断となる．

- ただし，好中球減少の状態では非典型的な症状が出ることもしばしばあるため，現病歴，既往歴，抗菌薬使用歴，曝露歴，システムレビュー，head-to-toe アプローチによる身体所見（人工物刺入部，肛門周囲の症状）を駆使した徹底的な診察が重要である．

2 FN における感染微生物 (表2)

- 口腔粘膜障害や中心静脈カテーテルの影響でグラム陽性球菌が多い傾向にあるが，一方でニューキノロン耐性大腸菌や ESBL（基質特異性拡張型 β ラクタマーゼ）産生菌などの多剤耐性グラム陰性桿菌が

- 確かに FN は緊急疾患であり，対応に急を要することが多いが，「FN という疾患」があるわけではなく，単に「好中球減少者における発熱」という状況であることを理解する必要がある．解熱薬やステロイド薬投与中であれば発熱を認めないこともあるため，FN という言葉に踊らされることなく，「好中球減少者の感染症（neutropenia and infection）」という意識をもち，丁寧な病歴聴取や身体診察，培養採取，画像検査などにより，感染臓器と感染微生物を同定する努力を行うべきである．

表2 発熱性好中球減少症（FN）における感染微生物[4]

分類	起因菌	割合
グラム陽性球菌	表皮ブドウ球菌	20〜50%
	黄色ブドウ球菌（58% MRSA）	10〜30%
	腸球菌（18% VRE）	5〜15%
	緑色レンサ球菌	3〜27%
	マイクロコッカス	5〜8%
	コリネバクテリウム	2〜5%
	溶連菌	4〜6%
	バシラス	4〜6%
	その他（エアロコッカス，肺炎球菌，ストマトコッカス，ラクトバシラスなど）	<3%
グラム陰性桿菌	大腸菌	18〜45%
	クレブシエラ	11〜18%
	他の腸内細菌	15〜18%
	緑膿菌	18〜24%
	ステノトロフォモナス・マルトフィリア	2〜5%
	アシネトバクター	<3%
	その他	<3%

ニューキノロン耐性の大腸菌，ESBL産生の大腸菌やクレブシエラ，カルバペネム耐性腸内細菌や多剤耐性緑膿菌などが増加していることに留意する．各施設における感受性パターン（アンチバイオグラム）を確認すること．

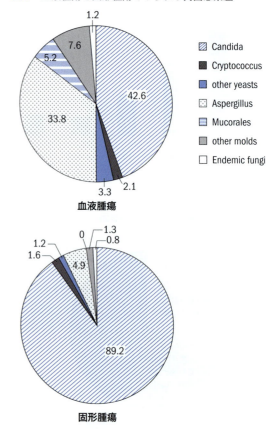

図6 血液腫瘍と固形腫瘍でみられる真菌感染症[9]

増加している[6)〜8)]ことに，注意が必要である．

3 真菌

- 考慮すべき真菌は，カンジダ症および糸状菌感染症（アスペルギルス症やムーコル症）である．カンジダ症は皮膚・粘膜のバリアの破綻があれば発症するのに対し，糸状菌は高度の好中球減少が重要なリスク因子である．したがって，急性骨髄性白血病に代表される血液腫瘍では，カンジダ症も侵襲性糸状菌感染症もみられるのに対し，好中球減少が軽度の固形腫瘍では，カンジダ症以外の真菌症がみられることは極めてまれ[9)]である（図6）．
- ただし，血液腫瘍だからといって，いつでも侵襲性糸状菌感染症を疑うわけでもない．表3に示すスコアリングシステムが有用である．

3 液性免疫不全

- 液性免疫は獲得免疫の1つであり，B細胞/形質細胞から産生される抗体（免疫グロブリン）や脾臓が担う免疫のことを指す．液性免疫不全の感染症は4つの免疫不全のなかで，最も注意を払うべき感染症といえる．数時間単位で病状が進行し，命の危険にさらされることが多いためである（図7）．

表3 侵襲性糸状菌感染症のスコアリングシステム[10]

項目	点数
10日以上の好中球減少	4
侵襲性糸状菌感染症の既往	4
原疾患がコントロールされていない	3
リンパ球減少・機能低下	2

6点未満であれば陰性的中率は0.99．つまり高度の好中球減少がなく侵襲性糸状菌感染症の既往がなければ，あまり考える必要はない．

- 液性免疫不全をきたす疾患として，多発性骨髄腫や慢性リンパ性白血病などが挙げられる．また，特定の治療でも液性免疫は障害される．すなわち，脾臓摘出後，造血幹細胞移植後[11)]（特に移植片対宿主病［graft versus host disease：GVHD］がある場合），全身照射（total-body irradiation：TBI）後，抗CD20モノクローナル抗体[12)]（リツキシマブ）使用などである．
- 液性免疫不全では通常の細菌に加えて，莢膜を有する微生物（encapsulated pathogens）のリスクが上昇

図7　4つのカテゴリーで考える免疫不全（液性免疫と微生物）

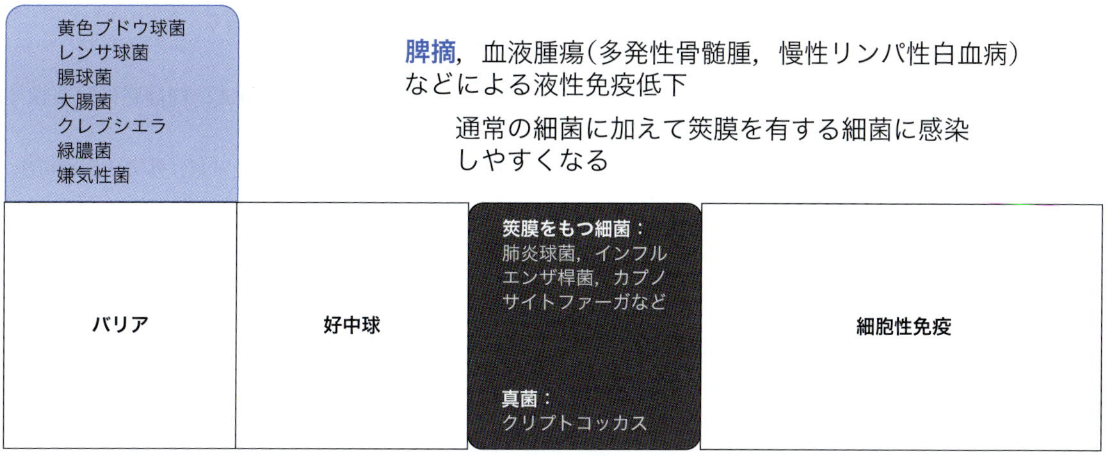

黄色ブドウ球菌 レンサ球菌 腸球菌 大腸菌 クレブシエラ 緑膿菌 嫌気性菌	**脾摘**，血液腫瘍（多発性骨髄腫，慢性リンパ性白血病）などによる液性免疫低下 　通常の細菌に加えて莢膜を有する細菌に感染しやすくなる			
バリア	好中球	**莢膜をもつ細菌：** 肺炎球菌，インフルエンザ桿菌，カプノサイトファーガなど **真菌：** クリプトコッカス	細胞性免疫	

図8　4つのカテゴリーで考える免疫不全（細胞性免疫低下と微生物）

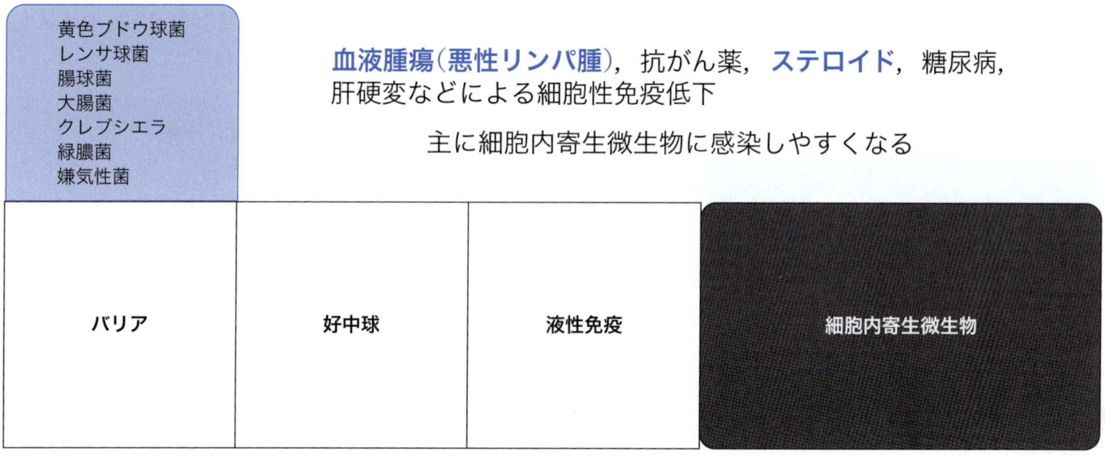

黄色ブドウ球菌 レンサ球菌 腸球菌 大腸菌 クレブシエラ 緑膿菌 嫌気性菌	**血液腫瘍（悪性リンパ腫）**，抗がん薬，**ステロイド**，糖尿病，肝硬変などによる細胞性免疫低下 　主に細胞内寄生微生物に感染しやすくなる		
バリア	好中球	液性免疫	**細胞内寄生微生物**

表4　細胞性免疫低下でみられる微生物

分類	
細菌	・一般細菌：黄色ブドウ球菌*，サルモネラ，リステリア，ノカルジアなど ・非定型細菌：レジオネラ，クラミジア，マイコプラズマなど ・抗酸菌：結核，非結核性抗酸菌（特に迅速発育型抗酸菌［rapidly growing mycobacteria：RGM］）
ウイルス	・呼吸器ウイルス：インフルエンザ，パラインフルエンザ，RSウイルス，ヒトメタニューモウイルス，アデノウイルスなど ・ヘルペスウイルス：単純ヘルペスウイルス，水痘・帯状疱疹ウイルス，サイトメガロウイルス，EBウイルス，ヒトヘルペスウイルス6など ・その他：JCウイルス，BKウイルスなど
真菌	・酵母菌：カンジダ，クリプトコッカスなど ・糸状菌：アスペルギルス，ムコール，フザリウムなど ・二形性真菌：ヒストプラズマ，コクシジオイデスなど ・その他：ニューモシスチス
寄生虫	・トキソプラズマ，糞線虫など

*黄色ブドウ球菌は細胞外細菌でもあり細胞内寄生菌でもあることが知られている[19]．

する．特に，肺炎球菌，インフルエンザ桿菌，髄膜炎菌，カプノサイトファーガなどが重要である．
- とりわけ，脾摘後患者の敗血症性ショック（overwhelming postsplenectomy infection：OPSI）[13)14)]には注意をされたい．血液培養を含む各種培養を採取のうえ，速やかな広域抗菌薬投与が必要である．

4 細胞性免疫不全

- 細胞性免疫低下をきたす疾患としては悪性リンパ腫，特に末梢T細胞悪性リンパ腫などがある．また，ステロイド，化学療法，なかでもプリンアナログ（フルダラビン[15)16)]など），分子標的薬，特に抗CD52モノクローナル抗体[17)18)]（アレムツズマブ）は，細胞性免疫を低下させる．
- 細胞性免疫不全における感染症は，液性免疫不全のそれに比べて数時間で急激に悪化するものではないが，原因微生物が非常に多岐に渡るため，幅広くかつ緻密な鑑別を要する（図8, 表4）．

治療

- 本稿では，日常診療で最も遭遇する頻度が高いであろう発熱性好中球減少症（FN）の治療戦略（外来および入院）について解説する．FNの治療戦略（図9）は，以下のとおりである．

①リスク分類を行う
- 高リスク群では入院のうえ，経静脈抗菌薬投与が原則．
- 低リスク群では条件を満たせば，外来治療も可能．

②抗菌薬の変更と中止
- FNは緊急疾患であり，20～30％で重症敗血症，5～10％で敗血症性ショックに移行しうる[24)]．したがって，1時間以内に抗菌薬治療を開始することが推奨されている．
- 一方で，特に固形腫瘍患者のなかにはリスクの低い群もあり，条件を満たせば外来治療が可能な場合もある．FNを診た場合，まずはリスク分類[3)25)]することが重要である．

- 高リスク群：
- 遷延する（＞7日），高度の（≦100/μL）好中球減少．
- バイタルサインが不安定．
- 重度の粘膜障害
- 新規発症の腹痛，悪心・嘔吐，下痢
- 神経学的異常所見，意識障害
- カテーテル関連血流感染症
- 肺炎，低酸素血症
- 他の内科的合併症（肝障害，腎障害）
- MASCCスコア＜21（表5）

---

column 感染症とステロイド

■積算量が重要

ステロイド薬の量や期間と感染症の関係については，スイスからの研究[20)]が最も有名であろう．71の比較試験に対するメタアナリシスで，プレドニゾロン換算で1日量が10mg以上あるいは積算量が700mgを超えると，プラセボ群と比較してステロイド薬投与群で有意に感染症の発症率が高い．つまり，ステロイド薬の量が多ければ多いほど，投与期間が長ければ長いほど，感染症のリスクが増加する．「積算量が重要」なのである．

比較的最近の研究[21)]でも，プレドニゾロン換算で1日量が5mgと少量であっても3か月間，6か月間，3年間にわたり服用し続けた場合には，ステロイド非使用者と比較して重症感染症リスクがそれぞれ30％，46％，100％増加することが示された．同じ研究で10mgを2年間服用し半年前に中止にした場合には，現在同量を服用し続けている場合と比較して，感染症リスクが半減することがわかっている．つまり不必要に長期間ステロイドを持続すると，感染症リスクにさらすことにつながることは，肝に銘じておく必要がある．

■ニューモシスチス肺炎予防戦略

ステロイド薬投与時の感染症予防で真っ先に思い浮かぶのは，ニューモシスチス肺炎（pneumocystis pneumonia：PCP）であろう．HIV患者では，CD4＜200/μLでST合剤による予防投与を開始するが，がん患者における予防のタイミングはやや複雑である．

2014年に報告された13の研究に対するメタアナリシス[22)]では，PCP発症リスクが6％を超えれば予防投与を行うべきとされている．固形腫瘍および血液腫瘍患者を含む後向き研究[23)]では，プレドニゾロン換算で1日16～25mgを1か月以上投与するとPCP発症のリスクとされており，それを踏まえてNational Comprehensive Cancer Network（NCCN）ガイドラインやAmerican Society of Clinical Oncology/Infectious Diseases Society of America（ASCO/IDSA）ガイドラインでも，1日20mg以上を4週間以上投与した場合に予防投与を考慮することが推奨されている．

図9 発熱性好中球減少症(FN)の初期対応

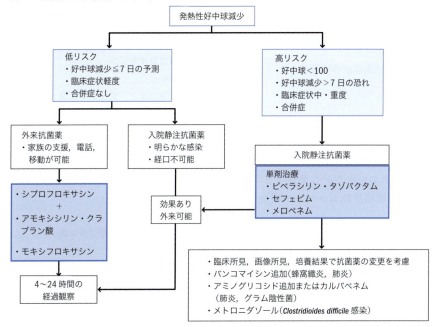

表5 Multinational Association for Supportive Care in Cancer (MASCC) リスク分類[26]

内容		点数
重症度	軽症	5
	中等症	3
	重症	0
血圧低下がない：収縮期血圧＞90mmHg		5
慢性閉塞性肺疾患(COPD)がない		4
固形腫瘍，または真菌感染症の既往のない血液腫瘍		4
脱水がない		3
発症時，入院していない		3
年齢＜60歳		2

スコアの合計点の最大は26．リスク群≧21，高リスク群＜21とする．

- 低リスク群：
- 好中球減少の期間(≦7日)
- 合併症なし．
- MASCCスコア≧21
- なお，外来治療の条件[27]は低リスク群のみで，以下の条件を満たす場合である．
- 病院から1時間以内，または30マイル(48km)に居住．
- 主治医が外来治療に同意．
- 頻繁な受診などを遵守できる．
- 家族などの面倒をみることができる者が24時間自宅にいる．
- 24時間電話に出ることができ，いつでも来院できる．
- 今まで治療に非協力的だったことがない．

1 高リスク群における経験的治療

- 抗緑膿菌作用を有する以下のβラクタム系広域抗菌薬が推奨される(NCCN 2019.1)．

βラクタム系広域抗菌薬 ★★★
・セフェピム
2g　8時間毎　静注
・タゾバクタム・ピペラシリン
4.5g　6時間毎　静注
・カルバペネム系抗菌薬(メロペネムなど)
1〜2g　8時間毎　静注

- セフタジジムはグラム陽性球菌への活性が乏しく，緑色レンサ球菌によるブレークスルー感染症の報告が多い[28]．また，緑膿菌をはじめとするグラム陰性桿菌への感受性が低下傾向であることから，第一選択薬からは外れている．各施設におけるアンチバイオグラムを参考にされたい．
- セフェピムと異なり，タゾバクタム・ピペラシリンとカルバペネム系抗菌薬は抗嫌気性菌活性を有するため，肛門周囲感染症，好中球減少性腸炎など，嫌気性菌の関与が疑われる場合には選択肢となる．
- カルバペネム系抗菌薬は最も広域であり第一選択と

なることはあまりないが，以下の場合[29]には使用が許容されうる．
- 重症あるいは敗血症性ショック
- ESBL産生菌などの耐性菌がいる．
- ESBL産生菌による感染症が多い施設

1 併用療法

1) アミノグリコシド
- メタアナリシスで，上記βラクタム系抗菌薬にアミノグリコシドをルーチンに加えても予後を改善しないことが示されている[30]が，耐性グラム陰性桿菌の多い場合や敗血症性ショックの場合には，併用する施設も多い．

2) バンコマイシン
- メタアナリシスで，上記βラクタム系抗菌薬にバンコマイシンをルーチンに加えても予後が改善しないことが示されている[31]が，以下の場合にはバンコマイシンの併用を考慮する．
- バイタルサインが不安定．
- 肺炎がある．
- 血液培養でグラム陽性球菌が陽性．
- カテーテル関連血流感染症疑い
- 皮膚軟部組織感染症
- 重度の粘膜障害があり，ニューキノロン系の予防投与をしていた患者．
- MRSAなどの保菌者．

2 抗菌薬の投与量

- FNをはじめとする重症感染症においては，血流分布異常や血管透過性亢進による分布容積の拡大，また十分な輸液負荷などによる腎クリアランスの増大により薬物動態が変化することが知られている[32]．したがって，抗菌薬を投与するにあたり，最大投与量を用いることが推奨されている．またバンコマイシンやアミノグリコシドを使用する際には薬剤部と連携しtherapeutic drug monitoring (TDM) を行うことが重要である．

2 低リスク群における抗菌薬治療

- 前述のとおり，一定の条件を満たせば外来での経口抗菌薬治療が可能である．その際には，殺菌性でありバイオアベイラビリティのよいニューキノロン系抗菌薬が中心に使用される．
- ただし，ニューキノロン耐性が増加していることから，これまで予防投与に使用していた患者は適応とならない．

ニューキノロン系抗菌薬 ★★★

シプロフロキサシン＋アモキシシリン・クラブラン酸

処方例

シプロフロキサシン
500mg

アモキシシリン・クラブラン酸
500mg

1日3回　内服

日本で海外用量と同様のものを処方する場合は，製剤が異なるため，以下のようにする（例）．

シプロフロキサシン
200mg　1回2錠

アモキシシリン・クラブラン酸
250mg/125mg

アモキシシリン
250mg

オーグメンチン®を増量すると，クラブラン酸の量も増えてしまうため，アモキシシリンを追加処方する．

1日3回　内服

アモキシシリン・クラブラン酸による消化器症状（食思不振，悪心・嘔吐，下痢など）が多いことに注意する．

モキシフロキサシン[33]

モキシフロキサシン
400mg　1日1回　内服

緑膿菌はカバーしないことに注意する．

---

3 抗菌薬の変更と中止

- 抗菌薬の変更と中止の方針は，以下のとおりである．
  ①培養結果が出ていれば，それに応じて変更する．
  - 48～72時間経過してグラム陽性球菌の証拠がなければ，バンコマイシンの中止を検討する．
  ②バイタルサインが不安定で，発熱が持続していれば，以下を念頭においてスペクトラムを広げることも検討する．ただし，FNで発熱のみが持続していても全身状態が安定している場合には，必ずしもスペクトラムを広げる必要はない
  - 耐性グラム陽性球菌（MRSAなど）
  - 耐性グラム陰性桿菌（ESBLなど）
  - 真菌（侵襲性カンジダ症や侵襲性アスペルギルス症など）

1 侵襲性カンジダ症の場合

- カンジダ血症は院内発症の血流感染症のなかで最も多く，非常に予後不良である[34]．侵襲性カンジダ

感染症における血液培養陽性率は50%程度[35]であり，適切に血液培養を採取したとしても，確実に診断し早期治療に至ることは困難である．したがってリスクの高い群，つまり急性骨髄性白血病などの高度の好中球減少が見込まれる患者や造血幹細胞移植では，抗真菌薬の予防投与が必要（NCCN 2019.1）である．

- 治療についてはエキノキャンディンによる経験的治療が強く推奨されており，第一選択薬[36]となっている．カンジダの菌種でMICが低いことに加えて，ヒトにはない細胞壁をターゲットとすることで，高い安全性が担保されていることが要因である．
- 一方，抗真菌薬を選択する際には各組織への透過性を考慮する必要がある．特にエキノキャンディンは中枢神経，眼，尿路への移行性は不良であり，これらの感染症を併発している場合には他の抗真菌薬の選択が望ましい．

> **キャンディン系抗真菌薬（エキノキャンディン）★★★**
> - ミカファンギン
>   100mg
> - カスポファンギン
>   70mg ローディング後，50mg
>
> 1日1回　静注

2 侵襲性アスペルギルス症の場合

- 侵襲性アスペルギルス症（invasive aspergillosis：IA）は，好中球減少が高度（100/μL未満が7〜10日間）な患者で，特にリスク[43]となる．副鼻腔炎や肺結節影がありアスペルギルスガラクトマンナ

---

column　生禁食

1960年代，好中球減少時には食事によって腸管の細菌が増殖し重篤な感染症を引き起こすとの考えから，germ-free dietが提唱された[37]．その後1980年代に入るとlow bacterial diet（LBD）という概念が登場する[38]．これは1gあたりに含まれる細菌が500 colony-forming units（CFUs）未満の食事のことを指す．つまり，しっかりと火を通して調理した食事をLBDとみなすようになった．2000年代中頃までは，生フルーツや生野菜なども「生禁」の範疇であり，摂取を避けるのが望ましいのではないかという意見が大半を占めていた．

2008年に米国MDアンダーソンがんセンターから，小規模ながらもランダム化比較試験が発表された[39]．新規発症の急性骨髄性白血病（acute myeloid leukemia：AML）に対して寛解導入療法を受けた153名の患者が対象で，生フルーツや生野菜を禁止する群（78名）と許可する群（75名）にランダムに分け，主要な感染症（肺炎，菌血症，真菌血症）の発症率と死亡率を比較したものである．ただし，両群とも好中球減少時には防護環境下におり，抗菌薬と抗真菌薬の予防投与を受けていた．

その結果，感染症の発症率も死亡率も両群に有意差はなく，AMLの寛解導入療法という極めて高リスクの好中球減少時でさえも，生フルーツや生野菜を避ける必要はないこと，つまりLBDにこだわる必要はなさそうだ，という一定の見解が得られた（図10）．

その他にも2006年にアメリカの小児病院[40]から，2007年にはオランダの病院[41]からそれぞれ急性白血病患者においてLBDと普通の病院食を比較したごく小規模のランダム化比較試験が発表されており，いずれも両群に差はないという結果であった．2016年にこのランダム化比較試験を含むメタアナリシス[42]が発表された．好中球減少時にLBDにより感染症を予防できるという根拠はないものの，それぞれのランダム化比較試験にばらつきがあるため，何らかの確定的な結論を出すまでには至らない，という結論となっている．

図10　急性骨髄性白血病に対する寛解導入療法を受けている患者における加熱食と非加熱食のランダム化比較試験[39]

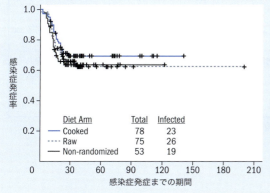
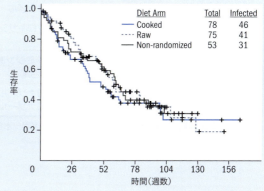

ン抗原が陽性であれば，IA も考慮する．
- IA に対する抗真菌薬はボリコナゾールが第一選択薬[44]である．ボリコナゾールによる視覚異常や肝障害が起こりうるため TDM が重要である．

> **ボリコナゾール ★★★**
> ボリコナゾール
> 6mg/kg　ローディング後，4mg/kg　1日2回　静注

3 中止基準

①低リスク群であれば以下の場合で中止とする．
- 24 時間にわたる解熱
- 培養陰性
- 好中球回復

②感染源のわからない FN の場合，解熱し好中球が回復するまで投与する．
- ただし近年の研究[45]では，必ずしも好中球の回復を待つ必要はなく，72 時間にわたり解熱しており臨床的に改善がみられれば，抗菌薬を中止してもよい可能性が示唆されている．
- または，好中球が回復するまで予防投与に切り替える．

③感染源がわかっていれば，各々の治療期間に準ずる．

---

column　CAR-T 療法と感染症

chimeric antigen receptor-T cell therapy (CAR-T 療法) は 2019 年現在日本でも施設を限定して導入されている．CAR-T 療法と感染症の関連性は以下の 3 つに集約される[46)47)]．
① CAR-T 投与前の化学療法による影響
・患者のリンパ球を除去：主にフルダラビン
・免疫不全：好中球減少や高度の細胞性免疫低下
② CAR-T による影響
・正常 CD19 低下による低ガンマグロブリン血症
・免疫不全：液性免疫低下
③ cytokine release syndrome (CRS) による影響
・投与後 1〜14 日（中央値 2〜3 日）
・ステロイドやトシリズマブによる治療が必要
・免疫不全：高度の細胞性免疫低下

MD アンダーソンがんセンターでは表6 の感染予防戦略が導入されている．

column　免疫チェックポイント阻害薬と感染症

免疫チェックポイント阻害薬（immune checkpoint inhibitors：ICI）そのものによる感染症は大きな問題とならないが，ICI による免疫関連有害事象（immune-related adverse events：irAE）が起きると事態は一変する．つまり，肺炎，腸炎，下垂体炎などの irAE に対してしばしばステロイドや抗 TNF-α であるインフリキシマブによる治療を要し，結果として「細胞性免疫低下」における感染症リスクが上昇する[48]．米国からの報告[49]では，ICI による治療を受けた 740 名のうち重症感染症は 54 人（7.3%）にみられ，特に irAE を起こしてステロイド投与を受けた患者（OR = 7.71, 95% CI 3.71–16.18, p<.0001）やインフリキシマブを使用した患者（OR = 4.74, 95% CI 2.27–9.45, p<.0001）では有意に重症感染症が多いことが知られている．

表6　MD アンダーソンがんセンターで導入されている感染予防戦略

	微生物	薬剤	開始時期	終了時期
ウイルス	HSV/VZV	バラシクロビル	CAR-T 投与日	CAR-T 終了後 1 年間 CD4 ≧ 200 で中止検討
ウイルス	HBV（HBsAg 陽性 and/or HBcAb 陽性）	エンテカビルあるいはテノホビル	CAR-T 投与の 2 週間前	CAR-T 終了後 1〜2 年間
細菌（ANC <1000 が ≧7 日）	緑膿菌	レボフロキサシン	CAR-T 投与の 1 週間前	CAR-T 投与の 2 週間後 or ANC ≧ 500 まで
真菌	ニューモシスチス肺炎	ペンタミジンあるいは ST 合剤	CAR-T 投与の 1 週間前	CAR-T 終了後 1 年間 CD4 ≧ 200 で中止検討
真菌	カンジダ（低リスク群） 糸状菌（高リスク群）	フルコナゾール ポサコナゾール	CAR-T 投与日	ANC ≧ 500 まで 臨床判断

ANC: 絶対好中球数，HSV: 単純ヘルペスウイルス，VZV: 水痘帯状疱疹ウイルス，HBV: B 型肝炎ウイルス

文献

1) Infect Dis Ther 2017; 6(1): 69-83.
2) Ann Intern Med 1966; 64(2): 328-40.
3) Clin Infect Dis 2011; 52(4): e56-93.
4) Infection 2014; 42(1): 5-13.
5) Clin Infect Dis 2013; 56(5): 711-7.
6) Eur J Clin Microbiol Infect Dis 2011; 30(1): 83-7.
7) Eur J Clin Microbiol Infect Dis 2005; 24(2): 111-8.
8) J Infect 2012; 64(4): 391-8.
9) Critical Reviews in Microbiology 2010; 36(1): 1-53.
10) PLoS ONE 2013; 8(9): e75531.
11) Eur J Haematol 1988; 41(4): 382-7.
12) J Clin Oncol 1998; 16(8): 2825-33.
13) N Engl J Med 2014; 371(4): 349-56.
14) Am J Med 2006; 119(3): 276.e1-7.
15) Ann Intern Med 1998; 129(7): 559-66.
16) Blood 1993; 82(6): 1695-700.
17) Leukemia 2004; 18(3): 484-90.
18) J Natl Compr Canc Netw 2016; 14(7): 882-913.
19) Front Cell Infect Microbiol 2012; 2: 43.
20) Rev Infect Dis 1989; 11(6): 954-63.
21) Ann Rheum Dis 2012; 71(7): 1128-33.
22) Cochrane Database Syst Rev 2014; (10): CD005590.
23) Br J Cancer 2005; 92(5): 867-72.
24) Ann Hematol 2014; 93(7): 1083-95.
25) J Clin Oncol 2015; 33(28): 3199-212.
26) J Clin Oncol 2000; 18(16): 3038-51.
27) J Clin Oncol 2013; 31(6): 794-810.
28) Clin Infect Dis 2014; 59(2): 223-30.
29) Haematologica 2013; 98(12): 1826-35.
30) Cochrane Database Syst Rev 2013; (6): CD003038.
31) Cochrane Database Syst Rev 2017; 6: CD003914.
32) Clin Pharmacokinet 2013; 52(10): 869-83.
33) Journal of Clinical Oncology 2013; 31(9): 1149-56.
34) N Engl J Med 2014; 370(13): 1198-208.
35) Clin Infect Dis 2013; 56(9): 1284-92.
36) Clin Infect Dis 2016; 62(4): e1-50.
37) J Am Diet Assoc 1966; 48(5): 381-4.
38) J Am Diet Assoc 1982; 81(3): 272-9.
39) J Clin Oncol 2008; 26(35): 5684-8.
40) J Pediatr Hematol Oncol 2006; 28(3): 126-33.
41) Ann Oncol 2007; 18(6): 1080-4.
42) Cochrane Database Syst Rev 2016; 4: CD006247.
43) Clin Infect Dis 2008; 46(12): 1813-21.
44) Clin Infect Dis 2016; 63(4): e1-60.
45) Lancet Haematol 2017; 4(12): e573-83.
46) Blood. 2018 131(1):7-8.
47) Blood. 2018 131(1):121-30.
48) Clin Microbiol Infect. 2018 24(3):216-8.
49) Clin Infect Dis. 2016 63(11):1490-3.

（森　信好）

V-3 悪心・嘔吐

副作用のマネジメント

- がん診療において化学療法や放射線治療は重要な位置を占め，術前・術後や根治的治療，緩和的治療に至るまで，あらゆる場面で治療手段として利用されている．しかし，治療を進めていくなかで，治療に伴う有害事象により治療の遂行が妨げられ，患者の生活の質（QOL）が落ちるという事態にしばしば遭遇する．なかでも治療に伴う悪心・嘔吐は患者が最も恐れる有害事象の1つであり，このマネジメントを適切に行うことは，治療を適切に続けていくうえで重要である．
- 本稿においては主に「化学療法による悪心・嘔吐」および「放射線治療による悪心・嘔吐」を取り上げ，概説する．緩和ケアにおける消化器症状のマネジメントについてはⅧ章「症状マネジメント」を参照されたい．

化学療法による悪心・嘔吐

- 化学療法による悪心・嘔吐（chemotherapy-induced nausea and vomiting：CINV）は，抗がん薬投与に伴う非血液学的毒性で，患者が最も恐れる有害事象の1つである．がん患者においては，手術やオピオイド，放射線治療なども悪心・嘔吐の原因になるが，CINVはなかでも重篤で，QOLを損なうことが多い．1983年に発表されたCoatesらの調査[1]では，がん化学療法に伴う有害事象の苦痛で嘔吐は第1位，悪心は第2位であった．その当時から比べれば薬剤や治療法も進歩したとはいえ，CINVはいまだに適切な予防とマネジメントを行うべき有害事象の1つとして重要である．

1 分類と発生機序

1 分類

- CINVは大きく①急性嘔吐，②遅発性嘔吐，③予期性嘔吐，に分類される[2]．
  ① 急性嘔吐：化学療法後24時間未満で出現する悪心・嘔吐．多くは，化学療法の1〜2時間後に始まり，4〜6時間後にピークになる．
  ② 遅発性嘔吐：化学療法後24時間以上経過してから出現する悪心・嘔吐．
  ③ 予期性嘔吐：前サイクルで強い悪心や嘔吐があった場合に，治療開始前に出現する悪心・嘔吐．

2 発生機序

- CINVに関与する臓器は中枢および末梢神経，消化管などさまざまであるが，なかでも延髄に存在する嘔吐中枢（vomiting center：VC）と第四脳室底の最後野（area postrema：AP）が重要な役割を果たしている[2]．VCは，延髄に存在する嘔吐反射を司る受容体や運動核の集合体であるが，解剖学的にははっきりしない．一方，APには嘔吐中枢と関連する化学受容体トリガーゾーン（chemoreceptor trigger zone：CTZ）があり，CTZは血液脳関門の外側で体循環にさらされた状態にある．CTZは，ムスカリン，セロトニン（5-hydroxytryptamine：5HT），ドパミン，ニューロキニン-1（neurokinin-1：NK1），ヒスタミンなどの受容体を有し，抗がん薬の代謝物や腸管由来のペプチドに反応することで，嘔吐中枢へ信号を送り，嘔吐を誘発すると考えられている[2]〜[4]．
- また，抗がん薬が消化管へ作用することで，腸内分泌細胞からセロトニン，サブスタンスP，コレシストキニンなど，さまざまなメディエーターが放出される．これら消化管からの催吐信号は，迷走神経求心路と求心性内臓神経を介して，最後野深層の孤束核へ伝えられる．メディエーターのうち最も重要な役割を果たすのがセロトニンと考えられており，この迷走神経を介した経路が，急性嘔吐を引き起こす一番の原因と考えられている[2]．

2 生理活性物質と制吐療法の歴史

- 30以上の生理活性物質がCINVに関与しているが，そのうちドパミン，セロトニン，サブスタンスPの3つが，臨床上最も重要であり，制吐薬もこれらの働きをいかに抑えるかということを中心に開

発されてきた[5].

- 1980年代まではドパミンD2受容体に焦点が当てられ，フェノチアジン（メトクロプラミドなど）やブチノフェロン（ハロペリドール，ドロペリドールなど）が主として用いられ，高用量メトクロプラミド療法などが主に行われていた[6)7)].
- 1980年代になると，コルチコステロイド，特にデキサメタゾンの効果が報告され[8)]，また，メトクロプラミド単独で治療するよりもデキサメタゾン＋メトクロプラミド併用療法のほうが，悪心・嘔吐を抑制する作用をもつことが示唆された[9)].
- 1980年代後半には，基礎研究にてCINVにセロトニンが関与することが明らかとなり，セロトニン受容体のなかでも特に5HT3受容体がAPや孤束核，求心性迷走神経に分布し，化学療法による急性嘔吐に重要な役割を果たすことが明らかとなった[10)～12)]．これらの研究により，1990年代に5HT3受容体拮抗薬が開発され[13)]，CINVの治療薬として重要な位置を占めることとなった（詳細は後述）．
- サブスタンスPはCINVに関与する物質として1990年代から注目され始めた．サブスタンスPはneurokinin-1（NK1）受容体に結合する物質であるが，NK1受容体はAPや孤束核，消化管に分布しており，嘔吐に関与している[14)15)]．NK1受容体拮抗薬は動物実験においても，さまざまな催吐刺激に対する制吐作用が明らかとなり[16)～18)]，製品として開発されたアプレピタントはヒトに対する第III相試験においても，遅発性嘔吐を抑制できることが示された[19)20)]．2009年には日本においてもアプレピタントが，2011年にはアプレピタントのプロドラッグで注射薬であるホスアプレピタントが保険承認され，使用可能となっている．

3 制吐薬の種類

1 5HT3受容体拮抗薬

- 5HT3受容体拮抗薬は，執筆時現在においてCINVの予防に最も重要な役割を果たす薬剤の1つである．

1）メトクロプラミド＋デキサメタゾンに対する比較試験
- いくつかのランダム化比較試験において，5HT3受容体拮抗薬とデキサメタゾンの併用が，急性の悪心・嘔吐に対してそれまで標準的に用いられていたメトクロプラミド＋デキサメタゾンと比較して，すぐれた制吐作用を有することが明らかとなった[21)～23)]．シスプラチン投与下において，嘔吐完全抑制割合はメトクロプラミド＋デキサメタゾン群では35～44％であったのに対し，5HT3受容体拮抗薬＋デキサメタゾン群では46～55％と有意に高い効果を示した．また，シスプラチン以外の抗がん薬を使用した試験のメタアナリシスにおいても，その高い効果が証明されている[24)].

2）5HT3受容体拮抗薬の種類（第一世代薬）
- 日本では第一世代の5HT3受容体拮抗薬として，ラモセトロン，グラニセトロン，オンダンセトロン，トロピセトロン，アザセトロンがあり，第二世代としてパロノセトロンが2010年に保険承認された．
- 第一世代の薬剤は，いくつかのメタアナリシスにおいて，制吐作用としてはどの薬剤もほぼ同等と示されており，どの薬剤を用いても問題はないと考えられる[25)～28)]．また，経口および注射薬においても，その制吐効果は同等と考えられており，またグラニセトロンにおいては経皮吸収剤が開発され，安全性および経口薬との非劣性が示されている[2)28)29)].
- 日本においてはグラニセトロンを用いる際に3mgの注射薬での投与が一般的であったが，海外においては1mgを上限とすることが推奨されており[28)]，日本と海外にて差がある部分であった．しかし2009年に，グラニセトロン3mgと1mgとのランダム化比較試験において1mgの非劣性が証明され[30)31)]，以後は静注では海外と同様，1mgの投与が広まりつつある．
- また近年，グラニセトロンの経皮注射薬（granisetron extended-release injection）が開発された．この注射薬は，経皮吸収剤のように徐々に薬剤が放出される．後述するパロノセトロンとの比較試験で，急性および遅発性嘔吐に対する非劣性が示されている[32)].
- ただし，経皮吸収剤・経皮注射薬とも2019年9月現在，日本では未発売である．

3）5HT3受容体拮抗薬の種類（第二世代薬：パロノセトロン）
- 上記の第一世代薬は，急性嘔吐と比較して遅発性嘔吐の抑制効果が乏しいことが指摘されていた[33)]．そのような第一世代薬に対し，第二世代のパロノセトロンは受容体との親和性が第一世代と比較して高く，半減期が40時間前後と長い特徴をもっている[34)]．パロノセトロンについてはいくつかの大規模第III相試験が報告されているが，日本においては，シスプラチンやアントラサイクリン系＋シ

クロホスファミドなど高度催吐性の化学療法を受けた1114例を対象とした，デキサメタゾン併用下におけるパロノセトロンのグラニセトロンとの比較試験が報告されている（PROTECT試験）[35]．この試験ではパロノセトロンのグラニセトロンに対する全期間（0〜120時間）および遅発期（24〜120時間）における嘔吐完全制御率での優越性が示されている（急性期については非劣性）．海外の報告においても，同様に急性期の嘔吐制御においては第一世代薬とパロノセトロンの同等性が示され，また遅発期ではパロノセトロンにおいて有意に制御率が高いことが示されている[36]．また，パロノセトロンの承認量は海外では0.25mg，日本においては0.75mgとなっている．海外におけるランダム化比較試験では，パロノセトロン0.25mgと0.75mgの比較において用量における大きな差がみられなかったため0.25mgが採用されたが[36]，日本でPROTECT試験の前に行われた用量設定試験にて，嘔吐完全制御率において0.25mgと0.75mgで統計学的な有意差はないものの，遅発期における効果は高い傾向がみられたため，0.75mgが採用され，保険承認されている[37)38)]．その後，報告されたメタアナリシスにおいては，0.25mgと0.75mgで効果に大きな差は認められないが，0.75mgでは便秘の有害事象が増えることが指摘されている[39]．

■ 5HT3拮抗薬の大きな有害事象としては，頻度は低いが，QT延長が報告されており注意が必要である．軽微なものとしては頭痛，肝酵素上昇，便秘などが認められることがある[2]．

2 NK1受容体拮抗薬

■ NK1受容体拮抗薬は最も新しいCINV予防に対する薬剤であり，経口薬であるアプレピタントがFood and Drug Administration（FDA）では2003年に，日本では2009年に承認され使用可能となった．アプレピタントを用いた比較試験においては，5HT3受容体拮抗薬＋デキサメタゾン群では47〜52％の嘔吐完全制御割合であったのに対し，アプレピタント＋5HT3受容体拮抗薬＋デキサメタゾン群では68〜73％と有意に高い効果が示された[19)20)]．これらの試験では，アプレピタントは遅発性嘔吐を高率に抑制できることが示されている．また，アプレピタントのプロドラッグであり注射薬であるホスアプレピタントは，アプレピタントに対する非劣性が証明されており[40]，2011年に日本でも承認されている．

3 その他

1) オランザピン

■ オランザピンは，非定型抗精神病薬の1つで，日本においては統合失調症治療薬として承認されている．オランザピンは，マルチレセプターブロッカーとしての働きをもち，セロトニン受容体（5HT2a，5HT2c，5HT3，5HT6），ドパミン受容体（D1，D2，D3，D4）に加え，交感神経α1受容体，ムスカリン受容体，ヒスタミンH1受容体に拮抗する[41]．そのうち，特にD2受容体および5HT3受容体への作用が悪心・嘔吐の抑制に関与していると考えられる．シスプラチンやドキソルビシン＋シクロホスファミドなどの高度催吐性薬剤の投与を受ける患者241人に対するオランザピンとアプレピタントの制吐効果を比較したランダム化比較試験において，急性および遅発性の嘔吐完全制御割合は両群で大きな差は認められず，むしろ遅発性嘔吐では，アプレピタントと比較して良い傾向にあった（オランザピン＋パロノセトロン＋デキサメタゾンで急性87％，遅発性69％，全体69％に対し，アプレピタント＋パロノセトロン＋デキサメタゾンで急性87％，遅発性38％，全体38％）[42]．また，高度催吐性薬剤の投与を受ける患者380名に対し，アプレピタント＋5HT3阻害薬＋デキサメタゾンに加え，オランザピンまたはプラセボを投与するランダム化比較試験では，オランザピンを加えた群のほうが有意に急性および遅発性嘔吐を予防できたことが報告されている[43]．

■ ただし，ふらつきや眠気などの副作用，また糖尿病がある場合には禁忌のため使用できない，といった問題点もある．また，オランザピンとメトクロプラミドなどのドパミン受容体拮抗薬を併用する場合は，錐体外路症状を発症する恐れがあり，慎重に行うべきである．

2) ベンゾジアゼピン

■ ベンゾジアゼピンは，もともと弱い制吐作用をもつことが示されていたが[44]，むしろその抗不安効果が，一定の状況で非常に有用である．最も一般的に用いられる薬剤はロラゼパムである．これは予期性嘔吐を抑制する効果や，標準的な制吐治療がうまくいかなかった場合に補助的に用いるものとして有用である[2]．

4 治療の実際

1 催吐リスク：抗がん薬のリスク分類と患者側のリスク因子

- 1997年，注射薬の抗がん薬について，制吐薬の使用がなかった場合にどの程度の頻度で嘔吐が起こるか，という点を基準にして，レベル1〜5までの5段階での分類が行われた[45]．この分類は2004年に修正され，執筆時現在はこの修正された分類が広く用いられている[46]．このなかで，抗がん薬

表1　各抗がん薬の催吐レベル[28)46)]

高度催吐リスク 催吐リスク＞90%	中等度催吐リスク 催吐リスク31〜90%	軽度催吐リスク 催吐リスク10〜30%	最小度催吐リスク 催吐リスク＜10%
乳癌に対するアンスラサイクリン＋シクロホスファミド カルムスチン シスプラチン シクロホスファミド 　（≧1500mg/m^2） ダカルバジン アクチノマイシン メクロレタミン ストレプトゾシン （内服薬） ヘキサメチルメラミン プロカルバジン	アレムツズマブ アザシチジン ベンダムスチン カルボプラチン クロファラビン シクロホスファミド 　（≦1500mg/m^2） シタラビン 　（＞1000g/m^2） ダウノルビシン* ドキソルビシン* エピルビシン* イダルビシン* イホスファミド イリノテカン オキサリプラチン チオテパ トラベクテジン （内服薬） ボスチニブ セリチニブ クリゾチニブ シクロホスファミド テモゾロミド ビノレルビン イマチニブ	アフリバセプト フルオロウラシル ボルテゾミブ ブレンツキシマブ カルフィルゾミブ カバジタキセル カツマキソマブ セツキシマブ シタラビン 　（≦1000mg/m^2） ドセタキセル エリブリン エトポシド フルオロウラシル ゲムシタビン イピリムマブ イクサベピロン メトトレキサート マイトマイシン ミトキサントロン パクリタキセル/ 　nab-パクリタキセル パニツムマブ リポソーマルドキソルビシン ペメトレキセド ペルツムマブ テムシロリムス トポテカン トラスツズマブ エムタンシン （内服薬） アファチニブ アキシチニブ カペシタビン ダブラフェニブ エトポシド エベロリムス フルダラビン イブルチニブ ラパチニブ レナリドミド ニロチニブ オラパリブ パゾパニブ ポナチニブ レゴラフェニブ スニチニブ テガフールウラシル サリドマイド バンデタニブ ボリノスタット	2-クロロデオキシアデノシン ベバシズマブ ブレオマイシン ブスルファン クラドリビン フルダラビン ニボルマブ オファツムマブ ペムブロリズマブ プララトレキサート リツキシマブ ビンブラスチン ビンクリスチン ビノレルビン （内服薬） クラムブシル ハイドロキシウレア L-フェニルアラニンマスタード 6-チオグアニン メトトレキサート ポマリドミド ルキソリチニブ ソラフェニブ ゲフィチニブ エルロチニブ ベムラフェニブ

＊シクロホスファミドと組み合わせたレジメンで投与する場合には高度催吐リスクと同等とみなされる．

表2 催吐リスクによる制吐薬の用量[28]

催吐リスク	化学療法実施日の投与量	その後の投与量
高度催吐リスク		
NK1受容体拮抗薬 　アプレピタント 　ホスアプレピタント	125mg 内服 150mg 静注	80mg 内服 day 2〜3
5HT3受容体拮抗薬 　グラニセトロン 　オンダンセトロン 　パロノセトロン 　トロピセトロン 　ラモセトロン 　アザセトロン	2mg 内服 1mg または 0.01mg/kg 静注 8mg 1日2回内服（日本の保険適用量は 4mg 静注）（効果不十分には同量追加投与） 0.50mg 内服（2019年9月現在日本未承認）または 0.25mg（日本では 0.75mg）静注 5mg 内服または静注 0.3mg 静注 10mg 内服または静注	
コルチコステロイド 　デキサメタゾン	12mg 内服または静注（日本では 9.9mg の表示、製品自体は同一）	8mg 内服または静注 day 2〜3 または day 2〜4
オランザピン	10mg 内服（日本では 5mg が妥当）	10mg 内服（日本では 5mg が妥当）day 2〜4
中等度催吐リスク		
5HT3受容体拮抗薬 　パロノセトロン	0.50mg 内服（2019年9月現在日本未承認）または 0.25mg（日本では 0.75mg）静注	
コルチコステロイド 　デキサメタゾン	8mg 内服または静注（日本では 6.6mg の表示、製品自体は同一）	8mg 内服または静注 day 2〜3
軽度催吐リスク		
コルチコステロイド 　デキサメタゾン	8mg 内服または静注（日本では 6.6mg の表示、製品自体は同一）	

は①高度催吐リスク（催吐リスク＞90％），②中等度催吐リスク（催吐リスク 31〜90％），③軽度催吐リスク（催吐リスク 10〜30％），④最小度催吐リスク（催吐リスク＜10％），の4つのカテゴリーに分類されている（表1)[28)46)]．この際，アントラサイクリン系薬剤およびシクロホスファミドは，単剤での使用は中等度催吐リスクに分類されるものの，両者の併用レジメンで使用する場合には，高度催吐リスクとして扱うことに注意が必要である[28]．また，National Comprehensive Cancer Network（NCCN）ガイドラインなどにおいては，カルボプラチン（AUC≧4）は高度催吐リスクと分類されている[47]

- また，CINV のリスク因子のうち，患者側の要因として，女性，若年者，以前に化学療法後嘔吐の既往があることなどが挙げられている[48)〜52)]．逆に，過去のアルコール消費量が多い患者では CINV のリスクは低下する[50)51)]．

2 各リスク別の治療

■以下，American Society of Clinical Oncology（ASCO）のガイドライン[28]の内容に準拠して述べる．各治療レジメンの根拠となる臨床試験については前述「3 制吐薬の種類」を参照してほしい．また，各制吐薬の用量について表2に示す．

1）高度催吐リスク

NK1受容体拮抗薬＋5HT3受容体拮抗薬＋デキサメタゾン＋オランザピン ★★★

- アプレピタント
  125mg　内服　day 1
  →80mg　内服　day 2〜3
または
- ホスアプレピタント
  150mg　静注　day 1

5HT3受容体拮抗薬
　静注　day 1

デキサメタゾン
9.9mg　内服または静注　day 1
→6.6mg　内服または静注　day 2〜3 または day 2〜4
オランザピン
5mg（オリジナルは 10mg だが日本人では 5mg が妥当）内服　day 1〜4

- 5HT3 受容体拮抗薬については，第一世代薬，第二世代薬どちらを使用してもよい．高度催吐リスクの薬剤を投与する場合，NK1 受容体拮抗薬を併用した場合にパロノセトロンが第一世代薬と比較してすぐれた制吐作用をもつかどうかはこれまで検証されていなかったが，日本においてアプレピタント併用下でのパロノセトロンとグラニセトロンとのランダム化比較試験（TRIPLE 試験）が行われ，主要評価項目である嘔吐完全抑制率こそ有意差を示すことができなかったものの，副次評価項目である遅発性嘔吐の抑制において，パロノセトロン群が有意にすぐれているとの結果が報告された[53]．この結果をもって，全例にパロノセトロンを優先すべき，とは言い切れないが，選択肢として考慮すべきである．
- シスプラチンを含まないレジメンにおける day 2〜3 のデキサメタゾンについて，デキサメタゾンによる副作用を考慮して，催吐リスクが低い患者に対しては投与をしないというオプションを検討してもよい[54]．
- また，NCCN ガイドラインなどでは，オランザピンのすぐれた制吐作用から，アプレピタントをオランザピンへ置き換える方法や，例示した 3 剤にオランザピンを追加する方法を，追記している[47]．ASCO でも 2017 年のガイドラインでは，オランザピンが追記された[28]．

2）中等度催吐リスク

パロノセトロン＋デキサメタゾン　★★★
パロノセトロン
0.25mg（日本では 0.75mg）　静注　day 1
デキサメタゾン
8mg　内服または静注　day 1〜3

- パロノセトロンを何らかの理由で使用できない場合は，第一世代の 5HT3 受容体拮抗薬が推奨される[28]．中等度催吐リスクの薬剤投与の際に，5HT3 受容体拮抗薬にアプレピタントを加えることで，中等度催吐リスクの抗がん薬投与時でも，アプレピタントを加えない群と比較して悪心・嘔吐を抑制できたとするランダム化比較試験がいくつか報告されている[55]．よって，中等度催吐リスクに分類される薬剤の一部（カルボプラチン，オキサリプラチン，イホスファミド，イリノテカンなど）を投与する場合は，アプレピタントまたはホスアプレピタントの併用を検討してもよい（その場合，デキサメタゾンは半量に減量する）[56]．
- また，催吐リスクの少ない患者においては，デキサメタゾンによる副作用を考慮して，day 2〜3 のデキサメタゾン投与をしないというオプションを検討してもよい[57]．

3）軽度催吐リスク

デキサメタゾン　★[28]
デキサメタゾン
8mg　内服または静注　day 1

- 軽度催吐リスクの化学療法による急性嘔吐に対しては，ランダム化比較試験は行われていない．高度・中等度催吐リスクに対する効果から予測した結果，デキサメタゾンを使用することがガイドラインにおいて勧められている[28]．

4）最小度催吐リスク

化学療法前後の予防的制吐薬投与は必要ない[28]．

- 最小度催吐リスクの化学療法による急性嘔吐に対しても，ランダム化比較試験は行われていない．

3 その他の状況における制吐療法

1）経口抗がん薬の悪心・嘔吐

- 経口抗がん薬の悪心・嘔吐については，制吐薬についての比較試験がなく，どのように制吐薬を使用するかという明確なコンセンサスはない．NCCN ガイドラインにおいて，中等度〜高度催吐リスクをもつ抗がん薬投与時には予防投与として，下記の薬剤の使用が推奨されている．

5HT3 受容体拮抗薬　★[47]
グラニセトロン
2mg　内服　1 日 1 回　連日
または
1mg　内服　1 日 2 回　連日
または
オンダンセトロン
8〜16mg　内服　1 日 1 回　連日
（オンダンセトロンの日本の保険適用量は 4mg）
〈必要に応じて〉
ロラゼパム，H2 ブロッカー，プロトンポンプ阻害薬など

- 軽度，最小度の催吐リスク薬剤については，下記の

薬剤の使用が推奨される．

必要に応じてメトクロプラミド，プロクロルペラジン ★[47)]

2）多剤併用レジメンにおける制吐療法
- 多剤併用レジメンにおける制吐療法については，組み合わせのなかで最も催吐リスクの高い薬剤に対する予防投与を行うことが推奨されている[28)]．ただし，アントラサイクリン系薬剤およびシクロホスファミドは，単剤での使用は中等度催吐リスクに分類されるものの，両者の併用レジメンで使用する場合には高度催吐リスクとして扱うことに注意が必要である[28)]．

3）小児が抗がん薬治療を受ける際の制吐療法
- 小児へ高度催吐性レベルの抗がん薬治療を行う際は，下記の予防投与を行うことが推奨される[28)47)]．

NK1受容体拮抗薬＋5HT3受容体拮抗薬＋デキサメタゾン ★★★
アプレピタント
125mg　内服　day 1
→80mg　内服　day 2〜3
（日本では12歳以上が保険適用）
5HT3受容体拮抗薬
デキサメタゾン
0.15mg/kg

- 中等度催吐リスクの場合は，5HT3受容体拮抗薬＋デキサメタゾンが推奨される．薬物動態に個人差があるため，5HT3受容体拮抗薬について，成人に使用する体重あたりの使用量よりも高用量で用いるべきである．NK1受容体拮抗薬については，成人と同様，プラセボに対する上乗せ効果が複数のランダム化比較試験で報告されている[47)]．ただし国内で保険適用があるのは12歳以上である．

4）連日化学療法を行う場合
- 連日，化学療法を受ける場合には，化学療法実施日およびその後2日目まで制吐薬を投与することを検討してもよい[28)]．

5HT3受容体拮抗薬＋デキサメタゾン ★★[46)]
〈急性嘔吐に対して〉
5HT3受容体拮抗薬
デキサメタゾン
〈遅発性嘔吐に対して〉
デキサメタゾン
2〜4mg　1日1回　内服　化学療法実施日〜終了後2日目

- 経皮吸収のグラニセトロン（2019年9月現在日本未承認）では連日の化学療法においても経口薬との非劣性が示されており，これを用いることも有用である[29)]．

5）予防投与を行っても悪心・嘔吐が出現した場合
- 初回の予防治療が失敗した場合，医師は病状，与薬状況などを再評価し（例えばオピオイドや抗菌薬の使用，脳転移の可能性，消化管閉塞，高カルシウム血症，放射線治療の影響など），それらに問題がない場合には，突発的な悪心・嘔吐へのレスキューとして，下記の薬剤を試みてもよい[28)]．頓用での使用ではなく，定時投与とすることが望ましい．

オランザピン ★★
オランザピン
5〜10mg/回　内服　1日1回

メトクロプラミドなどドパミン受容体拮抗薬の追加 ★
メトクロプラミド
20mg/回　内服　1日2〜4回

ロラゼパム ★
ロラゼパム
1〜2mg/回　内服　1日1〜3回

アルプラゾラム ★
アルプラゾラム
0.4〜0.8mg/回　内服　1日1〜3回

- オランザピンとメトクロプラミドについては，2013年に二重盲検ランダム化比較試験の結果が報告された[58)]．高度催吐リスクの化学療法を受け，標準的な制吐療法を行っていたにもかかわらず悪心・嘔吐を発症した患者に対し，メトクロプラミド10mg 1日3回投与群とオランザピン10mg 1日1回投与群で比較した．投与後72時間で，オランザピン投与群では70％で嘔吐がなかったのに対し，メトクロプラミド投与群で嘔吐がなかったのは31％であった（$p<0.01$）．同様に，悪心が抑えられた割合も68％ vs. 23％と，有意にオランザピンが有効であった．
- これらの結果から，突発的な悪心・嘔吐へのレスキューとして，オランザピンを利用することをまず試みてもよい．ただし，日本においてはオランザピンをレスキューの制吐薬として利用することは保険適用外である．また，5mgでもふらつきや眠気が出ることもあり，少量から開始して投与量の調節を適宜行うべきであることに注意が必要である．
- CINVへの予防投与が失敗した場合，次回の化学療法では別の対策を行うことを検討しなければなら

ない．例えば，前回の治療でNK1受容体拮抗薬が入っていなかった場合は追加を行う，メトクロプラミドやロラゼパムなどの定期投与を最初から行う，オランザピンの追加投与を検討する，といった対策が考えられる．また，現在使っている5HT3受容体拮抗薬を，他の5HT3受容体拮抗薬へ変更することが有効であることもある．高度催吐リスクの抗がん薬治療を受け，オンダンセトロン＋デキサメタゾンでは悪心・嘔吐が出現してしまった患者に対し，同じ治療を継続する群と，グラニセトロン＋デキサメタゾンで治療する群に無作為に分類して治療したところ，治療継続群 vs. 治療変更群において，嘔吐制御率5% vs. 47%と大きな差が認められたことは，5HT3受容体拮抗薬が完全な交叉耐性をもっていないことを示唆している[59]．しかし，それらを行っても改善に乏しい場合や重篤なCINVが出現・遷延する場合には，治療の延期や投与量の調整なども考慮すべきである．

6）予期性嘔吐
- 予期性嘔吐への対応として最も大切なことは，急性および遅発性嘔吐をしっかりと予防することである．予期性嘔吐が起きた場合には，行動療法による系統的脱感作を行うことも勧められる[28)60)]．また，予期性悪心・嘔吐の予防に，ロラゼパム，アルプラゾラムの有効性が報告されており，これらの薬剤を使用することも勧められる[61)62)]．

ロラゼパム★★★
ロラゼパム
1～2mg/回　内服　1日1～3回

アルプラゾラム★★★
アルプラゾラム
0.4～0.8mg/回　内服　1日1～3回

放射線治療による悪心・嘔吐

1 要因

- 放射線治療による悪心・嘔吐（radiation therapy induced nausea and vomiting：RINV）は，化学療法と比較して軽度であることが多いが，重篤な悪心・嘔吐が発生した場合，治療継続が困難になり，治療効果・根治性への影響や患者のQOLに影響する問題となる．RINVの頻度および重症度は，放射線治療の要因としては1回線量，総線量，線量率，分割回数，照射野容積，照射部位，患者体位

表3 放射線照射範囲による催吐リスク[28]

催吐リスク	放射線照射範囲
高度	全身照射 全身リンパ節照射
中等度	上腹部照射 上半身照射 半身照射
軽度	頭蓋 頭蓋脊髄 頭頸部 胸部下部 骨盤
最小度	四肢 乳房

などに影響され，患者側の要因としては性，年齢，患者の全身状態，併用している治療内容，がんの進行度などに影響される[63]．そのなかでも最も重要な因子は放射線の照射範囲（照射野容積＋照射部位）であり，ASCOガイドラインでは表3[28]に示すようにリスク分類がなされている．

2 治療薬

1 5HT3受容体拮抗薬
- ASCOガイドラインでは各リスクに応じて，5HT3受容体拮抗薬を中心とした治療法が推奨されている[28]．RINVに対する5HT3受容体拮抗薬については比較的小規模な試験のデータが多いものの，上腹部照射を受けた患者に対して，メトクロプラミドやフェノチアジン，プラセボを対照とした複数の比較試験において，5HT3拮抗薬がすぐれた制吐効果を示している[64)～69)]．また，全身照射や半身照射を受ける患者を対象とした試験においても，同様の結果が報告されている[70)～74)]．

2 コルチコステロイド
- デキサメタゾンについて，上腹部照射を受けた患者を対象としたプラセボ比較試験において，嘔吐完全制御率において70% vs. 49%と，すぐれた治療効果をもつことが示されている[75]．また，同様に上腹部照射を受けた211人の患者に対し，オンダンセトロン＋デキサメタゾン（day 1～5：治療群）とオンダンセトロン＋プラセボを比較した試験においては，主要評価項目である初期5日間での悪心・嘔吐のコントロールでは治療群はプラセボと差がみられなかったが，副次評価項目である全治療期間での嘔吐完全制御率において治療群が有意にすぐれていた[76]．この試験では主要評価項目で統計

学的有意差を示せなかったものの，副次評価項目の結果からデキサメタゾンを加えることの意義が評価され，ASCO ガイドラインにおいても使用が推奨されている[28].

3 NK1 受容体拮抗薬

- NK1 受容体拮抗薬については，まだ臨床試験などで十分に評価されておらず，RINV に対する効果は不明である．

3 リスク分類に応じた治療

- 各治療レジメンの根拠となる臨床試験については，前述の「2 治療薬」を参照してほしい．

1） 高度〜中等度催吐リスク

5HT3 受容体拮抗薬＋デキサメタゾン ★★★[28]
5HT3 受容体拮抗薬
各照射前に投与（表2参照）
デキサメタゾン
4mg（日本では静注製剤の表記は 3.3mg，製品は同一）内服または静注　1〜5回目の照射まで

2） 軽度催吐リスク

5HT3 受容体拮抗薬 ★[28]
〈予防投与またはレスキュー投与〉
例：グラニトセトロン
1mg　静注　予防的に各照射前投与またはレスキュー投与
レスキュー投与を使用した場合は治療終了まで予防的に使用する．

- 軽度催吐リスクの放射線治療に対する制吐療法のランダム化比較試験は行われていない．

3） 最小度催吐リスク

5HT3 受容体拮抗薬 ★[28]
〈レスキュー投与〉
例：グラニセトロン
1mg　静注
または
・メトクロプラミド
20mg　内服
・プロクロルペラジン
10mg　内服または静注
レスキュー投与を使用した場合は治療終了まで予防的に使用する．

- 最小度催吐リスクの放射線治療に対する制吐療法のランダム化比較試験は行われていない．

4 化学放射線療法について

- 化学療法と放射線の併用療法の場合は，放射線治療の催吐レベルが化学療法のそれを超えていない限り，化学療法の催吐リスクに応じた予防的治療を行う[28].

文献

1) Eur J Cancer Clin Oncol 1983; 19(2): 203-8.
2) N Engl J Med 2008; 358(23): 2482-94.
3) Drugs 1992; 43(3): 295-315.
4) Oncology 1996; 53 Suppl 1: 102-9.
5) Neurochem Int 1985; 7(2): 191-211.
6) JAMA 1963; 186(2): 116-8.
7) Eur J Cancer Clin Oncol 1986; 22(10): 1199-203.
8) J Clin Oncol 1985; 3(8): 1133-5.
9) J Clin Oncol 1985; 3(2): 245-51.
10) Br J Cancer 1987; 56(2): 159-62.
11) Neuropharmacology 1984; 23(12B): 1473-86.
12) Eur J Pharmacol 1989; 159(2): 157-64.
13) J Natl Cancer Inst 1991; 83(9): 613-20.
14) Eur J Pharmacol 1999; 375(1-3): 51-60.
15) Neuropeptides 1998; 32(1): 1-49.
16) Eur J Pharmacol 1993; 249(1): R3-4.
17) Eur J Pharmacol 1993; 250(1): R5-6.
18) Br J Pharmacol 1995; 115(1): 84-94.
19) J Clin Oncol 2003; 21(22): 4112-9.
20) Cancer 2003; 97(12): 3090-8.
21) Ann Oncol 1994; 5(7): 579-84.
22) Eur J Cancer 1990; 26 Suppl 1: S33-6.
23) Eur J Cancer 1992; 29A(1): 33-6.
24) Eur J Cancer 1997; 33(1): 66-74.
25) Cochrane Database Syst Rev 2010; 1: CD006272.
26) Cancer 2000; 89(11): 2301-8.
27) Support Care Cancer 2005; 13(1): 26-31.
28) J Clin Oncol. 2016; 34(4):381-6.
29) Support Care Cancer 2011; 19(10): 1609-17.
30) Support Care Cancer 2012; 20(5): 1057-64.
31) Jpn J Clin Oncol 2009; 39(7): 443-8.
32) Support Care Cancer 2015; 23(3):723-32.

33) J Clin Oncol 2005; 23(6): 1289-94.
34) Expert Opin Drug Metab Toxicol 2005; 1(1): 143-9.
35) Lancet Oncol 2009; 10(2): 115-24.
36) Ann Oncol 2006; 17(9): 1441-9.
37) Ann Oncol 2009; 20(11): 1860-6.
38) Ann Oncol 2009; 20(11): 1874-80.
39) Oncologist 2011; 16(2): 207-16.
40) J Clin Oncol 2011; 29(11): 1495-501.
41) J Exp Clin Cancer Res 2009; 28: 131.
42) J Support Oncol 2011; 9(5): 188-95.
43) N Engl J Med. 2016; 375(2):134-42.
44) J Clin Oncol 1985; 3(6): 864-9.
45) J Clin Oncol 1997; 15(1): 103-9.
46) Ann Oncol 2006; 17(1): 20-8.
47) National Comprehensive Cancer Network. NCCN Clinical Practice Guideline in Oncology: Antiemesis. ver.1. 2017: http://www.nccn.org/professionals/physician_gls/f_guidelines.asp
48) Cancer 1989; 64(5): 1117-22.
49) Eur J Cancer 1992; 28(2-3): 450-7.
50) J Clin Oncol 1996; 14(8): 2242-9.
51) J Clin Oncol 1997; 15(1): 116-23.
52) Cancer 2004; 101(11): 2701-8.
53) Ann Oncol. 2016; 27(8):1601-6.
54) J Clin Oncol. 2014; 32(2):101-6.
55) Support Care Cancer 2010; 18(4): 423-31.
56) Eur J Cancer. 2015; 51(10):1274-82
57) Ann Oncol. 2010; 21(5):1083-8.
58) Support Care Cancer 2013;21(6):1655-63.
59) Br J Cancer 2001; 85(8): 1099-101.
60) N Engl J Med 1982; 307(24): 1476-80.
61) A prospective randomized trial. Am J Clin Oncol 1995; 18(2): 170-5.
62) J Clin Oncol 1993; 11(7): 1384-90.
63) Support Care Cancer 1998; 6(3): 253-60.
64) Radiother Oncol 1997; 45(2): 125-8.
65) Support Care Cancer 1996; 4(5): 378-83.
66) Ann Oncol 1996; 7(6): 587-92.
67) Cancer Invest 2001; 19(8): 763-72.
68) Clin Oncol (R Coll Radiol) 1990; 2(2): 71-5.
69) Clin Oncol (R Coll Radiol) 1993; 5(6): 358-63.
70) Bone Marrow Transplant 1995; 15(3): 445-8.
71) J Clin Oncol 1994; 12(11): 2432-8.
72) Bone Marrow Transplant 2000; 26(2): 203-10.
73) Support Care Cancer 1997; 5(6): 500-3.
74) Leuk Lymphoma 1992; 7(4): 317-21.
75) J Clin Oncol 2000; 18(9): 1960-6.
76) J Clin Oncol 2006; 24(21): 3458-64.

(西　智弘)

V-4 口腔粘膜炎

副作用のマネジメント

- がん治療により口腔粘膜炎が起こると，疼痛による水分や食事摂取量の低下から脱水や栄養状態の悪化をきたし，会話をすることさえも困難となる．また感染症の原因となる場合もあり，これらの合併症の治療に使用する鎮痛薬，栄養剤，抗菌薬などの費用は一般的に粘膜障害の重症度に相関して増加する[1]．さらに，粘膜炎の発生により抗がん薬の減量やがん治療を中止した場合，がん治療の目的を達成することが難しくなるため，患者のQOLの維持や利益確保のために積極的に予防の段階から取り組んでいくことが重要である．

疫学・診断

1　口腔粘膜炎の発生機序

- 化学療法における口腔粘膜炎の発生機序は，化学療法が口腔粘膜へ直接作用して障害が生じるもの（一次口腔粘膜炎）と，白血球減少などに伴う骨髄抑制による口腔内感染が原因となるもの（二次口腔粘膜炎）が考えられている．
- また，放射線照射治療による口腔粘膜炎の発生機序は，放射線照射により唾液腺組織に障害が生じ，唾液の分泌低下により口腔内の自浄作用が低下し局所感染が起こることで発生する（一次口腔粘膜炎）と考えられ，さらに，化学療法と同様に治療による骨髄抑制により起こる口腔内感染が原因となる（二次口腔粘膜炎）．
- 口腔粘膜炎の病態は，5段階に分類される（図1）[2)3)]．
- 第1期（開始期）：放射線や抗がん薬による細胞毒性で粘膜細胞内に活性酸素が発生し，細胞のDNAを損傷することで細胞死を引き起こす．
- 第2期・第3期（シグナル伝達・増幅期）：上記と同様に，活性酸素により血管内皮細胞，線維芽細胞，マクロファージ，上皮細胞が活性化し，炎症サイトカイン（TNF-α，IL-1β，IL-6など）を放出し，細胞死を引き起こす．炎症性サイトカインによる組織障害が，さらなるサイトカインを誘導し障害はさらに増幅される．このため粘膜障害はさらに増悪する．
- 第4期（潰瘍期）：これまでの障害により粘膜表面では上皮層が破壊され，潰瘍を形成する．潰瘍表面には細菌コロニーが形成され，感染が成立する．グラム陰性桿菌の内毒素は潰瘍増悪の原因となる．同時に起こっている顆粒球減少により菌血症や敗血症のリスクは高まる．
- 第5期（回復期）：上皮細胞の増殖・分化により粘膜上皮が再生する．

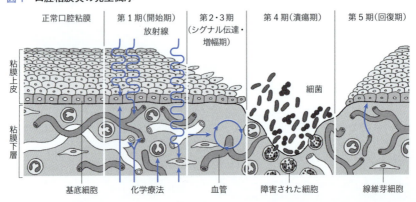

図1　口腔粘膜炎の発生機序[2)3)]

2 発生頻度

- 口腔粘膜炎は，通常の化学療法を受けた患者の約20〜40％に発生する[2)4)5)]．このうち約50％は症状が重度であり，抗がん薬の変更や，治療を中止せざるをえない状況も起こる．造血幹細胞移植（hematopoietic stem cell transplantation：HSCT）の前処置のための大量化学療法を受けた患者では80％，頭頸部放射線療法ではほとんどの患者に発生する．

3 発生時期と発症期間

- 抗がん薬治療開始後7〜10日目頃から発生し，期間は5〜14日間である．また，放射線照射治療では照射開始後2〜3週間目頃からみられ，通常放射線治療のプロトコールは長いため，発症後6〜8週間継続する可能性がある[3)]．

4 症状

1 一般的な症状

- 口腔粘膜炎の一般的な症状として，以下がある．
- 疼痛
- 粘膜の紅斑
- 粘膜出血
- 偽膜
- 潰瘍形成
- 好発部位は，下口唇や舌側縁部，頰粘膜など，可動性があり非角化粘膜で機械的刺激を受けやすい場所に発生することが多い．また，限局していても融合することがみられる．それに対して分子標的薬によるものは，舌背部や軟口蓋などの機械的刺激が少ない部位に，局在するかたちでみられることが多い．

2 疾患別の症状

1) ヘルペス性口内炎

- 単純ヘルペスウイルス（herpes simplex virus：HSV）による口腔粘膜炎は，がん治療中の免疫力の低下が原因で発症する．がん治療によるHSV口腔粘膜炎の発症率は，好中球減少患者のほうが頭頸部癌に対する放射線治療を受けた患者よりも高い（49.8％ vs. 0％）．HSV感染の発症率は，頭頸部の化学放射線療法を受けた患者で43.2％であり，口腔潰瘍がある場合にはさらに高くなる[6)]．造血幹細胞移植中の免疫抑制薬やステロイド薬の投与により生じる場合も多い．

- 小さい2〜3個の集簇性小水疱を形成するが，すぐに破れて融合し浅い潰瘍をつくる．持続性の刺すような強い痛みが特徴で，初感染の時は小水疱形成に前後して，発熱・食欲低下などの全身症状を伴う[5)7)8)]．

2) カンジダ性口内炎

- がん治療中に全身状態が低下し，また唾液分泌低下，ステロイド薬使用により口腔内常在菌であるカンジダ（Candida）が増加し起こる日和見感染が原因で発生する（表1）[5)8)]．起炎菌として最も多いのは Candida albicans である[5)7)8)]．全がん治療における臨床的の口腔真菌感染症の有病率は，治療前で7.5％，治療中39.1％，治療終了後で32.6％である[6)]．

3) 移植片対宿主病（graft versus host disease：GVHD）

- 急性のGVHDは，幹細胞移植後2〜3週間後に発生する．紅斑性粘膜，びらん，潰瘍形成が典型的な症状である[7)]．慢性GVHDは，幹細胞移植後70〜100日頃に頰粘膜や口唇の水疱やレース様白斑がみられる．持続的な唾液腺機能低下により口腔乾燥が強くなるため，患者はものを食べる時に痛みを感じる．舌乳頭の萎縮もみられる[5)9)10)]．

表1 カンジダ性口腔粘膜炎の病態による分類[5)8)]

	臨床病名	病変	症状，特徴
急性	偽膜性カンジダ症	白苔，コロニー形成	頰粘膜，咽頭粘膜に好発 ピリピリとした痛み
	紅斑性（萎縮性）カンジダ症	粘膜の紅斑	偽膜性カンジダから偽膜がはがれ落ちた状態 抗菌薬長期使用の菌交代現象
慢性	紅斑性（萎縮性）カンジダ症	粘膜の紅斑	義歯長期使用時の粘膜面の発赤 灼熱を伴う舌炎 カンジダ性口角炎もこのタイプ
	角化性（肥厚性）カンジダ症	角化した白い粘膜	白板症と非常によく似た病態 舌背部にできる正中菱形舌炎もこのタイプ

5 口腔粘膜炎を起こしやすい薬剤

- 口腔粘膜炎を起こしやすい薬剤と発生頻度を表2[11]〜[41]にまとめた.

6 評価方法

- 米国 National Cancer Institute(NCI)の Common Terminology Criteria for Adverse Events (CTCAE) v5.0と，WHOが公表しているものが使用されている（表3)[42][43].
- また，Eilers らによる Oral Assessment Guide (OAG) や，唾液（口腔乾燥）に関する項目などに関して改訂を加えた Anderson らによる Revised Oral Assessment Guide (ROAG) の評価方法もある（表4)[44].

表2　口腔粘膜炎を起こしやすい薬剤と発生頻度[11]

分類	主な薬剤	発症頻度	併用レジメンでの発生頻度
アルキル化薬	ブスルファン	84.0%	
	カルボプラチン	頻度不明	20.4%（Grade3 ≧ 0.5%)（卵巣癌　TC 療法)[12]
	シスプラチン	頻度不明	14%（Grade 3 ≧ 2%)（非小細胞肺癌　S-1 ＋ シスプラチン)[13]
	シクロホスファミド	5%未満	中等度〜重度　6%（悪性リンパ腫　Hyper-CVAD 療法)[14]
	イホスファミド	5%未満	Grade3 ≧ 3.9%　（軟部組織肉腫　AI 療法)[15]
	メルファラン	19.3%	57.6%（Grade3 ≧ 3.8%)（自家末梢血幹細胞移植併用大量化学療法 LEED)[16]
	プロカルバジン	10%未満	11.7%（Grade1：9.4% Grade2：2.3%)　（ホジキンリンパ腫　ABVd 療法)[17]
	チオテパ	頻度不明	14%（中枢神経リンパ腫に対するチオテパ，ブスルファン，シクロホスファミドによる自家造血幹細胞細胞移植の前処置)[18]
アントラサイクリン系	ダウノルビシン	5%以上または頻度不明	41%（急性骨髄性白血病　DNR-AraC 療法)[19]
	ドキソルビシン	頻度不明	31%（Grade3 ≧ 2%)（非ホジキンリンパ腫　CHOP 療法)[20]
	イダルビシン	22.4%	Grade 3 > 15%（白血病　IDA ＋ Ara-C 療法)[21]
	エピルビシン	頻度不明	27.9%（Grade 3 ≧ 3.8%)（乳癌　FEC100 療法)[22]
	ミトキサントロン	5%以上	Grade3 ≧ 8%（前立腺癌　MP 療法)[23]
代謝拮抗薬	6-メルカプトプリン	頻度不明	頻度不明：JALSG ALL202-O（25 歳以上 59 歳以下)
	カペシタビン	22%[24]	13.5%（大腸癌　XELOX 療法)[25]
	シタラビン	5%未満	5%（悪性リンパ腫　HD-MTX 療法)[14]
	フルダラビン	頻度不明	57%（同種造血幹細胞移植の前治療)[26]
	フルオロウラシル	6.7%	51%（結腸・直腸癌　FOLFIRI 療法)[27]
	ゲムシタビン	頻度不明	23%（膵臓癌　ゲムシタビン ＋ エルロチニブ)[28]
	ヒドロキシカルバミド	0.1 〜 5%未満	
	メトトレキサート	0.1 〜 5%未満	18%（乳癌　CMF 療法)[29]
	ペメトレキセート	5 〜 20%	10%（悪性中皮腫　ペメトレキセート ＋ シスプラチン)[30]
	プララトレキサート	66.7%	
抗腫瘍性抗菌薬	アクチノマイシン	10%以上	頻度不明（横紋筋肉腫　VAC 療法)
	ブレオマイシン	10%以上または詳細不明	Grade2 ≧ 15.7%（精巣胚細胞腫瘍　BEP 療法)[31]
	マイトマイシン C	0.1 〜 5%未満	42%（Grade3 ≧ 7%)（肛門癌　フルオロウラシル ＋ マイトマイシン ＋ 放射線療法)[32]

（つづく）

（つづき）

タキサン系	ドセタキセル	頻度不明	11%（卵巣癌　DTX療法）[33]
	パクリタキセル	頻度不明	24.5%（食道癌　PTX療法）[34]
トポイソメラーゼ阻害薬	エトポシド	1〜10%未満	8.8%（小細胞肺癌　カルボプラチン＋エトポシド）[35]
	イリノテカン	頻度不明	2.9%（Grade 3以上）（大腸癌　IRIS療法）[36]
	ノギテカン	5〜20%未満	40%　ノギテカン＋シスプラチン併用療法（子宮頸癌）[37]
分子標的薬	カボザンチニブ	22%[38]	
	セツキシマブ	0.5〜1.0%未満	43%（Grade3 ≧ 28%）（頭頸部癌　放射線療法＋シスプラチン＋セツキシマブ）[39]
	エルロチニブ	9.5%	
	エベロリムス	61.0%	
	レンバチニブ	35.6%[40]	
	パルボシクリブ	20%以上	23.2%（乳癌　パルボシクリブ＋レトロゾール）
	パニツムマブ	11%	24%（結腸・直腸癌　FOLFIRI療法またはFOLFOX4療法との併用）
	レゴラフェニブ	10%以上	27%（大腸癌　Grade 3 ≧ 3%）[41]
	ラムシルマブ	頻度不明	30.8%（結腸・直腸癌　FOLFIRI療法併用）
	ソラフェニブ	23%	
	スニチニブ	52.7%	
	テムシロリムス	67.1%	

表3　NCI-CTCAEとWHOの評価 [42) 43)]

	Grade 1	Grade 2	Grade 3	Grade 4	Grade 5
NCI-CTCAE ver5.0	症状がない，または軽度の症状がある；治療を要さない	経口摂取に支障がない中等度の疼痛または潰瘍；食事の変更を要する	高度の疼痛；経口摂取に支障がある	生命を脅かす緊急処置を要する	死亡

	Scale 1	Scale 2	Scale 3	Scale 4
WHO	ひりひりした痛み紅斑	紅斑，潰瘍固形物の摂取可能	潰瘍，広範囲の紅斑固形物の摂取困難，液体のみ	経口摂取困難

表4　Revised Oral Assessment Guide (ROAG) [44]

カテゴリー	1度	2度	3度
声	正常	低いorかすれた	会話しづらいor痛い
嚥下	正常な嚥下	痛いor嚥下しにくい	嚥下不能
口唇	平滑でピンク	乾燥or亀裂 and/or 口角炎	潰瘍or出血
歯・義歯	きれい，食物残渣なし	1) 部分的に歯垢や食物残渣 2) むし歯や義歯の損傷	全般的に歯垢や食物残渣
粘膜	ピンクで潤いあり	乾燥 and/or 赤，紫や白色への変化	著しい発赤 or 厚い白苔．出血の有無にかかわらず水疱や潰瘍
歯肉	ピンクで引き締まっている	浮腫性 and/or 発赤	手で圧迫しても容易に出血
舌	ピンクで潤いがあり，乳頭がある	乾燥，乳頭の消失．赤や白色への変化	非常に厚い白苔．水疱や潰瘍
唾液（口腔乾燥）	歯鏡と粘膜との間に抵抗なし	抵抗が少し増すが，歯鏡が粘膜にくっつきそうにはならない	抵抗が明らかに増し，歯鏡が粘膜にくっつく，あるいはくっつきそうになる

予防・治療

- 口腔粘膜炎の管理のガイドラインには，Multinational Association of Supportive Care in Cancer（MASCC）/ International Society of Oral Oncology（ISOO）[4]，National Comprehensive Cancer Network（NCCN）[45] などがある．それぞれのガイドラインにおける重要なポイントを以下にまとめる．

1 予防

1 口腔粘膜炎の診察と評価

- 治療開始前，または口腔ケア状況変化時に診察と評価を定期的に行う．表5のようなツールを作成することで，スタッフが情報を整理して診察や記録を行いやすい環境を整えることが必要である．また，記録を残すことで患者の状況把握はもとより，情報やアセスメントの共有化，ケアや治療方針，がん治療の評価を行うことができる．

2 患者教育

- 患者の協力なしでは口腔粘膜炎の予防や治療は困難である．口腔粘膜炎の発生は，化学療法や放射線療法などの治療による因子だけでなく，患者の口腔ケアの習慣やセルフケア能力，そしてがん治療開始前の口腔粘膜の状態や栄養状態などの患者側の因子も要因となる．治療開始前の確認事項と指導内容は以下のとおりである．

1） 齲歯，歯周病の確認と歯科治療
- 齲歯や歯周病がある患者，定期健診を受けていない患者には，がん治療を予定していることを歯科にも説明したうえで速やかに歯科を受診させる．どのような口腔外科手術を施行しても治癒が間に合うように，がん治療の少なくとも1か月前に診察するのが理想である[4]．

2） セルフケア指導・ケア方法
- 患者に口腔ケアの重要性を説明し，口腔粘膜炎の知識や予防ケアの方法を指導する．MASCC/ISOOのガイドラインでも，全年齢層のあらゆるがん治療を受ける患者に対し，口腔ケア指導を行うことを提言している[4]．

（1）含嗽
- 水または刺激の少ない洗口液での含嗽をする．食前・食後や就寝前，トイレに行った時など2時間に1回程度の含嗽を行う．含嗽方法はガラガラうがいではなく，ブクブクうがいを勧める．

（2）歯磨き
- 柔らかい毛の歯ブラシを使用して毎食後に行う．1日3回歯磨きをすることが基本だが，少なくとも1日1回就寝前にほぼ完璧に清掃できるようにする．

（3）口腔内の観察
- 口腔内の観察を，1日1回は行うようにする．観察項目は，粘膜の色，出血・腫脹・発赤の有無，びらん・潰瘍の状況である．

（4）義歯の洗浄
- 食後は義歯専用の歯ブラシで磨く．使用しないときは乾燥による変形を防ぐため，清潔な水につけておく．夜間は義歯洗浄剤につけておくと細菌や特にカンジダを除去できる．

（5）血小板減少がある場合のケア
- 血小板が4万/mm^{3}未満に減少しても，健康な歯肉組織は外傷を受けない限り出血はしない．ルーチンの口腔衛生の中止は感染リスクを増加させる[4]．柔らかい毛の歯ブラシを使用し，注意深く行うことを推奨する．
- 出血がある場合は，ガーゼや綿球で10～20分間圧迫し止血する．
- 血小板が2万/mm^{3}以下であれば，自然止血が難しいため，その場合は医師，歯科医師による止血薬の使用や血小板の輸血を検討する．

3 保清・保湿

- 口腔内の細菌は，含嗽後2～3時間で元の状態に戻る．そのため2時間毎の含嗽や毎食後の歯磨きを行い，口腔内の清潔に努める．口腔内が乾燥すると，口腔内の自浄作用が低下し細菌の増殖により局所感染が起こり，粘膜炎が発生しやすく，食事摂取時に口腔粘膜組織を損傷する原因にもなる．頻繁に少量ずつの水分をとり，乾燥が強いときは市販の保湿剤を使用する．また，口唇の乾燥はリップクリームなどで予防する．
- ポビドンヨードは，効果時間は2時間程度であり，アルコールを含有しているため乾燥を助長し，粘膜に刺激を与えるため推奨しない．

4 全身管理

1） 悪心・嘔吐の対処
- 悪心・嘔吐のコントロールがなされていないと患者は口腔ケアを怠り，口腔内は不衛生になる．悪心・嘔吐のリスクが高い抗がん薬を投与しているときは，ガイドラインに沿った制吐薬を使用し予防する．

表5　がん化学療法施行中患者の口腔ケアアセスメントシート

アセスメント実施日		年　　　月　　　日	
診断名			
治療内容	抗がん薬治療	レジメン名 （　　　　　　　　　　　　　　　　　　　　　　） コース　（　　　　　）コース・　Day（　　　　）	
	頭頸部 放射線治療	□無 □有 部位：（　　　　　　　　　　　　　　　　　　　　） 予定回数　1回（　　　　　）G × （　　　　　）回 今回　（　　　　　　　　　　　　　　）回目	
	造血幹細胞移植	□自家　　□同種　　□臍帯血 Day（　　　　　　）	
	ビスホスホネート製剤・ デノスマブ製剤の使用	□無　　□有 □（薬剤名　　　　　　　　　　　　　　）	
	その他の口腔粘膜炎の原因となる薬剤	□ステロイド　（前投薬以外） □免疫抑制薬 □その他（　　　　　　　　　　　　　　　　　　　　）	
血液像		WBC（　　　　）　好中球（　　　　）　PLT（　　　　）　Hb（　　　　） BS（　　　　）　HbA1c（　　　　）　TP（　　　　）　ALB（　　　　）	
身体状況 （CTCAE v5.0）	PS（パフォーマンス・ステータス）	□0□1□2□3□4	
	発熱	□0□1□2□3□4	
	悪心	□0□1□2□3□4	
	嘔吐	□0□1□2□3□4	
	倦怠感	□0□1□2□3□4	
口腔内状況 （CTCAE v5.0）	口内乾燥	□0□1□2□3□4	
	口腔粘膜炎	□0□1□2□3□4	
	口腔内疼痛	□0□1□2□3□4	
	口腔内出血	□0□1□2□3□4	
	唾液感の炎症	□0□1□2□3□4	
	義歯の有無	□無　　□有	
	虫歯の有無	□無　　□有・治療中 　　　　□有・無治療	
		（口腔内図）	
セルフケア能力		□自立　　　　□介助　　　　□全面介助	
		□口腔ケア＝歯磨き　　　　　　（　　　　）回/日	
		含嗽　　　　　　　　　　　　　（　　　　）回/日	
アセスメント			
プラン			

2）栄養管理
- がん患者は病状自体の悪化や治療の合併症により，栄養面の問題が生じやすい．特に頭頸部放射線治療は，口腔粘膜炎による疼痛や経口摂取が困難になる可能性が高いため，胃瘻の造設を推奨している[2)5)]．
- 食事摂取量が少ないときは，高カロリーおよび高蛋白質の食事への変更や，栄養補助食品の追加を行う．ヨーグルトやプリンなど口当たりのよいものや，おかゆやポタージュなどとろみのあるものは比較的摂取しやすい．
- 口腔粘膜炎発生時は，強い酸味や香辛料の利いた食品は粘膜を刺激するので避ける．熱い料理は冷まして食べるように指導する．

5 予防対策

1）クライオセラピー（凍結療法）

> **クライオセラピー ★★★**[4)45)]
> クライオセラピー
> フルオロウラシルのボーラス投与（急速静脈注射）を行う場合は，30分間氷片を口に含む．

- フルオロウラシルのボーラス投与では，粘膜炎予防にクライオセラピーが推奨される[4)46)〜48)]．
- この効果は，冷却により口腔粘膜の局所血管収縮を引き起こし，口腔粘膜への血流を減少させ，薬剤による口腔粘膜への曝露量の減少を引き起こすためと考えられている．しかし，大腸癌におけるFOLFOX療法では，オキサリプラチン特有の低温刺激による感覚異常（呼吸困難感，嚥下困難感）を誘発するため行わない．
- また，HSCTの前処置として，大量メルファラン投与を受ける患者に対しても，予防のためのクライオセラピーを行うことが有効である．しかし，重度の口腔粘膜炎の予防を示唆するのみでありMASCC/ISOOのガイドラインでは提言止まりである[4)49)50)]．

2）ケラチノサイト増殖因子：palifermin（パリフェルミン）★★★[11)]

- 日本では未承認であるが，palifermin（パリフェルミン）もランダム化比較試験で粘膜炎予防効果が実証されている薬剤である．paliferminはケラチノサイト増殖因子の遺伝子組換えヒト蛋白質であり，上皮細胞のDNA損傷とアポトーシスの抑制，皮膚や口腔の表面などの組織内細胞を刺激し分裂，成長を促す．また，炎症性サイトカインの産生抑制効果も作用機序の1つと考えられている．
- MASCC/ISOOのガイドラインでは，自家造血幹細胞移植の前処置の大量化学療法および全身放射線照射を受ける患者に対しては，paliferminの使用（60μg/kg/日を前処置開始前3日間と移植後3日間）を推奨している[4)]．
- また，paliferminは，大腸癌患者における化学療法でも口腔粘膜障害を軽減する研究結果が示されている[51)52)]．

3）レーザー治療

> **低レベルレーザー治療 ★★★**[4)]
> 低レベルレーザー治療
> 造血幹細胞移植を受ける患者に対して，口腔粘膜炎予防のため低レーザー治療（波長650nm，出力40mW，1cm四方の領域各々を照射エネルギー密度2J/cm^{2}にて）を行う．

- ヘリウムネオンを用いた低レベルレーザー治療（波長650nm，出力40mW，1cm四方の領域各々を照射エネルギー密度2J/cm^{2}で治療）が，大量化学療法を併用する造血幹細胞移植（全身放射線照射の有無を問わない）を受ける患者に対して粘膜炎予防に効果が認められることが，ランダム化比較試験にて示され，推奨されている[4)53)54)]．
- しかし，その使用は高価な機器や専門的な技術が必要とされ実施可能な施設が限られることになる[4)]．

4）亜鉛
- 亜鉛は組織が修復する過程で必要な微量元素であり，抗酸化作用をもつ．放射線治療または化学放射線治療を受ける口腔癌患者に対し，亜鉛サプリメント経口投与は口腔粘膜炎の発症を遅らせたり症状を軽度で済ませたりする効果があることが提言されている．しかし，頭頸部放射線療照射治療中の喫煙者の患者に抗酸化剤を使用すると，放射線の有効性が低下することも示唆している[4)]．

5）グルタミン ★
- グルタミンはアミノ酸の一種であり，ヌクレオチド合成の前駆体であり，消化管粘膜上皮細胞などの分裂が活発な細胞にとっては重要な栄養素である．口腔や消化管の粘膜保護，放射線療法や化学療法後の粘膜障害の治癒促進，免疫力の向上に作用すると考えられている．しかし，MASCC/ISOOのガイドラインでは，HSCTのために大量化学療法（全身放射線照射の有無を問わない）を受ける患者の口腔粘膜炎の予防のためにグルタミンの経静脈投与は行わないことを推奨している．

> グルタミンの経静脈投与は行わない．★★★

- 一方，経口懸濁液製剤（L-グルタミン：Saforis®

では臨床試験において口腔粘膜炎の発生率や重症度の低減，発症の持続時間の短縮など，その効果が示されている．副作用は少ないが，執筆時現在では推奨できるほどの十分なエビデンスはない[4)55)]．

2 治療

■ 口腔粘膜炎の治療は対症療法が中心となる．粘膜保護剤の使用や継続した口腔ケア（1 2「(2) セルフケア指導・ケア方法」参照），感染対策，局所的・全身的鎮痛薬の使用が主な治療となる．

1 口腔粘膜炎対策

1) アズレンスルホン酸ナトリウム水和物製剤 ★
■ 一般的に使用される含嗽薬であり，疼痛の緩和と創傷治癒促進作用，消炎作用，疼痛緩和の効果がある．炭酸水素ナトリウムを含有する粘膜保護剤もあり，粘液溶解，局所の清浄化作用もある．

2) ステロイド含有口腔用軟膏 ★
■ トリアムシノロンアセトニドやデキサメタゾンなどステロイドを含有する軟膏は，びらんまたは潰瘍を伴う難治性口腔粘膜炎，または舌炎を生じている患者に使用する場合がある．アフタ性口腔粘膜炎の場合は疼痛などの症状が緩和され，治癒の促進が期待できる[56)～58)]．しかし，残念ながらエビデンスを示す臨床試験はなく，ガイドラインでも推奨していない．口腔内に感染を伴う患者には感染症の増悪を招く恐れがあるので，原則として使用しない[56)]．

> **ステロイド含有口腔用軟膏 ★**[56)～58)]
> - トリアムシノロンアセトニド軟膏（オルテクサー® 口腔用軟膏 0.1％）
>   数回/日　患部に塗布
> - デキサメタゾン軟膏（デチサルチン® 口腔用軟膏 1mg/g）
>   数回/日　患部に塗布

3) 一次口腔粘膜障害対策 ★
■ 化学療法薬が口腔粘膜へ直接作用して障害が生じる一次口腔粘膜炎の対策には，抗がん薬の直接作用を遮断することによって粘膜炎発生を抑える方法もある．メトトレキサートによる粘膜炎に対してはアロプリノール・マウスウォッシュ[59)60)]や，葉酸やフォリン酸（ロイコボリン®）のうがいを行う．またフリーラジカル除去作用があるとされるレバミピド・ポラプレジンクの含嗽・内服療法は，化学療法施行中の口腔粘膜炎関連有症状患者に対する口腔粘膜障害の軽減に有効である報告もある[61)]．

2 感染管理

1) カンジダ性口内炎対策 ★
■ 白苔の薄い偽膜性カンジダの場合，ミコナゾールゲルやアムホテリシンBシロップのどちらを使用しても2〜3日で消失する[5)]．白苔が厚く堆積した肥厚性カンジダの場合は，イトラコナゾール内服が血行性に吸収され，局所および全身への確実な効果が期待できる．白苔のブラシによる除去は，粘膜の出血を伴うので原則として行わない．

> **ミコナゾール軟膏**
> ミコナゾール軟膏（フロリードゲル®）
> 4回/日（毎食後＋就寝前）　口腔内にまんべんなく塗布
> 病巣が広範囲に存在する場合には，口腔内にできるだけ長く含んだ後に嚥下する．

> **アムホテリシンBシロップ**
> アムホテリシンBシロップ（ファンギゾンシロップ®）
> 1〜2mLを水50ccに溶いて含嗽　3〜4回/日（毎食後＋就寝前）
> 含嗽の最後は吐き出さずに嚥下する．

> **イトラコナゾール内服液**
> イトラコナゾール内服液（イトリゾール内服液®）
> 20mL　1回/日　空腹時内服
> 服薬の際，数秒間口に含み，口腔内に薬剤を行きわたらせた後に嚥下する．

2) 単純ヘルペスウイルス対策 ★
■ 重度な免疫抑制状態をきたす大量化学療法や造血幹細胞移植を受ける血清抗体陽性患者に対しては，単純ヘルペスウイルスおよび水痘・帯状疱疹ウイルスの再活性化による口腔粘膜炎の発生リスクの増大を認識し，抗ウイルス薬を予防投与することによって発生率を劇的に低下させることが示唆されている[5)]．また治療中に発症が疑われるときは，ヘルペス抗体価の結果がわかるまでに時間がかかるため，抗ウイルス薬を診断・治療的に投与する[7)]．抗ウイルス薬としてはアシクロビルやバラシクロビルが使用される[7)10)]．

3 疼痛管理 ★

1) 鎮痛薬
■ 口腔粘膜炎が悪化すると疼痛を伴い，セルフケアや食事摂取に問題を生じ症状や栄養状態の悪化を招く．そのためしっかりと疼痛コントロールを行うことが重要である．

- 局所コントロールとして，リドカイン（2%）は，ジフェンヒドラミンと生理食塩水，カオリンとペクチン懸濁液，そしてプラセボより有効との臨床試験がある[62]．

> **鎮痛薬 ★**[11]
>
> 生理食塩水　500mL
> ＋
> - リドカインビスカス 2% 溶液
>   50mL
> - 重炭酸ナトリウム
>   1mEq/mL の溶液　100mL
> - ジフェンヒドラミン
>   12.5mg/5mL の溶液　50mL
>
> 1 回 10 〜 15mL，1 日 4 〜 6 回含嗽する．

- リドカインビスカス，ジフェンヒドラミンとマグネシウム水酸化アルミニウム（Maalox®）を混合したうがい薬も，局所コントロールには効果的である[11]．
- また，0.5%の doxepin（ドキセピン）の含嗽の有効性や，化学放射線治療を受ける頭頸部癌患者に対する，0.2%モルヒネ含嗽の有効性が提言されている[4]．
- 十分な栄養や経口摂取が困難な患者にはオピオイドを使用する．可能ならば経口で投与し，HSCT 患者など重篤な口内炎患者には，モルヒネやフェンタニルを使用した患者自己管理鎮痛法（patient controlled analgesia：PCA）を勧める．

> **モルヒネやフェンタニルを使用した患者自己管理鎮痛法 ★★★**[4]

- さらに，通常量または大量化学療法（全身放射線照射の有無を問わない）を受ける患者に対し，経皮的フェンタニル貼付剤の有効性が提言されている[4]．

2）粘膜保護剤

- 口腔内病変の被覆および保護により口腔内疼痛を緩和する．

> **粘膜保護剤 ★**
>
> 局所管理ハイドロゲル創傷被覆・保護材（エピシル®口腔用液）　2 〜 3 回/日　患部に滴下塗布

文献

1) J Support Oncol 2007; 5(9 Suppl 4): 13-21.
2) J Support Oncol 2004; 2(1): 21-32.
3) がん看護 2010; 15(5): 482-7.
4) Cancer 2014; 120 (10): 1453-61.
5) Physicians' Therapy Manual 2009; 5 (2): 15-6.
6) Support Care Cancer 2010; 18 (8): 985-92.
7) National Cancer Institute. Oral Complications of Chemotherapy and Head ／ Neck Radiation (PDQ®)．[日本語版］がん情報サイト．化学療法と頭頸部放射線療法の口腔合併症（PDQ®）．http://cancerinfo.tri-kobe.org/pdq/summary/japanese-s.jsp?Pdq_ID=CDR0000062870
8) がん看護 2010; 15 (5): 497-501.
9) 小澤敬也監．医師と看護師のための造血幹細胞移植 全面改訂版．医薬ジャーナル社，2008, p150-5.
10) Support Care Cancer 2010; 18 (8): 993-1006.
11) Negrin RS, et al. Oral toxicity associated with chemotherapy. UpToDate, 2017.
12) J Natl Cancer Inst 2003; 95(17): 1320-9.
13) Ann Oncol 2015; 26 (7): 1401-08.
14) J Clin Oncol 2000;18(3):547-61.
15) J Clin Oncol 2000;18(14):2676-84.
16) Int J Hematol 2006;84(2):174-81.
17) Int J Hematol 2010;92(5):713-24.
18) Biol Blood Marrow Transplant 2017; 23 (1): 38-43.
19) Blood 1991;77:1666-74.
20) N Engl J Med 1992;327:1342-9.
21) J Clin Oncol 2010; 28(5): 808-14.
22) J Clin Oncol 2001; 19 (3): 602-11.
23) N Engl J Med 2004; 351(15):1502-12.
24) N Engl J Med 2005; 352 (26): 2696-704.
25) Ann Oncol 2008; 19(10): 1720-6.
26) Am J Hematol 2007; 82(10)：873-80.
27) J Clin Oncol 2004; 22 (2): 229-37.
28) J Clin Oncol 2007; 25 (15): 1960-6.
29) N Engl J Med 1976; 294:405-10.
30) J Clin Oncol 2006 ;24(9):1443-8.
31) J Clin Oncol 2008 ;26(3):421-7.
32) JAMA 2008 ;299(16):1914-21.
33) Ann Oncol 2000; 11(12): 1531-6.
34) Cancer Chemother Pharmacol 2011; 67 (6): 1265-72.
35) J Clin Oncol 1999;17(11):3540-5.
36) Lancet Oncol 2010; 11(9): 853-60.
37) Int J Clin Oncol 2016;21:969-74.
38) N Engl J Med 2015; 373 (19): 1814-23.
39) J Clin Oncol 2014 Sep 20;32(27):2940-50.
40) N Engl J Med 2015; 372 (7):621-30.
41) Lancet 2013; 381(9863): 303-12.
42) 有害事象共通用語規準 v5.0 日本語訳 JCOG 版．http://www.jcog.jp/doctor/tool/CTCAEv5J_20190905_v22_1.pdf
43) Dent Clin North Am 2008;52(1)61-77.
44) Spec Cancer Dentist 2002;22(5):181-6.
45) J Natl Compr Canc Netw 2008; 6 Suppl 1: S1-21; quiz

S22-4.
46) J Clin Oncol 1991; 9 (3): 449-52.
47) Eur J Cancer B Oral Oncol 1994; 30B (4): 234-6.
48) Cancer 2008; 112 (7): 1600-6.
49) Support Care Cancer 2005; 13(4): 266-9.
50) Leuk Lymphoma 2005; 46(4): 633-4.
51) J Clin Oncol 2006; 24(33): 5194-200.
52) J Clin Oncol 2003; 21(8): 1452-8.
53) Int J Radiat Oncol Biol Phys 1997; 38 (4): 697-703.
54) Cancer 1995; 76 (12): 2550-6.
55) Nutr Clin Pract 2016; 31 (2): 171-9.
56) 臨床皮膚科 2009; 63 (5):22-5.
57) N Engl J Med 2006; 355 (2): 165-72.
58) Pharma Medica 2009; 27 (10): 129-36.
59) Cochrane Database Syst Rev 2002; (1): CD001973.
60) Arthritis Rheum 1994; 37(5): 777-8.
61) 癌と化学療法 2011; 38 (13): 2603-6.
62) Otolaryngol Head Neck Surg 1990; 102 (4): 326-30.

（永野悦子）

V-5 下痢

副作用のマネジメント

- 化学療法および放射線治療に起因する下痢は，時に致死的であり，適切なマネジメントが必要である．
- 本稿では化学療法に起因する下痢を中心にまとめるが，がん患者の下痢の原因は多岐にわたり，腸管切除後の短腸症候群，抗菌薬使用例における *Clostridioides difficile*（CD）関連下痢症，下剤の過量投与など，多彩な鑑別診断が挙げられる．原因を見極め，適切な水電解質管理を行うことが下痢治療の要であり，これは一般的な下痢のマネジメントと変わりはない．さらに化学療法に起因する下痢では，ロペラミドやオクトレオチドを中心とした積極的な薬物治療を行う必要がある．

診断

- National Cancer Institiure（NCI）Common Terminology Criteria for Adverse Events（NCI-CTCAE v5.0）では，排便回数，人工肛門からの排泄量，静脈内輸液や入院の必要性の有無により，下痢の重症度を規定している（表1）[1]．American Society of Clinical Oncology（ASCO）のガイドラインでは，治療関連の下痢症を複雑性下痢症と非複雑性下痢症に分類し，分類に応じて治療することを推奨している[2]．
- 複雑性下痢症の徴候には，中等度から重度の腹痛，Grade 2以上の悪心・嘔吐，performance status（PS）の低下，発熱，敗血症，好中球減少，明らかな出血，脱水症状が含まれる．
- 上述する徴候を含まないGrade 1もしくは2の下痢症は非複雑性である．上述する徴候を含むGrade 1もしくは2の下痢症は複雑性である．Grade 3もしくは4の下痢症は複雑性に分類する．
- 診察により，下痢の重症度を明らかにする必要がある．特に身体診察で，体液量を評価することが大切である．急激な体重減少や尿量低下は，高度の脱水を疑う．頻脈や起立性低血圧などのバイタルサインの変化，腋窩の乾燥，皮膚のツルゴールの低下，眼球陥凹，capillary refill time（CRT：正常2秒未満），頸静脈圧（jugular venous pressure：JVP）などを把握する必要がある．しかし，個々の身体所見におけるlikelihood ratio（LR）は有用性が低いため，注意が必要である[3]．

表1 CTCAE version 5.0：下痢 [1]

Grade	基準
Grade 1	ベースラインと比べて＜4回/日の排便回数増加；ベースラインと比べて人工肛門からの排泄量が軽度に増加
Grade 2	ベースラインと比べて4〜6回/日の排便回数増加；ベースラインと比べて人工肛門からの排泄量が中等度増加；身の回り以外の日常生活動作の制限
Grade 3	ベースラインと比べて7回以上/日の排便回数増加；入院を要する；ベースラインと比べて人工肛門からの排泄量の高度増加；身の回りの日常生活動作の制限
Grade 4	生命を脅かす；緊急処置を要する
Grade 5	死亡

治療

- 上述したとおり，ASCOのガイドラインでは，非複雑性か複雑性かに応じた治療が推奨されている[2]．

1 非複雑性下痢症

- 非複雑性下痢症とは，複雑性の徴候がない下痢症のことである．
- 非複雑性下痢症では，食事内容の調整やロペラミドを中心とした薬物療法を行う．

1 食事内容の調整
- 乳糖を含む食品やアルコールの中止．
- 少量頻回の食事摂取（バナナ，米，りんご，トースト，パスタなど）．
- 十分な水分摂取（1日8〜10杯，スポーツドリンクやスープでもよい）．

- 浸透圧性下剤（酸化マグネシウムなど）や腸蠕動を亢進する薬剤（メトクロプラミドなど）は中止．

2 患者指導
- 排便回数や症状（発熱や起立性のめまい）を記録する．

3 止痢薬
- 薬物療法はロペラミドを投与する．ロペラミドは腸管のオピオイド受容体に作用する止痢薬であり，中枢神経系に移行しにくい．ガイドラインで推奨されているロペラミドの標準用量は初回4mg，その後は4時間毎に2mgもしくは下痢の度に2mgである（16mgを超えない）[4]．上記治療で改善しない場合は，ロペラミドを2mg 2時間毎に増量することを検討する[5]．

> **ロペラミド ★★**
>
> **ロペラミド**
> 初回4mg，その後は4時間毎に2mg，もしくは下痢のたびに2mg（16mgを超えない）[4]
> 〈24時間経っても改善しない場合〉
>
> **ロペラミド**
> 2mg 2時間毎に増量[5]
>
> ただし，日本でのロペラミドの保険適用は1日4mgまでとなっている．

4 抗菌薬：24時間以上持続する場合
- また，下痢が持続すると感染のリスクが上昇するため，予防的に経口抗菌薬を投与する．抗菌薬はキャンピロバクター，サルモネラ，大腸菌などをカバーするキノロン系抗菌薬を用いるケースが多いが，キノロン耐性キャンピロバクターも年々増加しており，その場合は，アジスロマイシンなどのマクロライドを使う必要がある[6]．

> **ニューキノロン系抗菌薬 ★**
> - レボフロキサシン
>   500mg/回 内服 1日1回（500mg/日）
> - シプロフロキサシン
>   600mg/回 内服 1日2回（1200mg/日）

5 化学療法の中止
- Grade 2の下痢では，症状改善まで化学療法を中止し，減量を検討する．
- ロペラミドを中心とした治療に反応せず48時間以上下痢が持続する場合は，二次治療に移行するべきである．ロペラミドの治療失敗例にはオクトレオチドが有効であることが示されている[7]．

- 下痢が改善した場合は，食事は徐々に戻し，12時間下痢がなければロペラミドを中止する．ただし，放射線性腸炎では，放射線治療中は粘膜障害の進行が予想されるため，ロペラミドは中止せずに継続する．

2 複雑性下痢症

- 複雑性下痢症とは，中等度から重度の腹痛，Grade 2以上の悪心・嘔吐，PSの低下，発熱，敗血症，好中球減少，明らかな出血，脱水症状のいずれかを伴う下痢症のことである．
- 複雑性下痢症には，より積極的な管理が必要である．血液検査（血算，電解質）や便の検査（便中白血球，便潜血，便培養，CD toxinなど）を行う．便培養は，特殊な培地を必要とする場合があるため，想定する菌種を細菌検査室に伝えるべきである．

1 止痢薬
- 複雑性下痢症の薬物治療の中心になるのは，ソマトスタチンアナログであるオクトレオチドである．ロペラミド単独では不十分なことが多い．Cascinuらは，フルオロウラシル誘発性の下痢を発症した37人の大腸癌患者に，高用量ロペラミドを投与した．Grade 1，2では84%がロペラミドに反応したが，Grade 3，4では52%しか反応しなかった[7]．
- オクトレオチドの至適な投与量については，過去いくつかの試験が行われてきた．Barbounisらは，ロペラミドによる治療に失敗したイリノテカン誘発性の下痢の患者に対して，オクトレオチド500μg 1日3回が有効であることを示した[8]．Goumasらの前向き試験では，ロペラミドによる治療に失敗したGrade 3以上のイリノテカン誘発性の下痢の患者59人に対して，オクトレオチド100μgもしくは500μg 1日3回を投与したところ，500μg 1日3回のほうが有効であることが示された（下痢の完全奏効は90% vs.61%，$p < 0.05$）[9]．これらの試験に基づけば，ロペラミドによる治療失敗例ではオクトレオチド500μg 1日3回が，それより少ない量よりも有効である．ガイドラインでは，オクトレオチドは100～150μg皮下注射1日3回または25～50μg/時の静注投与で開始し，必要に応じて500μgまで用量増加するよう推奨されている．オクトレオチドは忍容性が高く，症状改善まで増量する[10]．

> **オクトレオチド ★★**
>
> **オクトレオチド**
> 100〜150μg 皮下注 1日3回
> または
> 25〜50μg/時 静注で開始
> 〈症状の改善がなければ〉
> 500μgまで用量増加[9]
> ただし,日本ではオクトレオチドの下痢に対して保険適用されていない.

2 抗菌薬

- 抗菌薬投与も推奨される.化学療法は症状改善までは中止し,再開時は減量する.24時間症状がない状態が持続するまでは,上記治療を継続する.

> **ニューキノロン系抗菌薬**
>
> - レボフロキサシン
>   500mg/回 静注 1日1回(500mg/日)
> - シプロフロキサシン
>   400mg/回 静注 1日2回(800mg/日)

3 化学療法の中止

- 症状改善まで化学療法を中止し,減量を検討する.

- 乳酸菌製剤などのプロバイオティクスは,副作用が少なく,軽症の下痢に対して処方されることが多いが,がん治療に起因する下痢に対するエビデンスは不十分である[11].

3 その他の下痢症

- そのほかにも,特定の発症機序の下痢に対して使用される薬物がある.
- イリノテカンによる早発性下痢症(投与から24時間以内が目安)はコリン作動性であり,抗コリン薬(ロートエキス,臭化ブチルスコポラミン,アトロピンなど)により緩和することがある.

> **抗コリン薬 ★**
>
> - ロートエキス散
>   ロートエキスとして 30mg/回 内服 1日3回(90mg/日)
> - ブチルスコポラミン臭化物
>   20mg 静注
> - アトロピン
>   0.5mg 皮下注または静注

- また,TakedaらはイリノテカンによるによるDeferred性下痢症に対して,ウルソデオキシコール酸による胆汁のアルカリ化,炭酸水素ナトリウムによる腸管内のアルカリ化によりSN-38の吸収を抑制し,酸化マグネシウムによりSN-38排泄を促進することで,発症率を下げることに成功した[12].
- そのほか,漢方薬の半夏瀉心湯にはグルクロン酸抱合体であるバイカリンが含まれ,腸内細菌叢のβ-グルクロニダーゼを競合阻止することで,SN-38の再生を抑え,細胞障害性の下痢を抑制すると考えられている.未治療の進行非小細胞癌で,シスプラチン+イリノテカンの治療を受ける41人の患者を,半夏瀉心湯(7.5g/日)を使う群と使わない群にランダムに割り付けた.コントロール群は10人がGrade 3, 4の下痢を発症したのに対して,半夏瀉心湯群では1例だけであった($p = 0.018$).しかし,下痢回数や持続期間は2群で有意差はなかった[13].
- カルチノイド症候群に使われているオクトレオチドLAR筋注によるがん治療に起因する下痢の予防については,今後の検討課題である.

各論

1 フッ化ピリミジン系抗がん薬

- フッ化ピリミジン系抗がん薬には,フルオロウラシル(5-FU),カペシタビン(ゼローダ®),テガフール・ウラシル(UFT),テガフール・ギメラシル・オテラシルカリウム(S-1)が含まれる.これらは,腸管粘膜障害により下痢を引き起こす.
- dihydropyrimidine dehydrogenase(ジヒドロピリミジン脱水素酵素:DPD)はピリミジン分解系における律速酵素であり,約80%が肝臓に存在する.DPD活性には個人差があり,これはDPD遺伝子多型によるところが大きい.DPD活性に完全または部分的な欠損がある場合,フルオロピリミジンのクリアランスが低下し,重篤な副作用(骨髄抑制,下痢,粘膜障害,神経障害)をきたし,死亡の転帰をたどることが多い[14]〜[17].
- DPD欠損症の頻度には人種差があり,欧米における頻度は部分欠損が3〜5%,完全欠損が0.2%とされている[18].日本においては非常にまれで,1/1000とも1/10000ともいわれており,その正確な頻度は不明である[19][20].医学中央雑誌にて2000〜2012年の期間でキーワード「DPD欠損」で検索すると,会議録を含めても日本で確認されている症例は,現在までに8例の報告しかない[21]〜[28].このように日本での頻度はまれであり,

スクリーニング検査は行われていない．フルオロピリミジン投与早期に重篤な副作用が出現した場合は，DPD欠損症を疑って，薬剤を中止し，DPD活性の検査を行う必要がある．末梢血単核球中のDPD活性が肝臓DPD活性のサロゲートマーカーであるとされており，これを測定する[29]．

- また，一部のDPD欠損症は常染色体劣性遺伝するので，DPD欠損症の親族がいる場合は，あらかじめ検査を検討する[30]．

2 イリノテカン

- イリノテカンによる下痢は，投与開始24時間以内に発現する早発性下痢と，それ以降，特に投与数日後に発現することが多い遅発性下痢の2種類に分かれる．イリノテカンのコリンエステラーゼ阻害作用により副交感神経が刺激され，腸管運動の亢進，水分吸収阻害が起こり発症するのが早発性下痢である．また，イリノテカンは，肝臓，小腸において代謝され，活性代謝物であるSN-38となって抗腫瘍効果をもつプロドラッグであるが，SN-38は腸管粘膜を直接障害し，遅発性下痢を起こす．
- 上述した粘膜障害の原因であるSN-38は，肝臓uridine diphosphate glucuronosyltransferase（ウリジン二リン酸グルクロン酸転移酵素）の1つであるUGT1A1でグルクロン酸抱合を受けて，細胞傷害活性をもたない不活化体となり，胆汁とともに腸管に排泄される．UGT1A1の遺伝子多型によりグルクロン酸抱合の程度が異なり，副作用の発現率に影響する．
- 2000年にAndoらは，イリノテカンを含む化学療法を受けた日本人について後向きに解析した．Grade 4の白血球減少またはGrade 3以上の下痢は118例中26例にみられた．これらの重篤な副作用がみられた26例中，UGT1A1*28のホモ接合型が4例（15%），ヘテロ接合型が8例（31%），重篤な副作用がみられなかった92例中，ホモ接合型が3例（3%），ヘテロ接合型が10例（11%）であった．UGT1A1*28遺伝子多型のホモ接合型およびヘテロ接合型は，イリノテカンによる重篤な副作用のリスクファクターであると考えられた（$p < 0.001$）[31]．これに続いて，欧米諸国においてもUGT1A1*28に関する多くの研究が報告された[32]．最近では，下痢はUGT1A1遺伝子多型による有意差なしという報告[33]や，骨髄抑制および下痢の両方について有意差なしという報告もみられている[34)35]．
- UGT1A1ハプロタイプには人種差があり，日本人を含む東アジア人では，UGT1A1*28の頻度は欧米人・アフリカ人と比較して3分の1以下である．一方，東アジア人では欧米人にはみられないUGT1A1*6も副作用に関連している可能性がある．日本人でのUGT1A1*28およびUGT1A1*6を合わせた患者の割合は，約10%である．
- 2008年に日本でもUGT1A1遺伝子多型判定検査が保険適用となったが，ホモ接合型やヘテロ接合型ではイリノテカンを減量すべきか，減量するならどれだけ減らせばよいのかのデータは不足している．好中球減少とイリノテカン投与量（80〜350mg/m^2）の相関についてはASCOにおいて報告されたが，下痢とイリノテカン投与量の相関は明らかではない．
- 現状では，UGT1A1をイリノテカン投与前の全症例のスクリーニング検査として行うことは難しいと考えられる．むしろ，重篤な副作用が起こった場合に適切な対応をとるほうが重要であろう．

3 その他

- 下痢を起こしやすい抗がん薬にはシスプラチン，ドセタキセル，メトトレキサート，アドリアマイシン，エトポシド，マイトマイシンC，アクチノマイシンD，シタラビンなどが挙げられる．また，下痢は皮膚障害とならび，アファチニブ，エルロチニブ，ラパチニブ，ソラフェニブ，スニチニブなどのチロシンキナーゼ阻害薬の高頻度にみられる副作用である．また，イピリムマブ，ニボルマブ，ペムブロリズマブなどの免疫チェックポイント阻害薬にも，重症下痢が9%程度認められる．

文献

1) National Cancer Institute. Common Terminology Criteria for Adverse Events（CTCAE）v.5.0. https://ctep.cancer.gov/protocolDevelopment/electronic_applications/docs/CTCAE_v5_Quick_Reference_5x7.pdf
2) J Clin Oncol 2004; 22(14): 2918-26.
3) JAMA 1999; 281(11): 1022-9.
4) J Clin Oncol 1993; 11(1): 148-51.

5) J Natl Cancer Inst 1994; 86(6): 446-9.
6) Emerg Infect Dis 2004; 10(6): 1102-9.
7) Support Care Cancer 2000; 8(1): 65-7.
8) Support Care Cancer 2001; 9(4): 258-60.
9) Oncologist 1998; 3(1): 50-3.
10) Dig Dis Sci 1995; 40(7): 1464-73.
11) Br J Cancer 2007; 97(8): 1028-34.
12) Int J Cancer 2001; 92(2): 269-75.
13) Cancer Chemother Pharmacol 2003; 51(5): 403-6.
14) J Clin Oncol 1994; 12(11): 2248-53.
15) Br J Cancer 2002; 86(7): 1028-33.
16) Clin Cancer Res 2003; 9(8): 3021-8.
17) Clin Colorectal Cancer 2004; 4(3): 181-9.
18) Cancer Lett 2007; 249(2): 271-82.
19) Clin Cancer Res 1996; 2(12): 1937-41.
20) Am J Med Genet 1998; 78(4): 336-40.
21) 共済医報 2002；51(3)：289-90.
22) 日本臨床外科学会雑誌 2002；63(増刊)：698.
23) 日本病理学会会誌 2004；93(1)：260.
24) 日本癌治療学会誌 2004；39(2)：747.
25) 癌と化学療法 2006；33(7)：985-8.
26) 癌と化学療法 2008；35(2)：339-41.
27) 日本消化器外科学会雑誌 2008；41(12)：2075-80.
28) 日本癌治療学会誌 2010；45(2)：1000.
29) Clin Cancer Res 1996; 2(3): 507-10.
30) Clin Chim Acta 1984; 140(3): 247-56.
31) Cancer Res 2000; 60(24): 6921-6.
32) J Clin Oncol 2004; 22(8): 1382-8.
33) Clin Cancer Res 2004; 10(15): 5151-9.
34) Invest New Drugs 2003; 21(4): 435-43.
35) Pharmacogenomics J 2002; 2(1): 43-7.

(酒井　瞳，勝俣範之)

V-6 肺毒性

副作用のマネジメント

- 薬剤性肺障害は，さまざまな薬剤で発現しうる間質性肺炎を主たる病型とした副作用であるが，なかでも抗がん薬は代表的な原因薬剤である．抗がん薬による間質性肺炎は重篤となる場合も多々あるため，患者のQOLを大きく損なう可能性が高い．薬剤性肺障害のマネジメントは発見・診断・治療から構成されるが，適切なマネジメントを行うためにはある程度習得しておくべき知識がある．特に診断後の対応については，一般的な事項のほかにも覚えておかなければならない特殊なケースが最近では出てきているため，最新情報を理解する必要がある．

抗がん薬投与前のリスク評価

- 抗がん薬による治療に先立ち，薬剤性肺障害のリスク評価を行っておく必要がある．

1 間質性肺疾患の危険因子，予後不良因子

- 薬剤性肺障害の発現状況の詳細を調査する目的で，3000例を超える日本人の非小細胞肺癌を対象にコホート内ケースコントロール研究が行われた[1]．ゲフィチニブが従来の抗がん薬による化学療法以上に間質性肺疾患を起こしやすいことが示されたが，そのほかに，ゲフィチニブとゲフィチニブ以外の抗がん薬とで共通した間質性肺疾患の危険因子や予後不良因子が特定されている．すべての抗がん薬あるいは肺癌以外の領域にあてはまるかどうかは不明であるが，少なくとも非小細胞肺癌領域では参考となるデータである．

1 リスク因子
① 55歳以上
② performance status（PS）2以上
③ 喫煙
④ 正常肺占有率50%以下
⑤ 既存の間質性肺疾患
⑥ 心疾患の合併

2 予後不良因子
① 65歳以上
② 喫煙
③ 既存の間質性肺疾患
④ 正常肺占有率50%以下
⑤ 胸膜の癒着領域が50%以上

2 治療開始前の評価方法

- 治療開始前には，PSと間質性肺疾患の有無や既存肺の状態から，抗がん薬の適応を慎重に判断すべきといえる．既存の間質性肺炎はリスク因子として特に重要であり，治療開始前の評価方法は以下の3つが有用である．
① 胸部聴診：fine cracklesなどの副雑音の有無．
② 胸部X線撮影・胸部CT：すりガラス陰影，網状影，蜂巣肺などの間質性肺炎の所見の有無．
③ 呼吸機能検査：換気障害，肺拡散能の異常の有無．

- 異常を認めた場合には，専門医に相談することを考慮する．
- なお，多くの抗がん薬で，間質性肺炎あるいは肺線維症の既往のある場合には慎重投与とされ，なかには禁忌とされているものもあることに注意する（イリノテカン，ゲムシタビン，アムルビシン，ブレオマイシン，ペプロマイシンなど）．
- 各薬剤での肺障害の発現頻度は，臨床試験成績，市販後調査，個別の施設データなど，さまざまな情報源があるが，日本の治験データに基づいている添付文書上の発現頻度の記載を表1に示す．

表1 添付文書における間質性肺疾患等の発現頻度に関する記載（添付文書などの「副作用」における記載を参照して作成）

白金製剤	シスプラチン	間質性肺炎（0.1％未満）
	カルボプラチン	間質性肺炎（0.1％），急性呼吸窮迫症候群が現れることがある
	ネダプラチン	間質性肺炎（0.1％未満）
	オキサリプラチン	間質性肺炎（0.2％），肺線維症（0.2％）注：FOLFOX4など併用投与時
	ミリプラチン	間質性肺炎（頻度不明）
トポイソメラーゼ I 阻害薬	ノギテカン	間質性肺炎が現れることがある
	イリノテカン	間質性肺炎（0.9％）
トポイソメラーゼ II 阻害薬	エトポシド	間質性肺炎（0.1％未満）
	ソブゾキサン	間質性肺炎（頻度不明）
	ドキソルビシン（リポソーム注射剤）	間質性肺疾患（1.4％），肺臓炎（1.4％）
	ダウノルビシン	記載なし
	ピラルビシン	間質性肺炎（0.1％未満）
	エピルビシン	間質性肺炎（頻度不明）
	イダルビシン	記載なし
	アクラルビシン	記載なし
	アムルビシン	間質性肺炎（0.1〜5％未満）
	ミトキサントロン	間質性肺炎（頻度不明）
微小管阻害薬	ビノレルビン	間質性肺炎（1.4％），肺水腫（0.1％未満）
	ビンクリスチン	間質性肺炎（頻度不明）
	ビンブラスチン	間質性肺炎：類薬のビンデシン硫酸塩で，このような副作用が現れることがあるので異常が認められた場合には，投与を中止するなど適切な処置を行う
	ビンデシン	間質性肺炎（0.1〜5％未満）
	カバジタキセル	肺臓炎（頻度不明），急性呼吸窮迫症候群（頻度不明）
	ドセタキセル	間質性肺炎（0.6％），肺線維症（0.1％未満），急性呼吸窮迫症候群（0.1％未満），肺水腫（0.1％未満）
	パクリタキセル	間質性肺炎（0.5％），肺線維症（頻度不明），急性呼吸窮迫症候群（0.1％未満）
	パクリタキセル アルブミン懸濁型	間質性肺疾患（1.0％），急性呼吸窮迫症候群（0.1％）
	エリブリン	間質性肺炎（1.2％）
アルキル化薬	シクロホスファミド	間質性肺炎（頻度不明）
	イホスファミド	間質性肺炎（0.1〜5％未満），肺水腫（頻度不明）
	ブスルファン	肺胞出血・喀血，間質性肺炎，呼吸不全，急性呼吸窮迫症候群（5％未満）
	メルファラン	間質性肺炎（1.9％），肺線維症（頻度不明）
	ベンダムスチン	間質性肺疾患（1.3％）
	ニムスチン	間質性肺炎，肺線維症（頻度不明）
	ラニムスチン	間質性肺炎（0.10％）
	ダカルバジン	記載なし
	カルムスチン	記載なし
	ストレプトゾシン	記載なし
	プロカルバジン	間質性肺炎（0.1〜5％）
	テモゾロミド	間質性肺炎（頻度不明）

（つづく）

（つづき）

代謝拮抗薬	メトトレキサート	間質性肺炎（頻度不明）
	ペメトレキセド	間質性肺炎（3.6%）
	プララトレキサート	間質性肺疾患（0.9%）
	5-FU	間質性肺炎が現れることがある
	カペシタビン	間質性肺炎（頻度不明）
	テガフール	間質性肺炎が現れることがある
	ドキシフルリジン	間質性肺炎（頻度不明）
	テガフール・ウラシル	間質性肺炎（0.1%未満）
	テガフール・ギメラシル・オテラシルカリウム	間質性肺炎（0.3%）
	シタラビン	急性呼吸窮迫症候群・間質性肺炎（頻度不明）
	シタラビン　オクホスファート水和物	間質性肺炎（0.3%）
	エノシタビン	記載なし
	ゲムシタビン	間質性肺炎（1.0%）
	メルカプトプリン水和物	記載なし
	フルダラビン	間質性肺炎（頻度不明）
	クラドリビン	間質性肺炎（1.0%）
	ネララビン	記載なし
	ペントスタチン	記載なし
	クラドリビン	間質性肺炎（1.0%）
	クロファラビン	記載なし
	フォロデシン	記載なし
	レボホリナートカルシウム	間質性肺炎（頻度不明）
	ホリナートカルシウム	間質性肺炎が現れることがある
	ヒドロキシカルバミド	間質性肺炎（0.2%）
	アナグレリド	間質性肺疾患（1.9%），肺浸潤（頻度不明）
	L-アスパラギナーゼ	肺出血が現れることがある
	アザシチジン	間質性肺疾患（頻度不明）
	トリフルリジン・チピラシル塩酸塩	間質性肺疾患（頻度不明）
抗菌薬	アクチノマイシン D	記載なし
	マイトマイシン C	間質性肺炎，肺線維症などが現れることがある
	ブレオマイシン	間質性肺炎，肺線維症（10%）
	ペプロマイシン	間質性肺炎，肺線維症（7%）
ホルモン	アナストロゾール	間質性肺炎（0.1%未満）
	エキセメスタン	記載なし
	レトロゾール	記載なし
	タモキシフェン	間質性肺炎（0.1%未満）
	トレミフェン	肺塞栓症が現れることがある
	フルベストラント	間質性肺疾患（頻度不明）
	フルタミド	間質性肺炎（0.1%未満）
	ビカルタミド	間質性肺炎（0.1%未満）
	エンザルタミド	記載なし

（つづく）

(つづき)

ホルモン	クロルマジノン	記載なし
	アビラテロン	アレルギー性胞隔炎（頻度不明）
	メドロキシプロゲステロン	記載なし
	エストラムスチン	記載なし
	ゴセレリン	間質性肺炎（0.1％未満）
	リュープリン	間質性肺炎（0.1％未満）
	デガレリクス	間質性肺疾患（0.7％）
分子標的薬	トラスツズマブ	間質性肺炎・肺障害（頻度不明）
	トラスツズマブ エムタンシン	間質性肺疾患（1.1％）
	ペルツズマブ	間質性肺疾患（0.5％）
	リツキサン	間質性肺炎（頻度不明）
	オファツムマブ	間質性肺炎（頻度不明）
	ダラツムマブ	記載なし
	アレムツズマブ	記載なし
	ゲムツズマブ オゾガマイシン	肺障害，間質性肺炎（4.5％）
	モガムリズマブ	肺臓炎（1.3％*，3.4％**），間質性肺炎（頻度不明*，10.3％**） ＊単独投与 ＊＊VCAP/AMP/VECP療法との併用
	ブレンツキシマブ ベドチン	呼吸不全（0.5％），肺浸潤（0.5％），肺臓炎（0.5％），間質性肺疾患（0.1％），急性呼吸窮迫症候群（頻度不明），器質化肺炎（頻度不明）
	イノツズマブ オゾガマイシン	記載なし
	ニボルマブ	間質性肺疾患（3.0％*，6.9％**），肺塞栓症（0.1％*，0.1％**），肺出血（1％未満*，頻度不明**） ＊単独投与 ＊＊イピリムマブとの併用
	ペムブロリズマブ	間質性肺疾患（4.0％）
	アベルマブ	間質性肺疾患（0.9％）
	アテゾリズマブ	間質性肺疾患（2.0％）
	イピリムマブ	急性呼吸窮迫症候群（1％未満*，頻度不明**），肺臓炎（1％未満*，6.1％**），間質性肺疾患（頻度不明*，0.7％**），肺浸潤（頻度不明*，記載なし**），肺水腫（頻度不明*，記載なし**） ＊単独投与 ＊＊ニボルマブとの併用
	エロツズマブ	間質性肺疾患（0.9％）
	セツキシマブ	間質性肺疾患（0.5％〜10％未満）
	パニツムマブ	間質性肺疾患（1.3％）
	イマチニブ	間質性肺炎（5％未満），肺線維症（頻度不明）
	ボルテゾミブ	間質性肺炎（3.1％），急性肺水腫（0.4％），急性呼吸窮迫症候群（頻度不明）
	カルフィルゾミブ	間質性肺炎（0.9％），急性呼吸窮迫症候群（頻度不明）
	イキサゾミブ	記載なし
	ゲフィチニブ	急性肺障害，間質性肺炎（1〜10％未満）
	エルロチニブ	間質性肺疾患（4.4％*，6.4％**） ＊非小細胞肺癌 ＊＊膵癌（ゲムシタビンとの併用）
	アファチニブ	間質性肺疾患（3.1％）

(つづく)

(つづき)

分子標的薬	オシメルチニブ	間質性肺疾患(3.6%)	
	アキシチニブ	間質性肺疾患(頻度不明)	
	ソラフェニブ	急性肺障害，間質性肺炎(頻度不明)	
	スニチニブ	間質性肺炎(2.2%)	
	パゾパニブ	間質性肺炎(0.1%)，肺出血(0.1%)	
	レゴラフェニブ	間質性肺疾患(頻度不明)，肺出血(0.2%)	
	バンデタニブ	間質性肺疾患(1%未満)	
	レンバチニブ	間質性肺疾患(頻度不明)，鼻出血，血尿，喀血，肺出血，消化管出血，脳出血，腫瘍出血などの出血(14.9%)が現れることがある	
	サリドマイド	間質性肺炎(5%未満)	
	レナリドミド	間質性肺疾患(0.2%)	
	ポマリドミド	間質性肺疾患(頻度不明)	
	ニロチニブ	間質性肺疾患(0.2%)，肺水腫(頻度不明)	
	ダサチニブ	間質性肺疾患(0.9%)，肺水腫(0.6%)	
	ボスチニブ	間質性肺疾患(頻度不明)	
	ポナチニブ	肺水腫(頻度不明)，肺浸潤(10%未満)	
	クリゾチニブ	間質性肺疾患(2.1%)	
	アレクチニブ	間質性肺疾患(5.6%)	
	セリチニブ	間質性肺疾患(0.9%)	
	イブルチニブ	間質性肺疾患(頻度不明)	
	ルキソリチニブ	間質性肺疾患(頻度不明)	
	ベムラフェニブ	記載なし	
	ダブラフェニブ	肺臓炎(1%未満*)，間質性肺炎(頻度不明*) ＊トラメチニブとの併用	
	トラメチニブ	間質性肺疾患(頻度不明*，0.5%**) ＊ダブラフェニブとの併用 ＊＊単独投与	
	ラパチニブ	間質性肺疾患(0%)が現れることがある	
	エベロリムス	間質性肺疾患(15.1%)，急性呼吸窮迫症候群(0.2%)，肺胞蛋白症(頻度不明)	
	テムシロリムス	間質性肺疾患(17.1%)	
	アフリベルセプト ベータ	肺出血(頻度不明)	
	ベバシズマブ	肺出血(血痰・喀血)(1.2%)，間質性肺炎(0.4%)	
	ラムシルマブ	間質性肺疾患(0.4%*，1.7%**)，肺出血(0.8%*，1.7%**) ＊単独投与 ＊＊パクリタキセルまたはFOLFIRIまたはドセタキセルとの併用	
	パルボシクリブ	間質性肺疾患(頻度不明)	
	トレチノイン	レチノイン酸症候群(12.3%)	
	タミバロテン	レチノイン酸症候群(5%以上)，間質性肺炎(5%未満)	
	ベキサロテン	間質性肺疾患(頻度不明)	
	ボリノスタット	間質性肺疾患(頻度不明)	
	パノビノスタット	肺出血(0.3%)	
	ロミデプシン	記載なし	
	サリドマイド	間質性肺炎(5%未満)	

(つづく)

(つづき)

分子標的薬	レナリドミド	間質性肺疾患（1.2%）
	ポマリドミド	間質性肺疾患（頻度不明）
その他	トラベクテジン	記載なし
	滅菌調整タルク	間質性肺疾患（頻度不明），急性呼吸窮迫症候群（頻度不明），肺水腫（頻度不明）

表2　添付文書で推奨されている肺障害のモニタリング★

ブレオマイシン	投与中および投与後およそ2か月くらいまで，胸部X線写真・呼吸機能検査・動脈血検査などを定期的に実施．
エベロリムス，テムシロリムス	投与前および投与中は定期的（2か月毎を目安）に胸部CTを実施．
エルロチニブ	投与前および投与中は定期的に胸部X線写真・CTを実施（X線は1サイクル目day 8, 15, 29，2サイクル目以降は投与前とday 15を目安に実施．CTは4週毎を目安に実施）．

表3　薬剤性肺障害の診断基準[2]

① 原因となる薬剤の摂取歴がある
② 薬剤に起因する臨床病型の報告がある
③ 他の原因疾患が否定される
④ 薬剤の中止により病態が改善する
⑤ 再投与により増悪する

膵癌に対するエルロチニブなど，表2）．

薬剤性間質性肺炎の診断

1　どのように発見するか

- 薬剤性肺障害がいつ，どの患者に発現するのかは予測できない．肺障害がどのように発見されるのかについては，大きく分けて2通りある．1つは症状であり，もう1つは検査所見からの発見である．以下の所見が抗がん薬投与後に認められた場合には，薬剤性肺障害を疑い，さらなる検査を経て診断を進める．

1 症状
- 自覚症状は一般的に，呼吸困難，乾性咳嗽および発熱などの非特異的症状である．
- 他覚症状は，胸部聴診におけるfine cracklesなどの副雑音の聴取であり，バイタルサインでは呼吸回数の増加，発熱などである．

2 検査所見
- 自覚症状が認められず，胸部画像検査（X線撮影，CTなど）を契機に発見されることがある．したがって，胸部画像検査を実施しないと見過ごす可能性がある．
- 間質性肺炎を発症しやすい抗がん薬では，添付文書に肺障害の具体的なモニタリング方法が示されているものもある（ブレオマイシン，mTOR阻害薬，

2　確定診断

- 薬剤性肺障害の診断は疾患特異性の高いマーカーがないため，診断は除外診断に依存する．診断基準を表3[2]に示す．
- 実際には，以下に述べるような鑑別診断を進めたうえで薬剤性肺障害と診断するが，再投与（表3中の⑤）についてはリスクを伴うことから，疑った時点以降に再投与し再現性を確認することは実施困難である．
- 具体的に，薬剤性肺障害と鑑別すべき疾患は，がん病変の悪化，呼吸器感染症，うっ血性心不全，薬剤とは関連のない間質性肺疾患，放射線肺臓炎，誤嚥性肺炎，慢性閉塞性肺疾患（COPD）の増悪，肺血栓塞栓症など，多岐にわたる．これらは各々異なる病態であるが，前述したように薬剤性肺障害の症状は非特異的であるため，このように多くの疾患が鑑別対象となる．これらの疾患を鑑別するためにはさまざまな検査が必要となる．薬剤性肺障害の診断のフローチャートを図1に示す．
- がん患者は免疫能低下がみられ，ニューモシスチス肺炎やサイトメガロウイルス肺炎など，間質性肺炎との鑑別が画像上難しい日和見感染症を起こしやすいことには注意が必要である．KL-6は間質性肺炎のマーカーであるが，ニューモシスチス肺炎，サイトメガロウイルス肺炎でも上昇する場合がある．β-D-グルカンは間質性肺炎では上昇しないが，ニューモシスチス肺炎で上昇するため，鑑別に有用である．また，感染症の鑑別には喀痰検査のほ

図1 薬剤性肺障害の診断フローチャート

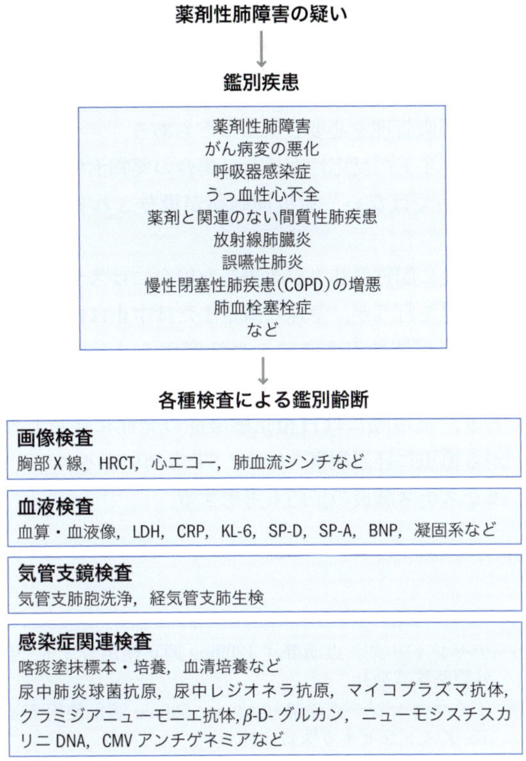

```
        薬剤性肺障害の疑い
              ↓
            鑑別疾患
    ┌─────────────────────┐
    │   薬剤性肺障害              │
    │   がん病変の悪化            │
    │   呼吸器感染症              │
    │   うっ血性心不全            │
    │   薬剤と関連のない間質性肺疾患 │
    │   放射線肺臓炎              │
    │   誤嚥性肺炎                │
    │   慢性閉塞性肺疾患(COPD)の増悪│
    │   肺血栓塞栓症              │
    │   など                     │
    └─────────────────────┘
              ↓
       各種検査による鑑別診断
```

画像検査
胸部X線,HRCT,心エコー,肺血流シンチなど

血液検査
血算・血液像,LDH,CRP,KL-6,SP-D,SP-A,BNP,凝固系など

気管支鏡検査
気管支肺胞洗浄,経気管支肺生検

感染症関連検査
喀痰塗抹標本・培養,血清培養など 尿中肺炎球菌抗原,尿中レジオネラ抗原,マイコプラズマ抗体,クラミジアニューモニエ抗体,β-D-グルカン,ニューモシスチスカリニDNA,CMVアンチゲネミアなど

か,気管支鏡検査も有用である.例えば,ニューモシスチス肺炎は,気管支肺胞洗浄液の塗抹標本による菌体の確認が最も迅速な診断方法であり,菌量が少なく鏡検で確認できない場合でもPCR法では検出が可能であるため,疑わしい場合には積極的に検査すべきである.

薬剤性肺障害の治療

1 一般的な初期対応

■原因薬剤を中止することが原則である.原因薬剤の中止のみにより軽快する場合もあるが,間質性肺炎はしばしば重篤であるため,ステロイドの投与が行われることも多い.ただし,ステロイドの投与前には感染症の鑑別を十分に行っておく.

2 例外的な対応

■一般的な対応(重症度にかかわらず中止)が当てはまらない薬剤もいくつかある.mTOR阻害薬と免疫チェックポイント阻害薬では,症状のない間質性肺炎では必ずしも中止とはせず,投与継続が許容されているため,個々の対処法を適正使用ガイドなどで確認しておく必要がある.

■mTOR阻害薬(エベロリムス,テムシロリムス)の対処法の概要は以下のとおりである.
① 無症候性の間質性肺炎:mTOR阻害薬を継続し,慎重に経過観察.
② 軽度の症状がある場合:mTOR阻害薬を休薬し,ステロイド投与を考慮.
③ 日常生活に支障のある症状がある場合:mTOR阻害薬を中止,ステロイド投与.

■②の場合で,間質性肺炎が軽快した場合には,リスク・ベネフィットを考慮のうえ,mTOR阻害薬の再開も可能である.

■なお,mTOR阻害薬は免疫抑制作用を有するため,日和見感染についても留意する.特に,間質性肺炎と同様の画像所見を呈するニューモシスチス肺炎は誤診することがないよう,注意が必要である.

■詳細は各々の適正使用ガイド[3)4)]を参照してほしい.

■免疫チェックポイント阻害薬の場合,無症候性の間質性肺炎(Grade 1)に関しては,ニボルマブは中止,ペムブロリズマブは必要に応じて休薬,アテゾリズマブとデュルバルマブは投与継続,アベルマブは休薬を検討する,イピリムマブは投与延期を検討する,という方針が適正使用ガイドで示されている.軽度の症状があるGrade 2の間質性肺炎に関しては,すべての薬剤で中止または休薬とされ,ニボルマブ以外は,間質性肺炎がGrade 1以下などに軽快すれば投与再開も可能な方針となっている.Grade 3以上ではすべての薬剤で再開は可能とされていない.詳細は各薬剤の適正使用ガイド[5)〜10)]を参照してほしい.

3 薬物治療

■薬剤性肺障害に対するステロイド投与方法は,厳密な検討はなされておらず,概して経験的な治療法であるが,一般的に,以下のような投与がなされる(免疫チェックポイント阻害薬では,より多いステロイド投与量が推奨されているので,各薬剤の適正使用ガイドを参照のこと).重症度に応じて,例えば呼吸不全を伴うような重症例に対しては,ステロイドの大量投与も考慮する[11)].

> **ステロイド ★** [1)11)]
>
> **プレドニゾロン**
> 0.5〜1mg/kg/日　通常，開始量を4週間投与した後漸減する．
> 〈重症例の場合〉
> **メチルプレドニゾロン**
> 500mg〜1g/日　3日間

- 薬剤性肺障害のパターン別にみたステロイドの治療反応性という点では，好酸球性肺炎（eosinophilic pneumonia），細胞浸潤を主体とする非特異性間質性肺炎（cellular nonspecific interstitial pneumonia），器質化肺炎（organizing pneumonia），過敏性肺炎（hypersensitivity pneumonia）のパターンは良好な反応性を期待できる．一方で，びまん性肺胞傷害（diffuse alveolar damage：DAD）や，まれではあるが通常型間質性肺炎（usual interstitial pneumonia）などの線維化が強いパターンは反応性が乏しい．治療に反応が乏しく呼吸状態が悪化する場合には，人工呼吸管理を必要とすることもある．
- ステロイドの反応性が乏しい場合の薬物治療方法は明らかではない．免疫抑制薬が投与されることもある．
- 治療後に間質性肺炎が改善した場合にはステロイドの減量を行うが，急速な減量または中止は再燃を誘発する可能性があることに注意する．一方，治療経過によってはステロイドを長期投与する場合もあり，その際には日和見感染症の発症に注意しながら慎重に経過観察を行う．ST合剤によるニュー・モシスチス肺炎の予防も考慮する．

文献

1) Am J Respir Crit Care Med 2008; 177(12): 1348-57.
2) Camus P. Drug induced infiltrative lung diseases. In Schwartz MI, King Jr TE eds. Interstitial Lung Disease 4th ed. B.C. Decker. 2003.
3) アフィニトール®錠5mg適正使用ガイド．ノバルティスファーマ株式会社．
4) トーリセル®点滴静注液25mg適正使用ガイド．ファイザー株式会社．
5) オプジーボ®点滴静注20mg 100mg適正使用ガイド．小野薬品工業株式会社．
6) キイトルーダ®点滴静注20mg 100mg適正使用ガイド．MSD株式会社．
7) テセントリク®点滴静注1200mg適正使用ガイド．中外製薬株式会社．
8) イミフィンジ®点滴静注120mg 500mg適正使用ガイド．アストラゼネカ株式会社．
9) バベンチオ®点滴静注200mg適正使用ガイド．メルクセローノ株式会社．
10) ヤーボイ®点滴静注液50mg適正使用ガイド．ブリストル・マイヤーズ スクイブ株式会社．
11) 日本呼吸器学会薬剤性肺障害の診断・治療の手引き作成委員会．薬剤性肺障害の診断・治療の手引き　第2版．メディカルレビュー社，2018．

（齋藤好信，弦間昭彦）

V-7 心毒性

副作用のマネジメント

- 抗がん薬による心毒性は最も重大な副作用の1つである．近年，患者の生命予後の延長や治療を受ける患者の高年齢化，分子標的薬を含む新規抗がん薬の登場によって，心毒性のマネジメントの重要性は増している．
- 今後，さらなる治療の発展により心毒性に限らず予期せぬ副作用との遭遇が予想される．現在の日常診療においては，慎重なフォローと適切な治療，専門医との連携を行うことが求められている．

抗がん薬による心毒性

1 細胞障害性薬剤による心毒性（表1）[1]

- 多くの薬剤で心毒性をきたしうる．代表的な薬剤について解説する．

1 アントラサイクリン系薬剤（アントラキノロン系を含む）

- 使用頻度が高く，心毒性の出現を注意しなければならない最も重要な薬剤はアントラサイクリン系薬剤である．ドキソルビシンをはじめエピルビシン，ダウノルビシン，イダルビシン，ピラルビシン，アムルビシン，アントラキノロン系薬剤のミトキサントロンなどが含まれる．
- アントラサイクリン系薬剤の引き起こす心毒性は，投与中または投与後短期間に出現する急性心毒性，投与後2〜3週で出現する亜急性心毒性，投与後1年以上経過して出現する慢性心毒性がある．慢性心毒性は時に投与後10〜20年を経て出現する．
- 急性の心毒性としては，不整脈，心不全，心膜炎－心筋炎症候群，非特異的ST-T変化，QT延長がある．これらの合併症は通常可逆性であり，用量依存性のものではない．亜急性の心毒性では心筋炎がみられ，拡張機能不全を呈し，予後不良であるとされる[2) 3)]．しかし，この合併症の発生はまれである．
- アントラサイクリン系抗がん薬で最も重要な心毒性は慢性心毒性である．左室機能障害をきたし，うっ血性心不全を起こすものである．アントラサイクリン関連心不全の予後は無治療では非常に悪く，3

表1 心毒性をきたす代表的な細胞障害性抗がん薬[1)]

薬剤	主な心毒性	出現頻度
アントラサイクリン系		
ドキソルビシン	うっ血性心不全・左室機能障害	＋＋＋
エピルビシン	うっ血性心不全・左室機能障害	＋＋
ミトキサントロン	うっ血性心不全・左室機能障害	＋＋
アルキル化薬		
シクロホスファミド（高用量）	うっ血性心不全/心膜炎・心筋炎	＋＋/＋
イホスファミド	うっ血性心不全/不整脈	＋＋/＋＋
シスプラチン	うっ血性心不全/虚血性心疾患	＋＋/＋
マイトマイシンC	うっ血性心不全	＋＋
代謝拮抗薬		
フルオロウラシル	虚血性心疾患	＋＋
カペシタビン	虚血性心疾患	＋
シタラビン	虚血性心疾患/心膜炎/うっ血性心不全	＋/＋/＋
微小管阻害薬		
パクリタキセル	不整脈・伝導障害/うっ血性心不全	＋＋/＋
ビンカアルカロイド系	虚血性心疾患	＋＋
その他		
ブレオマイシン	心膜炎	＋

年生存率は約50％といわれている[4]．しかしながら，早期の発見と適切な管理を行うことで予後を改善できる．最も重要なリスク因子はアントラサイクリン系薬剤の累積投与量である．ドキソルビシンでは，累積投与量が400mg/m^{2}以上で0.14～5％の確率でうっ血性心不全を起こし，550mg/m^{2}以上では7～26％，700mg/m^{2}以上では18～48％と指数関数的に増加する．収縮機能障害は230mg/m^{2}の投与後に最高65％の患者にみられ[2]，240mg/m^{2}投与後の患者においては左室駆出率が平均で65％から58％に低下したとの報告がある[5]．

- アントラサイクリン系薬剤の心毒性の機序としては，いくつか考えられているが，主なものとして鉄-アントラサイクリン複合体による活性酸素の生成による脂質の過酸化，細胞膜損傷が考えられている[3]．それによって，心筋細胞死，心臓線維化・リモデリングが起こり，心筋症の病態を示す．
- 執筆時現在，アントラサイクリン系薬剤の投与における心毒性の全体のリスクは，治療で得られるベネフィットを上回っていないと結論づけられており，依然として肉腫，リンパ腫，白血病，乳癌など多くのがんの治療においてキードラッグとなっている．
- アントラサイクリン系薬剤の心毒性のリスク因子は，年齢（小児・若年者，高齢者），女性，シクロホスファミド・タキサン系薬剤・トラスツズマブとの併用，縦隔に対する放射線治療の既往，心血管系疾患の併存，高血圧・冠疾患，喫煙，肝疾患の合併，高体温が指摘されている[2)6)7]．
- アントラサイクリン系薬剤による心臓損傷に対し，有効であるとされる心臓保護剤はデクスラゾキサンである．これは鉄をキレート化して，鉄-アントラサイクリン複合体が産生するフリーラジカルの形成を減少させる効果がある．7つのランダム化比較試験のメタアナリシスでは，デクスラゾキサンの投与によって，アントラサイクリン系薬剤関連の心毒性のリスクが4分の1に減少したことが明らかにされている[8]．デクスラゾキサンは，日本では2014年4月17日に薬価収載されたが，適応症はアントラサイクリン系薬剤の血管外漏出に限られている．

2 シクロホスファミド

- アルキル化剤であるシクロホスファミドは，造血幹細胞移植を前提とした大量療法として用いられる．高用量（120～200mg/kg）の使用によって，不整脈・伝導障害（頻脈性不整脈，完全房室ブロック），急性重症心不全，心嚢水貯留および心タンポナーデをきたす出血性心筋心膜炎などが起こることがある[2)9]．通常は1～2週間以内に発症し，2～3日間持続して，後遺症を残さず終息するが，約11％の患者で致命的であるとされる[2)9]．機序としては直接の血管内皮障害とそれによる代謝産物の血管外漏出，それによる心筋細胞の損傷，間質の浮腫・出血をきたすことが考えられている[10]．
- シクロホスファミドによる心毒性は薬剤累積的な心毒性ではない．高齢者，アントラサイクリン系薬剤の前治療歴，縦隔に対する放射線照射が行われている例でリスクが高い[9)～11]．

3 パクリタキセル

- 微小管阻害を標的にした抗がん薬のパクリタキセルは，洞徐脈，房室ブロック，脚ブロック，心室性期外収縮，時に心筋虚血，心筋梗塞を引き起こす可能性がある[10)12]．パクリタキセル関連の心臓合併症の確率は最高29％といわれているが，3/4は無症候性徐脈である[9)10)12]．また，アントラサイクリン系薬剤と同時に使用された場合では心毒性は強くなると考えられる．パクリタキセルの溶媒であるクレモホルELによる薬物相互作用が，アントラサイクリン系薬剤の代謝を遅らせるためと考えられる[9)12]．したがって，アントラサイクリン系薬剤（ドキソルビシン）がパクリタキセル投与後に投与されることは避けなければならない．

4 フルオロウラシル

- 代謝拮抗薬で心毒性をきたす薬剤としてはフルオロウラシルがある．胸痛から心筋梗塞に至るまでの心筋虚血が3～7.6％で発生するとの報告がある[10)13]．フルオロウラシルの持続点滴中に68％の患者で無症候性に虚血性心電図変化が起こり，時に血清マーカーの上昇も伴うことが指摘されている[2)9]．通常，フルオロウラシルの投与終了にて虚血の徴候は治まるが，再投与で繰り返されると考えられる．シスプラチンとの併用や冠動脈疾患の併存でリスクが高まる[8]．フルオロウラシルの心毒性のリスクは蓄積量に関係なく，持続点滴での治療の患者に多い[2)12]．フルオロウラシルによる心毒性の機序は解明されていないが，冠血管の攣縮，心筋傷害，凝固系亢進による冠血管の血栓塞栓，自己免疫的機序が推察されている[9]．

2 分子標的薬による心毒性 (表2)[1]

- 近年，分子標的薬が次々と登場し，各種がんにおいてキードラッグとなっており，日常の診療において頻繁に接するようになった．

1 トラスツズマブ

- トラスツズマブは human epidermal growth factor receptor type 2（HER2）受容体の細胞外領域に選択的に結合する遺伝子組み換えヒト化モノクローナル抗体であり，HER2過剰発現が確認された転移性乳癌および術後化学療法で使用されている．現在ではトラスツズマブによる心毒性は有名であるが，導入当初は予測されていなかったため，心臓モニタリングが行われていなかった．導入当初の研究ではアントラサイクリン系薬剤とトラスツズマブの併用にて，有意に New York Heart Association（NYHA）分類III〜IV度の重症心不全が16%も出現したという報告がある[14]．近年の研究では，適切な患者選択，適切な心機能モニタリング，アントラサイクリン系薬剤との併用回避で心臓合併症の発生率はかなり低減している．現在では約5%の患者で収縮機能障害，1%の患者で症候性心不全が発生するとされる[15]．しかしながら，トラスツズマブを含む治療を受けた患者群が，含まない患者群と比較して，心不全の発生率が5〜10倍になることは看過しがたい事実である．

- トラスツズマブによる心機能障害は数週間から数か月以内で発現し，左室収縮機能障害の症状は軽度から中等度である．通常トラスツズマブ治療終了から約6週で，適切な心不全の治療にて改善がみられる．症状が改善すれば，再投与も通常可能である[5)16)17)]．トラスツズマブによる心毒性は，アントラサイクリン系薬剤のそれとは違い，心筋細胞の傷害をきたすわけではなく，一時的な機能不全を起こすと考えられており，一般に可逆性であるとされ，投与量依存性はないと考えられている．心毒性の機序はわかっていないが，ミトコンドリアのアポトーシス経路の活性化などが推定されている[18]．

- トラスツズマブの心毒性のリスク因子は，心血管疾患の併存，高血圧・糖尿病・脂質異常症・肥満，高齢，以前の心毒性のある治療の既往（縦隔への放射線照射）である．特に以前の治療によって左室駆出率がボーダーライン程度まで低下している患者でリスクが高い[10)15)16)19)]．現状では，ほとんどの患者以前アントラサイクリン系薬剤を投与されていることが多く，トラスツズマブの心毒性はアントラサイクリン系薬剤関連による心毒性の悪化を含んでいる可能性がある．HER2経路ががん細胞だけでなく心筋細胞の生存経路として発現しており，ストレス（例：アントラサイクリン系薬剤の投与）を受けた際，この経路が活性化して心筋細胞の生存を促進するところに，トラスツズマブが投与された場合にその経路を遮断してしまうことが機序として推定される．FinHER試験でアントラサイクリン系薬剤の前または後でトラスツズマブを投与した場合，前者では心不全は0%であったのに対し，後者では3.4%であったことが，この仮説を支持している[20)〜22)]．

2 ベバシズマブ，スニチニブ，ソラフェニブ，ラムシルマブ

- 血管内皮細胞増殖因子（vascular endothelial growth factor：VEGF）をターゲットとする薬剤としては，VEGFに対するヒト化モノクローナル抗体であるベバシズマブ，VEGF受容体チロシンキナーゼ阻害を起こすマルチターゲットキナーゼインヒビターであるスニチニブ，ソラフェニブ，VEGF-2受容体抗体であるラムシルマブがある．

- ベバシズマブ，スニチニブ，ソラフェニブ，ラムシルマブのいずれも高血圧をきたすことが最も一般的な副作用であり，なかには重症例も存在する．血管拡張作用のある一酸化窒素の発現が抑制されることによる末梢血管抵抗の上昇，VEGFとアンギオテンシンI/II受容体の相互作用，血管床の細化や毛細管の機能的減少による血管抵抗の上昇などが機序として考えられている．

- ベバシズマブでは心不全が約2〜4%でみられた報告があるが，ほとんどの患者でアントラサイクリン系薬剤投与の既往か，縦隔に放射線治療が行われている症例であった[10]．ラムシルマブでは，心不全は0.4〜1.3%との報告がある[23]．どちらの薬剤も血栓塞栓症の発生のほうが，どちらかといえば問題であろう．

- スニチニブによる治療では8〜12.5%の患者で心不全の発症があり，左室駆出率が投与サイクルごとに1.5〜2%低下するとの報告がある[24)25)]．ソラフェニブでは，心筋虚血や心筋梗塞のリスクが増大したとの報告があった[26]．スニチニブまたはソラフェニブで治療を行った86人の患者の33.8%で心イベントが起こり，18%の患者で症状が出現，9.4%の患者で深刻な状態になったという研究が報告されている[27]．通常は薬剤の中断および適切な

加療で改善し，再投与も可能な場合が多い．左室機能障害のリスク因子は心臓疾患や高血圧の併存である[24]．

3 ゲフィチニブ，アファチニブ，オシメルチニブ

- 上皮成長因子受容体（epidermal growth factor receptor：EGFR）をターゲットとする薬剤としては，ゲフィチニブ，エルロチニブ，アファチニブ，オシメルチニブがある．
- 第一世代の EGFR-Tyrosine Kinase Inhibitor（TKI）であるゲフィチニブと第三世代の EGFR-TKI であるオシメルチニブの効果を比較した FLAURA 試験の日本人サブセット解析では，オシメルチニブ群で 21.5％，ゲフィチニブ群で 9.1％に QT 間隔延長がみられたと報告がある[28]．添付文書上でも，定期的な心電図検査，電解質検査を行うことが推奨されている．
- アファチニブでは，国際共同第 III 相臨床試験（LUX-Lung3）では心毒性の報告はなかったが，添付文書上では 0.8％の心障害が報告されており，左室駆出率の低下による重篤な心障害を起こすとされる．
- 一方で，エルロチニブに関しては，心毒性の報告は少ない．しかし，クリゾチニブなど他の分子標的薬でも QT 延長や心不全の報告があり，一般的に注意が必要と考えられる．

3 免疫チェックポイント阻害薬による心毒性

- 近年，programmed cell death-1（PD-1）阻害薬や programmed cell death-1 ligand 1（PD-L1）阻害薬による免疫療法が多くのがん種で使用されるようになっている．ブリストルマイヤーズスクイブ社のウェブサイト上のオプジーボ安全性・適正使用情報（https://www.opdivo.jp/basic-info/report/，2019 年 8 月 27 日現在）によれば，ニボルマブでは，約 1.3％に心毒性の報告があり，なかでも重篤な心筋炎，心不全の報告がそれぞれ約 0.2％ある．免疫関連の副作用（immune-related Adverse Event：irAE）と考えられており，留意が必要である．抗 cytotoxic T-lymphocyte-associated antigen 4（CTLA-4）抗体であるイピリムマブとニボルマブの併用においては，0.27％で心筋炎が発生し，0.17％は致死的であったとの報告がある[29]．心筋に PD-L1 が発現していることが原因と考察されている[30]．また，併用療法は単独療法と比較し，こうした irAE の発生頻度が高い傾向があるため，注意が必要である．

4 その他の薬剤による心毒性（表2）[1]

- 心毒性を起こすその他の薬剤として，サイトカインである高用量インターロイキン 2 は，毛細管漏出症候群のほかに，微小循環障害，細胞障害性または細胞融解性の壊死による心筋梗塞，不整脈，心筋症，心筋炎を起こすことがある[9)10]．
- インターフェロンアルファは，投与 2〜8 時間以内に血圧異常や不整脈を引き起こす．不整脈や伝導障害は約 20％の患者でみられる[2)9)〜11]．ほかに，狭心症や心筋梗塞が副作用として認められ，冠動脈疾患のある患者ではリスクが高い[9]．

表 2　心毒性をきたす代表的な分子標的薬・その他薬剤[1]

薬剤	主な心毒性	出現頻度
モノクローナル抗体		
トラスツズマブ	うっ血性心不全・左室機能障害	＋＋
ベバシズマブ	うっ血性心不全	＋＋
リツキシマブ	不整脈	＋
チロシンキナーゼ阻害薬		
イマチニブ	心囊水貯留/うっ血性心不全	＋＋/＋
ソラフェニブ	QT 延長	＋＋
	うっ血性心不全・左室機能障害	＋
	虚血性心疾患	＋
スニチニブ	QT 延長	＋＋
	うっ血性心不全・左室機能障害	＋＋
サイトカイン		
インターフェロンアルファ	虚血性心疾患/左室機能障害	＋＋/＋
インターロイキン 2	不整脈/虚血性心疾患	＋＋/＋
その他		
オールトランスレチノイン酸	うっ血性心不全/心囊水貯留	＋＋/＋＋
亜ヒ酸	QT 延長	＋＋＋＋

- 血液悪性腫瘍の治療で使用されるオールトランスレチノイン酸（all-trans retinoic acid：ATRA［トレチノイン］）や亜ヒ酸（三酸化ヒ素）の心毒性は重要である．ATRAでは10〜25％の患者において，投与後2〜3週後に出現する発熱，呼吸困難，肺浸潤，肺水腫，低血圧，末梢性浮腫，心筋虚血，心嚢水貯留，急性腎障害などを起こすレチノイン酸症候群が出現する[10]．重篤な状態になる前にステロイドの大量投与を行うことで，速やかに回復する．ほかに，約17％の患者で有意な左室駆出率低下が認められたという報告があった[10]．亜ヒ酸ではATRAのようにレチノイン酸症候群を呈するだけではなく，50％以上の患者で有意なQT延長がみられ，トルサード・ド・ポアント（torsades de pointes）を含む重大な心室性不整脈の出現リスクが高まることが指摘されている[10) 31]．

心毒性に対するマネジメント

- それぞれの抗がん薬による心毒性に対しての治療には特別な方法はない．抗がん薬を中断・中止し，うっ血性心不全や虚血性心疾患，不整脈などに対する治療を通常時と同じく行う．必要時には速やかに循環器専門医にコンサルトすることが求められる．
- 一般的な心不全の治療について簡潔に説明する．American College of Cardiology/American Heart Association（ACC/AHA）の心不全治療ガイドライン（2005）では，心不全をステージA〜Dの4段階に分けて治療指針を示している[32]．ステージAは心機能に問題はないが高血圧・動脈硬化，糖尿病の合併や心毒性薬剤の使用歴などがあり心不全のリスクがある段階，Bは無症候性であるが心機能低下（左室駆出率低下）を認める段階，Cは既に症候性心不全発症歴がある段階，Dが治療抵抗性の症候性心不全をきたした段階とした．薬物療法としては，ステージBではACE阻害薬/ARBの投与またはβ遮断薬の投与が推奨されている．ステージCでは前述の薬剤に加えてジギタリスや利尿薬（アルデステロン拮抗薬を含む）の追加が行われる．
- 心毒性のマネジメントで重要なことは，適切な患者選択のもと，抗がん薬治療による心毒性が不可逆的な状態になる前に，心毒性の予防，早期発見・治療介入を行うことである．本稿では，アントラサイクリン系薬剤の蓄積毒性によるうっ血性心不全を中心に解説する．

1 心臓モニタリング

- 早期発見のためには，定期的な心電図や心エコー，胸部X線撮影などの心臓の検査を行って評価する必要がある．ほかに，マルチターゲット心プールスキャンや心MRIが左室収縮機能の評価に有効であるとされる[10]．心エコーによる評価が比較的簡便であり，ACC/AHAのガイドラインでも推奨されている[6) 16]．基本的に心毒性に関連する化学療法施行前には全例で心エコーを施行し，左室機能不全のある患者への投与は回避しなければならない．基本的には無症候性であるため，心エコーは一定の間隔で密に行う必要がある．治療効果の評価時に同時に心臓の検査を行うことを提案する．
- 執筆時現在，最も広く利用されている左室駆出率の低下の定義は，左室駆出率が50％未満に低下した場合か，あるいは化学療法施行前のベースラインの値よりも10％を超える減少がある場合である（Common Terminology Criteria for Adverse Events［CTCAE v5.0］）．症状がなくても，左室駆出率が低下した場合は速やかに抗がん薬を中止する．しかしながら，初期には収縮機能障害に先行して拡張機能障害が出現するが，心エコーでは評価が難しい場合も多い．左室駆出率の低下が指摘されたときには既に不可逆な状態になっているともいわれている．トロポニンTや脳ナトリウム利尿ペプチド（BNP）濃度の評価が初期の拡張機能不全の評価に有用な場合があるという報告もある[6) 33]．

2 心毒性の予防

- アントラサイクリン系抗がん薬の心毒性を避けるには，限界投与量を守らなければならない（表3）．しかしながら，その制限総投与量よりももっと低い量値で心不全が起こる場合があり，慎重なモニタリングが必要である．心臓を含む縦隔に放射線照射を受けた例ではドキソルビシンは300〜350mg/m^2にとどめる．
- 心毒性のリスクの高い抗がん薬治療中の患者に対し，心保護の目的でACE阻害薬やARB，β遮断薬を使用した場合，心イベントの発生率が下がるようであるが，これは心筋障害の予防を反映したものではなく代償メカニズムの関与によるものである可能性が高い[34) 35]．
- 最も合理的な予防法は，アントラサイクリン系薬剤を使用しないことであろう．BCIRG-006試験では，HER2陽性の乳癌患者の術後化学療法としてドセ

タキセル＋シクロホスファミド＋ドキソルビシン＋トラスツズマブ投与群とドセタキセル＋カルボプラチン＋トラスツズマブ投与群が比較検討され，無病生存率・全生存率に有意差はなく，高度うっ血性心不全の出現は 21 人 vs. 4 人，無症候性心機能低下の出現は 18.6％ vs. 9.4％であった[36]．その結果，アントラサイクリン系薬剤を病期の比較的早い段階で使用しないでもよい可能性が示された．

表3 アントラサイクリン系薬剤の限界総投与量

薬剤	添付文書上の限界総投与量
ドキソルビシン	500mg/m^2
ダウノルビシン	25mg/kg
ピラルビシン	950mg/m^2
エピルビシン	900mg/m^2
ミトキサントロン	160mg/m^2

この投与量まで心不全が起きないということではないことに注意が必要である．

文献

1) Cancer Treat Rev 2011; 37(4): 300-11.
2) Drug Saf 2006; 29(7): 567-86.
3) Int J Cardiol 2007; 117(1): 6-15.
4) N Engl J Med 2000; 342(15): 1077-84.
5) J Clin Oncol 2004; 22(2): 322-9.
6) Am J Cardiovasc Drugs 2005; 5(4): 233-43.
7) Cardiovasc Toxicol 2007; 7(2): 129-34.
8) Cancer Prev Control 1999; 3(2): 145-59.
9) J Clin Oncol 2005; 23(30): 7685-96.
10) Circulation 2004; 109(25): 3122-31.
11) Annu Rev Med 2006; 57: 485-98.
12) Cancer Treat Rev 2004; 30(2): 181-91.
13) Expert Opin Drug Saf 2009; 8(2): 191-202.
14) N Engl J Med 2001; 344(11): 783-92.
15) J Clin Oncol 2006; 24(25): 4056-8.
16) Cancer 2002; 95(7): 1592-600.
17) J Clin Oncol 2005; 23(31): 7820-6.
18) J Card Fail 2008; 14(5): 437-44.
19) Target Oncol 2009; 4(2): 77-88.
20) N Engl J Med 2006; 354(8): 809-20.
21) N Engl J Med 2005; 353(16): 1659-72.
22) N Engl J Med 2005; 353(16): 1673-84.
23) Lancet 2014; 384(9944): 665-73.
24) Lancet 2007; 370(9604): 2011-9.
25) Oncologist 2008; 13(10): 1084-96.
26) N Engl J Med 2007; 356(2): 125-34.
27) J Clin Oncol 2008; 26(32): 5204-12.
28) Jpn J Clin Oncol 2019; 49(1):29-36.
29) N Engl J Med 2016; 375(18):1749-55.
30) ESMO Open 2017; 2(4):e000247.
31) J Clin Oncol 2007; 25(22): 3362-71.
32) Circulation 2005; 112(12): e154-235.
33) Drug Saf 2002; 25(5): 301-11.
34) Ann Oncol 2009; 20(5): 816-27.
35) Breast Cancer Res Treat 2010; 122(2): 585-90.
36) N Engl J Med 2011; 365(14): 1273-83.

（松本　優，清家正博，弦間昭彦）

V-8 脱毛

副作用のマネジメント

- 近年，がん薬物療法はさまざまな臨床試験の結果，化学療法の有用性が明らかとなり，適応範囲も拡大されたことにより，多くの患者は化学療法を受けるようになった．また副作用対策の進歩によって，日常生活を送りながら外来で安全に化学療法を行えるようになったが，脱毛は患者にとって大きなストレスを与える副作用の1つである．
- 脱毛は生命に直接かかわるものではないが，他人から見てわかってしまうという精神的苦痛が大きく，QOLを低下させる副作用である．そのため患者には，脱毛の現状や脱毛する時期，髪質の変化や育毛状態，まゆげやまつげの変化などに関して，具体的にイメージできるオリエンテーションを行うとともに，患者の予期的悲嘆に対しても十分なサポートが重要であると考える．

疫学

1 脱毛の発生機序・頻度 (表1)[1]

- 抗がん薬による脱毛の機序は明らかではないが，毛包内にある毛母細胞が障害された結果であると考えられている．毛包には毛周期があり，成長期・退行期・休止期のサイクルを繰り返している．頭髪は成長期に伸長し，休止期に脱毛する．頭髪の成長期は2〜6年で，頭髪の85〜90%が成長期にあると考えられ，頭髪は成長の速度が速く，抗がん薬の影響を受けやすい．
- 抗がん薬の影響による脱毛は，成長期脱毛と休止期脱毛に分けられる (図1)[2]．成長期脱毛は，毛母細胞が障害され細胞分裂が抑制されることにより成長期が中断され，毛根が変性壊死することにより脱毛が生じる．そのため，抗がん薬治療から約2〜3週間で脱毛が始まる．一方，休止期脱毛は，毛母細胞に対する障害は弱いが，障害を受けた毛

表1 主な抗がん薬による脱毛の頻度[1]

分類	一般名	商品名	発現頻度
アルキル化薬	シクロホスファミド	エンドキサン	24%
	イホスファミド	イホマイド	51%
代謝拮抗薬	フルオロウラシル	5-FU	4%
抗がん性抗菌薬	ドキソルビシン	アドリアシン	62%
	エピルビシン	ファルモルビシン	65%
	塩酸アムルビシン	カルセド	70%
植物由来	ビンクリスチン	オンコビン	41%
	ビンデシン	フェルデシン	20%
	エトポシド	ラステット	76%
	イリノテカン	カンプト	50%
	パクリタキセル	タキソール	73%
	ドセタキセル	タキソテール	78%
白金製剤	シスプラチン	ランダ，ブリプラチン	5%
	カルボプラチン	パラプラチン	10%
分子標的薬	トラスツズマブ	ハーセプチン	2-10%

図1 脱毛〜回復までのサイクル[2)]

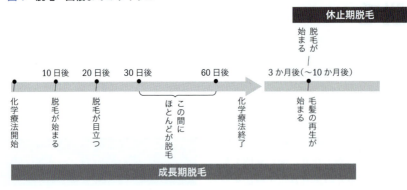

表2 脱毛の有害事象共通用語規準(CTCAE v5.0 日本語訳 JCOG版)

有害事象	Grade				
	1	2	3	4	5
脱毛症	遠くからではわからないが近くで見ると正常よりも明らかな50%未満の脱毛；脱毛を隠すために、かつらやヘアピースは必要ないが、通常と異なる髪形が必要となる	他人にも容易に明らかな50%以上の脱毛；患者が脱毛を完全に隠したいと望めば、かつらやヘアピースが必要；社会心理学的な影響を伴う	ー	ー	ー

母細胞が急速に休止期に移行することによって脱毛が生じるため、治療後3〜6か月で脱毛が生じる。

- 抗がん薬治療による脱毛は一過性でありかつ可逆性であるため、抗がん薬治療終了後約1〜3か月で毛母細胞の再生が始まり1年程度で回復してくるが、個人差がある。再生後の頭髪は、髪質が脱毛前と異なったり、部分的に伸びる速度が違うと訴える患者も多い。

2 脱毛の評価

- 脱毛の評価は、Common Terminology Criteria Adverse Events(CTCAE v5.0)を用いて行う(表2)。

脱毛の管理

1 化学療法開始前のオリエンテーション

- 化学療法といっても、抗がん薬の種類により脱毛の程度はさまざまである。アントラサイクリン系を含む多剤併用療法やタキサン系薬剤では、脱毛は必ず発生する。その事実は隠さず、きちんと説明し、ともに対応策を考える。脱毛は一過性で可逆性であるため、投与が終了すればまた生えてくることも、十分に説明する。説明の要点は以下のとおりである。

① 化学療法開始前の患者に対して具体的な情報提供を行う：脱毛の時期や抜け方について説明する。投与後2〜3週間目くらいから脱毛が始まり、抜け始めると4, 5日から1週間で全体の70〜80%が脱毛することを伝える。また抜け始めの頃に、「頭皮がぴりぴりする」とか「頭皮がむずむずする」などといった症状がありうることを伝える。

② 治療前になるべく頭髪を短くすることを勧める：脱毛を目立ちにくくし、脱毛量を減らすことが目的である。頭髪を剃ってしまうと頭皮を傷つけることになるので、勧められない。

③ 脱毛前のケアとして頭皮の状態をチェックする：頭皮に湿疹や乾燥はないかを確認する。異常（湿疹や傷）があった場合は医療者に相談し、必要であれば皮膚科の受診を勧める。

④ かつらや帽子、スカーフ、付け毛の紹介を行う：かつらの準備に関しては、患者によってさまざまな思いがある。周囲の人々にかつらを着用していることを知られたくないと思っている人が多いので、その場合はなるべく現在の髪型やカラーに近いかつらを選択してもらう。

1 かつらの選択

- かつらを購入する際には注意が必要で，サイズの調整ができるものを選んでもらうとよい．デパートで帽子を買うようにかつらを購入したら，脱毛した後，かつらが緩くなり，結局もう1つ購入した患者もいた．かつらの種類には人毛，混合毛，人工毛があるので，それぞれの特徴についても説明を行う．患者にとって利便性の高いものを選択してもらう．選択するうえでは値段も大きな要因となるが，実際にかつらを使用する時期は平均で1年程度にはなることを理解してもらったうえで，購入を勧める．患者によってはかつらをおしゃれととらえ，今までとは違う髪型やカラーを選ぶ人もいる．脱毛を苦痛と感じるのではなく，おしゃれと捉えて選ぶこともよい方法であると，後押しする場合もある．脱毛というボディイメージの変化をどのように捉えているかを知り，アドバイスすることは重要であると考える．また脱毛時の対応として，かつらだけでなく帽子やバンダナ，付け毛などで工夫している人も多いので，それらをあわせて勧めることもよい方法である．

2 頭髪以外の脱毛

- 化学療法による脱毛は頭髪だけでなく，薬剤によってはまゆげやまつげも抜ける．さらに鼻毛や陰毛，体毛も抜ける場合がある．まゆげやまつげの脱毛に対しては，化粧や付けまつげなどで対応してもらう．また鼻毛が抜けた患者は乾燥しやすく，少しの刺激で鼻出血することを伝える．その場合はワセリンなどを使用し，鼻腔内の湿潤を促すように勧めるとよい．

2 脱毛時の援助

- 脱毛初期は，頭皮を清潔に保つよう心がける．脱毛を恐れず脱毛前と同様にシャンプーで頭皮を洗い，十分に洗い流すよう指導する．頭皮の汗腺は顔の3倍あり，汗をかきやすい．頭皮の清潔を保つ目的は，治療中の骨髄抑制の時期と重なると，毛包炎などによる頭皮湿疹ができやすいからである．シャンプーは，頭髪のある場合は頭髪とからまって泡立つが，頭髪がないと泡立たない．そこで，脱毛時は洗顔用の泡立てネットなどでシャンプーを泡立てて，泡で頭皮を洗うよう指導する．リンスは頭皮には不要であり，脱毛時はシャンプーによる洗髪だけでよいことを説明する．
- 治療が開始され頭皮が敏感になると，治療前に使っていたシャンプーによってかぶれることがある．市販品の多くに含まれる界面活性剤（ラウリル硫酸ナトリウム）は，脱脂力と洗浄力は強いが，免疫力低下時には頭皮トラブルにつながることがある．その場合は，低刺激シャンプー（アミノ酸系洗浄成分を配合しているもの）の使用を勧める．
- 頭皮に刺激の少ないブラシを使用し，ドライヤーはできれば避ける．ドライヤーを使用する場合は，頭皮を痛めないように低温で使用する．
- 脱毛が始まったら，自宅ではヘアキャップをかぶるとよい．ヘアキャップを，抜けた頭髪ごと捨てられるという手軽さがある．また，始終かつらを装着していると，頭部の締めつけ感が強く，リラックスできない．自宅にいるときはなるべくかつらを外し，ヘアキャップや帽子，スカーフなどで通気性も保つことを勧める．頭皮の保温やけが防止の目的で，綿の帽子などで保護するように説明するとよい．
- 治療中の育毛剤の使用は，血行を促進し毛根の代謝を活性化させ，毛根にさらにダメージを与える可能性があるため，避けるように指導する．
- 治療中の頭皮ケア，例えば頭皮の清潔や湿疹対策は，治療終了後の育毛にも影響するので重要である．

3 化学療法終了後の支援

- 化学療法が終了すると約3か月程度で全体の頭髪が生えそろってくる．この時期にはバランスのよい食事を摂ることが大切で，特に髪や頭皮を強化するために重要なミネラル（根菜・海藻・貝類）を多く含んでいる食事を勧める．
- 頭皮のマッサージや育毛剤の使用は，頭皮の血行を促進するのでよいとされている．この時期に多い質問には，「いつから毛染めをしてよいか」「パーマをかけてよいか」というものがある．しかし，「いつからならかまわない」という具体的な指標はなく，経験上，「3か月程度経過したらなるべく頭皮に対して低刺激なものを美容師と相談のうえで使用してもよい」と，医師が説明するようにしている．
- また，「以前より髪が細くなった」「以前は直毛だったのにウェーブが出てきた」「白髪が増えた」など，生え始めた頭髪が以前と違う髪質であるという話もよく耳にする．これらも2〜3年程度で，以前と同様の髪質に戻ったという人が多いが，戻らないという人もいる．個人差があるので，個別的な対応を行っていくことが重要である．

4 脱毛予防について

- 脱毛予防として，化学療法中に頭部冷却やミノキシジルなどの薬剤を使用するという方法が試みられている[3)〜6)]．これらの方法により，脱毛が軽減されたという報告もあるが，完全に脱毛を予防することはできず，有効性は示されていない．また，その後の頭部転移の危険性が危惧された．しかし近年（2015年），Food and Drug Administration（FDA）が抗がん薬治療を受ける患者の脱毛症を予防するため，スウェーデンの医療機器メーカーであるディグニターナーが開発した頭部冷却装置「ディグニキャップ®」を承認した．日本でも2019年3月，頭部冷却装置のパックスマン・スカルプ・クーリング・システムが医療機器として承認された（ただし，保険適用ではない）．

文献

1) 吉田清一監．がん化学療法の有害反応対策ハンドブック　第4版．先端医学社，2004．
2) 佐々木常雄編．がん化学療法ベスト・プラクティス．照林社，2008，p116．
3) Semin Oncol 1998; 25(5): 562-70.
4) Acta Radiol Oncol 1985; 24(2): 113-6.
5) Ann Oncol 1994; 5(8): 769-70.
6) J Am Acad Dermatol 1996; 35(1): 74-8.
7) 国立がんセンター中央病院看護部編．がん化学療法看護スキルアップテキスト．南江堂，2009，p103-10．

（金井久子）

V-9 性機能障害

副作用のマネジメント

- 医療者はがん治療が引き起こす，性と生殖関連の諸問題および対処方法について正確な知識を有し，がんと診断され初回治療に入る前に，患者やパートナーと話し合いの機会をもつことが重要である．また，妊孕性に対する価値観は患者によって大きく異なり，診断されてから間もない時期での話し合いでは，十分に考えることができない可能性もあるため，治療を行いながら，適宜情報提供していく必要がある．生殖機能保存について関心をもつ患者には，できる限り早い段階で専門家に相談することが勧められる．がん治療医だけでなく，生殖医療専門医，看護師など，他職種と連携をとりながら進めていくことが重要である．また小児・AYA（adolescent and young adult）世代でのがん治療は，晩期障害として性機能障害が生じることもあるため，小児科医，小児腫瘍専門医などとの連携も重要である．

要因

1 生殖機能障害

1 化学療法

- 男性・女性ともに性腺に対する影響が不明な薬剤には，タキサン系薬剤，オキサリプラチン，イリノテカン，モノクローナル抗体（トラスツズマブ，ベバシズマブ，セツキシマブ），チロシンキナーゼ阻害薬（エルロチニブ，イマチニブ）がある．

1) 男性
- 男性における精子の生成に対する影響を，リスク別に以下に示す[1]．カッコ内は累積投与量を示す．
- 長期にわたる無精子症の要因となりうる薬剤：シクロホスファミド（$19g/m^2$），プロカルバジン（$4g/m^2$），メルファラン（$140mg/m^2$），シスプラチン（$500mg/m^2$）．
- 無精子症を高頻度で起こす薬剤と併用されることが多く，単独で無精子症の要因となりうるかは不明な薬剤：ブスルファン（600mg/kg），イホスファミド（$42g/m^2$），アクチノマイシンD．
- 報告された投与量では長期にわたる無精子症が認められない薬剤：カルボプラチン（$2g/m^2$）．
- 長期にわたる無精子症の要因となる薬剤との併用で付加的な効果を示すが，単独では一時的な精子数の減少を起こす可能性のある薬剤：ドキソルビシン（$770mg/m^2$），ビンブラスチン（$50g/m^2$），ビンクリスチン（$8g/m^2$）．
- 従来のレジメンで使用する投与量では一時的な精子数の減少だけだが，付加的な影響がありうる薬剤：ブレオマイシン，ダカルバジン，ダウノルビシン，エピルビシン，エトポシド，フルダラビン，フルオロウラシル，6-メルカプトプリン，メトトレキサート，ミトキサントロン．
- 精子生成に影響はない薬剤：インターフェロンアルファ．

2) 女性
- 女性における永久無月経の原因となる化学療法を，リスクごとに以下に示す[1]．
- 高危険群（80％）：40歳以上でCMF療法，CEF療法，CAF療法×6サイクル．
- 中等度危険群（20〜80％未満）：30〜39歳でCMF療法，CEF療法，CAF療法×6サイクル，40歳以上でAC療法×4サイクル．
- 低危険群（20％未満）：ABVD療法，CHOP療法×4〜6サイクル，CVD療法，急性骨髄性白血病，急性リンパ性白血病の治療，30歳以下のCMF療法，CEF療法，CAF療法×6サイクル，40歳以下のAC療法×4サイクル．
- 超低もしくは無危険群：ビンクリスチン，メトトレキサート，フルオロウラシル．

3) 妊婦
- 妊娠初期（0〜12週）は胎児の器官形成の時期であり，抗がん薬の投与は避けるべきである．妊娠中期（13〜25週）〜後期（26週〜）は，早産，死産，成長遅延などのリスクはあるが，投与可能とされている[2]．
- 妊娠中は投与を避けたほうがよい薬剤：アルキル化薬（ブスルファン），代謝拮抗薬（メトトレキサー

ト），タモキシフェン，アロマターゼ阻害薬，トラスツズマブ，サリドマイド，分子標的薬（ベバシズマブ，スニチニブ，ソラフェニブ，リツキシマブ，イマチニブ，エルロチニブ）．
- 妊娠中期〜後期に投与を考慮する薬剤：アントラサイクリン系，フルオロウラシル，シタラビン，ビンカアルカロイド系（ビンブラスチン，ビンクリスチン），タキサン系，プラチナ系薬剤．
- 妊婦に対する影響が不明な薬剤：ペメトレキセド，ゲムシタビン，ビノレルビン，オキサリプラチン．

2 放射線療法

- 放射線治療は照射部位，放射線量，患者の年齢などが性機能に影響を及ぼす．横隔膜下への放射線治療を受けた男性と女性の25％は，不妊症のリスクがある[3]．

1）男性への骨盤照射

- 男性の年齢は不妊のリスクに影響せず，線量に依存する．0.04Gy以下では一時的な不妊を生じ，0.05Gy以上では永久的な不妊を生じる[3]．

2）女性への骨盤照射

- 卵巣組織に対しては，化学療法よりも放射線療法のほうが影響は大きく，線量や年齢に依存する．卵胞，特に成熟卵胞よりも原始卵胞への影響が大きい点が化学療法と異なる．
- 若年者の場合は，次の卵胞が成長するまでの約6〜18か月間の一時的な無月経で済むこともあるが，40歳以上では0.06Gy以上で卵巣機能不全になる[4,5]．0.2Gyの分割照射を5〜6週間受けた40歳以下の女性の95％は不妊症になる[3]．

3）妊婦への照射[2]

- 可能であれば，分娩後に行われるべきである．
- 妊娠中期〜後期は，細部の解剖学的情報が必要とされる時にのみ行われることがある．ガドリニウム含有MRI造影剤（オムニスキャン®，マグネビスト®）は胎盤を通過し，催奇形性を有するため，投与されるべきではない．
- 胎児には，0.05Gy以上の過剰な放射線量の曝露を避けるべきである．この線量以下の曝露では，一般集団より高い確率での奇形や発達障害は報告されていない．

2 性機能障害

- ホルモン療法は，男性に対する影響としては，女性化乳房や勃起障害，陰茎・精巣の萎縮，性欲の減少・喪失などが現れることがある．女性に対する影響としては，腟の潤滑性の低下や性欲の変化，男性化，気分変動，顔面紅潮，睡眠障害，性交疼痛症などの更年期症状を伴う閉経が現れることがある．
- 化学療法は，男性に対する影響として性欲の減少がみられるが，勃起障害などの影響は受けにくい．女性に対しては，卵巣機能障害に伴うエストロゲン分泌量の低下による，腟の潤滑性の低下，性欲の変化，気分変動，性交疼痛症などの症状が現れることがある．
- 放射線療法は，骨盤照射に関して，男性に対する影響として，一時的あるいは永久的な勃起障害をきたすことがある．女性に対しては，骨盤への脈管・神経損傷，卵巣機能障害に由来する急激な更年期症状（腟の潤滑性の低下，腟乾燥感，ホットフラッシュなど）や，閉経の有無にかかわらず腟組織の炎症と瘢痕収縮によって腟の内腔が狭小化し，性交疼痛をきたしやすくなる．
- 小線源治療による勃起障害は，外部照射と同様の割合でみられるが，発生頻度は患者の年代や体格指数，治療前の性生活に関連したQOLなど多くの要因に依存しており，放射線量が高いほど影響を受ける[6〜8]．

治療：妊孕性温存法

- がん患者における妊孕性温存に対するアセスメントと相談のアルゴリズムを図1[16]に示す．

1 男性に対する治療

- マスターベーションで得た精子を凍結保存する方法が，生殖機能保護のための最も確立された技術であり，可能な限り治療開始前に実施することが望ましい[1]．
- マスターベーション以外に吸引あるいは抽出，鎮静下における電気射精，マスターベーション後の尿サンプルから得た精子を凍結保存する方法が報告されているが，エビデンスレベルは低い．
- 放射線療法中，精巣に到達する放射線量を減らすためにシールドを使用した報告はあるが，エビデンスレベルは低い．
- 抗がん薬や放射線治療期間中，精巣組織を保護するために性腺刺激ホルモン放出ホルモン（GnRHアナログ）を投与することは，有効性を得られていない[9〜12]．

図1 がん患者における妊孕性温存に対するアセスメントと相談のアルゴリズム（ASCO ガイドライン）[16]

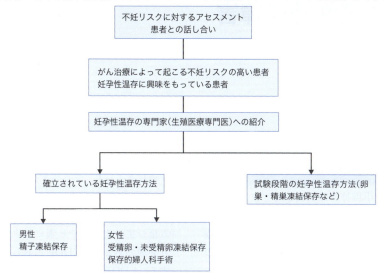

2 女性に対する治療

- パートナーがいる患者に対して，胚凍結保存は治療法が確立されており，最も頻繁に使用される方法である[1]．卵子を採取，体外受精をし，凍結保存後移植する．月経開始後10〜14日間の卵巣刺激を必要とする．ホルモン陽性乳癌の場合，卵巣刺激を要するため血中エストロゲンレベルの上昇により原病が悪化する場合がある[13)14)]．
- パートナーがいない患者に対し，卵子凍結保存や卵巣凍結保存・移植が試みられているが，卵子は胚と比較し保存が難しいこと，卵巣転移の可能性がある場合は卵巣凍結保存が適応とならないなど，研究段階である．
- 放射線療法中，生殖器官へ到達する放射線照射量を減らすためにシールドを使用した報告や，卵巣を照射野外に出す卵巣固定術，卵巣転移などの報告はあるが，エビデンスレベルは低い．
- 初期の子宮頸癌に限り子宮頸部切除を行った場合，適切な症例におけるがん再発率が高くなるというエビデンスはない．
- 抗がん薬や放射線治療期間中，卵巣組織を保護するための GnRH アナログ投与については，いくつかの研究がされているが，長期フォローのランダム化比較試験[15)]によると否定的な見解が示されており，American Society of Clinical Oncology（ASCO）のガイドラインにおいても推奨されていない[16)]．

文献

1) J Clin Oncol 2006; 24(18): 2917-31.
2) Ann Oncol 2010; 21 (Suppl 5): v266-73.
3) 小島操子, 佐藤禮子監訳. がん看護コアカリキュラム. 医学書院. 2007, p72-82.
4) N Engl J Med 1981; 304(23): 1377-82.
5) Am J Pediatr Hematol Oncol 1983; 5(1): 27-31.
6) Roach M III, DiBiase SJ. Brachytherapy for localized prostate cancer. UpToDate.
7) J Urol 2001; 165(2): 436-9.
8) Int J Radiat Oncol Biol Phys 2009; 75(3): 639-48.
9) Blood 1985; 65(4): 832-6.
10) Cancer Chemother Pharmacol 1987; 19(2): 159-62.
11) Clin Investig 1994; 72(11): 838-42.
12) Horm Metab Res 1990; 22(9): 494-8.
13) Fertil Steril 2001; 75(5): 1024-6.
14) Hum Reprod 2003; 18(1): 90-5.
15) J Clin Oncol 2016; 34(22): 2568-74.
16) J Clin Oncol 2013; 31(19): 2500-10.

（小野寺恵子，此松晶子）

V-10 薬剤性神経障害

副作用のマネジメント

中枢神経障害

■抗腫瘍薬による中枢神経障害はさまざまな原因で生じる．中枢神経系への直接の障害や，代謝物による間接的な障害のほか，血管系の異常や免疫チェックポイント阻害薬では，有害事象としての自己免疫疾患の一型として発現することもある．また，中枢神経転移，腫瘍随伴症候群，併存症によっても神経症状を呈するため，診断が困難である場合が多い．ここでは，代表的な末梢神経障害（chemotherapy-induced peripheral neuropathy：CIPN）以外の薬剤性神経障害について解説する．

1 シスプラチン（CDDP）の聴覚毒性

■CDDPの聴覚毒性は用量依存性に生じ，通常両側不可逆性の感音障害を呈することが多い．耳鳴や回転性めまいを随伴することも多く，注意が必要である．聴覚障害の発症には個人差も指摘されており，主にCDDPの代謝酵素多型などの関連が推測され，代謝活性が低い患者は血漿中に年単位で長期に白金が残存し，コルチ器内の外有毛細胞や蝸牛の血管内皮を障害するとされる[1)2)]．北米の胚細胞腫瘍治療後のサバイバーを対象とした調査では，中央値51か月のフォローアップで80％以上に何らかの聴覚障害が生じており，18％は重篤であった．CDDPの積算投与量が300mg/m^{2}を超えると，それ以下の投与量患者と比較して聴覚障害の発症率が1.59倍に増加するため，積算投与量が300～400mg/m^{2}を超えるようなレジメンを使用する場合は，聴力に関して注意を払う必要がある[3)]．一方CDDP以外のプラチナ製剤では聴覚障害の報告は少ないが，カルボプラチンでは網膜芽細胞腫の治療として幼少期に高用量投与を行った際に，聴力障害が生じた報告がある．

■予防法として最も重要な事項は，聴力モニタリングと早期発見である．言語獲得前の小児期における聴力障害は重要な問題であり，聴力低下を認めた場合はプラチナ製剤を外した治療法を検討することがある．薬剤による予防として，アミフォスチンやビタミンE，デキサメタゾンの内耳投与などがこれまで検討されているが，いずれの薬剤も有効性を示しているとは言い難い[4)]．チオ硫酸ナトリウムはシアン化合物やヒ素に対する解毒作用を有する薬剤であるが，CDDPに対しても中和効果を有する．CDDPを投与する小児を対象として，チオ硫酸ナトリウムを併用し聴力障害の程度を検証したランダム化比較試験では，聴力障害の発症頻度は有意に低下，かつチオ硫酸ナトリウムの併用で重篤な有害事象は増加しなかったものの，副次評価項目である無イベント生存率や全生存期間などの疾患制御率が，有意差は認めないものの低下傾向を認めている[5)]．

2 可逆性後頭葉白質脳症（PRES）

■可逆性後頭葉白質脳症（posterior reversible encephalopathy syndrome：PRES）とは，何らかの原因により血管内皮細胞の障害や血液脳関門の破綻が生じ，それに血圧上昇が加わって血管性浮腫が生じることで後頭葉白質に可逆性病変をきたす疾患群である．抗腫瘍薬でも本症を生じることが報告されており，原因薬剤として，ベバシズマブ，プラチナ製剤，シタラビン，ゲムシタビン，インターフェロンα，イピリムマブ，メトトレキサート，リツキシマブ，ソラフェニブやスニチニブ，パゾパニブ，ビンクリスチンなどが挙げられる[6)]．

■代表的な症状に頭痛や意識障害，視覚障害やけいれんがあり，MRIでは後頭葉から頭頂葉後頭葉にかけての対称性白質浮腫がみられることが多いが，variantも多く，まれに小脳や脳幹などの後方循環系にも生じることがある．

■可逆性と考えられているため早期発見・早期介入に努め，治療は血圧が高ければ降圧療法，けいれんがあれば抗けいれん薬を検討する．原疾患に対する薬剤は減量または中止が必要と考えられているが，治療を継続していても改善する報告も存在す

るため、治療を継続する場合リスクとベネフィットの検討が必要であり、慎重なモニタリングが必要である[6]. 抗腫瘍薬によるPRESの発症リスク因子として、高用量の輸液負荷や血圧の上昇、腎機能障害が挙げられており、これらのリスク因子を有する患者には特に注意する[7].

3 メトトレキサート（MTX）の中枢神経症状

- MTXの神経障害は無菌性髄膜炎、横断性脊椎炎、急性から亜急性に発症する脳症、白質脳症など多岐にわたる。原則的には可逆性の病態が多いとされるが、MTXの排泄が遅延するような因子、すなわち低腎機能や酸性尿、ロイコボリン救援の未使用などでは症状が増悪遷延する場合があり、注意を要する。
- がん性髄膜炎の治療に用いるMTX髄注では、頭痛腰背部痛や項部硬直、悪心などの無菌性髄膜炎症状が10%程度生じる。髄注数時間後に生じ、長くても72時間程度で改善する一過性の症状であることが多い。髄液所見では細胞数や蛋白の増多が認められるが、培養は陰性である。症状が強い場合にはステロイドの髄注または経口投与を併用する[8]. また、MTX髄注後数時間から数日で麻痺や感覚障害、膀胱直腸障害などの脊髄圧迫に類似する症状が認められた場合は、MTXによる横断性脊髄炎が鑑別として考えられる[8].
- 急性脳症は高用量の経静脈的MTX投与でしばしば認められ、投与後24時間以内に意識障害やけいれんなどの神経症状が生じることがあるが、通常は速やかに改善することが多く、MTXの再投与は可能とされる[8]. 一方でMTXの排泄が遅延するような因子、すなわち低腎機能や酸性尿、ロイコボリン救援の未使用等では症状が増悪遷延することがあるため、注意が必要である[9].
- また投与後6〜7日前後で生じる亜急性脳症も時に認められ、脳梗塞に類似する症状として巣症状や意識障害、けいれんなどを認めることがある。こちらも自然軽快することが多い.
- 白質脳症はMTXの晩期毒性で、治療開始後半年程度経過した後に生じ、全脳照射やMTXの総投与量が多い場合、以前のMTX使用歴が発症リスクとされている。無症候性で画像所見のみ認める場合もある。MTXが使用された小児ALL（急性リンパ性白血病）患者の報告では、画像所見のみで臨床的に無症状であった例が20%強で認められ、症候性は4%に満たずほとんどの例でMTXの再投与で神経

症状の再発を認めていない[10]. 一方で白質脳症は月・年単位で徐々に認知機能を障害することもあり、先の小児の報告でも白質脳症を発症した場合、長期にわたって改善しない割合が70%を超えている。また、非常にまれな病態であるが壊死性の白質脳症が生じることもあり、致命的となる場合もあるため、注意が必要である[11].

4 フルオロウラシル（5-FU）による中枢神経症状

- 5-FUも時に中枢神経症状を呈することが知られている。5-FUは血液脳関門を超えることがあり、治療開始後数週から数か月の段階で急性に発症する失調や測定障害、眼振などの小脳症状をきたすことがあり、5-FUの中止によって概ね改善する.
- また、5-FUの代謝過程でアンモニアが産生され肝臓での処理能力を超えた場合、高アンモニア血症を伴う5-FU脳症をきたし、意識障害を起こすことがある。脱水や便秘、腎機能障害などを併発している場合は発症リスクとなりうるため、注意が必要である[12]. カペシタビンやS-1など、他のフッ化ピリミジン系薬剤での中枢神経症状の報告は少ない.

5 イホスファミド（IFM）による中枢神経症状

- イホマイドは脳症を発症する代表的な薬剤の1つであり、その頻度は10〜30%程度ともいわれる。腎機能障害や低アルブミン血症、シスプラチンの使用歴やアプレピタントの併用などが、発症のリスク因子とされている。IFMの投与後数時間から数日程度で発症し、てんかん様症状、失調や筋力低下、脳神経症状、振戦やミオクローヌスなど症状は多岐にわたるが、数日後に自然軽快することが多い[13].

末梢神経障害（CIPN）

- 抗腫瘍薬は、プラチナ製剤のように後根神経節の神経細胞に直接作用したり、タキサンのように微小管阻害の結果軸索輸送を阻害したりすることによって末梢神経障害を引き起こす。ここでは、各薬剤におけるCIPNの特徴と、予防法、治療について概説する.

1 各抗腫瘍薬と CIPN

- CIPN を引き起こす薬剤として，プラチナ製剤ではシスプラチン（CDDP），オキサリプラチン（L-OHP）が代表的である．非プラチナ系殺細胞薬は微小管に作用する薬剤が多く，パクリタキセル（PTX），ドセタキセル（DTX）などのタキサン，エリブリン，ビンクリスチンを代表とするビンカアルカロイドがある．また免疫調整薬として，サリドマイドやプロテアソーム阻害薬のボルテゾミブなどが挙げられる．

1 各薬剤に共通する事項

- 各薬剤に一般的に共通する特徴を表1に示す．一方で他の有害事象や，現病や併存症に起因する神経障害との鑑別には注意が必要である．例として，フッ化ピリミジンや VEGF 受容体チロシンキナーゼ阻害薬（VEGFR-TKI）などによく認められる手足症候群も手足末梢優位の有痛性皮疹であり，特にフッ化ピリミジンと L-OHP を併用する大腸癌などでは，治療時に症状が混同されることがある．また，腫瘍増大に伴う末梢神経への浸潤や進展（神経障害性疼痛や Pancoast 腫瘍など）や，傍腫瘍症候群としての末梢神経障害，併存症としての糖尿病や自己免疫性疾患による末梢神経障害なども鑑別が必要である．

2 シスプラチン（CDDP）

- CDDP の神経毒性は末梢神経障害と聴力障害が主である．末梢神経障害は積算投与量が $300mg/m^2$ を超えると出現し，$500～600mg/m^2$ を超えるとほとんどの患者が自覚するとされる．四肢末梢のしびれや異常感覚，疼痛が近位方向へ拡大，他覚所見としてアキレス腱反射の消失や振動覚の低下が認められる．温痛覚や筋力は保持されることが多い．CDDP を中断しても数か月症状が増悪する場合が30％程度認められ，CDDP を使用した精巣腫瘍患者の追跡報告では，治療終了後5年の時点で20％に末梢神経障害が残存していた[14]．

- 聴力障害も用量依存性であり，両側かつ不可逆の高周波の感音性難聴を呈し，時に耳鳴やめまいを随伴する．男性胚細胞腫瘍のサバイバーを対象とした聴力解析では，治療終了後51か月で聴力障害を有する確率は80％（重篤例は18％）にのぼった[15]．CIPN と同じく積算投与量が聴力障害の発症に関連し，$300mg/m^2$ を超えると注意が必要とされている．聴力障害の適切な予防薬は存在しないとされていたが，CDDP を使用する標準リスク肝芽腫の小児にチオ硫酸ナトリウムを追加することで聴力障害を抑制できるかというランダム化比較試験の結果が公表された．その結果，チオ硫酸ナトリウムを追加すると，治療予後を損ねることなく48％聴力障害のリスク低減が可能であった．成人にどの程度外挿できるか不明瞭ではあるが，今後の可能性が期待される結果であろう[16]．

3 オキサリプラチン（L-OHP）

- L-OHP の神経障害は，急性と蓄積性の神経障害に大別される．急性障害は L-OHP 投与後数時間から数日で生じ，寒冷刺激で誘発される口咽頭や上肢の知覚異常，咽頭部筋攣縮，嚥下障害などの症状を呈する．口咽頭部の異常感覚の発症率は70～90％以上にのぼるが，概ね投与後1週間以内に改善する[17]．症状の程度は1回投与量に相関し，高用量で症状は増悪する[18]．次サイクル以降に症状が強くなることもあるが，継続的に漸増することはまれである[19]．咽頭症状が強い場合，投与時間を延長すれば症状が軽減する可能性が報告されている[20]．

- 総投与量が $780～850mg/m^2$ を超えると蓄積性の神経障害を生じ，10～15％で重篤化する．神経症状は感覚障害が主体であり，発症早期では下肢より上肢で症状が強い．また，症状は可逆性とされているが，上肢より下肢で遷延化する傾向があり，治療終了後18か月の時点で20％以上，2年経過しても10％以上症状が残存する．急性神経障害の症状が高度である場合，蓄積性障害も強く発現する傾向も報告されている[19)21]．

- 転移性大腸癌では，L-OHP の長期使用が想定されるため，CIPN をいかに抑制させつつ L-OHP を継続的に使用するかを考慮する必要がある．L-OHP

表1 薬剤性末梢神経障害の一般的な特徴

四肢に両側対称性に発症する．近位部より遠位部に症状が強く，手袋靴下型の分布をとることが多い．単神経のニューロパチーはまれである．
有痛性異常感覚やしびれ，感覚脱失などの感覚障害が主体である．筋力低下や筋萎縮などの運動障害や，起立性低血圧，便通障害などの自律神経障害の合併はそれほど多くない．
CIPN の発症は積算投与量と最も相関する．神経障害が生じる閾値を超える投与が想定される場合は注意が必要である．
原則的に可逆性であり，被疑薬の中止によって症状は改善するが，一部の薬剤は被疑薬中止後も一定期間，症状が増悪する．

を中断し再開する試験は複数施行されているが，再開後の L-OHP の投与率の低さや，症例集積の中断などの問題点はあるものの，現時点で L-OHP を中断することによって明らかに予後が悪化する報告はない[22)23)]．したがって神経症状の増悪に合わせ L-OHP を休止，フッ化ピリミジン（あるいは分子標的薬併用）で維持療法を行い，症状の改善を待って L-OHP を再開するいわゆる on/off 投与は許容される治療法とされ，実地臨床で汎用されている．L-OHP 投与前後に電解質（Ca や Mg）を経静脈的補充しても，CIPN の明確な予防効果は乏しいとされる[24)]．

4 タキサン

- タキサンによる CIPN も，投与量減量や治療中断につながる重要な有害事象である．パクリタキセル（PTX）はドセタキセル（DTX）よりも CIPN 発症リスクが高く，PTX 60％に対して DTX は 15％であり，PTX，DTX 両者が等しく使用可能な状況である場合，末梢神経障害を極力回避したいならば DTX を選択するのが妥当である．プラチナ製剤と同じく感覚障害が主体であり，手足の焼けつくような異常感覚やしびれ，反射の消失が多いが，L-OHP と異なり口咽頭周囲の知覚異常は生じにくい．CIPN の発症あるいは重篤化は積算投与量と相関し，PTX では Grade 2 以上に至る中央値は 715mg/m^2 前後とされる[25)26)]．また 1 回投与量が多い場合，早期から CIPN が生じ，重篤化のリスクも増大する[27)28)]．毎週投与と 3 週毎投与の投与スケジュール，あるいは投与時間の延長によって CIPN の発症率や重症度が変化するかは不明瞭とされている[29)]．運動障害は近位筋優位に 0〜14％程度発症の報告があるが，まれである[28)]．
- タキサンによる CIPN は，一般的に治療終了後月単位で症状の改善を認めるが，治療終了後数年経過しても症状が継続し，手足に重篤なしびれや不快感が残存する報告もあるため，タキサンを使用する際には CIPN が年単位で遷延する可能性があることを十分に患者に伝える必要がある[30)31)]．
- 前述のように DTX は，PTX よりも CIPN の発症頻度は少なく，Grade 3 以上の神経障害に至るケースも 10％未満とされる[28)]．PTX と同じく CIPN の発症は積算投与量と相関し，Grade 2 以上に至る積算投与量中央値は 371mg/m^2 であった[32)]．3 週毎，毎週投与などの投与スケジュールによって発症頻度が異なるかどうかの明確な結論は出ていない．
- ナブパクリタキセル（nab-PTX）は PTX の毒性を軽減する目的で合成されたにもかかわらず，神経毒性は PTX と比較して軽いという報告はない．乳癌における PTX との比較試験では，PTX の含有量が nab-PTX 群で多かったためもあるが，nab-PTX 群で有意に CIPN の発症率が高かった．膵癌の MPACT 試験（ゲムシタビン vs. ゲムシタビン + nab-PTX）では，併用群の 54％に CIPN が生じ，17％が Grade 3 に達した．日本で施行された胃癌の第Ⅱ相試験でも，Grade 3 以上の CIPN は 23.6％と高率で発症している．しかし，Grade 3 以上の重篤例も治療中断によって改善し，原則的に可逆的と考えられている[33)〜35)]．
- 転移性前立腺癌で用いられるカバジタキセルは，PTX や DTX と比べ神経毒性は軽く，重篤化する症例は 1％に満たないとされる[36)]．
- タキサン投与の 1, 2 日後に発症し，4〜5 日間継続する筋肉関節痛は，タキサン関連急性疼痛症候群と呼ばれ，タキサンの代表的な有害事象の 1 つであるが，近年急性神経障害の一型として捉えられている．発症率は PTX で 13.1％（0.9〜86％），DTX で 10.5％（3.6〜70％），nab-PTX で 26％（13〜43％）とかなり幅がある．また，投与スケジュールでも異なり，1 回投与量が多い 3 週毎投与は毎週投与より高頻度に生じ，投与時間を延長すると発症頻度は低下する[37)〜39)]．先に示した蓄積性 CIPN は，投与スケジュールや投与時間と発症に明確な関連性がないため，混同に注意する．

5 ビンカアルカロイド

- ビンカアルカロイド，特にビンクリスチン（VCR）は，CIPN を高率に生じる薬剤である．症状は両側対称性の指尖あるいは足尖部の異常感覚から始まり，疼痛や筋れん縮も時に随伴する．数週単位で増悪し，治療を停止しても数か月間増悪することがある．運動神経障害も時に随伴し，対称性の四肢の下垂症状などをきたすことがある．用量依存性に症状は増悪し，高齢や低栄養，神経走行部位の放射線照射や CYP3A4 阻害薬の併用で増悪する．
- VCR は自律神経障害も生じ，腹部疝痛や便秘が 50％程度認められ，まれに麻痺性イレウスに進展する．勃起不全や起立性低血圧，尿閉などの報告もある．また，脳神経に単神経性神経障害を起こすこともあり，動眼神経などに障害が及ぶことがある．
- 神経症状は通常可逆性であるが，改善は月単位で緩徐であり，治療を停止しても数か月は症状が増悪しうる．また，便秘に対する緩下剤処方も必要で

ある．神経障害の軽減を目的として，VCRの投与量は1.4mg/m^2，最大投与量は2.0mgを超えないことと設定されている．

6 エリブリン

■ 乳癌や肉腫で使用される微小管阻害薬エリブリンもCIPNを生じる．第Ⅲ相試験の結果では全Gradeで19〜35%，Grade 3以上は2〜8%の発症である．肉腫より乳癌の発症が多いため，乳癌患者におけるCIPNには特に注意が必要である[40〜42]．

7 サリドマイド（Thal）とその関連薬

■ サリドマイド（Thal）は，連日の投与量が200mg/日以上の患者の3分の1でGrade 3以上の高度のCIPNを認め，Thalの減量や中止理由の60%にのぼる有害事象である．左右対称性の感覚異常が主体で，30〜40%に運動障害も合併，便秘などの自律神経障害を呈する頻度も低くはない．用量依存性の神経毒性と考えられており，投与量減量によってCIPNの発症率や重篤例が減少し，治療中断によって緩徐に改善する可逆性毒性と考えられている．レナリドミドやポマリドミドなどの類縁薬の神経毒性は，Thalより少ない．

8 プロテアソーム阻害薬

■ ボルテゾミブなどのプロテアソーム阻害薬はThalと並ぶ多発性骨髄腫のキードラッグであるが，代表有害事象にCIPNがある．左右対称性の手袋靴下型の分布を呈する有痛性感覚障害とされ，深部腱反射の低下消失や運動神経障害も時に生じる．自律神経症状も10〜15%に併発し，下痢や便秘，起立性低血圧などが生じる．投与サイクルの増加に相関して発症，増悪し，閾値は26mg/m^{2}程度とされている．

■ 症状は可逆性であり，治療終了後3か月程度で改善してくるとされるが，年単位で継続する報告がある．静注より皮下注，週2回投与より週1回投与のほうがCIPNの発症や増悪が少ないとされる．

2 CIPNの予防と治療

1 CIPNの予防

■ CIPNの予防目的で数々の薬剤が試されてきたが，執筆時現在でCIPNの予防に明確なエビデンスを有する薬剤は存在しない．抗てんかん薬のカルバマゼピンやオキシカルバゼピン，プレガバリン，ビタミンE，アセチルLカルニチン，アミトリプチン，電解質補充など，いずれも効果がない．

■ 投与方法の工夫がCIPN増悪の予防につながる場合がある．例として，先述したL-OHPのon/off投与や，ボルテゾミブの皮下投与，週1回投与などが挙げられる．

■ 運動がCIPNに予防的効果をきたすかどうかは，執筆時現在で確定的ではないとされている．6週間の中等強度の歩行と筋力トレーニングが，タキサンやビンカアルカロイドのCIPNにどのような影響を与えるかの検証結果が報告され，高齢患者で有意に運動によるCIPNの改善が得られた[43]．L-OHPの寒冷誘発性神経障害抑制のために，L-OHP投与後72〜96時間は，冷たい飲料の摂取や冷気の吸入，冷たいものを触ることなどの寒冷曝露を避ける点を患者に指導することは重要である．フローズングローブがCIPN発症の予防になるというエビデンスはない．

2 CIPNの治療

■ CIPNの治療で有効性が示されている薬剤に，SNRI（セロトニン・ノルアドレナリン再取り込み阻害薬）のデュロキセチンがあり，プラセボ対照のランダム化比較試験で有痛性CIPNに対する効果が示されている．Grade 1以上の感覚障害を有する乳癌と大腸癌患者でPTXあるいはL-OHPが使用された患者が大多数を占め，デュロキセチンは30mgから開始され，翌週から60mgに増量して4週間以上投与するスケジュールであった．この試験の結果，5週間の時点でデュロキセチン投与群ではプラセボ比で有意に有痛性CIPNの症状を改善させ，しびれやひりひり感なども改善し，特にL-OHP投与群で効果が高い結果であった[44]．

■ 一方，本試験を解釈するうえで複数の注意点が考えられる．第一に，対象のほとんどが乳癌と大腸癌であり，対象薬剤もL-OHPとPTXであること．L-OHPはPTXよりCIPNの改善が大きかったが，薬剤ごとの解釈はパワー不足である．また，L-OHPやPTX以外の薬剤に関する有効性は示されていない．第二に，試験の対象は治療中の患者ではなく治療後の患者であることで，つまり，神経毒性を有する薬剤を使用中にCIPNが生じた患者に対してデュロキセチンを投与する，という状況は想定されていない．第三に，日本ではデュロキセチンがCIPNの適応症として認可されておらず，またその投与量が多い．日本のデュロキセチンの添付文書[45]を参照すると，「1日20mgより開始し，1週間以上の間隔を空けて20mgずつ増量，40mgが

標準投与量で最大 60mg まで増量可」とある．本試験では 1 週間で 60mg まで増量し安全性は担保されていたが，デュロキセチンはがん臨床医が使用に長けているとは言い難い薬剤と考えられ，実地臨床で添付文書を外れたペースで増量するのは難しいだろう[45]．第四に，CIPN の改善は絶対差で Brief Pain Inventory（BPI）0.73 程度であり，そこまで大きくはないという点がある．本試験はクロスオーバーも容認され，プラセボで開始しデュロキセチンに変更することで 59％の症状改善が得られているが，一方でデュロキセチンからプラセボに変更しても 38％の症状改善が得られている．

- 上記のような問題点が考えられるが，デュロキセチン以外に CIPN に対して有効な薬剤もなく，タキサンや L-OHP 以外の CIPN でも使用は容認されている．また，デュロキセチン以外の薬剤，例えばガバペンチンやプレガバリン，三環系抗うつ薬などの使用については，明確な有効性は示されていないものの，CIPN の治療選択肢が乏しい点と，現病に伴う神経障害などが複合した疼痛である可能性も考慮され，これらの薬剤も使用可能とされている[46]．

文献

1) J Clin Oncol 2012; 30(3): 300-7.
2) J Clin Oncol 2012; 30(19): 2408-17.
3) J Clin Oncol 2016; 34(23): 2712-20.
4) J Clin Oncol 2009; 27(1): 127-45.
5) Lancet Oncol 2017; 18(1): 63-74.
6) Up To Date. Reversible posterior leukoencephalopathy syndrome.
7) Am J Hematol 2004; 77(1): 72-6.
8) Up to date. Overview of neurologic complications of non-platinum cancer chemotherapy.
9) Br J Haematol 2009; 146(5): 489-503.
10) J Clin Oncol 2014; 32: 949-59.
11) Neuroradiology 2003; 45(7): 493-7.
12) Anticancer Drugs 1999; 10(3): 275-81.
13) Am J Clin Oncol 2005; 28(3): 277-80.
14) Cancer 2010; 116(10): 2322-31.
15) J Clin Oncol 2016; 34(23): 2712-20.
16) N Engl J Med 2018; 378(25): 2376-85.
17) Cancer 2013; 119(2): 438-44.
18) Semin Oncol 2002; 29(5 Suppl 15): 21-33.
19) J Clin Oncol 2015; 33(30): 3416-22.
20) Cancer Chemother Pharmacol 2008; 61(1): 105-11.
21) J Clin Oncol 2007; 25(16): 2205-11.
22) J Clin Oncol 2006; 24(3): 394-400.
23) J Clin Oncol 2009; 27(34): 5727-33.
24) J Clin Oncol 2014; 32(10): 997-1005.
25) Neuro Oncol 2012; suppl 4: iv45-54.
26) J Clin Oncol 1994; 12: 2654-66.
27) Neurology 1996; 47(1): 115-8.
28) J Clin Oncol. 2006; 24(10): 1633-42.
29) Up To Date. Overview of neurologic complications of non-platinum cancer chemotherapy.
30) Breast Cancer Res Treat 2011; 125(3): 767-74.
31) Int J Clin Oncol 2013; 18(1): 132-8.
32) J Clin Oncol 2005; 23(24): 5542-51.
33) J Clin Oncol 2005; 23(31): 7794-803.
34) Cancer Sci 2014; 105(7): 812-7.
35) Eur J Cancer 2016; 52: 85-91.
36) Lancet 2010; 376(9747): 1147-54.
37) Support Care Cancer 2016; 24(8): 3633-50.
38) J Clin Oncol 2011; 29(11): 1472-8.
39) Cancer 2012; 118(20): 5171-8.
40) Lancet 2011; 377(9769): 914-23.
41) J Clin Oncol 2015; 33(6): 594-601.
42) Lancet 2016; 387(10028): 1629-37.
43) Ian K et al. J Clin Oncol 2016; 34(suppl; abstr 10000). http://ascopubs.org/doi/abs/10.1200/JCO.2016.34.15_suppl.10000
44) JAMA 2013; 309(13): 1359-67.
45) 日本イーライリリー．サインバルタ添付文書．
46) J Clin Oncol. 2014; 32(18): 1941-67.

（門倉玄武）

V 11 血管外漏出

副作用のマネジメント

疫学・診断[1]

- 血管外漏出とは，投与中の抗がん薬が血管外に浸潤あるいは血管外に漏出し，静脈内へ投与された薬液が血管から周囲の軟部組織へ拡散することをいう．周囲の軟部組織に障害を起こし，疼痛，発赤，腫脹，灼熱感などの症状が発現するが，水疱，潰瘍形成，壊死などにより外科的処置が必要となる可能性もある．確立された治療法がなく，予防することが最も重要となる．

1 症状

1 即時型発現
- 数分から数時間以内に痛みや熱感が生じる．通常，針の挿入部周囲で，薬剤投与中に痛みが起こる．針挿入部周囲に発赤が生じるが，必ずしも血管外漏出が生じる時に発赤が発現するとは限らない．潜在的に潰瘍形成が進行し，通常48～96時間に発現する．すぐに重症の腫脹が生じるほか，逆血がない，または薬剤投与中に逆血がみられたり，滴下の状態が変化する．

2 遅延型発現
- 痛みや腫脹は，通常48時間以内に出現する．発赤は発現が遅い．潰瘍は遅れて発現する．局所のひりひりした感覚やその他の感覚障害が生じる．

2 分類

- 殺細胞薬は毒性に応じ起壊死性（vesicants），炎症性（irritants），非壊死性（non vesicants）に分類される．起壊死性薬剤と炎症性薬剤の区別は確立されたものではなく，炎症性薬剤であっても壊死や皮膚剥離が報告されている薬剤もある．組織損傷の程度は，漏出した薬剤の量と関係している可能性も示唆されている．

1 起壊死性薬剤（vesicant drug）
- 起壊死性薬剤は，重篤で永久的な組織壊死を引き起こす恐れがある．漏出時は焼けるような痛み，締めつけられるような痛み，軽度の紅斑，瘙痒，腫脹がみられる．2～3日のうちに，紅斑，痛み，変色，硬結，乾燥剥離，水疱形成がみられる．少量の漏出であれば症状は数週間後に消失する可能性があるが，広範囲な漏出の場合，壊死，痂皮形成，膨隆性を伴った潰瘍形成，発赤，痛みや壊死組織が数週間以上後に現れる可能性がある．カテーテルを挿入する部位によっては，機能障害を残す可能性があるため，注意する．
- アントラサイクリン系薬剤は多くのレジメンで使用されており，重篤な組織壊死を生じる可能性があるため，注意を要する薬剤である．
- シスプラチン（0.5mg/mL以上の濃度）
- アントラサイクリン系（ダウノルビシン，ドキソルビシン，エピルビシン，イダルビシン）
- ビンカアルカロイド（ビンブラスチン，ビンクリスチン，ビンデシン，ビノレルビン）
- マイトマイシンC，ミトキサントロン
- なお，パクリタキセル（リポソーム製剤は除く），ドセタキセル，オキサリプラチンは，まれに起壊死性となる．

2 炎症性薬剤（irritant drug）
- 炎症性薬剤は鈍い持続的な痛み，焼けるような痛み，締めつけるような痛みや，針刺入部または血管に沿った静脈炎を伴って炎症性の反応を引き起こす．漏出した部位で温感，紅斑，圧痛がみられるが，皮膚剥離や壊死はみられない．症状はたいてい短期間でおさまり，長期間続く後遺症はない．
- プラチナ系薬剤（カルボプラチン，シスプラチン*，オキサリプラチン*）
- アルキル化薬剤（シクロホスファミド，イホスファミド）
- 代謝拮抗薬（フルオロウラシル，ゲムシタビン）
- タキサン系薬剤（パクリタキセル，ドセタキセル）
- トポイソメラーゼ阻害薬（イリノテカン，エトポシ

ド）
- 三酸化ヒ素，ブレオマイシン，ボルテゾミブ，クラドリビン，ダカルバジン*，リポソームドキソルビシン*，ミトキサントロン*，トポテカン

*血管外漏出した薬剤量の濃度に依存して，起壊死性になる可能性もある．

3 非壊死性薬剤（non vesicant drug）
- 非壊死性薬剤は，多少漏出しても炎症を生じにくい．多くは皮下投与や筋肉内投与が可能である．
- エリブリン，モノクローナル抗体薬（ニボルマブなど）は非壊死性に分類される．

4 リコール現象
- タキサン系薬剤やドキソルビシン，エピルビシンでリコール現象が報告されている[2)～7)]．リコール現象とは，以前に壊死性薬剤の血管外漏出を経験し，その後再度同じ薬剤を投与した場合に以前血管外漏出した部位で炎症が起こる現象である．放射線治療後に抗がん薬を投与した場合，放射線照射部位に炎症が起こるリコール現象が報告されている．

3 リスク因子[8)]
- 血管外漏出に関するリスク因子として，細くて脆い血管，硬化した血管，肥満，糖尿病や循環障害のような合併症，感覚障害，固定式静脈カテーテルの使用，医療者の知識や技術の不足が挙げられる．そのほかに考えられるリスク因子は以下のとおりである．
- 高齢者（血管の弾力性や血流量の低下）
- 栄養不良患者
- 化学療法を繰り返している患者
- 多剤併用化学療法中の患者
- 輸液などですでに使用中の血管ルートの再利用
- 腫瘍浸潤部位の血管
- 放射線治療を受けた部位の血管
- ごく最近生じた皮内反応部位の下流の血管
- 同一血管に対する穿刺のやり直し例
- 24時間以内に注射した部位より遠位側
- 創傷瘢痕がある部位の血管
- 関節運動の影響を受けやすい部位や血流量の少ない血管への穿刺

4 鑑別診断
- 血管外漏出に類似した症状を呈する静脈炎やフレア反応との鑑別を行う．

1 静脈炎
- 静脈の炎症で，静脈に沿ってあるいはカテーテル挿入部の疼痛，発赤，腫脹がある．潰瘍は通常みられない．逆血を認める．

2 フレア反応
- 局所の疼痛を伴わないアレルギー反応で，血管に沿って紅斑や赤い線状の蕁麻疹が生じる．治療をしなくても発現後30分以内に消失する．潰瘍や腫脹は通常みられない．逆血を認める．

予防・治療

1 予防
- 抗がん薬治療における血管外漏出の予防ガイドラインは European Oncology Nursing Society（EONS）[8)] や Oncology Nursing Society（ONS）[9)] から入手できる．予防策を行うことにより，血管外漏出のリスクを最小限に抑えることができる．要点を以下に挙げる．
- 末梢から抗がん薬を投与する際に，ラインは投与直前に確保し，より太くて損傷のない血管を選択する．点滴を開始する前には，逆血があることを確認する．
- 硬化や血栓症，傷跡などのある部位は循環障害を伴う四肢として，点滴部位としては回避すべきである．乳癌患者ではリンパ浮腫予防のため，切除した乳房と反対側にラインを確保することが望まれる．
- 静脈留置針は，刺入部を透明なフィルムドレッシング材で覆った後，刺入部周囲の観察ができるよう固定する．
- 薬剤を投与する前に，5～10mLの生理食塩水や5%ブドウ糖液をフラッシュし，ラインの開通性を確認する．
- 患者には，痛みや紅斑，腫脹など，点滴部位の異常を感じた際には，すぐに医療者に知らせるよう教育を行う．
- 抗がん薬は希釈調製後，生理食塩水や5%ブドウ糖液を流すメインルートの側管から投与する．
- 起壊死性薬剤の投与は，中心静脈カテーテルを使うことで確実に投与されるが，血管外漏出の予防には寄与しない．

2 治療

1 初期治療
- 起壊死性薬剤の血管外漏出が起きた，もしくは疑われた場合は，すぐに点滴を止め，漏出部位に圧力がかからないようにする．5〜10mLのシリンジを用い，できるだけ漏出した薬剤や血液を吸引した後，カテーテルや針を抜去する．漏出した患肢を挙上する．

2 冷却
- 漏出部の冷却は，ビンカアルカロイド（ビンクリスチン，ビンブラスチン，ビンデシン，ビノレルビン）とエトポシドを除く，すべての起壊死性薬剤および炎症性薬剤で推奨される．間欠的な冷却は血管収縮を起こすことにより，薬剤の広がりや局所の損傷の程度を軽減する．冷却圧迫も，局所の炎症や痛みを軽減させるために有用である．
- アントラサイクリン系薬剤（リポソーム製剤を除く）は，漏出した日に限り，漏出後30〜60分冷却し，その後15分ごとに冷却を繰り返す．
- リポソーマルドキソルビシン，マイトマイシンCは，漏出後24時間は15〜20分の冷却を1日4回以上行う．

3 加温
- ビンカアルカロイド系薬剤やエトポシドの血管外漏出は，冷却することで潰瘍形成を悪化させることが動物実験で報告されているため，冷却は禁忌とされている．これらの薬剤では局所を温めることが，血管拡張や血流量の増加によって薬剤が拡散・希釈されるとして，推奨されている．漏出後24〜48時間は，15〜20分の加温を1日4回以上行う．
- タキサン系薬剤では，冷却と加温のどちらがよいかは明確になっていない．

4 デクスラゾキサン
- デクスラゾキサンは，アントラサイクリン系薬剤の血管外漏出と推定された80人の患者を含む2つの非ランダム化多施設研究で評価され[10]，European Medicines Agency (EMA)や米国 Food and Drug Administration (FDA)がリポソーム製剤を除くアントラサイクリン系薬剤の血管外漏出に対して適応承認した後，日本では2014年4月に薬価収載・販売され，使用できるようになった．
- 通常，成人には1日1回，投与1日目および2日目は1000mg/m²（体表面積），3日目は500mg/m²を1〜2時間かけて3日間連続で静脈内投与する．血管外漏出後6時間以内に可能な限り速やかに投与を開始し，投与2日目および3日目は投与1日目と同時刻に投与を開始する．また，用量は投与1日目および2日目は各2000mg，3日目は1000mgを上限とする．クレアチニンクリアランス40mL/min未満では投与量を通常の半量とする．

5 副腎皮質ホルモン（ステロイド）
- エビデンスが少なく，ONSやEONSのガイドラインでは推奨されていない．
- アントラサイクリン系薬剤の血管外漏出患者で全身，皮下，皮内投与が推奨されているが，有効性に関しては不明確である．エトポシドまたはビンカアルカロイド系薬剤の血管外漏出には皮膚障害を悪化させる可能性があり，禁忌とされている．大量のオキサリプラチンの血管外漏出では経口デキサメタゾン16mg/日（分2），14日間投与の有効性が報告されている[11]．

6 チオ硫酸ナトリウム（デトキソール静注用10%®）（保険適用外）
- 63例のドキソルビシン，エピルビシン，ビンブラスチン，マイトマイシンCで血管外漏出を受けた患者で，ヒドロコルチゾンとデキサメタゾンの治療群と，それにチオ硫酸ナトリウム2%溶液の皮下投与を追加した群との比較試験で，どちらの群も潰瘍形成はみられなかったが，平均治癒時間に関して，チオ硫酸ナトリウムを加えた群は加えない群の半分だったという報告がある[12]．チオ硫酸ナトリウムの4%または2%溶液の局所投与は，ダカルバジン，シスプラチン，カルボプラチンの血管外漏出における壊死や潰瘍形成予防に有効とされているが，エビデンスが少なく推奨されていない．日本では保険未承認である．
- 4%溶液の作り方は，10%チオ硫酸ナトリウムを使う場合，4mLを滅菌注射用水6mLと混ぜる．

7 hyaluronidase, dimethylsulfoxide (DMSO)
- hyaluronidase（ヒアルロニダーゼ）は蛋白分解酵素であり，ヒアルロン酸を加水分解することにより皮下に投与された溶液の拡散を促進する．ビンカアルカロイド，パクリタキセル，エトポシド，イホスファミドの血管外漏出に使用される．日本では該当する薬剤がない．
- dimethylsulfoxide（DMSO：ジメチルスルホキシド）のメカニズムは解明されていないが，アントラサ

イクリンまたはマイトマイシンCの血管外漏出に使用される．日本では保険未承認である．

8 外科的治療
■一定のガイドラインはない．初期治療を実施しても皮膚障害が悪化し，皮膚壊死や潰瘍形成される際は，外科的治療が必要とされている．手術介入の最適な時期については議論の余地があるが，初期治療の対応が不十分な場合に手術の適応となる場合が多い．

文献

1) 国立がん研究センター内科レジデント編．がん診療レジデントマニュアル，第7版．医学書院，2016, p423-31.
2) J Clin Oncol 1994; 12(10): 2237-8.
3) J Natl Cancer Inst 1994; 86(16): 1250-1.
4) Gynecol Oncol 1996; 60(1): 94-6.
5) J Natl Cancer Inst 2007; 99(2): 177-8.
6) Lancet Oncol 2006; 7(2): 186-7.
7) Clin Oncol (R Coll Radiol) 1999; 11(6): 424-5
8) Eur J Oncol Nurs 2008; 12(4): 357-61.
9) Polovich M, et al eds. Chemotherapy and Biotherapy Guidelines and Recommendations for Practice, 3rd ed. Oncology Nursing Society, 2009.
10) Ann Oncol 2007; 18(3): 546-50.
11) J Clin Oncol 2003; 21(21): 4068-9.
12) Cancer Chemother Pharmacol 1992; 30(4): 330-3.
13) 聖路加看護大学外来がん化学療法看護ワーキンググループ編．外来がん化学療法看護ガイドライン1　抗がん剤の血管外漏出の予防・早期発見・対処，2009年版．金原出版，2008.
14) 佐藤禮子監訳．がん化学療法・バイオセラピー看護実践ガイドライン．医学書院，2009. p104-118.
15) 矢ヶ崎香．即時型合併症の予防，早期発見，対処2　血管外漏出（小松浩子，畠清彦編．がん化学療法看護テキストブック．真興交易医書出版部，2010).

（此松晶子，小野寺恵子）

V 12 二次発がん

副作用のマネジメント

疫学

- 近年，悪性腫瘍に対する治療の発達により生存率が上昇し，生存期間も延長しているが，それとともに二次発がんの頻度も高くなることが，長期疫学的調査により認識されている．そして二次発がんそのものが，患者の生命予後を大きく左右することもわかってきた．
- 米国 National Cancer Institute（NCI）による疫学的調査に，SEER（Surveillance, Epidemiology, and End Results Program）がある．これは，1973～2000年に登録されたがん生存者200万人以上のデータをもとに，二次発がんの頻度，種類などについて解析したものである．
- SEER によれば，がん治療を受けた人の二次発がんのリスクは，がん治療を受けていない人に比べて25年間で14％高くなる．初発がんの発生年齢ごとにみると，二次発がんのリスクは小児ほど高く，0～17歳では一般の人に比べ6倍，18～29歳で2.9倍，30～39歳で2.4倍，40～49歳で1.6倍，50～69歳で1.1～1.3倍であった．70歳以上では一般とほとんど変わらない[1]．
- 発生頻度は，患者側の要因（年齢，遺伝的不安定性，免疫状態），もともとのがんの種類，受けた治療（化学療法，放射線療法）とその部位，環境因子（喫煙，飲酒）などが大きく関係する．

治療関連性骨髄性腫瘍（t-MN）

- 細胞を障害する治療を受けた人は，急性骨髄性白血病（therapy-related acute myeloid leukemia：t-AML），骨髄異形成症候群（therapy-related myelodysplastic syndrome：t-MDS），骨髄増殖性腫瘍（therapy-related myelodysplastic syndrome/myeloproliferative neoplasms：t-MDS/ t-MPN）を起こすリスクをもっている．WHO分類（2008年）ではこれらを1カテゴリーにまとめ，治療関連性骨髄性腫瘍（therapy-related myeloid neoplasms：t-MN）とし，2016年の改訂版でもそれが踏襲されている[2]．t-MNは急性骨髄性白血病，骨髄異形成症候群全体の10～20％を占めるといわれる[3]．

1 種類

1 アルキル化薬関連

- メルファラン，シクロホスファミド，クロラムブシル，ブスルファン，カルボプラチン，シスプラチン，ダカルバジン，プロカルバジン，カルムスチンなどが関係する．
- 放射線治療によるt-MNも，このカテゴリーに含まれる．
- 発症は曝露後5～7年で起き，2/3は骨髄異形成症候群から発症する．染色体異常は5番，7番の欠失，複雑型であることが多い．

2 トポイソメラーゼⅡ阻害薬関連

- エトポシド，ドキソルビシン，ダウノルビシン，ミトキサントロン，エピルビシンなどが関係する．
- 発症は曝露後1～3年と早く，急性白血病のかたちで発症する．染色体異常には11q23，21q22が関係することが多い．

3 その他

- プリンアナログであるフルダラビンはDNA修復阻害作用があり，低悪性度リンパ腫や慢性リンパ性白血病の治療に用いられるが，t-MNの発症が報告されている[4,5]．タキサン系薬剤が二次発がんを起こすかどうかは定かではないが，他の薬剤との併用療法における二次発がんの報告はある．また，放射線照射を受けたホジキンリンパ腫，非ホジキンリンパ腫，精巣癌，乳癌，子宮頸癌などでもt-MNの発症が報告されている[6]．また，原爆被爆生存者の後向き研究からは，曝露された線量依存的に骨髄異形成症候群の発生が増加することがわかっている[7]．
- 原爆被爆生存者の後向き研究：原爆被爆後40～60

年生存した人の骨髄異形成症候群発症リスクに対する論文が，2011年3月11日の東日本大震災より前の2011年2月1日に，J Clin Oncolに掲載された[7]．長崎原爆被爆者の2つの大きなデータベース（長崎大学原爆後障害医療研究施設，および放射線影響研究所）の8万6271人について，後ろ向きに調査したもので，1985年から2004年までに骨髄異形成症候群と診断された198人につき調べたところ，骨髄異形成症候群の比率は爆心地からの距離に反比例して増加し，被爆した線量と顕著な線形相関がみられた．特に被爆年齢が若いほど，骨髄異形成症候群のリスクは高くなった．以上より，非常に長期間を経ても被爆後の骨髄異形成症候群の発症リスクは続くことがわかる．今後，放射線治療を受けたがん生存者の骨髄異形成症候群のフォローも長期間行っていく必要があろうし，また福島第一原子力発電所周辺地域の住民，小児，作業員の長期的な観察は非常に大切であろうと考える．

2 基礎疾患

- 日本での1985～1994年の405例の治療関連白血病の調査では非ホジキンリンパ腫26％，多発性骨髄腫11％，急性白血病5％，ホジキンリンパ腫が5％を占め，造血器腫瘍が全体の40％程度を占めていたが，固形がんでは消化器がん，乳癌，婦人科がん，頭頸部癌の順で多かった[8]．
- 海外の報告でも，造血器腫瘍と固形がんからの発生に大きな差はないとされる[9]．

3 治療，予後

- 予後は著しく不良である．治療関連性急性骨髄性白血病に対する化学療法の報告では寛解率は40～50％で，急性骨髄性白血病で一般に得られる60～80％程度の寛解率と比較して，明らかに低い．さらに，いったん寛解に到達し化学療法を続けたとしても，寛解持続期間は短い[10]．
- 予後良好な染色体をもつt-MNに対しては，急性骨髄性白血病に準じた強力化学療法が適応となるが，生存延長に寄与できるかどうかは，全身状態を見極めたうえでの判断が必要である．それ以外では，同種造血幹細胞移植が唯一生存期間を延長させる方法である[11]．

古典的ホジキンリンパ腫における二次発がん

1 疫学

- ホジキンリンパ腫は治療の進歩により，5年生存率が80％を超えるようになった[12]．しかしその一方で，晩期副作用としての二次発がんはホジキンリンパ腫を生き抜いた患者にとって，QOLに影響する大きな問題となっている．二次発がんの頻度は，後ろ向き調査では15年で11～18％，20年で20％[13]，25年で28％[14]といわれ，最近報告されたものでは30年で33％，さらにそのリスクは診断後35年経っても上昇し，40年での二次発がん累積頻度は48.5％にもなるという[15]．
- 頻度の上昇するがん種は，一般人と比べて白血病が10～80倍，非ホジキンリンパ腫3～35倍，固形がんでは2倍程度で肺癌，乳癌，胃癌，大腸癌が多い[16][17]．白血病の発症は曝露後5～9年が多いが，固形がんは少なくとも10年以上を要する[18]．

2 リスク因子

- 二次性の白血病の発症にはアルキル化剤の使用，二次性の固形がん（肺癌，乳癌，胃癌，膵臓癌）の発症には放射線治療とその線量が関係する[15][19]．また，肺癌のリスクは喫煙者でさらに高まる[20]．
- また，放射線療法単独よりも化学療法を併用したほうが，全体の発症リスクは4倍から6倍に高くなる[21]．同様に化学療法だけよりも放射線療法を併用すると，発症リスクは2倍から4倍に増加し，化学療法単独の場合には白血病，非ホジキンリンパ腫，肺癌の発症が多くなるが，併用療法ではその他のがん種の発症率も上がり，発症のピークは25年を超えても続く[22]．

3 急性白血病

- 曝露後5～10年で発症し，なかでもMOPP療法（メクロレタミン，ビンクリスチン，プロカルバジン，プレドニゾロン）では15年間における急性骨髄性白血病発症率は10％と高く，特に6サイクル以上行っている患者では非常にリスクが高い[23]．しかし，現在の標準治療であるABVD療法では15年の急性骨髄性白血病発症率は1％以下，Stanford Vレジメンも急性骨髄性白血病のリスク上昇はないとされる．広範囲のリンパ節照射ならびに骨盤照

射してアルキル化薬が使用されていると，急性白血病のリスクは高くなる[24]．

4 非ホジキンリンパ腫

- 15年の観察で1.6%の発症率と，頻度は高くない[25]．組織型はびまん性大細胞型B細胞性リンパ腫が最も多い．一部の症例では治癒することもある．

5 固形がん

- 発症が増加する固形がんは肺癌，乳癌，消化管がん，悪性黒色腫，それ以外の皮膚癌，骨・軟部腫瘍，甲状腺癌，唾液腺癌などである．肺癌と乳癌は頻度が高く，放射線治療が関係しているとされる．
- ホジキンリンパ腫における固形がんの発症の1/2以上は，15年以上経過してから発症する．固形がんの累積発がん率は15〜20年で9〜13%，30年で18〜26%である[26]．その発がんリスクは，診断後30年以上経過しても続く[15]．
- 肺癌の発症は，25歳以前に放射線治療と化学療法を併用した患者群で多く（RR＝8.76, 95% CI 4.55-16.89），一般の肺癌より若い年齢で発症し，予後も悪い．また，喫煙をしている人に多い[27]．
- 乳癌の発症は，初発がんの治療時期が30歳以前であると高く，＜20歳で34%，20〜29歳で22%，30歳以上では3.5%と，若いほど乳癌の二次発がんのリスクが高い[28]．また，40 Gy以上の放射線照射やマントル照射を受けている人でも高い．普通の乳癌に比べて若い年齢で（平均30〜40歳），両側に発症する傾向がある．病理学的にもアグレッシブな組織型が多い[29]．

6 予後，スクリーニング，予防

- 二次発がん後の予後は悪く，肺癌と白血病では特に悪い．骨髄異形成症候群，急性骨髄性白血病では2年生存率は10%以下である．
- 二次性の肺癌の発症にも喫煙が関係するため，患者には禁煙を指導する．また，若年で胸部への放射線照射やマントル照射を受けている場合には乳癌の発症リスクが高いため，照射後8〜10年でマンモグラフィを受け，MRIも併用することを米国がん協会（American Cancer Society）は推奨している[30]．

造血幹細胞移植後の二次発がん

1 疫学

- 造血幹細胞移植後の発がんには，移植後1年以内の早期にみられる移植後リンパ増殖性疾患と，その後にみられる固形がん，急性白血病，骨髄異形成症候群がある．二次発がんのリスクは10年で3.5%，15年では12.8%で，健常者と比較して3.8倍である[31]．主なリスク因子は，高齢とT細胞の免疫抑制である．

2 固形がんの発症

- 米国ワシントン州シアトルから出された報告によると，固形がんの発症は10年での頻度は2.2%，15年では6.7%であり，頻度の高かったのは悪性黒色腫，口腔内のがん，肝臓，中枢神経系，甲状腺，骨，結合織が関係する癌であった[32]．30歳以下では急性骨髄性白血病，急性リンパ性白血病，慢性骨髄性白血病を原疾患とする人で固形がんのリスクが高かったが，30歳以上では急性骨髄性白血病だけで高かった．
- さらに，一般人と比較してのリスクは2.1倍で，15年以上の観察で3倍となりリスクは横ばいになる[33]．
- 扁平上皮癌は慢性移植片対宿主病（graft versus host disease：GVHD）と関係し，皮膚や口腔内のがんとして起こる．しばしば重症で予後が悪い．重症の慢性GVHDではリスクが9.9倍となり，移植後平均7年で発症する[34]．
- 乳癌は，同種移植後の女性を後向きに研究した報告では1.6%の発症率で，移植後平均12.5年での発症であった．放射線の全身照射をした人や，移植時に18歳以下と若かった人に多い[35]．

3 移植前の原疾患との関連

1 非悪性疾患

- 移植前の原疾患として，重症の再生不良性貧血は二次発がんのリスクが高い．移植後20年で14%の頻度であるがリスク因子として，移植前の放射線治療と慢性GVHDに使用されたアザチオプリンがある．また，再生不良性貧血の治療として行われる免疫抑制療法では，二次発がんとして白血病や骨髄異形成症候群が多いが，移植後では固形がんの

ほうが頻度は高い[36].

2 悪性疾患

- 悪性リンパ腫に対して行われる自家末梢血幹細胞移植でも二次発がんのリスクは高くなり，5～10年で8～21%，15年で29%にもなる[37)38)]．また，ホジキンリンパ腫では固形がんのリスクが高い．

4 移植後リンパ増殖性疾患（PTLD）

- 移植後リンパ増殖性疾患（post-transplant lymphoproliferative disease：PTLD）はEBウイルスが関係するリンパ増殖性の疾患であり，造血幹細胞移植だけではなく臓器移植後でも認められる．頻度は移植後10年で1%であるが，その82%が移植後1年以内，なかでも1～5か月が最も多い．
- 病態は，T細胞の免疫抑制によりEBウイルス陽性のB細胞が増加することであるが，なかにはEBウイルスが陰性の症例もある[39)]．

1 リスク因子

- 初期のPTLDの全般的なリスク因子は，移植後の免疫抑制の程度とレシピエントのEBウイルス血清陰性である．
- 造血幹細胞移植についてのリスク因子は，非血縁ドナーからのHLAミスマッチ移植（4.1倍），T細胞除去骨髄を幹細胞として使用（12.7倍），抗胸腺グロブリンを使用した場合（6.4倍），である．また遅発性のPTLDのリスク因子は，慢性GVHDである[40)]．

2 EBV-DNA

- PTLDを疑うには移植後EBV-DNAの測定が有効であるが，施設ごとに測定方法やカットオフ値が異なることから，統一した診断のための値は示されていない．またEBウイルス陰性の症例もあり，最終的な診断は臨床症状にあわせて組織検査で行われる．
- 造血幹細胞移植では移植当日から測定し，最初の3か月間は週に1回，その後は月に1回，1年間測定する[41)]．臓器移植の場合には移植後1週間以内に測定を行い，3～6か月までは月に1回，その後移植後1年間は3か月に1回行う[42)]．

3 PTLDの治療

- PTLDでは，ポリクローナルなリンパ球が増殖する場合と，モノクローナルなリンパ球が増殖する場合がある．ポリクローナルな増殖の場合は，免疫抑制薬を減量し抗ウイルス薬を使用することで治療可能だが，モノクローナルな増殖の場合は，CD20陽性であれば免疫抑制薬の減量にあわせてリツキシマブの投与[43)]，使用できなければ化学療法や放射線治療が必要となる．また，免疫療法としてドナーの細胞障害性T細胞を投与することで，効果的に治療できる[44)]．しかしその場合は，GVHDが起こりうる．

レナリドミドによる二次発がん

- レナリドミドは，多発性骨髄腫や骨髄異形成症候群における5q−症候群に対して使用される非常に有効な薬剤であるが，2011年4月に米国Food and Drug Administration（FDA）は，それまで発表された3つの大きな臨床研究をもとに，レナリドミドによる二次発がんについて注意を発表した．
- その臨床研究の1つであるIntergroupe Francophone du Myélome（IFM）からの報告は，大量メルファランによる自家末梢血幹細胞移植後の維持療法としてレナリドミドを用いた研究で，4年の観察で5.5%の二次発がんが発症している．またCancer and Leukemia Group B（CALGB）からの報告でも，大量メルファランによる自家末梢血幹細胞移植後の維持療法としてレナリドミドを用いた研究において，二次発がんの発症率はプラセボ群が3%に対して，レナリドミド群では8%であった[45)]．二次発がんの種類としては乳癌，前立腺癌などの固形がん，また急性骨髄性白血病，悪性リンパ腫などの造血器腫瘍も認められる．
- 2017年のデータでは，MM-020試験におけるRd群（レナリドミド，デキサメタゾン）では7%，MPT群（メルファラン，プレドニン，サリドマイド）でも9%の二次発がんの発症率だった[46)]．
- またメタアナリシスでは，レナリドミドにメルファランの経口薬が併用されると，二次発がんの頻度が高くなることが示されている[47)]．
- 執筆時現在では，レナリドミドの有効性を考えると使用を中止するべきではなく，使用の際には合併症としての二次発がんについて患者に説明をすることが望ましい．
- ポマリドミドについては，二次発がんに対するまとまった報告はまだ出ていない．

文献

1) Ries LAG, et al. SEER cancer statistics review 1975-2003. Bethesda National Cancer Institute. 2006.
2) Vardiman JW, et al. Therapy-related myeloid neoplasms. International Agency for Research on Cancer. WHO Classification of Tumours of Haematopoietic and Lymphoid Tissues, 4th ed. WHO, 2008, p127-9.
3) Blood 2016; 127(20): 2391-405.
4) J Clin Oncol 2002; 20(18): 3878-84.
5) Blood 2005; 105(12): 4573-5.
6) J Natl Cancer Inst 2012; 104(5): 357-70.
7) J Clin Oncol 2011; 29(4): 428-34.
8) Int J Hematol 2000; 71(2): 144-52.
9) Blood 2003; 102(1): 43-52.
10) 血液フロンティア 2010; 20(6): 875-82.
11) Blood 2010; 115(9): 1850-7.
12) Cancer 2009; 115(8): 1680-91.
13) J Clin Oncol 1994; 12(2): 312-25.
14) J Clin Oncol 2000; 18(3): 487-97.
15) N Engl J Med 2015; 373(26): 2499-511.
16) BMJ 1992; 304(6835): 1137-43.
17) J Clin Oncol 2000; 18(3): 487-97.
18) Blood 1996; 87(9): 3625-32.
19) J Clin Oncol. 2007; 25(12): 1489-97.
20) Radiat Res 2003; 159(2): 161-73.
21) Blood 2002; 100(6): 1989-96.
22) J Clin Oncol 2011; 29(31): 4096-104.
23) N Engl J Med 1990; 322(1): 7-13.
24) N Engl J Med 1988; 318(2): 76-81.
25) J Clin Oncol 2007; 25(12): 1489-97.
26) Ann Oncol 2002; 13(11): 1786-91.
27) Lung 2013; 191(1): 117-34.
28) Cancer 1997; 79(6): 1203-10.
29) J Natl Cancer Inst 2003; 95(13): 971-80.
30) CA Cancer J Clin 2007; 57(2): 75-89.
31) Ann Intern Med 1999; 131(10): 738-44.
32) N Engl J Med 1997; 336(13): 897-904.
33) Blood 2009; 113(5): 1175-83.
34) Blood 2005; 105(10): 3802-11.
35) Blood 2008; 111(2): 939-44.
36) Blood 1996; 87(1): 386-92.
37) Blood 1994; 83(12): 3780-86.
38) J Clin Oncol 1994; 12(12): 2535-42.
39) J Clin Oncol 1998; 16(6): 2052-9.
40) Blood 1999; 94(7): 2208-16.
41) Bone Marrow Transplant 2009; 43(10): 757-70.
42) Nephrol Dial Transplant 2002; 17 Suppl 4: 31.
43) Blood 2006; 107(8): 3053-57.
44) Immunol Rev 1997; 157: 195-216.
45) N Engl J Med 2012; 366: 1770-81.
46) Blood 2018; 131(3): 301-10.
47) Lancet Oncol 2014; 15(3): 333-42.

(田中江里)

V 副作用のマネジメント

13 投与時反応

投与時反応の分類と機序

- 抗がん薬投与中に経験する過敏性反応（hypersensitivity reaction）には，IgEを介してヒスタミンやロイコトリエンなどの化学伝達物質により引き起こされるアレルギー反応（allergic reaction）と，薬剤により直接あるいは補体系の活性化を介して起こる輸注反応（infusion reaction）に大別される．この2つの発症機序は異なるが，症状からの区別は難しいことがある．

1 アレルギー反応（allergic reaction）

- 投与開始してから数十分以内の短時間で生じる[1)2)]．再投与で増悪する．
- IgEを介して，肥満細胞や好塩基球が反応してヒスタミン，ロイコトリエン，プロスタグランジンなどの化学伝達物質が放出される．その結果，平滑筋収縮，血管拡張，透過性亢進，粘液の分泌亢進が生じ，蕁麻疹や皮膚紅潮などの皮膚粘膜症状，悪心・嘔吐や下痢などの消化器症状，喘鳴や呼吸困難などの呼吸器症状などさまざまな症状を呈する[3)4)]．
- 低血圧や頻脈などのバイタルサインの変化までをきたしたものを，アナフィラキシー（anaphylaxis）という．

2 輸注反応（infusion reaction）

- サイトカイン放出症候群と同義である．薬剤投与開始直後から点滴中，24時間以内に発症する．2回目以降の再投与で発症率とGradeが低下する．
- リツキシマブなどのモノクローナル抗体が血液中の単球や細胞性T細胞などの免疫担当細胞と結合し，サイトカインを放出することで起こる．IgEを介した反応とは異なる．
- 皮膚瘙痒感，発疹，悪寒，頭痛，血管浮腫など，アレルギー反応に類似した症状を呈する[5)]．

過敏性反応の原因薬物

- 過敏性反応は，すべての抗がん薬で起こりうる反応とされている．

1 アレルギー反応の原因薬物

- 比較的頻度の高い薬物を以下に示す[5)]．
- タキサン系（パクリタキセル，ドセタキセル）：パクリタキセルの過敏性反応は，特に初回もしくは2回目の投与に多いとされる．
- プラチナ系（シスプラチン，カルボプラチン，オキサリプラチン）：カルボプラチンの過敏性反応は反復投与を行った場合に生じることが多く，特に6～8回目に多いとされる[6)]．
- その他：L-アスパラギナーゼ，シタラビン，ブレオマイシン

2 輸注反応の原因薬物

- モノクローナル抗体投与後に多く認められるとされる[5)7)8)]．
- リツキシマブ：頻度77％，投与開始から30～120分で生じる．重症例はまれだが，その80％は初回投与時に起こるとされる．
- トラスツズマブ：頻度40％，投与開始から24時間以内で起こる．重症例は1％未満．
- セツキシマブ：頻度12～19％，重症例は3％，致命的な反応は0.1％未満．
- ベバシズマブ：頻度3％未満，重症例は0.2％．
- パニツムマブ：頻度4％，致命的な反応は生じない．
- テムシロリムス[1)]：頻度3.4％．
- モガムリズマブ[9)]：頻度21％．Grade 3以上の反応は認めず．
- ニボルマブ：頻度不明とされているが，infusion reactionを発症したとする報告は散見される．再発のホジキンリンパ腫80例に対して使用して16例（20％）に発症，すべてGrade 1～2であった[10)]．

表1 有害事象共通用語規準（CTCAE v5.0）[12]

CTCAE v5.0 Term 日本語	Grade 1	Grade 2	Grade 3	Grade 4	Grade 5	CTCAE v5.0 AE Term Definition 日本語【注釈】
アレルギー反応	一過性の潮紅または皮疹；＜38℃（100.4°F）の薬剤熱；治療を要さない	治療または点滴の中断が必要．ただし症状に対する治療（例：抗ヒスタミン薬，NSAIDs，麻薬性薬剤）には速やかに反応する；≦24時間の予防的投薬を要する	遷延（例：症状に対する治療および/または短時間の点滴中止に対して速やかに反応しない）；一度改善しても再発する；続発症（例：腎障害，肺浸潤）により入院を要する	生命を脅かす；緊急処置を要する	死亡	抗菌薬への曝露により生じる局所あるいは全身の有害反応
アナフィラキシー	–	–	蕁麻疹の有無によらず症状のある気管支けいれん；非経口的治療を要する；アレルギーによる浮腫/血管性浮腫；血圧低下	生命を脅かす；緊急処置を要する	死亡	肥満細胞からのヒスタミンやヒスタミン様物質の放出により引き起こされる急性炎症反応を特徴とする過剰な免疫反応，臨床的には，呼吸困難，めまい，血圧低下，チアノーゼ，意識消失を呈し，死に至ることもある
サイトカイン放出症候群	軽度の反応；点滴の中断を要さない；治療を要さない	治療または点滴の中断が必要．ただし症状に対する治療（例：抗ヒスタミン薬，NSAIDs，麻薬性薬剤，静脈内輸液）には速やかに反応する；≦24時間の予防的投薬を要する	遷延（例：症状に対する治療および/または短時間の点滴中止に対して速やかに反応しない）；一度改善しても再発する；続発症（例：腎障害，肺浸潤）により入院を要する	生命を脅かす；陽圧呼吸または人工呼吸を要する	死亡	悪心，頭痛，頻脈，血圧低下，皮疹，呼吸促拍，細胞からのサイトカインの放出により引き起こされる

- ペムブロリズマブ：悪性中皮腫25例に対して使用して，1例（4％）にGrade 2のinfusion reactionが発症した[11]．

投与時反応の症状

- 有害事象共通用語規準（Common Terminology Criteria for Adverse Events：CTCAE）v5.0の一部を改変し，表1[12]に示す．
- CTCAE上では過敏性反応と輸注反応の分類および対処は類似しており，症状で両者を判別するのは難しいとされるが，輸注反応は症状が発熱や悪寒など，軽度から中等度のことが多い．表2[13]に投与時反応の症状を示す．
- 軽症から中等度のものでは70〜80mmHg程度の

表2 投与時反応の症状[3]

心血管系	胸痛，動悸，低血圧，高血圧，頻脈，不整脈，浮腫，心筋虚血・梗塞，心停止
中枢神経系	頭痛，めまい，混乱，意識消失
皮膚	発疹，瘙痒，蕁麻疹，発赤，局所もしくはびまん性の紅斑，眼球結膜の充血，流涙，血管浮腫
内分泌系	悪寒，発汗，発熱，全身の熱感
消化器系	悪心・嘔吐，味覚障害，下痢，腹部疝痛・膨満
泌尿器・生殖器系	尿失禁，子宮もしくは骨盤痛，腎障害
筋・骨格系	関節痛，筋肉痛，だるさ，筋力低下
精神神経系	不安など
呼吸器系	咳嗽，呼吸困難，鼻閉感，鼻炎，くしゃみ，嗄声，頻呼吸，喘鳴，低酸素血症，気管支攣縮，肺換気量の減少，口腔浮腫，咽喉頭浮腫，肺水腫，チアノーゼ，急性呼吸窮迫症候群など

図1 投与時反応に対する治療のフローチャート（一例）[3]

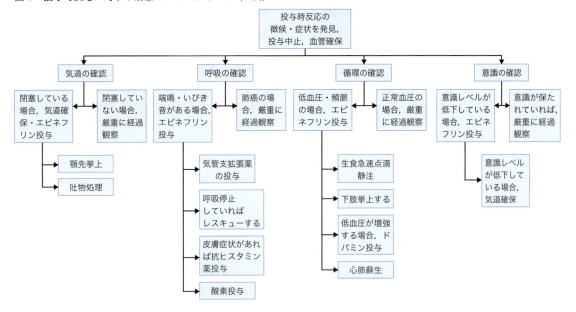

収縮期血圧の低下，呼吸困難，顔面浮腫，自制内の腹痛，咳嗽，喘鳴などの軽度の気道閉塞症状を呈するが，意識は清明とされる．重症のものでは意識レベル低下，意識の消失，測定不能なほどの血圧低下，持続する自制できない腹痛，高度の喘鳴，チアノーゼ出現などの高度の気道閉塞症状を呈し，まれに心肺停止に陥ることがある[1)13)]．

予防と治療（図1）[3]

1 予防

- 投与時反応の予防として，まずアレルギー歴（薬剤，食物，アルコールなど）をはじめとする事前の十分な問診，投与前・投与中・投与後におけるバイタルサインの厳重な観察が前提となる．そのうえで，前投薬もしくは投与速度の調節，減感作療法などを検討する．

1 前投薬
- 以下に代表的な例を挙げる．
  - パクリタキセル：投与30分前にデキサメタゾン20mg，ラニチジン50mgの静注およびジフェンヒドラミン50mgの内服[14]．
  - リツキシマブ：投与30分前にクロルフェニラミン5mgの点滴静注もしくは2mgの内服，アセトアミノフェン400mgの内服[15)16)]．
  - セツキシマブ：ジフェンヒドラミン50mgの内服[17]．
  - トラスツズマブ，ベバシズマブ：輸注反応が軽度であるため前投薬は省略されるが，初回は2回目以降よりも緩徐に投与することで反応を予防する．

2 減感作療法
- 前述のように白金製剤は反復投与により，特にカルボプラチンにおいて過敏性反応を誘発する可能性が高くなる．過敏性反応が生じた後は他剤への変更も考慮しうるが，変更することにより重篤な過敏性反応を再発したとする報告も認められる[18)19)]．減感作療法は少量から段階的に投与する方法であり，カルボプラチン，パクリタキセル，オキサリプラチンなどにおいて，減感作療法により再投与が可能であったとする報告が散見される[20)～22)]．
- 溶液の調整法や投与方法は一定しておらず，1/10000～1/100の濃度から投与を開始する報告が多い．表3に投与法の一例を示す．

2 治療

- 過敏性反応は発症の予測が難しく，以上のような十分な予防策を講じたとしても生じる可能性がある．そのため，投与前後に常に対応できるよう準備を整えておく必要がある．投与中の救急カートには，エピネフリンや気管支拡張薬をはじめ，酸素投与，最悪の事態に備え気管切開や除細動まで対応できるように準備しておくことも必要とされる[17]．
- その対応は軽症のものと，中等度以上のもので異な

表3 減感作療法の投与法（一例）

投与濃度	投与時間
1/1000 原液＋5%ブドウ糖液 500mL	60分
1/100 原液＋5%ブドウ糖液 500mL	60分
1/10 原液＋5%ブドウ糖液 500mL	60分
原液の残り＋5%ブドウ糖液 500mL	240分

るが，以下にそれぞれの場合の対応を示す[1]．

1 軽症
- 投与を中断もしくは点滴速度を半分以下に減速する．クロルフェニラミン，ステロイドの点滴投与，酸素・輸液の投与などを行う．症状が消失した後に投与の再開を検討する．

2 中等度〜重症
- 投与中止，気道確保を行う．気管内挿管，喉頭浮腫が強い場合は輪状甲状切開を行う．エピネフリン（アドレナリン0.1%液 0.01mg/kg）の皮下注射，高濃度酸素投与，輸液を行う．ドパミンなどの循環作動薬，高用量ステロイド（メチルプレドニゾロン 500mg＋生食 100mL を 30分で）を投与する．

文献

1) 岡元るみ子, 佐々木常雄編. がん化学療法副作用対策ハンドブック 改訂版. 羊土社, 2015.
2) 日本臨床腫瘍学会編. 新臨床腫瘍学 改訂第4版. 南江堂, 2015.
3) Clin J Oncol Nurs 2010; 14(2): E10-21.
4) J Immunol Res 2016;2016:8163803.
5) 癌と化学療法 2011; 38(11): 1753-7.
6) J Clin Oncol 1999; 17(4): 1141.
7) Cancer Treat Rev 2005; 31(6): 456-73.
8) Oncologist 2008; 13(6): 725-32.
9) Blood 2015; 125(12): 1883-9.
10) Lancet Oncol 2016; 17(9): 1283-94.
11) Lancet Oncol 2017; 18(5): 623-30.
12) 日本臨床腫瘍研究グループ(JCOG). 有害事象共通用語規準v5.0 日本語訳 JCOG版. http://www.jcog.jp/doctor/tool/ctcaev5.html
13) 日本アレルギー学会監. アナフィラキシーガイドライン 第1版. 日本アレルギー学会, 2014.
14) J Clin Oncol 1990; 8(7): 1263-8.
15) Ann Oncol 2002; 13(6): 928-43.
16) J Clin Oncol 1999; 17(1): 268-76.
17) Oncologist 2007; 12(5): 601-9.
18) Gynecol Oncol 2002; 84(3): 378-82.
19) J Obstet Gynaecol Res 2013; 39(1): 336-40.
20) Gynecol Oncol 2003; 89(3): 429-33.
21) Gynecol Oncol 2001; 82(3): 550-8.
22) Clin Ther 2015; 37(6): 1259-69.

（古川茂宜）

V 14 腎毒性

副作用のマネジメント

腎障害の発生機序

- 薬剤性腎障害の機序としては，①糸球体の直接障害，②糸球体から濾過された薬剤の再吸収の過程，もしくは血管腔側から尿細管細胞に取り込みの過程による直接的な尿細管細胞の障害，③尿細管腔で結晶を生じることによる管腔の閉塞，④血管収縮による虚血，⑤間質におけるアレルギー反応，などが挙げられる．抗がん薬における腎障害では，⑤のアレルギー反応は少ない．なお本稿では便宜的に，出血性膀胱炎なども腎毒性の一部として取り扱う．腎毒性を呈する主な抗がん薬と機序は，表1のとおりである．

化学療法に関連した腎障害の管理

- 抗がん薬における腎障害は，その副作用として頻度が高く，また腎障害により投与薬剤の代謝が変わり，他の副作用が発生しやすくなるため，常に念頭におかなければならない．以下に管理のポイントについて概説する

1 リスク因子

- 個々の薬剤によってもそのリスク因子が異なることがあるが，共通するリスク因子として，脱水，その他の腎障害を起こしうる薬剤の併用（NSAIDs，アミノグリコシド系薬剤，造影剤），既存の腎障害，尿路の閉塞などが挙げられる．リスクの高い薬剤については，可能な限り併用を避けるようにしたい．

2 投与前の腎機能の評価

- 抗がん薬の種類によっては，腎障害が用量規定因子になっていることがあるので，腎機能の評価は必須である．腎機能を評価する方法としては，血清クレアチニン濃度，Cockcroft-Gault 式によるクレアチニンクリアランス，eGFR，24 時間蓄尿によるクレアチニンクリアランスの評価，イヌリンクリアランスの評価などが挙げられる．

- 従来は，Cockcroft-Gault 式による推算 Ccr を用いて用量調節を行うことが多かったが，Cockcroft-Gault 式の推算 Ccr（mL/分）（＝［140 －年齢］×体重［kg］÷［72 ×血清クレアチニン］）は Jaffe 法で測定された値を用いているため，日本の測定法である酵素法で測定された血清クレアチニンを用いる場合には，0.2 を加えて算出する．また，女性は 0.85 を乗じて用いる．この推算 Ccr は，真の GFR と比して高値になることが知られている．

- 標準的な体型であるという前提のもとであれば，eGFR が腎機能評価の方法として現時点では簡便であると考えられるが，栄養不良やるい痩，肥満があり標準体型から著しく異なる患者においては，eGFR は真の腎機能を反映しないことがあるため，注意を要する．この場合には，24 時間蓄尿によるクレアチニンクリアランスを用いて腎機能を評価すべきである．

- イヌリンクリアランスが最も真の腎機能を反映しうる評価法であるが，方法がやや煩雑であるので，実臨床の場面では行っていない．

表1 腎毒性を呈する主な抗がん薬と機序

薬剤	腎障害
シスプラチン，カルボプラチン	急性腎障害（尿細管細胞障害）
メトトレキサート	急性腎障害（尿細管への結晶沈着）
シクロホスファミド	出血性膀胱炎
マイトマイシン C	血栓性微小血管症（TMA）
ニトロウレア系製剤	慢性間質性腎炎
VEGF 阻害薬	高血圧，蛋白尿，TMA

VEGF：vascular endothelial growth factor

3 リスクの確認と腎機能に応じた用量設定

- 抗がん薬に限らず，すべての薬剤においていえることであるが，各薬剤はその投与方法，投与量について個々の患者の腎機能に応じた治療を行うべきである．
- 各薬剤の腎機能に応じた投与量については，成書・最新のガイドラインや文献を参照してほしい[1]．
- なお，カルボプラチンについては Calvert 式（投与量［mg］＝目標 AUC［mg/mL×分］×（GFR［mL/分］＋25）が広く用いられている．
- また，維持透析患者におけるシスプラチン投与後の薬物除去目的のための透析は，その有効性に関して十分なエビデンスがないのが現状である．

4 予防に有効な輸液，薬剤投与の計画

- 腎障害予防に輸液の有用性が証明されている抗がん薬としては，シスプラチン，メトトレキサート[2][3]がある．また，輸液以外にもシスプラチンによる腎障害予防にマグネシウム投与[4]が，メトトレキサートによる腎障害予防には重曹，アセタゾラミドなどが有用である[5][6]．輸液および予防投与薬剤の有効性については次の「抗がん薬における腎毒性各論」を参照してほしい．

5 評価

- 抗がん薬開始後も，腎機能評価は必須である．各抗がん薬の腎障害出現様式に合わせて検査を行うべきであり，検査項目として血清クレアチニン，血液尿素窒素，クレアチニンクリアランスのほか，尿所見，血栓性微小血管症（thrombotic microangiopathy：TMA）を生じうる場合には末梢血像や血小板，ヘモグロビン濃度，また腫瘍崩壊症候群などのモニタリングとして血清リン濃度や尿中リン濃度も重要である．尿細管障害の増悪因子としての血清カリウム濃度やマグネシウム濃度も重要である．
- 治療中の脱水や腎機能の評価のため，身体所見も重要である．尿量の急激な減少や浮腫の進行による腎機能障害に関する徴候の出現や，治療の副作用としての悪心・嘔吐，下痢，食欲不振による摂食量の低下などからの脱水の所見（口腔内乾燥，腋窩の乾燥，皮膚の乾燥など）にも，目を配る必要がある．
- また近年，いくつかの急性腎障害（acute kidney injury：AKI）のバイオマーカーが出てきている．NGAL や Kim-1 などのバイオマーカーは，抗がん薬による AKI に対する診断精度が検討されている[7]〜[9]．尿中 L-FABP は，抗がん薬投与時の AKI に対するバイオマーカーとしては，検証が十分なされていない．β2MG や NAG などの既存の尿細管マーカーは，その不安定性や AKI 自体への特異性の低さから，有用性は限定的である．

6 腎障害が発生した場合

- 腎障害を発見した場合，そうでないとわかるまでは，その腎障害が AKI であるとして対応すべきである．発見した腎障害が AKI であるのかどうかの判断には，過去の検査データや健診データが有用である．担がん患者の AKI は，決してまれではない．血清クレアチニン 50％以上の上昇を急性腎障害と定義したオランダの研究では，1 年で 17.5％，5 年で 27％の患者に急性腎障害がみられ，コモンな病態であるといえる[10]．
- 抗がん薬使用中に腎障害を発生した場合，まずそれが抗がん薬による腎毒性なのかの判断が重要であり，一般的な AKI の原因精査と同様のアプローチをとるべきである．すなわち，まずは腎前性ならびに腎後性の AKI の可能性がないかどうか，具体的には，バイタルサインの確認から身体所見による脱水の有無や貧血の有無，出血の有無，尿所見などから FENa や FEUN の評価，超音波などの画像から水腎症の有無の確認などを行う．化学療法中であり担がん状態である以上，食欲不振などからくる脱水，転移などによる尿管閉塞，高カルシウム血症，腫瘍崩壊症候群なども鑑別に挙がるが，これらは迅速かつ適切な介入ができれば，可逆的な腎機能の回復が期待できる．
- 次に，使用中の抗がん薬の腎毒性も鑑別の候補に挙げつつ，他の腎障害（例：NSAIDs などの併用薬による薬剤性腎障害），またはその合併の可能性がないかどうかを検討し，評価・治療を行う．もし，大量の尿蛋白を伴うなど，糸球体腎炎などの可能性が考えられる場合には，腎臓内科医への紹介を検討する．
- 抗がん薬投与後に出現した腎毒性の評価には，有害事象共通用語規準（Common Terminology Criteria for Adverse Events：CTCAE）ver.5.0（表 2）を用いるとよい．腎毒性が生じた場合には，その重症度に応じて，抗がん薬投与継続の適否，投与量や投与スケジュールの再考が必要になる．

表2 腎毒性の有害事象共通用語基準（CTCAE v5.0 日本語訳 JCOG版）

有害事象	Grade 1	Grade 2	Grade 3	Grade 4	Grade 5	CTCAE v5.0 AE Term Definition 日本語【定義】
急性腎障害	-	-	入院を要する	生命を脅かす；人工透析を要する	死亡	急性（2週間以内）の腎機能低下であり，伝統的に，腎前性（腎臓への血流減少），腎性（腎障害），腎後性（尿管/膀胱流出路の閉塞）に分類される
慢性腎臓病	GFR推定値またはクレアチニンクリアランスが＜LLN～60mL/分/1.73m² または蛋白尿が2＋；尿蛋白/クレアチニン比＞0.5	GFR推定値またはクレアチニンクリアランスが59～30mL/分/1.73m²	GFR推定値またはクレアチニンクリアランスが＜30～15mL/分/1.73m²	GFR推定値またはクレアチニンクリアランスが＜15mL/分/1.73m²；人工透析/腎移植を要する	死亡	腎機能の段階的かつ通常は永久的な低下により腎不全に至る病態
血尿	症状がない；臨床所見または検査所見のみ；治療を要さない	症状がある；尿路カテーテル留置/膀胱洗浄を要する；身の回り以外の日常生活動作の制限	肉眼的血尿；輸血/薬剤の静脈内投与/入院を要する；待機的侵襲的治療を要する；身の回りの日常生活動作の制限	生命を脅かす；緊急の侵襲的治療を要する	死亡	臨床検査で尿中に血液が認められる状態
ネフローゼ症候群	-	-	ただちに生命を脅かすものではない；入院または入院期間の延長を要する；身の回りの日常生活動作の制限	生命を脅かす；緊急処置を要する	死亡	高度の浮腫，蛋白尿，低アルブミン血症がある；腎機能障害を示唆する
蛋白尿	蛋白尿1＋；尿蛋白≧ULN～＜1.0g/24時間	成人：蛋白尿2＋～3＋；尿蛋白1.0～＜3.5g/24時間；小児：尿蛋白/クレアチニン比0.5～1.9	成人：尿蛋白≧3.5g/24時間；蛋白尿4＋；小児：尿蛋白/クレアチニン比＞1.9	-	-	臨床検査で尿中に過剰に蛋白が認められる状態．主にアルブミンであるが，グロブリンも含まれる

AE：有害事象，LLN：基準範囲下限，ULN：基準範囲上限

抗がん薬による腎毒性各論

1 シスプラチン

- シスプラチンは多くのがん腫に使用される抗がん薬であるが，同時に腎毒性を有する抗がん薬の1つとしても有名である．その発生などについて検討した研究は少ないが，2000年から2011年までの米国の検討では，悪性腫瘍の種類を限定しない821人の成人（ベースラインの平均sCre 0.99mg/dL）の平均観察期間6年間で，急性腎障害の発生が31.5%であり，＜3%の患者でeGFR 30mL/分/1.73m² 未満に進展したと報告されている[11]．また，ランダム化比較試験（RCT）のメタアナリシスによるシスプラチンを用いた治療と対照薬の比較では，シスプラチン群では1.75倍の相対リスクであったとする報告がある[12]．ただし，これらは日本の実臨床のセッティングとは背景が異なり，特に後者についてはランダム化比較試験（RCT）の集積であるため一般化可能性が低下すると思われるので，その解釈には注意を要する．

- シスプラチン関連腎毒性のリスク要因としては，シスプラチン総投与量（700mg/m² 以上）[11]，以前のシスプラチン使用，既存の腎障害，他の腎毒性のある薬剤の併用（アミノグリコシド系抗菌薬，NSAIDs，造影剤）が挙げられる[13]．近年の研究ではほかに，低アルブミン血症，心疾患，Stage IVの悪性腫瘍の診断，糖尿病[14]，performance status（PS）2[15]も挙げられている．プロベネシドなどのシスプラチンの排泄を遅延させる薬剤の併用も避けるべきである[16]．

表3 short hydration の輸液例（500mL/時の速度で点滴）★★

0.9％生食 500mL＋KCL10mL＋硫酸Mg 8mL（8mEq）	1時間
HT3拮抗薬＋デキサメタゾン＋生食 50mL	15分
シスプラチン＋生食 250mL	1時間
生食 500mL＋KCL 10mL	1時間
マンニトール 200mL	30分
計　1540mL	3時間45分

- 実際の投与方法等における具体的な腎毒性の予防方法であるが，大きく分けて①輸液，②利尿薬，③マグネシウム製剤，④その他，が挙げられる（表3）．まず輸液についてであるが，シスプラチンによる腎障害は，主に尿細管障害により引き起こされると考えられており，尿細管にシスプラチンが蓄積し，尿細管細胞の壊死を引き起こすためと考えられている．そのため，腎障害を予防するために輸液によるハイドレーションや利尿薬が行われている．しかし，ヒトを対象として大量輸液の効果を検証した比較試験は存在しない．これはシスプラチンの開発当初から腎障害が認識され大量輸液を行うことは，細菌感染症に抗菌薬を投与するように当然のことであったためと考えられる．輸液量についても明確な推奨量や投与法はないが，がん薬物療法時の腎障害診療ガイドラインでは，3L/日以上を強く推奨している[17]．しかし多くの後向き研究から大量輸液は腎障害を改善しないエビデンスが報告されているため，海外では，short hydration が古くから行われている．マグネシウムの補給は，腎障害を予防できるとのランダム化比較試験の結果があり，マグネシウムの投与が勧められる．日本でも，第Ⅱ相試験が行われ，short hydration も選択肢となる[18]．利尿薬についても，同様の経緯から使用されることが多い．しかし，実臨床においてしばしば，摂食量や飲水量の落ちている患者や低カリウム血症を呈している患者にも漫然と使用している場面に遭遇することがある．個々の患者の状態をみて，使用の適否を判断する必要がある．
- また，シスプラチン投与によって，低マグネシウム血症が半数以上において生じることが報告されている[4]．シスプラチンを用いて治療した卵巣癌患者へのマグネシウム投与を検証した第Ⅱ相試験では，マグネシウム非投与群で有意に腎機能が悪化したと報告されている[19]．

2 シスプラチン以外のプラチナ製剤

- シスプラチン以外のプラチナ製剤としてはカルボプラチン，ネダプラチン，オキサリプラチンなどがあるが，一般的に腎毒性はシスプラチンに比べて軽い．カルボプラチンは，前述のCalvertの式のように腎機能に応じた投与量設定が確立されている．カルボプラチンに伴う腎毒性としては，シスプラチンほどではないが，低マグネシウム血症が挙げられる．

3 メトトレキサート

- 葉酸代謝拮抗薬であるメトトレキサート（MTX）は，がんや自己免疫疾患での治療に広く使用されているが，腎毒性は最も重要な副作用の1つである．腎排泄型の薬剤であり，投与量の90％以上は尿中へ排泄される[17)20)]．大量投与時に，MTXまたはその代謝産物である7-OH-MTXの尿細管腔への結晶の沈着と，それによる尿細管閉塞が引き起こされることによる腎毒性が問題となっている[17]．特に，白血病やリンパ腫における化学療法でレジメンとして重要な位置づけとなっているhigh-dose MTX（$3g/m^2$以上）[21]では，尿細管障害をきたすことが多い（約58％）．MTXによって生じた腎障害は，入院期間の延長や治療薬の投与量減少，MTXのクリアランスの低下や毒性濃度の曝露時間の延長を介して，さらなる腎障害や腎障害以外の副作用をもたらす恐れがある[22)23)]．MTXによる腎毒性のリスク因子としては，腎障害の既往，脱水，酸性尿，薬物の相互作用（NSAIDs，アミノグリコシド，造影剤，プロトンポンプ阻害薬など）が挙げられる[23)24)]．そのため腎障害予防の基本は，十分な輸液による尿量の確保，炭酸水素ナトリウムやアセタゾラミドによる尿のアルカリ化，ホリナートカルシウムによる中和，フォリン酸の投与である．また日本では未承認だが，MTXの排泄促進剤として glucarpidase（グルカルピダーゼ）の投与に関する研究が近年報告されている．その他の腎毒性リスク因子としては，男性，低アルブミン血症，使用薬剤の数，フロセミドの使用が挙げられている[21)25)]．

4 シクロホスファミド，イホスファミド

- シクロホスファミドによる泌尿器系の主たる副作用として，出血性膀胱炎（5～10％）がある[26]．また，

表4 ASCOガイドライン[36)]による急性間質性腎炎（AIN）時の対応

Grade	対応
G1：血清クレアチニン0.3mg/dLまたはベースラインから1.5〜2.0倍の上昇	他の原因を検索しながら免疫チェックポイント療法の一時中止を検討する．
G2：血清クレアチニンがベースラインから2.0〜3.0倍の上昇	免疫チェックポイント療法の一時中止．
	他の原因の検索．
	ステロイド（プレドニン換算で0.5〜1.0mg/kg/day）を検討．
	ステロイド加療でも改善がなければ免疫チェックポイント療法は以降中止．
	G1程度に改善がみられれば4〜6週間かけてステロイドを漸減．
	再燃がなければ免疫チェックポイント療法の再開を検討する．
G3：血清クレアチニンがベースラインから3.0倍以上または絶対値で4.0mg/dL以上または入院を要するもの	免疫チェックポイント療法は今後用いない．
G4：生命を脅かすもの，透析を要するもの	他の原因を検索．
	ステロイド（プレドニン換算で1〜2mg/kg/day）を検討．

抗利尿ホルモン（ADH）分泌を増加させることにより，低ナトリウム血症を生じることもある[27)]．出血性膀胱炎の予防には，大量輸液やメスナの投与を行うことが一般的である．大量輸液は低ナトリウム血症を惹起する可能性もあるので，注意を要する．

- イホスファミドは腎・尿路系において，出血性膀胱炎と近位尿細管障害を惹起する．累積投与量が多いほど重篤な腎障害を起こしやすい．出血性膀胱炎にはメスナの投与が標準的に行われているが（イホスファミド1日量の20％相当量を1回量とし1日3回［イホスファミド投与時，4時間後，8時間後］静注，シクロホスファミドでは1日量の40％相当量を同様のタイミングと回数で1回あたり30分かけて点滴静注），腎障害予防には効果がなく，輸液による尿量の確保が重要である．

5 マイトマイシンC

- マイトマイシンCやゲムシタビンは，長期間（6か月以上）または用量依存性にTMAを生じる可能性がある[28)]．TMAは微小血栓による循環障害に関連した病態であり，消費性の血小板減少やLDHの上昇などの所見があるが，血小板減少については化学療法中の場合，骨髄抑制によるものと判断されることから診断の遅れにつながることがある．
- 腎障害は不可逆性であり，死亡率も高く，治療に透析を要することも多い．TMAと診断した時点で，マイトマイシンCなどの中止を要する．治療としてはステロイドや血漿交換などが挙げられる．また，症例報告ではあるが，リツキシマブやエクリズマブを治療に用いた報告がある．VEGF阻害薬で生じるTMAとは発症様式が異なることに留意する．

6 ニトロウレア系製剤

- 代表的薬剤としてニムスチン，ラニムスチン，ストレプトゾシンなどがある．緩徐に不可逆性の尿細管間質性腎炎や，免疫複合体沈着を伴わない腎硬化症などを引き起こす[29)]．腎毒性は高用量使用時に起こりやすいことがわかっており，高用量使用をできるだけ避けることが肝要である．腎毒性の初期には，無症状に軽度の蛋白尿かクレアチニン上昇を起こすので，モニタリングが必要である．また，薬剤を中止後，数か月から数年後に遅れて腎障害が顕在化することもあるため，使用中止後も慎重な経過観察を続けることが必要である．

7 VEGF阻害薬

- 執筆時現在，日本の保険診療で使用できるvascular endothelial growth factor（VEGF）阻害薬としてはベバシズマブ，ラムシルマブが挙げられる．腎毒性として蛋白尿や高血圧（ベバシズマブにおける検討ではそれぞれ21〜64％，3〜36％[30)]），TMAが挙げられる．
- TMAは前述のマイトマイシンCによるTMAとは異なり，発症タイミングは投与直後から長期間投与の間と幅があり，用量には依存しない．また，薬剤中止により高率に可逆性の経過をたどり，血小板減少などの血液所見の半数程度にしかみられない[28)]．また，低ナトリウム血症などの電解質異

常もみられることがある[31].

8 免疫チェックポイント療法

■ 今後のがん化学療法における治療選択肢として，決して小さくない位置になると考えられる療法であり，薬剤としてはニボルマブを代表とする抗PD-1抗体，直接PDL-1抗体を阻害するアテゾリズマブ，抗CTLA-4抗体のイピリムマブなどが挙がる.

■ やはり腎障害の報告があり，AKI，電解質異常を生じるリスク比は1.86倍と報告されており，発症時期は投与開始数週後から1年後までと幅広い[32]．特徴は，冒頭で間質などでのアレルギー反応は抗がん薬においては少ないと述べたが，抑制されたT細胞の活性化に基づくと考えられる急性間質性腎炎（acute interstitial nephritis：AIN）によるAKIの報告が多い[33)34]．また，関節リウマチでは治療として用いられるCTLA-4を抑制するイピルムマブではその機序からか，ループス腎炎様の腎炎を発症したとの報告もある[35]．腎予後は不明であるが，AINの際は休薬による自然回復例やステロイド加療の有効性の報告がある[34]．

■ なお，American Society of Clinical Oncology（ASCO）ガイドラインでは血清クレアチニンの上昇の程度に応じて表4のような対応を推奨しているが，執筆時現在では比較研究などに基づいて作成されたわけではなく，あくまで経験的知見から得られた指針であるので留意して使用していただきたい[36]．

透析患者への抗がん薬投与

■ 透析患者の抗がん薬投与については，原則的に透析性のある薬剤については効果が減弱しないよう透析後に投与を行うこととし，透析性の少ない薬剤については透析のタイミングを考慮しないでもよい．個々の抗がん薬の用量や薬剤の組み合わせなどについてはなお十分なエビデンスがあるとはいえないが，いくつかの方法が提案されているので，他の文献などを参照してほしい[37)〜39]．また，本稿で述べた薬剤の用量調節や透析性についても，成書や薬剤性腎障害診療ガイドライン2016などを参照してほしい．

■ Janusらによる研究では，維持透析中の担がん患者を2年間追跡している．178例が登録され，50例が薬物治療を受けており，72％は用量調節を要する薬剤であり，82％は透析後の投与が必要な薬剤であった．薬剤を使用した44％に医原性の薬剤毒性を生じたが，そのうち34％は用量調節が必要な薬剤に関連したことがわかった．この所見より，本来薬剤治療の適応である症例に対して，治療の打ち切りや適切でない投与量が処方されている結果となっていた可能性があるとしている[40]．

■ 腎機能正常の群と比べればまだ知見が少なく，副作用の発現について慎重であるべきであるが，上記の報告のように治療不十分の患者がいる可能性があり，患者の希望を聞きながら治療可能性について腎臓内科医，透析担当医などと十分な連携のうえ，治療について検討する必要がある．

文献

1) 日腎会誌 2016;58(4): 477-555.
2) Oncologist 2006;11(6): 694-703.
3) Am J Med Sci 2007; 334(2): 115-24.
4) Yakugaku Zasshi 2017; 137(1): 79-82.
5) J Clin Oncol 1994; 12(8): 1667-72.
6) Cancer Chemother Pharmacol 1991; 28(2): 150-1.
7) Ann Clin Biochem 2015; 52: 88-94.
8) J Bras Nefrol 2014; 36(3): 280-8.
9) Nephron Clin Pract 2010; 115: c154-60.
10) Eur J Intern Med 2011; 22: 399-406.
11) Clin J Am Soc Nephrol 2016; 11: 1173-9.
12) Am J Clin Oncol 2016; 39(5): 497-506.
13) J Nephropharmacol 2015; 5(1): 57-60.
14) Biol Pharm Bull 2016; 39(12): 2009-14.
15) PLoS One 2014; 9(7): e101902.
16) Nat Rev Nephrol 2009; 5(8): 450-62.
17) 日本腎臓学会, 他編. がん薬物療法時の腎障害診療ガイドライン 2016. ライフサイエンス出版, 2016.
18) Jpn J Clin Oncol 2013;43:1105-1109.
19) Eur J Cancer 2008; 44(17): 2608-14.
20) 臨床外科2015; 70(5): 577-9.
21) J Oncol Pharm Pract 2016; 22(3): 430-6.
22) J Oncol Pharm Pract 2017; 23(7): 496-501.
23) Oncologist 2016; 21(12): 1471-82.
24) Pharmacotherapy 2014; 34(5): 427-39.
25) Ren Fail. 2016; 38(5): 686-92.
26) Cancer 1974; 33(2): 483-91.
27) Med Pediatr Oncol 1980; 8(3): 295-303.
28) Am J Kidney Dis. 2015; 66(5): 857-868.
29) N Engl J Med 1979; 300: 1200-3.
30) Am J Kidney Dis 2007; 49(2): 186-93.
31) Nat Rev Nephrol 2015; 11: 354-70.

32) Nephrol Dial Transplant 2018 May;11. doi: 10.1093/ndt/gfy105.
33) Am J Kidney Dis 2016; 68(2): 287-91.
34) Kidney Int 2016; 90(3): 638-47.
35) N Engl J Med 2009; 361(2): 211-2.
36) J Clin Oncol 2018; 36(17): 1714-68.
37) Cancer 2007; 110(6): 1376-84.
38) Eur J Cancer 2007; 43(1): 14-34.
39) Ann Oncol 2010; 21(7): 1395-403.
40) Ann Oncol 2013; 24(2): 501-7.

〔天笠允仁，丸田雄一，西脇宏樹〕

V 15 皮膚障害

副作用のマネジメント

① 抗EGFR薬関連

疫学・診断

1 疫学

- 日本で発売されている上皮増殖因子受容体（epidermal growth factor receptor：EGFR）を標的とした薬剤には，モノクローナル抗体であるセツキシマブ，パニツムマブと，経口小分子EGFR阻害薬であるゲフィチニブ，エルロチニブ，アファチニブ，オシメルチニブ，ラパチニブがある．
- オシメルチニブ以外の薬剤はいずれも，副作用としてしばしば著明な皮膚障害を引き起こす．一般に薬疹とされるアレルギー性や中毒性の皮膚障害とは異なり，皮膚におけるEGFR阻害により発現する症状と考えられている．例えば，エルロチニブの国内第II相臨床試験における皮膚障害の発現率は，発疹98.1%，皮膚乾燥71.3%，瘙痒症69.4%と高い[1]．ほとんどが軽度から中等度のものであるが，10%程度の患者においてNational Cancer Institute（NCI）によるCommon Terminology Criteria for Adverse Events（CTCAE）分類（v5.0）でGrade 3〜4の皮疹を生じる[2]．このような発疹は，治療の長期化や中断，投与薬の減量につながりうるため，皮膚障害の予防，発現した際の適切な対応，が重要である．

2 皮膚障害の種類・頻度・出現時期

1 ざ瘡様皮疹（図1, 2）
- 最も頻度の高い皮膚障害であり，抗EGFR薬投与開始後1週間以内に尋常性ざ瘡様の丘疹，膿疱が出現する．毛包に一致した紅潮を伴う丘疹や膿疱であり，面ぽう（拡張した毛包に角栓が詰まった状態）を伴わない．主に，頭部，顔面から前胸部にかけて出現するが，手掌・足底を除いた体幹，四肢へ拡大する例もある．油脂性鱗屑が付着することも多い．約3分の1の患者では瘙痒感を伴う[3]．

2 皮膚乾燥
- 抗EGFR薬投与開始後2〜3週後で約半数の患者に出現する．落屑，皮膚の亀裂，瘙痒感を伴う[4]．

3 爪囲炎
- 抗EGFR薬投与開始後1〜2か月で約3分の1の患者に出現し，疼痛を伴う[4,5]．母趾に特に多い．爪囲の炎症から始まり，二次感染（黄色ブドウ球菌によることが多い）を伴うことがある．しばしば血

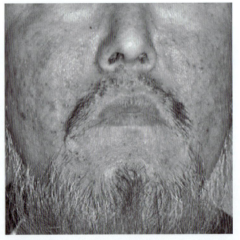

図1　ざ瘡様皮疹①

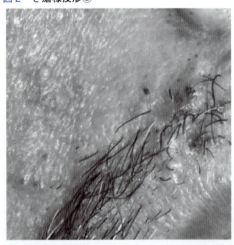

図2　ざ瘡様皮疹②

管拡張性肉芽腫を合併する．血管拡張性肉芽腫は，外傷などの刺激に反応して形成される紅色の過剰な肉芽組織であり，出血や滲出液をしばしば伴う．

4 毛髪の変化

- 抗EGFR薬投与開始数か月から1年後に，頭髪の疎毛・縮毛や，睫毛の延長・カールが認められることがある．

3 重症度分類

- CTCAE分類（v5.0）の皮膚および皮下組織障害のGradeに基づいて重症度を分類するのが一般的である[6]．しかし，個々の患者の治療においては，同程度の皮膚症状でも苦痛を感じるか否かには大きな個人差がみられる[4]．さらに，限局した部分に重症の皮疹を生じた場合，QOLを大きく損ねるにもかかわらずGradeは低く算定されるため，皮膚に関連するQOL評価法を勘案した新たな評価法が検討されている[7][8]．

予防・治療

1 予防

1 スキンケアの指導

- 患者本人によるスキンケアが重要であるといわれている[8]．清潔の保持，保湿，外的刺激からの保護を指導する．具体的には，洗顔料を泡立て手のひらで優しく洗顔する，電気シェーバーの使用を勧める，爪先を圧迫するような固くきつい靴を履かない，などの指導を行う．
- 紫外線により皮膚感受性が増強するとの報告があり[9]，皮膚障害は露光部に出現しやすいことから，サンスクリーン剤の使用が推奨されてきた[10]．一方で，ざ瘡様皮疹に対するサンスクリーン剤の予防効果についてのランダム化比較試験が行われ，110人の患者をサンスクリーン群とプラセボ群に分け，皮疹の発生率・重症度について評価したところ，両群で有意な差はみられなかった[11]．しかし，紫外線への曝露は皮疹治癒後の色素沈着を増強する可能性があるため，使用を勧めてもよい．

2 予防投与

- ざ瘡様皮疹については，皮疹出現後に治療を開始する（reactive therapy）のではなく，抗EGFR薬投与と同時に予防的治療（proactive therapy）を行うことが一般的である．テトラサイクリン系抗菌薬は尋常性ざ瘡の治療に用いられ，抗炎症作用が主な作用機序と考えられている[12]．抗EGFR薬投与患者において，テトラサイクリン系抗菌薬（ミノサイクリン，テトラサイクリン，ドキシサイクリン）予防投与群を，プラセボ群または治療なし群と比較する，多くのランダム化比較試験がこれまでに行われてきた[13][14]．それらの結果，予防投与は皮疹の発現率を低下させないものの，重症のざ瘡様皮疹の出現を有意に抑制することが示された．そのため，重症のざ瘡様皮疹の予防を目的としたテトラサイクリン系抗菌薬内服が推奨される．

> **ミノサイクリン** ★★
> ミノサイクリン塩酸塩錠（50mg）
> 1錠　内服　1日2回（朝・夕食後）

2 治療

- 皮膚の外用薬には，主に軟膏，クリーム，ローションの3種類の剤形があり，それぞれに利点・欠点を有するため，皮疹の性状や部位を考慮して選択される．軟膏は，刺激感が少なく保湿力にすぐれる一方で，光沢やベタつきが忌避されることがある．クリームは，伸びがよく使用感にすぐれるものの，炎症の強い部位では刺激感が強いという欠点がある．ローションは，さらに塗り広げやすいが，より刺激感が強く，主に頭部など被髪部に用いられる．一般的には，軟膏を主とし，より広い部位に塗布する場合にはクリームを選択し，被髪部にローションを用いる．

1 ざ瘡様皮疹

- 膿疱は無菌性であることが多く[4][15]，一般には炎症を抑える目的でステロイド外用薬が用いられる．顔面ではweak-strongクラス，それ以外ではstrong-very strongクラスが用いられる．ステロイド外用薬を漫然と使用すると毛細血管拡張や皮膚の菲薄化などの副作用をきたすため，1～2週で改善がみられない場合は皮膚科へのコンサルトをするのが望ましい．尋常性ざ瘡の治療薬であるレチノイド外用薬（tazarotene cream）がざ瘡様発疹の予防に有用であるかを検討するために，顔の半分のみに外用するランダム化比較試験が行われたが，皮疹の数の有意な低下は認められなかった[16]．
- ざ瘡様皮疹は，皮疹発現当初は無菌性であっても

二次的に細菌感染を併発することがある[17)18)]．著明な痂皮や滲出液，他の部位と異なる性状の皮疹，急な増悪が二次感染を疑う根拠となる．膿の細菌培養を行い，一般的な抗菌薬治療を行う．

- 軽症：

ステロイド外用薬 ★★
• ヒドロコルチゾン軟膏（ロコイド®軟膏）
20g　1日2回　顔に塗布
• プレドニゾロン軟膏（リドメックス®軟膏）
40g　1日2回　体幹，四肢に塗布
• プレドニゾロン液（リドメックス®ローション）
20g　1日2回　被髪頭部に塗布

- 中等症・重症：

ステロイド外用薬 ★★
• プレドニゾロン軟膏（リドメックス®軟膏）
20g　1日2回　顔に塗布
• ジフルプレドナート軟膏（マイザー®軟膏）
40g　1日2回　体幹，四肢に塗布
• フルオシノニド液（トプシム®ローション）
20g　1日2回　被髪頭部に塗布

抗菌薬内服 ★★
ミノサイクリン塩酸塩錠（50mg）
1錠　内服　1日2回（朝・夕食後）

❷ 皮膚乾燥

■ 保湿剤の外用を行う．症状が出現する前から予防的に用いられることもある．ヘパリン類似物質，尿素製剤，油脂性軟膏には特徴があり，症状に合わせて用いる．ヘパリン類似物質は使用感がよく，塗り伸ばしやすいローション剤もあるため用いやすい．尿素製剤はより保湿効果が高いが，皮膚炎や瘙爬痕に外用すると刺激感がある．油脂性軟膏はさらに効果が長く続くが，光沢やべとつき感が好まれないことがある．

ヘパリン類似物質 ★
• ヘパリン類似物質軟膏（ヒルドイド®ソフト軟膏）
100g　1日2回　全身に塗布
• ヘパリン類似物質液（ヒルドイド®ローション）
100g　1日2回　全身に塗布

尿素製剤 ★
尿素軟膏（20%）（ケラチナミンコーワ®軟膏）
100g　1日2回　全身に塗布

油脂性軟膏 ★
白色ワセリン（プロペト®）
100g　1日2回　全身に塗布

❸ 瘙痒症

■ 抗ヒスタミン剤の内服，・外用を行う．ざ瘡様皮疹，皮膚乾燥に伴って発現するため，それらの治療を行う．

抗ヒスタミン内服薬 ★
エピナスチン塩酸塩錠（20mg）
1錠　内服　1日1回（夕食後）

抗ヒスタミン外用薬 ★
ジフェンヒドラミンクリーム（レスタミン®クリーム）
50g　1日数回　かゆい所に塗布

❹ 爪囲炎

■ 二次感染を予防し，炎症を抑える目的で抗菌薬含有ステロイド外用薬の塗布を行う．二次感染を伴う場合には抗菌薬内服を追加する．血管拡張性肉芽腫を形成している場合，医療用テープ（伸縮性粘着包帯：シルキーテックス®，Fixomull stretch® など）を用いたテーピングを行う．改善しない場合には皮膚科コンサルトのうえ，爪切りや血管拡張性肉芽腫の焼灼などを行う．

- 軽症：

ステロイド外用薬 ★
ベタメタゾン吉草酸エステル・ゲンタマイシン硫酸塩軟膏（リンデロン®-VG 軟膏）
10g　1日2回　爪周囲に塗布

- 中等症・重症：

ステロイド外用薬 ★
クロベタゾールプロピオン酸エステル軟膏（デルモベート®軟膏）
10g　1日1回（朝）　爪周囲に塗布

抗菌薬外用 ★
ナジフロキサシン軟膏（アクアチム®軟膏）
10g　1日1回（夜）　爪周囲に塗布

抗菌薬内服
セフジトレンピボキシル錠（100mg）
1錠　内服　1日3回（毎食後）

表1 皮膚障害に応じたセツキシマブ投与量調節の目安[21]

Grade 3以上の皮膚症状の発現回数	投与	投与延期後の状態	用量調節
初回発現時	投与延期	Grade 2以下に回復	A：200mg/m² で投与継続 B：250mg/m² で投与継続
		回復せず	投与中止
2回目の発現時	投与延期	Grade 2以下に回復	A：150mg/m² で投与継続 B：200mg/m² で投与継続
		回復せず	投与中止
3回目の発現時	投与延期	Grade 2以下に回復	A：投与中止 B：150mg/m² で投与継続
		回復せず	投与中止
4回目の発現時	投与中止	-	-

A：放射線療法との併用の場合, B：放射線療法との併用以外の場合
Grade は NCI-CTCAE v5.0 に準じる．

医療用テープ ★
テーピングの指導

5 毛髪の変化
- 睫毛が延長・カールして眼球に当たる場合には，短く切る．

3 休薬，減量
- エルロチニブ，セツキシマブでは，ざ瘡様皮疹の重症度が生存率および治療への反応に正の相関を示すことが報告されており，安易な減量をするべきではないが[19)20)]，十分な予防，対症療法によっても皮膚障害のコントロールが得られない場合，抗EGFR薬の休薬，減量を行う．ざ瘡様皮疹，皮膚乾燥は1週間程度で改善を得られるが，爪囲炎の改善には数週間を要する[4)]．パニツムマブ，セツキシマブでは，Grade 3以上の皮疹出現時の減量方法について添付文書に示されている．例として，セツキシマブにおける減量方法の案を示す（表1）[21)]．個々の症例では，典型的な皮膚障害に加えて二次感染や他疾患の合併が起こる可能性があり，専門的治療により皮膚障害の改善が得られることもあるため，皮膚科へのコンサルトも重要である．

文献
1) タルセバ®錠25mg 100mg 150mg 適正使用ガイド市販直後調査（平成19年12月〜平成20年6月）. 中外製薬．
2) J Clin Oncol 2015;33(suppl):3586a.
3) Target Oncol 2009; 4(2): 107-19.
4) 日皮会誌 2010; 120(10): 2039-49.
5) Dermatology 2003; 207(3): 324-5.
6) National Cancer Institute (NCI). Common Terminology Criteria for Adverse Events (CTCAE) v5.0.
7) Exp Dermatol 2008; 17(9): 790-2.
8) Oncologist 2016; 21(12): 1483-91.
9) J Clin Oncol 2010; 28(8): 1351-7.
10) Oncologist 2007; 12(5): 610-21.
11) Oncologist 2010; 15(9): 1016-22.
12) Br J Dermatol 2008; 158(2): 208-16.
13) Oncologist 2012；17(4)：555-68.
14) J Clin Oncol 2016; 34(8):810-5.
15) Br J Dermatol 2001; 144(6): 1169-76.
16) J Clin Oncol 2007; 25(34): 5390-6.
17) J Am Acad Dermatol 2006; 55(4): 657-70.
18) Oncologist 2005; 10(5): 345-56.
19) J Clin Oncol 2005; 23(22): 5235-46.
20) N Engl J Med 2004; 351(4): 337-45.
21) アービタックス®注射液100mg 添付文書. 2019年4月改訂(第10版).

（村田光麻）

V 15 皮膚障害

副作用のマネジメント

② その他の薬剤

疫学・診断

1 概要

- 悪性腫瘍に対する化学療法によって皮膚，粘膜，毛髪，爪に種々の変化が生じる．しかし，化学療法中に皮膚病変が出現したからといって，それは化学療法の副作用とは限らず，一般的な皮膚疾患であったり，悪性腫瘍の治療に関連した皮膚症状であったりする．前者としては，入院環境によって増悪した皮脂欠乏性湿疹や，体部白癬に対して外用ステロイド薬を用いた結果として生じる，異型白癬などが挙げられる．後者としては，抗がん薬以外の薬剤による副作用，免疫低下による皮膚感染症が挙げられる．特殊な皮疹としては，皮膚筋炎をはじめとする腫瘍随伴症候群や，炎症性の臨床像を示す転移性皮膚腫瘍が挙げられるほか，亜鉛欠乏などの栄養障害性皮膚症，移植片対宿主病（graft versus host disease：GVHD）の可能性にも注意を払う必要がある．
- 化学療法の副作用をコントロールするためには，上記のように，一般的な皮膚疾患の知識に基づく診断が必要である．さらに，新製品の開発の著しい各種抗がん薬ごとに，出現しやすい皮膚症状をある程度知っておく必要がある．
- また，抗がん薬であっても，一般的な薬剤と同様の薬疹を引き起こしうる．その例として，固定薬疹，紅斑丘疹型発疹，光線過敏症，多形紅斑，Stevens-Johnson症候群（Stevens-Johnson syndrome：SJS），中毒性表皮壊死症（toxic epidermal necrolysis：TEN）などがある．
- 一方，一般の薬剤に比べて抗がん薬に特徴的に発生する皮膚障害としては，皮膚色の変化，爪の変化，手足症候群，手足皮膚反応，リコール現象などがある．
- 一般の薬剤では，薬疹が生じた場合にはその薬剤の中止，他剤への変更が治療の基本である．しかし，抗がん薬の中止はがんの進展に直結し，生命予後に影響するため，その判断は難しい．診断に関しても，細胞毒性を示す薬剤を用いたパッチテスト，薬剤によるリンパ球刺激試験（drug lymphocyte stimulation test：DLST）や再投与試験には問題が多い．そのため，抗がん薬による皮膚障害に関しては，臨床的な診断，減量を含めた再投与の可否の判断を，原疾患の治療方針を含めて皮膚科と当該科，そして患者自身とで決定していく必要がある．
- 以下，抗がん薬による主たる皮膚障害について概略を述べる．

2 抗がん薬による皮膚障害の頻度・出現時期

1 手足症候群（hand-foot syndrome）

- palmar-plantar erythrodysesthesia（PPE）とも呼ばれる．シタラビン，ドキソルビシン，ドセタキセル，カペシタビン，フルオロウラシルで報告が多いが，その他の多くの薬剤でも出現する[1)～4)]．症状は薬剤投与後2～21日ごろに出現し，手のひらや，足底のビリビリした感覚から始まり，浮腫，有痛性の紅斑へと進展する[5)]．浮腫や紅斑は指趾の腹側に好発し，水疱やびらんを生じることもある．歩行や物をつかむ動作に制限を生じ，この機能障害はNational Cancer Instituteによる有害事象共通用語規準（Common Terminology Criteria for Adverse Events：CTCAE）の重症度評価の基準に含まれる[6)]．症状は用量依存性であり，リポソーム化ドキソルビシンやカペシタビンなど，血中濃度が高く維持される薬剤で，発症頻度が高い[7)～9)]．ソラフェニブ，スニチニブなどのマルチキナーゼ阻害薬投与時にみられ，皮膚の過角化を主体とする，手足皮膚反応とは異なる皮膚障害である[10)]．鑑別すべき疾患として，細菌感染症，アレルギー性の薬疹，接触皮膚炎，血管炎，多形紅斑，肢端紅痛症，ブレオマイシンによる皮膚毒性やGVHDが挙げられる[5)]．転移性乳癌に対してカペシタビンを投与された患者群での検討では，手足症候群が出現しない患者群よりも，出現した患者群のほうが治療成

功期間が有意に長かったことが示されている[11].

2 紅斑丘疹型発疹（maculopapular rash）
- 紅色丘疹，小紅斑からなる全身性の皮疹である．ボルテゾミブ，クラドリビン，リツキシマブ，フルダラビン，ゲムシタビン，シタラビンを含む多くの薬剤で出現する．特にイマチニブでは高率に出現することが知られ，後述するような治療方針が提案されている．

3 多形紅斑，Stevens-Johnson 症候群（SJS），中毒性表皮壊死症（TEN）
- 多形紅斑は左右対称性に多発する，やや隆起する 10mm 大ほどの環状浮腫性紅斑である．古典的にはヘルペスウイルス感染症に合併して手足に出現する皮疹を指すが，全身性エリテマトーデスなどの膠原病で生じる場合や，薬剤によって出現する場合がある．
- SJS や，TEN は，多形紅斑と比べると薬剤に起因する場合が多い．SJS は皮膚に水疱やびらんが生じ，眼や口唇などの粘膜を侵し，全身症状の重篤なものをいう．また，結膜炎，結膜炎に伴う癒着，角膜混濁，潰瘍をきたし，治癒後も失明など重い後遺症を残すことがある．水疱やびらんの面積が体表面積の 10% までのものを SJS，10〜30% のものをオーバーラップ例，30% 以上のものを TEN と区別する．

4 皮膚色の変化
- 局所的もしくは全身的な色調の変化は皮膚，爪甲，粘膜に生じ，特にアルキル化剤，抗腫瘍性抗生物質に多い（表1）[12]．フルオロウラシルは全身，特に露光部の色素沈着を引き起こすが，爪床や口腔，結膜の色素沈着も引き起こす．ブスルファンは全身のアジソン病に似た色素沈着を引き起こす．リポソーム化ドキソルビシンは体幹や四肢に斑状の色素沈着を引き起こす[9]．ヒドロキシウレアによる色素沈着は顔，首，前腕，手と爪に起こり，圧や外傷により増強することがある[13]．メトトレキサートや，プロカルバジンでも，全身性の色素沈着が起こることがある[13)14]．イマチニブでは高率に色素の増強や低下が起こる[15)16]．

5 爪の変化
- 全身状態の悪化により，非特異的な爪の変化が起こることがよく知られており，横方向の爪甲の線条がみられる．パクリタキセルや，ドセタキセルな

表1 皮膚の色素沈着を起こしやすい薬剤と症状の傾向[12]

薬剤	色素沈着の傾向
ブレオマイシン	汎発性，爪
ブスルファン	汎発性，粘膜
カルムスチン	局所性
カペシタビン	汎発性，爪
シクロホスファミド	汎発性
ダウノルビシン	汎発性，爪
ドキソルビシン	汎発性，爪，粘膜
フルオロウラシル	局所性
ヒドロキシウレア	汎発性
メトトレキサート	汎発性
チオテパ	局所性

どの薬剤では爪甲剥離症がみられる．

6 光線過敏症
- さまざまな抗がん薬が光線過敏症を引き起こすことが知られている．光線過敏症は以下に分けられる．
  ① 光毒性反応：光線への曝露の数分から数時間後に露光部に限局して強い紅潮が生じる．
  ② 光アレルギー：Ⅳ型アレルギーにより，光線曝露から遅れて少なくとも 24 時間後以降に皮膚炎を生じ，しばしば露光部以外にまで皮疹が広がる．
  ③ photo-reactivation：特にメトトレキサートで起こることが知られている．数か月から数年前に経験した日焼けによる皮膚障害と同じ分布で皮膚炎が生じる[17)18]．
  ④ photo-enhancement：③と同様，メトトレキサートで起こることが知られていて，2〜5 日前に紫外線を照射された部位に，薬剤投与により紅斑が出現する．

7 リコール現象
- 前述の紫外線による photo-reactivation と同様に，放射線によるリコール現象は，以前に放射線照射を受けた部位において，ある種の抗がん薬の投与後に皮膚炎を生じる反応である．放射線照射と抗がん薬投与の間に，長い時間経過がある場合もある．アントラサイクリン系抗がん薬を含む，種々の薬剤で生じる．時に疼痛を伴う紅斑が一般的な症状であるが，水疱やびらん，潰瘍を形成する例の報告もある[19]．

8 マルチキナーゼ阻害薬による手足皮膚反応（hand-foot skin reaction）

- 他の小分子チロシンキナーゼ阻害薬とは異なり，マルチキナーゼ阻害薬（ソラフェニブ，スニチニブ，アキシチニブ，レゴラフェニブ，パゾパニブ，ベムラフェニブ）では，手足の外力が加わりやすい部位に限局性の水疱や角化性病変を生じ，手足皮膚反応と呼ばれる[10]．典型的な角化性病変は，踵に生じる黄色い角化性局面であるが，指の側面や爪囲，手足の背側にまで拡大することもある．手足皮膚反応では，手足症候群と同様に過敏な感覚，チクチクしたり灼熱感を生じたりして，熱い物を持ちにくくなる．症状は治療開始後2〜4週で出現し，自覚的な症状が他覚的所見に先行する．
- パゾパニブは，ソラフェニブやスニチニブよりも手足皮膚反応の発現率が低いことが系統的レビューにより示されている[20]．また，ベバシズマブなどのVEGF阻害薬と併用することで，手足皮膚反応の発現率が上昇することが知られている[21)22]．

予防・治療

1 手足症候群

1 予防

- COX2阻害薬の手足症候群の予防における有用性について，ランダム化比較試験が行われている．カペシタビン投与を受ける大腸癌患者において，COX2阻害薬を内服することで，Grade 1〜2の手足症候群の発症率が有意に低いと報告された[23]．
- また，塩化アルミニウム含有クリームの有用性についても，ランダム化比較試験が行われている．リポソーム化ドキソルビシンの投与を受ける乳癌患者において，投与開始と同時に治療薬もしくはプラセボのクリームを1週目は連日，2週目からは週に3回ずつ塗布したところ，塩化アルミニウム含有側でGrade 2〜3の手足症候群の発症率が有意に低いと報告された[24]．塩化アルミニウム液やクリームは，国内で上市されておらず，院内製剤として処方されている[25]．また，接触皮膚炎を生じやすく，その際にはいったん中止したうえで，ステロイド外用薬を用いる必要がある．
- 一方，冷たいグローブを着用して，手足への血流を減らすことで，カペシタビンの投与を受ける患者における手足症候群の頻度や重症度が低下すると報告された[26)〜28]．ただし，この方法は経口投与や持続投与を受ける患者には適用できない．
- その他，ピリドキシン内服による予防[29]，尿素・乳酸含有クリーム外用による予防[30]についての系統的レビューが報告されたが，有効性は認められなかった．

COX2阻害薬 ★
セレコキシブ
200mg　1日2回　内服

塩化アルミニウム液 ★★
10〜20%塩化アルミニウム液（院内製剤）
1日1回　外用

アイスパックによる化学療法中の手首・足首の冷却 ★★

2 治療

- 重症の手足症候群を発症した患者では，その後の抗がん薬の投与量を減量する必要がある．カペシタビンの大規模第III相試験において，減量は治療の有効性に悪影響を及ぼさなかったとの報告がある[31]．減量は添付文書に記載されている基準に従い行う．経験的治療であるが，ステロイド外用薬がしばしば用いられる．内服ステロイド薬による治療の報告もあるが，小規模な試験であり，エビデンスレベルは高くない[32)33]．

ステロイド外用薬 ★
ジフルプレドナート軟膏（マイザー軟膏®）
20g　1日2回　手足に塗布

2 麻疹型薬疹，紅斑丘疹型薬疹

- 症状の程度，代替薬の有無，治療が根治目的であるか緩和目的であるかなどを，総合的に判断して，薬剤の投与継続の可否を判断する．一般的にステロイド外用薬が推奨される．
- イマチニブによる紅斑性発疹は，軽症のものは自然に治癒するが，一方で薬剤を中断，減量したうえでの再開が必要な例もある[34]．それらの例ではステロイド薬の全身投与が用いられることもある．1〜2週間の休薬の後に100mg/日で再開し，1週毎に100mg/日ずつ増量する方法が報告されている[35]．

3 多形紅斑，Stevens-Johnson 症候群 (SJS)，中毒性表皮壊死症 (TEN)

- 軽症の多形紅斑は紅斑丘疹型薬疹に準じて治療する．
- SJS および，TEN では入院加療が必要であり，TEN では ICU での全身管理が必要となることもある．早期のステロイド全身投与が第一選択であり，血漿交換療法やヒト免疫グロブリン製剤大量静注療法などを併用する[36)]．

4 皮膚色の変化

- 一般的には治療は必要ないが，整容面が問題となる場合には薬剤の減量，中止を行う．薬剤の中止により改善することが多いが，改善を認めない場合もある．

5 爪の変化

- ドセタキセルによる爪甲剥離症の予防に，手足を冷やす治療が有効であるとの報告がある[37)]．

冷却療法 ★★★
抗がん薬投与中の手足の冷却（Elasto-Gel®）

6 光線過敏症

- 一般的には，衣服で体を覆い，サンスクリーン剤により紫外線への曝露を減らす工夫をする．症状が出現した場合にはステロイド外用薬を塗布する．photo-reactivation では通常，反復投与により症状が軽減するが，photo-enhancement では軽減しないことが知られている．
- 顔面および頸部：

ステロイド外用薬 ★
プレドニゾロン軟膏（リドメックス®軟膏）
40g　1日2回　顔面，頸部に塗布

- 手背，その他体幹部：

ステロイド外用薬 ★
ジフルプレドナート軟膏（マイザー®軟膏）
40g　1日2回　手背，体幹に塗布

7 リコール現象

- 同一の薬剤の再投与が必ずしも症状の再燃をもたらさない場合もあるが，薬剤の減量，ステロイド薬の投与がリコール現象の再燃予防を目的に行われることがある[38)]．

8 マルチキナーゼ阻害薬による手足皮膚反応

1 予防

- 2015 年，尿素含有外用剤の手足皮膚反応の予防における有効性に関するランダム化比較試験が報告され，ソラフェニブ投与開始日から1日2回塗布することで，手足皮膚反応の発生率が有意に低下し，手足皮膚反応が出現するまでの期間が有意に延長することが示された[39)]．
- 一般的には，治療開始前に存在する角化性の病変を削っておき，熱い湯に触れることを避ける，靴は窮屈でないものにする，ローションやクリームを塗る際にこすり過ぎない，タイピングなどの作業はなるべく控える，手足に体重のかかる強い運動は避ける，インソールや分厚い手袋を用いる，などの工夫が必要とされる[40)]．

保湿剤 ★★★
尿素軟膏（20%）（ケラチナミンコーワ®軟膏）
60g　1日2回　角化した部位に塗布

2 治療

- 小規模ではあるが，ハイドロコロイド被覆材（リモイス®パッド）の有効性についてのランダム化比較試験が報告された．Grade 1 の手足皮膚反応を生じた後に，被覆材を貼付し，2～3日毎に貼り替えることで，尿素製剤の外用よりも，Grade 2 もしくは 3 への進展頻度が低下することが示された[41)]．
- その他の対症療法については，CTCAE の Grade 分類に基づく治療法が提案されている[40)]．Grade 1 では減量は必要ではなく，保湿剤が用いられる．Grade 2 でも減量は必ずしも必要ではないが，症例により少なくとも1週間50%に減量してもよい．Grade 0 もしくは 1 になれば減量前の用量に戻す．保湿剤に加え，赤みのある部位に外用ステロイド薬が用いられる．外用局所麻酔薬が鎮痛に有用であることもある．Grade 3 では，外用薬は Grade 1～2 と同様に保湿剤であるが，治療を一時的に中断し，Grade 0 もしくは 1 になれば 50%の用量から再開し，徐々に増量する[40)]．

ハイドロコロイド被覆材 ★★	外用局所麻酔薬 ★
リモイスパッド®	リドカインゼリー（キシロカイン®ゼリー2%）
痛みのある場所に貼付　2〜3日毎に貼り替え	1日数回　痛みのある部位に塗布

ステロイド外用薬 ★
ジフルプレドナート軟膏（マイザー®軟膏）
20g　1日2回　赤みのある部位に塗布

文献

1) J Am Acad Dermatol 1991; 24(3): 457-61.
2) Cutis 1993; 51(3): 175-9.
3) Clin Breast Cancer 2011; 11(6): 349-56.
4) J Clin Oncol 1997; 15(3): 987-93.
5) J Am Acad Dermatol 2014; 71(4): 787-94.
6) National Institutes of Health(NCI). Common Terminology Criteria for Adverse Events, version (CTCAE) 5.0.
7) J Clin Oncol 1999; 17(2): 485-93.
8) Gynecol Oncol 2005; 97(2): 374-8.
9) Arch Dermatol 2000; 136(12): 1475-80.
10) Oncologist 2008; 13(9): 1001-11.
11) Biol Pharm Bull 2012; 35(5): 717-24.
12) Curr Opin Oncol 2002; 14(2): 212-6.
13) Pediatr Dermatol 2004; 21(2): 124-7.
14) J Am Acad Dermatol 1983; 9(5): 645-63.
15) Cancer 2003; 98(11): 2483-7.
16) Ann Oncol 2004; 15(2): 358-9.
17) Photodermatol Photoimmunol Photomed 1995; 11(2): 55-6.
18) Arch Dermatol 1981; 117(5): 310-1.
19) J Am Acad Dermatol 1999; 40(3): 367-98; quiz 399-400.
20) Invest New Drugs. 2012；30(4)：1773-81.
21) J Dtsch Dermatol Ges 2010; 8(9): 652-61.
22) Int J Cancer 2018; 142(12): 2567-577.
23) Ann Oncol 2012; 23(5): 1348-53.
24) Breast 2014; 23(3): 244-9.
25) 日皮会誌 2015; 125(7): 1379-400.
26) Gynecol Oncol 2008; 108(2): 332-5.
27) Gynecol Oncol 2004; 93(2): 513-6.
28) Cancer 2008; 112(7): 1625-31.
29) PLoS One 2013; 8(8): e72245.
30) J Clin Oncol 2010; 28(35): 5182-7.
31) Oncology (Williston Park) 2004; 18(9): 1161-8, 1173; discussion 1173-66, 1181-4.
32) Gynecol Oncol 2004; 94(2): 320-4.
33) Ann Oncol 2007; 18 Suppl 6: vi70-3.
34) Blood 2002; 100(9): 3434-5.
35) Leukemia 2003;17(7): 1414-6.
36) 日皮会誌 2016; 126(9): 1637-85.
37) Cancer 2008; 112(7): 1625-31.
38) J Clin Oncol 2000; 18(3): 695-6.
39) J Clin Oncol 2015; 33(8): 894-900.
40) Oncologist 2008; 13(9): 1001-11.
41) Ann Oncol 2014; 25(2): 472-6.

（村田光麻）

V 副作用のマネジメント

16 免疫関連有害事象

疫学

- 免疫チェックポイント阻害薬（immune check point inhibitors：ICI）は，がん治療に画期的な効果をもたらすとともに，新たな問題点を浮き彫りにしている．例えば，高額な薬価，効果判定の難しさ，特異な副作用などである．執筆時現在で日本で市販されているICIは6剤（イピリムマブ，ニボルマブ，ペムブロリズマブ，アテゾリズマブ，アベルマブ，デュルバルマブ）であるが，今後もさらに増えることが予想され，さらに殺細胞性抗がん薬や他の免疫チェックポイント阻害薬との併用も見込まれることから，これらの問題はさらに複雑になっていくものと思われる．
- 本稿ではそのなかでもICIによる特有の副作用として，免疫関連有害事象（immune-related adverse events：irAE）を取り上げる．ただし，かなり広範な分野をカバーするため，詳細は日本臨床腫瘍学会「がん免疫療法ガイドライン」[1]や，American Society of Clinical Oncology（ASCO）[2]，European Society for Medical Oncology（ESMO）[3]，National Comprehensive Cancer Network（NCCN）[4]のガイドラインなどを参照してほしい．

免疫関連有害事象（irAE）対策に必要な要素

1 irAEのメカニズムを理解する

- ICIは，がん免疫から逃避するメカニズムを獲得したがん細胞に対して，逃避機構としての免疫チェックポイント機構を標的とした薬剤であり，免疫能の再賦活化により抗がん作用を示す．したがってその副作用であるirAEは，自己免疫疾患・リウマチ性疾患類似の病態となる．自己免疫疾患のメカニズムすべてを免疫チェックポイントで説明できないことからも，対応する個々の自己免疫疾患とまったく同一ではないことも，知っておく必要がある．

2 irAEの特徴

- 投与中だけでなく，投与終了後，数か月〜1年後など長期経過した後でも発症することがある．
- その後に用いた，他の殺細胞性抗がん薬，一般的治療薬（抗菌薬や降圧薬など）による薬剤性障害をきたしやすい．
- 肺への放射線照射後[5]やオシメルチニブなどのチロシンキナーゼ阻害薬（TKI）治療後[6,7]にICIを用いると，肺臓炎を起こしやすい．

3 スクリーニング検査

- 投与前のスクリーニング検査は表1を参照．なお，甲状腺機能や副腎機能は，その機能障害時の症状から診断することが難しい場合もあるので，定期的に検査することも許容される．
- 表1に示す以外の検査は，あくまでも発症後に行うべき検査であって，ICI投与前から行うべきものではない．

4 ICI投与の適応を厳格に守る

- いうまでもなく，irAEを防ぐためにはICIを投与しないことが最も確実である．irAEの発症は現時点では予測できないことから，ICI投与の適応性や患者・家族の理解度を確認しながら，リスク・ベネフィットを慎重に判断する必要がある．

5 チーム体制の構築

- irAEは，これまでがん治療医が経験することのなかった多臓器にわたる，主として免疫学的機序に伴う有害事象である．このため，以下の2点が重要である．
  ① 当該診療科に多職種を加えたirAE対策チームを結成する必要がある．

表1 免疫チェックポイント阻害薬（ICI）使用時に施行すべき診察・検査

項目	細目	頻度
一般身体所見	体重，体温，血圧，心拍数，呼吸数，SpO_2，心音，呼吸音，皮膚，（腹部，背部，四肢）	ICI 投与前と毎回治療時 カッコ内は ICI 初回前と有症状時
神経学的所見	JCS/GCS, （高次脳機能：脳神経，運動，感覚，反射，協調運動）	ICI 投与前と毎回治療時 カッコ内は ICI 初回前と有症状時
血液	CBC, 白血球分画	ICI 投与前と毎回治療時
腎機能・電解質	BUN, Cr, Na, K, Cl, CO_2 ct *	ICI 投与前と毎回治療時
肝機能	T-bil, AST, ALT, ALP	ICI 投与前と毎回治療時
膵機能	アミラーゼ，グルコース	ICI 投与前と毎回治療時
甲状腺機能	TSH, free T4	4～6週毎，もしくは有症状時
副腎機能	ACTH, コルチゾール	4～6週毎，もしくは有症状時
肺機能	胸部X線，（CT）	ICI 投与前と間質性肺炎発症リスクのある患者には毎回治療時 カッコ内は ICI 初回前と有症状時
心機能	心電図	ICI 投与前と有症状時

* CO_2 ct：CO_2 content とは血液中に存在する総 CO_2 量のことであり，CO_2 ct ＝ 溶解 CO_2 量 ＋ HCO_3^- で表される．このうち，溶解 CO_2 ＝ $0.03 \times P_{CO_2}$（≒ 40）≒ 1 であることから，HCO_3^- 濃度を推定することができ，酸塩基平衡やアニオンギャップの概算に役立てることができる．

② その一方でがん治療医は，自身の経験や知識をアップデートし，有害事象マネジメントのスキルを磨く必要もある．なぜなら，ICI の導入・中止・再開判断，有害事象マネジメントをどうするかの判断は，主治医であるがん治療医が最終的に下すべきと考えるからである．

- 大学病院・大病院では，各臓器別専門医を含むチームを結成することは可能であるが，がん専門病院や地域の基幹病院では難しい場合もある．しかし，ICI の適応疾患には5大がんである肺癌，胃癌が含まれており，これらは一般病院でも ICI で治療することになる．したがって，がん治療医である前に，あらゆる病態に対応できる内科医としての能力が問われているといっても過言ではない．

6 自己免疫疾患・リウマチ性疾患患者に対する ICI 投与

- irAE が自己免疫疾患・リウマチ性疾患類似の病態であることから，同疾患のがん患者に ICI を投与することで，原疾患の悪化を懸念するのは非常に合理的である．ただ，実際には原疾患が増悪する場合もあれば，そうでない場合もあり，その是非については一定の見解が得られていないのが現状である．したがって，個別に患者・家族とリスク・ベネフィットを共有しながら，適宜進めていくことになる．

7 検査を優先することなかれ！：病歴，身体診察を忘れない

- 各 irAE について，その検査項目セットをつくり，異常が判明すれば専門医にコンサルテーションすることが，チームによる irAE 対策としてクローズアップされているが，本来は病歴・身体所見が重要である．各 irAE に対応する代表的な自己免疫疾患・リウマチ性疾患の病歴・身体所見を今一度復習し，専門医の指導を受けながら実際の現場で役立ててほしいと願う．

免疫関連有害事象（irAE）への対応

- 典型的 irAE とその重症度分類，および重症度別の基本的な対処法を表2, 3 に示す．ここでは，irAE の各障害の特徴を概説する．

1 皮膚障害

- Grade 3 以上は数%．
- 発症のタイミングは初回または2回目投与後が多いが，いつでも起こりうる．
- 斑丘疹，紅斑，丘疹膿疱性，蕁麻疹様の発疹が出現する．
- 白斑は数%にみられ，メラノサイトに対する免疫反応と考えられ，治療効果も高いと考えられている．
- 薬疹のなかで重症型にあたる多型滲出性紅斑，ス

表2 典型的免疫関連有害事象（irAE）とその重症度（CTCAE v5.0によるGrade表記）

Grade	1	2	3	4
下痢	＜4回/日の増加	4〜6回/日の増加	≧7回/日の増加	生命に危険が及ぶような状況
大腸炎	無症状 介入は不要	腹痛 粘液や血液を伴った排便	重篤で持続性の腹痛．発熱，腸閉塞，腹膜刺激症状を伴う	生命の危険あり 緊急の介入を必要とする
水疱性皮膚炎	症状がない：体表面積の＜10%を占める水疱	体表面積の10〜30%を占める水疱；身の回り以外の日常生活動作の制限	体表面積の＞30%を占める水疱；身の回りの日常生活動作の制限	体表面積の＞30%を占める水疱；水分バランス異常，または電解質異常を伴う
斑状丘疹状皮疹	症状の有無は問わない，体表面積の＜10%を占める斑状疹/丘疹	症状の有無は問わない，体表面積の10〜30%を占める斑状疹/丘疹．身の回り以外の日常生活動作の制限．軽症の症状の有無は問わない，体表面積＞30%を占める皮疹	中等度または高度の症状を伴う，体表面積の＞30%を占める斑状疹/丘疹．身の回りの日常生活動作の制限	
TEN				症状（紅斑，紫斑，表皮剥離）を伴った体表面積30%以上の皮膚病変
SJS			症状（表皮や粘膜剥離）を伴った体表面積＜10%の皮膚病変	症状（表皮や粘膜剥離）を伴った体表面積10〜30%の皮膚病変
肺臓炎	無症状 治療介入は不要	有症状 instrumental ADLの制限 治療介入必要	重篤な症状 ADLが低下 酸素投与が必要	生命にかかわる呼吸状態 緊急的介入（気管切開，挿管）
AST，ALT上昇	＞〜3.0×ULN	＞3.0〜5.0×ULN	＞5.0〜20.0×ULN	＞20.0×ULN
総ビリルビン	＞〜1.5×ULN	＞1.5〜3.0×ULN	＞3.0〜10.0×ULN	＞10.0×ULN
甲状腺機能障害/副腎不全	無症状 治療介入は不要	中等度の症状 治療介入が必要	重度の症状 治療介入・入院が必要	生命の危険あり 緊急の介入を必要とする

TEN：toxic epidermal necrosis（中毒性表皮壊死融解症），SJS：Stevens-Johnson syndrome（スティーヴンス・ジョンソン症候群），ULN：基準値上限

表3 免疫関連有害事象（irAE）の重症度に応じた対応

Grade	一般的対応	ICIの治療		ステロイド薬，免疫抑制薬による治療	
		投与の継続	投与の再開	治療開始基準	治療
1	頻回な経過観察	投与継続			
2	頻回な経過観察	症状改善まで投与延期	Grade 1以下で再治療考慮*	1週間以上の症状持続，症状の悪化がみられたら開始	プレドニゾロン0.5〜1.0mg/kg 症状改善に応じ減量
3, 4	必要に応じ入院観察，治療	投与中止	投与中止	直ちに開始	プレドニゾロン1〜2mg/kg，1か月以上かけて減量．必要に応じてインフリキシマブ，ミコフェノール酸を考慮

*肺障害では，Grade 2以上の場合は再投与をしないことが推奨されている．

ティーヴンス・ジョンソン症候群（SJS）から中毒性表皮壊死症（TEN）に至る場合もある．
① ICI投与中，一般の薬剤（ST合剤，アロプリノール）により重症型の薬疹を生じる場合がある．
② この場合，薬疹の頻度の少ない薬剤（カルボシステインなど）でも薬疹を起こすことがある．
■治療：ステロイド軟膏の局所塗布，抗ヒスタミン薬の内服．このとき，ICIを遅らせたり中断する必要はない．

〈重症型や水疱や潰瘍がみられる場合〉
プレドニゾロン
　プレドニゾロン
　1〜2mg/kg　内服

2　肝障害

- Grade 3以上が治療対象となる．
- 他剤の影響，ウイルス性，肝転移病変の進行を考える必要がある．
- 治療：

・プレドニゾロン
　1mg/kg　内服
〈ステロイド薬で無効の場合〉
・ミコフェノール酸モフェチル
　1000〜2000mg/日　内服　分2

3　肺障害

- さまざまな陰影パターン（浸潤影，器質化肺炎）を生じる．
- 治療：

・プレドニゾロン
　1〜2mg/kg　内服または静注
〈効果が不十分であれば〉
・インフリキシマブ
　5mg/kg　静注　0，2，6週，以後8週毎

4　消化管障害

- Grade 3以上の下痢が治療対象：数〜10％程度にみられる．
- 治療：

・プレドニゾロン
　1〜2mg/kg/日　内服
〈効果が不十分であれば〉
・メチルプレドニゾロン
　1〜2mg/kg/日　静注
　＋
・インフリキシマブ
　5mg/kg　静注　0，2，6週，以後8週毎
ステロイド薬は4週間以上かけて漸減する．

5　甲状腺機能障害

- 頻度：全体では数〜10％であるが，Grade 3以上は1％程度である．多くは甲状腺機能低下症（橋本病）で，一過性に甲状腺機能亢進症（無痛性甲状腺炎）を生じる場合もあるが，数週間以内に低下症になる．
- 症状：
  ① 機能低下症の場合：倦怠感，便秘，体重増加，浮腫，寒がり，嗄声．ただし，無症状のことも多い．
  ② 機能亢進症の場合：動悸，発汗，下痢，手指振戦など
- 検査：
  ① 機能低下症の場合：TSH高値，FT4低値．抗マイクロゾーム抗体陽性，抗サイログロブリン抗体陽性
  ② 機能亢進症の場合：TSH低値，FT4高値．バセドウ病の場合は抗TSH受容体抗体（TRAb，TBII）陽性，甲状腺刺激抗体陽性となるが，多くは無痛性甲状腺炎であり，陽性化しない．
- 治療：

レボチロキシン補充療法
〈機能低下症の場合〉
　レボチロキシンナトリウム
　25〜50μg/日
FT4が基準値またはTSH＜10μIU/mLを指標に漸増していく．
〈機能亢進症の場合〉
β遮断薬や，時に抗甲状腺薬（チアマゾール，プロピオチオウラシル）を用いることもある．

6　下垂体機能低下症

- 頻度：数％〜10％程度．前葉機能が低下することが多い．
- 症状：
  ① 副腎不全：倦怠感，筋力低下，頭痛，嘔吐・下痢，低血圧，低血糖
  ② 甲状腺機能低下症：倦怠感，便秘，体重増加，浮腫，寒がり，嗄声
- 検査：
  ① 各種ホルモン検査：ACTH低値，コルチゾール低値．TSH低値，FT4低値．LH低値，FSH低値．IGF-1（ソマトメジンC）低値（ソマトメジンCはGHの影響を受けて肝臓で産生される．GHは検査を行う日中には分泌されないために，ソマトメジンCで代用する），プロラクチン（PRL）高値[8]
  ② 下垂体MRI：下垂体の腫大の有無

表4 神経・筋障害の症状・検査・治療

疾患	症状	検査	治療
重症筋無力症	眼瞼下垂，複視 近位筋優位の筋力低下 呼吸困難 いずれも午後に増強	抗 Ach 受容体抗体，抗 MuSK 抗体 エドロホニウム試験	コリンエステラーゼ阻害薬 ステロイド 1 〜 2mg/kg/日 免疫グロブリン大量（ステロイドによる初期悪化に注意） 血漿交換
ギラン・バレー症候群	四肢末梢からの感覚・運動障害	髄液検査 神経伝導速度検査	免疫グロブリン大量 血漿交換
横断性脊髄炎	両下肢の感覚・運動障害，直腸膀胱障害	脊髄 MRI 髄液検査	ステロイド 1 〜 2mg/kg/日
脳炎	意識障害，発熱	頭部 MRI 髄液検査	プレドニゾロン 1 〜 2mg/kg/日
無菌性髄膜炎	発熱，頭痛，嘔吐	頭部 MRI 髄液検査	プレドニゾロン 1 〜 2mg/kg/日
筋炎*	四肢近位筋優位の筋痛	CK，アルドラーゼ高値 抗核抗体，抗 Jo-1 抗体，抗 ARS 抗体，抗 TIF-1γ 抗体，抗 MDA5 抗体 針筋電図	プレドニゾロン 1 〜 2mg/kg/日 免疫グロブリン大量
関節炎	関節痛，腫脹，熱感	CRP，血沈高値 関節エコー・MRI	プレドニゾロン 5 〜 10mg/日 抗リウマチ薬

*筋炎は腫瘍随伴症候群に伴う場合との区別が難しい．

■治療：

コルチコステロイド補充療法

レボチロキサシン補充療法

7　1 型糖尿病

■頻度：まれ（1%未満）．ケトアシドーシスで発症することもある．
■症状：
　① 高血糖：口渇，多飲・多尿，体重減少
　② ケトアシドーシス：意識障害，腹痛・下痢・嘔吐，頻呼吸，血圧低下
■検査：血糖値，HbA1c，空腹時血清 C ペプチド（<0.6ng/mL），抗 GAD 抗体，尿ケトン体（陽性であれば動脈血液ガス分析も行う）．劇症 1 型糖尿病の場合は，HbA1c が基準値となることに注意する．
■治療：

インスリン治療のみ

■irAE の治療として用いたステロイドにより，二次性に 2 型糖尿病を発症することもある．

8　神経・筋障害 (表 4)

■頻度：不明でまれ．

■疾患・症状：重症筋無力症，ギラン・バレー症候群，横断性脊髄炎，脳炎，無菌性髄膜炎，筋炎，関節炎などをきたすことがある．

9　眼障害（ぶどう膜炎）

■頻度：1 〜 3%
■症状：眼痛，充血，羞明，視力低下．眼脂は出ない．
■治療：

ステロイド薬の点眼

10　その他

■血液系：溶血性貧血，赤芽球癆，特発性血小板減少性紫斑病，血栓性血小板減少性紫斑病
■心筋炎
■腎炎：間質性腎炎，糸球体腎炎など．Grade 3 以上は 1%程度．

■これまでの殺細胞性抗がん薬や分子標的薬では，がん治療医を中心にがんの多職種チームで対応することが，ある程度は機能してきた．ICI は画期的な治療薬であり，有害事象も少なく，基本的には使いやすい薬剤である．しかしひとたび irAE を生じ

ると，これほど厄介な薬剤もない．irAEはがん治療医の内科診療能力が問われるものと，筆者は考える．見慣れない有害事象を前にして，専門医の意見に耳を傾けながら，自ら学びマネジメントを続けていくことで診療能力は格段に進歩し，それがひいては患者や家族の安心や信頼につながるのである．

文献

1) 日本臨床腫瘍学会編. がん免疫療法ガイドライン. 金原出版. 2016年.
2) J Clin Oncol 2018;36: 1714-68.
3) Ann Oncol 2017; 28(Suppl 4): iv119-42.
4) NCCN Guidelines. https://www.nccn.org/professionals/physician_gls/pdf/immunotherapy.pdf
5) Ann Oncol 2017; 28(6): 1404-5.
6) Mol Clin Oncol 2017; 7(3): 383-85.
7) Invest New Drugs 2017; 35(1): 105-7.
8) Nihon Rinsho Meneki Gakkai Kaishi 2017; 40(2): 90-4.
9) 佐藤隆美編. 免疫チェックポイント阻害薬の治療・副作用管理. 南山堂. 2016年.

（東　光久）

第VI章

オンコロジック・エマージェンシー

VI 1 上大静脈症候群

オンコロジック・エマージェンシー

疫学・診断

1 疫学・病態生理

1 病態生理

- 上大静脈症候群は，上大静脈の血流閉塞によって生じる．閉塞は，右肺もしくはリンパ節病変からの直接浸潤ないし壁外性の圧迫か，塞栓症によって起こる．双方がともに起こっていることもある．
- 上大静脈の閉塞が起こると側副血行路が形成される．側副血行路は，奇静脈，内胸静脈，外側胸静脈，傍脊柱および食道の静脈から発生する．
- 側副血行路は数週間かけて発達し，上大静脈閉塞により急激に上昇した上半身の静脈圧は，徐々に減圧される．しかし，側副血行路が十分に発達した後も，中心静脈圧は上昇したままで症状は残存するといわれている．
- 本症の重症度は，閉塞の速度と部位が影響する．完全閉塞までの期間が短い場合，側副血行路の発達が不十分であるために，症状が強くなる．また，閉塞部位が奇静脈合流部よりも遠位である場合，奇静脈系が拡張することにより症状が軽減される．

2 原因疾患

- 1980年代には悪性腫瘍が原因の90%を占めるとされていたが[1)2)]，カテーテルやペースメーカのワイヤーなどの血管内器具による塞栓症の増加により，近年は60〜80%程度と見積もられている[2)3)]．本稿では，悪性腫瘍による上大静脈症候群について解説する．
- 原因疾患としては非小細胞肺癌が最も頻度が高く50%程度，続いて小細胞肺癌が25%，非ホジキンリンパ腫が10%程度となっている[1)2)4)]．その他の原因としては，胸腺腫，胸腺癌，胚細胞腫瘍，悪性胸膜中皮腫，転移性腫瘍（主に乳癌）が挙げられる．

1) 肺癌
- 肺癌患者の2〜4%が，その経過中に上大静脈症候群を認めるとされている[5)〜7)]．小細胞肺癌では10%程度，非小細胞肺癌の2%程度といわれている．

2) リンパ腫
- 非ホジキンリンパ腫の2〜4%で認めるといわれている[5)8)]．ホジキンリンパ腫は，縦隔リンパ節腫大を呈するにもかかわらず上大静脈症候群に至ることがほとんどないが，原因はわかっていない．

3 予後

- 一般的に，悪性腫瘍で上大静脈症候群を認める場合の生命予後は6か月との報告があるが，原因疾患によっても予後は大きく異なるため，一概にはいえない[1)9)]．
- 化学療法反応性のよい，小細胞肺癌のような悪性腫瘍の場合，上大静脈症候群の合併の有無は予後に無関係であるといわれている[10)11)]．非小細胞肺癌の場合，上大静脈症候群は予後不良因子であり，生存期間中央値が5か月との報告がある[12)]．

2 診断

1 症状

- 呼吸苦が最も多い自覚症状であり，顔面浮腫，頭痛，上肢浮腫，咳嗽，嚥下困難もよくみられる[4)5)]．脳浮腫をきたした場合，錯乱や昏睡などを認めることもある．身体所見上は，顔面浮腫が最も頻度が高く，頸部・前胸壁の静脈拡張もよくみられる．顔面多血症，上肢浮腫，チアノーゼは比較的頻度が低いとされている．

2 画像検査

- 上大静脈症候群の患者の多くは，胸部単純X線撮影で異常所見を認める．86例の上大静脈症候群の胸部単純X線撮影の検討では，84%で異常所見を認め，縦隔の開大を64%，胸水を26%の症例で認めた[13)]．
- 最も有用な画像検査は造影CTである．上大静脈の閉塞範囲の同定，側副血行路や静脈内血栓の有無

の評価に加えて，原因疾患の特定につながることも多い．側副血行路の存在は上大静脈症候群を示唆する所見で，特異度96%，感度92%との報告がある[14]．

- 造影剤アレルギーがある場合などは，MRIが代替検査となりうる．
- 静脈造影を行うこともあるが，ステント留置などを試みる場合を除き，必ずしも必要な検査ではない．

3 組織学的診断

- 上大静脈症候群の症例の60%では，がんの診断がついていない状態で発症している[9]．病歴とCT画像から，良性疾患による上大静脈症候群と悪性疾患によるものとは通常区別できる．前述のように，多くの患者では組織型の診断がついていないため，原因疾患の検索は適切な治療のために必要である．
- 上大静脈症候群の症状が出てからの期間は，治療の転帰に影響しないという報告がある[9]．組織学的診断を確定するまで，必要な検査を行うことが患者の予後を悪化させず，むしろ有益であるとも報告されており，American College of Chest Physicians（ACCP）のガイドラインでは，緊急対応を要する病態でない限り，正しい組織学的診断が治療開始より優先される，と強調されている[15]．
- ストライダーを聴取するような中枢気道狭窄や，咽喉頭浮腫をきたしている症例，昏睡を起こすような脳浮腫を伴う場合は，オンコロジック・エマージェンシーであり，頓死を予防するためにステント留置や放射線治療を可及的速やかに行わなければならない．
- 組織学的診断のためには，低侵襲なものから施行する．喀痰細胞診，胸水細胞診，鎖骨上窩などのリンパ節生検などで3分の2の症例は診断がつく[9]．骨髄穿刺・生検は，非ホジキンリンパ腫もしくは小細胞肺癌を疑う症例では，組織診断と病期診断のいずれにも有用である．これらの検査で診断がつかない場合は，気管支鏡検査，縦隔鏡検査，胸腔鏡などを検討する．これら検査の合併症の頻度もさほど高くはなく，319例の検討では縦隔鏡検査では3%で出血を認め，気管支鏡検査では出血と呼吸苦がそれぞれ0.5%であった[16]．近年，超音波気管支鏡ガイド下針生検（endobronchial ultrasound-guided transbronchial needle aspiration：EBUS-TBNA）が普及しており，診断に有用である．CTにて肺門・縦隔リンパ節腫脹のある術前肺癌症例105例を対象に，EBUS-TBNAによるリンパ節転移診断を行った検討では，感度94.6%，特異度100%と報告されている[17]．

治療

- 上大静脈症候群の治療の目的は，上大静脈症候群による症状の緩和と，原因疾患の治療である．原因疾患に対する治療は，がん種，病期で異なり，その生命予後はがん種や未治療か既治療かでも変わるため，これらの要素を考え合わせて治療を検討する必要がある．初期治療は，自覚症状の重症度，背景にある悪性疾患の状態，化学療法感受性などによって判断される必要がある．エビデンスに基づいたガイドラインはないが，National Comprehensive Cancer Network（NCCN）およびACCPでは，有症状の肺癌に伴う上大静脈症候群には放射線治療もしくはステント留置が提案されている[15)18]．また，症状に基づく重症度分類（表1）[19]と背景の悪性疾患を加味した治療アルゴリズム（図1）[19]が，Yale大学から提唱されている．

表1 重症度分類[19]

重症度	カテゴリー	推計発生率（%）	定義*
0	無症状	10	画像上，上大静脈の閉塞を認めるが無症状
1	軽度	25	頭頸部の浮腫，チアノーゼ，多血症
2	中等度	50	頭頸部の機能障害を伴う浮腫（軽度の嚥下困難，咳嗽，軽度もしくは中等度の頭部・顎・眼瞼の運動障害，浮腫に伴う視力障害）
3	重度	10	軽度もしくは中等度の頭蓋内浮腫（頭痛，めまい），軽度から中等度の喉頭浮腫，心予備能の低下（お辞儀の後の失神など）
4	致死的	5	重度の頭蓋内浮腫（錯乱，鈍麻），重度の喉頭浮腫（ストライダー），重度の循環障害（誘因のない失神，低血圧，腎血流低下）
5	死亡	<1	死亡

*これらの徴候・症状は上大静脈閉塞に伴う症状であり，その他の原因（声帯麻痺や気道狭窄など）によるものは除外したものと定義する．

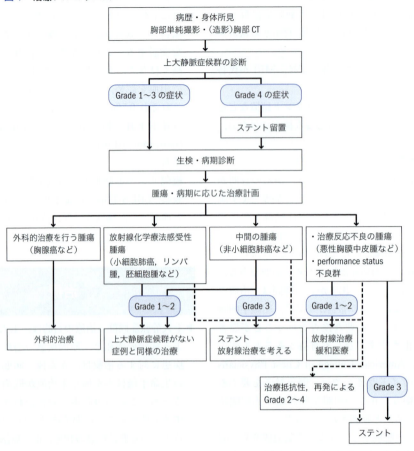

図1 治療アルゴリズム[19]

1 対症療法・薬物療法

- 有用性についてのエビデンスに乏しいが、静水圧の低減と、それによる頭頸部の浮腫の軽減を目的に、頭部挙上の体位を試みるべきである。上大静脈の閉塞は静脈環流を阻害し遅らせるため、局所の炎症や血栓形成を惹起したり、薬物の吸収が遅延することがあるので、上腕への筋肉注射は避けるべきである。
- ステロイド投与が有効であるのは、以下のような2つの状況の場合である。まず、原因疾患である腫瘍自体が、リンパ腫や胸腺腫のようにステロイド反応性があり、腫瘍量の減少が期待できる場合である。非小細胞肺癌のようなその他の腫瘍の場合、この効果は認められず投与は推奨されない。次に、放射線治療中、特に喉頭浮腫を伴っている場合において、浮腫の軽減を目的としての処方であるが、症例報告のレベルでしかエビデンスがない。

〈胸腺腫（WHO分類 type AB, B1, B2 に対して）〉

メチルプレドニゾロン ★

メチルプレドニゾロン
1g　3日

- 利尿薬も一般的によく用いられるが、ごく軽度の右房圧の軽減がどの程度症状の改善に寄与するのかは不明である。107例の上大静脈症候群の検討において、ステロイド投与、利尿薬投与、両方の投与のいずれも症状改善率は同程度との報告がある[9]。

利尿薬 ★

フロセミド
20mg　1日1回　内服

2 化学療法

- 小細胞肺癌、非ホジキンリンパ腫、胚細胞腫など、化学療法感受性の高い腫瘍が原因疾患である場合は、化学療法が第一選択となる。これらの腫瘍では、化学療法単独で速やかに腫瘍が縮小すること

が期待できる．症状の改善は，通常1～2週でみられる．肺癌の上大静脈閉塞症例の検討では，小細胞肺癌の77％で症状の消失を認め，17％が後に症状の再燃を認めた[7]．

3 放射線療法

- 放射線療法は，放射線感受性がある腫瘍において広く用いられている．以前は悪性疾患に伴う上大静脈症候群は致死的で緊急処置を要すると考えられた時期があり，放射線治療が緊急で行われていたこともあるが，執筆時現在では未診断での緊急照射は推奨されない．19例の上大静脈症候群の患者に緊急で放射線療法を行ったところ，42％の症例で生検を行ったにもかかわらず組織学的診断がつかなかったとの報告[20]もあり，組織学的検索に先行する放射線療法は，緊急な病態以外は避けるべきである．

- 上大静脈症候群をきたす悪性腫瘍の多くは放射線感受性がある．放射線治療による症状の改善は比較的早期から認められ，例えば肺癌の患者では72時間以内に多くの症例は症状が改善し，2週間以内に小細胞肺癌の78％，非小細胞肺癌の63％で症状が消失したと報告されている[7]．なお，この報告では，症状の再発は小細胞肺癌で17％，非小細胞肺癌で19％において認めた．

- 物理的な上大静脈閉塞の程度の変化と，症状改善のそれとは必ずしも一致しない．ある剖検例での検討では，放射線治療が行われた上大静脈症候群の症例において，完全な開存は14％，部分的な開存は10％に過ぎなかったのに対し，85％の症例では症状が消失していた[16]．この結果から，側副血行路の発達が症状の改善に大きく寄与している可能性が考えられる．この点からも，前述の化学療法感受性がある小細胞肺癌や，非ホジキンリンパ腫において放射線治療を行う必要性は（病期により化学療法との併用が推奨される場合を除き），乏しい可能性がある．

〈肉眼的腫瘍体積（gross tumor volume：GTV）を腫瘍として〉

放射線療法

放射線療法
3Gy/fr×10回（計30Gy）
または
2Gy/fr×20回（計40Gy）

4 ステント留置

- ステントの留置は速やかで持続的な症状改善が期待できる．留置の成功率は95～100％とされ，90％以上の症例で症状が消失する[21)22)]．

- 上大静脈の完全閉塞は，必ずしもステント留置の禁忌ではなく，バルーン拡張術を留置前に施行することも考慮する．血栓形成がある場合は，血栓溶解療法や血栓除去術を先行することもある．腕頭静脈まで狭窄が及んでいるような場合，1つのステントでは狭窄部位をカバーしきれないために複数のステントを使用することもある．

- 姑息的照射や化学療法とステント留置を比較したランダム化比較試験は存在しない．肺癌で上大静脈症候群を呈した症例での系統的レビューによると，159例のステント留置例において95％で症状の改善を認め，再狭窄（腫瘍のステント内への浸潤，血栓形成いずれも含む）の割合は11％であった[7]．一方，600例の小細胞肺癌の症例において，化学療法群では84％，放射線化学療法群では94％，放射線療法群では60％で症状改善を認めた．再狭窄率は放射線±化学療法群で17～19％と，ステント留置群の11％より高率であった．既報の再狭窄率は0～40％とされているが，平均して13％程度といわれている[21]．多くの再狭窄症例では，ステント留置を再度行うことで再開通が期待できる．

- 近年，ステント留置の有用性についての報告が増えている．56例に対してステント留置の報告では86％で成功したが，成功率は閉塞のパターンで異なっていた．group 1（上大静脈の狭窄，もしくは上大静脈は問題なく片側のみの腕頭静脈の閉塞），group 2（両側腕頭静脈閉塞を除く上大静脈の閉塞），group 3（上大静脈の狭窄・閉塞の有無を問わない両側腕頭静脈の閉塞）に分類したところ，group 1は100％（39例/39例），group 2は75％（9例/12例），group 3は17％（1例/6例）の成功率であり，不成功例は上大静脈の閉塞と両側腕頭動脈の閉塞に関連がみられた[23]．

- また，追跡期間中央値355日間の164例の検討では95％で留置は成功し，早期の死亡率は2.4％であった[24]．この報告でも，不成功例の独立因子は上大静脈の閉塞であった．また，この検討では36例（21.9％）で再発し，うち75％で再留置が行われたと報告されている．

- ステント留置は組織学的診断がつく前にも可能であるので，重篤な症状があり処置を急ぐ症例においては有用である．特に，非小細胞肺癌や悪性胸膜

中皮腫のように化学療法感受性が低い症例において速やかに症状緩和を行いたい場合や，化学療法や放射線療法の既治療例での症状再燃例などでは有用である．化学療法感受性の良好である小細胞肺癌や非ホジキンリンパ腫のようながん種における有用性は不明である．このような場合は，症状が重篤なときに検討すべきであろう．
- 合併症の発症は3〜7%と報告されている[25]．早期合併症としては感染，肺塞栓，ステントの移動，刺入部の血腫，出血，まれではあるが上大静脈の破裂である．遅発性合併症は出血（1〜14%），死亡（1〜2%）があり，抗凝固療法やステントの再狭窄に伴うものである．留置するステントを比較した研究では，coverd stent が bare-metal stent と比べて開存期間が長いと報告されている[26]．

1 血栓溶解療法
- 上大静脈狭窄に合併して広範囲に血栓の形成を認めた場合，血栓溶解療法を行うことがある．これにより，閉塞している距離の短縮が期待でき，留置するステントの個数を減らしうる[15,21]．頻度は低いが，血栓除去術が行われることもある．
- ステント挿入後，再狭窄予防を目的として行われることもあるが，効果はいまだ不明で，血腫，腸管出血，喀血のリスクを上昇させる．再狭窄率を低下させないとの系統的レビューもあり[27]，現段階では一般的には推奨されない．

2 血管形成術
- 悪性腫瘍に伴う上大静脈症候群において，バルーン拡張術による血管形成術のみでは治療効果の持続は期待できない．血管形成術は，ステント挿入前に血管を拡張させておくための手技である．

3 長期抗凝固療法
- 短期間の抗凝固療法は，ステント留置後しばしば推奨されているが[15,21,22]，長期投与の必要性については不明である．血栓溶解療法後も多数の血栓が残存する場合は，抗凝固療法が勧められるが，ステント留置後ほとんど血栓を認めていない場合の適応については，ほとんどコンセンサスが得られていない．ステントの再狭窄を予防する目的で，1〜9か月程度の抗凝固療法を推奨する文献[22,28〜31]もあれば，抗血小板療法のみを推奨する文献[32,33]もある．
- エビデンスに基づいた推奨はないが，INR 1.6以下程度を目標にワルファリン1mg程度の投与が，出血のリスクの観点からも妥当なものと考えられる[34]．抗血小板療法（クロピドグレル＋アスピリン）を3か月程度併用してもよい．

5 外科的治療
- 効果的で比較的合併症も少ないとされているが，ステント留置が有用であるため，悪性腫瘍に伴う上大静脈症候群の患者でバイパス形成術が選択されることはほとんどない．
- 縦隔の腫瘤の摘除を行い，上大静脈形成を行うことは，死亡率や患者の予後の観点から検討されることはまずない．例外的に，胸腺腫もしくは胸腺癌で化学療法や放射線療法があまり期待できない場合に，限定された症例での集学的治療の一環として検討されることはありうる．

文献
1) Am Rev Respir Dis 1990; 141(5 Pt 1): 1114-8.
2) Medicine (Baltimore) 2006; 85(1): 37-42.
3) Nat Clin Pract Cardiovasc Med 2007; 4(4): 226-30.
4) Cleve Clin J Med 1999; 66(1): 59-61.
5) Int J Radiat Oncol Biol Phys 1987; 13(4): 531-9.
6) N Y State J Med 1969; 69(22): 2875-80.
7) Clin Oncol (R Coll Radiol) 2002; 14(5): 338-51.
8) J Clin Oncol 1984; 2(4): 260-6.
9) Am J Med 1981; 70(6): 1169-74.
10) Acta Med Scand 1978; 204(6): 513-6.
11) Thorax 1983; 38(7): 501-5.
12) Am J Clin Oncol 1999; 22(5): 453-7.
13) Mayo Clin Proc 1981; 56(7): 407-13.
14) Eur J Radiol 2006; 59(1): 93-103.
15) Chest 2007; 132(3 Suppl): 368-403S.
16) J Clin Oncol 1984; 2(8): 961-9.
17) Lung Cancer 2005; 50(3): 347-54.
18) National Comprehensive Cancer Network (NCCN). NCCN Clinical practice guidelines in oncology. https://www.nccn.org/professionals/physician_gls/default.aspx
19) J Thorac Oncol 2008; 3(8): 811-4.
20) J Clin Oncol 1986; 4(5): 716-21.
21) Cardiovasc Intervent Radiol 2006; 29(3): 319-22.
22) Intervent Radiol 2007; 30(5): 959-67.
23) Arch Bronconeumol 2014; 50: 135.
24) Cardiovasc Intervent Radiol 2013; 36: 140.

25) N Engl J Med 2007; 356(18): 1862-9.
26) Radiology. 2013; 266(3): 979-87.
27) Eur J Cardiothorac Surg 2003; 24(2): 208-11.
28) Lung Cancer 2004; 43(2): 209-14.
29) Thorax 1995; 50(11): 1151-6.
30) Radiology 1995; 196(2): 353-61.
31) J Endovasc Ther 2003; 10(4): 788-97.
32) AJR Am J Roentgenol 2001; 177(3): 585-93.
33) AJR Am J Roentgenol 1997; 169(2): 429-32.
34) Br J Haematol 1998; 101(3): 483-6.

(安田武洋)

VI-2 脊髄圧迫

オンコロジック・エマージェンシー

疫学・診断

1 疫学

1 罹患率
- 無症候性の脊髄圧迫を起こしている担がん患者は多いため，正確な発症率の評価は難しい．人口ベース，5年間の研究で，がん患者が死亡までに脊髄圧迫をきたす頻度は2.5%で，がん種別では膵癌の0.2%から骨髄腫における7.9%の範囲であったとの報告があり[1]，入院患者の検討で年間発生率が3.4%との報告がある[2]．剖検例での報告では，がん患者の5%程度で脊髄圧迫を認めた[3)4]．

2 原因疾患
- 人口ベースの研究で，1万5000例以上の脊髄圧迫の症例を検討すると，3大原疾患は肺癌，乳癌，多発性骨髄腫であり，発生率が高い疾患は多発性骨髄腫（15%），ホジキン・非ホジキンリンパ腫（13.9%），前立腺癌（5.5%）であり，肺癌と乳癌はともに1.7%程度であった[1]．小児においては原疾患が異なり，肉腫（特にEwing肉腫），神経芽腫が最も高率で，胚細胞腫瘍，ホジキンリンパ腫がこれに続く．

3 予後
- 脊髄圧迫をきたした場合，生存期間中央値は6か月とされている．歩行可能かどうかは重要な予後因子であり，放射線治療時に歩行可能であった場合の生存期間中央値は8〜10か月である一方，歩行不能であった場合は2〜4か月であり，放射線治療終了時点で歩行不能の場合，1か月であった．原疾患でも予後は異なり，乳癌，前立腺癌，リンパ腫，骨髄腫の場合は9〜10か月，肺癌の場合は3か月程度と報告されている[5]．

2 診断

1 特徴
- 脊髄圧迫の早期診断は生命予後の改善に最も寄与し，治療開始時の神経学的障害の程度が治療後の機能予後に最も影響する．また，脊髄圧迫症のおよそ20%で，脊髄圧迫が悪性疾患の初発症状と報告されている[6]．

2 症状
1) 疼痛
- 疼痛は通常，脊髄圧迫の初発症状である．診断時には約90%の症例で疼痛の訴えがある．労作時のみの疼痛は脊椎の不安定性を示唆する所見で，症例によっては外科的治療を検討する所見である．

2) 神経学的所見
- 筋力低下は診断時，60〜85%の症例で認める．通常，対称性の下肢筋力低下を呈する．馬尾領域の病変の場合，下肢の深部腱反射の低下のみを示す．典型的には，進行する筋力低下と，引き続いて歩行能力の低下をきたし，麻痺に至る．多くの報告では，診断時に大多数が歩行不能となっているが，労作時に強い疼痛があることにより，歩行しなくなる影響もある．
- 感覚障害は運動障害に比して頻度は低いが，それでも多くの症例で認められ，上行性のしびれと知覚異常が典型的である．
- 膀胱直腸障害は，病変がかなり進行してからみられることが多い．
- 背部痛のある担がん患者の失調歩行は，脊髄圧迫を疑わなければならない．このような症例で感覚障害を伴わない場合は，脊髄小脳路の障害を考える必要がある．

3 画像診断
- 脊髄圧迫の3分の1の症例で硬膜外腫瘤の多発を認めるとの報告があり[7)8]，全脊髄の撮像が推奨される．多発病変の存在は，治療方針と予後のいずれにも影響する．

- MRIは脊髄および髄内の正確な描出が可能で，周囲の骨・軟部組織の評価が可能であるため，最も頻用される．疼痛のため長時間臥位がとれずMRIの撮影が困難な場合，ステロイド静注により疼痛を改善することで，撮影可能となることがある．機械弁やペースメーカなどの常磁性体が体内にありMRI撮影ができない場合や，痛みが強く長時間の臥位が保てない場合にはCTミエログラフィが代替となり，感度，特異度ともにMRIと大きな差異はないとされている．しかし，完全くも膜下ブロックがある場合は，神経所見の悪化をきたすことがあることに留意しなければならない．
- また，44例の脊髄圧迫をきたした症例について，CTとMRIでの比較をした報告がある．CTは感度89％，特異度92％と報告されており，読影医の経験年数に比例して感度，特異度の上昇を認めた[9]．

治療

- 脊髄圧迫の治療目標は，各症例における予後や病状の進行の程度に合わせて，疼痛コントロール，合併症の予防，神経学的機能の維持や改善を図ることである．脊髄圧迫に対する治療方法は，ステロイド投与，外科治療，外照射，定位照射があり，化学療法感受性のある腫瘍においては化学療法も病態の改善に寄与する．
- 治療後に歩行可能か否かの最も重要な予後予測因子は，治療開始時点での神経症状であり，早期発見が重要である[5]．海外の報告では，1963～82年の間の1392例の検討で，治療開始時点での歩行可能な症例の割合は32％に過ぎなかった[10]との報告や，同様に1998年の時点でも33％に過ぎなかった[11]との報告があり，発見の遅れは重大な問題となっていた．そのため，背部痛などの症状が出た場合の受診を促すなどの患者教育も重要と考えられるが，2010年の報告では62％が歩行可能であったと[12]されており，以前と比べて早期に対応がなされるようになったと考えられる．

1 内科的治療

1 疼痛コントロール

- 脊髄圧迫では強い疼痛をしばしば訴え，神経学的所見をとることもできないこともある．通常，ステロイド投与により疼痛を数時間改善させることができるが，多くの症例でオピオイド製剤による鎮痛を必要とする．

2 安静臥床

- 一般的に必要とされない．患者は痛みを誘発する動作を避けるので，神経学的に悪化させるリスクは少ない．

3 抗凝固療法

- 担がん患者は過凝固状態となっている．脊髄圧迫症例における静脈血栓予防の意義はいまだ検討されておらず不明であるが，脊髄圧迫により動けないような場合，明らかな出血や禁忌がなく，手術が予定されていない場合は検討する価値がある．

4 便秘予防

- 膀胱直腸障害の合併，動作制限，オピオイド製剤の使用などがしばしばみられるため，便秘の悪化やイレウスを起こしやすい．ステロイド投与で症状がマスクされることもあり，排便コントロールに留意する必要がある．

5 ステロイド投与

- 脊髄圧迫の際，高用量のステロイド投与が標準治療の一環として検討されるが，治療効果を示すエビデンスは限定的で，一方，重篤な副作用の頻度も高まる．より少ないステロイド投与で奏効することを示唆する報告も散見するが，ランダム化比較試験での評価は行われていない．
- ステロイド投与と初期の至適投与量についての検討は，3件報告されている．
- 57例をデキサメタゾン群（96mg静注し以後24mgを1日4回，3日間投与し10日以上かけて漸減）とプラセボ群にランダム割り付けし，放射線治療を施行した[13]．デキサメタゾン群で統計学的に有意差をもって，治療終了時点（81％ vs. 63％）および6か月後（59％ vs. 33％）で歩行可能であり，かつ3例（11％）に重篤な副作用を認めた．
- 投与量を比較した試験として，20例を3Gy/fr×10回の外照射に併用し，高用量群（最初の48時間をデキサメタゾン96mg/日，15日以上かけて漸減），低用量群（最初の48時間を16mg，以降同様に漸減）の2群にランダムに割り付けし比較した[14]．重大な副作用は高用量群で9例中5例で認め，一方，低用量群では11例中4例であった．疼痛コントロールおよび1か月後の歩行能力については2群間で統計学的有意差があるとはいえなかった．

- また，37例の症例で，ランダムに初期投与をデキサメタゾン100mg静注の高用量群と10mg静注の低用量群の2群に分け，以降は両群ともに16mgの経口投与を行い比較した[15]．2群間で疼痛コントロールおよび神経学的転帰のいずれも，統計学的有意差があるとはいえなかった．
- 以上の3試験のメタアナリシスでは，ステロイドの役割と至適初期投与量については不十分なエビデンスでしかないとの結論となり[16]，高用量のステロイド投与は転帰の改善を意図して行われたものの，副作用の発生頻度が高まるとの結果であった．
- 高用量のステロイド投与により合併症が目立つことを示した非対照試験があり[17]，28例の外照射の症例に対しデキサメタゾン96mgの静注から治療開始し，14日以内に投与中止とする方針で治療したところ，28％の症例で副作用を認め，その半数が重篤なものであった．そのため，初期投与量を16mgに減量し2週間以上かけて漸減する投与方法にしたところ，38例において重篤な副作用を認めず，歩行機能は高用量群と同等の結果であった．
- より軽度の症状の症例でのステロイド投与の意義は不明で，母集団の小さな第Ⅱ相試験[18]において，背部痛を認めるがミエロパチーがなく，脊柱管の狭窄率が50％以下である症例では，ステロイド投与を行わず放射線治療のみで良好な成績であった．
- 以上の結果より，不全対麻痺や対麻痺を示す症例においては高用量のデキサメタゾン投与を行い，3日ずつ半減していく投与法を検討し，疼痛はあるが神経学的所見が軽度の症例ではデキサメタゾン10mgの静注に引き続き，1日あたり16mgを分割で投与し漸減していく方法を検討する．基礎疾患によりステロイド投与をためらうような症例で麻痺を呈する患者も，低用量を検討する．神経学的所見がない場合は，ステロイド投与を行わずに経過をみてもよいと考えられる．

〈対麻痺もしくは不全対麻痺の症例〉
ステロイド
デキサメタゾン
96mg/日　3日ずつ漸減

〈軽度の神経学的所見のある症例〉
ステロイド
デキサメタゾン
16mg/日から開始し漸減

2 外科的治療

1 脊椎の安定性

- 外科的治療の適応を検討する際，脊椎安定性は重要な因子の1つである．
- 脊椎が安定していない患者の疼痛は，放射線治療のみでは改善が得られないと予測される．その場合，外科的な固定や，硬膜外病変がないときは，経皮的な椎体治療によって安定性を高めることを検討する．
- 脊椎の不安定性について，広く受け入れられている定義はいまだない．以前の脊椎不安定性の評価は，動作時に疼痛があり安静時にはない，という臨床症状や，画像の併用によるものであった．執筆時現在，系統的レビューとエキスパートオピニオンに基づく脊椎安定性評価のスコアリングシステム[19]が提唱されている（表1）．

2 後方除圧術

- 長年，椎弓切除による後方除圧が，脊髄圧迫の症例で神経学的に危険なケースの第一選択とされてきた．しかし，椎弓切除±放射線治療と放射線治療単独のケースシリーズによる後向き検討では，椎弓切除の優位性は示されなかった[10]．母集団は小さいものであるがランダム化比較試験でも，放射線治療に椎弓切除の追加の優位性は示されなかった[20]．後方からの脊髄の減圧は，椎体の腫瘍の処置は不要だが，脊椎の不安定性を悪化させうるため，脊椎の安定性が得られていない症例では，たとえ可能であっても椎弓切除をすべきではない．

3 より積極的な外科的治療

- 外科的治療の進歩に伴い，脊椎の不安定性がある症例の一部においては，積極的な腫瘍の切除と脊椎再建が適応となる．椎体と硬膜外のスペースから腫瘍を掻爬し，骨移植もしくはメタクリル酸メチルの使用によって安定化を図る手技である．術後放射線治療の観点からは，骨移植よりもメタクリル酸メチルの使用に優位性がある．前者の場合，放射線治療まで最低6週間は様子をみる必要があるが，後者の場合は術後1週間から可能なためである．
- 外科的治療＋放射線治療（30Gyを術後14日以内に開始し10日以上に分割）と放射線治療単独の直接比較ランダム化試験で，外科的治療の優位性が示されている[21]．これは101例の脊髄圧迫の症例が対象で，すでに転移性腫瘍の診断がついており（リ

表1 脊椎不安定性スコア[19]

臨床・画像所見	スコア
脊柱における位置	
接合部（後頭部-C2，C7-T2，T11-L1，L5-S1）	3
可動部（C3-C6，L2-L4）	2
準固定部（T3-T10）	1
固定部（S2-S5）	0
横臥位での疼痛緩和もしくは労作時の疼痛	
あり	3
なし（時々疼痛はあるが上記と無関係）	1
疼痛なし	0
骨転移の性状	
溶骨性	2
混合	1
造骨性	0
脊椎の位置関係	
亜脱臼/椎体のずれ	4
元々の変形（後彎，側彎）	2
正常	0
椎体圧壊	
＞50％の圧壊	3
＜50％の圧壊	2
圧壊はないが＞50％の病変	1
上記以外	0
脊椎の後外側への進展（椎間，椎弓根，肋骨脊柱角の骨折や腫瘍置換）	
両側	3
片側	1
なし	0

上記スコアの合計

スコア	分類
0-6	安定
7-12	保留（不安定に進行する可能性あり）
13-18	不安定（外科的処置を考慮）

ンパ腫は除く），脊髄圧迫は1か所，対麻痺が出現してから48時間以内の症例で比較している．両群ともステロイドは同量の投与であり，24時間以内に手術もしくは放射線治療が開始された．この試験は中間解析で中断され，手術群が統計学的有意に歩行可能（84％ vs. 57％）であり，歩行可能期間も統計学的有意に長かった（中央値122日 vs. 13日）．加えて，手術群では16例の歩行不能であった症例のうち10例で術後歩行可能となり，一方，放射線治療群では16例中3例のみ歩行可能となった．放射線治療で歩行不能であった症例に行ったサルベージの手術で，10例中3例が歩行可能となった．この試験は後にサブグループ解析が行われたが，歩行機能が保たれている期間は統計学的有意に，65歳以下の外科的治療群で延長されていた[22]．

■ 一方，手術の役割については否定的な報告もある．後向き分析で108例の手術と放射線治療併用群と216例の放射線治療単独群を比較し，治療転帰を検討した報告[12]では，両群は，年齢，performance status（PS），原疾患，転移している椎体数，内臓転移，歩行状態，運動神経障害，放射線治療のレジメンなどの予後因子でマッチしていたが，治療後歩行可能であった患者の割合，治療前は歩行不能であった症例が歩行可能となった割合，局所のコントロール率などにおいてはほぼ同等の結果，手術症例の11％で合併症を認めた．

■ しかし2016年に，前向きに142例の外科的治療を行った症例の観察研究が報告された[23]．生存期間中央値は7.7か月で，歩行能力，疼痛，神経症状などについて各種スコアで術前術後評価がなされているが，術後では症状の改善がみられ，歩行能力や膀胱直腸障害なども術後6か月・12か月の時点において，術前より改善しているとの結果であった．慎重な症例選択を前提とした外科的治療の有

用性が示されたといえる．

4 椎体形成術と椎骨形成術
- 積極的外科的治療の適応とならない，脊椎が不安定な症例においては，放射線治療に引き続いて，侵襲の少ない椎体形成術もしくは椎骨形成術を行うことで，ある程度症状の改善が得られる可能性がある．

5 外科的治療についてのまとめ
- ランダム化比較試験の結果から，積極的な外科的治療（腫瘍切除＋脊椎再建）と放射線治療の併用は，放射線治療単独よりも歩行能力を回復する可能性を高める，もしくは維持する可能性がある．急速に神経症状が進行する症例などでは，椎弓切除術や後方除圧術に脊椎固定術を併用し，術後に放射線治療を併用することも検討される．しかし，外科的治療には大量出血，播種性血管内凝固，感染症や組織治癒不全，麻痺など重篤な合併症の頻度も高い．そのため，症例の年齢や長期予後が望めるか，現在の全身状態は良好であるか，といった点について慎重に検討が必要である．

3 放射線治療

- 手術の適応とならない患者に対して，あるいは術後の照射など，執筆時現在も最も頻繁に行われている．照射野は，典型的には一椎体ずつ上下に広げて照射する．単発の脊椎転移（脊髄圧迫なし）の患者において，隣り合わせの未照射椎体での局所再発率が5％未満であったとの報告はあるが，照射をしなかった腫瘍の隣りの椎体で腫瘍が再発した場合には照射野をとるのが難しいという問題や，毎日の照射前の位置合わせのマージンが少なくなること，画像で見えないレベルでの硬膜外スペースへの転移を否定できないことから，前述の照射野が選択されることが多い．放射線治療は通常，忍容性が高いものの，広範囲に照射を行った場合，骨髄抑制や胃腸障害が起こることがある．

1 治療反応性
- 外照射は疼痛緩和，腫瘍の局所制御が期待できる．約70％の患者において疼痛の改善がみられ，脊椎の不安定性のない患者の半分は背部痛が寛解する[5)20)24)25)]．局所コントロールは75％以上で得られる．神経学的機能の改善は，治療前の神経学的機能が治療後の機能の最も強い予後規定因子である[5)]．治療前に歩行可能であった場合で治療後に歩行可能である割合は67〜82％，治療前に不全対麻痺であった場合で治療後歩行可能である割合はおおよそ3分の1，対麻痺であった場合は2〜6％とされる[5)24)]．治療後に歩行機能が回復する可能性は，ゆっくり運動機能障害が進行した例や，歩行不能になってから12時間以内に治療を開始した例でも高い．また，歩行不能であった患者に治療反応が得られる予測因子として大きなものは，原疾患の腫瘍の放射線感受性が高いかどうかである．リンパ腫，骨髄腫，セミノーマ，小細胞肺癌，乳癌，前立腺癌，卵巣癌などの場合は，不全対麻痺や対麻痺の場合でも回復する可能性がある．

2 外照射の線量と照射スケジュール
- 単回高線量から長期での分割照射など，各種治療スケジュールが行われているが，近年予後不良群（推定予後3か月未満）に対しては，単回照射の有用性を示唆する報告も相次いでいる．
- ランダム化ではないものの，前向き試験で3Gy/fr×10回の計30Gy（114例）と2Gy/fr×20回の計40Gy（117例）との比較試験がある[26)]．患者背景は類似しており，機能予後および全生存期間で統計学的有意差はなかったが，後者は局所制御率（61％ vs. 77％）と12か月での無増悪生存率（55％ vs. 72％）とで統計学的に有意に良好であった．1300例以上の後向き解析で8Gy/fr単回照射から2Gy/fr×20回の計40Gyの長期分割照射まで5つの照射スケジュールを比較した試験がある[27)]．この試験でも5つのレジメンにおいて機能的な結果は類似していたが，照射回数の多いレジメンが照射野内における再発は少ないとの結果であった．分割回数の多い照射スケジュールは，長期制御がよい傾向があると考える．
- 一方，予後不良群（生存期間中央値：3.2か月）の203例を対象に，4Gy/fr×5回照射と3Gy/fr×10回照射をランダムに割り付けた試験の報告では，短期照射の非劣性が示され，照射終了1か月の時点では40％で運動機能の改善，45〜50％で機能の安定が得られた[28)]．また，688例の前立腺・肺・乳・消化管癌をランダムに8Gy/frの単回照射と4Gy/fr×5回の分割照射の2群に割り付けし，照射8週後の歩行機能を比較した試験では，単回照射の非劣性が示され，治療毒性・全生存期間も有意な差は認めなかった[29)]．これらの点より，予後不良群に対しては単回照射を含む短期間の照射スケジュールが推奨される．

> **放射線外照射**
>
> **放射線外照射**
> 8Gy 単回照射
> または
> 3Gy/fr×10 回（計 30Gy）
> または
> 2Gy/fr×20 回（計 40Gy） など

3 定位照射

- 脊椎転移に対する定位照射の有用性については報告が増えてきているものの，脊髄圧迫に対する定位照射の報告は多くはない．脊椎転移での報告では，外照射でコントロールが不良な，放射線抵抗性の強い腎細胞癌や悪性黒色腫でも，良好な局所コントロールが得られた[25]．脊髄圧迫に対する定位照射の報告は，多発性骨髄腫により脊髄圧迫をきたした 24 症例に施行し，疼痛コントロール率 86％，硬膜外病変の 3 か月後寛解率が 81％との報告[30]と，62 症例，85 か所の脊髄圧迫を対象に行い，2 か月後の腫瘍体積の減少率が平均 65％，神経学的機能は 81％で改善との報告[31]があった．脊髄圧迫に対して手術を行った後に定位照射を追加した 186 例の後向きの検討では，24～30Gy の 3 分割照射は，18～36Gy の 5～6 分割照射と比較して有意に 1 年後の局所制御率が高かったと報告されている[32]．

4 放射線治療についてのまとめ

- 放射線治療は，一部の外科的治療適応がある症例以外では頻用される治療で，放射線感受性の比較的高いがん種には特に有効である．比較的予後が限られていると推測される患者に対しては，1 回あたりを高線量とし短期間の治療を行うことで，治療期間を短縮しつつほぼ同等の症状緩和が得られる．経過が長く，他臓器への転移がなく，機能障害の進行も緩徐であるような例については，長期間の分割照射が再発率の低下を期待しうる．腎細胞癌や悪性黒色腫などの放射線抵抗性のある腫瘍で，脊髄圧迫が高度でない症例については，定位照射を検討してもよい．外科的切除の後の定位照射の追加も，局所制御を高めると考えられる．

文献

1) Clin Oncol (R Coll Radiol) 2003; 15(4): 211-7.
2) Int J Radiat Oncol Biol Phys 2011; 80(3): 824-31.
3) Neurology 1959; 9(2): 91-106.
4) Acta Neurochir (Wien) 1990; 107(1-2): 37-43.
5) Int J Radiat Oncol Biol Phys 1995; 32(4): 959-67.
6) Neurology 1997; 49(2): 452-6.
7) Cancer 1998; 83(8): 1593-601.
8) Int J Radiat Oncol Biol Phys 1995; 33(3): 595-8.
9) Clin Radiol 2011; 66(10): 922-7.
10) J Neurol Neurosurg Psychiatry 1984; 47(8): 761-8.
11) BMJ 1998; 317(7150): 18-21.
12) J Clin Oncol 2010; 28(22): 3597-604.
13) Eur J Cancer 1994; 30A(1): 22-7.
14) Clin Oncol (R Coll Radiol) 2006; 18(1): 70-6.
15) Neurology 1989; 39(9): 1255-7.
16) Cochrane Database Syst Rev 2008; (4): CD006716.
17) J Neurooncol 1992; 12(2): 141-4.
18) Am J Clin Oncol 1996; 19(2): 179-83.
19) Spine (Phila Pa 1976) 2010; 35(22): E1221-9.
20) J Neurosurg 1980; 53(6): 741-8.
21) Lancet 2005; 366(9486): 643-8.
22) Spine (Phila Pa 1976) 2009; 34(5): 431-5.
23) J Clin Oncol 2016 ;34 : 268.
24) J Clin Oncol 2005; 23(15):358-65.
25) Spine (Phila Pa 1976) 2009; 34(22 Suppl): S78-92.
26) Int J Radiat Oncol Biol Phys 2009; 73(1): 228-34.
27) J Clin Oncol 2005; 23(15): 3366-75.
28) J Clin Oncol 2016; 34(6): 597-602.
29) J Clin Oncol 2017; 35: 18_suppl, LBA10004.
30) J Exp Ther Oncol 2009; 8(1): 35-41.
31) Cancer 2010; 116(9): 2250-7.
32) J Neurosurg Spine 2013; 18(3): 207-14.

（安田武洋）

VI オンコロジック・エマージェンシー
3 腫瘍崩壊症候群

疫学・診断

1 疫学

- 腫瘍崩壊症候群（tumor lysis syndrome：TLS）は，腫瘍崩壊に伴って，大量のカリウムやリン，核酸が血液中に放出されることが原因となり，腎尿細管に尿酸やリン酸カルシウムが沈着することによって，急性腎障害を引き起こす病態である．急速に増殖し，化学療法に感受性が高く，腫瘍量の多い腫瘍の治療に伴って起こりやすい，オンコロジック・エマージェンシーの1つである．
- 腫瘍崩壊症候群は，高悪性度リンパ腫（特にバーキットリンパ腫）や急性リンパ球性白血病の化学療法開始後に起こりやすいことが知られているが，治療開始前であっても，また他のタイプの腫瘍であっても起こりうる．
- 腫瘍崩壊症候群に対する管理としては，大量補液と尿酸値を低下させる作用をもつラスブリカーゼ（遺伝子組み換え型尿酸酸化酵素）やアロプリノール，フェブキソスタットの使用からなる発症予防が最も重要である．

2 診断

- Cairo-Bishop の診断基準は，腫瘍の診断時または治療後7日以内に出現した TLS の重症度判定が可能な診断基準であり，laboratory TLS（表1）と clinical TLS（表2）に分類される[1]．
- laboratory TLS は，化学療法施行の3日前から7日後の期間に，適切な補液と尿酸値を低下させる薬剤が使用された状態で，表1の検査値異常を2項目以上満たした場合である．
- clinical TLS は，laboratory TLS の定義を満たし，使用薬剤による薬物有害事象に起因するものではないと考えられる以下の項目が，1つ以上出現した

表1 laboratory TLS の診断項目 [1]

検査項目	検査値	ベースラインからの変化
尿酸	≧ 476μmol/L（8mg/dL）	25%以上の上昇
カリウム	≧ 6.0mmol/L or 6mEq/L	25%以上の上昇
リン	≧ 2.1mmol/L（小児） ≧ 1.45mmol/L（成人）	25%以上の上昇
カルシウム	≦ 7 mg/dL（1.75mmol/L）	25%以上の低下

表2 clinical TLS の定義とグレーディング [1]

Grade	0	1	2	3	4	5
LTLS	−	+	+	+	+	+
クレアチニン上昇	< 1.5 × ULN	1.5 × ULN	> 1.5 〜 3.0 × ULN	> 3.0 〜 6.0 × ULN	> 6.0 × ULN	死亡
不整脈	なし	介入必要なし	緊急の介入は必要なし	有症状であり，完全には薬物コントロールができない，または医学機器（除細動器など）を用いてしかコントロールができない	生命を脅かすような状況（慢性腎不全に関連した不整脈，低血圧，失神，ショック状態など）	死亡
けいれん	なし	なし	1回の短時間の全身性けいれん；抗けいれん薬でよくコントロールされるけいれん，または ADL に影響を与えない，頻回でない焦点運動発作	意識レベルが変化するようなけいれん；コントロール不良のけいれん；医学的介入にもかかわらず起こるような全身性けいれん	コントロール不良で長時間続くけいれん（例：けいれん発作重積状態，難治性けいれん）	死亡

LTLS：laboratory TLS，ULN：基準値上限

場合と定義される．
- 血清クレアチニン値上昇（基準値上限の1.5倍以上）
- 不整脈/突然死
- けいれん
- また，clinical TLSの重症度は，表2のようにグレーディングされる．
- がんの化学療法時の有害事象の評価に最も汎用されるNational Cancer Institute（NCI）によるCommon Terminology Criteria for Adverse Events（CTCAE）v5.0によるTLSのグレーディングは，Grade 3（TLS出現），Grade 4（致死的な状況；緊急処置が必要），Grade 5（死亡）のみであり[2]，Cairo-Bishopの診断基準のほうが，TLSのグレーディングに関して，臨床上有用である．

治療

1 予防

- clinical TLSが発症してしまうと致死的になりうることも考慮すると，TLS発症のリスクを予想し，適切な予防を行うことが重要である[3]．
- TLSのリスク分類を表3に示す．
- 基本的には，固形腫瘍と多発性骨髄腫は腎機能障害や腎への浸潤でリスク分類が変わることはない．しかし，多発性骨髄腫に関しては，自家移植前治療や新規薬剤による治療を行う場合で，骨髄中の形質細胞の比率が高値であったり，末梢血中に形質細胞が出現していたり，del（13）を認めたりする場合はリスク上昇の可能性がある．
- リンパ腫や白血病の低リスク群は，腎機能障害や腎への浸潤が認められれば中リスク群に，中リスク群で腎機能障害や腎への浸潤が認められたり，腎機能は正常であっても血清尿酸値，リン，またはカリウムが基準値上限を超えたりしていれば，高リスク群にアップグレードされる．
- 分子標的薬や免疫チェックポイント阻害薬，キメラ抗原受容体発現T細胞（chimeric antigen receptor-T cell：CAR-T）療法などに代表される免疫細胞療法など，高い抗腫瘍効果が期待できる治療が開発されるにつれ，従来はTLS低リスク群に分類されてきた疾患，病態においてもTLSリスクが上昇する可能性があることを認識し，注意する必要がある．
- 具体的な予防法，薬剤の使用法は後述するが，予防法はリスク別に以下のように大別される[4)5)]．

- 低リスク群：補液（＋アロプリノールまたはフェブキソスタット）
- 中リスク群：補液＋アロプリノールまたはフェブキソスタット
- 高リスク群：補液＋ラスブリカーゼ
- 新規キサンチンオキシダーゼ阻害薬であり，腎機能低下例にも使用しやすく，2016年5月に日本でも「がん化学療法に伴う高尿酸血症」に対して適応追加承認されたフェブキソスタットが，アロプリノールに代わって使用されることも多くなっている[5)6)]．ただし，化学療法前の尿酸値が7.5mg/dL以上であれば，アロプリノールまたはフェブキソスタットよりも，ラスブリカーゼが勧められる．

1 補液

> **補液 ★★★**[3)5)]
>
> **5%デキストロース1/4生理食塩水**
> 2〜3L/m²/日（体重10kg以下の幼児には200mL/kg/日）静注
> 80〜100mL/m²/時（体重10kg以下の幼児には4〜6mL/kg/時）の尿量確保．

- TLS予防の大量補液は，中リスク群と高リスク群のすべての患者の治療前に推奨されている[3]．これは，大量の尿量を確保して，尿細管への尿酸の沈着を最低限に抑えるためである．2008 International Expert Panelによると，小児，成人とも2〜3L/m²/日（体重10kg以下の幼児には200mL/kg/日）の静注と80〜100mL/m²/時（体重10kg以下の幼児には4〜6mL/kg/時）の尿量確保が必要とされている．利尿薬は尿量確保するために使用してもよいが，正常の腎機能，心機能の患者にルーチンで使用すべきではない．補液の種類は患者の状態に応じて選択すべきであるが，開始液としては5%デキストロース1/4生理食塩水が勧められている[3]．しかし，低ナトリウム血症や血管内脱水のある患者に対しては生理食塩水または細胞外液がよい．

2 尿のアルカリ化 ★

- アセタゾラミドや炭酸水素ナトリウムを用いた尿のアルカリ化の意義は明らかではなく，確立されていない[4]．過去には，尿酸をより溶解しやすい尿酸ナトリウムに変化させ，尿細管への沈着を防ぐという目的で，尿のpHを6.5から7.0以上にアルカリ化することが勧められたが，このアプローチの有効性を示すデータは存在しない．生理食塩水による補液が，尿酸の沈着を防ぐアルカリ化として

表3 腫瘍崩壊症候群（TLS）のリスク分類[4)5)]

腫瘍の種類	低リスク群 （TLS 発症の可能性＜1%）	中リスク群 （TLS 発症の可能性1〜5%）	高リスク群 （TLS 発症の可能性＞5%）
固形腫瘍	○	以下のリスク因子が1つ以上認められる ・腫瘍量が多い（径が10cm以上の巨大腫瘍など） ・肝転移 ・LDH 高値あるいは尿酸上昇 ・神経芽腫・胚細胞腫瘍・小細胞肺癌などの化学療法 ・高感受性の腫瘍 ・腎機能障害 ・腎毒性のある薬剤での治療 ・感染・脱水の併存	―
多発性骨髄腫	○	―	―
慢性骨髄性白血病	○	―	―
低悪性度非ホジキンリンパ腫	○	―	―
ホジキンリンパ腫	○	―	―
慢性リンパ球性白血病	WBC＜50,000/μL でアルキル化薬のみで治療	フルダラビンとリツキシマブで治療されるか，または WBC≧50,000/μL	―
急性骨髄性白血病	WBC＜25,000/μL かつ LDH＜2×ULN	WBC 25,000-100,000/μL，または WBC＜25,000/μL だが LDH≧2×ULN	WBC≧100,000/μL
成人中悪性度リンパ腫	LDH≦ULN	LDH＞ULN かつ巨大病変なし	LDH＞ULN で巨大病変あり
成人未分化大細胞リンパ腫	○	―	―
小児未分化大細胞リンパ腫	Stage I/II	Stage III/IV	―
小児中悪性度リンパ腫	Stage I/II	Stage III/IV かつ LDH＜2×ULN	Stage III/IV かつ LDH≧2×ULN
急性リンパ球性白血病	―	WBC＜100,000/μL かつ LDH＜2×ULN	FAB 分類 L3，他の病型で WBC≧100,000/μL または LDH≧2×ULN
バーキットリンパ腫	―	Stage I/II かつ LDH＜2×ULN	Stage III/IV または LDH≧2×ULN
リンパ芽球性リンパ腫	―	Stage I/II かつ LDH＜2×ULN	Stage III/IV または LDH≧2×ULN

・低悪性度非ホジキンリンパ腫：小リンパ球性リンパ腫，濾胞性リンパ腫，濾胞辺縁帯 B 細胞性リンパ腫，MALT（mucosa-associated lymphoid tissue）リンパ腫，マントル細胞リンパ腫（blastoid variants 以外），皮膚 T 細胞リンパ腫
・中悪性度リンパ腫：成人 T 細胞リンパ腫，びまん性大細胞リンパ腫，末梢性 T 細胞リンパ腫，トランスフォームしたリンパ腫，マントル細胞リンパ腫（blastoid variatns）
・ULN：基準値上限

有効であったという実験結果がある[7)]．また，いったん腫瘍崩壊が始まってしまうと，高リン血症が存在する場合においては，尿のアルカリ化はかえってリン酸カルシウムの腎臓や心臓，他の臓器への沈着を促進するともいわれている．そこで現時点では，炭酸水素ナトリウムの静注は，代謝性アシドーシスが存在しなければ使用しないことが勧められている[1)]．特に，ラスブリカーゼを使用する際には，その薬剤機序を考えても，尿をアルカリ化する必要はない．

3 アロプリノール

アロプリノール ★★★[5)8)]

アロプリノール
200〜300mg/日　内服　分2または分3（1回量100mg 1日2〜3回）

■アロプリノールは，キサンチン酸化酵素を完全に抑制するヒポキサンチンアナログで，ヒポキサンチンとキサンチンが尿酸に代謝されるのをブロックし，尿酸値を低下させる働きがある[8)]（図1）[1)]が，

図1 プリン体代謝経路[1]

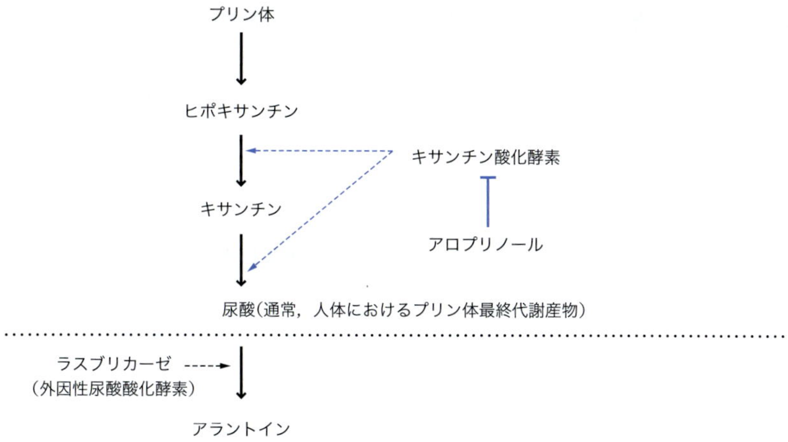

```
         プリン体
            ↓
         ヒポキサンチン
            ↓ ←---- キサンチン酸化酵素
         キサンチン         ┤
            ↓           アロプリノール
         尿酸（通常，人体におけるプリン体最終代謝産物）
ラスブリカーゼ ----→
（外因性尿酸酸化酵素）
            ↓
         アラントイン
```

次のような弱点もある．
① すでに存在する高尿酸血症に関しては効果がない．そこで，すでに尿酸値7.5mg/dLを超えるような高尿酸血症のある患者の尿酸値を低下させるには，ラスブリカーゼのほうが勧められる．
② ヒポキサンチンやキサンチン濃度を上昇させるので，キサンチン結晶が腎尿細管に蓄積して，急性腎障害を引き起こす可能性がある．
③ アロプリノールは他のプリン分解も抑制するので，6-MPやアザチオプリンと併用するときには，65〜75％の減量が必要である[9)10)]．また，シクロホスファミド，メトトレキサート，アンピシリン，サイアザイド系利尿薬など，他の多くの薬剤と相互作用をもつので，注意が必要である．

■ 通常，化学療法開始48〜24時間前から，血清尿酸値や他のTLSに関連する検査項目が正常化するまで，約3〜7日間使用される．成人では1日200〜300mgを2ないし3回に分けて内服する．腎機能障害がある症例では，減量すべきである（Ccr 10〜50mL/分では50〜100mg/日　分1，Ccr 10mL/分以下では50mg/日　分1に減量）[11)]．

4 フェブキソスタット

フェブキソスタット ★★★[5)6)]

フェブキソスタット
60mg/日　内服　1日1回

■ 2011年，アロプリノール以来40年ぶりに発売された尿酸産生抑制型尿酸低下薬であるフェブキソスタットは，肝腎両排泄型で腎機能障害例にも使用可能であり，2016年5月には日本でも「がん化学療法に伴う高尿酸血症」に対して，適用が追加承認された．

■ フェブキソスタットはプリン骨格を有しない，非プリン型の選択的キサンチンオキシダーゼ阻害薬である．そのため，キサンチンオキシダーゼ以外の核酸代謝酵素に影響を与えず，薬物相互作用はアロプリノールに比較して少ない．また，1日1回の内服でよいため，がん化学療法の有害事象による悪心，嘔吐が発現している患者にも使用しやすい．しかし，がん化学療法に伴う高尿酸血症に対する投与方法・投与用量に関しては，臨床試験が行われる際に痛風・高尿酸血症で使用される場合の最大投与量に設定された経緯があり，明確な根拠はない．状況に応じて，痛風・高尿酸血症で使用される場合と同様に10〜40mg/日　分1から開始してもよいと思われるが，適切な用法・用量に関しては検討の余地がある．

5 ラスブリカーゼ

ラスブリカーゼ ★★★[5)12)13)]

ラスブリカーゼ
0.2mg/kgを生理食塩水50mLに希釈
化学療法開始の24〜4時間前の間に30分以上かけて静注
1日1回　最大7日間使用可能

■ ラスブリカーゼは，ヒトはもっていないが，多くのほ乳類がもっている尿酸酸化酵素である．これを導入することで，速やかに尿酸を水溶性のアラントインに分解することができ，すでに存在する高尿酸血症に対しても効果を示す（図1）．

■ 小児高悪性度リンパ腫や白血病を対象としたランダ

ム化比較試験[12]でも，成人におけるTLS発症リスクの高い血液腫瘍患者を対象としたランダム化比較試験[13]でも，アロプリノール群に比較してラスブリカーゼ治療群の有効性が高いことが示されている．

- 注意点として，G6PD欠損などの赤血球酵素異常症の患者には，溶血性貧血が発症する恐れがあるので投与禁忌であり，また，過去の投与によって中和抗体が産生されたという報告や，再投与にて重篤なアレルギー症状が発現したという報告があり，過去にラスブリカーゼを投与された既往のある患者への再投与も慎重投与となっている．
- 具体的な使用法としては，化学療法開始24〜4時間前までの間に，ラスブリカーゼとして0.2mg/kgを生理食塩水50mLに希釈して（月齢24か月以下の患者の場合，希釈する生理食塩水は10mLまで減らすことができる），1日1回30分以上かけて点滴静注する．投与期間は最大7日間である．
- ラスブリカーゼ投与後に血清尿酸値をモニタリングする場合には，血液検体をあらかじめ冷却した試験管に入れ，速やかに氷浴などで低温状態にしたうえで4時間以内に測定しないと，採血後も本剤が尿酸を分解し，見かけ上，尿酸値が低値と出ることがあることに，注意が必要である．

2 予防法施行後のTLSモニタリング

- TLS高リスク群において，尿酸値，血清リン，カリウム，クレアチニン，カルシウム，乳酸脱水素酵素（LDH）など，TLSに関連する検査項目や水分出納バランスのモニタリングは，化学療法開始後4〜6時間毎に施行すべきである[1]．TLS中リスク群においても，化学療法終了後24時間は適切にモニタリングされるべきである．多剤併用化学療法開始後，72時間以内にTLSが発症しなければ，その後にTLSが発症するリスクは非常に少ない．

3 発症したTLSに対する治療

- ラスブリカーゼが導入されてから，TLS高リスクの血液腫瘍の寛解導入療法時に血液透析が必要となる確率は低下している．しかし，TLSに対する適切な予防を施行し，ラスブリカーゼも使用したにもかかわらず，小児の1.5％，成人の5％の寛解導入療法施行症例が血液透析を必要としたというデータもある[14]．また，非ホジキンリンパ腫や急性白血病患者においては，化学療法前にすでに自然にTLSの状態となっている場合もある．
- 発症したTLSに対する治療としては，各種電解質異常や急性腎障害に対する特異的な治療や，それ以前に使用していなければラスブリカーゼの使用，ループ利尿薬や補液で尿酸結晶を洗い流すこと，必要があれば血液透析を適切に行うこと，である．
- 以下のような臨床所見を認めたら，血液透析の適応の可能性があるので，腎臓内科医にコンサルトする．
  - 乏尿
  - 持続する高リン血症
  - 持続する高尿酸血症
  - 持続する低カルシウム血症

文献

1) Br J Haematol 2004; 127(1): 3-11.
2) National Cancer Institute. Common Terminology Criteria for Adverse Events (CTCAE) v5.0: available online at https://ctep.cancer.gov/protocoldevelopment/electronic_applications/docs/CTCAE_v5_Quick_Reference_5x7.pdf（Accessed on August 13, 2019）．
3) J Clin Oncol 2008; 26(16): 2767-78.
4) Br J Haematol 2010; 149(4): 578-86.
5) 日本臨床腫瘍学会編. 腫瘍崩壊症候群（TLS）診療ガイダンス. 金原出版, 2013.
6) Int J Clin Oncol 2016; 21(5): 996-1003.
7) J Clin Invest 1977; 59(5): 786-93.
8) JAMA 1965; 193: 1-6.
9) Br J Clin Pharmacol 1998; 45(6): 539-44.
10) J Pediatr Hematol Oncol 1996; 18(2): 145-50.
11) 日本腎臓学会編. CKD診療ガイド 2009. 東京医学社, 2009.
12) Blood 2001; 97(10): 2998-3003.
13) J Clin Oncol 2010; 28(27): 4207-13.
14) Leukemia 2005; 19(1): 34-8.

（杉本由香）

VI-4 高カルシウム血症

オンコロジック・エマージェンシー

疫学・診断

1 疫学

- 高カルシウム血症（高 Ca 血症）はがん患者の約 20～30％に随伴し，予後が不良であることを示唆するといわれている[1]．固形腫瘍患者にも血液腫瘍患者にも認められるが，乳癌や肺癌，多発性骨髄腫でよく認められる．
- がんに関連した高 Ca 血症は，骨吸収が増加し，骨からカルシウムが放出されることから起こる．これには次の 4 つの大きなメカニズムがある（表1，表2）．

表1　高カルシウム血症と関連した悪性腫瘍

骨融解型転移（LOH）
多発性骨髄腫
悪性リンパ腫
白血病
腫瘍随伴体液性高 Ca 血症（HHM）
扁平上皮癌
腎細胞癌
膀胱癌
乳癌
卵巣癌
非ホジキンリンパ腫
慢性骨髄性白血病
白血病
悪性リンパ腫
腫瘍による 1,25-dihydroxyvitamine D の産生
悪性リンパ腫（非ホジキンリンパ腫，ホジキンリンパ腫，リンパ腫様肉芽腫症）
卵巣未分化胚細胞腫
異所性 PTH 産生
卵巣癌
肺癌
神経外胚葉性腫瘍
甲状腺乳頭癌
横紋筋肉腫
膵臓癌

1 局所性骨溶解性高 Ca 血症（LOH）

- 局所性骨溶解性高 Ca 血症（local osteolytic hypercalcemia：LOH）は，局所でサイトカイン（破骨細胞活性化因子を含む）などを放出する骨融解型転移悪性腫瘍による高 Ca 血症であり，悪性腫瘍における高 Ca 血症の原因の 20％を占める[2]．この機序は，固形腫瘍の骨転移や多発性骨髄腫などでよく知られているが，リンパ腫や白血病ではあまり認められない[1,3～5]．
- この機序により高 Ca 血症を起こす固形腫瘍として最も多いのが，乳癌である．骨溶解性の転移で認められる骨破壊は，最初は破骨細胞によって引き起こされ，腫瘍細胞の直接作用ではないが[6,7]，腫瘍細胞は，破骨細胞の産生や活性を促進するさまざまな因子を分泌する．

2 腫瘍随伴体液性高 Ca 血症（HHM）

- 腫瘍随伴体液性高 Ca 血症（humoral hypercalcemia of malignancy：HHM）は，最も多い腫瘍性高 Ca 血症の原因（80％程度）であり[2,8～10]，腫瘍による副甲状腺ホルモン関連蛋白（parathyroid hormone-related protein：PTHrP）の分泌によって生じる．肺，頭頸部などの扁平上皮癌や腎細胞癌，膀胱癌，乳癌，卵巣癌などに多いが，非ホジキンリンパ腫[8,9,11]，慢性骨髄性白血病の急性転化時[12]，成人T細胞白血病/リンパ腫などでも認められる[9,13,14]．成人T細胞白血病/リンパ腫の場合は，TNF-β が関与している場合もある[15]．

3 腫瘍による 1,25-dihydroxyvitamine D（1,25D, calcitriol）の産生

- ホジキンリンパ腫のほとんどや非ホジキンリンパ腫の約 3 分の 1 は高 Ca 血症の原因になるといわれているが，頻度は低い[3,11]．また，その他の腫瘍でも起こりうる（表1）．この機序における高 Ca 血症は，腫瘍性のリンパ球やマクロファージなどにより，腎臓外での PTH 非依存性 1,25D 産生が起こり，血清カルシウムによる 1,25D 産生抑制が起こらず，腸管からのカルシウム吸収が増加したり，骨吸収

表2 腫瘍による各高カルシウム血症の生化学マーカー

	HHM	LOH	1,25D産生亢進	異所性PTH産生
血清				
PTH	正常または↓	正常	正常	↑
PTHrP	↑	—	—	—
calcitriol	↓	↓	↑	↑
P	↓	正常	正常～↑	↓
尿				
cAMP	↑	正常	正常	↑
腎でのリン再吸収	↓	正常	正常	↓
腸				
カルシウム吸収	↓	↓	↑	↑

が増加したりするためであると考えられている.

4 異所性PTH産生

- 少数例であるが,いくつかの腫瘍で報告がある[16)～22)](表1).

2 診断

- 血清カルシウムイオンは血清アルブミンの影響を受けるため,以下のPayneの式を用いて補正する[23)].
- Payneの式:
  血清補正カルシウム値(mg/dL)＝血清総カルシウム値(mg/dL)＋(4-血清アルブミン値[g/dL])
- 軽度の血清カルシウム値の上昇(Ca＜12mg/dL)は,特に慢性的に上昇している場合には無症状である.中等度の血清カルシウム値の上昇(Ca 12～14mg/dL)の場合は,多尿,多飲,食欲不振,悪心,便秘の症状を呈することがある.血清カルシウム値が上昇するにしたがって,症状はさらに重篤になり,筋力低下,集中力低下,混乱,昏迷,昏睡などが出現する.
- 血清カルシウム値が上昇している患者を診察したら,先の「1 疫学」で述べたがんが関連する機序以外に,がんと無関係の,血清カルシウム値を上昇させる原因の併存も鑑別すべきである(例:血清カルシウム値を上昇させるような薬剤の使用,原発性副甲状腺機能亢進症,サルコイドーシスなどの肉芽腫性疾患など)[1)].
- 血清カルシウム値を上昇させるような薬剤としては,カルシウム配合のサプリメント,ビタミンD製剤,サイアザイド系利尿薬が有名であり,これらの服用歴をまず聴取することが重要である.
- 次に,intact PTHを測定し,原発性副甲状腺機能亢進症の鑑別を行う.がんに高Ca血症が併存した患者133人中8人が原発性副甲状腺機能亢進症だったという報告もある[1)].
- 腫瘍随伴体液性高Ca血症(HHM)は,骨転移がなくても高Ca血症を起こしうるため,intact PTHが正常または低下していれば,PTHrPを測定してHHMの鑑別を行う.HHMの診断は,血清PTHrPが高値であることで確定でき[8)],腫瘍に対する治療の反応を確認する腫瘍マーカーとしても使用できる.また,血清PTHrP値でビスホスホネートの効果を予測できるともいわれている.血清PTHrP値が12pmol/L以上であれば,ビスホスホネートを投与しても血清カルシウム値があまり低下しないと同時に,14日以内に再び高Ca血症が出現するといわれている[24)～26)].悪性腫瘍に関連した高Ca血症は一般的に予後が悪いが,ビスホスホネートで正常カルシウム値になる症例は,そうでない症例に比較して予後がよい(53日 vs. 19日)[26)]とされており,PTHrPが高値の症例も予後が悪いといわれている[25)27)].
- 腫瘍やサルコイドーシスなどの肉芽腫性疾患による1,25D産生を疑う場合には,血清1,25Dの測定を行う.
- 全身骨X線撮影や骨シンチグラフィは,局所性骨溶解性高Ca血症(LOH)の診断に有用である.

治療

1 治療内容

- 治療の基本は,①生理食塩水の静注,②カルシトニン製剤,③ビスホスホネート製剤,の3つからなる.①の目的は,脱水によりさらに高値となっている血清カルシウム値の補正であり,②および③の目的は,骨の再吸収を抑制し,血清カルシウム値を低下させることである.これらの治療を行

いつつ，高Ca血症の原因を前述した「疫学・診断」の「2 診断」に記載したような手順で鑑別し，原因疾患に対する治療も行っていく．

1 生理食塩水の静注

生理食塩水 ★★ 28)

生理食塩水
200〜300mL/時から静注開始　その後，尿量100〜150mL/時が確保できるように点滴量を調節

- 本治療はいずれの機序による高Ca血症においても，最初に行うべき治療である．高Ca血症の際に併存する脱水を補正し，腎でのカルシウム・クリアランスを改善する 28)．中等度以上の高Ca血症の場合は，本治療単独で血清カルシウム値を低下させることは難しく，下記のカルシトニン製剤，ビスホスホネート製剤と併用して行う．施行中は慎重なモニタリングが必要で，浮腫など心不全傾向が出現した場合には，生理食塩水の点滴は中止し，ループ利尿薬の使用を考慮すべきである．腎不全や心不全のない状況でのルーチンでのループ利尿薬の使用は推奨されない．過去の報告も，10L/日もの大量の補液とともに，フロセミドを80〜100mg 1〜2時間毎に使用する 29)，といったものであり，現実的ではない．

2 カルシトニン製剤

カルシトニン製剤 ★★ 30)〜33)

エルカトニン
40単位　12時間毎　筋注または生理食塩水などに溶解したうえで1〜2時間かけて静注

- よい適応は高度の高Ca血症の急性期である．カルシトニン製剤は腎でのカルシウムの排泄を促進し，破骨細胞の成熟抑制により骨吸収を低下させることで血清カルシウムを低下させる薬剤である 34) 35)．使用による有害事象も少なく，安全に使用できる．速効性があり，4〜6時間後にはカルシウム値にして最大1〜2mg/dL（0.3〜0.5mmol/L）の低下が期待できる 30)〜33) が，48時間以上連続使用すると，カルシトニンレセプター発現の低下が原因と思われるタキフィラキシーのため，効果が減弱してしまう 30) 35)〜37)．そのため，長期的なカルシウム値のコントロールはエルカトニンのみでは不可能である．

3 ビスホスホネート製剤

ビスホスホネート製剤 ★★★ 38)

- **ゾレドロン酸**
4mgを100mL生理食塩水に希釈　15分かけて静注
- **パミドロネート**
30〜45mgを500mLの生理食塩水に希釈　2〜4時間（添付文書上は4時間以上）かけて静注

再投与する場合には，初回投与による反応を確認するために，少なくとも1週間の間隔をおくようにする．

- ビスホスホネート製剤には，骨のヒドロキシアパタイトに吸着し，破骨細胞の介する骨吸収を抑制し，骨からのカルシウムの放出を抑える働きがある 39)．悪性腫瘍に続発する高Ca血症について，海外で行われた2つの臨床試験において，4mgまたは8mgのゾレドロン酸のほうが，90mgのパミドロネートよりも血清カルシウムを基準値まで低下させる作用が強く（87〜88%が正常化 vs. 70%が正常化），またそれを維持できる期間も長かった（32〜43日 vs. 18日）と報告されている 38)．骨吸収を抑制し，血清カルシウム値降下作用は強いが，最大効果発現には2〜4日必要であり，即効性のある生理食塩水の点滴やカルシトニン製剤との併用が必要である．長期的に高Ca血症をコントロールする方法として好まれる．顎骨壊死はビスホスホネート製剤を高用量，長期に使用する場合には問題となることがあるが，高Ca血症に対して緊急に使用するケースで使用をためらう必要はない 40) 41)．

- ビスホスホネート製剤には腎毒性があり，ゾレドロン酸の臨床試験の際には，血清Cr値4.5mg/dL以上の腎機能低下症例はエントリーされていないが 39)，十分な生理食塩水静注とともに減量し，さらに時間をかけて静注すれば（4mgのゾレドロン酸を30〜45分で静注 42)，または30〜45mgのパミドロネートを4時間以上かけて静注），腎毒性のリスクを軽減できるともいわれているが 43)，減量の必要はないという意見もある 1)．ゾレドロン酸に関しては，日本の添付文書上は，高Ca血症に対する投与の場合には，腎機能低下症例に対しても慎重投与という記載のみで，用量調節基準はない．しかし，多発性骨髄腫や固形がん骨転移による骨病変に対する投与の際は，クレアチニンクリアランス（Ccr）に従って4mg（Ccr > 60），3.5mg（Ccr 50〜60），3.3mg（Ccr 40〜49），3.0mg（Ccr 30〜39）と細かい減量規定の記載がある 44)．

- ビスホスホネート製剤の有害事象として最も頻度が高いものは，発熱（日本の添付文書上はゾレドロ

ン酸で53.8％，パミドロネートで2.9％）だが，ほとんどがGrade 1（38℃以下）であり，投与後2〜3日以内に起こる一過性のもので，対症療法のみで数日で改善する．発熱の機序としては，IL-6などの発熱性を有するサイトカインの関与が考えられている．
- その他の治療として，以下のものがある．

4 ステロイド

ステロイド ★★[1)]
プレドニゾロン
20〜40mg/日　内服または静注

- 1,25-dihydroxyvitamine D (calcitriol) の産生亢進が高Ca血症の機序となっている悪性リンパ腫やサルコイドーシスの症例などでは，活性化単核球による1,25-dihydroxyvitamine Dの産生を抑制するために使用する．2〜5日で血清カルシウム値は低下する．

5 血液透析 ★

- 非常に高度の高Ca血症（Ca 18〜20mg/dL［4.5〜5.0mmol/L］）で，腎不全や心不全のために生理食塩水の大量点滴が安全に行えない症例には，カルシウムをほとんどまったく含まない透析液を用いた血液透析を考慮すべきであるが[45)]，最終手段であり，他の方法で血清カルシウム値をコントロールできる場合は，それを優先させる．

6 デノスマブ

デノスマブ ★★[46)]
デノスマブ
120mg　皮下注　day 1, 8, 15, 28　以後4週毎

- デノスマブはヒト型抗RANKLモノクローナル抗体製剤であり，破骨細胞の分化，活性を阻害し，破骨細胞による骨吸収を低下させ，血清カルシウムを低下させる．ビスホスホネート製剤に抵抗性の高カルシウム血症を呈したがん患者を対象とした国際共同第II相臨床試験では，血清補正カルシウム値が11.5mg/dL以下，10.8mg/dL以下となったのはそれぞれ，10日目までに64％と33％，全期間では70％と64％であり，奏効までの期間の中央値は9日であったと報告されている[46)]．この臨床試験結果を受けて，米国ではビスホスホネート製剤に抵抗性の高Ca血症を呈した進行がんにも2014年12月に適用承認が追加されているが，日本では多発性骨髄腫による骨病変，および固形がん転移による骨病変または骨巨細胞腫のみの保険適用しかない．ビスホスホネート製剤と異なり，腎機能による用量調節は必要ない[44)]．

2 治療の選択の実際

1 無症状または軽度の高Ca血症（Ca < 12mg/dL［< 3mmol/L］）

- 緊急治療の必要はない．水分摂取を励行し，カルシウム値を上昇させないように心がける．

2 中等度の高Ca血症（Ca 12〜14mg/dL［3〜3.5mmol/L］）

- 慢性に経過していれば緊急治療は必要なく，対応は軽度の高Ca血症の場合に準じる．
- 厳重に経過観察し，急激にカルシウム値が上昇するようなことがあれば，高度の高Ca血症時に準じて介入をする．

3 高度の高Ca血症（Ca > 14mg/dL［> 3.5mmol/L］）

- 症状の有無にかかわらず，介入が必要であり，前述した「1 治療内容」の1〜3を同時に行う．
- 血清カルシウムが18mg/dL（4.5mmol/L）以上の高度の高Ca血症があり，神経学的症状も出現しているが，循環動態は落ち着いている症例に関しては，上記の介入に加えて，血液透析も考慮されるべきである．

文献

1) N Engl J Med 2005; 352(4): 373-9.
2) Horwitz, MJ, Stewart, AF. Hypercalcemia associated with malignancy. In: Primer on the Metabolic Bone Diseases and Disorders of Mineral Metabolism. American Society of Bone and Mineral Research. 2006.
3) Blood 1993; 82(5): 1383-94.
4) Clin Exp Metastasis 1993; 11(5): 359-67.
5) Nat Rev Cancer 2002; 2(8): 584-93.
6) Lab Invest 1994; 71(4): 465-71.
7) Bone 1994; 15(2): 161-6.
8) Lancet 1992; 339(8786): 164-7.
9) J Clin Endocrinol Metab 1994; 79(5): 1322-7.
10) J Clin Endocrinol Metab 2003; 88(4): 1603-9.
11) Cancer 1997; 80(8 Suppl): 1557-63.
12) Leukemia 1993; 7(10):1672-5.
13) Acta Endocrinol (Copenh) 1992; 127(4): 324-30.
14) J Biol Chem 1993; 268(22): 16730-6.
15) Blood 1991; 77(11): 2451-5.
16) J Clin Endocrinol Metab 1989; 68(5): 976-81.
17) N Engl J Med 1990; 323(19): 1324-8.
18) J Clin Endocrinol Metab 1993; 76(5): 1373-5.
19) J Clin Endocrinol Metab 1996; 81(10): 3793-6.
20) Endocrine 2005; 27(1): 83-6.
21) J Clin Endocrinol Metab 2006; 91(2): 580-3.
22) Nephrol Dial Transplant 2005; 20(12): 2832-5.
23) Br Med J 1973; 4(5893): 643-6.
24) Lancet 1993; 341(8861): 1611-3.
25) Cancer 1994; 73(8): 2223-30.
26) Br J Cancer 1995; 72(1): 206-9.
27) J Clin Endocrinol Metab 1994; 78(5): 1268-70.
28) Q J Med 1981; 50(200): 473-81.
29) N Engl J Med 1970; 283(16): 836-40.
30) J Clin Endocrinol Metab 1993; 77(6): 1445-9.
31) Calcif Tissue Int 1990; 46 Suppl: S26-30.
32) Calcif Tissue Int 1992; 50(2): 107-9.
33) Cancer 1974; 34(4): 1268-71.
34) N Engl J Med 1981; 304(5): 269-78.
35) Ann Intern Med 1981; 95(2): 192-7.
36) Recent Results Cancer Res 1989; 116: 40-5.
37) Presse Med 1988; 17(45): 2375-7.
38) J Clin Oncol 2001; 19(2): 558-67.
39) J Clin Invest 1990; 85(2): 456-61.
40) Ann Oncol 2006; 17(6): 897-907.
41) Drug Saf 1999; 21(5): 389-406.
42) Hematol J 2003; 4(6); 379-98.
43) Ann Oncol 2009; 20(8): 1303-17.
44) 日本腎臓学会, 他編. がん薬物療法時の腎障害診療ガイドライン 2016. ライフサイエンス出版, 2016.
45) Nephron 1996; 72(3): 424-8.
46) J Clin Endocrinol Metab 2014; 99(9): 3144–52.

(杉本由香)

第VII章

腫瘍随伴症候群

VII 腫瘍随伴症候群

1 腫瘍随伴症候群の総論

総論

1 定義
- 腫瘍随伴症候群とは,腫瘍またはその転移巣から離れた部位で生じる症状・症候・検査異常である.

2 疫学
- がん患者全体の8%に生じるとされる[1].

3 背景
- 以下の理由により,腫瘍随伴症候群は常に意識しておく必要がある[2].
  ① 適切に診断できれば,腫瘍の存在診断につながる.
  ② それ自体が患者に深刻な症状や臓器障害をもたらすことがあり,その場合,適切な治療が必要となる.
  ③ 意識しなければその存在を認知できず,診断・治療に遅滞を生じる.

4 どのような時に腫瘍随伴症候群を疑うか
- 以下の場合に,腫瘍随伴症候群を疑う.
  ① 原因不明の発熱
  ② 原因不明の神経症状(意識障害,麻痺,しびれ,脱力)
  ③ 原因不明の筋痛・関節痛・浮腫
  ④ 診断がついたら腫瘍随伴症候群を一度は疑うべき疾患・病態には,a) 神経症候群,b) リウマチ性疾患(皮膚筋炎,リウマチ性多発筋痛症,remitting seronegative symmetrical synovitis with pitting edema [RS3PE] 症候群),c) 高カルシウム血症,がある.
  ⑤ 近年,免疫チェックポイント阻害薬(immune checkpoint inhibitors:ICI)による免疫関連有害事象(immune-related adverse events:irAE)が注目されている.irAEのなかには腫瘍随伴症候群と似た病態(筋炎,重症筋無力症,関節炎など)もあり,ICIを使用中に生じた場合は,腫瘍随伴症候群かirAEかの区別は厳密には難しいと考えられる.

5 腫瘍随伴症候群における標的臓器
- 腫瘍随伴症候群の標的として,以下の臓器があげられる.
  ① 内分泌
  ② 神経:中枢(脳,脊髄),末梢(神経根,末梢神経,神経筋接合部)
  ③ 筋骨格系(リウマチ性):関節,筋肉
  ④ 皮膚
  ⑤ 血液
  ⑥ 腎

6 他科との協力

1 腫瘍内科医から各専門医へ
- がんの病状とは不釣り合いな,または説明できない何らかの症状が発現した場合には,腫瘍随伴症候群を疑うことが重要である.また,腫瘍随伴症候群のなかで対応可能なもの(自分で対応:例えば内分泌,血液)と,不可能なもの(専門医へのコンサルト:例えば神経,筋骨格系,皮膚)を明確にしておく.

2 各専門医から腫瘍内科医へ
- 特定の病態診断を契機に腫瘍随伴症候群が疑われたうえでのコンサルトであり,症状管理とともにがんの存在診断を急ぐ必要がある.

7 治療
- どの治療を優先するか,あるいは並行して行うかは,疾患や症例ごとに異なる.

表1 腫瘍随伴内分泌症候群（PES）の代表的な病態[2]

病態	がん種	薬剤性
SIADH	小細胞肺癌，中皮腫，膀胱癌，尿管癌，子宮体癌，前立腺癌，口腔・咽頭癌，胸腺腫，リンパ腫，Ewing肉腫，乳癌，消化器癌，副腎癌	SIADHをきたす薬剤：カルバマゼピン，三環系抗うつ薬など 他の低ナトリウム血症をきたす薬剤：利尿薬
高カルシウム血症	乳癌，骨髄腫，腎癌，扁平上皮癌，リンパ腫，卵巣癌，子宮体癌	ビタミンD
クッシング症候群（異所性ACTH産生症候群）	小細胞肺癌，気管支カルチノイド，胸腺腫，消化器癌，甲状腺髄様癌，膵癌，卵巣癌，副腎癌	ステロイド
低血糖	中皮腫，肉腫，肺癌，消化器がん	インスリン，経口血糖降下薬

1 抗がん薬治療
- 抗がん薬治療により，腫瘍随伴症候群も改善することがある．

2 腫瘍随伴症候群そのものの治療
- 以下の治療が行われる．
  ① 免疫抑制療法：神経，皮膚，筋骨格系
  ② 電解質異常の補正：内分泌
  ③ 特定の治療の存在：高カルシウム血症に対するビスホスホネート，SIADHに対するモザバプタンなど

各論

1 腫瘍随伴内分泌症候群（PES）（表1）

1 機序
- 腫瘍随伴内分泌症候群（paraneoplastic endocrine syndrome：PES）は，腫瘍からの種々の物質（ペプチド，ホルモン）の異所性産生により生じる．

2 共通する症状
- 全身症状が主体（意識障害・変容を伴うことが多い）．
- 疑うきっかけは一般血液検査異常（電解質や血糖値などはスクリーニング検査に含まれることが多い）．
- 薬剤性を除外する必要あり（薬剤性で同様の病態をきたすことは多い．がん患者は一般に中〜高年齢であり，種々の併存疾患治療を受けていることが多いことに注意を要する）．

3 定義
- 腫瘍随伴内分泌症候群の定義・特徴は以下のとおりである[3]．
- がん患者にみられる内分泌または代謝物質の異常
- 治療がうまくいけば寛解となる．
- がんの再発とともに内分泌症状も再燃する．
- ホルモン値が異常高値
- 腫瘍からの静脈側でのホルモン値と，動脈でのホルモン値で明らかな濃度差がある．
- 腫瘍組織から生理活性をもつ物質が検出される．
- 腫瘍組織からホルモンをコードするmRNAが検出される．
- in vitroでがん細胞はホルモンを合成・分泌できる．

2 腫瘍随伴神経症候群（PNS）（表2）

1 機序
- 腫瘍随伴神経症候群（paraneoplastic neurologic syndrome：PNS）は，腫瘍に対する宿主の免疫反応が神経系に交差反応することで発症する[4]．

2 疫学
- 80％の症例で，腫瘍の存在診断より先に発症する[5]．
- 全がん患者の1％未満であるが，特定のがん種ではある一定の頻度で発症する[6]（小細胞肺癌の5％，リンパ系悪性腫瘍［リンパ腫，骨髄腫］の10％）．

3 症状
- 障害部位に応じた症状がみられる．
- 辺縁系脳炎：高次脳機能障害（気分変化，幻覚，記憶障害，けいれんなど）
- 腫瘍随伴性小脳変性症：小脳症状（失調，構音障害），脳神経症状（複視，嚥下困難）
- Lambert-Eaton筋無力症候群：筋力低下（両下肢，近位筋，呼吸筋，嚥下），自律神経症状（眼瞼下垂，勃起不全，口渇）
- 重症筋無力症：日内変動のある筋力低下（四肢，眼球，嚥下）
- 自律神経ニューロパチー：起立性低血圧，消化管

表2 代表的な腫瘍随伴神経症候群（PNS）の病態とがん種[2]

病態	抗体	がん種	割合[5]
辺縁系脳炎 （lymbic encephalitis：LE）	anti-Hu anti-Ma2 anti-CRMP5 anti-amphiphysin	小細胞肺癌（LEの40〜50％），性腺原発胚細胞腫瘍（LEの20％），乳癌（LEの8％），など	30％未満
腫瘍随伴性亜急性小脳変性症	anti-Yo anti-Hu anti-CRMP5 anti-Ma anti-Tr anti-Ri anti-VGCC anti-mGluR1	小細胞肺癌，婦人科がん，ホジキンリンパ腫，乳癌	50％
Lambert-Eaton筋無力症候群 （Lambert-Eaton myasthenia syndrome：LEMS）	anti-VGCC	小細胞肺癌（3％はLEMSを発症），前立腺癌，子宮頸癌，リンパ腫，など	40％
重症筋無力症 （myasthenia gravis：MG）	anti-AchR	胸腺腫（MGの15％）	
自律神経ニューロパチー	anti-Hu anti-CRMP5 anti-nAchR anti-amphiphysin	小細胞肺癌，胸腺腫	
亜急性末梢性感覚性ニューロパチー	anti-Hu anti-CRMP5 anti-amphiphisin	肺癌（70〜80％，主として小細胞癌），乳癌，卵巣癌，ホジキンリンパ腫	30％未満

障害（便秘，嘔吐），ドライアイ，口渇，神経因性膀胱，対光反射の変化
- 亜急性末梢性感覚性ニューロパチー：異常感覚・疼痛，深部感覚低下，失調

4 鑑別診断
① 障害レベルの推定：症状，神経学的所見から推定する（脳［大脳皮質，大脳辺縁系，小脳，脳幹部］，脊髄，神経根，末梢神経，神経筋接合部，筋）．
② 原因診断：a）腫瘍の転移（脳，髄膜，脊髄，神経根），b）治療関連（放射線，薬剤性［プラチナ系，タキサン系，ビンカアルカロイド系］，PNS）
③ その他：感染，中毒，代謝性要因

5 検査方法
① 画像：CT，MRI
② 生理学的検査：脳波，筋電図，神経伝導検査
③ 髄液検査
④ 各種抗体（表3）：感度，特異度とも高くないため，必ずしも必須とはいえない[5]．ただし，皮膚筋炎においては近年，155kDa転写関連核蛋白である transcriptional intermediary factor 1-γ（TIF1-γ）蛋白に対する疾患特異的自己抗体，anti TIF1-γ抗体が陽性化することが判明し[7]，保険収載もされている．日本人においては，同抗体陽性例は陰性例に比べて悪性腫瘍を有意に高頻度に合併する（71％ vs. 11％）ことが判明している[8]．ただし，合併する悪性腫瘍の臓器や組織に一定の傾向はない．

6 診断
- 臨床的には，その他の要因が否定的な場合にPNSと診断されることが多い．
1) 新しい診断基準[9]
- 新しい診断基準[9]として，以下のものがある．
  - classical syndromeとnon-classical syndrome（表4）：神経症候群のなかで，以前からPNSとの関連が示唆されているもの（classical syndrome）と，そうでないもの（non-classical syndrome）に分ける．
  - PNS関連自己抗体（表3）：PNS関連自己抗体のなかでも，PNSとの関連が比較的解明された抗体と，そうでない抗体に分けて考える．
2) 診断アルゴリズム（図1）
- definite PNS：
  - classical syndromeであり神経症状発症後5年以内にがんを発症．

表3 腫瘍随伴神経症候群（PNS）関連自己抗体[9]

抗体	がん種	非がん性神経症候群患者での陽性割合	腫瘍随伴神経症候群のないがん患者での陽性割合
解明された抗体			
anti-Hu	小細胞肺癌	2%	16%
anti-Yo	卵巣癌，乳癌	2%	1%
anti-CRMP5	小細胞肺癌，胸腺腫	4%	9%
anti-Ri	乳癌，小細胞肺癌	3%	4%
anti-Ma2	精巣腫瘍，肺癌	4%	0%
anti-amphiphysin	乳癌，小細胞肺癌	5%	0%
部分的に解明された抗体			
anti-Tr	ホジキンリンパ腫	11%	0%
ANNA3	小細胞肺癌	9%	0%
PCA2	小細胞肺癌	0%	2%
anti-Zic4	小細胞肺癌	12%	16%
anti-mGluR1	ホジキンリンパ腫	50%	?

anit-AchR や anti-VGCC は，腫瘍随伴神経症候群であろうがなかろうが，それぞれ重症筋無力症や Lambert-Eaton 筋無力症候群の患者に検出されるので本表からは除外している．

表4 腫瘍随伴神経症候群（PNS）の分類[9]

中枢神経系	末梢神経系	神経筋接合部と筋
<u>脳脊髄炎</u> <u>辺縁系脳炎</u> <u>脳幹脳炎</u> <u>亜急性小脳変性症</u> <u>オプソクローヌス-ミオクローヌス症候群</u> 視神経炎 がん関連網膜症* 黒色腫関連網膜症* stiff person 症候群 壊死性ミエロパチー 運動ニューロン病	<u>亜急性感覚性ニューロパチー</u> 急性感覚運動性ニューロパチー ・Guillain-Barré 症候群 ・腕神経炎 亜急性/慢性感覚運動性ニューロパチー ニューロパチーと異常タンパク血症* 血管炎を伴うニューロパチー 自律神経ニューロパチー ・偽性腸閉塞 <u>・汎自律神経異常症</u>	<u>重症筋無力症</u>* <u>Lambert-Eaton 筋無力症候群</u> 後天性神経ミオトニー 皮膚筋炎 急性壊死性ミオパチー

下線は classical syndrome
*は classical syndrome に含めない（確立した概念のため）

- 一般には自然軽快しないとされている non-classical syndrome であって，免疫抑制療法を用いずにがん治療のみでその神経症候群も改善した場合．
- non-classical syndrome ではあるが，何らかの PNS 関連自己抗体を有し，神経症候群発症後 5 年以内にがんを発症した場合．
- 神経症候群が classical であれ，non-classical であれ，解明された PNS 関連自己抗体（anti-Hu, anti-Yo, anti-CRMP5, anti-Ri, anti-Ma2, anti-amphiphysin）を有するが，がんを発症していない場合．
- possible PNS：
- classical syndrome ではあるが，PNS 関連自己抗体をもたず，がんを発症してもいないが，がんの発症リスクが高い場合．
- 神経症候群が classical であれ，non-classical であれ，部分的に解明された PNS 関連自己抗体をもち，がんを発症していない場合．
- non-classical syndrome であり，PNS 関連自己抗体をもたず，2 年以内にがんを発症した場合．

3）腫瘍のサーベイランス
- PNS は腫瘍の診断に先行して発症することが多いので，PNS の診断と同時に腫瘍をサーベイランスする必要が生じる．
- 病歴・身体診察に加え，一般には胸・腹・骨盤部 CT までは行うことが多い．消化器癌はそれほど多くないため，ルーチンでの上部・下部内視鏡検査は必要ないかもしれない．
- FDG-PET，PET-CT が有用とする報告もある[4) 10)]．Mayo Clinic の McKeon らによると，通常のサー

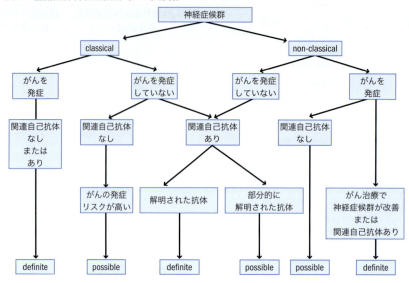

図1 腫瘍随伴神経症候群（PES）診断のアルゴリズム[9]

ベイランスではがんを発見できなかった128人のPNS患者中，PET-CT陽性例は28%で，組織学的にがんを証明できたのは12%であった[10]．
- 仮に腫瘍の存在診断がつかなかった場合も，3～6か月毎にサーベイランスしながら2～3年はフォローする必要がある[4]．
- 2017年にJohns Hopkins大学のSheikhbahaeiらによるシステマティックレビューによれば，PNSが疑われる患者における，腫瘍検出に関するPETまたはPET-CTの感度は81%，特異度は88%と比較的良好な結果であった[11]．

7 治療

- 適切にデザインされて実施されたランダム化比較試験は存在せず，症例報告が中心のため，いずれの治療もエビデンスレベルは低い．免疫抑制療法が治療の主体であるが，治療反応性はさまざまであり，腫瘍に対する治療を行っても，必ずしも神経症状が改善するとも限らない．また下記の用法・用量は日本の添付文書に準拠して記載しており，必ずしも欧米の推奨用量とは一致しないこと，そしてPNSの大半で保険適用となっている薬剤はないことに注意を要する．

ステロイド ★[12]

- プレドニゾロン
  1mg/kg/日　内服　分1～2
- メチルプレドニゾロン
  1g/日　1時間で静注　3日間（その後プレドニゾロンへ移行）

免疫抑制薬 ★[12]

- アザチオプリン
  1～2mg/kg/日　内服　分1～2（皮膚筋炎のみ保険適用あり）[13]
- シクロホスファミド
  50～100mg/日　内服　分1～2（皮膚筋炎のみ保険適用あり）
- シクロスポリン
  3～5mg/kg/日　内服　分2　12時間毎（重症筋無力症のみ保険適用あり）

免疫グロブリン大量療法 ★[14]

免疫グロブリン
400mg/kg/日　静注（最初の30分は30～60mg/kg/時とし，問題がなければ90～180mg/kg/時までアップ可）　5日間（重症筋無力症，皮膚筋炎に保険適用あり）

血漿交換 ★[15]～[17]

重症筋無力症のみ保険適用あり．

リツキシマブ ★[18]～[20]

リツキシマブ（抗CD20モノクローナルキメラ型抗体）
375mg/m²/回　静注
・初回投与：1mg/mLに調整し，25mL/時で1時間，100mL/時で1時間，200mL/時で最後まで
・2回目以降の投与（投与時反応が軽微であった場合）：100mL/時で1時間，200mL/時で最後まで

表5 皮膚・筋骨系の腫瘍随伴症候群の代表的な病態と治療[2]

病態	がん種	治療
黒色表皮腫	消化器癌（黒色表皮腫の90％以上），婦人科がん	・外用ステロイド[22]〜[24]
皮膚筋炎	卵巣癌，乳癌，前立腺癌，肺癌，大腸癌，非ホジキンリンパ腫，鼻咽頭癌	・プレドニゾロン 1mg/kg/日 治療抵抗性の場合，以下の薬剤を併用 ・メチルプレドニゾロン 1g/日 3日間 ・アザチオプリン 1〜2mg/kg/日 ・シクロホスファミド 50〜100mg/日 ・免疫グロブリン大量療法 400mg/kg/日 5日間 ・メトトレキサート 2〜16mg/週* ・シクロスポリン 3〜5mg/kg/日* ・ミコフェノール酸モフェチル 1000〜2000mg/日*[22][25]〜[27]
紅皮症	非ホジキンリンパ腫，消化器癌，骨髄増殖性疾患	・外用ステロイド ・紫外線療法[28]〜[32]
肥大性骨関節症	胸腔内腫瘍，肺転移，骨転移，鼻咽頭癌，横紋筋肉腫	・NSAIDs ・オピオイド ・パミドロネート 90mg ・ゾレドロネート 4mg ・放射線[22][33]〜[35]
白血球破砕性血管炎	造血器腫瘍，大腸癌，肺癌，泌尿器癌，横紋筋肉腫	・プレドニゾロン 1mg/kg/日 ・ダプソン 25〜50mg/日* ・コルヒチン 0.5mg/回 2〜3回/日* ・メトトレキサート 2〜16mg/週* ・アザチオプリン 1〜2mg/kg/日* ・免疫グロブリン 400〜1000mg/日（総量2〜3gまで）*[22][36]〜[40]
腫瘍随伴性天疱瘡	非ホジキンリンパ腫，胸腺腫，キャッスルマン病	・プレドニゾロン 1mg/kg/日 ・血漿交換週2回3か月 ・アザチオプリン 1〜2mg/kg/日* ・シクロスポリン 3〜5mg/kg/日* ・ミコフェノール酸モフェチル 1000〜2000mg/日* ・シクロホスファミド 50〜100mg/日* ・免疫グロブリン 400〜1000mg/日（総量2〜3gまで）* ・リツキシマブ 375mg/m²/回*[22][28][41]〜[46]
リウマチ性多発筋痛症	造血器腫瘍，大腸癌，肺癌，腎癌，前立腺癌，乳癌	・プレドニゾロン 10〜15mg/日 ・メトトレキサート 216mg/週*[47]〜[49]
スイート症候群	造血器腫瘍，泌尿器癌，乳癌，消化器癌，婦人科がん，精巣腫瘍，悪性黒色腫	・外用ステロイド ・プレドニゾロン 0.5〜1mg/kg/日 ・ヨウ化カリウム 300mg/回 3回/日* ・コルヒチン 0.5mg/回 3回/日*[22][50]〜[53]

本表の用法・用量は日本の添付文書に準拠して記載しており，必ずしも欧米の推奨用量とは一致しないことに注意を要する．
*当該疾患に対する保険適用はない．厳密な意味ではプレドニゾロンもすべての疾患に保険適用があるわけではない．

3 腫瘍随伴性の皮膚・筋骨格系症状（PDRS）

- 腫瘍随伴性の皮膚・筋骨格系症状（paraneoplastic dermatologic and rheumatologic syndrome: PDRS）は，非腫瘍随伴性の通常のリウマチ性疾患と比べて，①症状がやや非典型的な[21]，②治療反応性が悪い，という特徴がある[21]．
- したがって，これらの条件を満たす場合は，腫瘍随伴症候群を改めて疑ってみるべきである（表5）[2][22]〜[53]．表5に掲載されている以外で腫瘍随伴症候群として注意すべきリウマチ性疾患には，①全身性エリテマトーデス，②全身性硬化症，③ carcinomatous polyarthritis（関節リウマチ様）[54]，④再発性多発軟骨炎，⑤RS3PE症候群，⑥手掌筋膜炎と多発関節炎，⑦クリオグロブリン血管炎，⑧脂肪織炎，⑨好酸球性筋膜炎，がある．

4 腫瘍随伴性血液症候群（PHS）

- 腫瘍随伴性血液症候群（paraneoplastic hematologic

表6 腫瘍随伴性血液症候群（PHS）の代表的な病態[2]

病態	がん種	治療
好酸球増多	造血器腫瘍 肺癌，甲状腺癌，消化器がん，腎癌，乳癌，婦人科がん	有症状（息切れ，喘鳴）の場合 ・ステロイド吸入 ・プレドニゾロン 1mg/kg/日
好中球増多	消化器がん，肺癌，乳癌，婦人科がん，泌尿器がん，脳腫瘍，ホジキンリンパ腫，肉腫	なし
赤芽球癆	胸腺腫，造血器腫瘍	有症状（息切れ，失神，倦怠感）の場合 ・輸血 ・プレドニゾロン 1mg/kg/日 ・抗胸腺細胞グロブリン（anti-thymocyte globulin：ATG）＊ ・シクロスポリン 3〜5mg/kg/日＊ ・シクロホスファミド 50〜100mg/日＊ ・リツキシマブ 375mg/m²/回＊ ・血漿交換＊
血小板増多	消化器がん，肺癌，乳癌，婦人科がん，リンパ腫，腎癌，前立腺癌，中皮腫，膠芽腫，頭頸部癌	なし

＊当該疾患に対する保険適用はない．厳密な意味ではプレドニゾロンもすべての疾患に保険適用があるわけではない．

syndrome：PHS）では，症状は出ないことが多い．検査値異常でみつかる．
- がんの診断後に出現することが多く，進行とともに悪化する．
- がん治療により改善することが多く，特定の治療を要することはない．ただし，有症状の場合は原疾患とは別に治療を考慮することもある（表6）．

文献

1) Eur Arch Otorhinolaryngol 2006; 263(1): 32-6.
2) Mayo Clin Proc 2010; 85(9): 838-54.
3) Endocr Relat Cancer 2017; 24(6): R173-R190.
4) Oncologist 2006; 11(3): 292-305.
5) Orphanet J Rare Dis 2007; 2: 22.
6) Lancet Neurol 2008; 7(4): 327-40.
7) Arthritis Rheum,54; 3682-9.
8) Rheumatology 46: 25-8.
9) J Neurol Neurosurg Psychiatry 2004; 75(8): 1135-40.
10) Arch Neurol 2010; 67(3): 322-9.
11) J Nucl Med 2017; 58(7): 1031-6.
12) Neurology. 2011 Jun 7;76(23):2017-23.
13) Neurology 1998; 50(3): 764-7.
14) Josep Dalmau, Rosenfeld MR. Paraneoplastic and autoimmune encephalitis: UpToDate Inc. https://www.uptodate.com（Accessed on July 17, 2019.）
15) Arch Neurol 2008; 65(2): 213-7.
16) Brain 1993; 116(Pt 2): 453-69.
17) Neurology 2011; 76(1): 100-1.
18) J Pediatr Hematol Oncol 2006; 28(9): 585-93.
19) Arthritis Rheum 2005; 52(2): 601-7.
20) J Neurol 2006; 253(1): 16-20.
21) Gerontology 2011; 57(1): 3-10.
22) CA Cancer J Clin 2009; 59(2): 73-98.
23) Gynecol Oncol 2002; 84(2): 332-4.
24) Br J Dermatol 1999; 141(4): 714-6.
25) Lancet 2003; 362(9388): 971-82.
26) Ann Rheum Dis 1993; 52(12): 857-61.
27) Br J Dermatol 2010; 162(2): 337-44.
28) Leuk Lymphoma 2007; 48(5): 855-65.
29) South Med J 2009; 102(3): 334-5.
30) Crit Rev Oncol Hematol 2008; 65(2): 172-82.
31) Int J Dermatol 2008; 47(4): 359-62.
32) Int J Dermatol 2009; 48(3): 324-6.
33) J Thorac Oncol 2009; 4(2): 260-2.
34) J Pak Med Assoc 2009; 59(4): 253-4.
35) Clin Nucl Med 2009; 34(3): 155-7.
36) Acta Reumatol Port 2007; 32(2): 181-3.
37) J Rheumatol 2008; 35(2): 294-304.
38) Am J Clin Dermatol 2008; 9(2): 71-92.
39) Indian J Cancer 2009; 46(2): 173-4.
40) Indian J Dermatol Venereol Leprol 2009; 75(4): 356-62.
41) N Engl J Med 2006; 355(17): 1772-9.
42) Acta Haematol 2003; 109(4): 202-5.
43) J Am Acad Dermatol 1994; 30(5 Pt 1): 752-7.
44) Arch Dermatol 2001; 137(3): 269-72.
45) Am J Hematol 2000; 63(2): 105-6.
46) Br J Dermatol 2000; 142(3): 506-8.
47) J Clin Rheumatol 2006; 12(4): 199-200.
48) J Clin Rheumatol 2007; 13(2): 114.
49) Arch Intern Med 2009; 169(20): 1839-50.
50) An Bras Dermatol 2006; 81(5): 473-82.
51) Dermatologica 1980; 160(5): 341-7.

52) Br J Dermatol 1981; 105(4): 483.
53) Br J Dermatol 1999; 140(3): 565-6.
54) J Gen Intern Med 2008; 23(12): 2136-9.

(東　光久)

VII-2 腫瘍随伴症候群

播種性血管内凝固

播種性血管内凝固（disseminated intravascular coagulation：DIC）は半世紀前に提唱された凝固障害であり，日本では馴染みのある概念である．海外での敗血症診療のガイドラインであるSurviving Sepsis Campaign 2012[1]ではDICについて言及されていなかったが，Surviving Sepsis Campaign 2016[2]からはDICについて言及されるようになり，海外でもDICの概念が浸透してきている．本稿では悪性腫瘍に合併したDICの病態・診断・治療について概説する．

病態・疫学・診断

1 病態

- ヒトには，血管内皮細胞に障害がある際に血液を凝固させる機能が備わっている．一方で，不要な血栓を溶解する線溶の機能もあり，通常は「凝固」と「線溶」の均衡は保たれている．
- DICは誘因となる基礎疾患の影響により凝固が過度に活性化された状態であり，その結果，微少血栓が全身臓器で生成され，微少な循環障害をきたし，種々の臓器障害を引き起こす．同時に，凝固因子や血小板のような止血因子が消耗性に消費され，線溶系も活性化されることで出血傾向を呈する．このように凝固・線溶の均衡が崩れることが，DICの病態の本質である．
- DICには，誘因となる基礎疾患が必ず存在する．感染症（敗血症），外傷，悪性腫瘍，産科疾患，熱中症，膵炎などの多くの病態が，誘因となる病態に含まれる．346例のDICの検討[3]では，DICの誘因として感染症（26%），悪性腫瘍（24%），手術・外傷（19%），肝疾患（8%）が含まれており，感染症・悪性腫瘍・外傷がその大半を占めていた．日本の報告[4]では，DICの悪性腫瘍における原因疾患として，悪性リンパ腫，肝細胞癌，急性骨髄性白血病，肺癌，胃癌，急球性リンパ性白血病などが多く，悪性腫瘍全体としては感染症に次いで多かった．

2 悪性腫瘍に伴うDIC

- 悪性腫瘍があると，全身の炎症・免疫機能が活性化されるため，凝固しやすい状態にある．これにより担がん患者は静脈血栓塞栓症（venous thromboembolism）を発症しやすく，またTrousseau症候群のように脳塞栓症を引き起こしうる．実際に，固形がん患者1117人を追跡したコホート研究[5]では，6.8%でDICを発症したという報告があり，担がん患者のDICは頻度が少ないとはいえない．腫瘍細胞そのものによって組織因子（tissue factor）が異常に産生され凝固が活性化されてDICを起こす場合や，腫瘍細胞の崩壊による凝固促進物質の放出や血小板活性の異常がDICを起こす場合が指摘されている．悪性腫瘍に伴うDIC発症のメカニズムにはさまざまな要因が関与しており，十分に解明されているとはいえない．
- 感染症によるDICは急性の経過をとることが多いが，悪性腫瘍によるDICは慢性の経過となることもある．慢性DICでは原因の影響が比較的緩徐で，凝固因子の消費と産生のサイクルは大幅には崩れない．そのため，血液検査結果の異常が高度ではない傾向がある．膵癌，胃癌，卵巣癌，脳腫瘍などの進行がんで多いとされている．

3 診断

- DICの診断は，臨床症状に加えて血小板減少や凝固異常などの検査結果から診断する．皮下出血斑のような易出血症状を契機にしてDICが判明することがあるが，DICに特異的な症状はない．また，合併した臓器障害に応じたさまざまな症状や血液検査異常を引き起こしうる．急性期DICの118例を検討した横断研究[6]では，出血（64%），腎障害（25%），肝障害（19%），呼吸不全（16%），ショック（14%），血栓塞栓症（7%），中枢神経障害（2%）など，さまざまな兆候・検査異常が認められた．

表1 播種性血管内凝固（DIC）診断基準の比較

	旧基準	ISTH	急性期
基礎疾患 臨床症状	有：1点 出血症状：1点 臓器症状：1点	基礎疾患は必須項目	基礎疾患は必須項目 要除外診断 SIRS（3項目以上）：1点
血小板数（×10⁴/μL）	8＜≦12：1点 5＜≦8：2点 ≦5：3点	5〜10：1点 ＜5：2点	8≦＜12 or 30％以上の減少 /24時間：1点 ＜8 or 50％以上の減少 /24時間：3点
FDP（μg/mL）	10＜≦20：1点 20＜≦40：2点 40≦：3点	FDP，Dダイマー 中等度増加：2点 著明増加：3点	10≦＜25：1点 25≦：3点
フィブリノーゲン（mg/dL）	100＜≦150：1点 ≦100：2点	＜100：1点	―
PT	PT比 1.25≦＜1.67：1点 1.67≦：2点	PT秒 3〜6秒延長：1点 6秒以上延長：2点	PT比 1.2≦：1点
DIC診断	7点以上	5点以上	4点以上

FDP：フィブリノーゲン・フィブリン分解産物，SIRS：全身性炎症反応症候群

これらの多様性は，DIC そのものの血管内塞栓症による症状だけでなく，DIC の多彩な基礎疾患が反映されているとも考えられる．

- DIC を簡易に診断するためのスコアリングが複数提唱されている（表1）．「旧厚生省 DIC 診断基準（旧基準）」，日本救急医学会が作成した「急性期 DIC 診断基準（急性期基準）」，国際血栓止血学会（International Society on Thrombosis and Haemostasis：ISTH）が作成した「ISTH overt-DIC 診断基準（ISTH 基準）」などがある．これらは血小板数，FDP/D-dimer，フィブリノーゲン，プロトロンビン時間（PT）などの血液検査結果を主な項目にしている．特に，「急性期基準」は敗血症性 DIC をより早期に診断することが可能であり，治療開始基準や重症度評価にも有用である．ただし，「急性期基準」はすべての基礎疾患に対して適用できるわけではなく，血液悪性腫瘍を基礎疾患とする DIC の場合には，「旧基準」を適用する必要がある．また，「ISTH 基準」は感度が低く，「旧基準」は敗血症性 DIC に対する診断能力が低いといわれている．これらの診断基準は基礎疾患の種類が反映されておらず，基礎疾患に応じて，使用する診断基準を使い分けるのが望ましい．

4 病型診断

- 「凝固」と「出血」という相反する病態が包含されているのが DIC であり，その表現型は一定していない．凝固と線溶のバランスによって bleeding

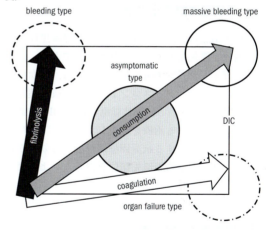

図1 播種性血管内凝固（DIC）の各病型（文献7を一部改変）

type, massive bleeding type, organ failure type, asymptomatic type などの病型分類が提唱されている（図1）[7]．基礎疾患によってある程度の傾向はつかめると考えられているが，限界がある．合併症の予測や治療法の選択などに病型診断は有用であるが，その予測は難しい．トロンビン-アンチトロンビン複合体（thrombin AT complex：TAT），可溶性フィブリン（soluble fibrin：SF）などの凝固線溶系分子マーカーも病型診断に有用であるとされているが，さらなる検討が必要である．

治療

- DIC の治療ガイドラインは，英国[8]，日本[9]，そ

表2 各ガイドラインの推奨の比較（文献7を一部改変）

	英国[8]	日本[9]	イタリア[10]	ISTH[11]
基礎疾患の治療	推奨(Grade C)	推奨	推奨(Grade D)	推奨（moderate quality）
血小板輸血	推奨(Grade C)	推奨	推奨(Grade D)	推奨(low quality)
FFP輸血	推奨(Grade C)	推奨	推奨(Grade D)	推奨(low quality)
未分画ヘパリン	推奨(Grade C)	推奨(Level C)	推奨しない(Grade D)	推奨(low quality)
合成プロテアーゼ阻害薬	記載なし	推奨(Level B2)	推奨しない(Grade D)	記載なし
アンチトロンビン	推奨しない(Grade A)	推奨(Level B1)	推奨しない(Grade D)	さらなるエビデンスが必要
トロンボモジュリン製剤	記載なし	記載なし	推奨しない(Grade B)	さらなるエビデンスが必要

してイタリア[10]でそれぞれ公表されている．ただ，それらガイドライン間で内容にばらつきがあり十分に統一されていなかったため，2013年にISTHがそれらを擦り合わせたかたちで，DIC診断・治療ガイドラインを発表した[11]（表2）[7]．

1 原疾患に対する治療

■ DICの治療は，誘因となっている基礎疾患に対する治療を優先させることが基本原則であり，いずれのガイドラインでも推奨されている．敗血症性DICであれば，ソースコントロールと抗菌薬による感染症治療を行う．悪性腫瘍に伴うDICであれば，腫瘍に対する治療を優先して行う．下記に示す凝固異常に対する抗凝固療法単独では効果が限定的であり，治療の優先順位を誤らないようにしたい．

2 補充療法（輸血療法）

■ PT延長，フィブリノーゲン低下，血小板減少に対して対症的に，濃厚血小板（platelet concentrated：PC），新鮮凍結血漿（fresh frozen plasma：FFP）などを投与する．ガイドラインでは，出血傾向の有無や血液検査異常の程度に応じて投与時期と投与量を決定すると記載されているが，具体的な投与基準に関する記載はない．

1 PC輸血

■ 2016年に発表されたエキスパートによるコンセンサス[12]では，出血症状の有無に応じてPC輸血の目標値・閾値を定めるよう記載されている．活動性出血を認める場合は，血小板数＞5万/μLを目標にPC輸血を施行し，出血傾向を認めない場合は，血小板数＜2万〜3万/μLをPC輸血の閾値と定めている．

PC輸血
PC輸血
10〜15単位/回　1時間かけて投与

2 FFP

■ 上記のエキスパートによるコンセンサスでも，明確な投与基準は言及されていない．したがって日本のFFP補充の基準[13]に準じて行うのが妥当と考える．PT延長（PT-INR＞2.0，あるいは＜30％），APTT延長（施設基準の＞2倍，あるいは＜25％），フィブリノーゲン＜150mg/dLの場合に，FFP投与の適応と考える．

FFP
FFP
8〜12mL/kg　24〜48時間毎に静注

3 抗凝固療法

■ DICは過凝固による血栓傾向が基本病態であるので，DICの治療に抗凝固剤を投与するのは合理的である．未分画ヘパリン，ガベキサートメシル酸塩，ナファモスタットメシル酸塩，アンチトロンビン（AT III）製剤，リコンビナント・トロンボモジュリン製剤など，多くの薬剤がガイドラインで紹介されている．しかし，抗凝固療法が予後を改善することを示したランダム化比較試験は少数で，抗凝固療法に対する効果に関して各ガイドライン間で見解が一致しないことが多い（表2，3）．見解が一致したとしてもエビデンスレベルは低く，推奨度は低い．

表3 抗凝固療法の研究の概要

介入群	対照群	研究デザイン	対象	主要アウトカム	結果（介入群 vs. 対照群）	症例数	本稿末の文献番号
rhTM	未分画ヘパリン	ランダム化比較試験の後向きサブグループ解析	DIC（敗血症性＋血液悪性腫瘍）	DIC離脱率	67.5% vs. 55.6% 差11.9% (95% CI －9.8＋33.7%)	n＝76	14
				28日死亡率	21.4% vs. 31.6% 差10.2% (95% CI －9.1＋29.4%)	n＝80	
ガベキサート	未投与	ランダム化比較試験（盲検化されていない）	腹部手術後の敗血症性DIC	28日死亡率	24% vs. 36% (p＝0.355)	n＝50	15
ATⅢ	プラセボ	二重盲検化されたランダム化比較試験	重症敗血症敗血症性ショック	28日死亡率	38.9% vs. 38.7% (p＝0.94)	n＝2314	16
rhTM	未分画ヘパリン	二重盲検化されたランダム化比較試験	DIC（敗血症性＋血液悪性腫瘍）	DIC離脱率	66.1% vs. 49.9% 差16.2% (95% CI ＋3.3＋29.1%)	n＝234	17

1 未分画ヘパリン

■ 敗血症性DICを対象とした抗凝固療法の有効性を示すランダム化比較試験で介入群に対する対照群に未分画ヘパリンを当てる研究[14]は複数認めるものの，未分画ヘパリンを介入群とする質の高い臨床研究は認められない．出血傾向がある場合やヘパリン起因性血小板減少症（heparin-induced thrombocytopenia：HIT）の場合は禁忌である．APTTを正常の1.5～2倍にコントロールすることが多い．

未分画ヘパリン
- 未分画ヘパリン
  5～10単位/kg/時　静注

2 ガベキサートメシル酸塩，ナファモスタットメシル酸塩

■ ガベキサートメシル酸塩，ナファモスタットメシル酸塩などの蛋白分解酵素阻害薬は，ランダム化比較試験の結果[15]をもとに適用となっており，日本で使用されることの多い薬剤である．しかし，小規模研究で盲検化されていないため，エビデンスレベルは低い．そのため予後改善効果は確立されているとはいえない．

ガベキサートメシル酸塩
- ガベキサートメシル酸塩
  20～39mg/kg/日　24時間かけて持続静注

ナファモスタット酸塩
- ナファモスタット酸塩
  0.06～0.2mg/kg/時　持続静注

■ ガベキサートメシル酸塩は，末梢静脈から投与した場合静脈炎を合併する副作用があるため，中心静脈ルートからの投与が望ましい．また，配合禁忌薬剤が多いため単独投与が必要である．

3 アンチトロンビン製剤

■ 海外のガイドラインでは，大規模臨床試験（KyberSept試験）[16]の結果をもとに，アンチトロンビン製剤の投与は推奨されていない．ただし，この臨床試験は患者対象が重症敗血症であってDICに対象が限定されていないため，アンチトロンビン製剤のDICに対する効果が正確に示されているわけではない．日本版敗血症診療ガイドライン2016では，敗血症性DICに対してアンチトロンビン製剤の投与を弱く推奨するとされている．日本ではアンチトロンビン≦70%の場合が保険適用となっている．

アンチトロンビン製剤
〈外科症例〉
- アンチトロンビン製剤
  40～60単位/kg/日　30～60分かけて静注

〈その他の症例〉
- アンチトロンビン製剤
  30単位/kg/日　30～60分かけて静注

4 トロンボモジュリン製剤

- リコンビナント・トロンボモジュリン製剤（rhTM）は，日本で行われた第III相試験[17]で，（敗血症または悪性腫瘍による）DIC を対象にして，未分画ヘパリン投与群と比較して DIC 離脱率が有意に高かった．2008 年から，日本で DIC に対して適応となっている．ただ，小規模の臨床試験であるため，日本版敗血症診療ガイドライン 2016 では明確な推奨は提示されていない．また 2016 に発表されたメタアナリシス[18]では，敗血症性 DIC に対して rhTM を投与した場合，28 日死亡率は有意に改善しないという報告もある．大規模臨床試験が進行中であり，その結果が待たれる．

トロンボモジュリン製剤

トロンボモジュリン製剤
380 U/kg　1日1回　30 分かけて静注　最大 7 日間まで投与

- 末梢静脈からの投与が可能で，持続静注が不要であることは望ましい．副作用に出血性病変の合併があるので，出血の有無には注意する．

悪性腫瘍に合併した DIC の治療

- 悪性腫瘍による DIC でも，基本原則に沿って原疾患の治療を優先させる．悪性腫瘍に対する手術療法や化学療法，放射線治療などの抗腫瘍療法を，可及的速やかに施行する．ただし疾患の特徴上，治療開始までや十分に治療効果を得るまでに時間を要することが多く，また進行度によっては根治を望めない場合もあり，思うように原疾患の治療が進まないことも多い．

- 前述した DIC に対する抗凝固療法は，主に敗血症 DIC を対象にしたものであり，悪性腫瘍による DIC に対する抗凝固療法のエビデンスは少ない．2015 年に Cochrane review[19]は，DIC を発症した急性・慢性の白血病を対象にした 4 つの RCT をもとにして抗凝固療法に関するレビューを発表している．そのなかで rtTM，活性化プロテイン C，トラネキサム酸などは，いずれもエビデンスレベルが十分に高くないため，効果があるかどうかの判断は困難であるという内容にとどまっている．

- 以上より，悪性腫瘍による DIC に対する治療は，可能な範囲内で抗腫瘍療法を行いつつ，エビデンスが少ない抗凝固療法について，その適否や抗凝固療法を行う場合の薬剤の選択を，患者のニーズに合わせ個別化する必要がある．

- DIC の病態はまだ十分に解明されておらず，抗凝固療法をはじめとして DIC に関する大規模な質の高い研究が少ないのが現実である．しかし，DIC を合併した担がん患者は DIC を合併していない場合と比較して，予後が不良であるといわれており[5]，DIC は無視できない病態である．担がん患者を診療する際には，常に DIC を合併していないかどうかについて，注意を払う姿勢が求められている．

文献

1) Intensive Care Med 2013; 39(2): 165-228.
2) Intensive Care Med 2017; 43(3): 304-377.
3) Thromb Haemost 1980; 43(1): 28-33.
4) 中川雅夫．本邦における播種性血管内凝固（DIC）の発症頻度・原因疾患に関する調査報告．厚生省特定疾患血液系疾患調査研究班血液凝固異常症分科会，平成 10 年度研究業績報告書，1999, p57-64.
5) Thromb Haemost 2001; 86(3): 828-33.
6) Thromb Haemost 1978; 39(1): 122-34.
7) J Intensive Care 2014; 2(1): 15. doi: 10.1186/2052-0492-2-15.
8) Br J Haematol 2009, 145(1):24-33.
9) Thromb Res 2010; 125(1): 6-11.
10) Thromb Res 2012, 129(5): e177-84.
11) J Thromb Haemost 2013; 11: 761-7.
12) Thromb Haemost 2016; 115(5): 896-904.
13) 厚生労働省編．血液製剤の使用指針．2017.
14) Shock 2011 ; 35(4): 349-54.
15) J Formos Med Assoc 2004; 103(9): 678-84.
16) JAMA 2001; 286(15): 1869-78.
17) J Thromb Haemost 2007 ; 5(1): 31-41.
18) Am J Emerg Med 2016; 34(9): 1876-82.
19) Cochrane Database Syst Rev 2015; 6: CD008562.

（鈴木龍児）

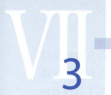

腫瘍随伴症候群

3 血栓塞栓症

疫学・診断

1 疫学

1 悪性腫瘍と凝固能亢進

- がん患者では凝固能が亢進している．この原因としては，さまざまな要因の相互作用が考えられている．例えば，がん細胞はトロンビン産生を促進させ，凝固能を亢進させる働きがある．さらに，臥床や感染症，大手術や薬剤も，がん患者における血栓塞栓症発症の修飾因子として関与している[1]．その他，外部からの圧迫や脈管浸潤により静脈血栓症が引き起こされる可能性がある．
- 血栓塞栓症の程度としては，症状がなく検査異常にとどまるものから，肺血栓塞栓症（pulmonary embolism：PE）に代表される致死的な血栓塞栓症に至るまで幅広い[2,3]．血栓症は，悪性腫瘍の診断から月あるいは年単位で先行して生じることがあり，以下の病態をとりうる[4]．
- 特発性の深部静脈血栓症やその他の静脈血栓症
- 播種性血管内凝固（disseminated intravascular coagulation：DIC）
- 血栓性微小血管症（thrombotic microangiopathy：TMA）
- 遊走性表層性血栓性静脈炎（Trousseau 症候群）
- 非細菌性血栓性心内膜炎（衰弱性心内膜炎，marantic endocarditis）
- 動脈塞栓症

2 がん患者における血栓塞栓症の発症頻度

- がん患者における血栓塞栓症の発症頻度は約 10％と報告されている[5〜8]．がんの原発部位ごとの静脈血栓塞栓症（venous thromboembolism：VTE）の発症割合を表 1 に示す[9]．
- 悪性腫瘍の状態により，血管外からの圧迫や脈管浸潤による静脈血栓症を発症する．例えば，腎細胞癌は 5〜9％で下大静脈へ浸潤する[10]．また，肝細胞癌は肝静脈を圧迫あるいは肝静脈に浸潤し，巨

表 1　原発部位ごとの静脈血栓塞栓症の発症割合[9]

がん	静脈血栓塞栓症の発症割合 (%)
膀胱	4.7
脳	1.6〜2.6
乳房	0.4〜9.1
頸部	3.1
大腿	3.1〜10.2
胃食道	6.9〜13.6
肝	6.7
白血病	2.1〜12.1
肺	1.9〜13.6
リンパ腫	6.0〜60.0
悪性黒色腫	13.6〜21.0
骨髄腫	7.2〜17.9
卵巣	2.0〜25.0
膵	5.2〜26.0
前立腺	0.5〜1.3
腎	5.3
肉腫	5.2〜14.3
精巣	9.4

大な縦隔腫瘍や腋窩リンパ節腫大は，上肢の静脈血栓症を引き起こす[11]．
- 悪性腫瘍と血栓症の関係性について，1988 年から 1990 年の間に入院した 65 歳以上の約 800 万人の米国メディケアの患者記録を用いて調査が行われていて[12]，その概要は以下のとおりである．
- 初回入院時に VTE と診断された患者において，がん合併割合は 0.60％であり，非がん患者（0.57％）を上回っていた．
- VTE は，卵巣癌，脳腫瘍，膵臓癌，そしてリンパ腫において高率に存在していた．
- VTE の発症数は，患者数を反映して，肺癌，大腸癌，前立腺癌に多かった．
- デンマークの約 5 万 7000 人を対象としたコホート研究では，VTE のために入院を必要としたがん患者におけるがん種別発症割合は，膵臓癌（41％），

表2 がんに関連した血栓症のリスク因子とバイオマーカー[14]

がん関連因子
がんの原発部位
ステージ(進行がんでリスクが高い)
組織(腺癌は扁平上皮癌よりリスクが高い)
初期診断からの時間経過(初期診断から3〜6か月の間で最もリスクが高い)
治療関連因子
化学療法
血管新生阻害薬(例:サリドマイド,レナリドミド)
ホルモン療法
赤血球造血刺激因子製剤(ESA)
輸血
留置型の静脈アクセスデバイス
放射線治療
60分を超える手術
患者関連因子
高齢
人種(アフリカ系米国人でリスクが高く,アジア系/太平洋諸島民ではリスクが低い)
依存疾患(感染症,腎疾患,肺疾患,動脈血栓塞栓症)
肥満
静脈血栓塞栓症の既往
performance status(PS)の低下
遺伝性凝固疾患
バイオマーカー
血小板数(≧35万/μL)
リンパ球数(>1万1000/μL)
ヘモグロビン(<10g/dL)

脳腫瘍(18%),肝臓癌(20%),悪性リンパ腫(23%),そしてすべての進行がん(28%)で高かった[13].

3 がん患者における血栓塞栓症のリスク因子と予測因子

- がん患者における血栓塞栓症のリスク因子を表2に整理する[14].

2 診断・治療

- ここでは,VTE の診断と治療について詳細に解説する.TMA,動脈塞栓症,Trousseau 症候群,非細菌性血栓性心内膜炎は,まれな病態であるため,ここでは概要の解説にとどめる.DIC については本章の「2 播種性血管内凝固」を参照してほしい.

1 静脈血栓症
1) 臨床像
- VTE のうち,深部静脈血栓症(deep vein thrombosis:DVT)患者に認められる代表的な症状として下肢の疼痛と腫脹があるが,限局した静脈血栓,不完全閉塞,側副路が存在する場合にはそれらの症状は現れにくく,DVT 全体の3分の2以上が無症候性である.また,臥床によって生じた DVT は浮遊血栓になりやすく,これが下肢の腫脹をきたしにくい原因と考えられている.
- 静脈血栓が肺血管床を閉塞すると,PE を発症する.一般的に,浮遊血栓は遊離して PE を発症しやすい.PE の臨床像も,無症状から突然死に至る重症例まで さまざまである.この理由としては,血栓が溶解されることで病態が変化すること,治癒過程においても血栓塞栓症が再発するなど複数の病期が混在すること,閉塞する血管床のサイズに幅があること,心肺機能を低下させる基礎疾患の存在によって重症度が大きく異なること,などの多くの要因が考えられる[15].

2) 診断
- DVT を疑う臨床所見として,片側性の四肢の腫脹,四肢の重さ,疼痛,原因不明な持続する腓腹部のけいれん,顔面・頸部・鎖骨上窩の腫脹,留置型静脈カテーテルの機能不全がある.これらがあれば DVT を疑い,まず病歴聴取,身体診察と血液検査(血小板数を含む CBC,PT,aPTT,肝機能,腎機能)とともに,超音波検査を実施する[16].
- PE については,DVT の存在,既往,原因不明の息切れ・胸痛・頻脈・不安・頻呼吸,失神,酸素飽和度の低下が認められる場合に,PE を疑う[16].まず,身体診察と血液検査(CBC,血小板,PT,aPTT,肝機能,腎機能),胸部 X 線検査,心電図検査を実施したうえで,確定診断のために造影 CT 検査(CT angiography:CTA)を実施する[16].CTA 以外の診断方法として,肺動脈造影や換気血流シンチグラフィがあるが,肺動脈造影については血栓除去や血栓溶解療法を行う目的でない限り,診断目的で実施されることはほとんどない.換気血流シンチグラフィは造影剤が使用できない場合に,CTA の代替検査となる[16].抗凝固療法の禁忌がなければ,DVT や PE の可能性が高い患者では,画像検査の結果が明らかになる前から抗凝固療法を開始する[16].
- DVT 用の臨床予測ルールである Wells score system(表3)[17][18]の低リスク群,中等リスク群では,高感度 D ダイマー検査(ELISA 法[19])が基準値(<500ng/mL)であれば,DVT の除外診断に有用だと考えられている.しかしながら,D ダイマー検査はがん患者では有用性が限定されており,National Comprehensive Cancer Network(NCCN)ガイドラインが推奨する DVT および PE の診断プ

表3 Wells score system：DVT 臨床予測ツール[17]

項目	スコア
活動性のがん（6か月以内の治療または緩和医療）	＋1
麻痺あるいは最近の下肢ギプス装着	＋1
臥床＞3日，または大手術後＜4週	＋1
深部静脈に沿った限局性圧痛	＋1
下肢全体の腫脹	＋1
下腿直径差＞3cm	＋1
患肢の左痕性浮腫（pitting edema）	＋1
患肢の表面静脈拡張	＋1
DVT 以外の診断の可能性が高い	－2

・3点以上：高リスク群，1～2点：中等リスク群，－2～0点：低リスク群
・修正版[18]：Wells score system の項目に「過去に診断されたDVT（＋1）」を加えて，合計点が2点以上なら DVT が疑わしい（DVT likely），1点以下なら DVT が疑わしくない（DVT unlikely）と判断する．

表4 Wells clinical decision rule：PE 臨床予測ツール[21]

項目	スコア
臨床的に DVT の症状がある	＋3
他の鑑別診断よりも PE が疑われる	＋3
以前に PE か DVT の既往あり	＋1.5
心拍＞100回/分	＋1.5
最近の4週以内の手術，または3日以上の臥床	＋1.5
喀血	＋1
がん（6か月以内の治療または緩和医療）	＋1

・＜2点：低リスク群，2～6点：中等リスク群，＞6点：高リスク群
・修正版[22]：合計点が5点以上なら PE が疑わしい（PE likely），4点以下なら PE が疑わしくない（PE unlikely）と判断する．

表5 Khorana スコア：がん患者における VTE のリスク予測[26]

患者因子	スコア
原発巣	
非常に高リスク（胃，膵臓）	＋2
高リスク（肺，リンパ腫，婦人科系，膀胱，精巣）	＋1
その他の部位	0
化学療法前の血小板数 ≧ 35万/μL	＋1
ヘモグロビン値 ＜ 10g/dL　または赤血球造血刺激因子製剤（ESA）の使用	＋1
化学療法前の白血球数 ＞ 1万1000/μL	＋1
BMI ≧ 35kg/m²	＋1

・Korana スコア得点と症候性 VTE の発症リスク[16]
　3点以上（高リスク）：7.1～17.7%，1～2点（中等リスク）：1.8～9.6%，0点（低リスク）：0.8～1.5%

ロセスには含まれていない[16]．
■PE に関しても，いくつかの臨床予測ルールが存在する[20]．具体的には，Wells clinical decision rule（表4）[21]，revised Geneva score[23]，Pulmonary Embolism Rule-Out Criteria（PERC）[24] などがある．なお，NCCN ガイドラインでは臨床的に PE が疑われる場合では，禁忌がない限り，診断のために造影 CT 検査を推奨している[16]．一般的に，PE の臨床予測ルールの低リスク群，および中等リスク群では，DVT 同様に高感度 D ダイマー検査が基準値（＜500ng/mL）である場合に PE を除外する根拠となりうると考えられるが，中等リスク群における高感度 D ダイマー検査の感度は高くないため，PE の診断（除外診断）を目的とした画像検査を推奨する意見もある[25]．

3）がん患者における VTE の検索
■すべてのがん入院患者に対して，VTE が併存している可能性を考慮して，VTE のリスク因子を評価する[14]．VTE 発症のリスク状態にある患者に対しては，初期評価として問診，診察，血液検査（CBC，PT，aPTT，肝機能，腎機能）を実施する．VTE の可能性が疑われるならば，超音波検査や造影 CT などの画像検査を行う．NCCN および American Society of Clinical Oncology（ASCO）ガイドラインは，がん患者に VTE が認められない場合でも，抗凝固療法の禁忌がなければ，VTE の発症リスクに応じた予防的抗凝固療法を推奨している[14)16]．外来がん患者の VTE 発症の臨床予測ルールとして Khorana スコア（表5）[26] がある．Khorana スコアが3点以上のがん外来患者や，2点であっても抗

凝固による出血リスクよりもVTE予防の価値が高いと判断できる患者にはVTE予防が推奨されている[27]．また，高リスクに脳，骨髄腫，腎を加えて，可溶性PセレクチンやDダイマー値を含めて評価する修正版Khoranaスコアも提唱されている[28]．

4) VTEが検出された際の，潜在的な悪性腫瘍の検索
- 「がんと診断されていない患者がVTEを発症した場合，どこまで積極的に悪性腫瘍の検索を行うか」という問題について，明確な見解はない．しかし，抗凝固療法中にDVTを再発する患者について，がんの検索を行うことがある．ただし，このような検索が，がんに関連した生存期間を延長させるという確証はない．したがって，VTE患者に対して潜在的な悪性腫瘍を検索する主目的は，がんに関連した生存期間の延長ではなく，がんの早期発見であることに留意する[29]．

2 血栓性微小血管症（TMA）

- TMAは，微小血管溶血性貧血（microangiopathic hemolytic anemia：MAHA），血小板減少，破砕赤血球，微小血管の塞栓，そして急性腎障害をはじめとするさまざまな臓器合併症を特徴とする疾患である．TMAでは，血栓性血小板減少性紫斑病（thrombotic thrombocytopenic purpura：TTP），溶血性尿毒症症候群（hemolytic uremic syndrome：HUS），そして薬剤誘発性のTMA（Drug induced TMA：DITMA）が有名である[6]．DITMAの原因薬剤としては，ゲムシタビンやマイトマイシンなどの抗がん薬，シクロスポリンやタクロリムスなどの免疫抑制薬，シロリムスやベバシズマブなどのvascular endothelial growth factor（VEGF）阻害薬などがある[30]．TMAの発症機序は，DICにおける凝固系の活性化とは異なり，凝固因子活性は正常でありPTやaPTTが延長することは少ない[31]．

1) TTP
- TTPは，超高分子量von Willebrand因子多重体（UL-VWFM）が，その特異的切断酵素であるvon Willebrand factor cleaving protease（ADAMTS13）の著減によって蓄積することで，血管内皮細胞障害や血小板の活性化が生じ，血小板が直接消費されることによって引き起こされると考えられている[31]．TTPはADAMTS13活性の著減（< 10％）として定義されているが，ADAMTS13の測定には数日かかり，測定方法の異なりも存在するため，その診断は臨床判断を基盤としている．TTPに特徴的な検査所見としては，微小血管性溶血性貧血（貧血，網赤血球の増加，ハプトグロビンの低下，LDHの上昇，間接ビリルビンの増加）の存在，破砕赤血球の出現，血小板減少，Coombsテスト陰性がある[32]．ADAMTS13活性の低下が認められるケースでは，血漿交換による治療効果が期待できる[33]．

2) HUS
- HUSの診断基準は，Htが30％未満かつ末梢血スメアで破砕赤血球が認められる溶血性貧血の存在，血小板が15万/μL未満，血清クレアチニン値が年齢を考慮した上限値を上回る，敗血症などのほかに，過凝固となる原因疾患がないことである[34]．

3) がんに起因したTMA
- TTPに類似したTMAとしては，播種性で，多くは潜在的なムチン産生型の腺癌（乳房，消化管，膵，肺，前立腺）の症例が報告されている．がんに起因したTMAでは，神経学的異常（頭痛や意識障害，麻痺）は生じるものの，腎不全の頻度が一般的に低い．この病態は，転移性腫瘍の6％程度に生じるとされている．
- TTPとの違いは，ADAMTS13の値が正常，血漿交換の効果が乏しいことである[35]．このタイプのTMAの予後は不良で，背景にある悪性腫瘍がコントロールできなければ，診断後，数日から数週以内に死亡する．

3 動脈血栓症

- がん患者における動脈血栓症は，静脈血栓症より頻度は低い．過去の報告では，がん患者の1.5〜5.2％に発症していた[36]．多くは非感染性心内膜炎（後述する非細菌性血栓性心内膜炎）に起因するが，DVTから右-左シャントを介して発症する奇異性の脳梗塞も含まれる[37]．中枢神経や四肢に生じる動脈血栓症については，本態性血小板血症や真性多血症などの骨髄増殖性疾患との関連性も報告されている[38]．

4 Trousseau症候群

- Trousseau症候群は，遊走性表層性血栓性静脈炎（migratory superficial thrombophlebitis）とも呼ばれるまれな静脈血栓症である．主として腕や胸部などの普段みられない部位の表層静脈に生じ，再発性で遊走する特徴をもつ．その多くは，血栓症の発症時には診断されていない潜在的な腫瘍が関与しており，腫瘍の大部分は腺癌（膵，肺，前立腺，胃，大腸）である[4]．腺癌によって産生されるムチンが白血球や血小板産生を再活性化させることで，

本症を発症する可能性が指摘されている．本症は難治性で，ヘパリンは症状を改善させうるがワルファリンは無効と考えられている[39]．

5 非細菌性血栓性心内膜炎（NBTE）

- 非細菌性血栓性心内膜炎（nonbacterial thrombotic endocarditis：NBTE）は，衰弱性心内膜炎（marantic endocarditis），Libman-Sacks endocarditis とも呼ばれる．進行がん患者において，弁（多くは大動脈弁，僧帽弁）に顕微鏡的な血小板凝集が生じるものから巨大疣贅をきたすものまで，その程度は幅広い．主要な臨床症状としては，弁の機能不全よりも全身に生じる塞栓症（中枢神経系や冠動脈，脾臓，腎臓，四肢）の頻度が高い[40]．NBTE の発症機序は不明だが，腫瘍壊死因子（tumor necrosis factor：TNF）やインターロイキン 1（interleukin-1：IL-1）によって血管内皮が傷害され，血小板凝集が生じることが原因ではないかと考えられている．

予防・治療

- がん患者における血栓塞栓症の治療に関しては，ASCO（2013 年）[14]，NCCN（2019 年）[10] によって診療ガイドラインが策定されている．以下に記載する各治療方針については，主に NCCN ガイドライン（2019．v.1）を参照している．詳細に関しては各最新のガイドラインを参照してほしい．

1 予防

- 静脈血栓塞栓症（VTE）のリスク状態にあるがん患者に対しては，VTE が認められない場合でも，出血や抗凝固療法の禁忌（表 6）がない場合には，抗凝固薬の予防的投与が推奨されている．
- 入院を必要とするがん患者では，成人で治療を必要とする状態，VTE 発症リスクの高いがんの診断や疑いのある場合を VTE の高リスク状態として，予防的抗凝固薬の投与を行う．外来患者では，サリドマイド，レナリドミド，またはポマリドミドを含めた併用療法を受けている多発性骨髄腫患者，高リスク手術（腹部・骨盤内のがん手術）後の 4 週間，化学療法中の進行膵癌，肺癌，Khorana スコア 3 点以上などの VTE の高リスクグループに予防的抗凝固療法が推奨されているが，外来通院中のがん患者全員に対する予防的抗凝固療法は行うべきではない．
- また，抗凝固療法を行えない場合には機械的予防法

表 6　抗凝固療法および機械的予防法の禁忌事項[16]

〈抗凝固療法〉
1. 絶対禁忌
　・最近生じた中枢神経系の出血，頭蓋内や脊髄における出血のハイリスク状態
　・活動性出血（大出血）：24 時間以内に 2 単位以上の輸血を必要とした出血
2. 相対禁忌
　・慢性的で，臨床的に有意で確認可能な 48 時間以上の出血
　・血小板減少（血小板数＜ 5 万/μL）
　・重篤な血小板機能障害（尿毒症，薬物，dysplastic hematopoiesis）
　・併存する出血素因
　・転倒（頭部外傷）の高リスク状態
　・脊髄幹麻酔/腰椎穿刺
　・脊椎および神経ブロック
　・中枢神経系への転移
　・長期間の抗血小板療法
　・出血リスク状態における最近の大手術

〈機械的予防法〉
1. 絶対禁忌
　・急性の深部静脈血栓症（DVT）
　・重度の動脈循環不全（弾性ストッキングに限る）
2. 相対禁忌
　・巨大血腫
　・皮膚潰瘍または創傷
　・血小板減少（2 万/μL 未満）か点状出血
　・軽度の動脈循環不全（弾性ストッキングに限る）
　・末梢神経障害（弾性ストッキングに限る）

を考慮する．機械的予防法には，間欠的空気圧迫法（intermittent pneumatic compression：IPC），弾性ストッキング（graduated compression stockings：GCS），venous foot pump（VFP）がある．腹部・骨盤内の高リスク手術では，（可能なら）予防的抗凝固療法に加えて，IPC と GCS の使用が推奨されている．GCS を使用する場合には，適切なサイズのストッキングを用いて，特に末梢神経障害のある活動性が低下した患者では，皮膚潰瘍といった合併症についてモニタリングしておく必要がある[41]．

- 予防的抗凝固療法（入院および外来）[16]：

低分子ヘパリン ★★★

- ダルテパリン

5000 単位　1 日 1 回　皮下注
（肥満患者［BMI ≧ 40kg/m²］では 7500 単位　1 日 1 回　皮下注）

- エノキサパリン

40mg　1 日 1 回　皮下注
（肥満患者では 40mg　皮下注　12 時間毎）

フォンダパリヌクス ★★★

フォンダパリヌクス
2.5mg　1日1回　皮下注
（肥満患者では 5mg　1日1回　皮下注）

未分画ヘパリン ★★★

未分画ヘパリン
5000 単位　8〜12 時間毎　皮下注
（肥満患者では 7500 単位　8 時間毎　皮下注）

ワルファリン

ワルファリン
目標 INR 値 2.0〜3.0

〈外来，低悪性度の多発性骨髄腫のみ〉

アスピリン

アスピリン
81〜324mg　1日1回　内服

- 腎機能障害時（Ccr < 30mL/分）であれば，エノキサパリンとフォンダパリヌクスの排泄に影響を与えるため，肥満患者に対しては，未分画ヘパリンかダルテパリンの投与が推奨される．
- 抗血管新生療法を受けている（例：サリドマイド，レナリドミド，ポマリドミドのいずれかを使用しており，1 か月に 480mg 以上の高用量デキサメタゾン，ドキソルビシン，あるいは多剤併用化学療法中），または VTE の高リスク状態にある多発性骨髄腫患者については，外来におけるワルファリンか低分子ヘパリンを用いた予防的抗凝固療法が推奨されている．

2　治療的抗凝固療法

- 原則としては，近位部 DVT や PE に対する抗凝固療法として，経口抗凝固薬ではなく，6 か月間の低分子ヘパリン単剤投与が推奨されている．しかしながら，毎日の皮下注射を回避することが患者にとって価値が高い場合など，経口抗凝固薬が推奨される状況もあるため，個々の患者に応じた治療法の選択が求められる．
- がん患者の DVT に対する妥当な治療期間としては，低分子ヘパリンによる抗凝固療法を開始し，最低 3 か月間は抗凝固治療を継続する．カテーテルと関連のない DVT および PE については，活動的ながんの存在，がん治療中，あるいはリスク因子が存在する限りは，抗凝固療法を継続する．カテーテルに関連した血栓症の場合，カテーテルが体内に残存している限り，抗凝固療法を継続する．カテーテルが抜去された場合でも，最低 3 か月間は抗凝固療法を継続する．
- 急性期の管理：診断時または検査中の静脈血栓塞栓症[16]：

低分子ヘパリン（推奨）

- **ダルテパリン ★★★**
200 単位 /kg　1日1回　皮下注　最初の 30 日間
150 単位 /kg　1日1回　皮下注　2〜6 か月間
- **エノキサパリン**
1.0mg/kg　12 時間毎　皮下注

フォンダパリヌクス

フォンダパリヌクス
5mg（< 50kg）または 7.5mg（50〜100kg または 10mg（> 100kg）　1日1回　皮下注

未分画ヘパリン ★★

- **未分画ヘパリン（静注＋皮下注）**
80 単位 /kg ボーラス静注後，18 単位 /kg/時間で静注
目標 aPTT を対象の 2〜2.5 倍，あるいは院内業務手順に従う．その後，250 単位 /kg を 12 時間毎に皮下注する．
- **未分画ヘパリン（皮下注）**
333 単位 /kg 皮下注後，250 単位 /kg を 12 時間毎に皮下注

直接経口抗凝固薬（DOAC）

アピキサバン
10mg　1日2回　内服　7日間
8 日目以降は 5mg　1日2回　内服

- 慢性期の管理（経口薬へのスイッチを検討する場合）：

ワルファリン ★★★

ワルファリン
2.5〜5mg/日で開始し，INR 値に応じて用量調節
目標 INR 値 2.0〜3.0．6 か月間

直接経口抗凝固薬（DOAC）

エドキサバン
60mg　1日1回　内服　6 か月間

- ワルファリン単剤療法への移行を行う場合，2〜5mg/日から開始して目標 INR に到達するまで，1 週間に最低 2 回は INR を測定する．また，血栓症を発症している患者にワルファリンを開始する場合は，非経口抗凝固薬を最低でも 5 日間以上（ワルファリンに）併用して，24 時間内の INR が 2 以

上で安定するまでは，非経口抗凝固薬を続ける．DOACについては5日間の非経口抗凝固薬を授与後にスイッチする．ワルファリン単剤では，INRを1週間に最低1回は測定する．INRが2〜3に安定して投与量が定まれば，月1回程度のチェックでよい．
- DOACについては近年，エビデンスが構築されつつある．低分子ヘパリンの投与を患者が拒否したり，投与できない明確な理由があったりする場合はDOACによる治療も許容されうる[42]．

3 抗凝固療法以外の治療：下大静脈フィルター留置

- 抗凝固療法が禁忌である場合や近位DVTが認められるがん患者に対して，PEの予防を目的として，下大静脈（IVC）フィルターを留置することを考慮する．そのほか，適切な抗凝固療法を行っているなかでのPEの発症，抗凝固療法のコンプライアンス不良，PE増悪によって致命的となりうる心肺機能障害がある場合，または多発するPEと慢性肺高血圧症が確認されている患者に対して，下大静脈フィルター留置を考慮する．一般的に下大静脈フィルターは，回収可能型（retrievable）が推奨されており，永続的なフィルター留置は，抗凝固療法が生涯禁忌である患者などの一部の患者に限定される．

4 継続的な状況評価の必要性

- 個々の患者において，現在行っている抗凝固療法のリスクとベネフィットを頻繁に再評価して，QOLや予後を含めた患者の全体像を考慮する姿勢が求められる．例えば，化学療法中の骨髄抑制によって血小板が5万/μLを下回ることが予想される場合は，抗凝固療法の一時中断が必要になるかもしれない．抗凝固療法の継続が困難な状況であれば，下大動脈フィルター留置も考慮するべきであろう．また，抗凝固療法を行わない判断材料としては，患者が抗凝固療法を拒むケースや，生命予後が限られているなど，抗凝固療法によって得られる利益が乏しいケース，症状緩和（例：呼吸苦の軽減，下肢腫脹の予防）が得られない場合，皮下注射による疼痛が強い場合，頻繁なモニタリングによる負担が大きなケースなどが挙げられる．

文献

1) Haemostasis 1997; 27 Suppl 1: 38-43.
2) J Clin Oncol 2003; 21(22): 4194-9.
3) Br J Cancer 2009; 100(12): 1837-41.
4) Medicine (Baltimore) 1977; 56(1): 1-37.
5) Blood 2013; 122: 1712.
6) Blood 2013; 122: 2011.
7) Br J Haematol 2013; 161: 764.
8) J Thromb Haemost 2013; 11: 223.
9) Thromb Res 2010; 125 Suppl 2: S1-7.
10) Surgery 1987; 102(4): 614-21.
11) J Clin Oncol 2015; 33: 582.
12) Medicine (Baltimore) 1999; 78(5): 285-91.
13) Br J Cancer 2010; 103: 947.
14) J Clin Oncol 2013; 31: 2189.
15) 野村英毅．癌と血栓症．血栓と循環 2010；18(4)：245-50.
16) Streiff MB. Cancer-Associated Venous thromboembolic disease, version 1.2019. National Comprehensive Cancer Network（NCCN）guidelines.（accessed 19/8/25） http://www.nccn.org/professionals/physician_gls/pdf/vte.pdf
17) Lancet 1997; 350(9094): 1795-8.
18) N Engl J Med. 2003;349(13):1227.
19) 横山健次．高感度D-dimer．臨床検査 2009；53(10)：1129-32.
20) Eur Heart J 2008; 29(18): 2276-315.
21) N Engl J Med 2003; 349(13): 1227-35.
22) JAMA 2006; 295:172.
23) Ann Intern Med 2006; 144(3): 165-71.
24) Ann Emerg Med 2012; 59(6): 517-20.
25) Thompson BT,et al. Clinical presentation, evaluation, and diagnosis of the nonpregnant adult with suspected acute pulmonary embolism：Uptodate. Topic 8261 Version 66.0.（accessed 17/4/30）
26) Blood 2008; 111: 4902.
27) Bauer AK, et al. Risk and prevention of venous thromboembolism in adults with cancer: Uptodate. Topic1352. Version 78.0（accessed 19/8/26）
28) Blood. 2010; 116(24)5277.
29) Bauer KA, et.al. Evaluating patients with established venous thromboembolism for acquired and inherited risk factors: Uptodate. Topic 1363 Version 39.0.（accessed 17/4/30）
30) Blood 2015; 125: 616.
31) Hematology 2006; 11(3): 139-46.
32) 村田満, 他. 血栓性血小板減少性紫斑病(TTP)：難病情報センター. 更新日 2017年4月24日.（17/4/30閲覧）
33) Blood 2004; 103(11): 4043-9.
34) Lancet 2005; 365(9464): 1073-86.
35) Am J Hematol 2007; 82(4): 295-8.
36) J Clin Oncol 2006; 24(3): 484-90.
37) J Neurol Neurosurg Psychiatry 2006; 77(12): 1336-9.

38) Blood 1984; 64(1): 1-12.
39) Am Fam Physician 1988; 38(3): 195-201.
40) N Engl J Med 2010; 362(1): 67-73.
41) Lancet 2009; 373: 1958.
42) J Thromb Haemost 2015; 13: 2187-91.

(次橋幸男)

第VIII章

緩和療法

VIII 緩和療法

1 がん患者とのコミュニケーション・スキル

■コミュニケーションは，個人の人間性や性格によって影響される面を有している一方，基礎的な研究や介入研究が進むにつれて，能動的な学習によって変容が可能であり身に付けられる技能（スキル）であることが知られている[1]．がん医療における患者−医師間のコミュニケーションは，患者が非常にストレスの高い状況のなかで，医師から伝達される情報が生命にかかわる内容を含んでいることによりさらにストレスが付加される場面も少なくなく，医療者にとって難しい技能の1つである[2]．しかしながら，このような難しいコミュニケーションに関する学習の機会は少ないのが現状である．本稿では，がん医療で頻繁に生じ，かつ患者のストレスに影響を与える，悪い知らせを伝えるコミュニケーション・スキルやそのスキルを向上させるトレーニングについて説明する．

表1 基本的なコミュニケーション・スキル

環境設定
身だしなみを整える
静かで快適な部屋を設定する
座る位置に配慮する
目や顔を見る
時間を守る
目線は同じ高さを保つ
挨拶をする
名前を確認する
礼儀正しく接する
質問するスキル
患者に話すように促す
病気だけではなく患者自身への関心を示す
わかりやすい言葉を用いる
応答するスキル
患者が言いたいことを探索し理解する
相づちを打つ
患者の言うことを自分の言葉で反復する
共感するスキル
患者の気持ちを探索し理解する
沈黙を積極的に使う
患者の気持ちを繰り返す

基本的なコミュニケーション・スキル

■初めに，基本的なコミュニケーション・スキル（表1）の内容について説明する[3]．時間を守ることや礼儀正しく接することなど基本的なマナーが含まれている一方，患者の気持ちを探索し理解する「共感するスキル」など，実践することが多少難しいスキルも含まれている．実際の診察場面でこの基本的なコミュニケーションに注意して患者と接するように努力するだけでも，コミュニケーションの向上のための第一歩となり有効な方法であると考えられる．

悪い知らせを伝える コミュニケーション・スキル

1 悪い知らせを伝えるコミュニケーション

■がん医療において頻繁に生じ，かつ難しいコミュニケーションの1つに，医師が患者・家族に悪い知らせを伝えるコミュニケーションが挙げられる．そもそも悪い知らせとは，「患者の将来への見通しを根底から否定的に変えてしまう知らせ」と定義されており[4]，がん医療においては難治がんの診断や再発，また抗がん治療の中止といった知らせが含まれる．例えば，初診でⅣ期の肺癌の患者に病名や病期を告知するケースを想定すると，抗がん薬などの治療が奏効したとしても，いずれがんによって"死"を迎える可能性が高いことを，患者・家族がある程度理解できるように伝える必要がある．日頃，"死"について直面する機会が少ない患者や家族にとって，このような悪い知らせがもたらす衝撃のレベルは計り知れない．よって，悪い知らせを伝える際には，患者や家族に対して十分なケアが必要である．

■医師の効果的なコミュニケーションは，患者の面接に対する満足度，治療遵守，伝えられる情報の想起や理解の促進に関係している[5]〜[7]．また，悪い

知らせを伝える際の医師のコミュニケーションは，患者が受けるストレスの強さと関連することが報告されている[8]．北米では1960年代後半から病院での患者の人権を重視する運動が高まり，それに伴って医師より患者に対してがんの病名告知が行われるようになった．その後1970年代は，悪い知らせを不適切に伝えられた精神的衝撃によって苦悩する患者・家族も多く存在していた．このような状況のなか，患者に悪い知らせを適切に伝えるためのガイドラインが数多く開発された．代表的なガイドラインの1つに，次に紹介するSPIKESが挙げられる[9]．

2 SPIKESとは

- SPIKESは，カナダのトロント大学の腫瘍内科医であるRobert Buckmanが提唱した，悪い知らせを伝える際の6つの手順で構成されているコミュニケーション・スキルである[5]．執筆時現在，American Society of Clinical Oncology (ASCO) から発行されている公式カリキュラムのなかで取り上げられている．腫瘍内科医，バイオエシックス研究者，精神科医などのエキスパートコンセンサスによって作成されている．以下にSPIKESの内容を紹介し，表2には内容をまとめたものを示す．

表2 SPIKES各段階のまとめ[9]

Spikes：場の設定
①環境を整える
②タイミングをはかる
③患者の話を聴く技術を働かせる
sPikes：患者の病状認識を知る
spIkes：患者がどの程度知りたいかを確認し，患者からの招待を受ける
spiKes：情報を共有する
①伝える内容，（診断・治療計画・予後・援助）を決定する
②患者の病状認識，理解度に応じて始める
③情報の共有
・情報を少しずつ提示する
・医学用語を日常語に翻訳しながら説明する
・図を描いたり，小冊子を利用する
・患者の理解度を何度も確認する
・患者の言葉に耳を傾ける
spikEs：患者の感情を探索し，対応する
患者の感情に気づき，思いやりを示す
spikeS：今後の計画を立て，面談を完了する
①今後の計画を立てる
②面談のまとめを行い，質問がないか尋ねる
③今後の約束をし，面談を完了する

1 最初のS：setting（場の設定）

- SPIKESの最初の"S"はsetting（設定）を意味している．悪い知らせを伝える場を設定し，そのタイミングを計り，患者の話を聴く技術を働かせることが，この段階で必要なことである．悪い知らせを伝える面談では，プライバシーが保たれる静かな場所を設定し，患者の近くに適切な距離を保って座り，目線を合わせ（アイコンタクトを保つ），患者との間に障害物を置かない，などの配慮が必要である．入院中の場合は，面談用の個室で行われることが望ましいが，個室がない場合はベッド周囲のカーテンを引き，患者のプライバシーに配慮する．必要に応じ，家族・友人の同席を促しておく．

2 P：perception（病状認識）

- SPIKESの"P"(perception)は患者の認識度を知る段階である．悪い知らせがなぜ悪いものであるかは「患者の認識」と「現実」との差による．悪い知らせの本質にかかわる段階である．患者が自分の病気をどの程度深刻に考えているかを知り，患者の教養，感情，語彙などを把握することも，この段階で必要なことである．患者の自分自身の病状に対する認識を知り，現実とのギャップを埋めながら悪い知らせを伝えることが必要であるし，患者の理解度に合わせて説明するためにも，極めて重要な段階である．

3 I：invitation（患者からの招待）

- SPIKESの"I"はinvitation（招待）を意味している．患者がどの程度の情報を知りたがっているかを確認する段階である．invitationの目的は，患者がどの程度の情報開示を求めているのか，悪い知らせを聞く心の準備ができているかどうかを確認することである．医療従事者は，患者が知りたいと考える情報は経過とともに変化することを知っておくことが必要である．

4 K：knowledge（情報の共有）

- SPIKESの"K"はknowledgeを意味している．「情報の共有」の段階である．これまでの段階で患者の病状に対する認識（P）を知り，これから説明する医学情報をどの程度知りたいか（I）をすでに把握しているため，これらを生かしてこの段階で情報の共有を行う．医師の腕の見せどころである．病名は認識していても，その予後に関する認識が不十分な場合がある．無治療での経過がどの程度なのか，治療の意義（目的）はどのようなものかについて，医師・患者が情報を共有することが必要である．

5 E：emotion（感情への対応）

- SPIKES の "E" は emotion（感情）/exploration（探索）/empathy（共感）を意味する．悪い知らせを伝えられた患者がどのような感情をもっているかを exploration（探索）し，対応する段階である．悪い知らせを伝える面談の成功の鍵を握る，極めて重要な段階だが，経験豊富な医師でもこのことを忘れがちである．医療従事者は，感情を表に出すことが比較的少ない日本の患者への対応において，この段階を意識しておくことが特に必要である．

6 最後の S：strategy/summary

- SPIKES 最後の "S" は strategy（戦略）/summary（要約）である．この段階では，悪い知らせを伝えられた患者に，今後の計画と面談のまとめを伝える．患者や施設の状況によって伝える内容は異なるが基本的な考え方は同じであり，それは，将来の明確な，患者とともに決定される計画があることを保証することである．この段階では，悪い知らせに関する今後の方針を明確にするとともに，患者の理解を確認することも必要である．面談の重要な点を要約し，「何かご質問はありませんか？」と言葉をかける．そのときに質問がない場合でも，その後気になることや疑問点が出た場合にはいつでも質問できることを伝えておく．

3 日本人の意向調査に基づいた SHARE の開発

- 主に欧米で作成された悪い知らせを伝えるコミュニケーションに関するガイドラインには，推奨されているコミュニケーションのなかに必ずしも患者が医師に対して望んでいないもの（例：手や肩に触れながら悪い知らせを伝える）が含まれていること[6]，またコミュニケーションに関する患者の意向には文化差があることも指摘されている[10]．そこで，日本人のがん患者が悪い知らせを伝えられる際に医師に対してどのようなコミュニケーションを望んでいるかを明らかにするために，まず 42 人のがん患者と 7 人のがん専門医を対象とした面接調査が実施され，録音された面接内容を文字に変換したうえで，発言ユニットを作成し，内容分析が行われた[11]．その結果，がん患者が悪い知らせを伝えられる際に望む，あるいは望まないコミュニケーションとして 70 の要素が抽出された．これらは，内容の類似性から supportive environment（支持的な環境設定），how to deliver the bad news（悪い知らせの伝え方），additional information（付加的な情報），reassurance and emotional support（安心感と情緒的サポート）の 4 つのカテゴリーにまとめられた．

- 次に，面接調査の結果から得られた 70 のコミュニケーションについて 0（まったく望まない）から 5（強く望む）の 5 件法で回答を求める質問票が作成され，国立がんセンター東病院外来通院中の患者を対象とした横断調査が行われた[12]．529 人が参加し，得られたデータを因子分析した結果，面接調査と同様の 4 つの因子が抽出され，面接調査から得られた結果が再確認された．

- これらの研究結果から得られた，悪い知らせを伝えられる際の患者の意向の構成要素を，その頭文字から SHARE とした．SHARE は，がん医療において，医師が患者に悪い知らせを伝える際の効果的なコミュニケーションを実践するための態度や行動を示している．SHARE の内容に関して表 3[12] に示す．

コミュニケーション・スキル・トレーニング

1 効果

- コミュニケーション・スキルを学習する方法として，医療者を対象としたコミュニケーション・スキル・トレーニング（communication skills training：CST）が開発され，欧米を中心に行われてきた．がん診療に従事する医療者を対象とした CST は世界各地で実施されており，それらの結果についてそれぞれ報告されている．Moore らは，がん診療に携わる医療者に対する CST の効果について，Cochrane データベースにてシステマティックレビューを発表している[13]．CST に関する 17 のランダム化比較試験から詳細なデータが得られた 10 の研究結果のメタアナリシスを行い，CST に参加した群（介入群）が参加していない群（対照群）に比べ，開かれた質問をする，患者に対して共感を示す，などの行動が有意に多かったことが示された．一方，医療従事者の燃え尽きや患者の満足度，医療従事者のコミュニケーション・スキルに対する患者の感じ方は，介入群と対照群に有意な差を認めなかった．これらの結果や最近の知見を踏まえ，ASCO が，がん医療における患者−医師間のコミュニケーションに関するガイドラインを示している[14]．

表3 悪い知らせを伝える面談時の医師のコミュニケーション・スキルに対する患者の意向[12]

Supportive environment (支持的な環境設定)	望む (%)	望まない (%)
十分な時間をとる	87.0	2.3
信頼する医師が伝える	84.0	2.9
プライバシーの保たれた場所で伝える	81.1	2.4
目や顔を見て伝える	78.4	5.8
家族が一緒の場で伝える	78.0	4.6
電話が鳴らないようにする	56.3	8.1
他の医療者(例えば,他の医師や看護師)を同席させる	17.5	32.3
患者だけに伝える	13.1	63.5
初対面の医師が伝える	9.8	66.2
家族に先に伝える	7.5	69.7
伝えるときに手や肩に触れる	6.7	58.8
電話で伝える	2.8	90.7
質問にいらいらした様子で対応する	0.2	97.7

How to deliver the bad news (悪い知らせの伝え方)	望む (%)	望まない (%)
あなたの質問にも答える	99.2	0.0
わかりやすく伝える	98.0	0.0
正直に話す	96.6	0.8
要点を明らかに伝える	95.7	1.9
納得できるまで説明する	93.6	1.1
実際の写真やデータを用いて伝える	92.0	2.8
理解度を確認しながら伝える	91.9	3.2
具体的に話す	91.1	4.2
詳しく伝える	88.1	4.9
説明に用いた紙を渡す	84.7	4.8
丁寧に伝える	83.0	3.4
用紙に書きながら説明する	79.4	7.2
質問や相談があるかどうか確認しながら説明する	76.4	6.2
心の準備ができる言葉をかける	69.0	5.5
医師が治療法を決める	69.2	17.2
病状の認識を確認する	50.9	12.8
淡々と伝える	35.0	41.8
段階的に伝える	31.8	21.9
不確実な段階でも伝える	26.8	58.4
断定的な口調で伝える	20.6	50.5
医師のペースで話す	14.3	68.4
専門用語を用いて話す	11.5	72.9
事務的に話す	5.5	80.1
曖昧に伝える	1.2	98.0

Additional information (付加的な情報の提供)	望む (%)	望まない (%)
今後の治療方針を伝える	97.3	0.6
病気の状態を説明する	97.3	0.6
最新の治療についても伝える	95.8	1.2
症状について説明する	95.5	1.3
病気の進行度を説明する	95.4	1.7
医師の勧める治療法を伝える	95.1	1.1
利用できる治療法すべてを伝える	93.2	2.1
治療の危険性や副作用について説明する	93.2	4.4
あなたが希望をもてることも伝える	92.4	0.6
がんが治る見込みを伝える	92.1	1.1
これからの日常生活や仕事についても話し合う	84.9	2.5
すべて伝える	79.2	7.2
あなたが利用できるサービスやサポートに関する情報を提供する	78.3	2.7
セカンドオピニオンについて説明する	72.2	4.6
専門的な医学情報を伝える	66.2	6.6
民間療法や代替療法について相談に乗る	64.7	10.9
余命を伝える	50.4	29.9
他の患者からよくある質問について説明をする	50.1	21.9
がんに関する情報の入手法(例えば,本やインターネット)についても説明をする	26.8	14.2
断定的な口調で伝える	37.0	18.9
悪い知らせのみ伝える	9.1	78.3

Reassurance and Emotional support (安心感と情緒的サポートの提供)	望む (%)	望まない (%)
最後まで責任をもって診療にあたることを伝える	96.6	0.8
あなたが希望をもてるように伝える	87.5	2.2
優しさをもって伝える	85.8	2.9
思いやりをもって伝える	83.9	3.4
あなたと同じように家族にも配慮する	94.1	2.7
気持ちに配慮しながら伝える	81.9	7.0
励ます言葉をかける	76.0	4.5
「一緒にがんばりましょうね」と言葉をかける	75.4	3.1
感情を表に出しても受け止める	73.3	4.7
「大丈夫ですよ」と言葉をかける	70.0	6.3
気持ちを和らげる言葉をかける	69.4	5.1
やんわりとした言葉を用いて伝える	50.8	16.8
「がん」という言葉を繰り返し使わない	33.5	14.9

コミュニケーション・スキル・トレーニング (communication skills training：CST) ★★★ [13]
CST は医療従事者のコミュニケーション行動を向上させることが可能な効果的な方法である.

2 SHARE-CST の開発

- 日本においても国立がん研究センター臨床開発センター精神腫瘍学開発部のグループが，欧米のプログラムを参考に，SHARE の各スキルの獲得を目標とした日本独自の CST プログラム（SHARE-CST）を作成している[15]. 具体的には，がん臨床 3 年以上の医師 4 人，ファシリテーター（進行役）2 人を 1 グループとし，講義 2 時間とロールプレイ 8 時間からなる 2 日間（計 10 時間）のプログラムである. ロールプレイは，参加者 1 人が医師役となり，模擬患者を相手に模擬面接を行う. 面接は，大腸癌や乳癌など各疾患の「難治がんの診断」「がんの再発」「積極的抗がん治療の中止」についてあらかじめシナリオが作成されており，そのなかから医師役が 1 つを選択し，シナリオに沿ってロールプレイを行う. 1 人 1 回 1 時間のセッションを行うことになるが，1 セッションのなかで長くて 10 分ほどのロールプレイが複数回行われる. ロールプレイで医師役が難しいと感じた点について，他の参加者とともにディスカッションを行い，SHARE に基づいた問題解決を目指す参加者中心型のプログラムである. SHARE-CST では模擬患者を用意し，あくまでもこの研修会では医師役として悪い知らせを伝える練習をすることに特化させ，SHARE の各スキルを習得することを目指している.

- SHARE-CST に関しては，すでにランダム化比較試験が実施されており，結果が報告されている[16]. SHARE-CST 受講後の医師は，情緒的サポートを提供するなどのコミュニケーションが有意に向上し，かつプログラムを受講した医師が担当した患者は，受講していない医師が担当した患者と比べ，有意に抑うつの点数が低いことが示された. これまで，CST に関する報告や上記のシステマティックレビューでも医師の行動の改善は示されていたが，患者の利益につながったという結果が示されることはほとんどなく，画期的な報告といえよう. SHARE-CST は，前述した ASCO が示したがん医療における患者−医師間のコミュニケーションのガイドラインで取り上げられている.

特殊な場面のコミュニケーション

1 家族が患者への告知を希望しないとき

- より特殊な場面として，家族が患者への告知を希望しないときのコミュニケーションについて紹介する[17].

- 患者が高齢のときなど，家族が"がん"という病名を告げないでほしいと言われるケースは少なくない. このような場合，どのように対応するべきであろうか. まずは，どうして患者にがんと伝えたくないかについて，家族の考えを含めた状況を十分理解し，不安な気持ちなどに対して共感する. そのうえで，患者に伝えることで想定される利益と今後起こりうる経過のいろいろな局面での具体的な不利益について話し合っていくことがポイントである. 家族自身の不安のレベルが高く冷静な判断ができないケースや，がん告知後に家族がどのように患者と接してよいのかわからないので告知に反対するケースなど，さまざまな症例に遭遇するであろう. 患者への告知が絶対に必要であると"正論"を押し通すのではなく，相手の状況をよく理解し，それに合わせた対処方法を見出すことが重要である.

2 抗がん治療の中止や緩和ケアへの移行に関するコミュニケーション

- これまで行われてきたがん患者とのコミュニケーションに関する研究は，主に難治がんの病名や再発を告知するなど，がんの臨床経過のなかで比較的早い段階でのコミュニケーションが対象となることが多かった. 一方，がんが進行し，抗がん治療を中止することや治療の主体を緩和ケアに移行することを伝えるコミュニケーションに関しては，重要性は認識されているものの，研究結果というかたちで報告されることは少なかった.

- 梅沢らは，抗がん治療の中止や緩和ケアへの移行の際に，患者がどのようなコミュニケーションを望んでいるか，実際のがん患者を対象に調査を実施し，報告している[18]. その結果，多くの患者が「つらい症状や困っていること，気がかりなことに関する話を十分聞いてほしい」「痛みをはじめ，緩和ケアで身体症状をコントロールできることを伝えてほしい」「現在の病気の状態および今後出現する身体の症状について説明してほしい」という意向をもっていることが判明した. これらの意向を踏ま

え，患者・家族に対して治療の方向性に関して話していくことが重要である．

3 看護師など医師以外の医療従事者の同席に関して

- 悪い知らせが患者に伝えられる場に同席する看護師が求められる役割としては，以下の4つが指摘されている[19,20]．①患者や家族の情報ニーズや気がかりを把握し，医師や他の医療スタッフに伝える「代弁者」としての役割，②患者や家族に対し「情緒的なサポート」を提供する役割，③患者や家族に対する「情報提供者」としての役割，④医師への「サポート」を提供する役割，である．また，臨床心理士などに関しても，特に患者・家族に対する「情緒的なサポート」を提供する役割が期待されている．

- しかしながら，前述の意向調査によると，他の医療者を同席させることを望んでいる患者は17.5％しかいないことが示されている[12]．想定される理由としては，患者にとって他の医療者が同席する目的が明確にされていないことが挙げられる．医師以外の医療従事者が悪い知らせを伝える面接に同席するのであれば，「今後の相談に乗れるように情報を共有することを目的に，一緒に話を聞かせていただきたい」と面接前にあらかじめ患者や家族に説明すると，その後患者に対して支援しやすい体制を構築できるかもしれない．

今後の方向性

- コミュニケーション・スキルに関連した研究の今後の方向性に関しては，大きく分けて以下の2つが挙げられる．1つは，より特殊な場面や対象に特化したCSTプログラムの作成である．すでに海外では，緩和ケアに移行する場面のコミュニケーションに特化したプログラム[21]や，臨床試験の話し合いに関するプログラム[22]，放射線治療に携わる医療者に特化したプログラム[23]について報告されている．もう1つの方向性は，プログラムによっても獲得することが難しい「共感するスキル」を，効果的に向上させる方法を確立することである．患者-医師関係において，医師の共感は患者の満足度や心理的な苦痛の軽減に関連し，必要不可欠な要素であることが広く知られている一方，共感は複雑な過程を含んでいることから，その定義は数多く提唱されていて，現状ではいまだ見解が統一していない．当然，共感するスキルに関する学習法も個々のプログラムで異なっており，効果的に向上させる方法が確立していない．現在，共感に関して脳機能画像を用いた基礎研究も進んでおり[24,25]，今後共感するスキルを神経科学的なメカニズムに基づいた方法で，効果的に向上させるプログラムが開発されることが期待される．

文献

1) Kurtz SM, et al. Teaching and Learning Communication Skills in Medicine, 2nd ed. Radcliffe Pub, 2005.
2) 藤森麻衣子．悪い知らせを伝える際のコミュニケーションに関するこれまでの知見．内富庸介，藤森麻衣子編．がん医療におけるコミュニケーション・スキル．医学書院，2007，p5-11.
3) Buckman R, Kason Y. How to Break Bad News. Johns Hopkins Univ Pr. 1992.
4) Br Med J(Clin Res Ed)1984; 288(6430): 1597-9.
5) Oncologist 2000; 5(4): 302-11.
6) Cancer 1996; 77(12): 2630-7.
7) Psychooncology 2000; 9(4): 293-302.
8) Soc Sci Med 2001; 53(10): 1335-50.
9) 久保田馨．悪い知らせを伝える際のコミュニケーションに関する北米の取り組み(SPIKES)について．前掲2)，p23-30.
10) J Clin Oncol 2002; 20(8): 2189-96.
11) Psychooncology 2005; 14(12): 1043-51.
12) Psychooncology 2007; 16(6): 573-81.
13) Cochrane Database Syst Rev. 2018 Jul 24;7:CD003751.
14) J Clin Oncol 2017; 35(31): 3618-32.
15) Palliat Support Care 2014; 12(5): 379-86.
16) J Clin Oncol 2014; 32(20): 2166-72.
17) レジデントノート 2010；12(9)：1491-6.
18) Cancer 2015；121(23): 4240-9.
19) 梅澤志乃．医師・看護師の連携と看護師が伝える悪い知らせ．前掲2)，p115-24.
20) Oncoly Nurs Forum 2001; 28(6): 951-3.
21) J Clin Oncol 2011; 29(25): 3402-7.
22) BMC Cancer. 2015; 15: 503.
23) J Clin Oncol. 2015; 33(8): 901-9.
24) Neuroimage 2010; 50(4): 1676-82.
25) Science 2004; 303(5661): 1157-62.

（山田　祐）

緩和療法

VIII-2 早期からの緩和ケアとadvance care planning（ACP）

早期からの緩和ケア

1 緩和ケアの定義と介入の遅さ

- 世界保健機関（WHO）による緩和ケアの定義を示した文章（2002年）では「生命を脅かす疾患による問題に直面している患者とその家族に対して，痛みやその他の身体的問題，心理社会的問題，スピリチュアルな問題を早期に発見し，的確なアセスメントと対処を行うことによって，苦しみを予防し，和らげることで，QOLを改善するアプローチ」と，「早期」「予防」の文言が入っている．

- その一方で，一般的に進行再発がんと診断された患者が専門的緩和ケアサービスに紹介される時期が「遅すぎる」ということは，これまでの研究でも臨床的にもいわれていた．国内において緩和ケア病棟に入院した患者・家族661名に対する多施設共同アンケート調査では，半分の家族（47％）が，専門的緩和ケアサービスへの紹介が「遅い」と回答し，患者本人がコメントできた228名でも，その半数（44％）が「遅い」と回答するという結果であった[1]．

2 早期からの緩和ケアとは

- このような状況に対して，進行再発がんと診断されてから早期に，緩和ケア医や看護師などによる専門的緩和ケアサービスが介入していくアプローチが開発され，これは「早期からの緩和ケア」と呼ばれている．早期からの緩和ケアを，「進行がんと診断されてから，早期（概ね2か月以内）に，主治医からの紹介のあるなしにかかわらず，専門的緩和ケアサービスの介入が行われること」と定義した場合の有用性を世界に強く印象づけたのは，2010年にTemelらが発表したランダム化比較試験である[2]．

- この試験では，転移のある非小細胞性肺癌と新規に診断された患者151名が，標準治療群（患者本人や家族，腫瘍内科医の要望があった時に緩和ケアチー

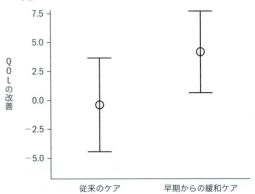

図1 早期からの緩和ケアでQOLが改善する（文献2を改変）

ムがかかわる）と，早期緩和ケア群（診断後早期から緩和チームがかかわり，その後も患者は定期的にケアを受ける）にランダムに振り分けられ，その後のQOLや不安・抑うつ，生存期間が調査された．その結果，QOLや抑うつの改善だけではなく，生存期間も延長を示したことに，大きな注目が集まった（図1）[2]．

- ただし，ここでの生存期間は主要評価項目ではなく副次評価項目であり，その後の追試では，生存期間に関する結果はさまざまであり，信頼性が高いとはいえない．2017年に発表された早期緩和ケアに関するコクランレビューでは，抑うつや生存期間の改善についてはエビデンス不十分とされた一方で，健康関連QOL改善に対する効果は弱いながらもあると評価された．世界的には早期緩和ケア，すなわち抗がん治療と緩和ケアが統合された診療そのものは，患者本人や家族にとって有用であるというコンセンサスができつつある[3]〜[7]．

- 世界的には，早期緩和ケアについて，それが本当に有用かどうかという議論をする時期はすでに過ぎ，焦点は「どのようにがん治療と緩和ケアを統合させるようなシステムや基準づくりをしていくべきか」ということに移っている[8]．

3 早期からの緩和ケアにおけるアプローチ

- 早期からの緩和ケアにおいて実際にどのような介入が行われたかについては，初期では面談を通しての医療者と患者・家族との関係構築，病状・進行度の正確な理解の支援，症状緩和，コーピング（ストレス対処），家族のケアなどが行われ，後期ではend-of-life discussion（EOLd）や意思決定支援などが重要視されていた[9]．
- 病状・進行度の理解については，腫瘍内科医から「がんは全身に転移しており，抗がん薬でそれを全部取り除くことは難しく，治療の主な目的は延命である」旨を説明されているにもかかわらず，約30％の患者は「自分は治る」と思っており，約70％の患者は「抗がん薬の目的は体からがんを取り除くためだ」と考えていたと報告されている[10]．このような患者に対して「早期からの緩和ケア」を行うことは，患者が自らの病状を正確に理解できるようになり，治療のゴール設定や意思決定をサポートすることにつながる．これにより，結果的に患者の亡くなる寸前まで抗がん薬治療を続けるケースが減り，早めにホスピスケアのサービスを受けられるようになったことなどが，QOLの改善につながったのではないかと考えられている[11]．
- こういった研究の結果を受けて，American Society of Clinical Oncology（ASCO）のガイドラインにおいても，抗がん治療と並行しての早期緩和ケアが入院および外来で提供されるべきであり，その内容は以下の項目を含むべきとされている[12]．
- 患者および家族とのラポール形成
- 症状や身体機能のマネジメント（例：痛み，呼吸困難，疲労，睡眠障害，気分，悪心，便秘）
- 病気や予後に関する理解の確認と教育
- 治療目標を明確にすること
- コーピングについてのニーズ評価と支援
- 医学的な面での意思決定支援
- 他のケア提供者との調整
- 指示に応じて他のケア提供者への紹介を行うこと

4 早期からの緩和ケアの問題点と実際の運用

- 早期からの緩和ケアの重要性については世界的なコンセンサスが得られているものの，実際にすべての進行がん患者に対して診断時から専門的緩和ケアサービスが介入していくことは，人的資源の不足や費用対効果の面から，難しいことも事実である[13,14]．実際に，診断時からの介入と診断後3か

表1 緩和ケアが導入されるタイミングに関する国際デルファイによる基準[16]

定義	専門医による同意(％)
need-based criteria	
1. 重度の身体症状	100
2. 重度の精神症状	97
3. 希死念慮	96
4. スピリチュアルな問題	91
5. 意思決定支援/ケアプランの必要性	95
6. 患者の希望	95
7. せん妄	88
8. 中枢神経転移	74
9. 脊髄圧迫症状	72
time-based criteria	
10. 生存期間中央値1年以内の治癒不能がんで，診断から3か月以内	88
11. 遠隔転移のある治癒不能進行がんで，セカンドライン化学療法後の進行	88

月経ってからの看護師による介入のランダム化比較試験（ENABLE III）では，QOLや症状の改善に差がなかったという結果や，がん種によって早期からの緩和ケアの介入効果に差があるといった結果が報告されており，すべての症例に対して一律に同じアプローチを行うことの妥当性は疑問視されている[4,15]．

- 実際にどの時期に専門的緩和ケアサービスが介入すべきかに関して，国際的な研究結果が報告されている[16]．この研究は，日本を含む全世界60名の腫瘍内科医や緩和ケア医に対し，「○○という症状があったら緩和ケアの専門家に紹介すべきだと思いますか」「○○の時期には緩和ケアの専門家に紹介すべきだと思いますか」などの61の質問を行い，その回答をデルファイ法（テーマについて参加者に回答してもらい，得られた結果を全員にフィードバックなどした後，改めて同じテーマについて回答するというラウンドを繰り返して，収束的・組織的な見解を得る方法）でまとめたものである．この研究では，3回のラウンドの結果，表1[16]に示す結果に収束した．
- "need-based criteria"では，「1. 重度の身体症状」や「2. 重度の精神症状」をはじめとして，「4. スピリチュアルな問題」や「5. 意思決定支援」なども挙げられている．進行がんと診断されたときに患者や家族が抱くスピリチュアルな危機や，意思決定を

適切に支援することが必要な場合があることが示唆される．

- "time-based criteria"の「10. 生存期間中央値1年以内の治癒不能がんで，診断から3か月以内」または「11. 遠隔転移のある治癒不能進行がんで，セカンドライン化学療法後の進行」からは，「がんの種類や進行度によって紹介のタイミングを変えるべき」ということが示唆される．
- こういった基準を参考に，適切な時期を見極めながら，できる限り早期に専門的緩和ケアサービスが介入していくことが求められる．そして，この介入が円滑に行われるためには，がん治療医と緩和ケア提供者側の診療が統合されていることが望ましい．

advance care planning（ACP）

1 ACPが誕生した背景

- 欧米では，患者が病状を知り，医師と対等に話し合い，治療方針に積極的にかかわることが，自らの「望ましい死」の達成のために不可欠である，と認識されている[17]．1970年代から1980年代の米国では，それまでの医師によるパターナリスティックな治療の決定方法が省みられ，個人の尊厳に基づいた自己決定の重要性が指摘されるようになり，1991年には患者の自己決定法（the patient self-determination act：PSDA）が策定された．この法律によって医療機関は，患者が延命処置などを希望するかどうかに関する事前指示書（advance directive：AD）の有無を確認するとともに，患者が望む場合にはAD作成にかかわる情報提供を行うことなどが定められた．この法律によって，終末期に患者自身の意思が尊重された治療が，広く行われるようになるであろうことが期待された．
- しかし実際には，この施策を評価する目的で1989年から5年間にわたって行われたSUPPORT試験において，ADの作成は患者の意思を終末期医療に反映させるうえで，ほとんど意味をもたなかったという結果が報告された．事前指示制度が法整備までされたにもかかわらずこのような結果が出たことの要因について，その後多くの分析がなされた（表2）[18)～25)]．
- 事前指示の制度が十分に機能しないことが明らかになったことで，「ある1点のみに関する，本人のみによる書類作成」ではない意思決定の方法が模索されるようになり，「本人だけではなく家族や医療従事者も含めて，複数回にわたって継続的に行われる話し合いのプロセス」であるACPが提唱されることとなった[26)]．

2 ACPの方法論

- European Association for Palliative Care（EAPC）は，国際的な専門家を対象にしたデルファイ法により，ACPの定義を提唱した．それによると，ACPとは，「意思決定能力を有する個人が，自分の価値観を確認し，重篤な疾患の意味や転帰について十分に考え，今後の治療やケアについての目標や意向を明確にし，これらを家族や医療者と話し合うことができるようにすること」とされる[26)]．ACPにおいては，個人の身体・心理・社会・スピリチュアルな面を通じた気がかりを話し合うことも重要に

表2 事前指示について明らかとなった問題点 [18)～25)]

要因	解説
①事前指示が使われていない．	ADの完成率は40%程度に過ぎない．
②医師が，EOLdを行うことを躊躇する．	医師の多くが「時間がない」「緩和ケアの知識が不足」と回答
③事前指示に気づかない．	事前指示を完成させても，その内容について医師と患者が話し合っていなかった．
④事前指示だけでは治療の決定に役立たない．	事前指示の定型文だけでは，実際の医療現場で起こる複雑な問題に対応できない．
⑤患者の意向を代理人が推測できない．	事前指示を完成させても，その内容について家族などの代理人と話し合っていない．
⑥事前指示が患者の意向を真に反映したものとはいえない．	実際に終末期ケアを受けるようになって初めて意向を尋ねられるが，それまで考えたこともないことがほとんどのため，真の意向が反映されない．
⑦医療者のコミュニケーション技術が不十分	医師が終末期ケアのコミュニケーションについての専門的なトレーニングを受けていない．

なる．万が一，自分で意思決定ができない時が来ても，自身の意向が尊重されるためには，あらかじめ自分の代理人を決定し，意向を記載しておき，定期的に振り返ることが推奨される．

- ACPでは，ある程度の時間をかけて，患者本人の同意を得たうえで，本人と家族（または代理決定者になりうる人）も含めて，「現在気がかりに思っていること」「病状や予後」「ケア全体の目標」「治療や療養の選択肢」などを話し合っていく[28]．また，話し合いを行うなかで，患者自身の意思決定能力の評価と，意思決定能力が低下した場合の決定支援や，代理人の指定を行っていく[29]．話し合いのテーマのなかには，自分が今後望む治療の内容，終末期の療養場所の選好といった問題だけではなく，DNAR（Do Not Attempt Resuscitation：蘇生処置を希望しない）や「食べられなくなったら胃瘻を行うか」といった問題も含まれる．

- SUPPORT試験の結果からもわかるように，それらについて患者・家族に単に「はい」「いいえ」を聞き，サインしてもらうことが目的ではなく，「どうしてそのような選択をしたのか」という考えの過程を聞いていくことが大切になる．というのも患者は，「終末期に自分が何を望むか」を事前に予想することは難しく，健康状態に変化が生じたり実際に終末期になると，希望する治療やケア内容が変わっていくことも指摘されていて，実際に選択を迫られる場面において，事前指示と異なる行動を選択する場合もある．また本人の意思表示が困難な場合には，周囲の人間が本人の選択の志向性について考慮したうえで，代理決定する必要がある[30]．

- このように，事前に医師と終末期について話し合っておくことで，心肺蘇生やICU入院の率が低く，ホスピス入院時期が早まり，患者・家族のQOLが高まり，家族のうつ病率が低くなったと報告されている[31]．患者は予後や治療の選択に関して十分な情報を得られるべきであり，それによって，治療や支持的なケアについての希望や懸念を表明することが保証される[32]．

- ただし，日本で行われた一般人および緩和ケア病棟で死亡したがん患者遺族に聞いた望ましい死（good death）の研究によると，「望む場所で死にたい」は93〜94％，「死の準備をしたい」は86〜89％の回答者に認められたが，その一方で，「死を考えず普通のように過ごしたい」は85〜88％，「自分が死につつあることを知らずに死んでいきたい」は53％，「悪い情報は伝えられたくない」は42〜44％，「お任せ（方針決定を医療者に任せる）の希望」は59〜63％の回答者に認められた[33]．日本においては，病状を知りたいという希望，終末期の方針決定に参加したいという希望は，個人により差があり，医療者が評価して個別に対応することが重要となる．

3 ACPを行うべき時期

- Mackらは，終末期の過ごし方に関する話し合いが実際にどのようなタイミングで行われているのかについて，その半数以上が病院の急性期部門に入院した際に行われていた現状に対し，本来ACPは医療的に安定した状況で行われるべきものであると批判している[34]．しかし一方で，早すぎるACPは得られる利益よりも害のほうが大きいという指摘もある[35]．

- 海外のガイドラインなどではACPを行うタイミングについて，
  ① 医師が「患者が6〜12か月以内に死亡したとしても驚かない（not surprise question）」と感じたとき
  ② 患者の状況に大きな変化があったとき，もしくは変化したと患者自身や家族，メディカルスタッフが認識したとき
  ③ 治療の決定をする必要が出たとき
  ④ 抗がん治療について効果が乏しくなったとき
  ⑤ 専門的緩和ケアサービスへの紹介を受けたとき
  ⑥ 近しい人の死といったイベントがあったとき
  ⑦ 頻繁な入院が生じているとき
  などとしており，逆に好ましくないタイミングとしては，「がんの診断時」が挙げられている[36][37]．

- 近年，がんだけではなく非がんも含めて，緩和ケアが介入しEOLdを行っていくタイミングを計るツールとして，英国ではSupportive and Palliative Care Indicators Tool（SPICT）が，オランダではRadboud indicators for Palliative Care Needs（RADPAC）が開発されている[38][39]．

- 患者や家族から終末期について相談を待つのではなく，医師がその議論を始めるべきであろう[40]．

文献

1) J Pain Symptom Manage 2009; 38: 191-6.
2) N Engl J Med 2010; 363: 733-42.
3) Lancet 2014; 383: 1721-30.
4) J Clin Oncol 2017; 35(8): 834-41.
5) J Clin Oncol 2017; 35(1): 96-112.
6) J Clin Oncol 2015; 33(13): 1446-52.
7) Cochrane Database Syst Rev 2017; 6: CD011129.
8) Ann Palliat Med 2015; 4: 89-98.
9) JAMA Intern Med 2013; 173: 283-90.
10) J Clin Oncol 2011; 29: 2319-26.
11) J Clin Oncol 2012; 30: 394-400.
12) J Clin Oncol 2017; 35: 96-112.
13) J Pain Symptom Manage 2010; 40: 899-911.
14) Lancet 2014; 383: 1699-700.
15) J Clin Oncol 2015; 33: 1438-45.
16) Lancet Oncol 2016; 17: e552-9.
17) Ann Intern Med 2000; 132(10): 825-32.
18) J Am Geriatr Soc 1997; 45: 500-7.
19) J Am Geriatr Soc 1997; 45: 508-12.
20) J Am Geriatr Soc 1997; 45: 513-8.
21) Ann Intern Med 1997; 127: 1-12.
22) Ann Intern Med 1997; 126: 97-106.
23) J Gen Intern Med 1998; 13: 439-46.
24) J Am Geriatr Soc 2000; 48(5 Suppl): S187-93.
25) Semin Respir Crit Care Med 2012; 33: 393-400.
26) J Am Geriatr Soc 1995; 43: 440-6.
27) Lancet Oncol. 2017; 18: e543-51.
28) Soc Sci Med 1997; 44(5): 681-92.
29) Am Fam Physician 2001; 64(2): 299-306.
30) Soc Sci Med 2007; 65(8): 1695-707.
31) JAMA 2008; 300(14): 1665-73.
32) J Clin Oncol 2011; 29(6): 755-60.
33) Ann Oncol 2007; 18(6): 1090-7.
34) Ann Intern Med 2012; 156: 204-10.
35) Psychooncology 2016; 25: 362-86.
36) Med J Aust 2007; 186(12 Suppl): S77-70, S83-108.
37) Advance Care Planning. A Guide for Health and Social Care Staff. The NHS End of Life Care Programme. http://www.ncpc.org.uk/sites/default/files/AdvanceCarePlanning.pdf
38) BMJ Supportive & Palliative Care 2014; 4: 285-90.
39) Br J Gen Pract. 2012; 62: e625-31.
40) JAMA 2000; 284(19): 2502-7.

（西　智弘）

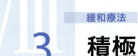

積極的治療中止の判断

- 切除不能・進行再発固形がんに対する標準治療の多くは全身化学療法である．しかし，昨今の化学療法の進歩による延命効果の改善にもかかわらず，化学療法で治癒を得る確率は極めて低い．一度始まった化学療法は必ずいつか終了することとなるが，その大きな理由は3つある．すなわち，①その後に提案できる有効な化学療法の選択肢がない状況で投与中の抗がん薬が不応となった場合，②患者の全身状態や臓器機能・併存症が悪化したために治療継続が困難となった場合，③患者自身がそれ以上の積極的治療を希望しない場合，である．本稿では，積極的抗がん治療中止の判断が，「いつ」「どのように」「どういう要素」を考慮して行われ，またその後どのように患者・家族をサポートすればよいかについて概説する．

最終的な積極的治療中止のタイミング

- American Society of Clinical Oncology (ASCO) の提唱では，有効性を示す根拠が明らかでない治療はいたずらに行うべきではないとされている[1]．つまり，有効性が確認されている抗がん薬すべてに不応となった場合には，たとえ全身状態が保たれている場合であっても，積極的治療の中止を考慮する必要があるといえる．しかし実際の臨床では，明らかな有効性を示す根拠（エビデンス）が示されていない場合でも，化学療法が継続されていることも多い．米国で行われた非小細胞肺癌患者417人の後向き研究では，26%が3次治療の化学療法を，15%が4次治療以上の化学療法を受けており[2]，またドイツで行われた416人の観察研究でも，10%の非小細胞肺癌の患者が4次治療の化学療法を受けていた[3]．
- 進行大腸癌における conversion 手術のように，腫瘍縮小効果が得られることで切除不能であったものが治癒切除できるようになる場合を除き，進行再発がんに対する抗がん薬治療のゴールは延命や症状緩和に過ぎない．そのうえ，抗がん薬治療は致死的な有害事象を惹起する可能性（治療関連死亡：treatment related death）をはらんでいる．そのため，信頼できる臨床試験によって治療のメリットがリスクを上回ることが担保されている場合にはじめて，開始（あるいは継続）されることが原則である．

- 無論，終末が近く全身状態が悪化した状況での抗がん薬治療は，延命効果のメリットを期待できないばかりでなく，悪心や倦怠感といった副作用による苦痛によって，大切な終末期の時間を台無しにする恐れすらある．最期の2か月間で化学療法を行わないことは，むしろより長い生存と強く関係していたと報告するランダム化比較試験もある[4]．また，診断から少なくとも3か月生存した肺癌患者に対する日本での後向き研究においても，死の2週間以内に抗がん薬治療を受けた患者は，それより早期に抗がん薬治療を中止した患者と比較して，予後の改善はなかった[5]．

- このようななか，実際の臨床では死亡の数週間前まで抗がん薬治療が継続されるケースもあり，その是非が議論となっている．米国の Surveillance, Epidemiology and End Results (SEER) プログラムのデータによると，死の2週間前に抗がん薬投与を受けた患者の割合は2000年に11.6%であり，それ以前の7年間の経過において約2%増加していた[6]．先述の米国で行われた非小細胞肺癌の後向き研究の報告では，20%の患者において抗がん薬の最終投与が死の2週間前であった[2]．また，374人の固形がん患者の23%が死の1か月前に抗がん薬治療を受けていたというスウェーデンからの報告もある[7]．

- また，このように終末期まで化学療法が継続される背景因子として，患者が若年であること，がん種の違い（血液腫瘍など），化学療法の感受性などが関与しているとの指摘があるほか[8]，医師と緩和ケア（ホスピス）などに関する対話が治療早期になされていなかったことが，死亡直前まで化学療法が行われる因子であるとする指摘もある[9]．

- 近年，「早期からの緩和ケア（early palliative care）」

の概念が注目されている．これは，進行肺癌による前向き研究において，診断早期からの専門的緩和ケアチームの介入があったほうが，終末期の抗がん薬治療が少なかったにもかかわらず，生存期間が長かったことが示されたことがきっかけだった[10]．診断後早期から緩和ケアが介入し，疾患が治癒可能なのかどうか，また今受けている治療のゴールは何かについて患者や家族が正しく認識することで，死亡直前の積極的抗がん薬治療を受けるケースが減少したとする報告もある[11]．

どこまでが，推奨できる（してもよい）抗がん薬治療か

- 積極的治療中止を判断するタイミングは，時代とともに変化している．抗がん薬治療の開発は日進月歩であり，初回治療だけでなく2次治療以降のエビデンスも，次々と確立してきているからである．エビデンスのある治療選択肢が増えれば，治療はより長期間にわたって行われることになり，積極的治療中止のタイミングについての苦悩は，かえって増える可能性がある．
- 例えば進行胃癌の治療においては，2011年に2次化学療法としてイリノテカンあるいはドセタキセルのいずれかを担当医が選択して行う群（n＝11）と，best supportive care（BSC）群（n＝65）のランダム化比較試験の結果が韓国から報告され，生存期間中央値5.1か月 vs. 3.8か月（p＝0.009）と2次化学療法の延命効果のメリットが証明された[12]．これ以降，胃癌の2次化学療法を積極的に推奨できるようになった．また非小細胞肺癌においても，2次化学療法のBSCに対する延命効果のメリットがドセタキセル[13]，エルロチニブ[14]において示され，大腸癌においては，フルオロウラシル，イリノテカン，オキサリプラチンなどの有効な抗がん薬を順番にすべて使いきることが，予後の延長につながることが示唆されている[15]．近年では，そのうえに継続することで，さらなる延命効果のメリットを示す新規抗がん薬が次々と報告されている[16)〜18)]．
- また，生存期間へのメリットを保証するエビデンスが乏しい場合，抗がん薬の個々の患者への治療効果を予測するために，「奏効率（30％以上の腫瘍縮小を認める割合）」が治療継続の判断に参照されることがある．しかし，一般的に前治療の数が増えるごとに奏効率は悪化することが知られており，非小細胞肺癌に関するMDアンダーソンがんセンターの後向き解析では，3次治療での抗がん薬治療の奏効率はわずか2.3％，4次治療では0％であった[19]．

有効な抗がん薬治療がある場合での中止

1　performance status 低下による中止

- 治療の対象は患者自身であり，腫瘍ではない．患者の普段の生活が担保されていてこそ，抗がん薬治療による延命効果は意味をもつはずである．患者の全身状態を評価する指標として performance status（PS）が広く用いられており，Eastern Cooperative Oncology Group（ECOG）によってグレード分類（0〜4，数字が大きいほど状態が悪い）されている．多くの臨床試験では，全身状態良好な患者（PS 2以下）に対象を限って効果や安全性を検証しているに過ぎないため，効果が期待できる抗がん薬やレジメンが残っていたとしても，患者の全身状態（PS）が低下している場合は，積極的抗がん薬治療を継続するべきではない．1980年代の肺癌に対する研究では，抗がん薬治療におけるPS不良は，奏効率の悪さや副作用の増強に関連すると指摘されている[20)21)]．PS 3の非小細胞肺癌患者63例に行われた他の検討では，ゲムシタビンあるいはドセタキセル，ビノレルビン毎週投与を行った場合，奏効率はPS 1〜2の患者と大きな違いはなかったが，生存期間は約半分であり，無増悪生存期間も極めて短かった[22]．また別のPS 3の非小細胞肺癌患者の検討において，ゲムシタビン単剤投与では奏効率は7.6％であり，生存期間中央値はわずか65〜83日であった[23]（単剤の第Ⅱ相試験ではそれぞれ20％，40.6週[24]）．このような状況を踏まえ，実臨床で参考にしやすい目安として Smith らは，患者が化学療法を受けるためには「人の手を借りないで診察室に歩いて入ってくる」ことが必要だという単純なルールを提唱している[25]．
- 一方，極めて例外的ではあるが，通常は抗がん薬治療の対象から除外されるPS不良の患者でも，治療によってPSの改善が期待できる場合には，化学療法の継続が考慮されることがある．PS不良（患者の76％がPS 3〜4）あるいは超高齢者（年齢中央値72歳［50〜84］）の非小細胞肺癌症例に対するEGFR遺伝子変異陽性例に限定した初回治療のゲフィチニブ第Ⅱ相試験では，79％の患者でPSが改善し，生存期間中央値も17.8か月と良好であっ

た[26]．その他，小細胞肺癌，HER2遺伝子変異のある未治療乳癌なども高感受性腫瘍として知られており，PS改善が期待できる．しかし，このような事例はまれである．

2 臓器障害・合併症に伴う中止

- もともと慢性腎臓病などの臓器障害を併存している場合や，原病増悪によりさまざまな臓器障害を併発した場合，使用可能な薬剤の選択肢が狭まるため，積極的治療終了のタイミングが早まることがある．
- 原病悪化に伴う臓器障害の例として，胆道閉塞による閉塞性黄疸や多発肝転移における肝不全の進行，腹膜播種に伴う腹水貯留や尿管閉塞による腎不全，腸管狭窄によるイレウスなどが代表的である．排泄遅延による副作用の増悪を懸念して，黄疸や肝機能障害では肝代謝型の薬剤が，腎機能障害では腎排泄型の薬剤が使用しにくく，腸閉塞や大量腹水のある場合には，イリノテカンなどの腸管排泄型の薬剤は使用禁忌である．消化管狭窄や食欲不振などで内服が継続できなければテガフール・ギメラシル・オテラシルカリウム（S-1）などの経口抗がん薬は不可能である．また，心機能低下や大量腹水のある患者には，シスプラチンのように大量補液を必要とする薬剤の使用ははばかられる．
- そのほか，ドレナージが難しい膿瘍感染などのようにコントロール困難な感染症が出現した場合には，骨髄抑制のリスクから抗がん薬の継続が困難となることもある．また，薬剤性間質性肺炎や薬疹などの重篤なアレルギーが出現した際も，その薬剤を継続することが困難となる場合がある．

3 患者の希望による中止

- がん治療医は，抗がん薬の種類によって特徴的な副作用やそのリスク，また生存期間などの治療効果や治療のゴールを十分に説明したうえで，患者や家族にとって後悔のない選択ができるように意思決定のサポートをすることが大切である．もし患者自身が治療の開始や継続を希望しない場合，治療医は治療を望まない理由に十分に耳を傾け，もし根拠のない思い込みや誤解，また知人などからの偏った情報などが背景にあるようなら，正確で客観的な説明提供に努める．特に最近は，インターネットなどで根拠のない偽医学情報に安易にアクセスできる環境にあり，注意が必要である．また，経済的な不安や家族への負担を，患者自身が気にかけている場合もあるが，患者と家族双方の思いに配慮した対応が求められる．適切な情報提供を受けたうえでなお積極的治療を希望しない場合には，その判断は尊重されるべきであるし，しかしその思いは，その後も容易に揺れ動くものであることを理解するべきである．
- また，副作用には腎機能障害・肝機能障害など，客観的に測定できるもののほか（みえる副作用），倦怠感や末梢神経障害など，客観的に測定できないが患者の生活の質を大きく損なう可能性のあるものがある（みえない副作用）．たとえ抗腫瘍効果が良好であっても，同僚や家族にも気づかれにくい副作用が医療者にも過小評価されることによって，QOLが低下し，患者が治療の継続を諦めることもある．多忙を極める外来においても，患者の訴えによく耳を傾け，適切でタイムリーな支持療法（supportive care）への配慮を怠ってはならない．

抗がん薬治療をやめる際の医療者の言葉

- ASCOの提唱では，患者の希望と実際の治療方針が一致するためには，治療初期より予後や他の治療選択について率直な話し合いを行い，最期の時期をどのように過ごしたいかを明確にしておくことが望ましいとある[27]．先述したように，治療期において医師と，緩和ケア（ホスピス）などの先々の療養場所に関する話し合いが十分に行われなかった場合，死の直前まで抗がん薬治療が継続される傾向があることがわかっている[9]．米国で，医師とこのような話し合いを行っていた患者は，行っていなかった患者と比べて，より早期にホスピスに入院したうえ，精神的苦痛が小さく，死の直前に蘇生術などの無意味な積極的治療が行われる割合も少なく，QOLも高かったとする報告もある[28]．
- また，執拗に治療継続を望む患者のなかには，治療を中止するとその後病院に見放されてしまうのではないかという不安を抱いていることがある．私たち医療者は，たとえ抗がん薬治療が中止となっても，引き続き穏やかに，かつ苦痛を少なく過ごすために必要な緩和ケアはこれからも続き，サポートには終わりがないことを，しっかり保証することが大切である．
- その一方，患者に抗がん薬治療の中止を伝えることは，治療医にとって最も負担のあるタスクであり[29]，患者の怒りや非難，苦悩に対処する体験は，

治療医のバーンアウトに関連することが示唆されている[30]．医療者・患者の双方にとって「突然の緩和ケア」とならないためにも，早期から時間をかけて，治療のゴールについて話し合っておくことが望ましい．日本の文化的背景に沿った情報提供方法の確立や，医療者自身のコミュニケーショントレーニングの機会が求められている．

中止後の患者・家族のサポート

- 進行がん治療の意義が本当に問われるのは，治療が終了してからである．長くつらい抗がん治療によって延命できた貴重な時間のなかで，患者や家族がその経過を肯定し，後悔のない時間を過ごすことができるように努める．QOLを保ちながら最良のがん治療を継続するためには，看護師や薬剤師，臨床心理士，医療ソーシャルワーカーなど，多職種が連携したチーム医療が必要不可欠であり，チームメンバーはお互いの専門性をよく理解して協働することが大切であるが[31]，これは積極的治療の終了後も同様である．特に強い苦痛がある患者に対しては，緩和ケアチームや専門的緩和ケア外来との連携が早期から開始され[32]，積極的治療の終了後にも切れ目のないサポートが続けられることが望ましいといわれている．また多職種のメンバーがかかわることで，患者や家族のさまざまな思いを汲みとれることがある．
- 患者や家族が大切にしたいことや気がかりなことなど，治療期間から共有してきたさまざまな思いに配慮し，望んできた場所で最期の療養ができるようスピード感をもって調整する必要がある．暮らし慣れた自宅で先々までの療養を希望される場合には，緩和ケアのできる訪問看護や往診医などを依頼し，公共サービスなどの環境調整を支援する．また施設での療養を希望される場合には，療養型病院あるいはホスピスなどの手配をすることもある．

近年の動向

- 2018年の本庶佑博士のノーベル医学生理学賞受賞などもあり，新しい免疫療法である免疫チェックポイント阻害薬が近年話題になったが，本薬の登場は積極的治療をいつまで継続するかの問題を，さらに複雑にする可能性がある．本薬は患者自身の免疫機能を賦活することによって効果を発揮するため，従来の殺細胞生抗がん薬と比較すると副作用が軽微であり，また本薬が有効であった一部の症例においては，投与中止後であっても効果が長期に持続するケースが報告されている（ただし，免疫関連の多彩な副作用が出現することが知られており，時に重篤化することもある）．
- 一方，きわめて高額な薬価は日本の保険制度を大きく圧迫することが懸念されているが，一部の有効症例を選別するための明らかなバイオマーカーはまだなく，現状では適応のあるすべての患者にとって選択肢となる．また仮に治療が有効であった場合でも，投与をいつまで継続するべきかが明確になっていないため，副作用なく効果が持続している場合は治療中止の判断が難しい．
- 悪性黒色腫（2014年7月）を皮切りに，標準治療として保険収載されたがん種は増えており，今後もその適用はさらに拡大するものと思われる．

文献

1) J Clin Oncol 1996; 14: 671-9.
2) Oncologist 2006; 11: 1095-9.
3) Lung Cancer 2010; 68: 273-7.
4) J Clin Oncol 2012; 30: 394-400.
5) BMC Palliat Care 2011; 10: 14.
6) J Clin Oncol 2008; 26: 3860-6.
7) Ann Oncol 2011; 22: 2375-80.
8) Ann Oncol 2009; 20: 1555-9.
9) Oncologist 2009; 14(7): 752-9.
10) N Engl J Med 2010; 363: 733-42.
11) J Clin Oncol 2011; 29: 2319-26.
12) J Clin Oncol 2012; 30: 1513-8.
13) J Clin Oncol 2000; 18: 2095-103.
14) N Engl J Med 2005; 353: 123-32.
15) J Clin Oncol 2005; 23: 9441-2.
16) Lancet 2011; 377: 914-23.
17) Lancet 2013; 381: 303-12.
18) N Engl J Med 2015; 372: 1909-19.
19) Lung Cancer 2003; 39: 55-61.
20) J Natl Cancer Inst 1980; 65: 25-32.
21) Cancer 1982; 50: 326-31.
22) J Thorac Oncol 2007; 2: 230-6.
23) J Clin Oncol 2005; 23: 2136-44.
24) Clin Cancer Res 1998; 4: 1087-100.

25) N Engl J Med 2011; 364: 2060-5.
26) J Clin Oncol 2009; 27: 1394-400.
27) J Clin Oncol 2011; 29: 755-60.
28) JAMA 2008; 300: 1665-73.
29) J Clin Oncol 2002; 20: 2189-96.
30) Eur J Cancer Care (Engl) 2008; 17: 524-31.
31) BMJ 2011; 342: d1933.
32) J Clin Oncol 2012; 30: 880-7.

(堀江良樹,　津田享志)

緩和療法

4 ホスピス・緩和ケア病棟，在宅緩和ケアとの連携

ホスピス・緩和ケア病棟，在宅緩和ケアの現状

1 日本におけるホスピス・緩和ケア病棟の歴史

- 日本における最初のホスピス・緩和ケア病棟は，1981年に聖隷三方原病院につくられた．1990年に，一定の施設基準や人員配置基準を満たす緩和ケア病棟に対して定額の診療報酬が支払われる「緩和ケア病棟入院料」が厚生省（現厚生労働省）によって導入され，同年に5つの緩和ケア病棟が認可された．

2 日本におけるホスピス・緩和ケア病棟の機能

- 日本における緩和ケア病棟は，主として苦痛の緩和を必要とする悪性腫瘍および後天性免疫不全症候群の患者を入院させて緩和ケアを行う施設として，診療報酬上に明記されている．緩和ケア病棟入院料を算定するためには，より専門的な緩和ケアを行うことを目的に，緩和ケアに関する研修を受けた常勤医師や一定数以上の看護師の配置，および一定以上の構造設備が定められている．
- 2008年の診療報酬改定では，緩和ケアを行うとともに，外来や在宅への円滑な移行を支援する病棟であることが明記された．そのため，地域の在宅医療を担う医療機関と連携し，連携している診療所が居宅において診療を行っている患者を緊急時に受け入れることができる体制，および連携している診療所の患者に関して緊急の相談などに24時間対応できる体制を確保していることが必要とされた．2012年の診療報酬改定では，在宅への円滑な移行を促進するために，緩和ケア病棟入院料が入院日数に応じて段階的に減じるようになった．
- 2016年の診療報酬改定では，緩和ケア病棟における在宅療養支援の充実を図るために，在宅で緩和ケアを行っている患者が緩和ケア病棟を有する病院に緊急入院した場合に，緩和ケア病棟緊急入院初期加算が算定できるようになった．
- 2018年の診療報酬改定では，待機患者の減少と在宅医療との連携を推進する観点から，平均待機期間や在宅への移行実績に関する要件に応じて，緩和ケア病棟入院料が2つの区分となった．

3 日本におけるホスピス・緩和ケア病棟の現状

1 緩和ケア病棟の施設数，病床数

- 緩和ケア病棟入院料の届出受理がなされた緩和ケア病棟は415施設であり，病床数は8423床である（2018年11月15日現在）[1]．1990年に5施設，117床であった届出受理施設は，執筆時現在も増加は続いている[2]．8423床である場合，人口100万人あたりの緩和ケア病棟の病床数は約66.6床となる．
- 欧米においては，がん患者については100万人あたり50床の緩和ケア病棟が必要と算出されている[3]．同白書では，非がん患者を含んだ場合には100万人あたり80～100床が望ましいと算出されている．

2 平均在院日数

- 平均在院日数の平均値（標準偏差）は，2017年度では32.2日（11.7）である[2]．2000年度の46.7日（14），2009年度の41.8日（15.2）と比較して短縮している．また，2000年度と2015年度を比較し，平均在院日数が30日未満の緩和ケア病棟は8％から46％に増加し，60日以上の病院が20％から3％に減少しており，平均在院日数の短い施設が増え，平均在院日数の長い施設が減っていると考えられる[2]．

3 入院患者の転帰

- 緩和ケア病棟の退院患者に占める死亡退院の割合の平均値（標準偏差）は，2017年度で83.1％（10.9）である．2009年度で87.3％（11.2），2015年度で84.3％（10.9）であり，徐々に低下傾向にある[2]．

4 診療報酬

- 緩和ケア病棟入院料は包括点数であり，緩和ケア病棟での薬剤投与や処置などのほとんどの費用は

一定の包括点数に含まれる．緩和ケア病棟入院料は，2002年4月より2012年3月末までは1日につき3780点と一定であったが，2012年4月からは入院期間に応じて点数が減ることとなり，入院期間30日以内が4926点，31日以上60日以内が4400点，61日以上の期間が3300点となった．執筆時現在は，平均待機期間や在宅への移行実績に関する要件に応じて2つに区分されていて，緩和ケア病棟入院料1では，入院期間30日以内が5051点，31日以上60日以内が4514点，61日以上の期間が3350点，緩和ケア病棟入院料2では，入院期間30日以内が4826点，31日以上60日以内が4370点，61日以上の期間が3300点である．

- また，2016年の診療報酬改定で，在宅で緩和ケアを行っている患者が緩和ケア病棟を有する病院に緊急入院した場合に，緩和ケア病棟緊急入院初期加算として1日につき200点を入院から15日まで算定できるようになった．

4 日本における在宅緩和ケアの現状

- 現在の日本における在宅緩和ケアでは，在宅療養支援診療所，訪問看護事業所，調剤薬局，居宅介護事業所などを主とする多数の機関がかかわっている．
- 在宅療養支援診療所とは，患家に対する24時間管理の窓口として，必要に応じて他施設との連携を図りつつ，24時間往診および訪問看護を提供できる体制を構築して在宅医療における中心的な役割を担うことを期待されている診療所であり，診療報酬に明記された施設基準である．2006年に創設された在宅療養支援診療所は年々増加し，2014年には1万4662診療所に達した[2]．しかし，その半数は年間の在宅看取りがない診療所であることや，地域によって10万人あたりの在宅療養支援診療所の数に格差が大きいことが，問題として挙げられている．
- 近隣に在宅療養支援診療所が存在しない地域での対応を目的として，2008年には在宅療養支援病院も創設され，2014年には1039病院が認可を受けている[4]．2012年の診療報酬改定において，①所属する常勤医師3名以上，②過去1年間の緊急の往診実績5件以上，③過去1年間の看取り実績2件以上，といった要件を満たす強化型在宅療養支援診療所・強化型在宅療養支援病院が追加された．これらの要件は，連携強化型として，複数の医療機関が連携して満たすことも可能とされている．
- 医療保険の訪問看護を行う訪問看護事業所数は，2016年の時点で訪問看護ステーションが8484施設，病院または診療所が4284施設である．医療保険の訪問看護を行う訪問看護ステーションは，5712施設であった2011年と比較して増加している[5]．小規模である事業所が多く，脆弱性と地域偏在の問題が指摘されている．
- 介護保険においては，2006年から末期がんが特定疾病に追加されたことで，現時点では40歳以上であれば，末期がん患者も介護保険による介護サービスが受けられる．

5 海外におけるホスピス・緩和ケア病棟，在宅緩和ケアの連携モデル

- 海外において，緩和ケアの提供体制に関して，いくつかの代表的なモデルが提唱されている．
- カナダのエドモントンにおいては，家庭医や在宅ケアによる在宅療養を中心として，地域一般病院，がんセンター，ホスピス，三次緩和ケア病棟が連携して包括的なケアを提供する地域緩和ケアモデルが実施されている[6]．このモデルでは，地域の緩和ケアを包括的に管理するセンターが設置されており，また標準化した評価ツールが多数作成されて，地域全体への普及が行われている．
- オーストラリアにおいては，「ケアの三角形」といわれる緩和ケアの提供モデルが提唱されている．これは，一般病院，地域や在宅，ホスピスなどの緩和ケア専門施設のどこにおいても，シームレスに緩和ケアが提供されるモデルである．

ホスピス・緩和ケア病棟，在宅緩和ケアへの紹介：患者・家族・遺族の意向

1 終末期における療養場所の希望

- 日本において2008年に行われた一般市民2527人を対象とした調査[7]では，「あなたご自身が治る見込みがなく死期が迫っている（6か月程度あるいはそれより短い期間を想定）と告げられた場合，療養生活は最期までどこで送りたいですか」という質問に対して，「なるべく早く今まで通った（または現在入院中の）医療機関に入院したい」8.8%，「なるべく早く緩和ケア病棟（終末期における症状を和らげることを目的とした病棟）に入院したい」18.4%，「自宅で療養して，必要になればそれまでの医療機関に入院したい」23.0%，「自宅で療養して，必要になれば緩和ケア病棟に入院したい」29.4%，「自宅で

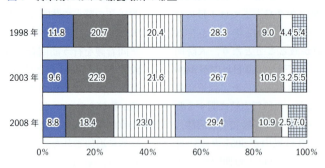

図1　終末期における療養場所の希望[7]

最期まで療養したい」10.9％，「専門的医療機関（がんセンターなど）で積極的に治療を受けたい」2.5％という結果が得られた（図1）[7]．過去に行われた同様の調査と比べると，自宅での療養を希望する割合が増えている傾向にある．2013年に行われた一般市民2179人を対象とした調査では，「末期がんで，食事や呼吸が不自由であるが，痛みはなく，意識や判断力は健康な時と同様の場合」には「医療機関で過ごしたい」47.3％，「居宅で過ごしたい」37.4％という結果であった[8]．

- また，日本ホスピス・緩和ケア研究振興財団が行った全国の一般市民1000人を対象とした調査（有効回答数924人）[9] では，「もしあなたががんで余命が1〜2か月に限られているようになったとしたら，自宅で最期を過ごしたいと思いますか」という質問に対して，「自宅で過ごしたい」と答えた人は81.4％に達していたが，「自宅で過ごしたいが，実現は難しいと思う」と回答した人が63.1％であり，「自宅で過ごしたいし，実現可能だと思う」と答えた人の18.3％を大きく上回っていた．
- 欧州各国の一般市民9344人を対象に行われた調査では，進行がんとなった場合に自宅での死亡を望む人の割合は，ポルトガル51.2％，英国64.1％，ドイツ67.2％，スペイン67.1％，ベルギー72.9％，イタリア76.7％，オランダ84.0％であった[10]．
- 調査からは，日本においても欧州においても，多くの人ができるだけ自宅で過ごしたいと考えていることがわかる．

2　好む療養場所で過ごすことの大切さ

- 日本において2548人の一般市民および513人の緩和ケア病棟で亡くなった患者の遺族を対象とした調査[11] では，日本人の多くが共通して終末期に大切にしていることとして抽出された10項目の1つに，「自分が望んだ場所で過ごす」ということが挙げられている（一般市民93％，遺族94％）．一方，英国の報告では，死亡する場所は終末期に大切にすることとして重要な事項の1つであるが，その優先順位は他の大切にする事項と比較して必ずしも高くないことも示唆されている[12]．医療者は，療養の希望について，患者・家族の希望を確認しつつ，状況に応じてよく相談することが重要と考えられる．

3　悪性新生物による死亡の場所別死亡率の実際

- 2017年の日本における悪性新生物による場所別死亡率は，病院が84.0％，在宅が15.2％（うち自宅は11.7％）である．全死亡数においては病院が74.8％，在宅が23.1％（うち自宅は13.2％）であることと比較すると，悪性新生物では，次第に増加傾向ではあるものの，在宅（特に自宅）で死亡することが少ない[2]．
- 欧州における2002〜2003年の調査では，がん患者の在宅死亡率はノルウェー12.7％，イングランド22.1％，ウェールズ22.7％，ベルギー27.9％，イタリア35.8％，オランダ45.4％であり，多くの国でがん患者のほうが非がん患者に比べて在宅死

表1　日本における緩和ケア病棟への紹介のタイミング [15) 16)]

	とても遅すぎた (%)	遅すぎた (%)	適切であった (%)	早すぎた (%)	とても早すぎた (%)
遺族の報告					
2003年	19	30	48	1.6	2.2
2007年	25	22	47	2.4	1.8
患者の報告					
2003年	24	35	36	2.2	2.9
2007年	23	21	48	4.4	3.1

亡率が高いことが報告されている[13)]．また，英国では，2010年のがん患者の自宅死亡率が27.3％（全自宅死亡率は20.8％）と報告されており，近年増加に転じていることが報告されている[14)]．

■日本においては，がん医療における在宅死亡率は，諸外国と比較しても低いことが明らかである．

■また，がん患者の緩和ケア病棟での死亡率に関して，日本においては2017年に13.4％と報告されており，2000年の2.5％と比較して増加傾向にあるものの[2)]，英国における調査では2009年に16.5％と報告されており[14)]，いまだ日本では緩和ケア病棟での死亡率は高くないと考えられる．

4　ホスピス・緩和ケア病棟への入院についての望ましい情報提供

■日本において2003年に行われた緩和ケア病棟に入院したがん患者の遺族630人を対象とする多施設調査[15)]では，318人の回答（有効回答率62％）があり，遺族の49％が緩和ケア病棟への紹介時期が「とても遅すぎた」（19％）または「遅すぎた」（30％）と回答している．その他の回答としては，「適切であった」48％，「早すぎた」1.6％，「とても早すぎた」2.2％であった．患者が生前に緩和ケア病棟への紹介時期について話していたという138人の遺族からは，59％の患者が「とても遅すぎた」または「遅すぎた」と話していたと回答され，その他の回答としては「適切であった」36％，「早すぎた」2.2％，「とても早すぎた」2.9％であった（表1）[15) 16)]．対象患者の緩和ケア病棟への入院期間は34±39日（中央値22日）であり，17％の患者が緩和ケア病棟入院後1週間以内に，35％の患者が2週間以内に亡くなっていた．

■また，この調査では「医師とエンドオブライフケアに備えた話し合いが十分に行われていなかったこと」が，遺族が「遅い紹介」と考える因子になると報告している．エンドオブライフケアについての話し合いが行われなかった理由として遺族が挙げた項目は，「家族の気が進まなかった」14％，「患者の気が進まなかった」18％，「医師の気が進まなかった」57％であった．また，「遅い紹介」と遺族が考えるその他の因子としては，「緩和ケア病棟に入院する前の療養先が自宅ではなく病院であること」「緩和ケアにより命が縮まると家族が考えていたこと」「患者の状態変化に備える準備が十分にできていなかったこと」が挙げられている．

■がん対策基本法制定後の2007年に行われた同様の多施設調査[16)]では，緩和ケア病棟に入院したがん患者の遺族661人を対象として451人の回答（有効回答率68％）があり，遺族の47％が緩和ケア病棟への紹介時期が「とても遅すぎた」または「遅すぎた」と答えた（「とても遅すぎた」25％，「遅すぎた」22％）．その他の回答としては，「適切だった」47％，「早すぎた」2.4％，「とても早すぎた」1.8％であった．患者が生前に緩和ケア病棟への紹介時期について話していたという228人の遺族からは，44％の患者が「とても遅すぎた」または「遅すぎた」と話していたと回答され，その他の回答としては「適切だった」48％，「早すぎた」4.4％，「とても早すぎた」3.1％であった（表1）[15) 16)]．2003年とがん対策基本法施行後の2007年に行われた2つの調査の間で，これら結果の比率に有意な変化はなかった．経過中に緩和ケアチームが介入した患者の家族191人のうち，緩和ケアチームが「いくらか有用」「有用」「非常に有用」であると答えた遺族は，症状コントロールに関しては93％，精神的サポートに関しては90％，家族のサポートに関して92％，療養場所の調整に関して87％であった．また，緩和ケアチームが介入した患者・家族では，緩和ケア病棟への紹介時期が「とても遅すぎた」または「遅すぎた」とした割合が減った．

■また，日本において緩和ケア病棟に入院したがん患者の遺族647人を対象とした，緩和ケア病棟に関する家族への情報提供に関する調査[17)]では，465人から回答があり（有効回答率72％），医師から緩和

ケア病棟について説明を受けた時期は、「がん診断時」が16%、「がん治療時」が25%、「がん治療中止時」が35%、「説明なし」が11%と回答した。医師からの緩和ケア病棟に関する説明時期に対する評価としては、「ちょうどよかった」が61%と過半数を占め、「もっと早いほうがよかった」が10%、「もう少し早いほうがよかった」が19%、「もう少し遅いほうがよかった」および「もっと遅いほうがよかった」はそれぞれ2%であった。また、「医師からの説明時期が遅い」という遺族の認識は、「入院検討時に考える時間の余裕がなかったこと」「入院待機期間の見通しが立たなかったこと」という要因と関連していた。

- 以上の日本における先行研究の結果からは、主治医から緩和ケア病棟の説明を受けた時期は適切であっても、受診の時期はもっと早いほうがよかったと判断している遺族が多い可能性が示唆される。
- また、日本における244人のがん患者を対象とした後向き調査において、医師が患者に緩和ケア病棟についての情報提供をしないほうが、死亡する直前（死亡90日以内）まで抗がん薬治療が行われる傾向があることが報告されている（p < 0.0001）[18]。
- 海外における先行研究においては、ホスピス・緩和ケアサービスへの紹介が遅いと、家族の満足度が低いこと、満たされないニードが多いこと、懸念が多いことなどが示されている[19]〜[21]。
- 日本においても、患者・家族が緩和ケア病棟への入院についての情報を適切な時期に知ることは重要であると考えられる。適切な時期に情報提供を行うためには、看護師、緩和ケアチームのスタッフや医療ソーシャルワーカーなどの主治医以外からも、緩和ケア病棟に関する情報提供を行える環境を整えることや、患者・家族がアクセスしやすい専門的緩和ケア外来の体制を構築することが、有用である可能性がある。近年では専門的緩和ケア外来への紹介時期について、国際的なコンセンサスの形成も報告されている[22]。

5 在宅緩和ケアへの紹介のタイミング

- 日本において行われた、在宅緩和ケアに移行した1000人の進行がん患者を対象とする調査（有効回答数568人）では、在宅緩和ケアサービスへの紹介が遅いことが在宅での看取りに影響することが示され、入院早期からの退院支援の重要性が示唆されている[23]。

ホスピス・緩和ケア病棟、在宅緩和ケアの満足度

- がん患者の遺族1万3584人（有効送付数）を対象とした2013年の全国調査[24]（有効回答数9126人、67%）では、全般的満足度について緩和ケア病棟では94%、在宅ケア施設では96%が満足と回答した。終末期に「共通して重要と考える」10項目のうち、「からだの苦痛が少なく過ごせた」という項目で緩和ケア病棟の75%、在宅ケア施設の72%が、「ご家族やご友人と十分に時間を過ごせた」という項目で緩和ケア病棟の81%、在宅ケア施設の66%が、「落ち着いた環境で過ごせた」という項目で緩和ケア病棟の80%、在宅ケア施設の88%が、「人として大切にされていた」という項目で緩和ケア病棟の93%、在宅ケア施設の97%が、「ややそう思う」「そう思う」「非常にそう思う」と回答していた。ただし、「望んだ場所で過ごせた」という項目において、在宅ケア施設では90%と非常に高かったものの、緩和ケア病棟では57%であった。これらの項目すべてにおいて、緩和ケア病棟・在宅ケア施設ともに一般病院に比して高い割合であった。
- 米国における342人のがん患者を対象とした前向き縦断研究において、集中治療室や病院で死亡した患者の終末期のQOLはホスピスを利用して自宅で死亡した患者のQOLよりも低く、遺族も精神的疾患となるリスクが増加することが報告されている[25]。

文献

1) NPO法人日本ホスピス緩和ケア協会. 緩和ケア病棟入院料届出受理施設一覧. https://www.hpcj.org/what/pcu_list.pdf （2019/1/6/閲覧）
2) 志真泰夫ら編. ホスピス緩和ケア白書2019. 青海社. 2019, p74-140.
3) Eur J Palliat Care 2010; 17(1): 22-33.
4) 厚生労働省. 在宅医療に関する施策について. 2016年3月18日. http://www.mhlw.go.jp/file/06-Seisakujouhou-12600000-Seisakutoukatsukan/0000118545.pdf （2017/11/30閲覧）
5) 厚生労働省.【テーマ2】訪問看護　参考資料. http://www.mhlw.go.jp/file/05-Shingikai-12404000-Hokenkyoku-Iryouka/0000156008.pdf（2017/11/30閲覧）
6) J Pain Symptom Manage 2007; 33(5): 634-9.

7) 厚生労働省.「終末期医療に関する調査」結果. 厚生労働省 第1回終末期懇談会 平成20年10月27日 資料. https://www.mhlw.go.jp/shingi/2008/10/dl/s1027-12e.pdf (2017/11/30閲覧)
8) 終末期医療に関する意識調査等検討会. 人生の最終段階における医療に関する意識調査. http://www.mhlw.go.jp/bunya/iryou/zaitaku/dl/h260425-02.pdf (2017/11/30閲覧)
9) 日本ホスピス・緩和ケア研究振興財団. ホスピス・緩和ケアに関する意識調査. http://www.hospat.org/research1-3.html (2017/11/30閲覧)
10) Ann Oncol 2012; 23(8): 2006-15.
11) Ann Oncol 2007; 18(6): 1090-7.
12) BMJ Support Palliat Care 2011; 1(3): 310-4.
13) J Clin Oncol 2010; 28(13): 2267-73.
14) Palliat Med 2012; 26(2): 102-7.
15) J Clin Oncol 2005; 23(12): 2637-44.
16) J Pain Symptom Manage 2009; 38(2): 191-6.
17) 日本ホスピス・緩和ケア研究振興財団「遺族によるホスピス・緩和ケアの質の評価に関する研究」運営委員会. 遺族によるホスピス・緩和ケアの質の評価に関する研究. 青海社. 2012, p30-5.
18) Oncologist 2009; 14(7): 752-9.
19) J Pain Symptom Manage 1999; 17(3): 157-63.
20) J Pain Symptom Manage 2007; 34(2): 120-5.
21) J Pain Symptom Manage 2005; 30(5): 400-7.
22) Lancet Oncol 2016; 17(12): e552-9.
23) Ann Oncol 2011; 22(9): 2113-20.
24) 日本ホスピス・緩和ケア研究振興財団「遺族によるホスピス・緩和ケアの質の評価に関する研究」運営委員会. 遺族によるホスピス・緩和ケアの質の評価に関する研究3(J-HOPE3). 青海社. 2016, p2-28.
25) J Clin Oncol 2010; 28(29): 4457-64.

(松本禎久)

VIII-5 緩和ケアチームの機能

緩和療法

緩和ケアチームの現状

1 緩和ケアチームとは

1 がん対策基本法とがん対策推進基本計画

- 2006年6月に制定された「がん対策基本法」に基づき，2007年7月に政府は「がん対策推進基本計画」を策定した．それ以降，「がん患者を含めた国民が，がんを知り，がんと向き合い，がんに負けることのない社会」の実現を目指してがん対策を進めている．このなかで，緩和ケアの提供体制を整えるため，県/地域がん診療連携拠点病院（以下，拠点病院）の新たな指定要件として，緩和ケアチーム（palliative care team：PCT）を配置することが必須とされた．これにより瞬く間に緩和ケアチームが倍増することとなった．
- さらに2009年10月からは，拠点病院の緩和ケアチームには専従看護師と専任医師を配置することが指定要件となった．その後，がん診療連携拠点病院の整備や緩和ケア提供体制の強化などが図られるとともに，がんの年齢調整死亡率は減少傾向で推移するなど，一定の成果が得られた．
- しかし，これまで重点課題として取り組まれてきた緩和ケアについては，精神・心理的な痛みに対するケアが十分でないこと，緩和ケアチームの実績や体制に質の格差がみられること，専門的な緩和ケアを担う医療従事者が不足していることなどの課題が明らかとなった．そこで，国が平成24年度から平成28年度までの5年間に取り組むものとして，新たに基本計画が策定された．さまざまな施策によりがん対策の進捗はみられるが，目標達成が困難である状況を鑑み，2015年12月には「がん対策加速化プラン」が策定され，緩和ケア・就労支援なども含めた包括的な支援により，「がんと共に生きる」ことを可能にする社会構築が目指されている．さらに，2016年にはがん対策基本法が改正され，「がん患者の状況に応じて緩和ケアが診断の時から適切に提供されるようにすること』（第十七条）が明記された．2018年3月に発表された「がん対策推進基本計画（第3期）」では，チーム医療の推進が唱えられ，緩和ケアチームには苦痛のスクリーニングの支援やキャンサーボードへの参加などが求められている．
- これらの施策の後押しを受けて，私たちはがんと診断された時から全人的なケアを提供し，確実に受けられるよう，がん診療に緩和ケアを組み入れた診療体制の整備に取り組もうとしている．具体的には，従来入院患者を対象にしていた緩和ケアチームによる外来診療や相談体制の強化が促され，また診療機能の質の向上のために精神腫瘍医や専門・認定看護師，社会福祉士，公認心理師などの適性配置が図られている．
- 医療施設調査（政府統計）[1]によると，全国の緩和ケアチーム数は2008年の612施設から2017年の1086施設に劇的に増大している．また，2008年9月に緩和ケアチームが診察した患者数は全国で1万6349人/月（うち新規依頼3453人）であったが，2017年9月では3万28人/月（同9030人）に増加しており，がん患者の緩和ケアサービスへのアクセスは向上していると期待できる．
- また，2011年から日本緩和医療学会が，日本全国で活動する緩和ケアチームの診療形態，診療内容を明らかにし，患者QOLを改善する緩和ケアチーム活動を明確にすることを目的として，「緩和ケアチーム登録」を行っている．2017年度には全体の約半数の517施設が自発的に登録している．517施設の内訳は，拠点病院（地域がん診療病院を含む）434施設中337施設とその他180施設であり，そのうち454施設（88.0％）が外来機能を有していた．登録されたチームの診療実績としては，年間新規依頼件数の平均値（中央値）が，2010年度の119.5（89）件から2017年度には177.7（125）件と約49％増加した．2017年度に緩和ケアチームが診療した入院がん患者数は8万7630人で，登録施設の年間がん患者退院数（入院自主病名が悪性新生物と登録されている患者の退院数であり，治療時期は問わない）147万6972人で割ると，入院がん患者の緩和

表1 「がん診療連携拠点病院の整備に関する指針」通知におけるチームの定義

- 専任の身体症状の緩和に携わる専門的な知識および技能を有する常勤医師（専従が望ましい・緩和ケアに関する専門資格を有する者が望ましい）
- 精神症状の緩和に携わる専門的な知識および技能を有する常勤医師（専任が望ましい）
- 専従の常勤の看護師（がん看護専門看護師，緩和ケア認定看護師，がん性疼痛看護認定看護師のいずれか）
- 協力する薬剤師を配置することが望ましい（緩和薬物療法認定薬剤師が望ましい）
- 協力する医療心理に携わる者を配置することが望ましい（公認心理師またはそれに準ずる専門資格を有する者が望ましい）
- 協力する相談支援に携わる者を配置することが望ましい（社会福祉士等が望ましい）
- チームが組織上明確に位置づけられている．
- 週1回以上定期的に病棟ラウンドやカンファレンスを行う．
- 身体担当医師はがん診療に関するカンファレンスや病棟回診に参加し助言する．
- 看護師は苦痛のスクリーニングの支援や専門的緩和ケアに関する看護業務を支援・強化する．
- 患者や家族に対し，アドバンス・ケア・プランニングを含めた意思決定支援を提供できる体制を整備する．
- かかりつけ医の協力・連携を得て，主治医や看護師とともに退院後療養の説明・指導を行う．

ケアサービスの利用率は5.9%であった．登録されていない残り半数の緩和ケアチームの活動実績がわからないため，単純にはいえないが，この結果からは緩和ケアサービスはまだ十分に利用されていない，もしくは緩和ケアチームがニードに対応できていない可能性が示唆される．

2 「加算を取る？」「取らない？」

- 日本の病院内で活動する緩和ケアチームには，大きく3つの基準が存在する．
  ① 2008年，厚生労働省科学研究助成研究としてデルファイ法で抽出された基準[2]
  ② 2018年3月に更新された，「緩和ケア診療加算に関する施設基準」通知における必要な施設・チーム基準
  ③ 2018年7月に更新された，厚生労働省より各都道府県知事への「がん診療連携拠点病院等の整備について」通知におけるチーム基準（表1）
- 診療加算の要件を満たす条件は複雑かつ困難であり，多くの緩和ケアチームは診療報酬を得ることなく，がん診療連携拠点病院の指定要件として活動していると考えられた．ちなみに2016年度の加算届出受理施設は231施設に留まっていたが，2018年の診療報酬改定においていくつかの条件が緩和されたことにより，2018年度には143施設が新規に届け出て375施設と急増している．
- しかしながら，スタッフ全員が専従でないことも多く，病院組織上には緩和ケアチームが設置されていたとしても，チームメンバーのモチベーションにはばらつきがあり，チームの活動内容には施設ごとに大きな相違がある．したがって，本来の目的である専門的緩和ケアを提供できていない可能性が指摘されている．国や学会による，緩和ケアチームの質を担保するある一定の基準（quality indicator：QI）の決定が急がれる．

- なお，日本緩和医療学会の緩和ケアチーム登録事業における定義は，以下の2項目を満たす場合としている．
  ① 緩和ケアチームに常勤の医師が1名以上配置されている（専従である必要はない）．
  ② 紹介患者の身体的・心理的・社会的・スピリチュアルな苦痛に包括的に評価し，必要に応じて疼痛・身体症状の緩和に関する専門家や精神症状の緩和に関する専門家と協力する体制がある（ペインクリニック，サイコオンコロジーなど特定の領域に限って対処しているのではなく，患者の苦痛すべてに対応が可能）．

3 一般病棟における緩和ケア診療加算

- 前述のチームの基準③でも触れたように，「緩和ケア診療加算」（患者1名につき390点/日）の診療報酬が設けられている．この加算を算定するための条件を表2に示す．また，2018年からは新たに個別栄養食事管理加算（悪性腫瘍患者1名につき70点/日）が算定できるようになった．
- さらに，詳細は都道府県によって異なる．「看護師や薬剤師ではなく，医師のカルテ記録でなければならない」「土日夜間も緊急対応できる体制であれば記録がなくても加算してかまわない」など，さまざまである．したがって，適切に診療報酬を得るためには，病院事務と十分に連携を図ることが必要である．特に，過去にチームが介入した患者が再入院した場合に，どのように再介入を行うか，加算算定を漏らさないようにするにはどうするかなど，あらかじめ話し合っておくとよいだろう．

4 外来における緩和ケア管理料

- また，外来診療においても「外来緩和ケア管理料」（患者1名につき300点，月に1回）の診療報酬が，2014年に新設された．ただし，「麻薬投与患者に限

表2 「緩和ケア診療加算」にかかわるチームの定義：一般病棟

① チームに以下の4名が含まれている．
・身体症状の緩和を担当する専任の常勤医師（悪性腫瘍患者または後天性免疫不全症候群の患者を対象とした症状緩和治療を主たる業務とした3年以上の経験を有し，かつ緩和ケアに関する研修を修了している）
・精神症状の緩和を担当する専任の常勤医師（3年以上がん専門病院または一般病院での精神医療に従事した経験を有し，かつ緩和ケアに関する研修を修了している）
・緩和ケアの経験のある専任の常勤看護師（5年以上の悪性腫瘍患者の看護に従事した経験を有し，かつ緩和ケアのための専門的な知識・技術を有する看護師の養成を目的とした6か月かつ600時間以上の研修を修了している）
・緩和ケアの経験のある専任の薬剤師（麻薬の投薬が行われている悪性腫瘍患者に対する薬学的管理および指導などの緩和ケアの経験を有する）
以上のいずれか1人は専従でなければならない．ただし，1日患者数が15人以内であればいずれも専任で支障ない．緩和ケア病棟に係る担当医師が複数名いる場合にはチーム医師と兼任しても支障ない．
ここでいう看護師は，緩和ケア認定看護師やがん性疼痛看護認定看護師の教育機関での過程を修了することとほぼ同義である．なお，研修修了後であれば認定審査前であってもチーム看護師として認められる．

② 診療実施計画書を作成し，患者に説明，同意を得る．

③ カンファレンスが週1回程度開催されている．

④ チームが組織上明確に位置づけられている．

⑤ 院内の患者・家族が見やすい場所にチームの存在が広報されている．

⑥ 個別栄養食事管理加算を算定する場合には，緩和ケア病棟において悪性腫瘍患者の栄養食事管理に従事した経験または緩和ケア診療を行う医療機関において栄養食事管理に係る3年以上の経験を有する専任の管理栄養士が参加している．

る」「医師・看護師・薬剤師などが共同して指導を行う」「『がん性疼痛緩和指導管理料』は別に算定できない」などの複数の制約があるため，留意が必要である．決して広くない外来診察室に全員が同席することは困難であり，一方で複数の診察室を用意できる施設も少ないのではないだろうか．医師の診察前に看護師や薬剤師が患者・家族から前もって話を聞くなどのシステムづくりも有用だろう．なお，入院・外来双方の緩和ケアチームの構成員は同一であってさしつかえない．

2 緩和ケアチームの構成

■ 緩和ケアチームは加算算定の可否を問わず，身体症状を担当する医師，精神症状を担当する医師，専従看護師，専任薬剤師をコアメンバーとすることが多い．他の構成員としては，放射線治療医，化学療法科医師，リハビリテーション科医師，ペインクリニック科医師などの協力医師に加え，在宅連携支援看護師，医療ソーシャルワーカー，リハビリテーション療法士（理学療法士，作業療法士，言語聴覚士），栄養士，公認心理師・心理療法士，牧師・僧侶などさまざまな職種が見受けられ，施設によって特色がある．

■ これほどに患者と家族の抱える問題は多種多様であり，包括的なケアを提供するためにはマンパワーが必要ということである．

3 緩和ケアチームの活動内容

■ 緩和ケアチームの活動内容は，臨床活動，リソースの整備，教育活動に大きく分けることができる[2]．

■ 院内で横断的に活動する他の診療チームと大きく異なる点は，医療者の経験，技術，知識の向上を支援し，緩和ケアチームに頼らなくても実施できる緩和ケア（一次緩和ケア）の拡充を図ることが求められていることだろう．

1 臨床活動

① 主として症状緩和，精神的支援，意思決定の支援，療養場所の調整，家族への支援，終末期の諸問題への対応，医療従事者の支援を行う．

② 依頼元の医療従事者からの情報，患者の診察，家族との面談，診療録，種々の検査結果などに基づいて患者・家族を多面的にアセスメントし，推奨および直接ケアを行う．

③ アセスメントは，可能な限り標準化されたツールを用いて行う．

④ 推奨および直接ケアは患者・家族の個別性に配慮し，可能な限り診療ガイドラインに基づいて行う．

⑤ アセスメント・推奨・直接ケアの内容は，診療録などに記載する．

⑥ 推奨・直接ケアの結果についてフォローアップし，見直しを行う．

⑦ 直接ケアを行う場合，その内容について患者・家族に説明し同意を得る．

⑧ 必要に応じて，依頼元の医療従事者とカンファレンスをもつ．
⑨ 定期的にカンファレンスを行うなど，緩和ケアチーム内でのコミュニケーションを図る．

2 リソースの整備
① 必要に応じて外来および病棟に，その外来および病棟の緩和ケアを担当する看護師をおく．
② 病院内に緩和ケアマニュアルを整備する．
③ 地域の緩和ケア関連機関（緩和ケア病棟，診療所，訪問看護ステーション，薬局など）との関係を構築し，協働できる体制を整備する．

3 教育活動
① 病院内の医療従事者に対し，日々の臨床活動を通して緩和ケアに関する教育を行う．
② 病院内の医療従事者に対し，緩和ケアに関する勉強会・講習会などを定期的に行う．
③ 入院・外来通院中の患者・家族に対し，緩和ケアに関する教育・啓発活動を行う．

緩和ケアチームに依頼するとき

- あなたががん患者の主治医であり，緩和ケアチームに依頼する立場であるならば，ここを読んでいただきたい．あなたが緩和ケアチームのメンバーであるならば，次の「緩和ケアチームに依頼がきたとき」が有用であろう．

1 いつ依頼をするか

- 国はさまざまな施策のなかで，「がんと診断されたときからの緩和ケア」を強く謳っている．とはいえ，緩和ケアに関する研修会を修了している主治医も多く，すべてのがん患者に緩和ケアチームが担う専門的緩和ケアが必要かというと，そうではないだろう．治療の時期に関係なく，主治医や担当看護師が目の前の患者・家族ケアに困難を抱えたとき，そのときが緩和ケアチームに紹介するタイミングである．
- ちなみに，日本緩和医療学会2017年度「緩和ケアチーム登録」においては，診断から初期治療前とがん治療中に紹介された患者はがん拠点病院で58.3%，それ以外で48.7%であった．いまだに半数前後は，積極的治療終了後に紹介されていることがわかる．また，内容別にみると，疼痛59.4%，疼痛以外の身体症状46.6%，精神症状37.8%，地域連携・退院支援12.7%，家族ケア11.3%，倫理問題3.8%，その他11.0%であった．

2 チームのメンバーを知る

- 前述したように，緩和ケアチームのメンバーのモチベーションや力量はさまざまであることを知らなければならない．主治医は緩和ケアチームに依頼する前に，緩和ケアチームがどういうメンバーから構成されているかを知り，自分が抱えている問題を一緒に共有してくれるに足るかどうかを見極める必要がある．

3 チームの得意・不得意を知る

- 例えば，チームの担当医師の専門領域は何だろうか．麻酔科であれば神経ブロックに長けているかもしれないし，精神科であればせん妄や抑うつにいち早く対応してもらえるだろう．化学療法科であれば化学療法中の神経障害性疼痛に対する鎮痛補助薬の使い方など，支持療法の知識が豊富であるかもしれない．コミュニケーション・スキルに優れるチーム医師であれば，患者や家族の病状説明の際に同席を求めるとよい．そのスキルを学ぶことは，ひいては自身のスキルアップにつながるだろう．
- また，チームの看護師はどうだろうか．がん看護専門，緩和ケア認定，がん性疼痛看護認定，がん化学療法看護認定，乳がん看護認定など，がん看護領域だけでも複数の専門・認定看護師がいる．それぞれに共通する知識や技術があれば，個々の分野で得意・不得意もある．個人のスキルとして，相談業務に長けている看護師やアセスメント能力に長けている看護師，リンパマッサージが得意な看護師などがいるかもしれない．繰り返しチームに相談するうちに，チームメンバーの個性がみえ，こういうときにはこの人に任せればよいということが，自ずとわかってくるのではないだろうか．
- 主治医が抱えている問題を解決するための手段が，医療行為なのか看護ケアなのか，心理・社会的支援なのか，あるいはそれ自体がわからない場合もあるだろう．そういうときこそ，緩和ケアチームに相談すべきである．なぜなら，緩和ケアチームは複数の職種のメンバーがおり，その問題に対するアセスメントそのものを得意とするからである．

4 チームと頻繁に情報交換を行う

- 緩和ケアチームは，主治医や担当看護師をクライアント（顧客）としてとらえ，クライアントが抱える問題を共有し，一緒に解決しようと考えているはずである．
- したがって，これまでの経過や治療方針だけではなく，主治医が長い経過のなかで気づいた患者の個性や家族の働きなど，とるに足らないように思われる些細な情報でも，チームにとっては宝物である．そういった情報に基づいて，チームメンバーのアプローチが変化することは少なくない．最初に紹介状を1枚出して終わりではなく，繰り返し主治医はチームメンバーと話し合ってもらいたい．
- 時に個性の強いチームメンバーがどんどん先走ってしまい，主治医を困惑させることがあるかもしれない．そういった際には，主治医自身のニードがどこにあって，今のチームの働きは自身の治療行為にかえって弊害になっていることを，明確に伝えるべきである．患者・家族のQOLを上げたいという思いは同じはずであり，話し合いの場をもちながら，そのつど修正していくことが大事である．

緩和ケアチームに依頼がきたとき

- あなたが緩和ケアチームのメンバーであるならば，ここを読んでいただきたい．なお，日本緩和医療学会が発行している『緩和ケアチーム　活動の手引き　第2版』[3]と，その本文に記載されている「コンサルテーション・エチケットにおける10の原則」も併せて確認されるとよいだろう．

1 プロセス・コンサルテーションとコンテンツ・コンサルテーション

- 緩和ケアチームの職務は，コンサルテーション（専門家が相談に乗ること）である．
- コンサルテーションには大きく，プロセス・コンサルテーションとコンテンツ・コンサルテーションがある．前者は問題を抱える医療者が解決に至るまでの過程を支援すること，後者は解決策そのものを伝えることである．
- 後者はもちろん即効性があるが，施設全体の医療レベルを底上げするためには前者が求められる．チームのクライアント（顧客）は患者・家族ではなく，あくまで主治医や担当看護師であることを念頭において，チームメンバーは活動しなければならない．

- 時として臨機応変に，患者・家族に直接ケアを提供することが求められる．しかし，それはロールモデルとして実践される行為であり，主治医や看護師に方法を直に見せる（魅せる）ことを忘れてはならない．施設により，緩和ケアチームが薬物をオーダーするケースもあると聞くが，緊急避難的な場合のみに限定し，定期オーダーは主治医に任せるべきだと筆者は考えている．

2 チームへの紹介はハードルを低くする

- チームへの紹介経路は，施設によってさまざまである．どのような経路にせよ，患者を診察し，家族から話を聞くためには，主治医の許可は不可欠である．必ず主治医の許可，主治医からの紹介状を求めるようにしたい．主治医のあずかり知らないところで担当患者の治療について検討されても，主治医はよい顔をしないものである．
- またその際，主治医は非常に多忙であることを理解し，余計な手間を増やしてはならない．つまり，他の診療科に依頼する院内紹介状と同様に，緩和ケアチームにも紹介状が届くようなシステムを構築することが望ましい．

3 主治医や看護師のニードを知る

- 繰り返しになるが，チームのクライアントは主治医であり，担当看護師である．たとえチームの助言によって患者が好ましい状態に近づいたとしても，それが主治医や担当看護師のニードを外れたことであれば，まったく意味をなさない．それどころか，そういう働きを続けるチームに対して依頼がなくなるであろうことは，明白である．
- 主治医から依頼（もしくは診察許可）があれば，まずは主治医・担当看護師が何を問題と考え，患者・家族にどのようになってほしいと考えているか，そのニードを探らなければならない．主治医・担当看護師に十分に話を聞くことが肝要である．
- 例えばチームが，患者・家族に有益な5つのアイデアを提案したとしよう．たとえ主治医がそのうちの1つしか採用せず，後の4つは無視したとしても，決して怒ってはならない（どうしても怒りたいときはチーム内だけで愚痴をこぼせばよい）．1つでも主治医が採用してくれたことを喜び，またそのことについて主治医に感謝の意を示すことが大事である．「薬を出してくださってありがとうございました」という一言が，次の依頼につながると知

ろう．一方で，残る4つのアイデアが採用されなかった理由を考えなければならない．どこが主治医のニードに沿っていなかっただろうか．「エビデンスに乏しい」「実は以前に使って副作用が出たことがある」「チームの病態把握に納得がいかない」「忙しくて処方している余裕がない」「時間が経てば治りそうだから待っているだけ」など，さまざまな理由が考えられる．直接主治医に確認するとよいだろう．

4 患者のニードを知る

- チームのクライアントが主治医・看護師とはいえ，そのアウトカムは患者・家族に反映される．
- 患者・家族が今何を求めているか，どうなりたいと思っているか，十分に話を聞くことは当然である．筆者は折り畳みの椅子を持って院内を歩き回り，腰を据えて患者・家族の話に耳を傾けるよう心がけている．
- ただし，患者・家族が，「緩和ケアチームメンバーはよく話を聞いてくれるから」と，主治医よりチームメンバーを好み，時に依存につながることがある．これは本末転倒であり，主治医は快く思わない．これはコンテンツ・コンサルテーションを行っているときにみられることが多い．あくまでも緩和ケアチームは，主治医・担当看護師を支援する立場であることを明確にし，繰り返し患者・家族に伝える必要がある．
- 訪問を繰り返すたびに，30分や1時間という長い時間をとることが適切とは限らない．初回や状態が変化した際に十分に時間をとるのはもちろんだが，常に時間をとればよいものではないことも知るべきである．

5 主治医や病棟と頻繁に情報交換を行う

- 緩和ケアチームとして，患者・家族によりよい医療・ケアを提供したいと思うことは自然である．チームメンバーが推奨する行為が主治医に採用されないと，不全感，やりきれなさを抱くようになるかもしれない．しかし，採用されないのは主治医のニードに沿っていないからと，心がけるべきである．
- 緩和ケアチームが先走った行動をとっても，主治医も患者も誰も喜ばない．また反対に，緩和ケアチームとして，ここまではできるが，ここからはできないということを主治医や担当看護師に明確に伝えなければならない．「緩和ケアチームがやってくれるはず」と思い込み，主治医はひたすら待っているだけ，という事態は避けたい．
- チームの介入内容が適切かどうか，ニードを満たしているかどうか，主治医や担当看護師にこまめに確認することが重要である．外来や手術，検査に多忙であったり，勤務シフトによって相談時間の確保が容易ではない主治医や担当看護師とは，話しかけてよい時間帯をあらかじめ決めておくとよいだろう．筆者は医局で昼食をとりながら，見かけた主治医に片端から声をかける「ランチョンミーティング」をよく行っている．

6 院内のリソースを十分に知る

- 院内には，さまざまな医療チームが活動していることが多い．褥瘡チーム，抗菌薬適正使用支援チーム（Antimicrobial stewardship team：AST），栄養サポートチーム（nutrition support team：NST），呼吸器サポートチーム（respiration support team：RST）などが挙げられる．また，専門看護師や認定看護師も数多く存在する．しかし，緩和ケアチームほど多職種で構成されているチームはあまりない．そうすると，「困ったときの緩和ケアチーム」のように，ちょっとしたことで相談を受けることも少なくない．非がん領域でも，多職種から構成される緩和ケアチームの有用性が謳われており[4]，アドバンス・ケア・プランニング（ACP）や遺族ケアなどについて相談を受けることもあるかもしれない．もちろん，自分たちで適切に対応できるときは最善を尽くすべきと考えるが，その相談をただ漫然と受けるのではなく，「それは○○に聞いたほうがよい」と窓口を指し示すことも大事である．
- がん患者の腹腔内感染で発熱のコントロールに難渋している際，緩和ケアチームに依頼があったが，アセスメントの後，「抗菌薬適正使用支援チームに紹介すべき症例」と返答した経験がある．その患者は2週間後，発熱のコントロールがつき，在宅療養目的で退院された．

7 チームメンバーの得意とする点をアピールする

- 残念ながら，緩和ケアチームの質を担保する指標（QI）といったものは定められてはいない．したがって，主治医や担当看護師は，自施設の緩和ケアチームがどういった活動をしているのか，どういうところが得意分野なのか，知らないがゆえに

依頼できないことも多々あると思われる．森田ら[5]によれば，単一施設での報告ではあるが，緩和ケアチームの対象患者は，緩和ケア病棟患者と比較して，若く，全身状態はよいが，症状が強く，終末期ケア目的ではない症状緩和目的で紹介されている．また，緩和ケアチーム診療前後1週間にSupport Team Assessment Schedule (STAS) を測定したところ，疼痛，悪心，呼吸困難，不眠，不安など多くの症状で改善が認められたとして，緩和ケアチームの有効性が検証されている．また，2007年に日本で実施された大規模遺族調査（J-HOPE）の付帯研究[6]によれば，症状コントロールについて93％，精神的サポートについて90％，家族のサポートについて92％，療養場所の調整について87％の遺族が，「緩和ケアチームが有用または非常に有用」と回答している．

- 「医療用麻薬の処方経験が豊富である」「EBMやガイドラインに基づいたアセスメントとプランを提供できる」「神経ブロックの適応が判断できる」「コミュニケーション・スキル・トレーニングを繰り返し受けている」「学会認定資格をもっている」など，緩和ケアチームが自信をもてる点をどんどんアピールすればよい．緩和ケアチームが介入して患者・家族に望ましい変容がみられれば，主治医はそれを成功体験として，次々と依頼してくるであろう．逆に，緩和ケアチームが介入した結果，望ましくない変容がみられると，それは主治医の失敗体験として，二度と緩和ケアチームに依頼が来なくなることを覚悟しておくべきである．
- 緩和ケアチームの活動スタイルや内容については，これといったスタンダードはなく，個々の施設の文化のうえに成り立っていることが多い．しかしながら，チーム活動はコンサルテーション業務であることは不変である．主治医や病棟看護師のニードを満たすことが至上であり，縁の下の力持ちとして，患者・家族のQOLの向上に少しでもつながれば，それを小さな喜びとして積み重ねていきたい．

文献

1) 厚生労働省. 医療施設調査. 2017.
2) J Pain Symptom Manage 2009; 38(4): 496-504.
3) 日本緩和ケア医療学会　専門的・横断的緩和ケア推進委員会. 緩和ケアチーム活動の手引き　第2版. 2013 https://www.jspm.ne.jp/active/pdf/active_guidelines.pdf
4) JAMA. 2008; 299: 1698-1709. doi: 10.1001/jama.299.14.1698.
5) J Pain Symptom Manage 2005; 29(5): 458-65.
6) J Pain Symptom Manage 2009; 38: 191-6.

（山田博英）

VIII-6 不安，うつへの対処

緩和療法

疫学・診断

1 疫学（見落とされやすい精神疾患）

- 米国で行われた，ランダムに抽出されたがん患者を対象にした研究では，47%のがん患者が何らかの精神医学的診断基準を満たし，そのうち最も多く認められたものは適応障害（32%）で，うつ病（6%）とせん妄（4%）がそれに続いていたことが示されている[1]．
- 一方，緩和ケア病棟に入院した終末期がん患者を対象として精神症状の有病率を検討した研究では，対象の54%に精神医学的診断が認められ，最も頻度の高かった診断はせん妄（28%）であり，それに適応障害（8%），うつ病（3%）が続いていたことが示された[2]．
- がん種によっても頻度が異なり[3)4)]，報告によっても幅はあるが[5]，がんの病期にかかわらず臨床的に問題となることの多い精神医学的診断は，適応障害，うつ病，せん妄であり，終末期にはせん妄の割合が増加することが示唆される．
- 実地臨床への示唆：
  - 約半数の患者が何らかの精神医学的診断基準を満たすが，医師・看護師は見過ごしている可能性がある[6)7)]．例えば，悲しみや涙を見せる患者は認識されることが多いが，重度のうつ病が疑われる症状（精神運動制止や希死念慮など）ほど患者の訴えが少なく，適切に認識されにくくなることが示唆されている．
  - 終末期がん患者はせん妄の割合が高く，終末期の不安や抑うつ様症状はせん妄による一症状の可能性がある．

2 診断

① DSM-5（米国精神医学会の診断基準）

- 世界的に汎用されている精神医学的診断基準は米国精神医学会の診断基準であるDSM-5で，診断は患者の現病歴と他疾患の除外を基本として，操作的に行われる．下記に診断基準の概要について述べる．

1）抑うつを呈するがん患者の主な精神疾患
- 適応障害：抑うつ気分を伴うもの．強い心理的ストレスのために日常生活への適応に支障をきたすほどの精神症状を呈するもので，うつ病などの他の特定の精神障害の基準を満たさないストレス反応性の疾患である．
- うつ病：表1に示した精神症状で，①，②のいずれかが必須症状で，①〜⑨の症状のうち5項目以上の症状が同時に2週間以上継続した場合に，うつ病と診断される．例えば，日常生活への適応に支障をきたすほどの精神症状を呈するものの，必須項目を満たさない，2週間以上継続しない場合は，適応障害の診断となる．

表1 うつ病の診断（DSM-5）

①〜⑨の症状のうち5項目以上（少なくとも1つは①か②）（2週間以上継続）
 ①（日常生活や社会生活上の問題となる）抑うつ気分
 ② 興味・喜びの低下
 ③ 食欲低下
 ④ 睡眠障害
 ⑤ 精神運動性の焦燥または制止
 ⑥ 易疲労感・気力の減退
 ⑦ 無価値感
 ⑧ 思考または集中力低下
 ⑨ 希死念慮

- 実地臨床への示唆：
  - 抑うつを客観的に判断する検査など十分な知見がないことから，診断の際は患者に直接尋ねないと分からないことが多い．特に，患者の抑うつが重篤になるほど患者は訴えが減少するため適切に認識されにくくなる．
  - うつ病の診断は2週間以上精神症状が持続していることが条件となる．
  - 介入が必要かどうかの判断は，精神症状による日常生活や社会生活上の支障の程度が参考となる．
  - うつ病に対する治療を開始するかは，2〜4週間で患者が自然に回復する可能性，機能障害の程度，抑うつ症状の重症度と持続時間によって決ま

る．しかし，がんによる身体症状が，食欲低下や易疲労感など，うつ病の身体症状と鑑別が困難で，これらが重症度の判定を難しくしている．そこで，うつ病の重症度判定として下記の評価項目が参考となる症状として推奨されている[8]．すなわち，中等症うつ病の評価項目として「医療ケアに参加しない，身体状況に比して機能が低いこと，社会的ひきこもり，会話の減少」の症状が，重症のうつ病の評価項目として「元気付けられない，笑わない，よい知らせやおかしなことに反応がない」の症状が報告されている．

2) 不安を呈するがん患者の主な精神疾患
- 適応障害：不安を伴うもの．強い心理的ストレスのために日常生活への適応に支障をきたすほどの精神症状を呈するもので，下記のパニック障害などの他の特定の精神障害の基準を満たさないストレス反応性の疾患である．
- 不安障害：主な疾患として，以下のものがある．
  - 全般性不安障害：さまざまな問題に対する漠然とした不安が長期間持続する疾患である．
  - パニック障害：急速に発現する不安症状（パニック発作）を繰り返す疾患である．
  - 物質・医薬品誘発性不安障害：薬物など不安を誘発する物質により不安症状が生じる疾患である．
- 実地臨床への示唆：
  - 不安の症状の原因が心理的なものであると決めつけない．なぜなら，ステロイドやインターフェロンなどの物質・医薬品誘発性不安障害，せん妄など意識障害の一症状としての不安，そしてアカシジア（静座不能症）に伴う焦燥感が不安症状に見えることがあるからである．
  - 介入を要する不安かどうかの判断は，「通常の反応を超えている」「時間が経過しても不安が軽減しない」「パニック発作など強い症状が出現する」「症状の苦痛が著しく日常機能に支障をきたしている」などの症状が参考となる[9]．

2 スクリーニング（日本語版の妥当性が示されているもの）

- がん患者におけるうつ病，適応障害，不安障害に対して，日本語版の妥当性が示されているスクリーニング法としては，Hospital Anxiety and Depression Scale (HADS)，ワンクエスチョン・インタビュー，つらさと支障の寒暖計，Patient Health Questionnaire-9 (PHQ-9)，Generalized Anxiety Disorder-7 (GAD-7)などがある．American Society of Clinical Oncology (ASCO)の抑うつ・不安のガイドラインでは，PHQ-9・GAD-7をそれぞれ，抑うつ・不安のスクリーニングツールとして紹介している[10]．なお，ワンクエスチョン・インタビュー，つらさと支障の寒暖計は国立がん研究センター精神腫瘍学グループのウェブサイト[11]よりダウンロード可能である．
https://www.ncc.go.jp/jp/epoc/division/psycho_oncology/kashiwa/020/index.html

- HADSは，身体疾患患者の抑うつと不安をスクリーニングするために開発された自己評価式質問紙である[12]．カットオフ値は総スコア11点（感度92%，特異度65%）で[13]，終末期がん患者を対象とした場合は17点（感度71%，特異度77%）であった[14]．
- ワンクエスチョン・インタビューは，「この1週間のあなたの気持ちの状態を表すと，何点くらいでしょうか？普段気持ちが落ち着いているときを100点とするとどのくらいでしょうか？60点を合格点と考えてみてください」と口頭で尋ねるスクリーニング法である．患者が幅を持って答えるときは10点以内（50〜60点）での回答を要請し平均の値を取る．適応障害，うつ病をスクリーニングするためのカットオフ値はそれぞれ65点，60点（感度80%，特異度61%）であった[15]．
- つらさと支障の寒暖計は，2つの質問それぞれの尺度に印を付けて回答する質問紙で，簡便に実行可能で，かつ良好な性能を有している．適応障害をスクリーニングするためのカットオフ値は，つらさの点数が4点以上，かつ支障の点数が3点以上（感度82%，特異度82%）で，うつ病をスクリーニングするためのカットオフ値は，つらさの点数が5点以上，かつ支障の点数が4点以上（感度89%，特異度70%）であった[16]．
- PHQ-9は，プライマリケア医が精神疾患を評価するために開発されたPHQ (Patient Health Questionnaire)の中でも，うつ病性障害に関する9つの質問を抽出した，自己記入式の質問紙である[17)18]．うつ病をスクリーニングするためのカットオフ値は10点以上（感度86%，特異度85%）であった[19]．
- GAD-7は，プライマリケア医が精神疾患を評価するために開発されたPHQの中でも，不安障害に関する7つの質問を抽出した，自己記入式の質問紙である[20]．全般性不安障害をスクリーニングするためのカットオフ値は10点以上（感度89%，特異度83%）であった[21]．
- 実地臨床への示唆：
  - 精神症状の簡便なスクリーニングは，多忙な医療現場で見過ごされている精神疾患の早期発見・早期

治療につながり，抗がん治療に対する意欲低下や自殺企図などの重症化への発展の予防となるであろう[22]．

3 鑑別疾患（がん患者の抑うつや不安症状の医学的原因として可能性のあるもの）[23]

1) 中枢性疾患による原因
- 脳転移，がん性髄膜炎
- パーキンソン病，認知症

2) 内分泌疾患による原因
- 高カルシウム血症などによる低活動性せん妄
- 甲状腺機能障害による頻脈（機能亢進症）や抑うつ様表情（機能低下症）
- 低血糖による頻脈やせん妄
- カルチノイド症候群による動悸や喘息様呼吸困難
- 褐色細胞腫，下垂体腺腫によるパニックおよび不安症状

3) 薬物に関連した原因
- 制吐薬として使用される神経遮断薬によるアカシジア，薬剤性パーキンソニズム
- 副腎皮質ホルモン，インターフェロンによる抑うつ
- 気管支拡張薬による頻脈，振戦
- アルコール，オピオイド，ベンゾジアゼピンの急激な中止による離脱症状
- 実地臨床への示唆：
  - 不安の症状はしばしばせん妄と並存するため，せん妄の鑑別は考慮しなければならない．その理由は，せん妄患者への抗不安薬（ベンゾジアゼピン系薬剤）の使用は，せん妄の悪化を引き起こす可能性があるためである[24]．
  - 制吐薬として使用される神経遮断薬（プロクロルペラジンなど）によるアカシジアに伴う焦燥感は，不安症状と誤診されやすく注意が必要である．たとえば，ベッド上で体動を繰り返し，理由なくイライラと歩き回っている患者を見た場合はアカシジアの症状を疑う．また，「気持ちと身体のどちらがソワソワしますか」と質問すると，アカシジアであれば「身体がソワソワします」と答えることが多い[25]．

治療

1 非薬物的療法

1 適応障害
- がん患者の適応障害に対する精神療法としては，うつ病と同様に，支持的精神療法，そして患者のおかれた状況についての保証を与える心理教育的介入および，周囲からのサポートが効果的に働くような環境調整が推奨される．

2 うつ病
- がん患者のうつ病に対する精神療法としては，有効性を検討したランダム化比較試験のメタアナリシスで，支持的精神療法，問題解決療法，認知行動療法が抑うつスコアの有意な減少を認めることが示されている[26]〜[28]．
- 支持的精神療法は，受容，傾聴，支持，肯定，保証，共感などを中心とした最も一般的な治療である．問題解決療法は精神症状発現の原因となっているストレス状況に定式化された方法で対処し，実際の問題解決を図ったり，問題解決能力を高めたりすることを通して精神症状を軽減することを意図した介入法で，がん患者を対象に有用性が報告されている[29]．
- また，近年，がん患者のうつ病に対する多職種共同介入による効果が報告され[30]〜[33]，進行がん患者に対する構造化された精神療法も試みられている[34]〜[36]．

2 薬物療法

- ここでは，2019年11月現在，日本で承認されている薬剤について取り上げる．がん患者の抑うつや不安に対する薬物の使用法については，国際的にコンセンサスの得られたものは存在しない．腫瘍医を対象とした抗うつ薬の使用実践のコツについては2018年1月にAnnals of Oncologyから出版されている[37]．
https://academic.oup.com/annonc/article/29/1/101/4372394

1 適応障害
- うつ病に対しては抗うつ薬による治療の有効性が示されているが，適応障害に関しては明らかではない[38]．したがって，適応障害に対する治療は原則的に精神療法であるが，精神療法のみでは効果が不十分であるときや患者の苦痛が著しく強いときに薬物療法を考慮する．薬物の選択としては，抗うつ効果も期待でき，また半減期の短い抗不安薬であるアルプラゾラムから投与することが実際的である[39][40]．

抗不安薬（アルプラゾラム ★★[39)40)]）

アルプラゾラム
初期投与量0.4mg/回　1日投与量0.4〜2.4mg　内服（高齢者では1日投与量0.4〜1.2mg）

- アルプラゾラムで効果が十分得られない場合，抑うつ気分を主体とした適応障害であれば，うつ病治療に準じて抗うつ薬への変更または併用を行い，不安が優位な適応障害であれば他のベンゾジアゼピン系薬剤への変更を考慮する．いずれの場合も，少量から開始し，眠気やふらつきといった有害事象の出現などの状態をきめ細かく観察しながら，状態に応じて適宜漸増していくことが原則である．抗不安薬（ベンゾジアゼピン系薬剤）による有害事象の代表的なものは眠気とふらつきであるが，抗不安薬（ベンゾジアゼピン系薬剤）は錯乱や失見当識を引き起こすかまたは悪化させることがあるため[24)]，特に高齢者や衰弱した患者においては注意が必要である．また，抗不安薬（ベンゾジアゼピン系薬剤）には，臨床用量依存の発現を防ぐために，漫然と継続使用しないことが望まれる[41)〜43)]．近年の文献レビューでは，1か月以上の使用で半数に依存性がみられる報告もあり，特に高用量の短時間作用型ベンゾジアゼピン系薬剤は注意を要する[41)]．

2 うつ病

- がんを含む身体疾患を有する患者のうつ病について，抗うつ薬が有効であることがメタアナリシスにより示されているが[44)45)]，日本で承認されている薬剤で，プラセボ対照二重盲検比較試験で効果が示されているのはミアンセリンのみである[28)44)]．薬物相互作用が少ないことからエスシタロプラムが一般的に使用され[28)]，また緩和ケア設定においてはデルファイ法を用いた専門家によるコンセンサスによってミルタザピンが特に選択されているが[46)]，薬物の使用法については，国際的にコンセンサスの得られたものは存在しない．また，ベンラファキシンは化学療法を受けている患者のホットフラッシュの軽減にも用いられるが，高用量では血圧が上昇し，また離脱症状に注意を要する[28)37)]．

抗うつ薬（ミアンセリン ★★[28)44)47)48)]，エスシタロプラム ★[28)49)]，ミルタザピン ★[46)50)51)]，ベンラファキシン ★[28)37)]）

- **ミアンセリン**
初期投与量10〜30mg/回　1日投与量30〜60mg　内服

- **エスシタロプラム**
初期投与量10mg/回　1日投与量10〜20mg　内服

- **ミルタザピン**
初期投与量15mg/回　1日投与量15〜45mg　内服

- **ベンラファキシン**
初期投与量37.5mg/回　1日投与量75〜112.5mg　内服

- このため，抗うつ薬の選択に当たっては，投与経路（経口投与が可能か否か），患者の身体状態（特に苦痛の原因となっている身体症状の把握），推定予後（週単位か，月単位か），併用薬剤（相互作用を有する薬物が使用されていないか），抗うつ薬の作用・有害事象プロフィールなどを総合的に判断して，治療方針を決定する．この点を考慮したアルゴリズムが国立がん研究センターから示されている[52)]．この報告によると，経口可能で軽症の場合はまず即効性のアルプラゾラムを使用し，無効であれば抗うつ薬を用いる．抗うつ薬は，患者ごとに有害事象プロフィールによって使い分け，悪心が強い場合はセロトニン再取り込み阻害薬（SSRI），セロトニン・ノルアドレナリン再取り込み阻害薬（SNRI）を避け，便秘やてんかん発作，せん妄のリスクが大きければ三・四環系抗うつ薬を避ける．また，経口不可能な場合はクロミプラミンの点滴を検討することを推奨している．また，他の報告では，不眠と悪心が合併している患者では，ミルタザピンの有用性が示唆されている[50)53)]．

- SSRIは抗不安作用があり，鎮静効果も少ないというメリットがあるが，代謝における薬物相互作用に注意が必要な薬剤がある．例えば，パロキセチンはCYP2D6阻害作用があり，タモキシフェンとの併用で，タモキシフェンの効果が減弱し，乳癌死亡率の増加と関連するというコホート研究がある[54)55)]（近年ではタモキシフェンの影響は観察されなかったとの結果も報告されている[56)]）．

- フルボキサミンはCYP1A2，CYP2C19，CYP2D6，CYP3A4を阻害するため，シクロスポリンとの併用で，シクロスポリンの血中濃度が上昇する可能性がある[57)]．一方，SSRIのなかでも，エスシタロプラムは薬物相互作用がほとんどなく，またセルトラリンは薬物相互作用が比較的少なく安全に使用できる[58)]．

抗うつ薬（セルトラリン ★[58)〜60)]）

セルトラリン
初期投与量25mg/回　1日投与量50〜100mg　内服

- 実地臨床への示唆：

- 適応障害, うつ病を治療するに当たって, 受容, 傾聴, 支持, 肯定, 保証, 共感などを中心とした支持的精神療法が基本となる.
- この際に, 意識障害（せん妄）・アカシジアに伴う焦燥感の除外を行いながら, 不安, 抑うつの重症度を判断し薬物療法を検討する.
- 薬物の使用法については, 国際的にコンセンサスの得られたものは存在しないため, 抗うつ薬の作用・有害事象プロフィールなどを総合的に判断して決定する.
- 特に, 予後が週単位と予測された場合のうつ病に対する薬物療法は, 執筆時現在では明確なガイドラインは存在せず, 作用発現の早いメチルフェニデートなどの精神刺激薬を推奨する報告もあるが実証されておらず, さらに日本では使用制限がある. また, 終末期の不安や抑うつ様症状は, この時期に頻度の高いせん妄による一症状の可能性があり, 鑑別が必要である.
- せん妄に対する治療に関しては, 本章「8 症状マネジメント」「④せん妄」を参照してほしい.

文献

1) JAMA 1983; 249(6):751-7.
2) Cancer 1996; 78(5): 1131-7.
3) Psychooncology 2014; 23(2): 121-30.
4) Eur J Cancer 2017; 72: 46-53.
5) Lancet Oncol 2011; 12(2): 160-74.
6) J Clin Oncol 1998; 16(4): 1594-600.
7) Oncol Nurs Forum 1999; 26(3): 593-9.
8) Gen Hosp Psychiatry 2009; 31(3): 225-32.
9) Br J Cancer 2000; 83(10): 1261-7.
10) J Clin Oncol 2014; 32(15): 1605-19.
11) 国立がん研究センター精神腫瘍学グループホームページ. https://www.ncc.go.jp/jp/epoc/division/psycho_oncology/kashiwa/020/index.html
12) Acta Psychiatr Scand 1983; 67(6): 361-70.
13) Jpn J Clin Oncol 1998; 28(5): 333-8.
14) J Pain Symptom Manage 2006; 31(1): 5-12.
15) Cancer 2003; 97(10): 2605-13.
16) J Pain Symptom Manage 2005; 29(1): 91-9.
17) J Gen Intern Med 2001; 16(9): 606-13.
18) Psychol Rep 2007; 101(3 Pt 1): 952-60.
19) Gen Hosp Psychiatry 2013; 35(6): 592-7.
20) Arch Intern Med 2006; 166(10): 1092-7.
21) Muramatsu K, et al. Validation and utility of a Japanese version of the GAD-7. PANMINERVA MEDICA 20th World Congress on Psychosomatic Medicine Abstracts Book 2009, 51(Suppl 1 to No 3); 79.
22) J Clin Oncol 2012; 30(11): 1160-77.
23) Massie MJ. Anxiety, panic, and phobias. In: Holland JC, Rowland JH eds. Handbook of Psychooncology: Psychological Care of the Patient With Cancer. Oxford University Press, 1989, p300-9.
24) Am J Psychiatry 1996; 153(2): 231-7.
25) 厚生労働省. 重篤副作用疾患別対応マニュアル（アカシジア）. http://www.mhlw.go.jp/topics/2006/11/tp1122-1j.html
26) Cancer Treat Rev 2017; 56: 16-27.
27) Jpn J Clin Oncol 2012; 42(12): 1113-9.
28) J Clin Oncol 2012; 30(11): 1187-96.
29) Jpn J Clin Oncol 2008; 38(12): 867-70.
30) Psychooncology 2017; 26(5): 573-87.
31) Lancet Oncol 2014; 15(10): 1168-76.
32) J Oncol Pract 2016; 12(8): 747-56.
33) Lancet 2014; 384(9948): 1099-108.
34) J Clin Oncol 2018; 36(23): 2422-32.
35) Cancer 2018; 124(15): 3231-9.
36) Lancet Oncol 2011; 12(8): 753-62.
37) Ann Oncol 2018; 29(1): 101-11.
38) Strain JJ. Adjustment disorders. In: Holland JC, et al eds. Psycho-oncology. Oxford University Press, 1998, p509-17.
39) Acta Psychiatr Scand 1987; 75(6): 656-63.
40) J Clin Oncol 1991; 9(6): 1004-11.
41) N Engl J Med 2017; 376(12): 1147-57.
42) JAMA 1983; 250(6): 767-71.
43) Can J Clin Pharmacol 1999; 6(2): 69-83.
44) BMC Psychiatry 2013; 13: 140.
45) Cochrane Database Syst Rev 2018; (4): CD011006.
46) BMC Palliat Care 2011; 10: 10.
47) Acta Psychiatr Scand Suppl 1985; 320: 85-92.
48) Br J Psychiatry 1996; 169(4): 440-3.
49) Tumori 2011; 97(3): 358-61.
50) Clin Drug Investig 2008; 28(2): 113-20.
51) Psychiatry Clin Neurosci 2008; 62(1): 75-83.
52) Psychooncology 2008; 17(2): 154-60.
53) Lancet Oncol 2005; 6(6): 357.
54) J Clin Psychiatry 2009; 70(12): 1688-97.
55) BMJ 2010; 340: c693. doi: 10.1136/bmj.c693.
56) J Natl Cancer Inst 2015; 108(3). doi: 10.1093/jnci/djv337.
57) Am J Kidney Dis 1998; 31(2): 320-3.
58) Curr Drug Metab 2002; 3(1): 13-37.
59) Support Care Cancer 2008; 16(1): 83-91.
60) Tumori 2008; 94(4): 563-7.

（大谷弘行）

VIII-7 緩和療法 疼痛マネジメント

定義・アセスメント

1 定義

- 国際疼痛学会は，「痛み」を「組織の実質的あるいは潜在的な傷害に結びつくか，このような傷害を表す言葉を使って述べられる不快な感覚，情動体験（an unpleasant sensory and emotional experience associated with actual or potential tissue damage, or described in terms of such damage）」と定義づけている．痛みは主観的な症状であり，その強さは傷害・病気の進行度合い，そして心理的状態により変化しうる．

2 疼痛の分類

1 疼痛の性質による分類

- 痛みの種類は，侵害受容性疼痛（内臓痛，体性痛）と神経障害性疼痛に分類される．それぞれの特徴を表1に示す．

2 疼痛のパターンによる分類

- 痛みは，日を通して続く持続痛と，一過性の痛みの増悪（突出痛［breakthrough pain］）とで構成される（図1）[1]．

3 痛みの評価

1 問診

- 痛みに関して問診を行う際には，以下の項目を念頭におくと重要な情報を漏らすことがない．

1) 痛みの部位
- 身体所見や画像検査所見をみながら，痛みの原因となる病変の有無を確認する．

2) 痛みの強さ
- 痛みの強さは，治療効果判定の意味からも初診時に評価しておくことが重要である．評価法としてさまざまなツールが開発されている．信頼性，妥当性ともに検証され，臨床の場で用いられているのはNumerical Rating Scale（NRS），Visual Analogue Scale（VAS），Verbal Rating Scale（VRS）である（図2）[2)3)]．

3) 痛みの性状
- 痛みの性状は，痛みが体性痛，内臓痛，神経障害性疼痛のどれかを判断するための参考となる．内臓痛は局在があいまいな鈍い痛みのことが多く，神経障害性疼痛は「びりびり電気が走るような」「しびれるような」痛みが混ざることが多い．

4) 痛みの経過
- いつから痛みが存在するようになったか，以前からある痛みが時間とともにどう経過しているかを確認する．どのような契機で痛みが増悪，軽減するのか（例：体動や加重で増悪など）を確認する．

5) 痛みの放散
- がんの腕神経叢浸潤による上肢への痛みの放散や，

表1 疼痛の分類

		障害部位	例	特徴
侵害受容性疼痛	体性痛	皮膚，骨，関節，筋肉，結合組織などの体性組織	骨転移による局所の痛み，術後の創の痛み，筋・軟部組織の炎症に伴う痛み	体動時の突出痛に対するレスキューの使い方が重要
	内臓痛	食道，胃，小腸，大腸，肝臓，膵臓，腎臓などの臓器	膵臓癌による上腹部痛・背部痛，消化管閉塞に伴う腹痛，肝腫瘍による肝被膜伸展痛	オピオイドが効きやすい
神経障害性疼痛		末梢神経，脊髄神経，視床，大脳などの痛みの伝達路	化学療法後の手足の末梢神経障害，がんの腕神経叢浸潤による上肢の痛み	難治性で鎮痛補助薬を必要とすることが多い

図1 痛みのパターン：患者からみた痛み[1]

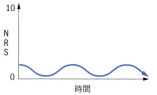
1. ほとんど痛みがない．

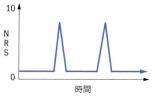
2. ふだんはほとんど痛みがないが，1日に何回か強い痛みがある．

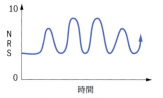
3. ふだんから強い痛みがあり，1日の間に強くなったり弱くなったりする．

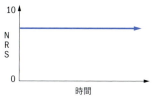
4. 強い痛みが1日中続く．

NRS: Numerical Rating Scale

図2 痛みの強さの評価法[2)3)]

Numerical Rating Scale（NRS）
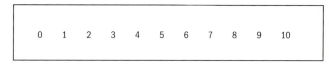

Visual Analogue Scale（VAS）10 cm
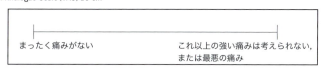

Verbal Rating Scale（VRS）
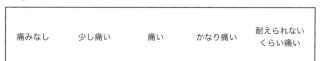

がんの腰椎転移による神経根症状（下肢への痛みの放散）などがある．

6）痛みの軽快因子
- 安静，免荷，保温，冷却などがある．

7）痛みの増悪因子
- 体動，不安，夜間，腹水貯留などがある．

8）痛みに伴う他の症状
- 消化管閉塞における悪心・嘔吐，馬尾症候群における下肢知覚低下や筋力低下がその例であり，痛みの原因や病態を知る手がかりとなる．

9）日常生活への影響
- 痛みの総合的評価の一環として，痛みが日常生活にどの程度支障をきたしているのかを確認する．痛みはあるが，患者にとって許容できるものなのか，それとも対応をしたほうがよいのかを確認することで，痛みの治療目標の設定にも役立つ．

10）現在行っている治療への反応
- 現在どの鎮痛薬をどのように使用しているのか，また現在行っている治療の効果はどうかを確認するとともに，疼痛治療の副作用としての便秘，悪心，眠気，程度を確認する．

2 身体所見

- 痛みの原因となる病変を念頭におきながら，診察を進める．特に，皮膚転移や帯状疱疹などの皮膚所見，痛みのある部分の皮膚の知覚異常，筋力低下

や筋萎縮などの神経学的所見をとることは重要である．また，関節の位置を確認することは，骨折や腸腰筋症候群を診断・評価するうえで役立つ．

3 画像所見

- 想定される病変によって適切な画像検査方法を選択するとともに，患者の状態に応じ，検査を行うことのメリット・デメリットを考慮したうえで検査計画を立てることが重要である．例えば，イレウスの評価をしたい場合，腹部単純 X 線写真は消化管ガス像の分布や液面形成像の有無を評価するのに有用であり，CT や MRI は腫瘍の位置や大きさ，周辺臓器との関連性などを評価するのに有用である．

マネジメントの実際

1 薬物療法

1 WHO 方式がん疼痛治療法

- 「WHO（世界保健機関）方式がん疼痛治療法」は，がん疼痛治療の成績向上を目指して 1980 年代に初版が作成された治療戦略であり，非オピオイド鎮痛薬，オピオイドの使用に加え，鎮痛補助薬，副作用対策，心理・社会的支援などを包括的に用いた鎮痛法である．「WHO 方式 3 段階除痛ラダー」（図 3）[4]は，痛みの強さによる鎮痛薬の選択ならびに鎮痛薬の段階的な使用法を示すものである．

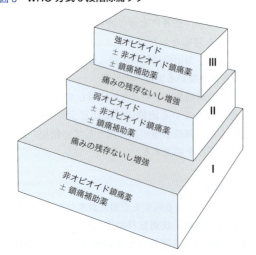

図 3　WHO 方式 3 段階除痛ラダー[4]

2 非オピオイド鎮痛薬

1）アセトアミノフェン

- アセトアミノフェンは一般的によく用いられている鎮痛，解熱作用をもつ薬物であり，消化管，腎機能，血小板の機能に影響を与えにくいことから，副作用の懸念により NSAIDs が使いにくい場合にも用いることができる．アセトアミノフェンの最も重篤な副作用は，過剰投与による肝細胞壊死であり，成人においては 150〜250mg/kg 以上を摂取すると起こるとされている．アセトアミノフェンの使用量は，肝機能障害に注意しながら 4000mg/日まで増量可能と考えられている[5)6)]．

アセトアミノフェン ★★★[1)7)]
・アセトアミノフェン 750mg/回　1 日 4 回（6 時間毎）　内服（3000mg/日）〈頓用薬として〉
・アセトアミノフェン 1000mg/回　疼痛時（頓用）内服　6 時間あけて 1 日 4 回まで

2）NSAIDs[5)]

- nonsteroidal antiinflammatory drugs（NSAIDs）はステロイド構造以外の抗炎症作用，解熱作用，鎮痛作用を有する薬物の総称である．副作用として胃腸障害，腎障害，血小板活性化障害などが挙げられる．NSAIDs による胃腸障害には，胃粘膜上皮細胞におけるシクロオキシゲナーゼ（COX）-1 阻害による粘膜細胞保護効果を有する PGI2，PGE2 などの減少が深く関与している．COX には，COX-1 と COX-2 の 2 つのアイソザイムが存在し，選択的 COX-2 阻害薬であるセレコキシブは従来の NSAIDs よりも胃潰瘍発症の頻度が低いとされる[8)9)]．比較的 COX-2 阻害の選択性が高いものとしてはメロキシカム，エトドラクがある．なお，痛みで NSAIDs が投与されているがん患者において，プロスタグランジン製剤，プロトンポンプ阻害薬，高用量の H2 受容体拮抗薬のいずれかを使用することが推奨されている[10)]．

NSAIDs ★★★[1)7)]
・ロキソプロフェン（ロキソニン®） 60mg/回　1 日 3 回（毎食後）　内服（180mg/日）
・エトドラク（ハイペン®） 200〜400mg/回　1 日 2 回（朝夕）　内服（400〜800mg/日）
・ナプロキセン（ナイキサン®） 200〜300mg/回　1 日 2 回（朝夕）　内服（400〜600mg/日）

〈頓用薬として〉
> ロキソプロフェン（ロキソニン®）
> 60mg/回　疼痛時（頓用）内服　1時間あけて1日に3回まで

3 オピオイド鎮痛薬

1) コデイン[11]
- コデイン自体のオピオイド受容体への親和性は低く，その鎮痛効果はコデインの一部が肝で代謝されたモルヒネによるものである．その力価はモルヒネの6分の1から10分の1とされる．コデインには鎮咳作用があり，これはコデインそのものの作用である．

> コデイン ★★★[1)7)]
> - コデイン（コデイン錠®）
>   20mg/回　1日4回（6時間毎）　内服（80mg/日）
> 〈頓用薬として〉
> - コデイン（コデイン錠®）
>   20mg/回　疼痛時・咳嗽時（頓用）内服　1時間あけて1日6回まで．80〜120mg/日になったらモルヒネなどの強オピオイドへ移行する．

2) トラマドール[11)〜13)]
- トラマドールはコデイン類似の合成化合物であり，その鎮痛効果はμオピオイド受容体に対する弱い親和性とセロトニン・ノルアドレナリン再取り込み阻害（SNRI）作用の両方によると考えられている．便秘の発生頻度は他のオピオイドに比べると低い．力価は内服：注射＝1：1〜2である．

> トラマドール ★★★[1)3)]
> 〈内服〉
> - トラマドール（トラマールカプセル®）
>   25mg/回　内服　1日4回から開始（高齢者や肝腎機能低下者では25mg　1日2回から）　100mg/日ずつ300mg/日まで増量（25mg×4 → 50mg×4 → 75mg×4）疼痛時頓用は1回量分内服
> 〈皮下注〉
> - トラマドール（トラマール注®）
>   70mg〜/日　24時間皮下注　疼痛時頓用は1〜2時間分早送り　300mg/日になったらモルヒネなどの強オピオイドへ移行する．

3) モルヒネ
- モルヒネは，μオピオイド受容体に対する選択性がδ，κオピオイド受容体に対する選択性よりも高いため，その作用のほとんどがμオピオイド受容体を介して発現する．モルヒネは主に肝臓で，グルクロン酸抱合によってその約40〜50％がモルヒネ-3-グルクロニド（M3G）に，また，その約10％がモルヒネ-6-グルクロニド（M6G）に代謝され，約10％がモルヒネとして尿中から排泄される．M3GおよびM6Gも，そのほとんどが腎臓から排泄される．
- M6Gには強力な鎮痛作用があり，M3Gはオピオイド受容体にほとんど親和性がないため鎮痛作用は示さないが，がん疼痛患者にモルヒネを大量投与した際に認められる痛覚過敏（通常では痛みを感じない程度の痛み刺激で痛みを感じる，痛覚に対する感受性が亢進した状態）やアロディニア（通常では痛みを起こさない刺激［例：そっと触る］で痛みを感じる状態）の発現に関与している可能性が示唆されている．
- モルヒネはその豊富な使用経験から第一選択オピオイドとして推奨されることが多い．
- モルヒネ，オキシコドン，フェンタニル，メサドンを直接比較した治験はないが，モルヒネはWHOラダーステップIIIオピオイドとして中等度から重度のがん疼痛に用いることは，世界的に標準治療としてコンセンサスが得られている．

> モルヒネ ★★★[1)7)]
> 〈内服〉
> - モルヒネ
>   8〜12時間徐放剤　5mg　1日2回 → 5mg　1日3回 → 10mg　1日2回 →
> - モルヒネ
>   24時間徐放剤　20mg×1 → 40mg×1 → 60mg×1 →
> - モルヒネ
>   頓用速放剤（1日投与量の1/6）　1時間あけて反復可　1日4〜6回まで
> 〈座薬〉
> - モルヒネ（アンペック®）
>   10mg/回　1日3回（8時間毎）　30〜50％ずつ増量
> - モルヒネ
>   頓用　10mg　2時間あけて反復可　1日3回まで
> 〈注射〉
> - モルヒネ
>   0.5mg/時　24時間静注（あるいは皮下注）　疼痛時頓用は1〜2時間分早送り

4) オキシコドン
- オキシコドンの薬理作用は，主にμオピオイド受容体を介して発現する．オキシコドンは肝臓で代謝され，尿中に排泄される．
- モルヒネ，オキシコドン，フェンタニル，メサドンを直接比較した治験はないが，オキシコドンはWHOラダーステップIIIオピオイドとして中等度

から重度のがん疼痛に用いることは世界的に標準治療としてコンセンサスが得られている．

> **オキシコドン ★★★**[1)7)]
>
> 〈内服〉
> ・オキシコドン
> 　8～12時間徐放剤　5mg　1日2回 → 5mg　1日3回 → 10mg　1日2回 →
> ・オキシコドン
> 　頓用速放剤（1日投与量の1/6）　1時間あけて反復可　1日4～6回まで
>
> 〈注射〉
> ・オキシコドン
> 　0.4mg/時　24時間静注（あるいは皮下注）　疼痛時頓用は1～2時間分早送り

5) フェンタニル

■ フェンタニルは，μオピオイド受容体に対する選択性が非常に高く，完全作動型として作用する．脂溶性が高く比較的分子量が小さいため，皮膚吸収が良好であることから，貼付剤としても使用されている．フェンタニル貼付剤による便秘および眠気の発生頻度は他のオピオイドに比べると低いとされている[14)15)]．

■ モルヒネ，オキシコドン，フェンタニル，メサドンを直接比較した治験はないが，フェンタニルはWHOラダーステップIIIオピオイドとして中等度から重度のがん疼痛に用いることは世界的に標準治療としてコンセンサスが得られている．

> **フェンタニル ★★★**[1)3)]
>
> 〈貼付〉
> ・フェンタニル
> 　24時間徐放剤または72時間徐放剤　12.5μg～/時
>
> 〈注射〉
> ・フェンタニル
> 　5μg～/時　24時間静注（あるいは皮下注）　疼痛時頓用は1～2時間分早送り

6) メサドン

■ メサドンは，μオピオイド受容体を介する作用とN-methyl-D-aspartate（NMDA）受容体拮抗作用により，その鎮痛効果を発揮する．メサドンの利点は，①ほぼ肝代謝であるため腎機能障害でも使いやすい，②交叉耐性*がより不完全（incomplete cross tolerance）であるため，オピオイド変更の効果が大きい，③NMDA受容体拮抗作用があるため，神経障害性疼痛への効果も期待できる，である．一方，弱点として，①心電図上QT延長をきたし，致死性の不整脈をもたらす危険性がある，②薬物相互作用により思いがけず血中濃度が上がったり，逆に下がったりする可能性がある，③半減期が長いため，短期間での量の調整がしづらい，④オピオイド変更の際の換算比が特殊である，などがある．このことから日本ではその使用に際して，医師はがん疼痛管理に精通しているのみならず，製造販売業者の提供するe-ラーニングに合格する必要がある．

■ モルヒネ，オキシコドン，フェンタニル，メサドンを直接比較した治験はないが，フェンタニルはWHO除痛ラダーステップIIIオピオイドとして中等度から重度のがん疼痛に用いることは世界的に標準治療としてコンセンサスが得られている．

> **メサドン ★★★**[1)7)]
>
> メサドン
> 　5mg　1日3回 → 10mg　1日3回 → 15mg　1日3回　内服
> 突出痛に対するレスキュードーズには，モルヒネなどほかの速放剤を使用する．

7) タペンタドール

■ タペンタドールの鎮痛作用は，μオピオイド受容体作動作用と脊髄後角におけるノルアドレナリン再取り込み阻害作用によると考えられる．タペンタドールは主に肝臓で代謝され，尿中に排泄される．がん疼痛での起用は日本が初めてであり，海外では非がんの慢性疼痛でのみ使用される．TRF（tamper resistant formulation：改変防止製剤）であるため非常に硬く，機械的（噛む，すりつぶす）および化学的（水やその他の溶媒）に改変することができないため，薬物乱用を防止することができる．

> **タペンタドール ★★★**[1)16)]
>
> タペンタドール
> 　25mg　1日2回 → 50mg　1日2回 → 100mg　1日2回　内服

---

*交叉耐性：人はある薬剤に対し耐性を獲得するが，類似した構造をもつ別の薬剤に対しても耐性を獲得してしまうことがある．これを交叉耐性という．しかしながら，異なるオピオイド間では交叉耐性が完全ではないため，副作用で増量が困難であったり，効果が不十分であったりした場合に，あるオピオイドから他のオピオイドに変更することで副作用が消失し，よりよい鎮痛効果が得られる可能性がある．メサドンと他のオピオイドとの交叉耐性が，他のオピオイド間のそれよりもより不完全であることから，他のオピオイドからメサドンに変更した場合，オピオイドの変更によりもたらされる利益がより大きいことが見込まれる．

8）腎機能障害時のオピオイド使用法

- 前述したように，モルヒネは主に肝臓でグルクロン酸抱合によって，その約 40〜50％がモルヒネ-3-グルクロニド（M3G）に，またその約 10％がモルヒネ-6-グルクロニド（M6G）に変換されるが，M3G および M6G はほとんど腎排泄なので，中等度から重度の腎機能障害時にモルヒネを用いると M3G および M6G が蓄積し，鎮静などの副作用が増強する．そのため，腎機能障害時にはモルヒネは回避すべきとされている．
- コデインはその 10％ほどが肝でモルヒネに変換されるが，さらに M3G および M6G に変換されるため，腎機能障害時にはコデインを使用しないことが望ましい．
- オキシコドンとタペンタドールは同定されている中毒性代謝産物はないが，腎機能障害時には十分に注意し，慎重な評価観察を要する．
- フェンタニルとメサドンは臨床経験から比較的安全に腎機能障害時にも使用できるが，やはりできるだけ少量で開始し，慎重にタイトレーションを行うことが推奨されている．
- 具体的には，オキシコドン，フェンタニル，メサドン，タペンタドールは最小量で開始し，オピオイドタイトレーションは腎機能正常時よりも慎重に行う．オキシコドンに関しては，特に持続痛でなく突出痛である場合には，徐放剤で開始するのではなく，速放剤で開始するほうが安全であろう．
- 肝機能障害時のオピオイド使用法：モルヒネ，オキシコドン，フェンタニル，コデイン，メサドン，タペンタドールは，ほとんどが肝臓で代謝されることから，肝機能障害時にはこれらの代謝能が低下することが示唆されている．したがって，中等度から重度の肝機能障害時には，オピオイドの投与量を肝機能正常時に比べて減らす（例：開始時には最小量からとする，肝機能正常時よりもオピオイドタイトレーションを慎重に行う，特に持続痛でない場合には徐放剤ではなく速放剤で開始する），あるいは投与間隔を長くする（例：肝機能正常時にオキシコドン徐放剤を 8 時間毎ではなく 12 時間あるいは 24 時間毎にする）ことで，オピオイドの体内蓄積により副作用が増強することを最大限予防する．

4 オピオイドスイッチング

- オピオイドスイッチング，すなわちオピオイドの変更とは，「オピオイドの副作用が強く鎮痛効果を得るだけのオピオイド量を投与できない場合や，鎮痛効果が不十分な場合に，投与中のオピオイドから他のオピオイドに変更すること」をいう．オピオイドの変更の有効性を検証した比較試験はなく，執筆時現在ではその有用性をサポートするだけの根拠がない．
- オピオイドスイッチングの薬理学的根拠としては，不完全な交叉耐性である．すなわち，異なるオピオイド間では交叉耐性が不完全であるため，使用していた 1 種類のオピオイドに対し耐性を獲得し，鎮痛効果が低下した（鎮痛効果を得るためには副作用を生じるまで増量せざるをえなくなった）場合でも，オピオイドの種類を変更することにより，鎮痛効果を回復できるということである．
- 変更する際の投与量の換算比は，安定した鎮痛の患者において等価となるオピオイドの量を求めた研究知見に基づいて作成されている．痛みが不安定な（オピオイドの副作用がみられる）患者を対象としたものではないため，オピオイドの変更を行う患者では，個々の患者の状態に応じて換算量を調整したうえでモニタリングを行い，適宜修正することが必要である．鎮痛は得られていて副作用のためにオピオイドを変更する患者では，換算比より少ない投与量から開始することが推奨されている[17)18)]（表 2[1)]，3[19)]）．

5 オピオイドの副作用とその対策

1) 悪心・嘔吐[20)21)]

- 悪心・嘔吐はオピオイド開始・増量初期にしばしばみられる副作用で，それまで悪心・嘔吐がなかったがん患者の最大 40％程度に起こるといわれている．その機序としては，①オピオイドが化学受容器引金帯（chemoreceptor trigger zone：CTZ）に発現している μ 受容体を刺激→ドパミンが遊離→ドパミン D2 受容体を介して嘔吐中枢が刺激される，②オピオイドが前庭器に発現している μ 受容体を刺激→ヒスタミンが遊離→ヒスタミンが CTZ や嘔吐中枢を刺激，③オピオイドにより消化管の蠕動運動が抑制→消化管内容物の停滞→求心性に CTZ や嘔吐中枢が刺激される，の 3 つの現象が複合的に起こることと考えられている．通常はオピオイド開始初期や増量後に出現することが多く，数日以内に耐性を生じ，自然に軽減あるいは消失することが多い．
- 対処法としては，ハロペリドール，プロクロルペラジンなどの抗ドパミン薬，またはジフェンヒドラミン（トラベルミン®）などの抗ヒスタミン薬や消化管運動亢進作用をもつメトクロプラミドやドン

表2 オピオイド換算表[1]

投与経路	静脈内投与・皮下投与	経口投与	直腸内投与	経皮投与
モルヒネ	10〜15mg	30mg	20mg	
コデイン		200mg		
オキシコドン	15mg	20mg		
フェンタニル	0.2〜0.3mg			＊
タペンタドール		100mg		

モルヒネ経口30mgを基準とした場合に，計算上等力価となるオピオイドの換算量を示す．
＊フェンタニル貼付剤については添付文書の換算表を参照．12.5μg/時に相当する．

表3 モルヒネ経口薬1日投与量に対するメサドン容量[19]

モルヒネ経口剤の 1日投与量（mg）	メサドン経口剤の推定1日投与量 （モルヒネ経口剤：メサドン経口剤）
<30	50%（2：1）
30〜99	25%（4：1）
100〜299	12.5%（8：1）
300〜499	8.3%（12：1）
500〜999	6.7%（15：1）
>1000	5%（≧20：1）

ペリドン，さらには非定型抗精神病薬のリスペリドンやオランザピンの投与がある．

■オピオイドを初回に投与する際の制吐薬の予防投与を検討した研究として，オキシコドン開始時のプロクロルペラジンの予防投与効果をみたランダム化比較試験[22]が存在するが，結果は制吐効果についてはnegativeで，プロクロルペラジン群で眠気の副作用の増加が示唆された．現状では，個々の患者に応じて対応することが勧められている．

メトクロプラミド＋オキシコドン ★[1)7)]

メトクロプラミド（プリンペラン®）
5mg/回 1日3回（15mg/日）
オキシコドン（オキシコンチン®）
メトクロプラミドと一緒に内服

〈頓用薬として〉
プロクロルペラジン ★[1)7)]

プロクロルペラジン（ノバミン®）
5mg 悪心時頓用内服

2）眠気

■オピオイド開始後や増量後に眠気が出現することがあるが（頻度20〜60%）[23]，速やかに耐性が生じるので数日以内に自然に軽減あるいは消失することが多い．オピオイド投与中に眠気が生じた場合は，肝腎機能障害，高カルシウム血症，中枢神経病変など他の原因を除外する（腎機能障害患者にモルヒネを投与し眠気が生じた場合にはM3Gの蓄積も考慮する）．

■オピオイドによる眠気の対処法としてはオピオイドの減量，オピオイドスイッチング，精神刺激薬（メチルフェニデート）の使用がある．精神刺激薬は，ランダム化比較試験と前後比較研究で，オピオイドによる眠気に対する効果が示されているが[24)〜26)]，日本では，メチルフェニデートはナルコレプシーと注意欠陥・多動性障害以外には使用が厳しく規制されているため，使用しにくい．

3）便秘

■オピオイドを投与された患者に高頻度（72〜87%）に起こる副作用である．悪心・嘔吐や眠気と違い，耐性はほとんど形成されないため，下剤を継続的に投与するなどの対策が必要である．対策としては，患者の便の性状や排便回数を聞きながら下剤を処方するが，どの下剤が他のものよりも効果的であるかは，現時点ではよくデザインされた比較試験がないため明らかでない[27]．一般的によく用いられる方法としては，便を軟らかくする浸透圧性下剤（酸化マグネシウムやラクツロース）と，腸蠕動を亢進させる大腸刺激性下剤（センナ，ピコスルファートナトリウムなど）を組み合わせて使用する方法である．また，近年末梢性μ受容体拮抗薬であるナルメデジンが発売となり，オピオイド誘発性便秘に広く使用され始めている[28]．オピオイド初回投与時の予防的下剤使用に関しては，効果と不利益を検討できる比較試験がないことから，個々の患者に応じて対応することが勧められている．

酸化マグネシウム ★[1)7)]

酸化マグネシウム（マグラックス®）
500mg（250mg錠×2）/回 1日3回（毎食後）内服
（1500mg/日）

表4 主な鎮痛補助薬の処方例 ★[1)]

分類	薬剤	用法・用量		備考 （主な副作用）
抗うつ薬[30)]	アミトリプチリン アモキサピン ノルトリプチリン	開始量：10mg/日　内服（就寝前）	維持量：10〜75mg/日　内服 1〜3日毎に副作用がなければ 20mg → 30mg → 50mgと増量	眠気，口内乾燥，便秘，排尿障害，霧視など
	パロキセチン	開始量：20mg（高齢者は10mg）/日　内服		悪心（開始初期に多い），食欲不振，頭痛，不眠，不安，興奮など
	フルボキサミン	開始量：25mg/日　内服		
	デュロキセチン	開始量：20mg/日　内服	維持量：40〜60mg/日　内服	悪心（開始初期に多い），食欲不振，頭痛，不眠，不安，興奮など
抗けいれん薬[30)]	カルバマゼピン	開始量：200mg/日　内服（就寝前）	維持量：200〜1200mg/日　内服 1〜3日毎に眠気のない範囲で300mg就寝前 → 400mg夕・就寝前 → 600mg夕・就寝前と増量	ふらつき，眠気，めまい，骨髄抑制など
	バルプロ酸	開始量：200mg/日　内服（就寝前）	維持量：400〜1200mg/日　内服	眠気，悪心，肝機能障害，高アンモニア血症など
	フェニトイン	維持量：150〜300mg/日　内服（分3）		眠気，運動失調，悪心，肝機能障害，皮膚症状など
	ガバペンチン[31)32)]	開始量：200mg/日　内服（就寝前）	維持量：600〜2400mg/日　内服 1〜3日毎に眠気のない範囲で400mg 分2 → 600mg 分2…と増量	眠気，ふらつき，めまい，末梢性浮腫など
	プレガバリン	開始量：75mg/日　内服（就寝前） （脆弱な患者には25mg/日開始）	維持量：150〜300mg/日　内服 1〜3日毎に眠気のない範囲で150mg 分2 → 225mg 分2…と増量	眠気，ふらつき，めまいなど
	クロナゼパム	開始量：0.5mg/日　内服（就寝前）	維持量：1〜2mg/日　内服 1〜3日毎に眠気のない範囲で1mg就寝前 → 1.5mg就寝前まで増量	ふらつき，眠気，めまい，運動失調など
抗不整脈薬	メキシチレン	開始量：300mg/日　内服（分3）	維持量：150〜450mg/日　内服（分3）	悪心，食欲不振，腹痛，胃腸障害など
	リドカイン	開始量：5mg/kg/日　持続静注，持続皮下注	維持量：5〜20mg/kg/日　持続静注，持続皮下注 1〜3日毎に副作用のない範囲で10 → 15 → 20mg/kg/日まで増量	不整脈，耳鳴，興奮，けいれん，無感覚など
NMDA受容体拮抗薬	ケタミン[33)]	開始量：0.5〜1mg/kg/日　持続静注，持続皮下注	維持量：100〜500mg/日　持続静注，持続皮下注 1日毎に精神症状を観察しながら 0.5〜1mg/kgずつ増量	眠気，ふらつき，めまい，悪夢，悪心，せん妄，けいれん（頭蓋内圧亢進）など
コルチコステロイド	ベタメタゾン デキサメタゾン*	内服，皮下注，静注 ①漸減法 開始量：4〜8mg/日（分1〜2：夕方以降の投与を避ける） 維持量：0.5〜4mg/日 ②漸増法 開始量：0.5mg/日 維持量：0.5〜4mg/日		高血糖，骨粗鬆症，消化性潰瘍，易感染性など

*等力価のほかのコルチコステロイド（プレドニン®など）を使用してもよい．

〈頓用薬として〉
■ センノシド ★[1)7)]

センノシド（プルゼニド®）
12～24mg（12mg錠×1～2）　便秘時頓用　内服

6 鎮痛補助薬[20)29)]

- 鎮痛補助薬とは,「主たる薬理作用は鎮痛ではないが,鎮痛薬と併用することで鎮痛効果を高める薬物」と定義され,多くの場合,神経障害性疼痛をはじめとするオピオイド抵抗性の痛みに対し使用される.

- 抗うつ薬,抗けいれん薬,抗不整脈薬,NMDA受容体拮抗薬,コルチコステロイドが該当するが,がんによる神経障害性疼痛を対象とした比較試験は限られているのが現状で,現時点では,オピオイド単独であった場合に比較してガバペンチン誘導体を併用することで,中程度の鎮痛効果が得られたことが示唆されている程度にすぎない.この理由は,非がん患者の比較試験では鎮痛補助薬以外の鎮痛薬が投与されていないが,がん患者ではオピオイドが使用されるため,オピオイドによる鎮痛効果を上回らないためと考えられる.また,非がん患者と比べ,眠気,抗コリン性副作用などを生じやすく,治療効果の幅が狭い.

- 経験的に,ガバペンチン誘導体または三環系抗うつ薬を第一選択とし,効果がない場合には他の薬剤を,その副作用を考慮しながら使用することが勧められている.ケタミンは,オピオイドに対する耐性を減らす効果があることから,特に高用量のオピオイドを使用している患者に使用される.コルチコステロイドは,神経圧迫など炎症による浮腫を病態とした痛みに対して使用される.また,日本では鎮痛補助薬として使用する薬剤の多くが保険適用外での使用となる.表4[1)31)～33)]に代表的な鎮痛補助薬の処方例を示す.

2 非薬物療法

1 神経ブロック ★★[34)35)]

- がん疼痛治療の基本はWHO方式がん疼痛による薬物療法であるが,WHO除痛ラダーのどの段階の薬剤を使用しているかを問わず,症例によっては神経ブロックにより良好な鎮痛効果が得られる場合がある.

- 神経ブロックは,「脳脊髄神経や脳脊髄神経節または交感神経節およびそれらの形成する神経叢に向かってブロック針を刺入し,直接,またはその近傍に局所麻酔薬または神経破壊薬を注入して,神経の伝達機能を一時的または永久的に遮断する方法」と定義され,そのよい適応となる痛みとしては,上腹部の内臓痛,胸壁の疼痛,会陰部の疼痛などがある.神経ブロックは特に,大量のオピオイド全身投与で鎮痛効果が得られない場合や,副作用のため鎮痛薬や鎮痛補助薬が使用しづらい場合に考慮する.

2 放射線

1) 放射線治療 ★★★[36)～38)]

- 有痛性骨転移,脳転移による頭痛,神経や軟部への腫瘍の浸潤に伴う痛みなど,多くのがんに伴う局所症状の改善に有効な手段である.放射線治療の治療範囲や線量,分割などの設定は,治療に対して期待される効果や患者の病状によってさまざまである.病状が進行して,放射線治療の効果にかかわらず予後は短いと考えられる場合には,短期間で終了し,有害事象がなるべく起こりにくい治療法の選択が望ましい.有痛性骨転移に対する鎮痛目的の放射線治療としては,1回から複数回まで数多くの線量分割法の報告があるが,鎮痛効果という点ではほぼ同等と考えられている.なお,骨転移に対する放射線治療による効果発現時間であるが,1か月以内に50％の疼痛軽減効果が得られる人が約半数,完全な鎮痛を得られる人が約2割といわれ,完全鎮痛を得るまでの期間の中央値は12週間ほどといわれている.

2) 非密封小線源治療 ★[39)]

- 有痛性骨転移巣が複数箇所で広範囲にわたる場合には,ストロンチウム-89 ★[39)]などの放射性同位元素を含む薬剤の投与（非密封小線源治療）も考慮されるが,白血球減少や血小板減少を引き起こすことと,現時点では臨床データの蓄積段階であることを留意しなければならない.

3 固定,動き方

- 骨転移による体性痛の場合,加重や体勢により痛みが増強することが多い.特に長管骨の骨折があれば,固定術適応の有無を確認するために整形外科にコンサルテーションすることを考慮し,骨折がなければ理学療法で痛くない動き方を指導してもらう.また,免荷や固定するための補助具や介護機器の使用を考慮する.

文献

1) 日本緩和医療学会　緩和医療ガイドライン作成委員会編. がん疼痛の薬物療法に関するガイドライン　2014年版. 金原出版, 2010.
2) J Pain Symptom Manage 2002; 23(3): 239-55.
3) J Clin Nurs 2005; 14(7): 798-804.
4) World Health Organization. Cancer Pain Relief, 2nd ed. World Health Organization, Geneva. 1996.
5) Cochrane Database Syst Rev 2005; 1: Issue 2: CD005180.
6) Curr Ther Res 1982; 31: 386-92.
7) Twycross R, Wilcock A eds. Palliative Care Formulary 4th ed (PCF4). Palliativedrugs.com Ltd. 2011.
8) Am J Med 2006; 119(3): 255-66. Erratum in: Am J Med. 2006; 119(9): 801.
9) Lancet 2010; 376(9736): 173-9. Erratum in: Lancet 2011; 378(9787): 228.
10) 胃潰瘍ガイドラインの適用と評価に関する研究班編. EBMに基づく胃潰瘍診療ガイドライン　第2版. じほう, 2007.
11) J Palliat Med 2007; 10(1): 56-60.
12) Pharmacol Rep 2009; 61(6): 978-92.
13) Support Care Cancer 2005; 13(1): 5-17.
14) J Palliat Care 2009; 25(3): 172-80.
15) J Palliat Med 2008; 11(3): 492-501.
16) Cochrane Database Syst Rev 2015; 9: CD011460.
17) Palliat Med 2011; 25(5): 494-503.
18) Cochrane Database Syst Rev 2004; 3: CD004847.
19) National Cancer Institute. Cancer Pain (PDQ®)–Health Professional Version. https://www.cancer.gov/about-cancer/treatment/side-effects/pain/pain-hp-pdq
20) Lancet Oncol 2012; 13(2): e58-68.
21) Palliat Med 2011; 25(5): 442-53.
22) Oncologist 2018; 23: 367-74.
23) J Clin Oncol 2001; 19(9): 2542-54.
24) Cancer Treat Rep 1987; 71(1): 67-70.
25) Pain 1992; 50(1): 75-7.
26) Support Care Cancer 1995; 3(2): 135-8.
27) Cochrane Database Syst Rev 2011; 1: CD003448.
28) J Clin Oncol 2017; 35: 3859-66.
29) Ann Oncol 2011; 22 Suppl 6: vi69-77.
30) Palliat Med 2011; 25(5): 553-9.
31) J Pain Symptom Manage 2007; 34(2): 183-9.
32) J Clin Oncol 2004; 22(14): 2909-17.
33) J Pain Symptom Manage 2000; 20(4): 246-52.
34) Anesthesiol Clin 2007; 25(4): 883-98, viii.
35) J Pain Symptom Manage 2008; 36(5): 461-7.
36) Cochrane Database Syst Rev 2000; 2: CD001793.
37) Clin Oncol (R Coll Radiol) 2012; 24(2): 112-24.
38) J Clin Oncol 2007; 25(11): 1423-36.
39) Cochrane Database Syst Rev 2011; 7: CD003347.

（黛芽衣子）

VIII 緩和療法
8 症状マネジメント
① 悪心・嘔吐

本稿を含む「症状マネジメント（疼痛以外）」では，がん患者における悪心・嘔吐，食欲不振，呼吸困難，せん妄のマネジメントについて，可能な限りエビデンスレベルが高いと思われる文献や，日本緩和医療学会『がん患者の消化器症状の緩和に関するガイドライン 2017 年版』[1]『がん患者の呼吸器症状の緩和に関するガイドライン 2016 年版』[2] などに基づいて記載する．

疫学・診断

1 疫学

- 進行期がん患者では 40％以上，終末期がん患者では 60％以上の患者において悪心・嘔吐がみられる[3]．

2 診断

1 原因[3,4]

- 化学的な原因：薬物，感染，腫瘍，肝不全，腎不全，電解質異常など．
- 消化器系の原因：便秘，下痢，消化管閉塞・運動低下，粘膜障害，腹水，腹膜炎など．
- 中枢神経系の原因：脳浮腫や脳腫瘍，がん性・感染性髄膜炎，頭蓋底浸潤，不安など．

2 病態生理[3]

- 悪心・嘔吐は以下の4つの経路の1つ以上が刺激されることで発症する．これらの経路はムスカリン受容体（Achm），ヒスタミン受容体（H1），セロトニン 5HT2, 3 受容体などを介して脳幹の嘔吐中枢へ刺激を伝える．

1) 化学受容器引金帯（chemoreceptor trigger zone：CTZ）
- 第四脳室底の最後野で，さまざまな催吐性刺激を受ける部位．血液脳関門の外部にあり，血液中や脳脊髄液中の代謝物，薬物（オピオイドやジギタリスなど），細菌の毒素などが，ドパミン（D2）受容体，セロトニン 5HT3 受容体，ニューロキニン NK1 受容体などを介して CTZ を刺激し，嘔吐中枢へ入力される．

2) 大脳皮質
- 五感を通した入力，不安，髄膜刺激，頭蓋内圧亢進などにより嘔吐中枢は刺激される．化学療法における予期性嘔吐は一例．

3) 末梢
- 消化管の機械的伸展（例：消化管閉塞や腸内容物遅延），消化管運動の低下・亢進，消化管粘膜障害（例：転移，感染症，胃食道逆流症［gastroesophageal reflux disease：GERD］，放射線治療，化学療法），毒素や薬物などにより消化管を含む臓器の機械的受容体，化学受容体が刺激される．それが迷走神経や内臓神経，交感神経や舌咽神経を介し嘔吐中枢に入力される．

4) 前庭器
- 体動や前庭の病変により Achm や H1 を介して前庭が刺激される．この刺激は内耳神経を介して嘔吐中枢に入力される．

治療

1 薬物療法

1 特定の原因・病態に対する治療

- 化学療法や放射線治療による悪心・嘔吐：ガイドラインに基づく予防・治療[5]
- オピオイド：オピオイドスイッチング[6] など（本章「7 疼痛マネジメント」を参照）
- 脳転移，頭蓋内圧亢進：コルチコステロイド，D-マンニトール，濃グリセリン．適応があれば手術や放射線治療
- 高カルシウム血症：輸液，ビスホスホネート，カルシトニンなど
- 便秘：排便コントロール
- 悪性消化管閉塞：本稿「3 悪性消化管閉塞に対する

治療」に後述.

2 制吐薬

- 想定される病態に応じた制吐薬の投与が多くの場合有効である[4)7)]. 進行がん患者における制吐薬に関して質の高いエビデンスはないが, 国際的にはメトクロプラミドが第一選択薬として使用されることが多い[8)〜10)]. ただし, 悪心を有するがん患者に対して病態に応じて制吐薬を投与する方法と一律に同一の制吐薬（ハロペリドール）を投与する方法を直接比較したランダム化比較試験では, 投与後72時間の有効性に有意な差はみられなかった[11)].
- 日本緩和医療学会のガイドラインでの推奨を表1[1)]と以下にまとめる.

第一選択薬 ★★

以下のいずれかを想定される病態に基づいて投与.
- 化学的な原因（薬物，悪心・嘔吐の誘発物質，代謝異常）→ハロペリドール
- 消化管運動の低下→メトクロプラミド
- 頭蓋内圧亢進のない中枢神経, 体動で増悪する前庭系, 内臓刺激が原因→ヒスタミンH1受容体拮抗薬

第二選択薬 ★

別の作用機序をもつ制吐薬の使用.
- ハロペリドール, メトクロプラミド, スコポラミン臭化水素酸塩, ヒスタミンH1受容体拮抗薬のいずれかの追加併用.
- フェノチアジン系抗精神病薬（レボメプロマジンなど），非定型抗精神病薬（オランザピン, リスペリドンなど）への変更.

第三選択薬 ★

第一選択薬, 第二選択薬に対しても難治性の悪心・嘔吐の場合は, セロトニン5HT3受容体拮抗薬を追加投与.

表1 制吐薬（日本緩和医療学会のガイドラインでの推奨）（文献1を一部改変）

分類	一般名	ガイドラインで推奨される使用量
消化管運動改善薬	メトクロプラミド	5〜10mg/回, 1日2〜3回食前に内服. 内服困難時は注射剤5〜10mg/回を1日1〜2回静注・筋注
定型抗精神病薬	ハロペリドール	0.375〜0.75mg/回, 1日1回就寝前に内服. 1.5mg/日まで増量. 悪心時には0.375〜0.75mg/回を追加内服. 内服困難時は注射剤1.5〜2.5mg/日を持続静注または皮下注で開始し, 5mg/日まで増量. 悪心時には注射剤1.5〜2.5mg/回を追加で点滴静注・皮下注
	プロクロルペラジン	5mg/回, 1日3回内服. 悪心時には内服1回分を追加. 内服困難時は注射剤5mg/日を持続静注で開始し, 10mg/日まで増量. 悪心時は5mgを点滴静注
	レボメプロマジン	5mg/回, 1日1回就寝前に内服. 10mg/日まで増量. 悪心時には内服1回分を追加. 内服困難時は注射剤2.5〜6.25mg/回を緩徐に筋注
非定型抗精神病薬	オランザピン	2.5mg/回, 1日1回内服. 10mg/日まで増量. 悪心時には内服1回分を追加
	リスペリドン	0.5〜1mg/回, 1日1回就寝前に内服. 悪心時には0.5mgを追加内服
抗コリン薬	スコポラミン臭化水素酸塩水和物	悪心時には0.15〜0.25mg/回を舌下または皮下注
ヒスタミンH1受容体拮抗薬	d-クロルフェニラミンマレイン酸塩	2mg/回, 1日3回内服. 悪心時には内服1回分を追加. 内服困難時は注射剤10mg/日を持続静注または皮下注で開始し, 20mg/日まで増量. 悪心時には注射剤5mgを静注または皮下注
	ジフェンヒドラミン	40mg/回, 1日2〜3回内服. 悪心時には内服1回分を追加
	ヒドロキシジン	12.5〜25mg/回, 1日2〜3回内服. 内服困難時は注射剤12.5〜25mg/回を1日4回まで静注または点滴静注
セロトニン5HT3受容体拮抗薬	オンダンセトロン	4mg/回, 1日1回内服. 内服困難時は注射剤4mg/回を1日1回静注
	グラニセトロン	2mg/回, 1日1回内服. 内服困難時は注射剤4μg/kg/回を1日1回静注または点滴静注
コルチコステロイド	ベタメタゾン/デキサメタゾン	1〜8mg/回, 1日1回内服または静注

3 悪性消化管閉塞に対する治療

- 2016年の Multinational Association of Supportive Care in Cancer (MASCC)/European Society for Medical Oncology (ESMO) の推奨[8]あるいは2017年の日本緩和医療学会の消化器症状のガイドライン[1]では，悪性消化管閉塞に対する有効な薬物療法として，ブチルスコポラミン臭化物（麻痺性イレウスの患者には投与禁忌）★★[12)13)]やオクトレオチド★★★[14)〜18)]とともに，コルチコステロイド★★[14)19)〜21)]も検討するよう提案されている．悪性消化管閉塞を有するがん患者に対し，オクトレオチド0.3mg/日とブチルスコポラミン臭化物60mg/日の有効性を比較した2件のランダム化比較試験では，オクトレオチドが有意に悪心・嘔吐を改善させ[17)]，消化管分泌を抑制した[16)]．一方，消化管閉塞を有するがん患者を対象に，ラニチジン200mg/日とデキサメサゾン8mg/日に加え，オクトレオチド0.6mg/日とプラセボの3日間投与の効果を比較したランダム化比較試験では，オクトレオチド群で嘔吐回数は減少したが，抗コリン薬の使用が約2倍に増え，主要評価項目である嘔吐がない日数や悪心に群間差はみられなかった[22)]．
- ヒスタミンH2受容体拮抗薬，プロトンポンプ阻害薬の投与は胃液分泌を抑制する効果が示唆されており，悪性消化管閉塞の悪心・嘔吐に対して使用を検討する．その他の制吐薬として，メトクロプラミド★[23)]（不完全閉塞または麻痺性で，かつ疝痛がないときのみ投与，症状［痛み，悪心・嘔吐］が増悪する場合には速やかに中止），グラニセトロン★などのセロトニン5HT3受容体拮抗薬[24)]，ハロペリドール★[13)]，難治性の悪心・嘔吐に対するオランザピン★[25)]の有用性が報告されている．
- 輸液量の調節
- 鎮痛薬
- 外科手術，消化管ステント留置術，減圧を目的とした経鼻胃管や経皮的内視鏡的胃瘻造設術（PEG）の適応を各専門家と検討する．

2 非薬物療法[3)]

- 強い臭気や悪心・嘔吐を惹起する他の要因を避ける．
- 少量の食事を頻回に分けて摂取する．
- 症状の強い時は経口摂取を避ける．

文献

1) 日本緩和医療学会緩和医療ガイドライン統括委員会編．がん患者の消化器症状の緩和に関するガイドライン2017年版．金原出版, 2017.
2) 日本緩和医療学会緩和医療ガイドライン作成委員会編．がん患者の呼吸器症状の緩和に関するガイドライン2016年版．金原出版, 2016.
3) JAMA 2007; 298(10): 1196-207.
4) Support Care Cancer 2006; 14(4): 348-53.
5) J Clin Oncol. 2017; 35: 3240-61.
6) Cancer Treat Rev 2006; 32(4): 304-15.
7) Palliat Med 2001; 15(3): 247-53.
8) Support Care Cancer 2017; 25: 333-40.
9) J Pain Symptom Manage 2010; 39(4): 756-67.
10) Support Care Cancer 2004; 12(6): 432-40.
11) BMC Cancer. 2018; 18: 510.
12) J Pain Symptom Manage 1991; 6(8): 484-6.
13) Tumori 1990; 76(4): 389-93.
14) J Pain Symptom Manage 2007; 33(2): 217-23.
15) Anticancer Res 2002; 22(2B): 1187-92.
16) J Pain Symptom Manage 2000; 19 (1): 23-34.
17) Support Care Cancer 2000; 8(3): 188-91.
18) Jpn J Clin Oncol 2010; 40(8): 739-45.
19) Ann Oncol 1999; 10(9): 1035-41.
20) Palliat Med 1998; 12(6): 437-42.
21) Palliat Med 2000; 14(1): 3-10.［PubMed］
22) J Pain Symptom Manage 2015; 49: 814-21.
23) J Pain Symptom Manage 2004; 28(4): 412-6.
24) J Pain Symptom Manage 2009; 37(2): 259-70.
25) J Pain Symptom Manage 2012; 44: 604-7.

（森　雅紀）

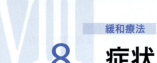

VIII 緩和療法
8 症状マネジメント
② 食欲不振

疫学・診断

1 疫学

- 食欲不振は，がんの慢性疾患に関連した食欲の低下と定義されており，体重減少や早期満腹感，味覚異常などを伴うことが多い[1]．食欲不振は新たに診断のついたがん患者の半数，進行がん患者の約70〜80%にみられる[1]．
- 進行がん患者における食欲不振は，悪液質とともにcancer-related anorexia/cachexia syndrome (CACS)の一環として論じられることが多い．2011年にがんの悪液質（cancer cachexia）の定義と分類に関する国際的な合意が発表された．それによると，がんの悪液質は，進行性の骨格筋量低下（脂肪量の低下の有無は問わない）であり，標準的な栄養サポートでは完全に改善せず進行性の機能障害に至る多因性の症候群と定義されている[2]．

2 診断

- 悪液質の病態として，食事摂取低下と代謝異常による負の蛋白・エネルギーバランスが特徴的であり，以下のいずれかを満たす場合に診断がつく[2]．
- 直近6か月で5%以上の体重減少（単純な飢餓状態でない場合）．
- BMIが20未満で2%以上の体重減少．
- サルコペニア（筋減弱症）：四肢の筋肉量（skeletal muscle index：SMI）が男性< $7.26kg/m^2$，女性< $5.45kg/m^2$ で，2%以上の体重減少．
- CACSは腫瘍の副産物（proteolysis inducing factor, lipid mobilizing factorなど）と宿主のサイトカイン（IL-1, IL-6, tumor necrosis factor, インターフェロンなど）の間の複雑な相互作用に起因している[3]．悪液質は「正常→前悪液質（precachexia）→悪液質（cachexia）→不応性悪液質（refractory cachexia）→死亡」という病期をたどると分類されている（表1）[2]．
- CACSのアセスメントとして，食欲不振や食事摂取量の低下，異化亢進（CRP，化学療法への反応性，がんの進行などで評価），筋肉量や筋力，身体機能や心理・社会的な影響などを総合的に評価する．食欲不振や食事摂取量の低下には，食事に対する意欲の減少，化学受容器（味覚，嗅覚）の障害，消化管運動の低下（早期満腹感や悪心）などが複雑に関与している[2]．また，食欲不振は，抗がん治療に伴う嚥下困難や口腔粘膜炎，悪心，便秘，疼痛，呼吸困難などの二次的な症状である可能性があるため，可逆的な原因を探索することは重要である．さらに，食欲不振や体重減少によって，「食べなければ」というプレッシャーや食べられないことに対する罪悪感，身体的イメージの変化に伴う対人関係上のつらさなどを感じている患者は少なくない．食欲不振に関する患者の気持ちのつらさについて聴取することで，心理・社会的な側面への多職種アプローチが可能になる[2][4]．また，食欲不振や経口摂取低下はさまざまな予後予測ツールにも取り入れられている独立した予後不良因子である[5]〜[7]．したがって，予後や患者の意向に沿った意識的な薬物的・非薬物的な介入が求められる．

表1 がん悪液質の病期[2]

前悪液質（precachexia）	悪液質（cachexia）	不応性悪液質（refractory cachexia）
体重減少≦5kg 食欲不振＋代謝変化	体重減少＞5kgまたは BMI＜20＋体重減少＞2kgまたは サルコペニア＋体重減少＞2kg しばしば食事摂取低下/全身炎症	さまざまな程度の悪液質 異化亢進＋抗がん治療抵抗性のがん performance status低下（WHO score＝3，4） 予測される予後＜3か月

治療

- CACSに関与する主な要因（慢性的な悪心，便秘，早期満腹感，味覚変化，呼吸困難，ADL低下，うつ）などを治療することでCACSによる食欲不振が改善する可能性がある[3]．
- 食欲不振自体に対する薬物療法として多くの薬剤の有効性が検証されてきたが，ランダム化比較試験にて有効性が確証されている代表的な薬剤として，プロゲステロン製剤とコルチコステロイドがある．食欲不振の改善にて体重が増加すれば，身体イメージの改善につながり，気持ちのつらさが軽減するなどのメリットが期待できる．これらの薬剤は主に食欲を刺激する一方，QOL向上に対する効果はほぼないか若干認められる程度である．また悪液質の進行を抑える作用はなく，生存期間を改善させることはない．

1 薬物療法

1 プロゲステロン製剤 ★★★

- 多くの系統的レビューにより，食欲不振に対するプロゲステロン製剤（メゲストロール酢酸エステル［megestrol acetate］やメドロキシプロゲステロン酢酸エステル［medroxyprogesterone acetate：MPA，ヒスロンH®］）の有効性（食欲不振，体重減少の改善）が検証されている[1)8)〜10)]．
- プロゲステロン製剤の有効性を調べた多数のランダム化比較試験がある．CACSを有する475人のがん患者に対してメゲストロール（800mg/日），デキサメタゾン（4mg/日），フルオキシメステロン（20mg/日）の有効性を調べたランダム化比較試験では，前二者が後者より有意に食欲不振を改善させた．体重増加がみられた患者は前二者において同等に多い傾向がみられた．しかしメゲストロールに比べデキサメタゾンはより副作用が多く，副作用のため内服を中止する患者が多かった．QOLや生存期間に対して群間差はみられなかった[11)]．
- 用量-反応性試験では有効性と副作用に鑑みて480〜800mg/日が適正量ではないかといわれているが[12)]，系統的レビューでは本剤の適正な投与量に関して推奨できるだけの十分な根拠はないと結論づけている[8)]．日本ではメドロキシプロゲステロン酢酸エステル（ヒスロン®）400〜600mg/日が使用されることが一般的である．乳癌と子宮内膜癌に保険適用が限られており，血栓症を生じる可能性があるため，投与の検討の際には専門家との相談を行うとよい．
- 通常，食欲の改善は治療開始後1週間以内に認められるが，体重増加を認める患者は4分の1ほどであり，数週間かかることもある[3)]．
- またメゲストロールの有害事象として，深部静脈血栓症や視床下部-脳下垂体-副腎系の抑制やアンドロゲン抑制，浮腫などが挙げられ，系統的レビューによるとメゲストロール投与群で死亡率が高かったことも報告されている[8)]．メゲストロールはコルチコステロイドより副作用が少ないため，一般的には予測される予後が比較的長い患者に使うことが推奨されている[11)]．
- また，1件のランダム化比較試験にて，メドロキシプロゲステロン1000mg/日（メゲストロール160mg/日に相当）はプラセボと比べて有意な食欲改善（6週間後と12週間後に測定）と体重増加（12週間後）をみたことが報告されている[13)]．この試験ではメドロキシプロゲステロンは軽度の浮腫をきたす傾向があったのみで特記すべき副作用を認めなかった．その他のランダム化比較試験でも，食欲改善と体重増加に関してメドロキシプロゲステロンによる同様の有効性が示されている[14)15)]．

2 コルチコステロイド ★★★

- ランダム化比較試験にて，デキサメタゾン[16)]やメチルプレドニゾロン[17)〜19)]が体重増加はきたさないものの食欲不振を改善させることが示されている．日本では一般的にベタメタゾンやデキサメタゾン1〜4mg/日がよく使われており，化学療法，放射線治療が原因でないがん患者の食欲不振に対して，コルチコステロイドの投与を行うことが推奨されている[20)]．日本で行われた進行期がん患者186名を対象とした多施設前向き観察研究では，コルチコステロイド（ベタメタゾン換算で中央値2.4mg/日）の投与後3日以内に，半数以上の患者でNumerical Rating Scale（0〜10）で2以上の食欲不振の軽減がみられた．performance status（PS）が良好な患者，眠気のない患者，食欲不振が重度の患者で特に奏功しやすいことが報告[21)]されており，予測される余命が数週間以内のPSが不良ながん患者における有効性は不明である．一方，コルチコステロイドの効果は通常数週間と短く，長期間使用によりさまざまな副作用を呈しうる[3)]．したがって使用にあたっては患者の意向に沿ってリスクやベネフィットを十分に考慮し，予想される予後がある程度短い患者（数週間〜数か月）を対象にする

か，予後が比較的長い患者でも短期的に使用することが望ましい．

- 上記のようにCACSに対してはさまざまな臨床研究が行われてきたが，プロゲステロン製剤やコルチコステロイドに関して，処方例として示しうるだけの適正な投与量や開始のタイミング，投与期間についてのエビデンスは確立されていない．

2 非薬物療法

1 栄養サポート

- がんによる消化管閉塞や頭頸部癌の治療に伴う口腔粘膜炎などにより経口摂取量が低下している患者では，栄養補給による介入が奏効することがある[3]．しかし，CACSを呈する進行がん患者では蛋白分解などの代謝亢進が主な病態であるため，ほとんどの場合，経管栄養や経静脈栄養がQOLや生存期間を改善させることはない．明確な目標を患者と共有せずにこれらの栄養補充を続けることが，かえってホスピスや終末期ケアへの移行のタイミングを遅らせる結果となる[22)23)]．
- 化学療法を受けているがん患者における高カロリー輸液（total parenteral nutrition：TPN）の効果を調べたメタアナリシスでは，TPNによる生存期間の減少と感染症のリスク増加が認められた[24]．また，がん患者における経管・経静脈栄養の死亡率や合併症，入院期間への効果を調べた70件のランダム化比較試験のレビューでは，多くの試験がデザイン上の問題を抱えているものの，栄養サポートによる明らかな有用性は認められないという結論が導かれた[25]．
- 緩和ケアを受けている終末期患者を対象に栄養サポートの有用性を検証したランダム化比較試験はない．コクランのシステマティックレビューでは緩和ケア患者に対する栄養サポートの推奨を行っていない[26]．また，American Society of Gastrointestinal Endoscopy Task Force on Enteral Nutrition（ASGE）では，治癒不能ながん患者に対しては経管栄養を推奨していない．進行がん患者における経静脈栄養に関しても，欧米の諸学会はルーチンの使用を推奨していない[27)～30)]．一方，在宅緩和ケアにおける質的研究では，在宅栄養サポートにより，予後が数か月であっても患者・家族が身体的，社会的，心理的に有意義と感じたことが報告されている[31)32)]．
- したがって不応性悪液質（refractory cachexia）の段階にある終末期がん患者においては，食欲不振や悪液質の進行が患者・家族に及ぼす心理社会的な影響に配慮しつつ，リスク・ベネフィットを慎重に考慮した介入を行うことが求められる．

2 カウンセリング

- 「食べられない」ことによる患者・家族の不安に対して支持的・共感的にかかわることが肝要である．「食べられないから弱ってしまう」のではなく，不可逆的な代謝異常の状態であることの説明を行う[3]．また，食事には社会的な要素が多分にあるため，食事は家族と一緒にとってもらうこと，少量の食事を頻回にとると食べやすいかもしれないことなどを説明する．栄養摂取を増やす努力を続けるのではなく，現状の受け入れができるよう支持的に関与することのほうが大切な場合も多い[33]．
- 日本の緩和ケア病棟でがん患者の家族を対象に行われた多施設調査研究では，患者が経口摂取困難になった時，無力感や罪悪感を抱いていたり，脱水が患者にとって非常につらいと感じている家族ほど，気持ちのつらさが強いことが明らかになった[34]．また，無力感や罪悪感を抱く家族，医療者が家族の懸念を傾聴しなかった経験を有する家族，患者の症状緩和が不十分だったと感じる家族ほど，日常診療に改善が必要と感じていた．この研究結果より以下のようなかかわりが推奨されている．
    ① 家族の無力感や罪悪感を軽減すること
    ② 終末期における補液や栄養について最新の情報を提供すること
    ③ 家族の懸念を理解し，感情的なサポートを提供すること
    ④ 患者の症状緩和に努めること
- がん緩和ケア領域における栄養サポートやカウンセリングについては，今後質の高い前向き研究にて有用性を検証すべきテーマである[35]．

文献

1) J Clin Oncol 2005; 23(33): 8500-11.
2) Lancet Oncol 2011; 12(5): 489-95.
3) J Palliat Med 2006; 9(2): 409-21.
4) J Pain Symptom Manage 2006; 32(4): 322-31.
5) J Pain Symptom Manage 1999; 17(4): 231-9.
6) J Clin Oncol 2005; 23(25): 6240-8.

7) Support Care Cancer 1999; 7(3): 128-33.
8) Cochrane Database Syst Rev 2013; 3: CD004310
9) J Pain Sympton Manage 2004; 27(4): 360-9.
10) Ann Oncol 2001; 12(3): 289-300.
11) J Clin Oncol 1999; 17(10): 3299-306.
12) J Clin Oncol 1993; 11(4): 762-7.
13) J Clin Oncol 1996; 14(4): 1077-84.
14) Br J Cancer 1993; 67(5): 1102-5.
15) Anticancer Drugs 1997; 8(5): 459-65.
16) Cancer 1974; 33(6): 1607-9.
17) Cancer Treat Rep 1985; 69(7-8): 751-4.
18) Eur J Cancer Clin Oncol 1989; 25(12): 1823-9.
19) J Clin Oncol. 2014; 32: 3221-8.
20) 日本緩和医療学会緩和医療ガイドライン統括委員会編. がん患者の消化器症状の緩和に関するガイドライン 2017年版. 金原出版. 2017.
21) Support Care Cancer. 2017; 25: 41-50.
22) J Clin Oncol 1993; 11(10): 2043-9.
23) Eur J Cancer 1998; 34(3): 279-85.
24) Nutrition 1990; 6(3): 233-40.
25) Nutr Clin Pract 1994; 9(3): 91-100.
26) Cochrane Database Syst Rev. 2014 Apr 23; (4): CD006274.
27) Ger Med Sci 2009; 7: Doc27.
28) Ger Med Sci 2009; 7: Doc09.
29) Clin Nutr 2009; 28(4): 445-54.
30) JPEN J Parenter Enteral Nutr 2009; 33(5): 472-500.
31) Clin Nutr 2005; 24(6): 961-70.
32) Support Care Cancer 2009; 17(2): 153-61.
33) J Pain Symptom Manage 2006; 31(4): 293-305.
34) J Pain Symptom Manage 2010; 40(5): 671-83.
35) Support Care Cancer 2011; 19(12): 1895-8.

(森　雅紀)

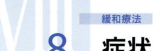

症状マネジメント
③ 呼吸困難

疫学・診断

1 疫学

■呼吸困難は呼吸不全（$PaO_2 ≦ 60Torr$）と異なり，あくまで主観的な症状である．呼吸困難はがん患者の46〜59％，肺癌患者の75〜87％，終末期がん患者の60％にみられ，悪液質やせん妄，performance status（PS）の低下などと並び，独立した予後規定因子である[1]．

2 診断

■がんに関連した原因（胸水，胸壁腫瘍，心嚢水，上大静脈症候群，気管支圧迫，肺塞栓，がん性リンパ管症，感染症など）や全身状態による原因（貧血，心不全，腹水，肝腫大，悪液質に伴う呼吸筋疲労，発熱，不安など）と多岐にわたる．これらは，詳細な病歴聴取，身体所見，血液検査，画像検査により多くの場合同定できる．特に終末期がん患者の場合は検査自体が負担になることがあるため，身体診察の重要性が増してくる．

治療

■呼吸困難の原因や病態に応じた治療を行いつつ，症状への対応を行う．

1 薬物療法

1 モルヒネ

■がんと関連した呼吸困難を伴う終末期がん患者において，モルヒネのプラセボに対する有用性がランダム化比較試験で示されており[2)3)]，系統的レビューでもモルヒネの全身投与が推奨されている[4)5)]．モルヒネは適切に使用すれば，それ自体で酸素飽和度の低下や$EtCO_2$の上昇，呼吸抑制などをきたすことはない[6]．

> **モルヒネ** ★★★
>
> 〈頓用から開始〉
> - 塩酸モルヒネ内服液
>   5mg 0.5〜1包 内服
> - 塩酸モルヒネ注
>   2mg（0.2mL）皮下注
>
> 〈定期投与の開始量〉
> - 硫酸モルヒネ徐放製剤
>   20mg/日*
> - モルヒネ注
>   5〜10mg/日* 持続静注・持続皮下注
>   ＊モルヒネ既投与時は，20〜30％増量
>
> 〈レスキュー〉
> ・内服・座薬は1日量の10〜20％の速放性製剤を使用（1時間あけて反復可）．
> ・注射剤は1〜2時間分を早送り（15〜30分あけて反復可）．

■モルヒネ以外のオピオイドとしては，オキシコドンやフェンタニルの効果も探索されている．がん患者の呼吸困難に対してオキシコドンの持続注が有効であったとする日本の後向きコホート研究がある[7)8)]．また，がん患者の呼吸困難に対して，オキシコドン速放剤のモルヒネ速放剤に対する非劣性を探索した多施設ランダム化比較研究では，早期中止に伴い非劣性は示されなかったが，60分後，120分後に呼吸困難の改善がみられた[9]．フェンタニルに関しては，がん患者における体動時の呼吸困難に対する効果を探索したランダム化比較試験が数件あるが，体動時の呼吸困難は軽減するもののプラセボと比べた優位性は示されていない[10)〜12)]．

■がん患者の呼吸困難に対するオピオイドとしては，基本的にはモルヒネを使用するが，腎機能障害時などモルヒネの全身投与が困難な場合にはオキシコドンやヒドロモルフォンを投与してもよいと考えられる．モルヒネの使用が困難な場合に，体動前の予防的投与としてフェンタニルの使用を検討してもよいが，効果がない場合は速やかに中止す

る．

2 ベンゾジアゼピン系薬

- 呼吸困難に対するベンゾジアゼピン系薬単剤投与の効果については一致した見解が得られておらず，有害事象の可能性も考慮すると単剤投与は控えることが望ましい[13)14)]．しかし，呼吸困難に不安が合併している場合，またモルヒネを用いても呼吸困難が改善しない場合にベンゾジアゼピン系薬の使用を慎重に考慮する[15)]．

> **ベンゾジアゼピン系薬 ★★**
> 〈頓用としての単独投与，あるいはモルヒネとの併用〉
> - アルプラゾラム錠
>   0.4mg　0.5〜3錠　分1〜3　内服
> - ロラゼパム錠
>   0.5mg　1〜3錠　分1〜3　内服
> - ジアゼパム座薬
>   4mg　1〜3個　分1〜3　挿肛
> - ミダゾラム
>   2.5mg/日から持続静注・皮下注を開始，眠気が許容できる範囲で 10mg/日まで増量[15)]

3 コルチコステロイド

- 観察研究や探索的な介入研究において，がんの呼吸困難に対するコルチコステロイドの全身投与の有用性が示唆されている[16)〜19)]．呼吸困難の緩和作用を期待しうる原因病態（がん性リンパ管症，上大静脈症候群，気管狭窄，気管支れん縮，化学療法・放射線治療による肺障害など）がある場合は，予後を考慮し，副作用の出現に注意しながらコルチコステロイドを使用する．日本で行われた進行期がん患者74人を対象とした多施設前向観察研究では，コルチコステロイド（ベタメタゾン換算で中央値4mg/日）の投与後3日以内に，50人（68%）でNumerical Rating Scale（0〜10）≧1以上の呼吸困難の軽減がみられた．3週間以上の予後が見込める患者，肝転移や腹水・肝腫大のない患者，呼吸困難が重度の患者で特に奏効しやすいことが示唆された[19)]．

> **コルチコステロイド ★**
> ベタメタゾン
> 　4〜8mg/日　内服または静注・皮下注　数日投与
> 効果を認める場合は漸減し，効果の維持できる最小量（0.5〜4mg/日）で継続．効果がない場合は中止する．

2 非薬物療法

1 酸素療法 ★★★

- 低酸素血症がある場合は酸素吸入の有用性を支持する根拠がある[4)20)]．Brueraらは低酸素血症（SpO_2 < 90%）を有するがん患者14人に対し二重盲検ランダム化比較試験を行い，酸素吸入あるいは空気吸入（5L/分マスク）の効果を比較した[20)]．酸素吸入群は空気吸入群に比して有意に呼吸困難を改善させた．一方，低酸素血症のある患者，低酸素血症のない患者の混在した2件のランダム化比較試験では，低酸素血症を有する患者のサブグループ解析で酸素吸入の空気吸入に対する優位性が示されなかった[21)22)]．ランダム化比較試験のサンプル数が小さいこと，ランダム化比較試験自体が少ないことより，酸素吸入の有用性を疑問視する系統的レビューもあり[23)]，統一された見解は得られていない．

- 低酸素血症がない場合は酸素吸入が空気吸入より有効であるという根拠はないが，いずれの吸入にても呼吸困難症状が改善する可能性がある[21)〜25)]．Abernethyらは，重篤な疾患を有し治療抵抗性の呼吸困難を呈する PaO_2 > 55mmHg の患者計239人（54人の進行期がん患者を含む）に対し，2L/分の経鼻酸素あるいは空気吸入を7日間行う効果を比較する，多国間二重盲検ランダム化比較試験を行った[25)]．有効性に群間差はなかったが，どちらの群でも7日間にわたり呼吸困難症状は有意に改善し，治療開始時の呼吸困難症状が強い患者ほど大きな効果がみられた．執筆時現在，経鼻の空気吸入は医療現場で一般的に使用されていないため，低酸素血症がない場合でも呼吸困難に対して酸素吸入が行われることが少なくない．酸素吸入による望ましい効果と，煩わしさ，行動制限，気道の乾き，危険性（在宅において患者や介護者が喫煙する場合など），経済的負担などの望ましくない効果を個々の患者ごとに確認し使用を検討するのが肝要である．使用開始後治療の影響を再評価し，酸素投与を続行するか否か判断する．

- また，通常の酸素吸入のみで呼吸困難の軽減がない場合は，非侵襲的陽圧換気（non-invasive positive pressure ventilation：NPPV）や高流量鼻カニュラ酸素療法（high flow nasal cannula oxygen：HFNC）の使用を考慮してもよい[26)〜29)]．ただし，NPPVの使用は高 CO_2 血症を伴う急性呼吸不全を有する患者に限り，機器管理の習熟している医療者が適切にモニタリングできる体制が必要である．NPPV

やHFNCの使用に当たっては，リスク・ベネフィットとともに，患者の同意，ケアの目標との一貫性を十分に検討したうえで，導入の適切性を評価し，呼吸困難の改善や忍容性を含め経時的な評価を行う．

2 その他の対応
- 咳嗽，喀痰へ対処．
- 胸水，腹水，気道分泌，肺水腫のある終末期患者では輸液を減量（500～1000mL/日）．
- 看護ケア（体位の工夫，呼吸法のトレーニング，外気・うちわ・扇風機による送風[30]，室温の調節，ナースコールや頓服薬を手元に置いておくなど），呼吸リハビリテーション，精神療法，リラクセーション，補完代替医療などもあるが，これらの多くはがん患者には経験的に使われる対応である．

文献

1) J Clin Oncol 2005; 23(25): 6240-8.
2) Ann Intern Med 1993; 119(9): 906-7.
3) Ann Oncol 1999; 10(12): 1511-4.
4) J Clin Oncol 2008; 26(14): 2396-404.
5) Support Care Cancer 2008; 16(4): 329-37.
6) J Pain Symptom Manage 2007; 33(4): 473-81.
7) Am J Hosp Palliat Care 2013; 30: 305-11
8) Jpn J Clin Oncol 2018; 48: 748-52.
9) Jpn J Clin Oncol 2018; 48: 1070-5.
10) Am J Hosp Palliat Care 2015; 32: 298-304.
11) J Pain Symptom Manage 2014; 47: 209-17.
12) J Pain Symptom Manage 2016; 52: 459-68.
13) J Pain Symptom Manage 2010; 39(5): 820-30.
14) Cochrane Database Syst Rev 2010; 1: CD007354.
15) J Pain Symptom Manage 2006; 31(1): 38-47.
16) Palliat Med 2001; 15(1): 3-8.
17) Support Care Cancer 2001; 9(5): 386-9.
18) J Pain Symptom Manage 2016; 52: 8-16.
19) Support Care Cancer. 2017; 25: 1169-81.
20) Lancet 1993; 342(8862): 13-4.
21) Am J Respir Crit Care Med 1996; 153(5): 1515-8.
22) J Pain Symptom Manage 2006; 32(6): 541-50.
23) Cochrane Database Syst Rev 2008; 3: CD004769.
24) Palliat Med 2003; 17(8): 659-63.
25) Lancet 2010; 376(9743): 784-93.
26) Lancet Oncol 2013; 14: 219-27.
27) J Pain Symptom Manage 2013; 46: 463-73.
28) Palliat Med 2004; 18(7): 602-10.
29) J Palliat Med 2011; 14: 835-9.
30) J Pain Symptom Manage 2018; 56: 493-500.

（森　雅紀）

VIII-8 症状マネジメント

④ せん妄

疫学・診断

1 疫学

- せん妄は終末期がん患者の 52〜88% にみられる最も多い神経精神疾患である[1]。

2 診断

1 原因 [2) 3)]

- 薬物（オピオイド，睡眠薬，抗精神病薬，抗コリン薬など）
- 感染症
- 脱水
- 頭蓋内病変
- アルコールや他の薬物からの離脱
- 低酸素血症・高二酸化炭素血症
- 代謝異常（腎機能異常・肝機能異常，高血糖・低血糖，高カルシウム血症・低ナトリウム血症などの電解質異常，高浸透圧血症）
- 血液学的異常（貧血，播種性血管内凝固）

2 診断・評価

1) 米国精神医学会診断基準（DSM-5）
   A. 注意の障害（すなわち，注意の方向づけ，集中，維持，転換する能力の低下）および意識の障害（環境に対する見当識の低下）。
   B. その障害は短時間のうちに出現し（通常数時間〜数日），もととなる注意および意識水準からの変化を示し，さらに1日の経過中で重症度が変動する傾向がある．
   C. さらに認知の障害を伴う（例：記憶欠損，失見当識，言語，視空間認知，知覚）。
   D. 基準AおよびCに示す障害は，他の既存の，確定した，または進行中の神経認知障害ではうまく説明されないし，昏睡のような覚醒水準の著しい低下という状況下で起こるものではない．
   E. 病歴，身体診察，臨床検査所見から，その障害が他の医学的疾患，物質中毒または離脱（すなわち，乱用薬物や医薬品によるもの），または毒物への曝露，または複数の病院による直接的な生理学的結果により引き起こされたという証拠がある．

2) Confusion Assessment Method（CAM）[4]
- 簡便なスクリーニングツール．①＋②＋（③または④）を満たせばせん妄と診断する．
  ① 急性発症かつ症状の変動
  ② 注意力の低下
  ③ 思考の解体
  ④ 意識レベルの変容

3) Memorial Delirium Assessment Scale（MDAS）[5]
- せん妄の重症度判定に有用．以下の10項目について0（なし），1（軽度），2（中等度），3（重度）で評価．7点以上で98%の感度，96%の特異度でせん妄の診断がつく[6]．日本語版の信頼性・妥当性も検証されている[7]．
  ① 意識障害
  ② 見当識障害
  ③ 短期記憶障害
  ④ 順唱・逆唱の障害
  ⑤ 注意の集中と注意の転換の障害
  ⑥ 思考障害
  ⑦ 知覚障害
  ⑧ 妄想
  ⑨ 精神運動抑制もしくは精神運動興奮
  ⑩ 睡眠覚醒リズムの障害

- せん妄の診断や重症度評価目的に，これらの妥当性の検証されたツールをルーチンで用いるのがよいのかに関するエビデンスが不十分である．しかしながら，がん患者におけるせん妄の頻度は高いことから，入院患者では少なくとも1日1回は認知機能や身体機能，行動に変化がないかどうかを観察することが推奨されている[8]．

治療

- せん妄の原因に対する治療が先決である．脱水・電解質異常（高カルシウム血症，ADH分泌過剰症［SIADH］，低マグネシウム血症など）・感染症の治療，ベンゾジアゼピン系薬や抗コリン薬など鎮静作用のある薬物の中止，睡眠薬から抗精神病薬への変更，オピオイドスイッチングなどによりせん妄が改善することが少なくない．原因に対する治療をどこまで行うかは，治療目標や病気の時期（死亡直前期かどうかなど）によって異なるため，個別に検討を行う．

1 薬物療法

- 重篤な疾患を有し緩和ケアを受ける患者において，せん妄症状に対する抗精神病薬の効果は限定的である．軽度から中等度のせん妄症状があり経口摂取が可能な緩和ケア患者247人（88%ががん患者）を対象に，ハロペリドール内服，リスペリドン内服，プラセボ内服の効果を比較したランダム化比較試験では，ハロペリドール群とリスペリドン群ではプラセボと比較して，3日後のせん妄症状が有意に高まり，錐体外路症状も多かった[9]．また，プラセボ群はハロペリドール群より有意に生存率が高かった．
- それでも，重度のせん妄の場合は，原因に対する治療と並行して抗精神病薬による症状緩和が必要になる場面も少なくない．せん妄を有するAIDS患者を対象としたランダム化比較試験により抗精神病薬（ハロペリドール★★★，クロルプロマジン★★★）のベンゾジアゼピン系薬（ロラゼパム）に対する優位性が示されている[10]．軽度から中等度のせん妄に対して一律にハロペリドールやリスペリドンを投与することは推奨されないが，せん妄症状が重度の場合や明らかに患者の苦痛につながっている場合は，これらの薬剤や非定型抗精神病薬を慎重に用いることを検討する[1)8)11)12]．
- 非定型抗精神病薬であるオランザピン★★★やリスペリドン★★★は，せん妄に対してハロペリドールと同じような効果を示す[13]．クエチアピン★とハロペリドールを比較した質の高いランダム化比較試験はない[13]．クエチアピンはICU患者においてプラセボと比較してせん妄の改善を早めることが示されているが[14]，がん患者における質の高いランダム化比較試験はない．
- 低用量のハロペリドール（＜3mg/日）は非定型抗精神病薬と比較して錐体外路症状の頻度を増加させないが，高用量（＞4.5mg/日）ではその頻度が高くなる[13]．
- 症状が軽い場合は，原因への対応を行ったうえで，抗精神病薬を頓用で使用する．

抗精神病薬

- **ハロペリドール錠**
  0.75mg　1錠　内服　注射剤（5mg/A）　0.5A　皮下注・点滴静注
- **リスペリドン液**
  0.5mg　1包　内服
- **オランザピン錠**
  2.5mgまたは5mg　1錠　内服
  または
  口腔内崩壊錠　5mg　1錠　内服
- **クエチアピン錠**
  25mg　1錠　内服

- 上記の投与量で開始し，効果に応じて漸増する．
- 症状が強い場合，夜間せん妄が強い場合は眠前定期投与を開始する．
- 定期投与に加え，不穏時は眠前1回分を1時間あけて3回まで追加．それ以上必要な場合は定時処方を増量する．
- 日中の不穏が強い場合は，日中も抗精神病薬を定期で使用する．
- 治療中は錐体外路症状の出現に注意する．
- クエチアピンやオランザピンはケトアシドーシスの危険性があるため，糖尿病患者には禁忌である．
- 原因への対応，抗精神病薬の増量にても精神興奮の緩和が困難な場合は，ベンゾジアゼピン系薬★の併用を慎重に考慮．その際，抗精神病薬に加え，眠前定期投与として以下を開始．投与量は年齢や腎機能などにより適宜調節する．
- 終末期の過活動型せん妄で，ハロペリドール投与にて不穏の軽減しないがん患者に対して，ベンゾジアゼピンを追加投与するかプラセボを投与するかのランダム化比較試験が行われ，ベンゾジアゼピン追加群で投与後8時間の不穏が有意に軽減した[15]．終末期患者の持続する不穏に対しては，抗精神病薬のみならず慎重にベンゾジアゼピンを追加することも検討する．

ベンゾジアゼピン追加投与
- フルニトラゼパム
  2mg/A 0.25A 点滴静注
- ブロマゼパム座薬
  3mg 1個 挿肛
- ジアゼパム座薬
  6mg 1個 挿肛

2 非薬物療法[16)]
- がん患者において，せん妄の予防と治療に関する非薬物療法のエビデンスは不十分であるが，以下のような非薬物療法は臨床的に重要と考えられる．
- 静かな落ちついた環境の調整．
- 睡眠・覚醒のバランスをつける（日中はカーテンを開ける，夜間は薄明かりに）．
- 日付・時間の手がかり（カレンダー，時計を置く）．
- 眼鏡，補聴器の使用．
- 親しみやすい環境を整える（家族の面会，自宅で親しんできた物を置く）．
- オリエンテーションを繰り返し行う（部屋・スタッフの変更は最小限に）．
- 訪室の時間を調整する．

文献
1) JAMA 2008; 300(24): 2898-910, E1.
2) Arch Intern Med 2000; 160(6): 786-94.
3) J Pain Symptom Manage 2001; 22(6): 997-1006.
4) Ann Intern Med 1990; 113(12): 941-8.
5) J Pain Symptom Manage 1997; 13(3): 128-37.
6) Cancer 2000; 88(12): 2859-67.
7) Gen Hosp Psychiatry 2001; 23(1): 36-40.
8) Ann Oncol 2018; 29(suppl 4): iv143-65.
9) JAMA Intern Med 2017; 177: 34-42.
10) Am J Psychiatry 1996; 153(2): 231-7.
11) Cochrane Database Syst Rev 2004; 2: CD004770.
12) Oncologist 2009; 14(10): 1039-49.
13) Cochrane Database Syst Rev. 2018; 6: CD005594.
14) Crit Care Med 2010; 38(2): 419-27.
15) JAMA 2017; 318: 1047-56.
16) N Engl J Med 2006; 354(11): 1157-65.

（森　雅紀）

VIII 緩和療法

9 終末期の緩和療法

- 終末期の定義はないが，一般的に，治療不可の病態で予後1～2か月以内を指すものとする．本稿では，特に看取り期（予後1週以内）を中心に述べる．

終末期がん患者の予後予測

- がん種ごとの5年生存率などの平均予後は，病期，分子生物学的特徴などに応じて調べられており，本書の該当項目を参照してほしい．一方，終末期から臨死期の予後予測方法は，がん種にかかわらず共通の方法が開発されている．

1 終末期がん患者の一般的な経過

- 一般的な終末期の経過として，①突然死（虚血性疾患など），②徐々に衰弱し変化が早まり死を迎える，③徐々に衰弱し急変する（慢性心不全，COPDなど），④長期間ゆっくりと衰弱する（認知症，老衰など），の4パターンがある．がん患者においては②のパターン，すなわち月・年単位で徐々に衰弱し，月・週単位で変化が速くなることが典型的である[1]．
- 外来がん患者の死亡前6か月間において，Palliative Performance Scale（PPS，後述）とEdmonton Symptom Assessment Scale（ESAS）の推移を調べたところ，PPSは徐々に悪化し，最後の1か月で急速に悪化した．症状の評価を主とするESASでは，呼吸困難，眠気，well-being，食欲不振，倦怠感が次第に悪化し，最後の1か月で顕著になった（図1）[2]．

2 医師の予測

- 終末期がん患者のシステマティックレビュー[3]では，担当医師の予測予後はしばしば実際の予後より長くなることが示されている．また医師-患者関係が長いほど，予後予測は外れやすいとの報告[4]もある．したがって，より客観的な予後予測方法が必要である．

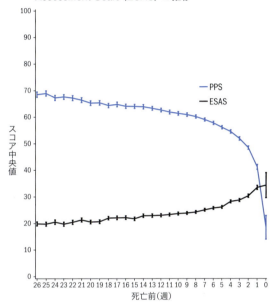

図1 外来がん患者の死亡前6か月間のPalliative Performance Scale（PPS）とEdmonton Symptom Assessment Scale（ESAS）の推移[2]

3 Palliative Performance Scale（PPS）

- 終末期患者を対象に，performance status（PS）をスコア化する[5]（表1）．
- 各スコアの平均予後（95%信頼区間）は，PPS 10%で2日（2～2日），20%で4日（3～5日），30%で13日（12～14日），40%で24日（21～27日），50%で37日（32～42日），60%で48日（17～79日），70%で78日（25～131日）であった[6]．

4 Palliative Prognostic Index（PPI）

- 採血などの特殊な検査を必要とせず，客観的な指標のみを用い，短期的な終末期がん患者の予後予測を行う．
- PPI（表2）の合計点が6.5点以上の場合，予後3週間未満である確率は感度83%，特異度85%であった．合計点が4点以上のとき，予後6週間未満である確率は感度79%，特異度77%であった[7]．

表 1　Palliative Performance Scale (PPS)

	起居	活動と症状	ADL	経口摂取	意識レベル
100	100％起居している	正常の活動が可能 症状なし	自立	正常	清明
90		正常の活動が可能 いくらかの症状がある			
80		いくらかの症状はあるが努力すれば正常の活動が可能		正常 または 減少	
70	ほとんど起居している	何らかの症状があり通常の仕事や業務が困難			
60		明らかな症状があり趣味や家事を行うことが困難	時に介助		清明 または 混乱
50	ほとんど座位か横たわっている	著明な症状がありどんな仕事もすることが困難	しばしば介助		
40	ほとんど臥床		ほとんど介助		清明 または 混乱 または 傾眠
30	常に臥床		全介助	減少	
20				数口以下	
10				マウスケアのみ	傾眠または昏睡

表 2　Palliative Prognostic Index (PPI)

Palliative Performance Scale	10〜20	4
	30〜50	2.5
	≧60	0
経口摂取量*	著明に減少（数口以下）	2.5
	中程度減少（減少しているが数口よりは多い）	1.0
	正常	0
浮腫	あり	1.0
	なし	0
安静時呼吸困難	あり	3.5
	なし	0
せん妄	あり（原因が薬物単独，臓器障害に伴わないものは含めない）	4.0
	なし	0

＊消化器閉塞のため高カロリー輸液を施行している場合は 0 点とする．

■ 上記の項目のなかで，せん妄の原因や低活動性せん妄を診断できないことにより PPI の予測精度が下がる可能性が指摘されており，せん妄の代わりに「ややつじつまの合わない話しかできない」を同点数で評価する simplified Palliative Prognostic Index (simplified PPI) を用いても，精度に差はないことが示されている[8]．

5　Palliative Prognostic score (PaP score)

■ 主治医の予後予測を，客観的因子で補正する．終末期がん患者の中期的な生命予後予測を行う．

表 3　Palliative Prognostic Score (PaP score)

臨床的な予後の予測	1〜2週	8.5	
	3〜4週	6.0	
	5〜6週	4.5	
	7〜10週	2.5	
	11〜12週	2.0	
	＞12週	0	
食欲不振	あり	1.5	
	なし	0	
Karnofsky Performance Scale	10〜20	2.5	・自分のことができず入院が必要 ・疾患が進行している ・重症・精力的な治療が必要
	≧30	0	
呼吸困難	あり	1.0	
	なし	0	
白血球数 (/mm^3)	＞11000	1.5	
	8501〜11000	0.5	
	≦8500	0	
リンパ球 (％)	0〜11.9	2.5	
	12〜19.9	1.0	
	≧20	0	

■ 表 3 で 0〜5.5 点の場合，30 日生存確率は ＞70％（生存期間の 95％信頼区間は 67〜87 日）であった．同様に 5.6〜11 点の場合，30〜70％（28〜39 日），11.1〜17.5 点の場合，＜30％（11〜18 日）であった[9]．

■ PaP に，予後因子として重要なせん妄を加えた Delirium-Palliative Prognostic Score (D-PaP) では，

せん妄がある場合にPaPに2点を加えて計算をする．D-PaPが0〜7.0点で30日生存確率が＞70%（生存期間の95%信頼区間46〜59日），7.1〜12.5点で30〜70%（13〜20日），12.6〜19.5点で＜30%（4〜7日）であった[10]．

6 Prognosis in Palliative care Study predictor models (PiPS models)

- 原発，遠隔転移，肝転移，骨転移，メンタルテスト（年齢，時間，住所の復唱，年，場所，受け持ちの医師・看護師の認識，生年月日，終戦記念日，総理大臣，20から1まで逆唱，のうち，4項目以上の正答が可能か），脈拍数，食欲不振，倦怠感，呼吸困難，嚥下困難，1か月以内の体重減少，Eastern Coporative Oncology Group (ECOG)のPS，Global Health（1［非常に不良］〜7［健康］），白血球数，好中球数，リンパ球数，血小板数，尿素窒素，ALT，ALP，アルブミン，CRPの多項目を用いて，予後14日以内（日・短い週単位），15から55日（週・短い月単位），56日以上（月・年単位）を予測する．採血を要さないPiPS-Aと，要するPiPS-Bに分かれている．専用のWeb画面（下に示す）に必要項目を入力すると，上記推定予後が示される[11]．

http://www.pips.sgul.ac.uk/

- 上記の予後推測スコアを比較した研究では，PaPとD-PaPの予測精度が，PPIやPPSより高かった[12]．日本で行われた大規模コホート研究では，各使用目的に応じて使い分けられることを示している．血液検査を使用しないPPIとPiPS-Aは実施可能性が高いが，PPIは予測精度がやや劣っていた．PPIは最も簡便で，経過中繰り返し使用することができる．客観性，精度がまさるPiPS modelは，重要な予測の判断に用いることができる．PaPとD-PaPは精度が高いが，医師の予測ができる場合使用が限られる．PiPS-Bは項目数が多いが，最も客観的に判断することに適している[13]．

7 予後告知

- 日本の外来がん患者が医師に求める説明内容を調べた研究[14]では，予後告知を望む率は50%，望まない率は30%だった．また自分だけに悪い情報を伝えることを望む率は13%，望まない率は64%だったが，悪い情報をまず家族に伝えることを望む率は7.5%，望まない率は70%だった．以上より，患者によって予後告知希望は異なり，悪い情報を伝えられるときは家族と共に聞くことを希望する患者が多い．
- 一方，予測予後を知ることが患者・家族にとって有用になりうる理由として，以下のことが挙げられている[15]．
- 患者・家族が治療の選択に参加できる．
- 患者・家族が，余命を知ることによって生活上の問題に対処することができる．
- 患者が人生の実存的，スピリチュアルな問題を扱うことができる．
- 患者が予後を知りたいと希望しているか，希望している場合に知ることでどのようなメリットがあるかを，医療チームで評価して判断することが必要である．
- 予後の告知方法として，Kielyらは，例えば統計上中央値予後12か月が予測される患者に対する方法として，以下を提案している[16]．
- 患者の希望と，求める情報を確認する．
- 中央値12か月ということは，50％以上は12か月以上生存する意味であると説明する．
- 以下の3例を示す．
  ①典型例：半分が6か月〜2年（平均の半分〜2倍）生存する．
  ②最良の場合：10%が3年以上（平均の3〜4倍）生存する．
  ③最悪の場合：10%が2〜3か月以内（平均の6分の1）に亡くなる．
- 患者・家族の求める情報や思いに配慮しながら，予後の内容は幅をもって伝えることが重要である．

8 臨死期の診断

- 臨死期の目安として，採血や特殊な検査ではなく，日常生活動作の変化が参考になる．予後2週間前後では，自力移動の障害の頻度が高くなり始め，排泄や食事が自力では困難となる．予後が1週間前後になると，内服困難となる．予後が数日になると，水分摂取，会話・応答が困難となる[17]．
- 死亡直前（数時間〜数日）になると，意識，呼吸，循環の特徴的な変化が出現する．緩和ケア病棟における亡くなる徴候の研究[18]によると，死前喘鳴（本稿「臨死期の症状と対応」「4 死前喘鳴」参照）の出現率は35%で平均予後57時間，下顎呼吸の出現率は95%で平均予後7.6時間，四肢チアノーゼの出現率は80%で平均予後5.1時間，橈骨動脈拍動不触の出現率は100%で平均予後2.6時間，と報告さ

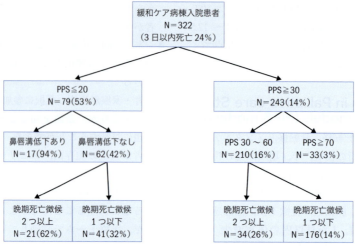

図2 緩和ケア病棟入院患者を対象とした3日以内の死亡率を予測するモデル[20]

晩期死亡徴候：死前喘鳴，下顎呼吸，末梢チアノーゼ，Cheyne-Stokes呼吸，橈骨動脈の触知不可，声かけに対する反応の低下，視覚刺激に対する反応の低下，瞳孔反射の消失，鼻唇溝の低下，頸部過伸展，閉眼不可，呻吟，上部消化管出血

れている．死亡48時間前のバイタル徴候に関する研究によると，血圧低下（収縮期血圧20mmHg以上の低下または拡張期血圧10mmHg以上の低下）と酸素飽和度低下（90％以下）を満たすと，陽性的中率95.0％，陰性的中率81.4％であった[19]．

- 3次緩和ケア病棟入院患者を対象とした3日以内の死亡率を予測するモデルとして，感度が高いPPS≦20，次いで特異度が高い鼻唇溝の低下（ほうれい線の消失）の2段階で判断をする決定木分析（decision tree）を用いた予後予測モデルが開発された（図2）[20]．

臨死期の症状と対応

- 臨死期には原発巣にかかわらず共通の症状が出現し，最期の数日には呼吸困難，痛み，せん妄，嘔吐などの強い症状が約半数の患者に出現する[21]．緩和ケア病棟で亡くなった患者自身の評価では，最後の1週間に，食欲不振，眠気，倦怠感，poor well-being，呼吸困難が死が近づくにつれて強まり，液体や固形物の嚥下困難や排尿困難も強まる傾向があったが，抑うつは死が近づくにつれ減少した[22]．これらの症状に対して，他の項目で示した症状緩和治療を継続するが，鎮静も考慮される（本稿「鎮静」参照）．特に強い苦痛となりうるものについて，以下に述べる．

1 痛み

- 1990年代に米国で行われた大規模コホート研究では，最期の3日間で40％の患者が人生最強の痛みを感じる，との報告がある[23]．また，意識が混濁すると症状をはっきり訴えられないため，それ以前の苦痛を参考にしながら，家族・医療者チームで症状を評価する必要がある．
- オピオイドを中心に症状緩和を行うが，長期作用型ではなく短期作用型（例：塩酸モルヒネ注）を用いて，早めに鎮痛緩和に対する適切な量を求める．これまでフェンタニル貼付剤を用いていた場合は，フェンタニル注や，モルヒネ注を併用するなどの対応をする．

2 呼吸困難

- 50～70％の患者が最後の6週間で呼吸困難を経験し，死が近づくにつれて頻度や重症度が増加する，と報告されている[24]．感染，貧血，胸水貯留，上大静脈症候群などに対し，機序に対応した治療（抗菌薬，輸血，胸水穿刺，ステロイドなど）で症状を緩和することは困難なことが多く，オピオイド中心の対応となる．
- 非薬物的対応としては，頭部〜上体を軽度挙上する，顔面近くで扇風機などによる冷たい気流を流す[25)26]，などが考慮される．酸素は症状緩和に寄与するが，酸素飽和度や呼吸数ではなく，症状に応じて量の調整を行う．マスクが圧迫感や不快感

を強める場合があり，酸素の経鼻吸入での対応やマスクでの吹き流し吸入などの工夫を行う．
- オピオイドは，早めに適切な苦痛緩和量を求める必要があるため，痛みと同様，短期作用型（塩酸モルヒネ注を用いることが多い）を使用する．不安感があれば，ベンゾジアゼピン薬の併用（注射ならばミダゾラムなど）を行う．
- 臨死期の呼吸困難は，やや意識低下を伴わないと苦痛が緩和されないことが多く，鎮静療法も含めて家族と話し合う必要がある．

3 終末期せん妄

- 臨死期の患者の80％以上にせん妄が生じ[27]，落ち着きのなさ，焦燥感，妄想などをきたしうる．せん妄状態の患者を経験した家族の半分以上はつらい体験と感じ[28]，非常に動揺し，苦しい最期であった，との印象を受けることが多い．
- 臨死期のせん妄は回復困難な終末期せん妄であり，抗精神病薬を中心に頓用または持続皮下注・静注で対応する．抗精神病薬で効果がない過活動型せん妄（眠れない，興奮・尚早が改善しない）の場合には，ベンゾジアゼピンを上乗せすると早期に鎮静効果がある[29]．また難治性のせん妄に対しては，鎮静が考慮される．
- 終末期せん妄に対するケアについて，以下に留意する[28]．
  - せん妄の原因，経過，治療方法などを適時・適切に説明する．痛みや薬（特にオピオイド）のせいではなく，身体状況悪化に伴う意識障害症状と説明する．
  - 今後の病状の変化を予測し，意識が混濁するまでに，家族が患者との別れができるように調整する．
  - 患者の不穏を緩和する．その際，家族の「安らかでいてほしい半面，眠ってほしくない」というアンビバレントな気持ちに配慮する．
  - 患者のせん妄による言動には，否定や修正をせずに付き合う．また，おかしなことを言っていると患者自身に気づかせないようにする．

4 死前喘鳴[30]〜[32]

- 死期が迫った患者に生じる，呼吸に伴いゼイゼイ・ゴロゴロと不快な音がする症状のことで，がん患者の平均35％に生じ，死前喘鳴が出現後76％の患者は48時間以内に死亡するとの報告がある[33]．死前喘鳴はその機序により，タイプ1（意識低下・嚥下反射低下により唾液が咽頭部に貯留する）とタイプ2（気道・肺内の病変［肺炎，心不全など］により生じ，全身状態悪化に伴い有効な喀出ができないために生じる）に分けることが提唱されている[34]．
- 特にタイプ1で意識が低下している場合，患者に苦痛が生じていないことも多いが[35]，家族は患者に苦痛があるように感じ，対応を求めることが多い[36]．窒息，苦痛，食べられないことなどへの家族の苦悩を理解し，症状の機序や苦痛が少ないことを説明しながら，対応を一緒に考えることが必要である．
- 患者が不快感をきたしていると判断した場合，下記の抗コリン薬と合わせて，呼吸苦に準じてオピオイド±抗不安薬を使用する．しかし，患者が半昏睡ないし意識が消失している場合は，喘鳴に不快さを感じていない旨を説明して，家族の心配を和らげる．また抗コリン薬は，意識が混濁してきたら予防的に使用したほうが，喘鳴が生じた後よりも効果が高いことが示されている[37]．
- ケアは，患者を半腹臥位にし，体位による分泌物の自然排出を促す．体位変換により気道分泌が増える場合は，体位変換を控えて，気道水分を動かさない対応を行う．口腔内や咽頭の分泌物の吸引は多くの患者にとって不快なので，家族と相談したり意識混濁の程度をみながら，必要以上には行わない．
- 薬剤としては，唾液分泌抑制を目指して，抗ムスカリン薬の皮下注・静注を使用する．

抗ムスカリン薬 ★★

- ブチルスコポラミン
  20mg（1A）（初回量）　20〜120mg/日（2回目以降）
- スコポラミン
  0.25mg（0.5A）（初回量）　1〜2.5mg/日（2回目以降）

24時間静注
スコポラミンは舌下投与（例：0.3A舌下）が可能だが，意識混濁患者では誤嚥の危険があるため，行わない．

- ブチルスコポラミン，スコポラミン，アトロピンの効果は同等で，約40％の患者に有効とされている[38]．スコポラミンは血液脳関門を通過し，鎮静作用やせん妄の副作用があるため，意識混濁を避けたい患者にはブチルスコポラミンを使用する．
- そのほか，以下の治療が検討される．
- 輸液量の減量 ★[39]（本稿「終末期の輸液」参照）
- 気道感染による濃い膿性痰が原因の場合：抗コリン薬の効果は乏しい．抗菌薬治療を検討する．
- 肺水腫が原因の場合：フロセミド20〜40mg（1〜

2A) の皮下注・静注 ★ を検討する.

終末期の輸液

- 以下は,「終末期がん患者の輸液療法に関するガイドライン 2013年版」[40] に基づく.

1 適応

- 抗腫瘍治療を受けていない予後1〜2か月以内の終末期がん患者（頭頸部癌，食道癌，肝硬変を伴う肝臓癌を除く．これは，嚥下障害や肝硬変のために経口摂取の低下をきたしやすく，他のがん種とは病態が異なる場合が多いためである）で，経口で十分な水分・栄養を摂取できない患者を対象とする．

2 輸液治療による治療目標の評価

- 輸液治療の施行は，患者・家族の価値観に基づいた全般的な目標を考慮して，個々に判断する．単に検査所見や栄養状態の改善は，治療効果を決める指標にはならない．また「食べられないから輸液をする」「終末期だから輸液をしない」といった一律的な治療も行わない．
- 患者・家族の意向については，患者・家族の約80％が輸液をしないと十分な栄養補給ができないと考え，患者の約50％，家族の約80％が輸液の中止は死期を早めると考えている，という研究[41]がある．
- 治療効果については，以下のエビデンスを参考にする．
  - 終末期がん患者において，輸液治療はオピオイドによるせん妄や急性の脱水症状を改善させることによって，QOLの改善に寄与する場合がある[42].
  - PSが0〜2で，消化管閉塞のために経口摂取ができない終末期がん患者において，適切な輸液治療はQOLを改善させる場合がある[42].
  - PSが3〜4，または消化管閉塞以外の原因のために経口摂取ができない終末期がん患者において，輸液治療単独でQOLを改善させることは少ない[42].
  - 終末期がん患者において，輸液治療は口渇を改善させないことが多い[43]．口渇に対しては，看護ケアが最も重要である[44]．
  - 終末期がん患者において，輸液治療（特に1L/日以上）は腹水，胸水，浮腫，気道分泌による苦痛を悪化させる可能性がある[43]．
  - ランダム化比較試験において，予後2〜3週間のがん患者に1Lと100mLの輸液で比較したところ，脱水症状を含む全体の症状および予後に変化がない，とする報告がある[45]．

- 口渇に対するケア
  - これまで人工唾液，レモンとグリセリン混合液，ビタミンC，クエン酸，リンゴ酸，ガム，ピロカルピン，鍼灸などの研究がなされているが，効果が短時間であったり副作用などの問題点がある．口腔内の衛生状態を保つ，天然酵素やビタミンなどが配合されたゲル製剤を塗布する，含嗽，少量の水分摂取，氷片・かき氷・シャーベットなどを口に含む，患者が好むものを噴霧する，ガーゼや綿棒などを用いて湿らせる，加湿器を設置する，ネブライザーを使用する，などのケアが行われる．

3 治療の実施

- 経口による水分，栄養摂取が難しくなれば，患者・家族と話し合いを行う．その際，①輸液に関する患者・家族の希望や認識を理解すること，②輸液による利益・不利益に関する正確な情報提供を行うこと，③家族は不安を抱えているということを認識すること，に重点をおく[46]．輸液以外には，口から少しでもとれるように工夫する，栄養以外に家族ができることを一緒に探す，栄養のこと以外の家族の心配に耳を傾ける，などの対応が，遺族によって支持されている[47]．
- 輸液を行う場合には，PSが不良な患者には効果が乏しいこと，1L/日を超える場合には副作用が出現しやすいことを考慮し，目標症状を明確にして開始する．重要なことは，治療によって生じる効果を定期的に評価し修正することである．静脈経路が確保できない場合，不快になる場合は，皮下輸液が望ましい輸液経路になりうる．

鎮静

- 以下は「がん患者の治療抵抗性の苦痛と鎮静に関する基本的な考え方の手引き 2018年版」[48]に基づく．

1 鎮静の定義，施行率

- 鎮静とは，治療抵抗性の苦痛を緩和することを目的として，鎮静薬を投与することである．治療抵抗性の苦痛とは，すべての治療が無効である苦痛，

あるいは，患者の希望と全身状態から考えて予測される生命予後まで有効で，かつ合併症の危険性と侵襲を許容できる治療手段がない苦痛である．また，鎮静薬のなかにはオピオイドと抗精神病薬を含めない．
- 鎮静は，鎮静薬使用時間により間欠的鎮静と持続的鎮静に分けられ，後者は調節型鎮静と深い持続的鎮静に分けられる．
- 間欠的鎮静：鎮静薬によって一定期間（通常は数時間）意識の低下をもたらした後に鎮静薬を中止して，意識の低下しない時間を確保しようとする鎮静．
- 調節型鎮静：苦痛の強さに応じて苦痛が緩和されるように鎮静薬を少量から調節して投与すること．鎮静薬の投与基準は，患者の意識水準ではなく，苦痛の強さ（Support Team Assessment Schedule [STAS]≦2など）である．持続的鎮静のなかでは，原則的には調節型鎮静を優先して選択する．特に苦痛の強さが著しくない，予後が切迫しているとはいえない，深い持続的鎮静でなくても効果が見込まれる，安全性に懸念がある場合は，調節型鎮静を選択すべきである．
- 深い持続的鎮静：中止する時期をあらかじめ定めずに，深い鎮静状態とするように鎮静薬を調節して投与すること．鎮静薬を調節する基準は，患者の意識状態（Richmond Agitation-Sedation Scale [RASS]≦-4など）である．苦痛の強さが著しい，治療抵抗性が確実，予後時間〜日単位，深い持続的鎮静でなければ苦痛が緩和されない，副作用のリスクを許容しうる，患者の希望に沿っている，などの場合には，初めから深い持続鎮静を行うことを検討しうる（窒息や大量出血時など）．
- 日本のがん治療病棟と緩和ケア病棟で持続的鎮静を必要とした患者の割合は31%[49]であり，世界的には20〜35%程度に施行されている．具体的には，不穏（26%），疼痛（21%），混乱（14%），呼吸困難（12%），ミオクローヌス（11%），精神的苦痛（9%），悪心・嘔吐（3%）などの苦痛に対して用いられる[50]．持続的鎮静は身体的苦痛に用いられるのが一般的であり，心理・社会的苦痛のみに対して1%で施行されたとの報告[51]があるが，その場合には精神科医診察による評価，多職種カンファレンスや複数の臨床医の判断など，慎重な判断が求められる．

2 持続的鎮静を行う際の確認事項

- 持続的鎮静が考慮される段階で，以下を多職種にて確認・検討し，カルテに記載することが望ましい．
  - 目的が苦痛緩和であること．
  - 苦痛が何か．
  - 苦痛が患者にとって耐え難いと判断した理由：患者の言葉で判断をする，あるいは一般的に耐え難い苦痛であるか．
  - 苦痛を治療抵抗性と判断した根拠．
  - 予測される生命予後．
  - 鎮静を実施するうえで相談した他職種や専門家がいる場合，その過程．
  - 患者の状態や苦痛を継続して評価した過程．
  - 患者に伝えられた情報と意思表示．
  - 家族に伝えられた情報と意思表示．

3 鎮静の実際

■ 間欠的鎮静に用いられる薬剤：

ミダゾラム ★★[48]

ミダゾラム
原液 0.1〜0.2mL/時間で持続皮下注，または10mg（1A）を生理食塩水100mLに溶解 10〜20mL/時で持続静注を開始し，患者の状態を観察しながら投与量を調整する．投与開始時に1時間量を早送りしてもよい．

フルニトラゼパム ★[48]

フルニトラゼパム
2mg（1A）を生理食塩水100mLに溶解 5〜10mL/時で持続静注．入眠が得られたら投与をいったん中止する．

座薬 ★[48]

- ジアゼパム座薬
  4〜6mg 1本 挿肛
- ブロマゼパム座薬
  3mg 1/2〜1本 挿肛
- フェノバルビタール座薬
  50〜100mg 1本 挿肛

■ 調節型鎮静に用いられる薬剤：

ミダゾラム ★★[48]

ミダゾラム
原液 0.1〜0.2mL/時で持続皮下注，または生理食

塩水に溶解して同量を持続静注．投与開始時に1時間量の早送りを行ってもよい．15～30分毎に苦痛や全身状態を評価し，苦痛があれば1時間量を早送り，数時間毎に持続投与量を30～50％増量する．
いったん苦痛緩和が得られた場合は，数時間毎に評価を行う．

■ 深い持続的鎮静に用いられる薬剤：

ミダゾラム ★★ [48]

ミダゾラム
ローディングドーズとして原液0.6～1.0mL/時で持続皮下注，または静注で開始．患者の苦痛が切迫している場合には投与開始時に0.1～0.2mLの早送りを行い，2～5分毎に苦痛が緩和するまで繰り返し行ってもよい（早送り総量は0.4～0.6mLまで）．
深い鎮静が得られない場合には，0.1～0.2mLの早送りを行い，持続投与量を数時間毎に30～50％増量する（最大1.0mL/時間まで）．
目的とする鎮静レベルに到達すれば，持続投与量を1/2～1/3に減量して継続し，数時間毎に評価を行う．

■ ミダゾラム以外の薬剤を持続的鎮静に用いる場合：

フェノバルビタール ★ [48]

• フェノバルビタール注射薬
原液を0.25mL/時で持続皮下注．開始時に0.5～1.0mLの皮下注を行ってもよい．
• フェノバルビタール坐薬
50～200mg/回を定期的に1日2～3回挿肛する．

■ 持続的鎮静に用いる第一選択薬はミダゾラムであり，先行研究[50)52)]では，ミダゾラム30～40mg/日で80～90％以上の患者に苦痛緩和が得られ，鎮静によって生命予後は短くならない[53)54)]が，呼吸抑制（呼吸数8回/分以下）や循環抑制（収縮期血圧60mmHg以下または50％以上の低下）は20％の患者で認められ，まれに（3.9％）致命的な状態に陥った患者を認めた．

4 鎮静時の家族のケア

■ 鎮静を施行前に，鎮静の目的と目指す状態，出現する不利益（コミュニケーションがとれなくなること）を説明し，つらい思いに対する傾聴を行う．
■ 鎮静開始後は，症状が緩和されていることを確認し，心配や不安，希望を聞く．また，「意識レベルが下がっても，最期まで聴覚・触覚は保たれており，家族がそばにいることはわかっている」と伝え，家族がそばに付き添う自分たちの存在の意味と価値を十分見出すことができるように援助する[55)]．また水分や栄養補給に関しては，鎮静とは別に，患者の意思や目的，利益と負担を考慮して判断する．

終末期の包括的なケア

■ 終末期の包括的なケアを示すものとして，英国で作成されたLiverpool Care Pathway（LCP），およびNational Institute for Health and Care Excellence（NICE）がある．
■ Liverpool Care Pathway（LCP）は，2003年に提唱された看取り時のクリティカルパスであり，包括的に臨死期の評価，ケア，治療を提示している[56)]．英国では国として導入され，イタリアで行われた比較試験では，遺族が判断するケアの質においては有意な差を認めなかったが[57)]，現場の臨床家からは非常に評価が高かった．しかし，使用者の教育が不十分で，適応を誤っていたり家族の意向を確認していなかったりなど，不適切な使用が認められたため，死を早めるケアになっているのではないかという懸念が生じ，独立した評価委員会によって，すべての患者に一律に使用するべきではない，との勧告が示され[58)]，それを受けて2013年，英国保健医療省がLCPを廃止するよう勧告を行った．
■ 2015年，予後数日の患者に対するエビデンスに基づいた個別ケアの推奨として，新たにNational Institute for Health and Care Excellence（NICE）のガイドラインが出された[59)60)]．
■ 以下では，NICEのガイドラインにおける推奨について概説する．

1 予後日単位の認識

■ 予後を判断した徴候や症状の変化を評価し，最低24時間ごとに観察を行い，治療やケアの計画を修正する．その際に，徴候や症状が改善すれば，患者の状態が安定または改善しうることに注意する．
■ 予後が日単位と認識した際には，患者・家族の希望・要求・考え方や，病歴，経過などを記載する．

2 コミュニケーション

■ コミュニケーションや意思決定の共有（shared decision making）の中心になる医療者を確定する．

- 患者や家族に対し，希望がない場合を除き，予後の正確な情報と不確実性を伝え，恐れや心配について話し合い，スタッフに連絡する方法を伝える．
- なお日本においては，予後数日であることを患者本人に伝えることは，一般的ではないように思われる．アドバンス・ケア・プランニング（ACP，Ⅷ章2参照）や緩和ケア病棟などについて話し合う際に，余命についてどれくらい，どのように伝えてほしいか（動ける間に教えてほしい，余命が差し迫ったら教えてほしいなど）をあらかじめ聴取し，家族と共有をすると，対応をしやすい．

3 点滴

- 希望があり，可能であれば飲水をサポートするが，嚥下などの問題をチェックして，飲水のリスクや利点について話し合う．頻繁に口腔・口唇ケアを行い，家族が手伝えるように促す．
- 毎日，患者の体内水分状態を評価し，点滴開始または維持の必要性を見直す．患者の希望や好みを尊重する．
- 点滴が脱水に伴う症状や徴候を改善するかもしれないが，他の問題（溢水や点滴部分への貯留）が起こるリスクがあること，点滴を行うあるいは行わないことが，余命を延長あるいは短縮するかは分からないことを説明する．
- 口渇やせん妄といった脱水症状が生じている場合，あるいはそのリスクがある場合，点滴の短期試行を考慮する．
- 点滴を行っている患者については，12時間毎に脱水の症状を再評価し，効果があれば継続し，副作用が生じている場合や患者が点滴を希望していないときは，減量または中止する．

4 薬物治療

- 患者や家族が症状緩和の決断に関与しているとき，終末期患者の治療やケアの計画に沿って，薬剤の効果や副作用，特に鎮静的な効果について話し合う．
- 症状の原因，薬剤の効果や副作用に関する患者の好み，個人の考え方や文化的側面，他の薬剤の検討，リスクを検討する．
- 非薬物的な方法，例えば呼吸困難に対して顔に扇風機で風を当てることや窓を開けること，死前喘鳴に対して体位変換や吸引を行うことを検討する．
- 初めて使う薬剤に関しては，最小量で開始をし，タイトレーションを行う．
- 24時間以内にレスキューを2～3回以上用いた場合，シリンジポンプを用いた持続的な症状緩和を検討する．
- 治療により症状がすぐに改善しない場合や副作用がある場合，特に望まない鎮静が生じた場合は，緩和ケア専門家の助言を求める．

5 事前指示（comfort order set）

- 事前の，または万が一の指示を，個人に合わせて行う．特に痛み，呼吸困難，死前喘鳴，悪心，不眠，せん妄などの頻度が多い症状に対して，薬剤の指定と投与開始量，投与頻度，最大投与量を記載する．また，バイタルサインや採血などの検査について，指示を出すこともある[61]．
- 事前指示薬が投与された場合，効果や副作用を最低1日1回モニターし，ケア計画を調整する．

臨死期，看取りの対応

1 臨死期の対応

- 以下のことを心がける．
  - 患者を訪問し続け，同じ人間として，死に向かう苦悩や思いに耳を傾ける．
  - 本人・家族の思いや心配を，オープン・クエスチョンで尋ねる．
  - 症状が緩和できていることを本人・家族に確認する．
  - 看取りに立ち会いたい重要な家族を確認し，立ち会えるように声かけをする．
- そのほか，緩和ケア病棟で死別したがん患者遺族への研究[62]では，よかった臨死期のケアとして以下が挙げられている．
  - 苦痛を気にかけていた．
  - 意識がないときも，あるときのように接してくれた．
  - 家族が本人にどう接したらよいかを教えてくれた．
  - 今後の経緯について，説明があった（「看取りのパンフレット」の使用を考慮する[63]）．
- よくなかったケアとして，以下が挙げられている．
  - 病室の外から医師や看護師の声（世間話や笑い声）が聞こえた．
  - 過度な警告（「いつどうなるかわかりません」「何があってもおかしくありません」など．より具体的な

- 変化内容や，その対応について説明するとよい）．
- ベッド柵があったり座る場所がなかったりして，そばに近寄れなかった．
- 以上より，病状や今後の見込みを家族に伝えつつ，本人の症状や家族の思いに，常に気を配ることが大切である．

2 看取りの対応

- 緩和ケア病棟で亡くなった患者の遺族に対する質問紙研究[62]，在宅で亡くなった患者の遺族に対する質問紙研究[64]，50歳以上の一般市民に対してビデオ・シナリオを用いた研究[65]によると，以下の項目が死亡診断時の医師の振る舞いとしてよいとされている．また前者[64]の研究をもとに，「死亡診断時の医師の立ち居振る舞い」についてのガイドブックが作成されている[66]．
- 身だしなみを整える．
- （当番医など主治医ではない場合）家族に自己紹介をし，主治医から経過を聞いていることを伝える．
- 立ち会いたい家族が揃ってから，死亡確認をする．
- 忙しそうにせず落ち着いたムードをつくる．
- 患者に語り掛け，診察後衣服を整える（尊厳に配慮する）．
- ペンライトや聴診器を用いて確認する．
- 死亡時間を，携帯電話ではなく腕時計で確認する．
- 死亡診断後，家族で悲しむ時間をつくる．
- 経過や死因の説明を行う．
- 死亡前の兆候が苦しさを伴っていないことを保証する．
- 「頑張られましたね」など，家族をねぎらう．
- 日本の緩和ケア病棟で亡くなった遺族に対する質問紙調査では，死亡確認が主治医であるかどうかは，死後のつらさに関して有意差はなかった．看取り時に心電図モニターを装着していたかどうかは，死後のつらさとも，および看取り方法に関する改善の必要性についてとも，有意差はなかった[67]．一般的に，多臓器不全で回復の見込みがない患者の看取り時には，心電図モニターは不要である．

文献

1) Glare PA, et al. Predicting survival in patients with advanced disease. In: Hanks G, et al(eds). Oxford Textbook of Palliative Medicine, 4th ed. Oxford University Press, 2010, p81-110.
2) J Clin Oncol 2011; 29(9): 1151-8.
3) BMJ 2003; 327(7408): 195-8.
4) BMJ 2000; 320(7233): 469-72.
5) Support Care Cancer 2009; 17(6): 685-90.
6) J Palliat Care 2007; 23(4): 245-52.
7) Support Care Cancer 1999; 7(3): 128-33.
8) J Pain Symptom Manage 2015; 50(4): 542-7.
9) J Clin Oncol 2004; 22(23): 4823-8.
10) Oncologist 2011; 16(12): 1793-9.
11) BMJ 2011; 343: d4920.
12) Oncologist 2012; 17(3): 446-54.
13) Eur J Cancer 2015; 51(12): 1618-29.
14) Psychooncology 2007; 16(6): 573-81.
15) Maltoni M, et al. Prognostic indicators of survival. In: Bruera E, et al(eds). Text book of Palliative Medicine. Hodder Arnold, 2006, p965-75.
16) J Clin Oncol 2010; 16(16): 2802-4.
17) 恒藤暁. 最新緩和医療学. 最新医学社, 1999, p11-24.
18) Am J Hosp Palliat Care 1998; 15(4): 217-22.
19) Support Care Cancer 2013; 21(3): 835-40.
20) Cancer 2015; 121(21): 3914-21.
21) J Palliat Care 1990; 6(3): 7-11.
22) J Pain Symptom Manage 2015; 50(4): 488-94.
23) Ann Intern Med 1997; 126(2): 97-106.
24) J Clin Oncol 2008; 26: 2396-404.
25) J Pain Symptom Manage 2010; 39(5): 831-8.
26) J Pain Symptom Manage 2018; 56(4): 493-500.
27) J Pain Symptom Manage 1992; 7(4): 192-5.
28) J Pain Symptom Manage 2007; 34(6): 579-89.
29) JAMA 2017; 318: 1047-56.
30) Palliat Med 2000; 14(3): 221-2.
31) Cochrane Database Syst Rev 2008; (1): CD005177.
32) J Pain Symptom Manage 2014; 47(1): 105-22.
33) J Pain Symptom Manage 2002; 23(4): 310-7.
34) J Pain Symptom Manage 1996; 12: 229-33.
35) J Palliat Med 2013; 16(10): 1255-9.
36) J Pain Symptom Manage 2014; 48(1): 2-12.
37) J Pain Symptom Manage 2018 August 31. pii: S0885-3924(18)30448-2.
38) J Pain Symptom Manage 2009; 38(1): 124-33.
39) ターミナルケア 1998; 8: 227-32.
40) 日本緩和医療学会緩和医療ガイドライン委員会編. 終末期がん患者の輸液療法に関するガイドライン 2013年版. 金原出版, 2013.
41) Am J Hosp Palliat Care 1999; 16(3): 509-16.
42) J Clin Oncol 2005; 23(10): 2366-71.
43) Ann Oncol 2005; 16(4): 640-7.
44) Cancer Nurs 2001; 24(4): 241-54.
45) J Clin Oncol 2013; 31(1): 111-8.
46) J Palliat Care 1997; 13(4): 23-7.
47) J Pain Symptom Manage 2010; 40(5): 671-83.
48) 日本緩和医療学会緩和医療ガイドライン統括委員会編.

がん患者の治療抵抗性の苦痛と鎮静に関する基本的な考え方の手引き　2018年版. 金原出版, 2018.
49) Support Care Cancer 2004; 12(8): 584-92.
50) Support Care Cancer 2001; 9(6): 403-7.
51) J Pain Symptom Manage 2004; 28(5): 445-50.
52) J Pain Symptom Manage 2005; 30(4): 320-8.
53) Ann Oncol 2009; 20: 1163-9.
54) Lancet Oncol 2016; 17(1): 115-22.
55) J Pain Symptom Manage 2004; 28(6): 557-65.
56) BMJ 2003; 326(7379): 30-4.
57) Lancet 2014; 383(9913): 226-37.
58) Department of Health. More care, less pathway: a review of the Liverpool Care Pathway. 2013. www.gov.uk/goverment/uploads/attachment_data/file/212450/Liverpool_Care_Pathway.pdf
59) National Institute for Health and Care Excellence. NG31. 2015. Care of dying adults in the last days of life. (NICE guideline 31.) 2015. www.nice.org.uk/gudance/NG31.
60) BMJ 2015; 351: h6631.
61) Palliat Med 2008; 22: 343-9.
62) J Clin Oncol 2010; 28: 142-8.
63) Palliat Care Res 2012; 7: 192-201.
64) J Palliat Med 2016; 19: 646-51.
65) J Pain Symptom Manage 2018; 55: 189-97.
66) 地域の多職種でつくった死亡診断時の医師の立ち居振る舞いについてのガイドブック. http://www.zaitakuiryo-yuumizaidan.com/data/file/data3_20141001084719.pdf
67) Palliat Care Res 2010; 5: 162-70.

（小田切拓也）

第IX章

患者支援

IX 患者支援

1 がんの予防・検診

背景

- がんの発生についての理解が進み，発がん物質の回避，リスクの軽減が求められるようになった．またリスクが高い集団を同定することで，より効果的な検診対象者の同定，検診方法の選択がなされるようになってきている．がんは日本人の死因の第1位であり，がんへの罹患を回避することについて国民の意識は高い．がんの診断，治療のみならず，最も重要な発がん危険因子である喫煙に関するリスクの啓発，健康なライフスタイルの指導など，医師に求められる役割は非常に大きい．また，がん検診については諸外国と日本で推奨事項に大きな隔たりが認められる．医療者はそれぞれの母集団の疾病構造が異なることを理解すると同時に，信頼できるエビデンスに基づいた検診を目の前の患者に推奨する必要がある．

予防

1 がん予防

- 発がんには，遺伝的に決定される先天的な要因とともに，生活習慣などから規定される後天的な要因がかかわる．喫煙や食習慣など，発がんリスクが高まる因子が同定されているが，具体的にどのような生活習慣がどれほど発がんリスクを高めているか，いまだ十分な研究結果が得られているとはいえない．エビデンスに基づいた医療（evidence-based medicine：EBM）を実践するためには，これまで発表されているデータや論文を集積，蓄積し，批判的に吟味を加えたうえで，多くの専門家の意見を集約して発がんリスクを決定する必要がある．

2 がん予防に求められるエビデンス

- がん予防のためには，要因と発がんとの間に因果関係を証明する必要がある．医学研究にはさまざまな方法があり，それぞれに特徴がある．動物実験から得た研究結果はそのまま人間に適用できず，また観察研究から得られた結果には無視できない交絡が存在する．ランダム化臨床試験はエビデンスレベルが高いとされているが，発がん物質への曝露を伴う前向き試験は倫理的に許容されない．我々がすべきことは，日本，諸外国どちらも含めて既存の疫学研究からエビデンスを可能な限り手に入れ，動物のデータやメカニズムなどの科学的根拠から合理的に検討し，さらに諸外国の推奨を考慮に入れたうえで，日本人のためのリスク評価を行うことである．

3 既知の発がんリスク

- 発がんリスクが確実とされているもの，可能性が高いとされているもの，可能性はあるがデータは不十分とされているものなど，エビデンスレベルにしたがって，さまざまな要因が示されている（表1）[1)2)]．

4 発がんリスク各論

1 喫煙

- たばこの煙には多くの化学物質・発がん化学物質が含まれている．喫煙はがんのみならず，循環器疾患，呼吸器疾患の危険因子でもある．特にがんについては，最も強力な寄与因子だとされていることと同時に，禁煙によりリスク軽減が可能なため，特に強調されるべきものといえる．
- 肺癌，喉頭癌，咽頭癌，食道癌，腎癌，膀胱癌，膵癌，胃癌など多くのがんについて，喫煙との関連が認められている．喫煙を継続する場合と比較して，禁煙により10年間の肺癌による死亡率は30～50％低下する．また，喫煙によるリスクは喫煙者本人のみならず，副流煙により周囲の人の発がんリスクも上昇する．
- 教育においては，第一に若年者が喫煙を開始しない

表1 食物・栄養要因とがん発生との関連についての科学的証拠に基づく評価[2]

関連の強さ	リスクを下げるもの	リスクを上げるもの
確実	・身体活動（結腸）	・過体重と肥満（食道[腺癌]，結腸，直腸，乳房[閉経後]，子宮体部，腎臓） ・飲酒（口腔，咽頭，喉頭，食道，肝臓，乳房） ・アフラトキシン（肝臓） ・中国式塩蔵魚（鼻咽頭）
可能性大	・野菜・果物（口腔，食道，胃，結腸，直腸） ・身体活動（乳房）	・貯蔵肉（結腸，直腸） ・塩蔵品，食塩（胃） ・熱い飲食物（口腔，咽頭，食道）
可能性あり/データ不十分	・食物繊維，大豆，魚，n-3系脂肪酸，カロテノイド，ビタミンB2・B6・B12・C・D・E，葉酸，カルシウム，亜鉛，セレン，非栄養性植物機能成分	・動物性脂肪 ・ヘテロサイクリックアミン ・多環芳香族炭化水素，ニトロソ化合物

表2 日本人のためのがん予防法——現状において日本人に推奨できる科学的根拠に基づいたがん予防法[3]

喫煙	たばこは吸わない，他人のたばこの煙をできるだけ避ける
飲酒	飲むなら，節度のある飲酒をする
食事	食事は偏らずバランスよくとる ・塩蔵食品，食塩の摂取は最小限にする ・野菜や果物不足にならない ・飲食物を熱い状態でとらない
身体活動	日常生活を活動的に過ごす
体形	成人期での体重を適正な範囲に維持する（太りすぎない，やせすぎない）
感染	肝炎ウイルス感染の有無を知り，感染している場合はその治療の措置をとる

ことが重要であり，また喫煙者には十分な情報提供を行い，カウンセリング，貼付剤，内服薬などの治療手段があることを伝え，禁煙外来へつなげることが重要である．

2 食事

■がんの発生には，地域・時代により差異が認められる．欧米では結腸直腸，前立腺，乳房などの癌が多く，アジアでは食道，胃の癌が多い．また日本から米国に移住した移民において，移住先国のがん罹患率への近似が認められる．これら国際的な疫学調査から，食事はがんの発生に密接にかかわっていることが推測される．ただし日々の摂食行動について，曝露因子を正確に長期間コントロールすることが困難なため，前向き介入試験での厳密な意味での証明はなされていないことが多い．そのため基本的には，発がんの可能性が示されている因子について低減・規制をするという対応となっている．

3 感染

■感染はがんの主要な原因の1つである．代表的なものに，B型肝炎ウイルス，C型肝炎ウイルスによる肝癌，ヒトパピローマウイルスによる子宮頸癌，ヘリコバクター・ピロリ菌による胃癌がある．ワクチンが有効であること，抗ウイルス治療，除菌療法などが利用できることから，予防が特に重要な発がんリスクといえる．

■近年ではヒトパピローマウイルスに対する予防接種が可能となっている．近年日本において，副反応に対する多くの報道，議論がなされたことは記憶に新しい．副反応への配慮はもちろん必要だが，このワクチン自体は国際的に標準的に使用されており，その有効性は非常に高いものである．対象者には適切な情報と予防接種体制が提供される必要がある．

■また，特に発展途上国では感染を原因とした発がんが特に大きな割合を占めるため，より重要性は高くなる．

5 日本人のためのがん予防法

■世界保健機関（WHO），世界がん研究基金（WCRF）/米国がん研究協会（AICR），国際がん研究機関（IARC）などによる国際的評価や，日本人を対象とした疫学研究からの評価を参考として，日本の研究班によって日本人のためのがん予防法が策定された（表2）[3]．

6 化学予防

- 化学予防とは，特定の薬剤を用いて悪性腫瘍が発生する前に予防することである．多くの研究が行われているが，そのなかで特に有効性を示しているものは，アスピリンによる大腸癌予防である．アスピリンの内服により，大腸腺腫の形成を予防し消退させることが示されている．ただし，これは大腸癌が大腸腺腫から発生するという考えを前提としており，このデータのみから大腸癌の予防に有効だと考えてよいかは結論が得られていない．また，副作用として抗血小板作用による出血も問題となる．総合的な判断として，現時点では発がんの一次予防としてのアスピリン使用は認められていない．

7 外科的予防

- 高い発がんリスクのため，がんの発生を認める前に標的臓器の切除が行われることがある．具体的には，遺伝子変異がみられる家系において乳房切除や結腸切除，卵巣切除などが行われる．ただし，これらの予防的外科的切除の有効性は前向きな介入試験で得られているデータではないため，症例の選択，実施については十分なカウンセリングの後に考慮する必要がある．

検診

- がんは身体的，精神的な影響が特に大きな疾患であるため，早期発見，早期治療が特に重要である．検診は自覚症状を認めない人の疾患を早期に発見する手段であり，検診の有効性の評価は死亡率減少によって示されるべきである．ただし，有効性を適切に評価することは簡単なことではない．疾患の早期発見と生命予後の延長は必ずしも相関せず，検診の有効性が過度に評価されることや，有効な検診が適切な対象者に提供されないこともある．それぞれの学会，それぞれの国で提示されるガイドラインは，必ずしも一致していない．
- 日本では，「がん対策基本法」に基づいて「がん対策推進基本計画」が策定されている．がん検診の対象年齢，受診間隔，検診項目，精度管理が国から示されており，各市町村ががん検診を実施するよう求められている．

1 検診の基本的な考え方

- がんの早期発見それ自体には有益性はない．科学的な態度としては，疾患の早期発見，早期治療を行うことが，がんにより自覚症状を生じて診断・治療がなされた場合と比較して，より生命予後が延長されることを示すことで，はじめてその検診が有効だといえる．

2 がん検診の実施

- がん検診の適切な実施には，以下のアセスメント，マネジメント，受診率対策がそれぞれ必要である[3]．

1 がん検診アセスメント

- がん検診の根拠となる研究を科学的に検証し，ガイドラインを作成することが求められる．有効ながん検診を明らかにすることが，がん検診の基礎になる．
- がん検診の評価指標は，対象とするがんの死亡率である．がん発見率や生存率などの代替指標は算出が容易で感覚的には理解しやすいが，バイアスにより正確な評価が困難なことから，有効性を評価するうえで，真に有効性を示す指標とはならない．

2 がん検診マネジメント

- 科学的根拠のあるがん検診の精度を改善・維持し，正しく行うための支援をすることが，がん検診マネジメントの役割である．
- がん検診の最終的な目標であるアウトカム指標は，がん死亡率である．それを改善するための指標としてプロセス指標があり，具体的には，がん検診受診率，要精密検査率，精密検査受診率，陽性反応的中度，がん発見率などが該当する．

3 受診率対策

- 近年，日本におけるがん検診の受診率が，欧米に比べ低い状況にあることが問題になっている．有効ながん検診をより多くの人が受診するための受診率対策を推進していく必要がある．海外で，受診率を増加させた施策として，最も効果のある方法は，受診者へのリマインダーを送ることである[4)5)]．検診に来なかった人に対して，何らかの方法で，再度受診を呼びかけることであり，米国のCommunity Guideによると，印刷物によるリマインダーは検診率を4.5％向上させ，電話によるリ

コールは，15.5％向上させる[5]．

3 検診による不利益

- 検診に伴うリスクには，偽陽性や，過剰診断・治療[6]がある．偽陽性に関しては，身体的・心理的な侵襲がある．スクリーニング検査で陽性反応を示した者には，さらなる精密検査が必要となる．精密検査はCTなどの画像診断や，生検などの侵襲的な検査が行われる．そして，生命予後や機能的予後に影響しないがんを診断・治療することは，治療による副作用のリスクを含み，がんと診断されることで被験者に大きな不安を与える．
- 過剰診断とは，増殖スピードが極めて緩徐ながんで，検診をせずに放っておいても症状が出ることはなく転移もせず，がんで亡くなることがないがんを，検診により診断・治療してしまうことをいう．代表的ながんには，甲状腺癌や前立腺癌がある．乳癌検診でも，31％の過剰診断があることが報告され[7]，世界的な話題になった．

4 がん検診ガイドライン

- 近年，がん検診の有効性を科学的に評価したガイドラインが公開されている．EBMの原則に従い，特に信頼できるガイドラインを示す組織の1つに，米国のU.S. Preventive Services Task Force（USPSTF）がある（表3）[8]．そのほかに諸外国や，各学会などがガイドラインを公表している[9]．
- 日本では，2003年度から厚生労働省がん研究助成金「がん検診の適切な方法とその評価法の確立に関する研究」班にて，がん検診ガイドラインの作成手順が示された．この方法を踏まえ，がん検診の有効性評価に基づくガイドラインが作成されている[1]（表4）．

5 それぞれのがんに関する検診[9]

1 乳癌

- 検診方法にはいくつかの選択肢があり，乳房のセルフチェック，医療者による触診，マンモグラフィ，MRIが候補となる．最も有効とされるものはマンモグラフィで，2年に1回の検診を実施することで乳癌の死亡率が低下することが，多くの試験で示唆されている．

2 子宮頸癌

- 子宮頸部細胞診によるスクリーニングは子宮頸癌の死亡率を低下させる．このスクリーニング法が開始されてから，子宮頸癌死亡率の減少を認めている．スクリーニングのガイドラインは，全成人女性で定期的に実施することを推奨している．細胞診を行う間隔については意見が分かれているが，多くの場合2～3年が推奨されている．

表3 U.S. Preventive Services Task Force（USPSTF）推奨のがん検診[8]

種類	推奨
乳癌	50～74歳：2年ごとにマンモグラフィ（グレードB）
子宮頸部	21～29歳：3年ごとに子宮頸部細胞診（グレードA） 30～65歳：3年ごとに子宮頸部細胞診，または，5年ごとにHPV検査，または，5年ごとに子宮頸部細胞診＋HPV検査（グレードA）
大腸	50～75歳：下部消化管内視鏡（10年ごと），S状結腸鏡（5年ごと），便潜血検査（毎年）のいずれか（グレードA）
肺	55～80歳：30 pack-year以上の喫煙歴か現在喫煙者か禁煙して15年以内であれば低線量CT（グレードB）

表4 指針で定めるがん検診の内容（厚生労働省）

種類	検査項目	対象者	受診間隔
胃	問診に加え，胃部X線検査または胃内視鏡検査のいずれか	50歳以上 ※胃部X線検査は40歳以上に対し実施可	2年に1回 ※胃部X線検査は年1回実施可
子宮頸部	問診，視診，子宮頸部細胞診および内診	20歳以上	2年に1回
肺	質問（問診），胸部X線検査および喀痰細胞診	40歳以上	年1回
乳腺	問診および乳房X線検査（マンモグラフィ） ※視診，触診は推奨しない	40歳以上	2年に1回
大腸	問診および便潜血検査	40歳以上	年1回

3 大腸癌

- 毎年便潜血検査を受けることで，大腸癌の死亡率は3分の1に低下する．日本では内視鏡としては全大腸内視鏡が一般に選択されるが，欧米では前処置の簡便なS状結腸鏡も検診に用いられる．

4 肺癌

- 胸部X線撮影と喀痰細胞診の有用性がランダム化比較試験で評価されているが，肺癌死亡率の低下は証明されていない．近年，重喫煙患者集団において，低線量CTの有効性が示されている．CT検診の欠点としては，CTによる放射線被曝のリスク，臨床的意義が不明な病変を偶然発見してしまう可能性，偽陽性の割合が高いことなどが挙げられている．

5 前立腺癌

- 最も一般的な前立腺癌検診法は，血清PSA値測定である．バイアス，過剰診断を伴いやすく，専門家の間では有効性に関する多くの議論がなされている．前立腺癌の検診によって，症状の発現していないがんを数多く発見できること自体は明らかである．しかし，放置すると予後に影響するが治療可能な腫瘍と，健康にはほとんど影響のない腫瘍とを区別する能力には限界がある．50歳以上の男性では，進行が緩徐で臨床的には意義がない前立腺癌が高率にみられる．USPSTFは，前立腺癌スクリーニングは推奨するにはエビデンスが不十分であるとし，検診は推奨しないとしている．

文献

1) 日本臨床腫瘍学会. 新臨床腫瘍学 改訂第4版. 南江堂, 2015.
2) World Health Organ Tech Rep Ser. 2003; 916: i-viii, 1-149, backcover.
3) がん情報サービス. http://ganjoho.jp/med_pro/pre_scr/screening/screening.html
4) 斎藤博. がん検診は誤解だらけ—何を選んでどう受ける. NHK出版, 2009.
5) The Community Guide. https://www.thecommunityguide.org/.
6) JAMA 2013; 310(8): 797-8.
7) N Engl J Med. 2012; 367(21):1998-2005.
8) U. S. Preventive Services Task Force. https://www.uspreventiveservicestaskforce.org
9) 福井次矢, 黒川清監. ハリソン内科学 第4版. メディカルサイエンスインターナショナル, 2013.

〈名倉功二〉

IX-2 がんサバイバーシップ

患者支援

- がん医療は，次のステージへ入ったといえるであろう．がんが不治の病といわれ，その生存を延ばすことばかりに必死になっていた時代から，がん治療の多くが発展し，がんという病は不治の病ではなく，慢性病として考えられるような時代になった．同時に，がん罹患率が増加し続け，いわゆるがん生存者の数は確実に増加している．がんの治療を終えたら，それで医療は終わりではない．その後もがんサバイバーとして行きていく患者を支える医療が医学的にも，社会的にも必要である．さらには，「家族は第二の患者である」といわれているように，家族や周囲の人々とともに行うサポートも大事である．

- がんサバイバーシップとは，がんの状態にかかわらず，がんを経験したすべての人，およびその家族，友人など支えるすべての人の生き方と考え方をいう，と定義されている．大きく漠然とした概念であるが，がんと診断された時からその治療後も，その生涯をいかにその人らしく生き抜いたかをより重視したものといえる．

- がん医療の提供者は，がんの診断から治療までを担当すれば終了となるのではなく，その後の患者の社会における生活にも配慮した医療を提供する必要がある．

がんサバイバーシップの歴史

1 米国における発展

- 米国において1985年，自分自身もがんのサバイバーであった米国人医師 Mullan Fitzhug が，New England Journal of Medicine に "Seasons of survival: reflections of a physician with cancer" というエッセイを発表した[1]．その内容は，治癒のみを目指す医療からその後の患者の生き方にも目を向けることを提唱したものであり，これがきっかけとなって1986年，医療者ではなくがんを経験した一般の25人の患者が中心になって，National Coalition for Cancer Survivor（NCCS）が結成された．がん患者の生存を延ばすことばかりに医療者たちが夢中になっていた時代に，その経験者である患者自身から，治療成果ばかりに目を向けた医療ではなく，本人や家族ががんを経験した後も生きていく過程をも考慮に入れることが提唱されたといえる．

- 1996年には，進行性の精巣癌と診断された自転車競技者のランスアームストロングが，がんサバイバーシップという考え方を広めることに貢献した．彼はがんが発見された時，すでに脳と肺に転移があったが，治療を終えてから，奇跡的な復活を果たし，世界最大の自転車ロードレースであるツール・ド・フランスで，前人未踏の個人総合8連覇という偉業を果たした．そのことだけでも多くの人々に勇気を与えたが，自分の経験を通してがんとともに生きることを考えようと，がん患者やがん体験者を支える活動の助成や研究に数億円の資金を提供し，米国 Centers for Disease Control and Prevention と非営利財団の Lance Armstrong Foundation（現・LIVESTRONG Foundation）が中心となって，啓発活動を開始した．その後，アームストロング自身のドーピング発覚などがありその名声を失ったが，彼の啓発活動における業績は評価に値するであろう．

- 米国におけるサバイバーシップの重要性が注目されるなか，1996年に米国 National Cancer Institute が，Office of Cancer Survivorship を設立した．最近では欧米において，がん患者の長期的なフォローアップに注目したサバイバーシップクリニックが設立されるとともに，がん治療を終えた後の長期的な副作用や問題に関する研究が多く行われている．

2 日本における発展

- がんサバイバーシップの日本における発展を考えるとき，小児がんにおける取り組みが重要な要素となっているといえる．小児がんの治療成績向上に伴い，がんサバイバーの晩期障害が注目されるよ

うになり，海外でも大きく注目されてきたのと同時に，研究班や学会の活動なども広がり，実際にフォローの外来なども行われるようになってきた．
- その後，日本でのがん罹患者数の増加に伴い，2006年にがん対策基本法が成立した．その後の10年で，がんの治療法も大きく進歩し，がん患者を取り巻く社会も変化し，2016年の改正がん対策基本法では，「がん患者が円滑な社会生活を営むことができる社会環境の整備」として，サバイバーシップがその基本理念に盛り込まれている．

がんサバイバーシップの4×4

- サバイバーシップには4つの側面（身体的，精神的，社会的，スピリチュアル的），および4つの時期（急性期，経過観察期，安定期，終末期）（図1）がある．それらから，それぞれに多角的，多次元的に考えていく必要がある．

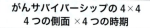

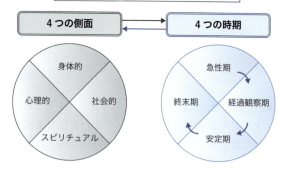

図1

問題が挙げられる．

1 4つの側面

1 身体的
- がんによる直接的な身体症状はもちろんのこと，手術による身体的変化，治療による副作用および長期における身体への影響，また二次発がんの問題などがある．

2 心理的
- がんと診断されたことによる精神的な適応の問題や，手術などの身体の変化への適応，その後の治療の副作用に対する精神的サポート，また抗がん薬などによる認知障害の問題などがある．

3 社会的
- がんと診断された後の医療費の問題，がん治療中の就労の問題，仕事へ復帰したときの支援，また終末期での社会資源の導入など，経済的問題から社会的サポートに及ぶ．

4 スピリチュアル
- がんと診断されたことにより，今まで考えることのなかった死に直面して，「自分のこの世での存在価値は何か」「生きていく目的は何か」ということを考え，いわゆる「スピリチュアル」な面を見つめ直すようになる．死への恐怖や不安，自分の今までの人生での罪悪感・スピリチュアルペインなどの

2 4つの時期

- NCCSの創設者でもあり，1993～1995年までNCCSの会長であった前出のMullan医師は，がんと診断されてからのサバイバーの人生を3つの時期に表し，その後，看護師のSusan Leighが「終末期」を加えて，4つの時期とした[2]．

1 急性期（acute stage of survival）
- がんと診断されてから，その治療が一通り終了するまでの時間をいう．

2 経過観察期：経過観察および生存が延長された時期（extended stage of survival）
- 急性期の治療を終えて，急性期には気がつかなかった，治療による自身の身体の変化を感じたり，その後の長期的な副作用が残っていることもある時期である．自分自身が生きていることの喜びと感謝を感じる反面，再発への恐怖を感じてしまう時期であるといえよう．

3 安定期（permanent stage of survival）
- 自分の身体の変化も受容して，また再発が多いといわれている治療後2～3年の時期を乗り越え，精神的には安定した時期である．

4 終末期：人生の終焉の時期（final stage of survival: dying）
- 誰にでも確実にやってくる人生の終焉，死を迎える時期である．

がんサバイバーシップ各論

1 身体的問題

■ 手術は明らかに身体に影響を及ぼし，その障害が元に戻ることはなく，生涯にわたって続く．がん治療によって引き起こされる副作用はさまざまであり，また新たな治療法の開発によって，多岐に渡るようになっている．身体的問題が，がんの治療を終えてからの生活に影響を及ぼし続けることも少なくなく，さまざまな角度からのサポートが必要である．

1 手術による身体的変化

■ 手術によるがんの切除は，治療において重要な意味をもってきたとはいえ，それによってもたらされる身体的影響は計り知れない．例えば，リンパ浮腫などによるQOLへの影響は大きく，縮小手術の検討（例：センチネルリンパ節生検など）は，今後も大切な課題である．

2 妊孕性温存

■ がん治療による妊孕性への影響は，妊孕性温存の手段をとるかどうかにかかわらず，本人およびパートナーに対しては，十分に説明されるべきである．妊孕性を温存するさまざまな選択肢（卵子凍結，精子凍結，受精卵凍結，卵巣凍結など）も説明するが，それを選択しなければならないということではなく，時間が経ってから後悔することがないような配慮が必要である．

■ がんの治療効果への影響も含めて，まだエビデンスが少ない部分も多いが，それらも含めて説明する．また，治療開始までの時間が限られていて，診断後早期からの介入が必要になることから，診断の受け入れなどに対して配慮しながら進めていくことが重要である．

3 しびれや認知機能障害などの神経学的変化

■ 化学療法にはさまざまな副作用があるが，がん患者の就労などに大きく影響を及ぼし，期間も比較的治療後も長く続く副作用として，神経学的変化がある．末梢神経への影響として，手先のしびれは日常生活に影響を及ぼし，足のしびれや感覚鈍麻は転倒の原因になる．

■ ケモブレイン（chemobrain），ケモフォッグ（chemofog）とも呼ばれる化学療法誘発性認知機能障害は，抗がん薬治療後の注意集中力，実行機能，情報処理速度などの認知機能障害をいう[3]．これはがん患者の就労を困難にする問題の1つであり，MRIで白質変化・脱髄所見が認められるとの報告などあって研究は進んでいるが，要因はなお不明で，評価方法および治療法は定まっていない[4]．

4 心臓への影響

■ がんの治療薬のなかには，用量依存性に心筋障害を起こすアントラサイクリン系薬剤など，心臓への影響を及ぼすものがある．それらの薬剤を用いる場合は，がんの治療は終えたが，その後の人生を心不全で過ごすようなことを避けるためにも，心機能の評価を行いながら，注意深くフォローしていく必要がある．

5 骨への影響

■ 骨塩量の低下や骨粗鬆症は，がんの治療やその副作用防止で投与するステロイドなどの影響から，がんサバイバーがしばしば経験することである．

■ 骨密度をモニターしながら，予防や治療を指導していくことも大切である．

6 性機能への影響

■ がんという診断はそれだけで，パートナーとの関係にさまざまな影響を及ぼす．がんの症状や治療による性機能への影響は，患者が申し出にくい部分ではあるが，日常生活において大切な部分であり，医療現場でもできるだけサポートできる体制づくりが必要である．

2 社会的問題

■ 社会的問題は，がん治療を受けながらの就労，チャイルドサポート，経済的問題，家族の問題など多岐にわたる．

■ 「働きたいのに働けない」要因には，しびれや倦怠感，認知機能障害など，治療による副作用もある．がん治療は，これらの原因の解明と対策を，当然ながら行っていく義務がある．また，がんに罹患して仕事や家事ができないことによる労働損失は大きく，がん治療を行いながらの就労サポートを，医療現場と社会が一緒に行っていく必要がある[5]．がんの診断直後に，治療に専念するために離職してしまうことも多く，診断後早期からの介入が重要である．

■ チャイルドサポートは，幼い子どもをもつ女性とと

もに「病気のことを子どもにどう伝えるか」「抗がん薬治療で脱毛した髪の毛を子どもに見せてもかまわないか，またどう説明するか」「子どもと一緒に入浴したときに手術の傷は見せたほうがいいか」といった問題を一緒に考えつつ，子どもの心身のサポートをするものである．がんと診断された親をもった子どものサポートも，サバイバーシップの大切な一面である．

3 心理的問題

- がんと診断されると，誰もが適応障害に陥る．その状態からの回復に問題がありそうな場合は，時には精神腫瘍医，カウンセラー，リエゾンナースなどとともに，早期から介入することが必要である．また，治療を終えて落ち着いた時期に不安が生じてくることもあり，患者のサインを見逃さないことが重要である．

4 スピリチュアルな問題

- がんと診断されたことで，死を意識し，初めて自分の存在意義などを思い悩むことから，さまざまな角度からのサポートを行う．病院によっては，チャプレンや臨床宗教師がサポートを行っているところもあるが，まずは患者の思いを拾い上げ，聞くことが大切である．

- がん医療の新たな局面として，がんサバイバーシップの概念をもちながら医療を行うことは，医療者にとって重要かつ必要なことである．その概念は広く，深く，ともすれば漠然とした概念でもあるが，それぞれの患者の立場，それぞれの医療者としての立場から，医学的な治療効果のみでなく，患者自身の人生を考えるアートとしての医療の部分を，組み入れていくことが大切である．

- これは医師だけでは解決できず，理学療法士，看護師，栄養士など，さまざまな職種とともに一緒に考えていくこと，また，一般社会の専門家ともつながりながら進めていくことが重要である．国民の2人に1人ががん経験者になるといわれる時代がやってくる日本において，がんになっても安心して暮らせる社会を，皆でつくっていく必要がある．

文献

1) N Engl J Med. 1985; 313(25): 270-3.
2) Cancer Invest. 1991; 9(5): 571-9.
3) 日野原重明(監修)，山内英子，松岡順治(編集)，実践，がんサバイバーシップ，医学書院, 2014.
4) Clin Cancer Res 2015; 21(6):1348-52.
5) Breast Cancer 2017. Sep; 24(5):694-701.

（山内英子）

IX-3 妊娠とがん

患者支援

- 生殖可能年齢期の患者に対するがん治療は，妊娠できる力である「妊孕性」を低下させる場合があり，その点に配慮した診療が求められる．また，この世代の女性に特徴的なのが，妊娠中に発見される「妊娠期がん」である．本稿では，がん治療が与える妊孕性への影響，および妊娠期がんについて概説する．

がん治療が与える妊孕性への影響

1 がんと妊孕性

- 近年の目覚ましいがん治療の進歩により，がんを克服する患者の数は増加している．そのため，生殖年齢期に発症したがん患者が，がん治療後に妊娠・出産することも可能となってきた．
- 男女にかかわらず，人が妊娠できる力を，妊孕性（fertility）という．妊孕性には個人差があるものの，がん薬物療法や放射線療法，一部の外科治療によって，生殖機能が低下することがわかっている．したがって，生殖可能年齢の患者に対しては，妊孕性に配慮した診療が求められる．具体的には，がん治療の開始前に不妊のリスクについて話し合うこと，妊孕性温存の方法について話し合うこと，生殖専門家を紹介することなどが必要で，これらは国内外のガイドラインでも提唱されている．

2 がん治療が生殖機能に与える影響

- 一般的にがん治療が生殖機能に与える影響には，以下の3つが挙げられる．
  ① 妊孕性の消失（低下）：卵巣機能不全，乏精子症，無精子症
  ② 生殖機能不全：性欲障害，子宮腟喪失，射精障害，勃起障害
  ③ 性ホルモン低下による長期的な健康障害：更年期障害，骨粗鬆症，脂質代謝異常，心臓血管系疾患の発症

- がん治療による不妊のリスクは，がん治療の内容（例：薬物療法のレジメン，放射線照射の部位）によって異なる（表1）[1]．したがって，その患者の年齢や治療部位などの個別のリスクを配慮したうえで，がん治療後の不妊のリスクを見積もり，適切な妊孕性温存方法を提示することが望ましい．

3 妊孕性温存方法

- 妊孕性温存方法には，生殖補助医療を用いる方法が一般的である．費用はすべて自費診療になる．
- 女性の場合は受精卵（胚）凍結保存，未授精卵凍結保存，卵巣凍結保存などが代表的である．男性の場合は，精子凍結保存，精巣精子採取術（Testicular sperm extraction：TESE），精巣組織凍結方法がある．
- それぞれ，メリットとデメリットがあるため，実際に生殖補助医療を用いた妊孕性温存をする際には，生殖医療専門家からの正しい情報提供と，患者本人および家族も含めた意思決定が重要である．

1 受精卵（胚）凍結

- 受精卵凍結保存と融解胚移植は，生殖医療でも技術的に最も確立した方法であり，パートナーのある女性における第一選択となる．日本産婦人科学会の報告によると，1移植当たりの妊娠率は約30％程度，1移植当たりの生産率は約20％程度となっているが，生産率は年齢依存性に低くなり，45歳以上だと1％程度となる．
- 卵子採取の方法には，排卵誘発剤を用いる場合と，自然周期での採卵の2種類がある．ホルモン感受性陽性乳癌の場合は，排卵誘発剤による一過性の血中のエストラジオールの上昇ががんの増殖に影響する可能性があるため，注意が必要である．近年では，レトロゾールによる排卵誘発法が従来の排卵誘発に比べて，エストラジオール濃度の上昇を抑えることが示され，しばしば乳癌患者の排卵誘発時に使用されている[2]．

表1 がん治療が与える生殖機能への影響（American Society of Clinical Oncology Recommendations on Fertility Preservation in Cancer Patients 2006［文献1］を改変）

〈女性患者の場合〉

無月経リスク	治療方法
高度 （＞80％）	・造血幹細胞移植の前処置での全射照射と大量CPAの併用あるいは大量ブスルファンと大量CPAの併用 ・全腹部あるいは骨盤への放射線治療（成人6Gy以上，思春期後女児10Gy以上，思春期前女児15Gy以上） ・40歳以上の女性を対象とした5g/m²以上のCPA（乳癌術後補助療法のCMF，CEF，CAF療法） ・20歳未満の女性を対象とした7.5g/m²以上のCPA ・40Gy以上の頭蓋への放射線照射 ・プロカルバジン塩酸塩を含む化学療法
中等度 （30〜70％）	・30〜39歳の乳癌女性を対象としたCMF，CEF，CAF療法 ・40歳以上の乳癌女性を対象としたAC療法 ・全腹部あるいは骨盤への放射線治療（成人6Gy以上，思春期後女児10Gy以上，思春期前女児15Gy以上）
軽度 （＜20％）	・ホジキンリンパ腫に対するABVD療法 ・非ホジキンリンパ腫に対するCHOP療法（4〜6サイクル） ・急性骨髄性白血病に対するアンスラサイクリン/シタラビン療法 ・急性リンパ性白血病に対する多剤併用化学療法 ・30歳未満の乳癌女性を対象としたCMF，CEF，CAF療法 ・40歳未満の乳癌女性を対象としたAC療法
ごく軽度	・ビンクリスチン ・メトトレキサート ・フルオロウラシル
不明	・イリノテカン ・チロシンキナーゼ阻害薬（イマチニブ，エルロチニブ） ・モノクローナル抗体（トラスツズマブ，ベバシズマブ，セツキシマブ）

CPA：シクロホスファミド

〈男性患者の場合〉

リスク	治療方法
高度 （治療後，無精子症が持続する）	・アルキル化薬＋全身放射線照射 ・アルキル化薬＋骨盤放射線照射 ・シクロホスファミド総量＜7.5g/m² ・MOPP療法＞3サイクル ・BEACOPP療法＞6サイクル ・テモゾラミドやBCNUを含むレジメン＋全脳放射線照射
中等度 （治療後，無精子症が遷延することがある）	・シスプラチンを含むレジメン ・BEP療法　2〜4サイクル ・シスプラチン総量＞400mg/m² ・カルボプラチン総量＞2g/m²
軽度 （一次的な造精能低下）	・ABVD，CHOP，COP療法 ・白血病に対する多剤療法 ・アントラサイクリン系＋シタラビン
ごく軽度 （影響なし）	・ビンクリスチンを用いた多剤療法
データなし	・モノクローナル抗体 ・チロシンキナーゼ阻害薬

BCNU：カルムスチン

2 未受精卵（卵子）凍結保存

■パートナーのいない女性において，妊孕性保持の選択肢となりうる．しかしながら，治療成績は胚凍結保存と比べ明らかに劣っており，1移植当たりの妊娠率は高い報告でも約10％程度で，1移植当たりの生産率はさらに低い．したがって，未受精卵凍結保存の場合はその点について適切に説明を行い，慎重に適応を判断すべきといえる．

3 卵巣組織凍結・自家移植
- 2004年，ベルギーのDonnezらは世界で初めて，ヒトにおいて凍結卵巣組織の自家移植による自然妊娠と生児獲得に成功した[3]．近年の情報では，この技術により100人近い生児が得られている[4]．しかし，凍結方法や移植部位，移植片からの発がんリスク，倫理的側面からの議論など，今後解決すべき問題が多く，国内では限られた施設において，研究として実施されているのが現状である．

4 精子凍結保存
- 精子を採取し，凍結保存する方法である．マスターベーションまたは直腸マッサージや電気刺激により精液を回収するため，短時間で済むのが利点であり，精巣摘出や抗がん薬放射線治療により精子の形成が困難になる場合や射精障害が予想される場合が適応になる．ただし，患者が生殖年齢に達し，自身で射精できることが前提となるため，思春期前の男性には難しい場合がある．

5 精巣精子採取術（testicular sperm extraction：TESE）
- 外科的に精巣組織内の精細管から直接精子を採取する方法で，無精子症や射精ができない場合に選択される．ただし，外科的侵襲が伴う手技であり，実施している施設数も限られていることから，治療を急ぐ症例の場合は，泌尿器科との綿密な連携が必要である．

6 精巣組織凍結保存
- 精巣凍結保存は，思春期前の男性患者のための妊孕性温存治療として注目されている．外科的に精巣組織を採取し，凍結保存し，実際に妊娠を希望する際にその組織から精子を採取するという方法で，まだ研究段階の手法である．日本ではこの方法を用いた出産例はなく，実施施設も少ないのが現状である．

4 がん生殖医療に関する情報源
- 日本では2012（平成24）年に，日本がん・生殖医療研究会（2015年に日本・がん生殖医療学会に名称変更）が設立され，医療者や患者に対するがん・生殖医療に関する情報提供，がん生殖医療ネットワーク構築が推進されている．また，2017（平成29）年には同学会から，「乳癌患者の妊娠出産と生殖医療に関する診療の手引き 2017年度版」（金原出版社）が刊行され，腫瘍医と生殖の両面から，乳癌患者のがん，および生殖の最新エビデンスが記載されている．また，日本癌治療学会からも『小児，思春期・若年がん患者の妊孕性温存に関する診療ガイドライン 2017年度版』（金原出版社）が刊行され，臓器横断的ながん・生殖医療に関する指針が示された．

5 がん・生殖に関する留意点
1 治療遅延への配慮
- 妊孕性保持のために生殖補助医療を利用する場合は，排卵誘発や採卵を目的として，薬物療法を遅らせる必要が生じる．乳癌術後化学療法の遅延が，全生存期間の悪化と関連があるという報告もあり，薬物療法導入までの期間はできる限り短くすべきであり，可能であれば8週以内[5]，遅くとも12週以内[6]の開始が妥当といえる．そのためにも，挙児希望のある患者に対しては，早い段階でがん・生殖に関する情報提供を行い，適切な意思決定支援を行うことが必要である．

2 心理社会面への配慮
- がん・生殖医療においては，妊孕性保持をすることが最終目的ではなく，がん治療による不妊のリスクや妊孕性温存の可能性について話し合ったうえで治療選択を行う意思決定のプロセスが重要である．また，挙児希望はあるが，妊孕性温存を行わなかった場合や，乳癌治療後に挙児を得られなかった場合など，心理社会面への配慮も必要であり，看護師を含むさまざまな職種と連携した支援体制が必要である．

妊娠期がん

1 疫学
- 日本における妊娠中のがん合併率に関するデータはない．海外からの報告では1000～1500妊婦に1人の割合でがんが合併しているといわれている[7][8]．妊娠期がんの割合は，1960年代の報告では2000人に1人と報告されており，徐々に増加傾向であるとされている[9]．その原因として，がん自体の発症率が増えているだけでなく，女性の社会進出や生殖補助医療の発展などを背景として，30～40代で妊娠・出産をする女性の数が増えていることも影

- 響していると考えられている[10].
- 妊娠中に発見されるがんとして多いものは，乳癌，血液癌（リンパ腫，白血病），子宮頸癌，甲状腺癌，大腸癌，卵巣癌，悪性黒色腫などが挙げられる．妊娠期がんの病理像や予後は，年齢や病期を調整した妊娠期以外のがんと比べ同程度であることがわかっている(表2)[11].

2 診断

1 臨床症状

- 妊娠期がんに特徴的な臨床症状はない．例えば，乳房のしこりや不正出血などの症状は，時に乳癌や子宮頸癌の症状の場合もあるが，妊娠そのものによってみられる変化でもある．したがって，患者自身も妊娠による変化と思い込み，受診が遅れ，診断が遅れる場合がある．

2 画像検査

- 妊娠期がんでは，X線を用いるCT検査やPET検査は，放射線曝露による胎児への影響から，利益が不利益を上回るときのみに考慮される．使えるモダリティとしては超音波，MRIが優先される．ただしMRIのガドリウム造影剤は胎盤通過性があるため，利益が不利益を上回るときのみに考慮される．
- このように，病期診断に必要な画像検査のモダリティが限られていることから，正確な病期診断は難しく，過小診断になってしまう場合ことに留意が必要となる．

3 治療の基本

- 妊娠中にがん治療を行うことは，母体や胎児への安全性が不明であることから，これまで治療選択肢として低く位置づけられてきた経緯がある．そのため，がん治療を優先する目的で人工中絶を余儀なくされてきた症例もあった．しかしながら，妊娠中のがん治療が母体および胎児に与える影響に関するデータが蓄積されることで，近年では妊娠中のがん治療と周産期管理が両立できることがわかり，がん治療と妊娠の両立が可能となってきた．
- 妊娠中のがん治療の原則は，胎児への不利益を最小限にしながら，母親に対して最善のがん治療を行うことである．がん治療と妊娠継続の両立に関しては，病気の広がり，推奨される治療内容，診断時の妊娠週数によるところが多い(表2[12]，図1[13]).

1 妊娠中の外科治療

- 妊娠中期（妊娠12週目以降）の外科治療については，安全性がほぼ確立されている．その時期であれば，子宮の大きさもさほど大きくなく，外科手技の妨げにならない．したがって，外科的治療が患者にとって最適な診断または治療とされる場合は，妊娠中であっても積極的に行うべきである．よほどの理由がない限りは，妊娠中だからといって手術のタイミング遅らせるべきではない．
- 一方で，妊娠初期の外科治療は，麻酔薬自体は先天性奇形と無関係とされているにもかかわらず，流産の割合が高くなると報告されている[14)15).
- 妊娠後期での外科手術は，上大静脈の圧排や，子宮の増大による外科手技のやりにくさや，外科手技そのものによる分娩誘発のリスクや合併症（出血など），麻酔に伴う合併症のリスクが高まる．そのた

表2 胎児発育と薬剤の影響（文献12を参考に作成）

妊娠週	0週0日～ 3週6日	4週0日～ 11週6日	12週1日～ 13週6日	14週1日～ 27週6日	28週0日～ 31週6日	32週0日～ 41週6日 （満期37週0日）
妊娠期*	初期		中期		後期	
trimester （三半期）	1st trimester		1st ～ 2nd trimester	2nd trimester	3rd trimester	
薬剤の胎児発育に与える影響	all or none	催奇形性に関与	胎児毒性に関与			
手術	原則行わない		実施可能		原則行わない	
薬物療法	原則行わない		実施可能		原則行わない	
放射線治療	原則行わない					

*産婦人科診療ガイドライン—産科編2017（日本産婦人科学会/日本産婦人医会編集監修）の定義に準ず．

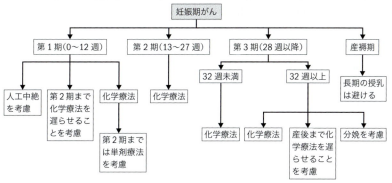

図1 妊娠中にがん薬物療法が必要となった場合のマネジメント（文献13を改変）

め，外科治療が必要な場合でも，産後まで待てるようながんの状態であれば，産後に実施する．

2 妊娠中のがん薬物療法

- 妊娠期がんでは，がんの進行度や腫瘍自体の悪性度により，妊娠中にがん薬物療法を行わざるをえないことがある．
- 一般的に，胎児の器官形成は妊娠12週までに完了するとされており，妊娠12週未満での薬物療法は避けるべきである．妊娠初期に抗がん薬治療を行った母親から生まれた児の先天性奇形率は，16％に及んだという報告もある[16]．
- 妊娠中期または妊娠後期では，中枢神経系や造血器系の形成は脆弱ではあるものの，抗がん薬治療に関しては相対的に安全とされている．妊娠中期または後期の抗がん薬治療による合併症としてはこれまで，早産，胎児の発育不全や子宮内死亡が報告されてきた[17)18]．ただし，そのような産科的リスクはあっても，妊娠中期以降に抗がん薬治療を受けた母親から生まれた児の多くは長期的な合併症を有しないことが明らかとなり[19)～21]，妊娠中期以降の抗がん薬治療は必要に応じて許容されるものと位置づけられるようになった．一方，病期が浅かったり，腫瘍自体の悪性度が低かったりして，妊娠中の抗がん薬治療が母体の生存期間に影響を与えないような低リスク症例では，妊娠中の治療は控え，産後に行うべきである．
- 妊娠中に使用可能な抗がん薬レジメンとして，乳癌のAC療法，CAF療法，非ホジキンリンパ腫のCHOP療法，ホジキンリンパ腫のABVD療法などのアントラサイクリン含有レジメンは，胎児に対して安全に投与できるとされている[22)～25]．また，プラチナ製剤やタキサン系薬剤についても，アントラサイクリン系薬剤ほどではないが報告されており，妊娠中の投与も可能となってきている[26)27]．
- 一方，妊娠中の分子標的薬治療については限られた情報しかない．モノクローナル抗体の1つであるトラスツズマブの妊娠中の投与は羊水減少を引き起こすことが知られており，妊娠中は使用すべきではない[28]．B細胞性リンパ腫に対する妊娠中のリツキシマブの投与に関しては，出生後の新生児のB細胞減少と関連があることが少数例報告されている．そのため，もし妊娠中にリツキシマブを使用する際は，産後にB細胞数は回復するものの，児の免疫系に与える長期的なデータはないことを伝えたうえで，治療を選択する必要がある[29]．
- またチロシンキナーゼ阻害薬のような低分子量の分子標的薬は胎盤通過性があるため，使用は避けるべきである．

3 妊娠中の放射線治療

- 乳癌，リンパ腫，脳腫瘍，頭頸部癌において，妊娠中にがんに対する放射線治療を受けた母親から生まれた児に関するいくつかの報告では，児への明らかな有害事象を認めなかったとされているものの，原則的に妊娠中の放射線療法は避けるべきで，産後に実施することが望ましい[30)31]．

4 治療期間中の周産期管理

- 妊娠中にがん薬物療法を受けている場合はもちろん，妊娠後までがん治療の開始を待つ場合であっても，胎児の発育に関するモニタリングは慎重に行うべきである．
- 妊娠満期（37週）前の人工的早産は，児の知能や発達への影響が化学療法より大きいといわれており[18]，がんの状態が落ち着いていれば，満期まで待つことが勧められる．もし妊娠34週前に分娩を予定した場合は，胎児の肺胞はまだ未成熟のため，

出産前からステロイドを投与すべきである．
- 化学療法の休止時期は，胎児と母体の骨髄回復を見込んで，理想であれば分娩の2〜3週前に設定するのが望ましい．これは，胎児および母体の感染や敗血症のリスクを最小化させるためでもある[32]．また，妊娠34週を超えると陣痛発来の可能性もあることから，化学療法の最終投与は妊娠32〜34週までを目途とする[20]．

5 授乳に関して
- 薬物治療中の授乳は，乳汁移行性の問題から避けるべきである．しかし，産後の授乳は新生児の免疫機能，母体の母性獲得の面でも重要であり，初乳の期間は授乳を行うことが望ましい．
- 産後に化学療法やホルモン療法が予定されている場合は，事前に授乳する期間について話し合いを設け，理解を得ておくことが必要である．抗がん薬治療中の白血球減少により，乳腺炎を併発することがあるため，治療開始前にはカベルゴリンを内服し，断乳をする．助産師，産科医らとともに乳房ケアについても留意する必要がある．

4 妊娠期がん診療を支える体制づくり
- 妊娠期がんの診療には腫瘍側の医師だけでなく，産婦人科，新生児科そして，多職種チームによる医療体制が整っていることが必須である．
- 自施設での診療が難しい場合は，治療経験数の多い施設への紹介も考慮する．

文献
1) J Clin Oncol; 24: 2917-31.
2) J Clin Oncol 2008; 26(16): 2630-5.
3) Lancet 2004; 364(9443): 1405-10.
4) J Assist Reprod Genet 2017; 34: 325-36.
5) Lancet 2012; 379(9814): 432-44.
6) J Clin Oncol 2006; 24(30): 4888-94.
7) Best Pract Res Clin Obstet Gynaecol 2016; 33: 86-101.
8) Oncologist 2002; 7(4): 279-87.
9) Obstet Gynecol 1964; 24: 857-64.
10) Surg Oncol 2011; 20(4): e175-85.
11) J Clin Oncol 2009; 27(1): 45-51.
12) 北野敦子，他編．妊娠期がん診療ガイドブック．南山堂，2018．
13) Best Pract Res Clin Obstet Gynaecol. 2016 May; 33: 86-101.
14) Am J Surg 2005; 190(3): 467-73.
15) Am J Obstet Gynecol 1989; 161(5): 1178-85.
16) Birth Defects Res A Clin Mol Teratol 2012; 94(8): 626-50.
17) J Clin Oncol 2010; 28(4): 683-9.
18) Lancet Oncol 2012; 13(3): 256-64.
19) Am J Obstet Gynecol 2015; 212(5): 658 e1-8.
20) Ann Oncol 2013; 24 Suppl 6: vi160-70.
21) N Engl J Med 2016; 374(7): 692-3.
22) Cancer 2006; 107(6): 1219-26.
23) Ultrasound Obstet Gynecol 2001; 18(1): 62-6.
24) Womens Health (Lond) 2014; 10(3): 255-66.
25) Cancer Treat Rev 2010; 36(2): 110-21.
26) Lancet 2012; 379(9815): 558-69.
27) Ann Oncol 2010; 21(2): 425-6.
28) Cancer Treat Rev 2015; 41(4): 301-9.
29) Expert Rev Clin Immunol 2010; 6(6): 821-6.
30) Lancet Oncol 2005; 6(5): 328-33.
31) Cancer Treat Rev 2001; 27(1): 1-7.
32) Hum Reprod Update 2001; 7(4): 384-93.

（北野敦子）

IX-4 がんと肥満

患者支援

- 近年のさまざまな報告によって，体重超過や肥満とがんの関連が明らかになりつつある．体重超過や肥満は摂取カロリーと消費カロリーの慢性的なバランスの破綻が原因であり，その結果生じた脂肪組織の蓄積が，さまざまながんの発症や死亡に影響を与える．脂肪組織は，さまざまなアディポカインを分泌することで身体に大きな生理学的変化をもたらし，悪性腫瘍のみならず多様な疾患リスクに影響を与える内分泌臓器であると認識されつつある[1)2)]．

- 日本では欧米諸国よりも体重超過あるいは肥満患者の絶対数は少なく，肥満の程度も軽い．しかし平成27（2015）年度の国民健康栄養調査では，BMI 25kg/m² 以上の体重超過者（肥満も含む）は男性で29.5％，女性で19.2％であった．体重超過者の割合は，男性では横ばい，女性は減少傾向にあるものの，年齢別にみると30〜59歳までの壮年期男性で30％を超え，女性は50歳以上の閉経期で20％を超え，私たちが体重超過あるいは肥満状態の担がん患者と接する機会は，かなり高いものと考えられる[3)]．本稿ではがんと肥満の関連性と，肥満患者に対する治療とマネジメントに関して述べる．

がんと肥満との関連性

- 体重超過，肥満はBMI値で定義される（表1）．BMIが25kg/m²以上で体重超過，30kg/m²以上で肥満となり，肥満はclass I 〜 III の3つに分類される．

- 米国では，BMI 25kg/m² 以上の体重超過患者とBMI 30kg/m² 以上の肥満患者が年々増加傾向にあり，大きな社会問題となっている．成人の3分の2が体重超過あるいは肥満傾向にあり，総死亡の5分の1が体重超過あるいは肥満が原因ではないかと考えられている[4)]．体重超過あるいは肥満によって，冠動脈疾患や脳梗塞，糖尿病，慢性腎臓病などのリスクが増大するが，併せて悪性腫瘍のリスク増大も指摘されている．

- International Agency for Research on Cancer（IARC）が肥満と関連する12の悪性腫瘍として，食道腺癌，胃噴門部癌，結腸直腸癌，肝臓癌，膵臓癌，閉経後乳癌，子宮体癌，卵巣癌，腎細胞癌，甲状腺癌，髄膜腫，多発性骨髄腫を挙げている[5)]．BMIが5kg/m²ずつ増加した場合に各悪性腫瘍を発症する相対リスクを表2に示す．

- また，病期や患者の状態によっても異なるが，肥満患者では標準体重の患者と比較して死亡率の増加も報告されており，男性では肝臓癌（RR ＝ 4.52, 95% CI 2.94-6.94），胃癌（RR ＝ 1.94, 95% CI 1.21-3.13）などが増加，女性では子宮体癌（RR ＝ 6.25, 95% CI 3.75-10.42），腎細胞癌（RR ＝ 4.75, 95% CI 2.50-9.04），膵癌（RR ＝ 2.76, 95% CI 1.74-4.36），乳癌（RR ＝ 2.12, 95% CI 1.41-3.19）などの死亡率が増加し，体重超過と肥満は男性の総がん死亡の14％，女性の20％と関連している報告がある[6)]．

- ただし，これらのデータを解釈するうえで，肥満とがんの関連を検証した報告のデザインが多様であること，限定的で後向きの報告なども混在していることに注意が必要である．現に，肥満によって実質的ながんの増加が本当に認められているのか，疑義を呈する観点もある．例として，米国では肥満と関連性が高いとされる女性の子宮体癌や男性の結腸直腸癌の発症数は，肥満患者の増加に相反して減少傾向にあり，実際の人口動態とがん罹患に乖離が生じている[6)7)]．

表1 WHOのBMI分類

BMI (kg/m²)	分類
< 18.5	やせ（underweight）
18.5 〜 24.9	標準
25.0 〜 29.9	体重超過（overweight）
30.0 〜 34.9	肥満（obesity）class I
35.0 〜 39.9	肥満 class II
≧ 40.0	肥満 class III

表2 BMIとがんの発症リスク[8]

がんの部位	女性	男性
甲状腺	1.14	1.33
肺	0.80	0.76
乳房（閉経前）	0.92	—
乳房（閉経後）	1.12	—
食道腺	1.51	1.52
食道扁平上皮	0.57	0.71
胃	1.04	0.97
肝臓	1.07	1.24
胆嚢	1.59	1.09
膵臓	1.12	—
大腸	1.09	1.24
直腸	1.02	1.09
腎	1.34	1.24
子宮体部	1.59	
子宮頸部	—	—
卵巣	1.03	
前立腺	—	1.03
黒色腫	0.96	1.17
白血病	1.17	1.08
悪性リンパ腫	1.07	1.06
多発性骨髄腫	1.11	1.11

BMI が $5kg/m^2$ ずつ上昇した場合に、各悪性腫瘍を発症するリスクがどの程度増大するかを示す。

各がんと肥満との関連性

1 乳癌と肥満

- 乳癌は、閉経後ホルモン陽性乳癌と肥満の関連が指摘されており、再発あるいは死亡リスクが 35〜40% 増加するとされる。これは、肥満による脂肪組織の増加によってアロマターゼの活性が増加し、血中のエストロゲンレベルが上昇するためと考えられている。一方で、HER2 陽性乳癌あるいはトリプルネガティブ乳癌と肥満の関連は低いと推測されている[9]。閉経前乳癌は肥満でリスクが低下すると考えられてきたが、肥満患者に閉経前のトリプルネガティブ乳癌が多い報告もあり、本当に過体重でリスクが低下するかは不明瞭である[10)11]。
- active な治療が終了したがんサバイバーにも、体重増加の問題が存在する。術後化学療法後最初の1年で、30〜50% の患者に5% 以上、平均2〜3kg の体重増加を認める報告がある[12]。また、診断後3年、6年経過しても継続的に体重増加が認められ、ホルモンステータスや生活習慣の変化などの原因が推測されている[13]。
- また、乳癌の診断後に 10% 以上体重が増加した場合、総死亡率で 23% の増加が認められた報告もあるが[14]、診断後の体重増加自体で乳癌死亡が増加するというよりも、心血管疾患の発症などの非がん性イベントの寄与が大きいとの見方もある[15]。

2 子宮体癌と肥満

- 子宮体癌の患者の半数以上で、体重超過あるいは肥満との関連が推測されており、肥満は子宮体癌の独立した発症リスク因子と考えられている[16]。また、減量による閉経後子宮体癌の発症リスクの低減も報告されており、5% 以上の減量介入は発症リスクを有意に減少させ、その効果は特に肥満患者に顕著とされる[17]。さらに、肥満患者の子宮体癌は典型的な類内膜腺癌ではなく aggressive な病理型（漿液腺癌、明細胞癌、癌肉腫など）が多く、その予後も悪いとされ、BMI が 30〜34.9kg/m^2 では標準体重の子宮体癌患者と比較して、死亡リスクは 2.53 倍、40kg/m^2 以上の class III 高度肥満の場合では死亡率は 6.25 倍に達する[18)19]。
- 子宮体癌は、慢性炎症とエストロゲン代謝産物の増加が DNA に損傷を与え、ゲノムの不安定性を惹起することで生じると考えられている。閉経後乳癌の機序と同様、脂肪組織中のアロマターゼによってアンドロゲンからエストロゲンの変換が促進されると、子宮内膜の分化が促進する。また、脂肪組織中の脂肪細胞あるいは前駆脂肪細胞から分泌されるアディポカインも、子宮内膜の分化を過剰に促進させる。さらに、炎症性アディポカインによって慢性炎症が惹起され、肥満の結果生じる高血糖、高インスリン血症、インスリン様成長因子（IGF-1）と相乗して、がん化に寄与するとされる[20]。

3 消化器がんと肥満

- 消化器がんと肥満との関連についても、複数の報告がある。食道腺癌は非喫煙者を対象とした場合、体重超過あるいは肥満を有する場合に術後の再発または死亡リスクが増大し、食道扁平上皮癌でも同様の報告がある[21)22]。食道腺癌は食道扁平上皮癌と比較して、体重超過と肥満患者に多く発生し、関連が強いとされているが、バレット食道などの食道腺癌の前がん病変と並ぶリスク因子ではない

と考えられている[2]．

- 膵癌は肥満，特に class II 以上（BMI 35kg/m²）の高度肥満患者で，予後が悪化する報告が複数存在する．術後の患者では 1.7 倍の再発または死亡リスク，局所進行性あるいは転移性膵癌患者でも 1.32 倍の死亡リスク増加が報告されている[23)24)]．
- 肝細胞癌では体重超過や肥満が，特に外科手術後の再発や再発までの期間，生存に悪影響を及ぼすとする複数の報告がある[25)26)]．胃癌と体重超過や肥満との関連は，再発や生存と関連する報告もあるが，否定的な見解もある[2]．
- 非転移性結腸直腸癌の予後は，class II 以上の高度肥満で悪化することが知られている．また III 期あるいは IV 期の進行期では，BMI と予後の関連は J 型曲線を描くことが知られており，死亡率の底値は標準体重群ではなく BMI 25〜29.9kg/m² の体重超過群とされ，BMI が 18.5kg/m² 未満の患者あるいは class II 以上の肥満では死亡率の増加が認められる[2)27)28)]．BMI 低下が予後不良と関連する原因として，転移進行期では経口摂取不良や悪液質などの併存により体重が減少することが推測されている．これらの結腸直腸癌における BMI と死亡率の予後の関連は，女性より男性のほうが明確とされており，II 期あるいは III 期で class II 以上の高度肥満男性患者では，標準体重患者と比較して有意に再発と死亡が多いが，女性ではその相関は乏しくなる[29)]．

4 その他のがん

- 肺癌は，背景に慢性閉塞性肺疾患（COPD）をはじめとする慢性呼吸不全を有することが多いが，重篤な COPD 患者は，肺機能の低下によって補助呼吸筋を使用して呼吸する必要性が高く，呼吸に消費するエネルギーが大きいため，体重が減少する傾向がある．したがって体重が保持されている場合，全身状態が良好である可能性が高く，BMI と予後が相関しない（むしろ逆相関する）と考えられている．
- 腎細胞癌は，新規診断の 2% が肥満であるとの報告があり，発がんと肥満の関連は明確とされる[5)30)]．一方で明らかな原因は不明であるが，BMI 高値の患者は BMI 低値の患者と比較して予後が良好である結果が複数報告されている[31)32)]．これらの予後に関する報告の多くは後向きであり，さらなる研究が必要であろう．

肥満患者のがん診療マネジメント

- 体重超過あるいは肥満患者における殺細胞薬の投与量を計算するにあたってこれまで，実測体重を用いるべきか，理想体重を用いるべきかで議論があったが，実測体重による投与量以下では化学療法の効果が減弱する複数の報告が発表され，American Society Clinical Oncology（ASCO）は，BMI 25kg/m² 以上の体重超過あるいは肥満患者における殺細胞薬投与量のガイドラインを発表している（表3）[33)]．
- ASCO のガイドラインでは理想体重を用いず，実測体重による治療計画の策定を推奨している．実測体重を用いる根拠は主に次のとおりである．
- 第一に，術後化学療法で生存延長が示された試験であっても，減量投与された場合生存に対するアドバンテージは消失し，無治療の対照群と同程度になる報告が多くのがん種で示されていること[34)〜38)]，第二に，肥満患者が非肥満患者と比較して予後が不良である原因として，理想体重による投与量計算によって相対的薬物投与量が減少し，治療効果が減弱する交絡を見ているという考えがあること[39)]，第三に，肥満患者に対して実測体重で投与量設計をしても血液毒性が増加しない報告があること，などが挙げられる[40)]．
- しかし，前述の実測体重で毒性が増加しない報告は，大腸癌のフルオロウラシルあるいはカペシタビンベースの化学療法に大きく依存したデータであり，すべての薬物療法に適用されるわけではない点に留意すべきである[40)]．現に乳癌の dose-dense 術後化学療法では，実測体重による投与量計算で重篤な毒性の増強が報告されている[41)]．また，投与量が体重に大きく依存する薬剤，たとえばトラスツズマブも体重超過あるいは肥満で心毒性が増強する報告があるため，このような薬剤を肥満患者に投与する際は有害事象のモニタリングに十分注意を払う必要がある[42)43)]．
- 以上より，肥満患者における理想体重計算による薬物の減量は，特に治癒を狙う術前後の設定では安易に行うべきではないが，特定のレジメンでは実測体重による投与量策定は毒性の増強が認められる可能性も示唆されているため，薬物療法の施行には十分注意するべきと考える[44)]．肥満患者の薬物動態は不明瞭な点が多いため，画一的に実測体重で施行することは危険であって，さらなる PK，PD の検証などの研究が必要である．

表3 肥満患者に対する薬物療法治療計画の策定：ASCOガイドラインの要旨

1. BMI 25kg/m² 以上の体重超過，肥満患者における殺細胞薬投与量は実測体重に即した投与量を推奨する．特に治癒を狙う設定の場合，投与量減量は効果の減弱の可能性があり，安易に減量投与するべきではない．
2. 肥満の程度によって投与量の調整を行う必要はない．実測体重に即して投与量を決定する．ただし，BMI＞40kg/m² の病的肥満に関するエビデンスは乏しい．
3. 実測体重以外の投与量規定を行う薬剤として，カルボプラチン，ブレオマイシン，ビンクリスチンが挙げられる．
4. 治療関連毒性が生じた場合の対応は非肥満患者と同様に行う．肥満の有無によって投与量減量の程度や投与スケジュールを変更するエビデンスはない．
5. 体表面積(BSA)の計算は標準的な公式を用いる．
6. 成人肥満患者における殺細胞薬のPK, PDは不明な点が多いため，さらなる研究が必要である．

がん患者の肥満に対するマネジメント

■ 体重超過あるいは肥満のがん患者は，脂質異常症や糖尿病などのメタボリックシンドローム，脳血管障害，心血管障害などの併存症を有する場合が多い．このような非がん性疾患の管理をがん治療医が必ずしも行う必要はないが，患者はがん治療医を自分の健康や治療方向性に最も影響を与えるオピニオンリーダーとして捉える傾向が高い[45]．また，がんの診断時は生活習慣を是正するよい機会でもある[46]．このように，がん治療医も患者の食事や生活習慣，運動などのライフスタイルに関しても留意し，適切な助言や指導をすることが求められる．

■ 一般的な肥満患者に推奨される生活習慣の概要を表4[47]に示すが，現状ではがん患者と一般的な肥満患者で，マネジメントを変更する必要はないとされている．

■ 食生活に関しては，乳癌や結腸直腸癌，前立腺癌などの疾患で，特定の食事が再発や死亡に影響を与える潜在的な可能性が示唆されているものの，決定的とは言い難く，執筆時現在，食生活の改善をすべての患者に標準的に施行するまでのエビデンスは確立されていない．また，術後化学療法あるいは治療後の患者では，定期的な一定強度を保った運動によって，予後を含め良好な結果が得られた報告も存在するものの，いずれも観察研究の結果であり，ランダム化比較試験などの介入研究で示されたものではない．しかし，定期的な運動はQOLや自覚症状，柔軟性や身体活動性，持久力や心肺機能の向上効果も有するため，日常診療で患者に運動を推奨する機会

表4 肥満がん患者に対するマネジメント[47]

減量
- 臨床的に意義のある減量は5%以上の減量である．
- 積極的な介入対象はBMIが30kg/m² 以上，あるいは合併症を有する27kg/m² 以上である．
- 食事，運動，行動療法などの包括的な生活習慣に対する介入で，最初の6か月で体重の6～8%，6～8kgの減量を目標とする．
- 体重減少によってⅡ型糖尿病，血圧，脂質異常症の改善が得られるが，食事，運動のみなどの単独介入の効果は限定的である．

運動療法
- 6か月以上の継続的な施行が望ましい．週150～180分の早歩き(1分間に100歩程度)あるいはそれに準ずる強度の有酸素運動が推奨されるが，患者の状態に合わせて個別にプログラムすることが望ましい．
- 運動療法単独での短期的減量は困難だが，肥満に関連する諸症状や心肺機能や持久力の向上が望める．減量に着目する場合は食事療法を併用する．

食事療法
- 現在の食事から，1日あたり500kcal減らすことで減量効果が望める．
- 目標の1日摂取カロリーは女性で1200～1500kcal，男性で1500～1800kcalである．
- 特定の栄養素を制限する食事療法(例：炭水化物制限，脂質制限)間で，中長期的な体重減少の程度は変わらない．

行動療法
- 記録が最も重要．摂取物や体重の経過，運動の記録を数値化，グラフ化し視覚的に認識させる．目標の設定，問題の認識，構築，解決，目標から逸脱したことに対する向き合い方も重要である．
- 患者の減量に関する行動記録は，トレーナーから定期的にフィードバックを受けることが望ましい．
- 現時点では電話カウンセリングより対面式が望ましい．
- 患者と肥満に関して話し合うことは非常にデリケートな問題であるが，減量は心血管疾患などの非がん死亡のリスクを減少させ，QOLを向上させる意義を明確に患者に伝える努力が必要である．

長期管理
- 最初の1年で2～4kgのリバウンドがあり，その後1年で1, 2kgずつ増加し，介入後5年で半数が元の体重に戻る．
- リバウンドの出現によって減量意欲が失われることが多いため，長期的な生活習慣の維持のために定期的な行動療法が重要である．

は多いものと考えられる．

文献

1) Obes Rev 2010; 11(1): 11-8.
2) J Clin Oncol 2016; 34(35): 4217-24.
3) 厚生労働省. 平成 27 年国民健康栄養調査. http://www.mhlw.go.jp/stf/houdou/0000142359.html
4) JAMA 2010; 303(3): 235-41.
5) N Engl J Med 2016; 375(8): 794-8.
6) J Clin Oncol 2016; 34 (35): 4197-202.
7) CA Cancer J Clin 2016; 66 (1): 7-30.
8) Annu Rev Med 2015; 66: 281-96.
9) J Clin Oncol 2016; 34 (35): 4203-16.
10) Int J Cancer 2009; 124 (3): 698-712.
11) Breast Cancer Res Treat 2013; 137 (1): 307-14.
12) Breast J 2007; 13 (3):258-65.
13) BMC Cancer 2015; 15: 28.
14) J Natl Cancer Inst. 2015; 107(12): djv275.
15) J Clin Oncol 2014; 32 (31): 3568-74
16) Lancet 2008; 371 (9612): 569-78.
17) J Clin Oncol 2017; 35 (11): 1189-93.
18) Cancer Epidemiol Biomarkers Prev 2008; 17 (1): 73-9.
19) N Engl J Med 2003; 348 (17): 1625-38.
20) J Clin Oncol 2016; 34 (35): 4225-30.
21) J Clin Oncol 2011; 29 (34): 4561-7.
22) Ann Surg Oncol 2013; 20 (12): 3984-91.
23) Arch Surg 2009; 144 (3): 216-21.
24) Cancer 2010; 116 (21): 5054-62.
25) HPB(Oxford) 2013; 15 (7): 504-10.
26) World J Gastroenterol 2008; 14 (10): 1553-8.
27) J Natl Cancer Inst 2014; 106 (12) pii: dju333.
28) J Clin Oncol 2016; 34 (2): 144-50.
29) J Clin Oncol 2004; 22 (4): 648-57.
30) J Clin Oncol 2016; 34 (35): 4231-37.
31) Cancer Epidemiol Biomarkers Prev 2016; 25 (9):1326-32.
32) Int J Cancer 2013; 132 (3): 625-34.
33) J Clin Oncol 2012; 30 (13): 1553-61.
34) Ann Oncol 2012; 23 (3): 748-53.
35) J Clin Oncol 2008; 26(13): 2099-105.
36) Crit Rev Oncol Hematol 2011; 77 (3): 221-40.
37) J Natl Cancer Inst 1998; 90 (16): 1205-11.
38) N Engl J Med 1993; 329 (25): 1848-52.
39) Cancer Treat Rev 2009; 35 (1): 69-78.
40) Ann Oncol 2013; 24 (12): 2952-62.
41) Ann Oncol. 2016; 27 (11): 2053-9.
42) J Clin Oncol 2016; 34 (26): 3157-65.
43) Intern Emerg Med 2016; 11 (1): 123-40.
44) J Clin Oncol 2016; 34 (35): 4284-94.
45) Med Sci Sports Exerc 2014; 46 (12): 2202-9.
46) J Clin Oncol 2016; 34 (35): 4217-24.
47) J Clin Oncol 2016; 34 (35): 4295-305.

（門倉玄武）

IX-5 患者支援 高齢者のがん診療

- 日本は超高齢化社会を迎え、高齢者に化学療法を行う機会が増加している。しかし、高齢者は臨床試験の対象から除外されていることが多く、高齢者の化学療法のエビデンスは乏しい。
- 日常臨床では、暦年齢や performance status（PS）を根拠にして、担当医が治療方針を決定することが多いが、高齢者は身体機能や臓器機能、合併症などの個体差が大きいため、それらの主観的判断では妥当性を欠くことが多い。例えば、副作用を心配するあまり標準治療よりも強度を落としたレジメンを選択することで、治療効果が不十分となったり、安易に標準治療を選択することで、予想外に重篤な副作用を引き起こす可能性がある。
- 高齢がん患者の治療方針の決定にあたっては、加齢に伴う身体機能、臓器機能の変化や、精神心理的、社会経済的背景も考慮した客観的かつ多面的な評価が必要である[1]。

高齢者に対する化学療法

- 暦年齢だけで、化学療法の適応や減量の必要性を判断することはできない。過去の臨床試験を後向きに解析した結果からは、高齢者と非高齢者の間で、化学療法の有効性および安全性に大きな違いはないと考えられる。
- National Cancer Institute（NCI）が実施した第Ⅲ相試験345のうち、65歳以上の高齢者の割合が40%以上であった15試験を対象としたシステマティックレビューでは、高齢者と非高齢者の間で、試験治療群の生存期間や致死的な副作用に大きな差はなかった[2]。また、過去の臨床試験データをもとに、高齢者に対する有効性、安全性を、抗がん薬の種類別に解析した研究は、暦年齢のみで抗がん薬の減量が必要となったり、有効性が下がることはないと結論づけている[3]。米国で実施された第Ⅱ相試験のうち、65歳以上の高齢者の割合が10%以上であった33試験を対象とした研究では、高齢者と非高齢者の間で、試験治療群の有効性や副作用の重症度、持続期間に有意差はなかった[4]。ただし、これらの臨床試験の対象患者は、臓器機能や全身状態の良好な、合併症の少ない、「選ばれた高齢者」であり、日常臨床で遭遇する、臓器機能障害や合併症を有する多くの高齢者とは、患者背景が大きく異なっていることに注意が必要である。
- 高齢者の場合、限られた余命のなかで、化学療法によるメリット（生命予後の延長、QOLの改善、症状の緩和）が、化学療法のリスクを上回るかどうかの適切な判断が必要となる。
- 高齢がん患者では、単なる延命ではなく、QOLを維持しながら生存期間を延長させることが特に重視される。QOLを損ねてまで予後の延長を望む高齢がん患者は少ない。悪性腫瘍、重症心不全、重篤な慢性疾患に罹患した、生命予後の限られた60歳以上の患者226名を対象としたアンケート調査では、たとえ一時的な副作用が少ないとしても、残された余生に重篤な機能障害や認知障害を残す可能性がある治療を希望した患者は、1～2割しかいなかった[5]。
- したがって、高齢がん患者の適切な治療選択を行うには、患者の意思決定能力、治療目的、患者や家族の価値観、化学療法のリスクの評価を行ったうえで、余命に配慮した総合的な情報を、患者本人や家族と共有することが重要である。

高齢者機能評価

1 高齢者機能評価とは

- 高齢がん患者は、身体機能や臓器機能、合併症などの個体差が大きいため、従来の暦年齢やPSに基づいた治療方針決定では不十分であり、高齢者の抱える特有の問題を多面的に評価することが求められる。高齢者機能評価（Geriatric Assessment：GA）は、患者の身体機能や精神心理的・社会的状況など、患者の予後や治療選択に影響する課題について、包括的・客観的に評価を行う方法であり、老年

医学の領域で広く用いられている．国際老年腫瘍学会（International Society of Geriatric Oncology：SIOG）では，多様な背景をもつ高齢がん患者に対して，GAを行うことを推奨している[6]．

- GAの構成因子（ドメイン）はさまざまであり，各種ガイドラインではGAが推奨されているものの，使用するドメインやツールについてのコンセンサスは確立していなかった．例えばNational Comprehensive Cancer Network（NCCN）ガイドラインでは，①身体機能（日常生活動作，手段的日常生活動作），②合併症，③多剤併用薬，④栄養状態，⑤認知機能，⑥精神状態，⑦社会サポート，⑧老年症候群，が記載されている[7]．
- がん領域においてGAを行う利点は，①日常診療で見逃されていた問題点を拾い上げられる，②治療方針決定の参考となる，③有害事象の予測ができる，④予後の予測ができる，などである[6,7]．
- GAは，各ドメインについて複数の評価方法があり，すべてのドメインを包括的に評価すると1～2時間かかるため，日常診療で実施することは現実的ではない．そのため，短時間で実施できる簡便なスクリーニングツールが検討されているほか，がん患者に特化した評価方法も開発されている．

2 がん化学療法における高齢者機能評価ツール

- がん領域における代表的なGAであるCancer Specific Geriatric Assessment（CSGA）は，Hurriaらによって開発されたツールで，NCCNガイドラインが定義する7つのドメインから構成されている．がん患者と関連の高い質問紙票や身体機能の評価法を用いており，30分程度で実施できるように，各ドメインにつき質問紙票を1つに限定している．自己記入式となっており，米国での研究では自己完遂率は78％であった[8]．日本でも長島らにより日本語訳されており，タブレット端末を使用した簡便化により，自己完遂率91％と非常に良好であった[9]．
- すべての高齢がん患者に対してスクリーニングツールを用いて評価することが，各種ガイドラインで推奨されている[1,6,7]．注意すべき点は，これらは従来のGAを代用するものではなく，スクリーニングで問題があった患者に対しては，正式なGAを行うことである．Geriatric 8（G8）は，高齢がん患者を対象に開発されたツールであり，栄養状態を主に評価する[10]．SIOGの推奨するスクリーニングツールのなかでは最も感度が高く，日本語訳も作成されており，日本臨床腫瘍研究グループ（JCOG）も，すべての高齢がん患者に対して推奨している．Vulnerable Elderly Survey-13（VES-13）は，一般の高齢者を対象に開発されたツールであり，身体機能を主に評価する[11]．
- 高齢がん患者に安全に化学療法を行うために，有害事象を予測するためのスコアも作成されている．Cancer and Aging Research Group（CARG）スコアは，2011年にHurriaらによって開発され，CSGAのドメインおよび生化学検査などからGrade 3以上の有害事象の発生リスクと関連する11の要素を抽出している[12,13]．Chemotherapy Risk Assessment Scale for High-Age Patients（CRASH）スコアは，2012年にExtermannらによって開発され，Grade 4の血液毒性およびGrade 3/4の非血液毒性を予測できる[14]．
- American Society of Clinical Oncology（ASCO）は，2018年5月に，化学療法を受ける高齢がん患者を対象とした，実践的な評価とマネージメントのガイドラインを発表した．このガイドラインは，65歳以上の化学療法を開始するすべての高齢がん患者に対してGAを推奨しているほか，有害事象予測における有用性や，日常臨床での使いやすさに基づいて，具体的なGAツールを推奨していることが特徴である（表1）[15]．

表1 ASCOガイドラインで推奨された高齢者機能評価ツール[15]

項目	ツール
身体機能	Instrumental Activities of Daily Living（IADL）
転倒	「過去6か月間で何回転倒しましたか？」
併存症	詳細な病歴聴取，または Charlson Comorbidity Index（CCI） Cumulative Illness Rating Scale（CIRS）
認知機能	Mini-Cog Blessed Orientation Memory Concentration Test
精神状態	Geriatric Depression Scale（GDS）
栄養状態	10％以上の体重減少，またはBody Mass Index（BMI）
有害事象予測ツール	CARGスコア CRASHスコア
予後予測ツール	G8：1年死亡率，3年死亡率 VES-13：死亡率，有害事象，身体機能の低下

高齢者機能評価を用いた治療選択

- GAを用いた高齢がん患者の治療方針の層別化も試

みられている．高齢がん患者では，①非高齢者と同じ標準治療を同様のリスク・ベネフィットのもとで受けることができる患者（＝fit），②標準治療を受けることはできないが，減量やスケジュールを工夫して強度を落とした治療が適切である患者（＝vulnerable），③積極的な治療の適応にならないと思われる患者（＝frail），が混在している．

- GAを用いた層別化により，高齢肺癌患者の化学療法の副作用が軽減されたという研究がある．ESOGIA-GFPC08-02試験は，70歳以上の肺癌患者を対象に，暦年齢，PSに基づいてレジメンを決定した標準治療群と，GAに基づいてレジメンを決定した試験治療群で，治療成功期間（treatment failure free survival：TFFS）を比較したランダム化比較試験である[16]．標準治療群251名では全例で化学療法（2剤併用療法88名，単剤療法163例）が行われたが，試験治療群243名ではfit patient 111名に標準治療（2剤併用療法），vulnerable patient 76名に治療強度を下げた治療（単剤療法）が行われ，frail patient 56名には化学療法は行われなかった．両群間でTFFSには有意差はなく，GAを行った試験治療群では，副作用の発生割合が有意に低下した（85.6％ vs. 93.4％，P＝0.015）．試験治療群の23％が化学療法を受けなかったにもかかわらず，有効性が同等であり，かつ副作用が減少していることから，GAにより効果的かつ安全な治療が選択されたと考えられる．

- 高齢者の化学療法では，QOLを維持しながら生存期間を延長させることが，特に重視される．そのため，高齢者の治療方針の決定には，GAを用いた客観的かつ多面的な評価が必要となる．高齢者が最善の治療を選択できるよう，すでにさまざまな評価ツールが臨床で応用され始めている．

文献

1) Eur J Cancer 2010; 46(9): 1502-13.
2) J Clin Oncol 2007; 25(10): 1272-6.
3) J Clin Oncol 2007; 25(14): 1832-43.
4) J Clin Oncol 1994; 12(11): 2447-52.
5) N Eng J Med 2002; 346(14): 1061-6.
6) J Clin Oncol 2014; 32(24): 2595-603.
7) National Comprehensive Cancer Network (NCCN). NCCN clinical Practice Guidelines in Oncology, Older Adult Oncology. https://www.nccn.org/professionals/physician_gls/pdf/senior.pdf
8) Cancer. 2005; 104(9): 1998-2005.
9) Nagashima F, et al. Feasibility of Computer-Based Self-Administered Cancer-Specific Geriatric Assessment for Japanese elderly Patients. 第11回日本臨床腫瘍学会学術集会 2013: 抄録番号 WS10-07.
10) J Clin Oncol 2014; 32(1): 19-26.
11) J Am Geriatr Soc 2001; 49(12): 1691-9.
12) J Clin Oncol 2016; 34(20): 2366-71.
13) J Clin Oncol 2011; 29(25): 3457-65.
14) Cancer 2012; 118(13): 3377-86.
15) J Clin Oncol 2018; 36(22): 2326-47.
16) J Clin Oncol 2016; 34(13): 1476-83.

（松岡　歩，安藤雄一）

IX-6 がんのリハビリテーション

患者支援

がんのリハビリテーションとは

- がん患者はがんの進行もしくは治療経過のなかで，筋力低下，体力低下，運動麻痺，関節拘縮，嚥下障害，発声障害，末梢神経障害，四肢長管骨や脊椎の病的骨折，認知障害，浮腫などのさまざまな機能障害が生じるといわれている．がん治療の進歩とともに「がんと共存」する時代となってきた昨今においては，これらの障害を予防または改善し，がん患者の日常生活活動（ADL）および生活の質（QOL）の維持・向上につなげることが求められており，近年ではがん患者の支持療法の1つとして，がんのリハビリテーション（以下，がんリハ）の重要性が高まってきている．
- がんリハは大きく4つの時期に分けることができる（図1）[1]．治療が始まる前の予防を目的とした時期から，機能の回復や維持を目的とした時期，さらには症状緩和などが中心となる終末期というように，がん患者のあらゆる時期において，がんリハは役割を担っている[2)3)]．また，外科手術前後の周術期リハビリテーション，化学療法や放射線療法の治療中または治療後のリハビリテーション，そして緩和ケアにおけるリハビリテーションといったように，がんリハはがん患者が受けるさまざまな治療やケアと並行して行われる．本稿では，化学療法や放射線療法，さらには緩和ケアなどの内科的治療中のリハビリテーションを中心に紹介する．

図1　治療や療養の時期におけるがんのリハビリテーション[1]
本図はがんリハの流れを示すものでWHOの緩和ケアの定義とは異なる．WHOの定義（2002）では緩和ケアは末期がんに限定されない．

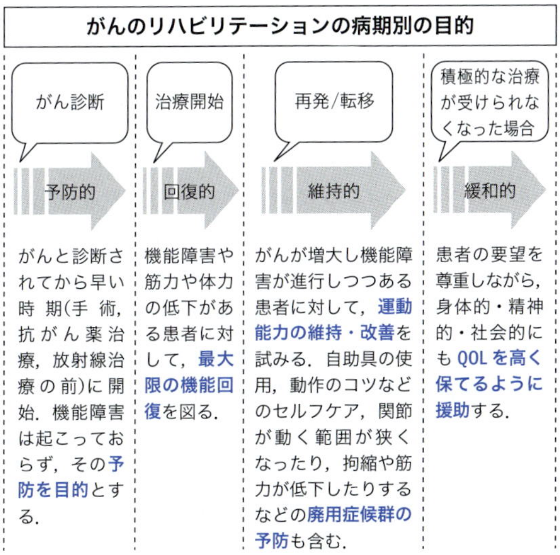

がんのリハビリテーションの病期別の目的

がん診断	治療開始	再発/転移	積極的な治療が受けられなくなった場合
予防的	回復的	維持的	緩和的
がんと診断されてから早い時期（手術，抗がん薬治療，放射線治療の前）に開始．機能障害は起こっておらず，その**予防を目的**とする．	機能障害や筋力や体力の低下がある患者に対して，**最大限の機能回復**を図る．	がんが増大し機能障害が進行しつつある患者に対して，**運動能力の維持・改善**を試みる．自助具の使用，動作のコツなどのセルフケア，関節が動く範囲が狭くなったり，拘縮や筋力が低下したりするなどの**廃用症候群の予防**も含む．	患者の要望を尊重しながら，身体的・精神的・社会的にも**QOLを高く保てるように**援助する．

内科的治療中のリハビリテーション

1 廃用症候群

- 治療の副作用とそれに伴う活動量低下により，廃用症候群をきたすがん患者は多い．この廃用症候群が進行するとADLは大きく制限され，performance status（PS）の大きな低下につながってしまうため，活動量が低下するリスクの高い患者に対しては，早期より予防的にリハビリテーション介入を行うことが望ましい．一般に，がん患者は健常者と比べると，治療中だけでなく治療後も活動量は低い傾向にあることが報告されており[4)5)]，がん患者であっても定期的な運動習慣を生活のなかに取り入れることが重要である．米国がん学会や米国スポーツ医学会のガイドライン，そして日本のがんリハガイドラインでは，がん患者が運動を行うことの必要性および安全性が示されており，がん患者が適切な運動を行うことを推奨している（表1）[6)〜8)]．

2 がん関連倦怠感

- がん関連倦怠感（Cancer-related fatigue：CRF）は，がん患者特有の症状の1つであり，薬物療法や放射線療法を受けている患者の約80%が経験すると報告されている[9)10)]．日常的な疲労感は一時的に休息すれば回復するのに対して，がん関連倦怠感は休息しても改善しにくいのが特徴である．患者の

641

表1 米国がん学会のがん患者の身体活動に関するガイドライン（文献6より一部抜粋）

健全（標準的）な体重を目指し，維持する
・肥満または肥満傾向にある場合，高カロリー食品の摂取を制限し，減量を目的とした身体活動を増やす．
定期的な運動を奨励する
・がん診断後，できるだけ早く日常の生活を取り戻し，不活動を避ける． ・少なくとも週に合計150分間の運動を行う． ・少なくとも週に2日は，レジスタンス運動を行う．

表2 がん関連倦怠感に対する運動療法[12)13)]

運動療法が有効な時期	治療中，治療後，終末期
運動内容	・有酸素運動（ウォーキング，サイクリング，水泳など） ・レジスタンス運動（筋力トレーニングなど） ・リラクセーション，ストレッチ（ヨガ，マッサージなど） ※ レジスタンス運動やリラクセーション，ストレッチなどは単独で実施するよりも，有酸素運動と組み合わせて実施することが望ましい．
運動強度，時間，頻度	・運動強度：低度から中等度 ・時間：30分前後 ・頻度：週に3～5日
注意事項	・骨転移 ・血小板減少や貧血 ・発熱または活動性の感染症 ・転移や他疾患に続発する何らかの制限など

QOLを低下させるだけでなく，治療の継続を困難にする場合もあることから，生命予後にも悪影響を及ぼす可能性が示唆されている．

- National Comprehensive Cancer Network（NCCN）ガイドライン[11)]は，全身倦怠感を有する患者に対して，薬物療法だけでなく非薬物療法も同様に推奨している．積極的治療中や治療後，終末期のすべての時期において，運動による活動の強化や気晴らし，心理社会的介入などが推奨されている．また，特に進行期・終末期の患者に対しては，患者自身が意図的にエネルギー消費を管理し，全身倦怠感をコントロールすることができるように支援・指導していくことが重要であるとされている．このように，全身倦怠感を有する患者に対して，リハビリテーションは有効な介入の1つである（表2）[12)13)]．

表3 末梢神経障害に対するリハビリテーションアプローチ

日常生活動作の指導	・症状を増悪させないための工夫や動作方法などを指導する． ・適切な自助具を紹介し，症状の緩和やADL能力を維持する．
筋力トレーニング	・握力や手指筋力を維持・向上することで，ADL能力を維持する． ・下肢筋力を維持・向上することで，歩行能力を維持する．
バランストレーニング	・バランス機能を維持・向上することで，歩行能力を維持し，転倒を予防する．

3 末梢神経障害

- 末梢神経障害は，化学療法中のがん患者が経験する代表的な副作用の1つであり，長期的にがん患者のQOLを低下させる症状である[14)]．近年，支持療法の進歩により，高用量の化学療法が行われるようになったことや，神経毒性をもつ薬剤を含む多剤併用療法が選択される頻度が増えてきたことにより，神経障害の発現頻度は増加してきている．一方で，末梢神経障害に対する有効な予防法や治療法は確立されておらず，早期発見・早期対応が重要である．
- 末梢神経障害におけるリハビリテーションの目的は，二次的機能障害の予防および改善である．末梢神経障害を有するがん患者は，しびれや痛みといった症状のために活動量が制限され，その結果，筋力や体力のさらなる低下を招き，ADLの制限へとつながってしまうことが少なくない．したがって，より早期からリハビリテーションを導入することで，末梢神経障害に伴う二次的機能障害を予防していくことが重要である（表3）．

4 疼痛・呼吸困難感

- がん患者は，がんそのものによる影響や治療の副作用などにより，疼痛や呼吸困難感などのつらい症状をしばしば経験している．これらは単に，がん患者につらい想いを引き起こすだけでなく，ADLやQOLの低下にもつながることが知られている．リハビリテーションでは，これらの症状を緩和することで少しでも患者の苦痛を軽減し，ADLおよびQOLの向上に寄与することが期待されている．
- 疼痛や呼吸困難感を訴える患者に対するリハビリテーションアプローチの基本は，①安静時の症状の軽減・消失，②動作時の症状の軽減・消失，③ADLの維持・向上である（表4）．疼痛や呼吸困難感の原因に対する治療やケアと並行して，リハビリテーションを行っていくことが重要である．

表4 症状緩和を目的としたリハビリテーションアプローチ

安静時の症状の軽減・消失	・ポジショニング ・ストレッチ，リラクセーション
動作時の症状の軽減・消失	・動作方法の指導 ・補助具，装具などの使用（杖，歩行器，コルセットなど）
ADLの維持・向上	・ADL動作方法の指導 ・環境調整

表5 骨転移患者に対するリハビリテーションプログラムの基本的な内容[16]

・痛みや骨折のリスクを軽減するような基本動作，歩行，ADLの指導
・痛みを軽減するような肢位の指導（ポジショニング）
・廃用性筋力低下の防止
・関節可動域の確保
・耐久性の維持，向上
・装具や歩行補助具の選択
・環境調整

5 骨転移

- 骨転移患者に対するリハビリテーションは，ADLやQOLの向上，廃用症候群の予防の点で有効であるとされている[15]．骨転移を有するがん患者は，骨が正常な構造を失い脆弱化するため，痛みや病的骨折，脊髄圧迫，高カルシウム血症などの合併症がしばしば生じる．とりわけ，病的骨折や脊髄圧迫などが重症化した場合には，痛みや麻痺症状などによりベッド上臥床を強いられることが少なくない．このような事象の発生は，がん患者のQOLを大きく低下させるため，できる限り予防することが重要である．
- 骨転移患者に対するリハビリテーションアプローチの基本は，①痛みを生じない，もしくは軽減するような動作方法の指導，②ADLや活動量の維持・向上，である．骨転移に伴う痛みは，がん患者にとって苦痛な症状であるだけでなく，日常生活における活動を大きく制限してしまう症状の１つでもあるため，早期よりリハビリテーションを導入し，適切な動作方法を習得して，日常生活を維持していくことが重要である（表5）[16]．

がんのリハビリテーションを行ううえでの注意点

1 リスク管理

- がん患者に安全かつ効果的なリハビリテーションを提供するためには，リスク管理が必要不可欠で

表6 がん患者におけるリハビリテーションの中止基準
（文献17より一部改変）

① 血液所見：ヘモグロビン7.5g/dL以下，血小板5万/μL以下，白血球3000/μL以下
② 骨皮質の50％以上の浸潤，骨中心部に向かう骨びらん，大腿骨の3cm以上の病変などを有する長管骨の転移所見
③ 有腔内臓，血管，脊髄の圧迫
④ 疼痛，呼吸困難，運動制限を伴う胸膜・心嚢・腹膜・後腹膜への滲出液貯留
⑤ 中枢神経系の機能低下，意識障害，頭蓋内圧亢進
⑥ 低・高カリウム血症，低ナトリウム血症，低・高カルシウム血症
⑦ 起立性低血圧，160/100mmHg以上の高血圧
⑧ 110回/分以上の頻脈，心室性不整脈

ある．特に治療中のがん患者や進行がん患者においては，治療の副作用の程度，脳転移や骨転移の有無などに関してリハビリテーションの開始前に評価し，その後も定期的に評価していくことが重要である．表6[17]に示す基準は，がん患者が安全にリハビリテーションを行えるかどうかの目安である．これらの所見に該当しても，必要な場合にはリハビリテーションを実施するが，その場合には主治医，リハビリテーション医，セラピストの間で，リスクに関してしっかりと情報を共有することが重要である．

2 目標設定の共有

- がんリハの対象となるがん患者は，診断後早期の患者から終末期の患者までと幅広く，治療も手術療法や放射線療法，化学療法など，多岐にわたる．したがって，がんリハの介入目標も単に患者ごとに異なるだけでなく，同一患者のなかでも，時期や状態によって目標設定を修正しなければならないといった難しさがある．したがって，主治医や看護師などの多職種とリハビリテーションの目標設定をどこにおくのかに関して十分議論し，がん患者やその家族とも目標を共有することが重要である．医療者同士，そして医療者と患者・家族の間で目標設定にズレが起こらないようにしなければならない．

文献

1) 国立がん研究センターがん情報サービス. がんの療養とリハビリテーション. http://ganjoho.jp/public/dia_tre/rehabilitation/reha01.html
2) 辻哲也. がんのリハビリテーション. 日本医師会雑誌 2011 ; 140 : 55-9.
3) Dietz JA. Rehabilitation Oncology. John Wiley & Sons, 1981.
4) Eur J Cancer 2012; 48(3): 297-304.
5) Lung cancer 2014; 83(2): 292-9.
6) CA Cancer J Clin 2012; 62(4): 243-74.
7) Med Sci Sports Exerc 2010; 42(7): 1409-26.
8) がんのリハビリテーション策定委員会・日本リハビリテーション医学会編. がんのリハビリテーションガイドライン. 金原出版, 2013.
9) Support Care Cancer 2008; 16(7): 791-801.
10) Oncologist 2007; 12 Suppl 1: 4-10.
11) National Comprehensive Cancer Network. http://www.nccn.org/index.asp
12) Cochrane Database Syst Rev 2012; 11: CD006145.
13) Support Care Cancer 2016; 24(2): 969-83.
14) Support Care Cancer 2014; 22(8): 2261-9.
15) 日本臨床腫瘍学会編. 骨転移診療ガイドライン. 南江堂, 2015.
16) 大森まいこ, 他編. 骨転移の診療とリハビリテーション. 医歯薬出版, 2014, p92-106.
17) Gerber LH, et al. Rehabilitation for patients with cancer diagnoses. (DeLisa JA, Gans BM eds. Rehabilitation Medicine: Principles and Practice, 3rd Ed. Lippincott Williams & Wilkins, 1998, p1293-317.)

(立松典篤)

IX-7 補完代替医療

患者支援

定義・概念

- 「補完代替医療」(complementary and alternative medicine：CAM)とは，現代西洋医学（通常医療）を補う「補完する」医療（補完医療）と，言葉どおり「代替する」医療（代替医療）を組み合わせた用語であり，この2つの医療は，別々に異なるものもあるが，多くは分けることが困難な場合が多く，両者をまとめて補完代替医療と呼んでいる．
- 米国では1992年に，国として国民の健康を守り増進していく立場からNational Institutes of Health（NIH）にOffice of Alternative Medicine（OAM）が設置され，さらに1998年になるとOAMは格上げされてNational Center for Complementary and Alternative Medicine（NCCAM）となり，積極的に各種補完代替医療の臨床学的評価，情報収集・発信を行っている．さらに，科学的に有効性が立証された補完代替医療を通常医療（近代西洋医学）に取り入れる「統合医療（integrative medicine）」という概念も生まれつつあり，2014年12月にNCCAMはNational Center for Complementary and Integrative Health（NCCIH）と改称され現在に至っている．また，米国National Cancer Institute（NCI）には，Office of Cancer Complementary and Alternative Medicine（OCCAM；http://www.cancer.gov/cam/）がおかれ，がん患者に広く利用されている補完代替医療を取り上げ，現時点までに得られた情報から科学的な評価を下すとともに，一部のものでは有用性を検討するための臨床試験に対して助成を行っている．
- 一方，日本では，厚生労働省の「『統合医療』のあり方に関する検討会」において，「統合医療」を「近代西洋医学を前提として，これに相補（補完）・代替医療や伝統医学等を組み合わせてさらにQOLを向上させる医療であり，医師主導で行うものであって，場合により多職種が協働して行うもの」と位置付けている．なお，各種補完代替医療について，有効性の有無を問わず整理したものを表1[1]に示す．さらに，統合医療を推進するためには，各種補完

表1　統合医療・補完代替医療の分類[1]

療法の分類	療法の例	
	国家資格等，国の制度に組み込まれているもの	その他
食や経口摂取に関するもの	食事療法・サプリメントの一部（保険機能食品等）	左記以外の食事療法，サプリメント，断食療法，ホメオパシー
身体への物理的刺激を伴うもの	鍼・灸（はり師・きゅう師）	温熱療法，磁気療法
手技的行為を伴うもの	マッサージの一部（あん摩マッサージ指圧師），骨つぎ・接骨（柔道整復師）	左記以外のマッサージ，整体，カイロプラクティック
感覚を通じて行うもの	―	アロマセラピー，音楽療法
環境を利用するもの	―	温泉療法，森林セラピー
身体の動作を行うもの	―	ヨガ，気功
動物や植物とのかかわりを利用するもの	―	アニマルセラピー，園芸療法
伝統医学，民間療法	漢方医学の一部（薬事承認されている漢方薬）	左記以外の漢方医学，中国伝統医学，アーユルベーダ

近代西洋医学　組み合わせ（補完・一部代替）　統合医療

代替医療について臨床研究による科学的検証と正確な情報の発信に取り組むことが重要であるとした．
- そこで本稿では，補完代替医療の利用実態を概説するとともに，行政および学術団体による科学的検証に関する取り組みを紹介する．また，患者とのコミュニケーションにおける留意点についても言及する．

現状

1 患者の利用実態

- 日本のがんの医療現場における補完代替医療の利用実態に関しては，2001年に厚生労働省がん研究助成金（現がん研究開発費）による研究班が組織され，がんの医療現場における補完代替医療に関する全国規模の実態調査が初めて行われた[2]．その結果，以下のことが明らかとなった．
  - がん患者の45％（1382/3100人）が，1種類以上の補完代替医療を利用している．
  - 補完代替医療の利用にあたって，平均して月に5万7千円を出費している．
  - 利用している内容は，健康食品・サプリメントが最も多く（96％），次いで気功（4％），灸（4％），鍼（4％）となっている．
  - 利用する主な目的は，がんの進行抑制（67％），治療（45％）となっている．
  - 補完代替医療を利用している患者の5％が，副作用を経験したと述べている．
  - 補完代替医療を利用している患者の57％は，十分な情報を得ていない．
  - 補完代替医療を利用している患者の61％は，主治医に相談していない．
  - 主治医から補完代替医療の利用について質問された患者は，16％しかいない．
- さらに，補完代替医療を利用していない患者であっても興味・関心をもっている患者は多く，利用している患者と合わせると8割を超えることも報告されている[3]．また，近年の報告[4]では，緩和ケア病棟の遺族への自記式質問用紙調査（J-HOPE2016）の一部として実施された補完代替医療の実態調査において，がん患者の53％（237/451名）が「サプリメント（54％）」「運動（39％）」「マッサージ・骨格改善（36％）」「温泉・温熱療法（29％）」「マインドフルネス・芸術セラピー（27％）」「食事療法（19％）」「免疫療法・ビタミン療法（17％）」「鍼灸（11％）」と多岐にわたって利用していることが明らかとなっている．
- 患者が補完代替医療を利用するきっかけとしては「家族・知人からの勧め」が最も多く[2]，また補完代替医療の利用は家族の心理面にも影響を及ぼしている可能性も示唆されていること[4]などを踏まえ，患者だけではなく家族・知人に対しても，適切な情報提供とコミュニケーションが求められている．しかし，医師から補完代替医療の利用に関して尋ねられた患者は少なく，十分なコミュニケーションがとられていない実態も指摘されている[2,4]．

2 医療者の認知・態度

- 同じく厚生労働省がん研究助成金（現がん研究開発費）による研究班によって，臨床腫瘍医の補完代替医療に関する意識調査も行われている[5]．漢方，健康食品，鍼，カイロプラクティック，アロマセラピー，ホメオパシー，温泉療法，イメージ療法，ヨガ，タラソテラピー，催眠療法について，それぞれ「知識を持っているか」との問いに対し，漢方を除くその他種々の補完代替医療について，75～90％の医師が「知識はない」と回答している．また，補完代替医療を患者に実施・施行している医師も，漢方を除くと，0～1.5％とごくわずかであった．これらの結果の背景として，アンケートに答えた医師たちは「信頼に足るエビデンスがない」ことを理由として挙げている．

科学的根拠

- 患者にとって，補完代替医療の情報源は多岐にわたっている．特に近年はIT技術の発展により，大量の情報に誰でも簡単にアクセスできるようになってきている．しかし，情報量が多いからといって正確な判断ができるわけではない．情報は，「真実」「バイアス」「偶然」のいずれかに分類され，さまざまな情報のなかから「真実」を選び出す作業が重要になってくる．その作業を医学・医療に関して系統的に行うための手順が科学的根拠に基づいた医療（evidence-based medicine：EBM）となる．
- 通常，医薬品として認められるためには，ランダム化比較した介入試験によって有効性が証明されなければならない．これは，補完代替医療に関する有効性の検証においても同様である．前述のとお

図1 年代別の補完代替療法に関するランダム化比較試験の報告数
PubMed を Dietary supplements, Acupuncture, Massage, Music therapy, Meditation, Yoga, Aromatherapy を検索ワードとして，各種施術・療法のランダム化比較試験の報告数の合計をグラフ化した．がん患者に限定したものではなく補完代替医療全般における報告を対象として集計している（2019年7月2日検索）

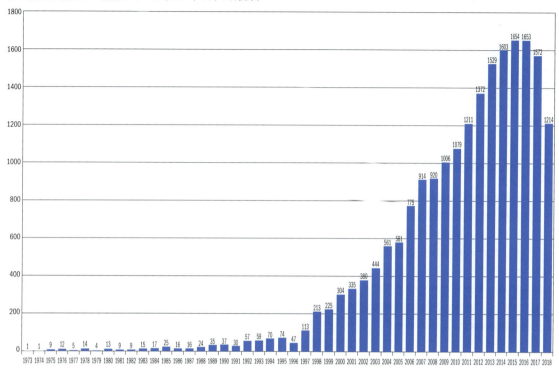

り多くの臨床腫瘍医は，補完代替医療の多くはランダム化比較試験が実施されていないと認識している．しかし，近年，補完代替医療のランダム化比較試験の研究報告は急速に増えている（図1）．
- このような状況を受け，行政機関や学術団体において，補完代替医療に関する科学的根拠の情報発信に取り組み始めている．以下に代表的なものを紹介する．

1 「統合医療」情報発信サイト[6]

- 厚生労働省は，統合医療・補完代替医療に関する情報を整理し，インターネットを介して国民・患者および医療者に提供する仕組みづくりとして，「統合医療」に係る情報発信等推進事業を平成25年度より開始した．そして，本稿の筆者らが中心となり，「統合医療」情報発信サイト（Information site for evidence-based Japanese Integrative Medicine：eJIM）を作成し公開している（図2）．当該サイトでは，国内外における補完代替医療に関する科学的知見として，鍼灸，あんま・マッサージ・指圧，漢方，ヨガのランダム化比較試験の報告をまとめた構造化抄録をはじめ，Cochrane レビュー，米国

図2 「統合医療」情報発信サイトのトップページ

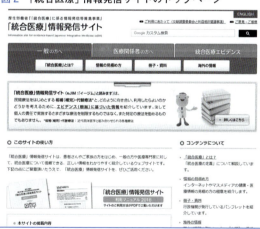

https://www.ejim.ncgg.go.jp/public/index.html

の国立衛生研究所・国立補完統合衛生センター（旧国立補完代替医療センター）・国立がん研究所の補完医療に関するコンテンツを翻訳して掲載している．

表2 各施術・療法に関する共通の臨床疑問（日本緩和医療学会の緩和医療ガイドライン作成委員会）

- CQ-1 がんに伴う身体症状を軽減するか？
  ①疼痛，②消化器症状，③呼吸器症状，④泌尿器症状，⑤倦怠感，⑥睡眠障害，⑦そのほか
- CQ-2 がんに伴う精神症状を軽減するか？
  ①不安，②抑うつ，③そのほか
- CQ-3 全般的なQOLを改善するか？
- CQ-4 何らかの望ましくない有害事象を引き起こすか？
- CQ-5 検査・治療等に伴う有害事象を軽減するか？
- CQ-6 予後を改善するか？
  ①全生存率，②原因特異的死亡率，③無病生存率・無増悪生存率，奏効率

2 がんの補完代替医療クリニカル・エビデンス[7]

- 日本緩和医療学会の緩和医療ガイドライン作成委員会が編集した補完代替医療のエビデンス集である．取り上げている補完代替医療は，健康食品，マッサージ，アロマセラピー，運動療法，ホメオパシー，アニマルセラピー，リラクセーション，音楽療法，鍼灸治療，ヨガとなっている．また，各施術・療法において，共通の臨床疑問を設定し，ランダム化比較試験あるいはシステマティックレビューの報告に基づき解説している．設定された臨床疑問は，表2のとおりである．
- なお，表2のCQ-1～3および5の臨床疑問においては，何かしらの補完代替医療において有効性を示唆する報告がある．一方で，有害事象に関するCQ-4についても各種補完代替医療において少なからず報告がある．なお，CQ-6（予後を改善するか？）については，執筆時現在で有効性を立証した報告はない．しかし，科学的根拠がないからといって，補完代替医療がすべて否定されるべきではない．科学的根拠がないということは，「効果がない」ということを意味しているわけではなく，「効果があるのかないのかわからない」ということを表している．もちろん，そのような状況が許されるというわけではなく，今後，よく計画されたヒト臨床試験による科学的根拠が蓄積され，多くの不確かなことが補完代替医療の名のもと漫然と継続されることなく，順次，有効・無効，有害・無害が明らかにされていくことが必要である．

「科学的根拠に基づいた医療」再考

- 科学的根拠に基づいた医療（evidence-based medicine：EBM）とは，「研究によって得られた最良の根拠＝エビデンス（best research evidence），患者の価値観・意向（patients' preferences and actions），医療者の専門性（clinical expertise），臨床現場の状況・環境（clinical state and circumstances）の4つを考慮し，よりよい患者ケアに向けた意思決定を行うための行動指針」と定義されている[8]．さらにEBMを実践するにあたっては，「治療方針の意思決定は，エビデンスではなく，医師と患者によってなされるべきである（Evidence dose not make decision, people do.）」との記載もある[8]．
- ともすると，EBMの4つの要素のうちの1つに過ぎないエビデンスのレベルが高いとされる大規模ランダム化比較試験の知見が得られれば，EBMそのものが確立し，臨床現場の意思決定までもが決まってしまうという短絡的な解釈も見受けられる．そのため，これまで科学的根拠に乏しかった補完代替医療は，医師にとって否定的にとらえられてきた面も否めない．しかし，EBMを実践し患者にどのようなケアを行うかを判断する際には，エビデンスだけでは決まらず，他の要素も考慮するために，時にエビデンスの示すものとは異なった判断をすることがありうる．特に，エビデンスの希薄な補完代替医療の利用の可否を判断する際には，EBMにおける「患者の価値観・意向」「医療者の専門性」を考慮し，エビデンスの有無にかかわらず，次に述べる医療者と患者とのコミュニケーションが重要性を帯びてくる．

コミュニケーションの重要性

- まず行わなければならないのは，患者の利用実態の把握である．そして，患者が利用している場合や興味・関心がある場合は，患者のありのままの話に耳を傾け，その背景にある状況や問題点を知ることが必要となる．患者は，通常医療ではサポートしきれていない何かしらの不安を抱えているため補完代替医療を利用する．そのため，患者の不安を解決・解消するために，何ができるのかを一緒に考える姿勢が求められる．また，患者の気持ちに寄り添い理解を示すことで，その後の診療を行ううえでの信頼関係を築くこともできる．医療者がすべての補完代替医療について知識を身につけておく必要はなく，患者に信頼できる情報の入手方法や調べ方をわかりやすく伝えるだけで十分であるとされる．また，必要に応じて，医師，看護師，薬剤師，栄養士などの多職種連携をとることで効率的にコミュニケーションを図ることもで

表3 コミュニケーションのポイント（がんの補完代替医療診療手引き）[9]

① 直接的な抗がん効果が証明された補完代替医療はほとんどなく，標準治療に取って代わるような施術・療法は現時点では存在しません．その点を踏まえ西洋医学が主役で補完代替医療はサポート役であることを理解してもらう必要があります．これは，患者が補完代替医療に依存・傾倒して，標準治療を受ける機会を失わないようにするためにも非常に重要な点となります．また，説明にあたっては，患者を無理やり「説得」するのではなく，患者の心理的背景も汲み取り，最終的に患者自身が「納得」する形で判断できるようにコミュニケーションをはかることが大切です． ② 医薬品との薬物相互作用や健康被害（副作用）に関して危惧される情報があれば積極的に提供する必要があります． ③ 安全性に問題がない場合，その補完代替医療を利用もしくは継続するかどうかは，あくまで患者の自己責任となりますが，突き放す対応をするのではなく，経過を十分に観察したうえで，「QOL改善など効果が実感できるか？」「もし効果が実感できたとしても購入にかかる金額はそれに見合うか？」など，症例ごとに個別に対応することが大切になります．

きる．当然，患者が理解・納得したうえで，補完代替医療を「利用しない」という選択肢は常にあってしかるべきである．なお，頭ごなしに否定したり無視したりしても，患者にとっては問題の解決には至らない．逆に，患者は医療者に黙って補完代替医療を利用してしまう結果につながりかねない．

- 参考までに，表3に厚生労働省がん研究開発費による研究班が作成した「がんの補完代替医療 診療手引き」[9]に記載されている日常診療で相談を受けた時の対応の要点を列記する．
- 患者とのコミュニケーションにあたっては，患者を無理やり「説得」するのではなく，患者の心理的問題なども汲み取り，最終的に患者自身が「納得」するかたちで決断・行動できるようにコミュニケーションを図ることが大切である．
- 最後に，補完代替医療の利用に関して，リスクマネジメントの観点からみれば，ヒポクラテスの誓いの一文，「I will prescribe regimens for the good of my patients according to my ability and my judgment and never do harm to anyone.（自身の能力と判断に従って，患者に利すると思う治療法を選択し，害と知る治療法を決して選択しない）」にある，"never do harm"を心がけてほしい．前述したとおり，「患者の価値観を尊重する」「患者に寄り添う」ことは重要ではあるが，医療のプロフェッショナルとして補完代替医療の「harm（害）」について積極的に情報を収集し，必要に応じて患者に提供することを忘れてはならない．補完代替医療によって，患者が健康被害にあったり，通常医療を受ける機会を失ったりすることは絶対に避けるべきである．

文献

1) 厚生労働省 「統合医療」のあり方に関する検討会. これまでの議論の整理. 2013.
https://www.mhlw.go.jp/stf/shingi/2r9852000002vsub.html
2) J Clin Oncol 2005; 23(12): 2645-54.
3) Ann Oncol 2008; 19(1): 49-55.
4) Palliat Care Res 2017; 12(4): 731-7.
5) Cancer 2003; 97(11): 2861-8.
6) 「統合医療」情報発信サイト（厚生労働省「統合医療」に係る情報発信等推進事業）.
http://www.ejim.ncgg.go.jp/
7) 日本緩和医療学会緩和医療ガイドライン作成委員会編. がんの補完代替療法クリニカル・エビデンス, 2016年版. 金原出版, 2016.
https://www.jspm.ne.jp/guidelines/cam/2016/index.php
8) BMJ 2002; 324(7350): 1350.
9) 国立がん研究センターがん研究開発費（課題番号：21分指-8-(4)「がんの代替医療の科学的検証に関する研究」班編. がんの補完代替医療 診療手引き. 2012.
http://www.shikoku-cc.go.jp/hospital/guide/useful/newest/cam/dr/index.html

（大野 智）

IX-8 がん患者の支援・ケア

患者支援

意思決定支援

1 意思決定場面の現状

- がん患者とその家族は，がんと診断されてから，治療，療養の場などさまざまな場面で意思決定を迫られ，そのどれもが患者のその後の人生を左右することが多い．そのため，意思決定の際に重要な要素となる治療などに関する十分な情報，患者と家族のこれまで生きてきた価値観，信念，今後の希望を加味したうえで決定されることが望ましい．意思決定支援について検討した報告では，意思決定支援を行うことで知識，リスクの理解，患者の価値観に矛盾しない決定が増加し，意思決定上の葛藤，受動的で決定できない患者の減少がみられている[1)2)]．看護師はチーム医療の一員として，患者・家族が自らの価値観，信念をもとに，より質の高い意思決定ができるよう，医師とともに支援していくことが求められている．

2 看護介入

1 患者の準備状態を整える

- 患者の価値観に沿った意思決定支援を行うなかで最も重要なことは「意思決定できる準備状態であるか」をアセスメントし，準備状態を整えることである．意思決定場面においては，がんの告知，再発の告知，治療効果が不十分などいわゆるバッドニュースの後に，今後どのように治療していくかといった説明が行われることが多い．バッドニュースに大きく心揺れる患者にとって，意思決定の選択肢について自身の価値観に沿って考えることは困難である．そのため，患者の心理状態の把握と感情の共有をすることから始める必要がある．また，身体的苦痛が生じているときは冷静に判断できないことが多く，心理的準備と併せて身体的準備を整えることが重要である．

1）身体的苦痛の除去
- 患者の身体状態を確認し，心理状態に影響する身体的苦痛が生じていないかアセスメントし，積極的に苦痛の除去に努める．

2）心理状態の準備
- 患者の感情に注目し，患者が感じている思いを共感をもって受け止め，寄り添う姿勢を持つ．
- これまでの人生や療養生活を患者と共に振り返り，感情の整理を行う．
- 患者と共に置かれている状況の整理をする．

2 意思決定支援の実際

- 意思決定場面では患者自身が意思決定における自らの役割を認識できるように支援し，臨床医からの非難を受けずに自らの価値を優先できるよう精神的支援が必要である[2)]．そのためには，看護師が積極的に意思決定場面にかかわり，患者の価値観に沿った意思決定支援を行っていくことが求められている．O'Connorは心理学，社会心理学，意思決定分析，意思決定上の葛藤，価値，社会支援，自己効力感からOttawa Decision Support Framework[3)]を開発し，患者が自身にとって必要で十分な情報を獲得し，最終的に納得のいく決断をするためのOttawa Personal Decision Guide[4)5)]を作成している（表1）．患者と共に表1に示すプロセスを通じて意思決定内容を明確にし，意思決定を行うために必要な情報の整理，患者自身の価値観に沿った選択肢の吟味，周囲の意見の整理を促すことができる．

セルフケア支援

- 現在のがん医療では，入院から外来・在宅へと治療・療養の場が移行することが多い．外来治療では，これまで過ごしてきた日常生活を継続できる半面，患者自身が治療やがんによって起こるさまざまな症状を理解し，自身で対処することが求められている．そのため，がん治療にかかわる医療者は，患者の治療内容・生活スタイル・家族をは

表1 オタワ個人意思決定ガイド[4]

①意思決定を明確にする
　・決定する内容の整理を行う．
　・決定しなければならない理由・期日・進捗状況の確認を行う．
②意思決定における自分の役割を特定する
　・意思決定に患者自身がどのようにかかわりたいか，他者の介入の希望を確認する．
③自分の意思決定ニーズ（準備状態）を見きわめる
　・患者自身が意思決定に必要な情報を得ているか確認する．
　・患者が自分にとっての価値の整理を行う．
　・意思決定をするときに，他者の協力・プレッシャーを受けているか確認し，患者の意向に沿った決定ができる環境か確認する．
　・患者にとっての最善の選択であるか確認する．
④選択肢を比較検討する
　・一つひとつの選択肢の長所・短所を患者にとっての重要性と合わせて比較する．
⑤次のステップを計画する．
　・①～④までのステップを通して足りないこと（情報・自身の価値観の再認識・他者の介入等）を明確にする．

じめとする介護者などの状況を把握したうえで，その人に合った介入をしていく必要がある．また，患者自身が適切に対処できるようになるためには，患者のセルフケア能力を向上させるアプローチも重要となってくる．医療者によるメール・電話を通じたサポートを行うことで，患者のQOLを向上させるだけでなく，緊急受診や予定外の緊急入院を減少させる効果も得られるという報告もあるため[6]，患者が来院したときだけでなく，電話などを利用した継続したかかわりが必要である．外来化学療法における患者・家族への指導について述べる．

1 治療開始時

1 患者・家族の理解の程度を確認する

■ 医師から説明された治療目的・内容・スケジュールをどの程度理解し，患者自身がどのようにとらえ，向き合っているか確認する．特に治療目的の理解の程度は，治療中の症状マネジメントの際に，患者へのかかわり方にも影響するため，医療者と患者の理解が一致しているか確認する必要がある．

2 患者のこれまでの生活背景を理解する

■ 患者が治療前に過ごしていた日常生活の様子を確認し，予定されている治療が患者の生活にどの程度影響するか検討する．

3 治療レジメンから生じると考えられる有害事象を説明する

■ 患者の理解に合わせて発現時期と症状の程度，一般的な対処方法を説明する．

4 患者の価値観と治療中の希望を確認し，どのように対処するか一緒に考える

■ 患者の過ごしてきた日常生活と予測される有害事象を踏まえ，患者にとって最良と思われる対処方法を一緒に考え，患者が具体的に想像できるように説明する．また，患者が大切にしたいことや価値観を確認し，治療中であってもその人らしく過ごせるように支援する．

2 治療中

1 有害事象の程度と対処方法を確認する

■ 生じている有害事象の程度と患者自身の対処方法を確認し，有害事象の程度に合わせて，支持療法，対処方法の検討を行う．また，患者が適切に対処できている場合は，上手に対処できていることを伝え，患者が自信を持てるようにかかわる．医療者が承認していくことで，患者のセルフケア能力は向上し，患者自身で考えて対処できるようになる．反対に対処方法を改善したほうがよい場合は，なぜそのように対処したか患者の思いを傾聴したうえで，新たな対処方法を一緒に考えていくことが重要である．

2 必要に応じて電話・メールでの介入を行う

■ 患者の状況に合わせて症状が重症化する前に受診を勧めることや，処方されている支持療法を適切に実践するための指導が必要である．そのためには，患者の連絡先を確認し，いつでも連絡が取れるようにしておくこと，患者へ電話などでサポートを行うことができることを伝え，病院への連絡方法を知らせてことが重要である．

3 家族（介護者）との関係とサポート状況を確認する

■ 治療が開始されることで，患者だけでなくそばにいる家族（介護者）にも影響を及ぼすことになる．家族との関係の変化に伴って患者の負担が大きくなることもあるため，患者自身のことだけでなく，一緒に過ごしている家族の様子を確認することも重要である．

3 治療後

1 治療が終了したことをねぎらう
- 治療が終了したことをねぎらい，患者が頑張ってきたことを承認する．

2 治療後も継続的なサポートを行う
- 治療が終了した後も疲労や末梢神経障害などの症状は持続するため，継続したかかわりが必要である．また，再発や病状悪化への不安も抱えているため，患者の思いを治療終了後も継続して傾聴していくことが重要である．

抗がん薬投与時のマネジメント

- 抗がん薬は細胞毒性が強く，人体に与える影響は大きい．そのため，医療者はその取り扱いに注意し，患者の状態に合わせて安全かつ確実に化学療法を実践することが重要である．そのためには，化学療法に関する専門的知識に基づいて，患者の病態に合った治療計画，患者の身体状態のアセスメント，確実な投与管理，緊急時に対応するための準備，副作用に対する症状マネジメントが必須となってくる．

- 2009 年，American Society of Clinical Oncology（ASCO）と米国 Oncology Nursing Society（ONS）が中心となり，外来患者を対象にした化学療法管理安全基準が作成された．その後 2011 年に外来患者に加えて入院患者を含めた内容に改訂され，2013 年には経口化学療法を追加して改訂されている．さらに 2016 年は小児の血液腫瘍・腫瘍内科を含めて改訂され，化学療法を安全に行うために必要な内容が網羅されている（表2）[7]．化学療法に関

表2　化学療法安全管理基準（ASCO/ONS Chemotherapy Administration Safety Standards）[7]

項目1：安全な環境の創造──スタッフと一般的な手順
1.1　医療機関は，化学療法の指示，準備，管理をするクリニカルスタッフの質を担保するための資格認定基準をもち，文書化している．内容は以下のとおり．
1.1.1　初期教育の必要条件と能力
1.1.2　最低1年ごとの更新に必要な継続教育
1.1.3　資格認定のプロセス
1.1.4　認定されている能力
1.2　医療機関においては，化学療法を準備，管理するすべてのスタッフに対して，初期と継続教育において包括的な教育プログラムを用いる．
1.3　クリニカルスタッフの最低1人，適切な時に Basic Life Support（BLS）の継続的な承認を受けている人が化学療法投与管理中に同席していること．
1.4　認定されている医師がそばにいて，化学療法を投与している場所へすぐに来ることができること．
1.5　新しい化学療法レジメンを最初に投与する前に，少なくとも以下の8つの要素を含む記録が必要である．
1.5.1　病理と最初の診断の確認
1.5.2　最初のがんの病期，現在のがんの状態
1.5.3　病歴と身体検査，妊娠の有無，適応
1.5.4　アレルギーと過敏症反応の既往の有無
1.5.5　病状と治療計画に関する情報提供に対する患者，介護者の理解の程度
1.5.6　徴候が現れたときの最初の心理社会的なアセスメント
1.5.7　最低でも診断名，投与薬剤，投与量，治療期間，治療の目的を含んだ化学療法の治療計画
1.5.8　個々の化学療法に合わせた，適切な来院と患者のモニタリング頻度の計画．
1.6　それぞれの病院での面談あるいは治療日には，スタッフが少なくとも以下の8つの要素を含むアセスメント記録を行い，適切なケアを行う．
1.6.1　機能の状態とパフォーマンス・ステータス
1.6.2　バイタルサイン
1.6.3　体重測定．医療機関では最低週1回測定．
1.6.4　身長測定．医療機関では最低週1回と治療に合わせて適宜測定．
1.6.5　年齢
1.6.6　アレルギーと前治療による反応
1.6.7　治療の毒性
1.6.8　痛みのアセスメント
1.7　スタッフは，各サイクルあるいはそれ以上の頻度で，心理社会面に関連したニードと支援のアセスメントを行い記録する．
1.8　医療機関では情報を提供し，経済的資源と心理社会的なサービスとほかのがんサポートサービスを紹介する．
1.9　患者の薬物療法は来院ごとにアップデートされ，変化が生じたときには医師によって再検討される．
1.10　医療機関では化学療法の来院・治療を忘れたあるいはキャンセルした患者に対するフォローアップについて文書化している．
1.10.1　医療機関において，小児の患者に対する代理意志決定と法的対応について文書化している．

（つづく）

(つづき)

1.11 医療機関では，治療関連の毒性や緊急事態に対応するために 24 時間，週 7 日，トリアージを行い，医師へ連絡する手順がある．たとえばオンコールの専門家あるいは救急部門への連絡など．最初に患者を診察する医師は，治療を行っている医療機関の医師ではない場合，オンコロジー専門医がいる病院やがん専門病院へ転院できるシステムをもっていなければならない．
1.12 医療機関では，毒性に関連した投与量やスケジュールの変更，治療の中断に関する標準化，文書化された手順がある．
1.13 医療機関では，すべてのケア部署間で安全に伝達される標準化された明確なシステムがある．それは，タイムリーな準備，患者のケアプランに関する正確な情報，化学療法投与管理のための治療スケジュール，異常な検査値，患者の状態，いくつかの最近の予測される変化を含む．
1.14 医療機関では，有害事象とニアミスを報告するための手順がある．そして発生率のデータを集めて評価する正式な手順がある．

項目 2：治療計画，患者の同意と教育

2.1 医療機関では，化学療法の同意と承諾を得る文書と，その取得について標準化され文書化する手順ある．
2.2 化学療法に対する説明と同意と適切な承諾は，適切な患者に対して化学療法レジメン開始の前に記録される．
2.3 患者はそれぞれの治療計画を最初に実施される前に言語，文書，電子媒体によって情報提供され，教育される．具体的な教育内容は記録され，内容は最低以下の内容を含む．
    2.3.1 患者の診断名
    2.3.2 治療の目的（治癒，延命，症状緩和のいずれか）
    2.3.3 治療期間，投与管理スケジュール，薬剤名と支持療法，薬剤の相互作用と食物と薬剤の相互作用，休薬計画
    2.3.4 治療によって生じる可能性のある長期的，短期的な有害作用．それは適切な患者に対する不妊のリスクを含む．
    2.3.5 患者が医療機関に連絡をとる必要がある，あるいは早急に対応しなければならない症状や有害作用
    2.3.6 早急に内服あるいはほかの自己管理治療を中断しなければならない症状やイベント
    2.3.7 自宅での薬剤の取り扱い手順．保管，安全な取り扱い，未使用の薬剤の管理を含む．
    2.3.8 自宅での身体からの分泌物と排泄物の取り扱い手順
    2.3.9 検査とプロバイダーの訪問を含めた，フォローアップ計画
    2.3.10 利用できる医療機関との連絡方法に関する情報提供といつだれに連絡するかを説明する．
    2.3.11 医療機関の予約を忘れたときと予約変更とキャンセルの手順．
2.4 教育は患者の能力に合わせて，家族，介護者を含むほかの人にも行う．教育活動は，患者の意欲，能力，意向，学習に対する準備状態によって行われる．

項目 3：指示，準備，調製，投与管理

3.1 医療機関では診断と参考文献によって標準的な化学療法レジメンを規定する．
3.2 医療機関では，制度化されているレビューボードによってレジメンを検証し承認する．
3.3 化学療法は，医療機関で認定された医師によって手書きのサインあるいは電子カルテ上の承認によって指示される．
3.4 医療機関では，標準化学療法レジメンから変更された化学療法指示に対する管理手順がある．その手順では，認定されているほかの医師によるダブルチェックと許可が必要である．
    3.4.1 例外の指示に対する理論的根拠をカルテに記録する．
3.5 医療機関は化学療法指示の手順を保証する．
    3.5.1 口頭指示は，化学療法投与の遅延あるいは中断以外では認められない．
    3.5.2 新しい指示あるいは指示変更は，経口化学療法も含む，例えば直接患者に投与量の調整を指示したことについてもカルテに記録する．
3.6 医療機関は，非経口化学療法のために標準化されたレジメンを印刷物あるいは電子媒体から使用する．
3.7 化学療法の指示は少なくとも以下の要素を含む．
    3.7.1 患者の名前
    3.7.2 第 2 の患者識別コード
    3.7.3 指示日
    3.7.4 レジメンあるいはプロトコール名と番号
    3.7.5 適応可能であったときのサイクル数と日数
    3.7.6 指示セットに含まれているすべての薬剤は，一般名で記載する．
    3.7.7 薬剤投与量は，前後の 0 を省略して記載する．
    3.7.8 投与量の計算は以下のことを含む．
        3.7.8.1 投与量の計算方法
        3.7.8.2 投与量を計算するために使用するデータ（体重・体表面積など）
        3.7.8.3 計算に使用するデータのチェック頻度
        3.7.8.4 データの変化に伴う投与量の変更が必要であるか確認する．
    3.7.9 投与日
    3.7.10 投与経路
    3.7.11 アレルギーの有無
    3.7.12 前投薬，ハイドレーション，G-CSF 製剤，過敏症に対する薬剤を含む，レジメンに適した支持療法．
    3.7.13 投与量の変更に影響する要素．例えば，検査結果，診断結果，患者の状態．
    3.7.14 適応可能であったときの次の投与
    3.7.15 適応可能であったときの投与速度
    3.7.16 効果的な治療サイクル数のように，予定サイクル数

(つづく)

(つづき)

- 3.8 経口化学療法薬の処方は医療機関あるいはほかの施設のいずれかで調剤し，以下の要素を含む．
  - 3.8.1 患者の名前
  - 3.8.2 第2の患者識別コード
  - 3.8.3 すべての薬剤の一般名
  - 3.8.4 指示日
  - 3.8.5 標準的な略語や記号を用いた投与量の指示
  - 3.8.6 投与量の計算方法
  - 3.8.7 投与経路（適応であれば教育を行う）
  - 3.8.8 1回薬剤量
  - 3.8.9 投与スケジュール
  - 3.8.10 治療期間とサイクル数のような予定サイクル数
  - 3.8.11 再調剤時の残数の確認
- 3.9 化学療法は，資格をもった薬剤師，薬剤技術者，医師，あるいは化学療法の教育・トレーニングを受け，年1回能力を確認し，登録されている看護師が準備を行う．
- 3.10 18歳以下の小児科患者の治療を行う医療機関においては，資格をもった薬剤師が化学療法の投与あるいは調剤開始の前にすべての指示を検証する．
- 3.11 医師あるいは医療機関によって化学療法の準備と管理を認定された2名によって，独立した3つの確認を行う．
  - 3.11.1 準備する前に医師あるいは医療機関によって化学療法の準備と管理を認定された人の2名が独立して確認する．
    - 3.11.1.1 第2の患者識別コード
    - 3.11.1.2 薬剤名
    - 3.11.1.3 薬剤投与量
    - 3.11.1.4 投与経路
    - 3.11.1.5 投与速度
    - 3.11.1.6 投与量の計算．計算に使われるデータ
    - 3.11.1.7 治療サイクル数とサイクルの日数
  - 3.11.2 その後の準備として，医療機関に認定された2番目の人によって非経口化学療法を検証する．
    - 3.11.2.1 薬剤のバイアル
    - 3.11.2.2 濃度
    - 3.11.2.3 薬剤の用量あるいは重量
    - 3.11.2.4 適応可能であったときには，希釈液と用量
    - 3.11.2.5 希釈液のタイプ，用量，ラインの管理
  - 3.11.3 化学療法を実施する前に，最低でも医療機関によって化学療法の準備と管理を承認された2名の医師が以下の要素について正確さを検証し記録する．
    - 3.11.3.1 薬剤名
    - 3.11.3.2 薬剤投与量
    - 3.11.3.3 シリンジで準備するときの点滴の量と薬剤の量
    - 3.11.3.4 投与速度
    - 3.11.3.5 投与経路
    - 3.11.3.6 有効期限の日付あるいは時間
    - 3.11.3.7 薬剤の外観の損傷
    - 3.11.3.8 ポンプを使用するときの投与速度の設定
- 3.12 化学療法薬は準備後すぐにラベルを貼り，ラベルには最低以下の10の要素を含む．
  - 3.12.1 患者名
  - 3.12.2 第2の患者識別コード
  - 3.12.3 省略をしない薬剤の一般名
  - 3.12.4 薬剤投与量
  - 3.12.5 投与経路
  - 3.12.6 薬剤投与に必要な総量
  - 3.12.7 投与日
  - 3.12.8 有効期限の日付あるいは時間
  - 3.12.9 投与順番．該当する場合，投与される薬剤の総数とそのうちの何番目であるかを表示する．例えば，5本中1本目，2本中2本目など．
  - 3.12.10 必要に応じて，保管，取り扱い時にわかるように警告・注意のラベルもしくはステッカーを貼る．
- 3.13 医療機関で処方され自宅に持ち帰る薬剤のラベルは以下の情報を含む．
  - 3.13.1 患者名
  - 3.13.2 第2の患者識別コード
  - 3.13.3 準備と終了の日付
  - 3.13.4 省略をしない薬剤の一般名
  - 3.13.5 投与量と濃度
  - 3.13.6 それぞれの容器に分配された投与量
  - 3.13.7 複数回投与時の1回の薬剤の錠数
  - 3.13.8 投与スケジュール．適応であれば，1日の服薬回数と休薬日数
  - 3.13.9 食物摂取とほかの薬剤との相互作用に関連する管理手順

(つづく)

(つづき)

- 3.13.10 必要に応じて，保管と取り扱い時の警告あるいは注意書き．
- 3.13.11 注意書きラベルは準備されている薬剤に貼る．例えば，「注意：化学療法」あるいは「HAZARDOUS DRUG」．
- 3.13.12 保管方法
- 3.13.13 処方医師名
- 3.14 医療機関における脊髄腔内注射の明記された手順がある．
  - 3.14.1 準備は単独で行う．
  - 3.14.2 隔離されたコンテナあるいは場所で準備する．
  - 3.14.3 脊髄腔内注射特有のラベルを貼る．
  - 3.14.4 中枢神経に投与することを目的に，ほかの薬剤と一緒に患者のみに届けられる．
  - 3.14.5 タイムアウト直後に投与する．ダブルチェックは，資格のある医師と化学療法の準備と投与について医療機関によって認定された人の2名で行う．
- 3.15 脊髄腔内注射を管理する医療機関では，ビンカアルカロイドは静脈内投与のみであることを明記した手順がある．
- 3.16 医療施設が離れた場所で調製されている化学療法を投与するなら，医療機関は継続して化学療法の品質管理を行う．それには適切な規定に準拠している院外薬局の文書化も含まれる．
- 3.17 医療機関が自施設の薬局で維持するなら，化学療法薬の安全な保管手順が必要である．それは外観が似ている薬剤，類似名薬剤，研究用の薬などを分けて管理することを含む．
- 3.18 化学療法は，基準1.1に明記している院内で認定された医師，補助医師（米国の医療専門職の1つ．医師の監督下において診療や治療を行う），登録されている看護師，高度実践看護師（日本では，診療看護師，専門看護師）によって管理される．
- 3.19 それぞれの化学療法を開始する前に，化学療法の指示を出している医師は患者とともに最低限，薬剤名，投与時間，投与経路，投与に伴う症状の報告，例えば過敏症の症状，投与中の痛みについて確認をする．
- 3.20 少なくとも2名のスタッフが，患者の前で，少なくとも2つの識別コードを使って患者に相違がないことを確認する．
  - 3.20.1 医療機関でないところでヘルスケア提供者によって化学療法が実施されるときには，運転免許証のような第2の識別コードを使用して患者の身元を確認する．
- 3.21 化学療法の投与管理では基準3.11.3の8つの要素を確認し記録する．そして治療中，治療後の患者の状態も記録する．
- 3.22 血管外漏出管理に対する手順では，現在の論文やガイドラインによって，解毒剤指示と解毒剤の利用できる適切な期間について規定する．

項目4：化学療法後のモニタリングと管理，アドヒアランスと，毒性，合併症

- 4.1 医療機関では標準的な疾患特有の治療反応をモニタリングする．エビデンスと利用可能な国内のガイドラインをもとにレジメン特有の検査間隔，臓器機能検査を決定する．
- 4.2 医療機関には，患者の緊急対応について現在の文献やガイドラインを基にした手順がある．
  - 4.2.1 適切な治療薬の有効性
  - 4.2.2 必要に応じて，生命を脅かす緊急事態への対応
- 4.3 医療機関では，医療機関外で投与管理される化学療法に対して，患者のアドヒアランスの向上とモニタリングの手順がある．
- 4.4 医療機関では，化学療法中患者のアドヒアランス向上と経験する毒性への対応について手順がある．
- 4.5 医療機関は，治療関連の毒性の評価と記録，毒性による投与量の変更と次の治療前に行われるコミュニケーションについての手順がある．
- 4.6 化学療法の累積投与量は，累積投与量による毒性がある薬剤に対して追跡される．

する基準を作成し，基準に則って実践することで安全に化学療法を実践することができる．

経済的支援

■ がん治療を受ける際に見落とされがちなのが，経済的な問題である．近年，分子標的薬や免疫チェックポイント阻害薬など高価な薬剤の治療効果が示されており，その薬剤費に関して社会的にも問題となっている．日本では国民皆保険制度であるため，患者の経済的負担は諸外国に比較すると緩和されていると考えられるが，それでも患者の負担は大きく，経済的な理由で治療を受けない患者もいる．患者が適切な医療を受けられるよう支援するため，社会保障制度の活用方法について述べる．

1 高額療養費制度

1 概要

- 高額療養費制度とは，医療機関や薬局の窓口で支払った額が，ひと月（月の初めから終わりまで）で上限額を超えた場合に，その超えた金額を支給する制度である．ただし，先進医療，入院時の食費負担や差額ベッド代，保険外費用などは含まない．
- 自己負担限度額の算出法は年齢や所得区分によって異なる．高額療養費の支給を受ける権利の消滅時効は，診療を受けた月の翌月の初日から2年のため，この2年間の消滅時効にかかっていない高額療養費であれば，過去にさかのぼって支給申請す

ることができる．

2 申請
- 対象：医療保険加入者．
- 窓口：加入している公的医療保険（健康保険組合，協会けんぽの都道府県支部，市町村国保，後期高齢者医療広域連合，共済組合など）に，高額療養費の支給申請書を提出または郵送する．
- 必要なもの：医療費を支払った領収書，健康保険被保険者証．

3 高額療養費限度額適用制度
- 高額療養費制度を利用すると限度額を超えた部分の費用が払い戻されるが，いったんは自己負担額を全額支払わなければならない．この際に支払いが困難な場合，医療保険の保険者より交付される「限度額認定証」（保険料が未払いの場合発行されない）を提示すると医療機関への支払いが自己限度額までで済むようになる制度である．2012年より，入院医療費だけでなく，外来医療費にも利用可能である．
- 高額療養費制度に関する詳しい内容は，厚生労働省のウェブサイトを参照のこと[9)10)]．

2 医療費控除[11)]

1 内容
- その年の1月1日から12月31日までの間に，自己または自己と生計を一にする配偶者やその他の親族のために医療費を支払った場合には，所得税や住民税の算定において一定の金額の所得控除を受けることができる．

2 申請
- 対象：一定の収入がある人（納税者）．
- 窓口：確定申告書を所轄税務署長に対して提出する．
- 必要なもの：源泉徴収票，医療費を支払った領収書，医療費控除の対象 (表3)[12)]．

3 傷病手当金

1 内容
- 公的医療保険に加入している場合に傷病で休業中の被保険者とその家族の生活を保障する制度である．
- 傷病が理由で働くことができず，事業主から報酬などを受けていない場合に，1日について標準報酬日

表3 医療費控除の対象[12)]

①医師または歯科医師による診療または治療の対価
②治療または療養に必要な医薬品の購入の対価
③病院，診療所，介護老人保健施設，介護療養型医療施設，指定介護老人福祉施設，指定地域密着型介護老人福祉施設または助産所へ収容されるための人的役務の提供の対価
④あん摩マッサージ指圧師，はり師，きゅう師，柔道整復師による施術の対価
⑤保健師，看護師，准看護師または特に依頼した人による療養上の世話の対価
⑥助産師による分べんの介助の対価
⑦介護福祉士等による一定の喀痰吸引および経管栄養の対価
⑧介護保険制度の下で提供された一定の施設・居宅サービスの自己負担額

額の3分の2に相当する額が，労務不能となった日の4日目以降から支給される．
- 年金を受給している場合，事業主から報酬額を受けている場合は傷病手当金が調整される．
- 1傷病に対し最長1年半の支給を受けることが可能である．

2 申請
- 対象：被用者保険（健康保険，共済，船員保険）の被保険者本人．
- 窓口：加入中の公的医療保険（保険者）に申請する．
- 必要なもの：傷病手当金請求書（事業主の証明と医師の意見の記載が必要），仕事を3日間連続して休んだことが証明できるもの．

4 障害年金[13)]

1 内容
- 傷病により重度の障害が残った人に対して，障害の状態（障害等級）に応じた年金を早くから支給する制度である．人工肛門造設や咽頭部摘出，日常生活での介助が不可欠な状態，就労の面などで困難が多くなった場合などに認定される．初診日から1年6か月後経過した日（障害認定日）に一定の障害状態にあることが条件となる．
- 障害基礎年金の支給決定は都道府県が，障害厚生年金の支給決定は日本年金機構が行うため，該当するかどうかは申請してみないとわからない．がん患者の認定にあたっては，組織所見とその悪性度，一般検査と特殊検査，画像診断などの検査成績，転移の有無，病状の経過と治療効果などを参考にし，認定時の具体的な日常生活状況などを把握して，総合的に認定される．認定を受けるにあたり，

医師の書類の書き方も重要となってくるため，社会保険労務士に相談することも有効である．

2 申請
- 対象：
  ① 65歳未満で障害基礎年金の定める1級か2級の障害の状態の人．
  ② 65歳未満で障害厚生年金の定める1級，2級，3級の障害の状態の人．
- 窓口：年金事務所へ申請する．

5 介護保険法によるサービス[14]

- 65歳以上の人（第1号被保険者）が利用できるほか，40歳以上65歳未満（第2号被保険者）のがん患者が利用する場合は特定疾病の「がん（末期）」にて申請することとなる．在宅療養をする際に，訪問介護や訪問看護だけでなく，自宅の改装費用や車いす・ベッドのレンタルサービスも利用できる．しかし「がん（末期）」という特定疾病にて申請することに躊躇する患者も多い．その場合は，病状が末期だから申請するのではなく，療養生活をより快適にするために，制度を利用することも必要であることを説明する．

1 内容
- 介護度に応じて介護サービスを1割の自己負担で受けることができる制度である．
- 訪問調査員による調査，主治医の意見書をもとに審査・認定が行われる．
- 介護度によって支給限度額が決まっている．

2 申請
- 対象：
  ① 65歳以上の人．
  ② 40歳以上65歳未満の医療保険加入者で末期がんを含む16種類の特定疾患に罹患している人．
- 窓口：居住地の市区町村の介護保険課に申請する．

6 医療保険法によるサービス

1 内容
- 介護保険の対象とならなくても，医療保険の被保険者であれば，保険診療で往診や訪問看護を受けることが可能である．

2 申請
- 申請方法については，各医療機関の医療ソーシャルワーカーに相談する．

文献

1) Cochrane Database Syst Rev 2011; (10): CD001431.
2) N Engl J Med 2012; 366(9): 780-1.
3) Ottawa Hospital Research Institute (OHRI). Ottawa Decision Support Framework to Address Decisional conflict. http://decisionaid.ohri.ca/docs/develop/ODSF.pdf
4) Ottawa Hospital Research Institute (OHRI). Ottawa Personal Decision Guide. http://decisionaid.ohri.ca/decguide.html
5) Worldviews Evid Based Nurs 2008; 5(1): 25-35.
6) J Clin Oncol 2016 20;34(6):557-65.
7) ONCOLOGY NURSING FORUM 2017; 44(11):31-43.
8) 国立がん研究センターがん対策情報センター．患者必携 がんになったら手にとるガイド．学研メディカル秀潤社．2011, p90-105.
9) 厚生労働省保険局．高額療養費制度を利用される皆さまへ（平成29年8月から平成30年7月診療分まで）．http://www.mhlw.go.jp/file/06-Seisakujouhou-12400000-Hokenkyoku/0000167493.pdf
10) 厚生労働省保険局．高額療養費制度を利用される皆さまへ（平成30年8月診療分から）．http://www.mhlw.go.jp/file/06-Seisakujouhou-12400000-Hokenkyoku/0000161153.pdf
11) 国税庁．医療費を支払ったとき（医療費控除）．https://www.nta.go.jp/taxes/shiraberu/taxanswer/shotoku/1120.htm
12) 国税庁．医療費控除の対象となる医療費．https://www.nta.go.jp/taxes/shiraberu/taxanswer/shotoku/1122.htm
13) 国民年金・厚生年金保険．障害認定基準．http://www.nenkin.go.jp/service/jukyu/shougainenkin/ninteikijun/20140604.files/zentaiban.pdf
14) 厚生労働省．介護保険制度について．https://www.kyoukaikenpo.or.jp/~/media/Files/shared/g5/kaigo2811.pdf
15) 桜井なおみ．サバイバーシップと経済的負担—患者が抱える社会的な痛み．第27回がん対策推進協議会資料（2011年11月2日）．
16) がんの社会学に関する合同研究班（主任研究者：山口建）．がん体験者の悩みや負担等に関する実態調査報告書．2004.
17) 血液・腫瘍科 2006; 53(4): 427-35.
18) Cancer 2008; 112(3): 616-25.

（小野寺恵子）

IX 9 遺伝性がんと遺伝カウンセリング

患者支援

遺伝性がん

1 遺伝医学とは

- 日本人類遺伝学会では,「遺伝学(genetics)」という用語を「遺伝(heredity)と多様性(variation)の科学」と定義している.日本では,古くから「遺伝」という言葉にネガティブなイメージを抱く人も少なくない.その一因として,遺伝情報が世代間で縦に引き継がれていく「遺伝継承」への狭い考え方が,今現在でも多くの人々の根底にある可能性が挙げられる.一方,海外で発展してきた「遺伝学」には「多様性」の概念が含まれている[1].すなわち,「遺伝学」は,「世代間の遺伝継承(縦のつながり)」に加え,「個体間の多様性(横の広がり)」を包括したものとして認識されている.実際,遺伝情報そのものは前の世代から次の世代に「生物学的に」伝達されるが,その遺伝情報に基づく表現型は一人ひとり異なり,個性も含めた多様性がある.遺伝医療の実践では,発端者である個人,さらには,その血縁者も含めた個々人の個性,生き方,考え方の多様性を幅広く受け入れ,尊重する姿勢が基盤となる.

2 家族性腫瘍と遺伝性腫瘍

- ある家系にがんの異常集積が認められる場合,その原因にかかわらず集積している腫瘍を家族性腫瘍(familial tumor)と称する.家族性腫瘍のなかで,特に遺伝的背景が強い腫瘍を遺伝性腫瘍と称する.単一遺伝子疾患としての遺伝性腫瘍では,がんの易罹患性に関連する単一遺伝子の生殖細胞系列変異ががん発生の基盤となっている.遺伝性腫瘍の原因遺伝子には,①がん抑制遺伝子,②がん遺伝子,③DNA修復関連遺伝子の3種類がある.代表的な遺伝性腫瘍を表1[2,3]に示す.

1 遺伝性腫瘍の臨床的特徴

1) 若年発症

- 遺伝性腫瘍の特徴の1つに若年発症が挙げられる.がんの罹患率は加齢とともに上昇することが一般的であるが,乳癌では例外的に45〜50歳と60〜65歳に罹患率のピーク(二峰性)があり,加齢とともに低下する.遺伝性腫瘍は,このようながん罹患率のピーク年齢よりも早く発症する傾向があり,一般的には50歳未満,乳癌では45歳未満が若年発症の目安となる[2].

2) 個人/血縁者の多発がん/多重がん

- 同じ臓器のがんの人が家系内に複数人いる,あるいは,1人の人が何回もがんになる場合には遺伝性腫瘍であることが予測され,①両側性,②多発性,③多重性(大腸癌と子宮内膜癌など)が,遺伝性腫瘍の特徴として挙げられる.例えば,両側性乳癌の頻度は一般には5%程度であるが,遺伝性乳癌卵巣癌症候群(hereditary breast and ovarian cancer syndrome:HBOC)の場合,35%程度である[2].

3) がんの特徴的な組み合わせ

- 遺伝性腫瘍症候群では,好発するがんの臓器・部位に「特徴的な組み合わせ」がある.例えば,Lynch症候群では「大腸癌と子宮内膜癌,小腸癌,腎盂尿管癌など」,HBOCでは「乳癌と卵巣/卵管癌,腹膜癌,膵臓癌,男性の前立腺癌・乳癌など」である(表1)[2,3].このような組み合わせを知っておくことは,遺伝性腫瘍の可能性を早期に認識するうえで有用である.また,遺伝性腫瘍症候群の確定診断後には,このような情報に基づき,がん発生頻度の高い臓器・部位を念頭に置いてサーベイランスを計画する.

4) その他

- 特徴的な臓器(骨肉腫など),まれな性(男性乳癌など),特徴的な組織型・がんのタイプ(卵巣の漿液性癌,トリプルネガティブ乳癌など),まれな表現型(奇形)を合併している場合などに,遺伝性腫瘍症候群を考慮する.

表1 遺伝性腫瘍症候群とその原因遺伝子・頻度[2)3)]

主な遺伝性腫瘍	がんの種類・臓器	腫瘍以外の病変	関連遺伝子	遺伝子の働き	頻度
遺伝性乳癌卵巣癌症候群	乳癌,卵巣癌,膵臓癌,前立腺癌など		BRCA1 BRCA2	DNA修復関連遺伝子	1/400〜500
Lynch症候群	大腸癌,子宮体癌,小腸癌,泌尿器がん,胃癌,卵巣癌など		MLH1 MSH2 PMS2 MSH6	DNA修復関連遺伝子	1/440〜1000
Li-Fraumeni症候群	乳癌,骨肉腫,軟部肉腫,脳腫瘍,副腎皮質癌,白血病,肺癌,その他いろいろながん		TP53 CHEK2	がん抑制遺伝子	1/5000〜20000
家族性腺腫性ポリポーシス	大腸癌,十二指腸乳頭部癌,デスモイド	歯牙異常,網膜色素上皮の先天性肥大	APC	がん抑制遺伝子	1/17000
遺伝性びまん性胃癌	胃癌,乳癌(小葉癌)		CDH1	がん抑制遺伝子	(未報告)
多発性内分泌腫瘍1型	副甲状腺過形成,膵頭細胞腫,脳下垂体腫瘍,カルチノイド		MEN1	がん抑制遺伝子	1/30000
多発性内分泌腫瘍2型	甲状腺髄様癌,副腎褐色細胞腫	Marfan様体型	RET	がん遺伝子	1/35000
Cowden病	過誤腫(皮膚,腸),乳癌,甲状腺癌,消化器癌	巨頭症,外毛根鞘腫,乳頭腫性丘疹	PTEN	がん抑制遺伝子	1/200000
Peutz-Jeghers症候群	過誤腫(胃,腸),消化器がん,乳癌	口唇色素斑	STK11 (LKB1)	がん抑制遺伝子	1/25000〜280000

2 がん抑制遺伝子／DNA修復関連遺伝子の機能喪失

■ がん抑制遺伝子／DNA修復関連遺伝子の変異に伴い,その転写・翻訳産物である蛋白質が各機能を喪失すると,発がんに至る.通常,両親から受け継いだ2つの遺伝子のうち片方に変異が生じても,もう片方に変異が生じなければ発がんには至らず,双方に変異が生じて初めて発がんの原因となる.このように,がん抑制遺伝子／DNA修復関連遺伝子の機能喪失が2段階で起こる理論は,2段階仮説(two hit theory)と称される.

■ HBOCの原因遺伝子の1つであるBRCA1を例に挙げると,片方のBRCA1遺伝子に生じる最初の変異が第1ヒットであり,その後もう片方のBRCA1遺伝子に変異(第2ヒット)が生じると,乳癌の発生に至る.HBOCの場合,生まれた時にはすでに片親由来のBRCA1遺伝子に変異(＝第1ヒット)を有するので,その後の初回ヒットが第2ヒットとなる.そのため,発症年齢が若く,両側性乳癌(同時／異時)が起こりやすい.一方,非遺伝性の場合には,BRCA1遺伝子へのヒットが偶発的に二度起きなければ,BRCA1変異由来の乳癌は理論上発生しないため,多くの非遺伝性乳癌は,遺伝性の場合ほど発症年齢は若くなく,片側性が多い.

実際の非遺伝性乳癌では,BRCA1/BRCA2の体細胞変異が認められるものは決して多くはなく,その発生要因は未だ明らかではない.

遺伝カウンセリング

■ 「遺伝カウンセリング」は,クライエント(来談者)が抱える遺伝学的問題の解決と意思決定へ向けて,遺伝カウンセリング担当者とクライエントが協働して行う「コミュニケーションプロセス」である[4)].遺伝カウンセリングは,「心理カウンセリング」や「臨床心理学」とはまったく異なるものであり,その一部でもない.また,遺伝カウンセラーの役割は,心理カウンセラーともメディカルソーシャルワーカーの役割とも異なっている[5)].遺伝カウンセリングは,臨床遺伝医学的診断を含めた遺伝医療の一環として,主に臨床遺伝専門医と遺伝カウンセラーが担当する.遺伝カウンセリング担当者には,クライエントに対する受容的態度と共感的理解に基づく良好な関係の構築が求められる.

1 各ガイドラインにおける遺伝カウンセリングの定義

- 日本医学会「医療における遺伝学的検査・診断に関するガイドライン」(2011年)では,「遺伝カウンセリングは,疾患の遺伝学的関与について,その医学的影響,心理学的影響および家族への影響を人々が理解し,それに適応していくことを助けるプロセスである.」とされている.このプロセスには,①疾患の発生および再発の可能性を評価するための家族歴および病歴の解釈,②遺伝現象,検査,マネジメント,予防,資源,および研究についての教育,③インフォームドチョイス(十分な情報を得たうえでの自律的選択),およびリスクや状況への適応を促進するためのカウンセリング,が含まれる.
- また,遺伝医学関連10学会の「遺伝学的検査に関するガイドライン」(2013年)では,「遺伝カウンセリングとは,遺伝性疾患の患者・家族またはその可能性のある人に対して,生活設計上の選択を自らの意思で決定し行動できるよう臨床遺伝学的診断を行い,遺伝医学的判断に基づき遺伝予後などの適切な情報を提供し,支援する医療行為である」とされている.
- 実際の遺伝カウンセリングでは,医療者が対象とする患者やその家族だけではなく,今現在病気ではない人も対象となり,また,遺伝カウンセリングの場に同席しない血縁者のことも考慮する.クライエントや家族の皆にとって必要となる情報を提供し,その理解を助け,その理解に基づいて,適応・行動できるように医学的かつ心理学的に支援することが遺伝カウンセリングに求められる「コミュニケーションプロセス」の本質であり,各ガイドラインの定義に共通している重要ポイントである[2)4)～6)].

2 遺伝情報の特殊性

- 遺伝カウンセリングの対象となるクライエントの遺伝情報には,下記のような特徴がある.
  ① 生涯変化しない情報(不変性)
  ② 将来の健康状態を予測しうる情報(予測性)
  ③ 血縁者も共有しうる情報(共有性)
- 遺伝カウンセリングでは,遺伝性疾患に関する情報提供のみならず,クライエントの自律的選択が可能となるような心理社会的支援が重要であり,対象疾患の診療経験が豊富な医師と遺伝カウンセリングに習熟した者(臨床遺伝専門医・認定遺伝カウンセラー)が協力し,チーム医療として実施することが望ましい.
- また,遺伝情報は,その特殊性ゆえ,十分な配慮が必要な「診療情報」であり,かつ,クライエント自身による厳重管理も必要な「個人情報」でもある.実際,遺伝カウンセリング内容を記載した文書は,施設内の誰でもが容易に確認できるような形では保管しないなど,慎重な対応が求められる.その一方で,複数の診療科で遺伝カウンセリングの情報を共有したほうが,その後の診療がスムーズな場合もあるため,その具体的な情報共有方法について各施設でコンセンサスを作っておくことが肝要である.

3 家族性腫瘍・遺伝性腫瘍の遺伝カウンセリング

- がんの遺伝医療では,遺伝学的検査によって得られた情報に基づき,有効な対策をより積極的に選択できる場合がある.遺伝性腫瘍症候群で発症するがんの多くは,一般的ながんと同様に,手術療法,薬物療法,放射線療法を主とする集学的治療の適応となるが,遺伝情報に基づいて手術術式や薬剤選択が決定される場合や,放射線療法を極力避けたほうがよい場合などがある.また,個々のがんは,より早期で発見されるほど根治の可能性が高まるため,定期サーベイランスの早期導入などの適切な医療介入により,生命予後の改善が期待できる場合もある.
- 現代において,がんは多くの人が罹患するcommon diseaseであり,多くのがんにおいて,遺伝要因のみならず,飲酒・喫煙・食生活などの生活習慣や放射線被曝・発がん物質曝露などの環境要因が関与している.家系内にがん罹患者が複数いることは決してまれではなく,その背景には生活環境を長年共有してきたことが関与している可能性もある.がんの遺伝カウンセリングでは,遺伝要因のみならず,このような環境要因の可能性についても言及しておく[2)].

4 遺伝カウンセリングの流れ

- 実際の遺伝カウンセリングは,下記のような流れで行われる.初回には1～2時間じっくり時間をかけて遺伝カウンセリングを行う.遺伝カウンセリングを行う場所は,一般の診察室ではなく,クライエント(複数人のこともある)と遺伝カウンセリング担当者が対面できるようなテーブルがあり,

話している声が外に漏れたり，関係のないスタッフが出入りしたりすることがなく，プライバシーを確保できる落ち着いた雰囲気の部屋が望ましい．

① 挨拶，自己紹介，アイスブレーク，受診動機，クライエントがもっている情報，目的（一番知りたいこと），気分・体調の確認，アジェンダ設定
② 家系構成員の臨床情報を確認し，遺伝カウンセリングの基盤となる詳細な家系図を作成する．
③ クライエントが抱えている問題，発端者が罹患している疾患を遺伝医学的に正しく評価し，診断する．
④ クライエントの遺伝的リスクを評価し，そのリスクに応じて遺伝学的検査を実施するかどうかの意思決定支援を行う．遺伝学的検査を実施する場合のメリット・デメリット・具体的な対策（サーベイランス計画やリスク低減手術などの対策），実施しない場合のメリット・デメリット・具体的な対策について，検査を実施する前に確認しておく．
⑤ 血縁者の健康管理方法，保因者診断について説明する．
⑥ 遺伝学的検査結果の特殊性，個人情報の取り扱い，結果を知って生じる心理学的変化への支援について説明する．
⑦ 今後の計画（遺伝学的検査結果説明，結果説明後の心理的フォローアップ，サーベイランス計画など）を確認し，必要に応じて次回の予約をする．

■ 遺伝カウンセリングの場において，主人公であるクライエントと遺伝カウンセリング担当者が，協働的に家系図を完成させていくプロセスは特に重要であり，完成した家系図は，クライエントと血縁者の遺伝的リスクを評価する最も重みのある情報源となる．遺伝カウンセリング担当者は，共感的理解，積極的傾聴，沈黙などのコミュニケーションスキルを自然にかつ最大限に活用しながら，クライエントの気持ちに寄り添うことが大切である．このようなコミュニケーションスキルは，遺伝カウンセリング研修会などで行われる「遺伝カウンセリングロールプレイ」を通じて，実践的トレーニングを積みながら体得し，さらなる向上を目指すことができる．

5 遺伝学的検査

1 遺伝学的検査と遺伝子検査の違い

■ 遺伝子関連検査には，①遺伝学的検査，②体細胞遺伝子検査，③病原体遺伝子検査，の3種類があり，遺伝性腫瘍に関連する検査は主に①と②である．
■ 遺伝性腫瘍の「遺伝学的検査」とは，生殖細胞系列（germline）の遺伝子変異（親から子へと受け継がれる変異で生涯変化しない）の検査である．受検者から採取した末梢血の白血球DNAを用いて，PCR-direct sequence法で塩基配列の解析を行い，multiplex ligation-dependent probe amplification（MLPA）法で大きな欠失や重複を検出する．
■ これに対して体細胞遺伝子検査では，がん細胞のみに後天的に起きている体細胞変異（遺伝子の欠失，増幅，塩基置換，融合など）を調べる．がんの体細胞遺伝子変異は，原則として次世代に受け継がれることはない．

2 遺伝学的検査の実際とインフォームドコンセント

■ 遺伝学的検査を行う場合には，受検者にそのメリット・デメリットを十分に説明したうえで，インフォームドコンセントを得る必要がある．遺伝学的検査を実施するにあたって必要な説明事項には，①遺伝性腫瘍についての説明，②検査の目的・意義，③遺伝学的診断の対象，④遺伝学的検査の問題点（血縁者への影響，個人情報管理など），⑤遺伝学的検査の方法（末梢血採血）・解析方法，⑥検査費用（多くの場合自費である），⑦遺伝学的検査の限界（病的変異［＝病的意義のあるバリアント］が同定できない場合・偶発的所見・病的意義不明のバリアント［variant of uncertain significance：VUS］の可能性とその対策），⑧遺伝学的検査の結果報告の方法，⑨結果の登録事業・学術報告・研究計画への同意，などが挙げられる．
■ 遺伝学的検査の意義は，第一にクライエント自身の健康管理に役立つ遺伝情報を入手することであり，次いで，未発症だが遺伝リスクのある（at risk）血縁者の健康管理および遺伝学的検査に役立つ情報を入手できることである．遺伝学的検査のメリットとして，①遺伝性腫瘍の発症リスクを知ることで，サーベイランス計画および予防対策（化学予防・リスク低減手術）などによって，将来の人生を計画的かつ積極的に設計できる，②治療方針（術式決定・薬剤選択）の判断材料を得る，③at riskの血縁者に遺伝学的検査を提案できる場合がある，などが挙げられる．一方，デメリットとして，①変

異陽性（病的意義のあるバリアント）の場合，がん発症リスクの高さを知って不安が強くなる，②同一の変異を有する可能性のある血縁者のがん発症リスクを知って，その遺伝情報を次の世代に伝えた可能性があることに罪悪感を抱える場合がある，などが挙げられる．

- 遺伝学的検査の結果は重要な個人情報であり，結果によっては，クライエントや血縁者に深刻な心理的あるいは社会的影響を与える場合がある．遺伝カウンセリング担当者は，クライエントを遺伝学的検査実施へ誘導したり，推奨したりすることなく，遺伝学的検査という選択肢の客観的情報提供に努め，クライエント自身が遺伝学的検査の実施を主体的に選択，意思決定できるようサポートする役割を担う．遺伝性腫瘍既発症者の遺伝学的検査結果は，クライエントの診療を進める医療者同士で効率よく共有することも重要であり，遺伝医学的観点および個人情報管理の観点から，遺伝学的検査結果にかかわる診療情報の安全な共有方法を施設として整備しておく必要がある．

3 コンパニオン診断としての遺伝学的検査

- 2018年7月に，「がん化学療法歴のある*BRCA*遺伝子変異陽性かつHER2陰性の手術不能または再発乳癌」を適応として，PARP阻害薬（オラパリブ）治療が承認された．オラパリブの処方には，コンパニオン診断によって*BRCA1/2*遺伝子に生殖細胞系列で病的変異または病的変異疑いがあることの確認が必要である．

- これまでのHBOC診療では，家族歴や病歴（発症年齢，既往歴など）をきっかけにHBOCの可能性が高い乳癌患者を見つけ出し，遺伝カウンセリングの後に遺伝学的検査を実施し，診断を確定するという流れが主流であった．一方，PARP阻害薬の登場により，治療の適格性検査として*BRCA1/2*遺伝学的検査が実施されるようになった．このため，家族歴や病歴からはHBOCの可能性が低いと予測されていた場合にも，遺伝性であることが判明する場合がある．したがって，本検査において乳癌患者に*BRCA1/2*の病的変異・病的変異疑い・VUSが同定された場合には，本人および血縁者（未発症保因者を含む可能性がある）を対象とした遺伝カウンセリングを行うことが推奨される．

- 本検査の対象者は，これからオラパリブ治療を考慮する乳癌既発症者であるため，検査の説明は担当医が行う場合が多い．この際，本検査で得られる遺伝情報を血縁者が共有している可能性があること，*BRCA1/2*の病的変異・病的変異疑い・VUSが確認された場合には遺伝カウンセリングを推奨することを事前に説明したうえで，本検査の同意を得て検査をオーダーする．また，検査結果の開示も担当医が行うことが一般的である．このため，本検査では，説明→同意取得→結果開示の一連のプロセスにかかわる担当医が遺伝カウンセリングの基本を習得しておくことが望ましい．家族歴からHBOCの可能性が高いことが予測できる場合など必要時には本検査実施前にも，臨床遺伝専門医・認定遺伝カウンセラーによる遺伝カウンセリングを考慮する．

- 2018年9月には，「マイクロサテライト不安定性（microsatellite instability：MSI）を高頻度に有する（MSI-high）固形がん」に対する抗PD-1抗体（ペムブロリズマブ）によるがん種横断的治療の適格性判定を目的とした腫瘍組織MSI検査が，コンパニオン診断として承認された．元来，MSIの検出は，Lynch症候群のスクリーニング検査として有用であり，その90％以上にMSIが認められる．今後，大腸癌や子宮内膜癌に加え，他臓器癌のコンパニオン診断MSI検査が契機となり，Lynch症候群の確定診断を目的とした遺伝学的検査を検討する場面が増えることが予測される．このような場合にも遺伝カウンセリングが推奨されるため，その必要性はますます高まっていくことが推察されている．

6 結び

- 近年，クリニカルシークエンス（がん体細胞変異の網羅的遺伝子検査）やマルチ遺伝子パネル（遺伝性腫瘍関連遺伝子の生殖細胞系列変異の網羅的遺伝学的検査）の普及に伴い，遺伝性腫瘍の遺伝カウンセリングが推奨される場面が増えつつある．その一例として，クリニカルシークエンスの正常コントロールとして用いられる血液検体から，遺伝性腫瘍の生殖細胞系列遺伝子変異に代表される偶発所見／二次的所見が認められた場合の遺伝カウンセリングが挙げられる．今後，遺伝医学の進歩に遅れることなく最善の医療を提供できるよう，私たち現場の医療者一人ひとりが遺伝医療に精通し，最新知見の習得に努めながら，診療科の枠を越えて積極的に遺伝医療にかかわる姿勢が求められている．

文献

1) 福嶋義光監, 日本人類遺伝学会第55回大会事務局編. 遺伝医学やさしい系統講義18講. メディカル・サイエンス・インターナショナル, 2013.
2) 新井正美編著. 癌の遺伝医療―遺伝子診断に基づく新しい予防戦略と生涯にわたるケアの実践. 南江堂, 2015.
3) GENE Reviews Japan. http://grj.umin.jp/
4) 福嶋義光編. 遺伝カウンセリングハンドブック. メディカルドゥ, 2011.
5) 小杉眞司編. 遺伝カウンセリングのためのコミュニケーション論―京都大学大学院医学研究科遺伝カウンセラーコース講義. メディカルドゥ, 2016.
6) 新川詔夫監, 福嶋義光編. 遺伝カウンセリングマニュアル 改訂第2版. 南江堂, 2003.

(田辺真彦)

索引

数字・欧文

1 型糖尿病　499
4 つの R　37
5HT3 受容体拮抗薬　418, 419, 420, 422

A

ABCP 療法　106
ABVD ＋放射線療法　316
ABVD 療法　316
ABVd 療法　316
ACP（advance care planning）　554
AC 療法　124, 130
ADOC 療法　112
AHRQ（Agency for Healthcare Research and Quality）　58
AI 療法　291
albumin-bound パクリタキセル　131
ALL（acute lymphoblastic leukemia）　297
AML（acute myeloid leukemia）　297
Ann-Arbor 分類　315
AP 療法　224, 225
Ara-C　303, 305
Ara-C ＋ DNR 療法　302
Ara-C ＋ IDR 療法　302
Ara-C ＋アントラサイクリン系薬剤　303
ASCO（American Society of Clinical Oncology）　58
ASPIRE study　327
ATO　306
ATRA　305
ATRA 単独内服療法　306
AT 療法　130

B

βラクタム系広域抗菌薬　409
BCG（bacillus Calmette Guerin）　234, 235
BCLC（Barcelona-Clínic Liver Cancer Group）による分類と治療方針　181
BD 療法　324
BEACOPP 療法　316, 317
BELA study　308
BEP 療法　266, 333
BMI 分類　633
　　――とがん発症のリスク　634
BR 療法　318
B 型肝炎ウイルス　18
B 型肝炎対策ガイドライン　19

C

CAF 療法　130
CAG 療法　304
Calvert の式　22
CAPEOX ＋ベバシズマブ　168
CAPEOX 療法　162
CAPOX 療法　204
CAPTEM 療法　210
CAP 療法　112
CEF 療法　124, 130
CE 療法　91, 102
CF 療法＋セツキシマブ　91
CHASER 療法　320
CHASE 療法　320
Child-Pugh の分類　181
CHOP 療法　321
CLL（chronic lymphocytic leukemia）　297
CMF 療法　124
CML（chronic myelogenous leukemia）　297
Cochrane　58
CODE 療法　112
Cotswolds 分類　315
COX2 阻害薬　492
CR（complete response）　31
CT　30
CTCAE　34
CTLA-4　13
CyBorD 療法　325, 326
CYP17A 阻害薬　248

D

DASISION study　308
DBd 療法　327
DCF 療法　151
DC 療法　215
de Gramont レジメン　163
DeVIC 療法　320
DFS（disease free survival）　32
DIC（disseminated intravascular coagulation）　534
DLd 療法　328
DNR ＋ Ara-C 療法　302
DOAC（直接経口抗凝固薬）　544
dose-dense AC-T　124
dose-dense chemotherapy　10
dose-dense TC 療法　215, 332
DS（Durie and Salmon）分類　324
DS 療法　140

E

ECOG-PS（Eastern Cooperative Oncology Group-Performance Status）　9, 28
EFS（event free survival）　32
eGFR による腎機能評価　22
ELOQUENT-2 study　327
Emanuel らの 8 要件　71

ENESTnd study　308
EPOCH 療法　319
EP 療法　266
ERD 療法　327
ESHAP 療法　320
ESMO（European Society for Medical Oncology）　58
Ewing 肉腫ファミリー腫瘍　277

F

FAB 分類　300
FAC 療法　130
FAM 療法　204
FDG-PET　30
FFP（新鮮凍結血漿）　536
FLAGM 療法　304
FLAG 療法　303
FOLFIRI ＋アフリベルセプト　170
FOLFIRI ＋セツキシマブ　168
FOLFIRI ＋パニツムマブ　170
FOLFIRI ＋ラムシルマブ　170
FOLFIRINOX　192, 193
FOLFOX ＋パニツムマブ　168
FOLFOX4 療法　161
FOLFOX6 療法　161, 167, 204
FOLFOXIRI ＋ベバシズマブ　168
FP 療法　151, 154
FP 療法＋放射線療法　228
Fuhrman Grade　256

G

G-CSF　400
GC 療法　131, 236
GIST（gastrointestinal stromal tumor）　196, 373
Gleason スコア　243
Goldie-Coldman 理論　11
GT 療法　131

H

hazardous drugs　43
High-dose MVAC 療法　236

I

ICR 臨床研究入門　57
ICT（induction chemotherapy）　89
IDR　305
IDR ＋ Ara-C 療法　302
IDR-FLAG 療法　304
IOR/OS-4　286
IPFSG（International Prognostic Factors Study Group）による新規予後スコア　268
IP 療法　210
IRD 療法　327
IRIS study　308
IRIS ＋ベバシズマブ　170

ISS（International Staging System）　325
ITT（intention-to-treat）解析　68
IVR（interventional radiology）　373

J

JALSG ALL202-O　306, 307
JALSG APL97　305
JALSG Ph$^+$ ALL202　307, 308
JALSGAML97　303
JCOG0304　291
JCOG0502 レジメン　150
JCOG0508 レジメン　150
JCOG0909 レジメン　153
JCOG1109 試験　152
JCOG9516 レジメン　154
JCOG9906 レジメン　153

K

Khorana スコア　541
KPS（Karnofsky performance status）　28
KRD 療法　327

L

LCP（Liverpool Care Pathway）　612
LD 療法　326
LH-RH アゴニスト　246
LH-RH アナログ　127, 134
LH-RH アンタゴニスト　246
luminal 分類　116
LV5FU2 レジメン　163

M

MAID 療法　291
MALT リンパ腫　318
MAP 療法　285
Mayo Clinic レジメン　163
MEC 療法　303
Minds ガイドラインライブラリ　57
MiniMEC 療法　303
modified FOLFIRINOX 療法　192, 193
modified FOLFOX6 ＋ベバシズマブ　167
modified FOLFOX6 療法　161, 204
MPA 療法　225
MP 療法　325, 326
MRI　30
MSI-High　144
MSKCC（Memorial Sloan-Kettering Cancer Center）予後分類　255
MASCC（Multinational Association of Supportive Care in Cancer）　58, 409
MVAC 療法　235

N

nab- パクリタキセル　131, 143

nab-パクリタキセル＋カルボプラチン　107
nab-パクリタキセル＋カルボプラチン＋ペムブロリズマブ　106
nab-パクリタキセル＋ゲムシタビン　193
NBTE（nonbacterial thrombotic endocarditis）　543
NCCN（National Comprehensive Cancer Network）　58
NCI（National Cancer Institute）　58
NECO95J　285
NET（neuroendocrine tumor）　205, 372
NHS（National Health Services）　58
NK1 受容体拮抗薬　418, 420
Norton-Simon 理論　10
NRS（Numerical Rating Scale）　582
NSAIDs　584

O

OK432　381, 392
OMA（Ontario Medical Association）　58
Oncotype Dx　120
OS（overall survival）　32

P

PACE study　308
PanoBD 療法　327
PaP score（Palliative Prognostic Score）　606
PARP 阻害薬　220
PCI（prophylactic cranial irradiation）　102
PC 輸血　536
PD（progressive disease）　31
PD-1　14
PDQ（Physician Data Query）　58
PEG 化 G-CSF　400
PEI（percutaneous ethanol injection）　182
performance status　9, 28
PET-CT　30
PE 療法　102, 210
PE 療法＋放射線療法　102, 210
PFS（progression free survival）　32
PF 療法　91
PF 療法＋セツキシマブ　91
PiPS models（Prognosis in Palliative care Study predictor models）　607
PI 療法　102
PLD 療法　219
PLD 療法＋カルボプラチン　218
PomDex 療法　327
PPI（Palliative Prognostic Index）　605
PPS（Palliative Performance Scale）　605
PR（partial response）　31
PTX 療法　124

R

R-CHOP 療法　318, 319
R-CHOP 療法＋放射線療法　319
R-DeVIC 療法　320
RECIST　29
R-EPOCH 療法　320
R-ESHAP 療法　320
RFA（radiofrequency ablation）　182
RFS（relapse free survival）　32
ROAG（Revised Oral Assessment Guide）　427
Roswell Park レジメン　163
RTOG レジメン　153
RVD 療法　325, 326

S

S-1　107, 113, 140, 163, 188, 192
S-1＋オキサリプラチン　142
S-1＋ゲムシタビン　188, 191
S-1＋ゲムシタビン＋シスプラチン　188
S-1＋シスプラチン　142
SD（stable disease）　31
sequential chemotherapy　10
SHARE　550
SIRB 療法　170
sLV5FU2 レジメン　163
SOX＋ベバシズマブ　168
SPIKES　549
St.Gallen のガイドライン　121
Stevens-Johnson 症候群　491

T

TA（C）E（transcatheter arterial chemo-embolization）　182
TAI（transcatheter arterial infusion）　183
TAP 療法　225
TAS-102　171
TC＋ベバシズマブ療法　216
TCH 療法　124
TC 療法　124, 215, 218, 224, 225, 229, 332
T-DM1　132
TH 療法　126
TIP 療法　269
TMA（thrombotic microangiopathy）　542
TOURMALINE-MM1　327
TP＋ベバシズマブ療法　229
TP 療法　217, 229
TPF 療法　90
Trousseau 症候群　542
TTF（time to treatment failure）　32
TTP（time to progression）　32
TURBT（transurethral resection of the bladder tumor）　234, 235

U

UFT 内服療法　103
UFT＋ロイコボリン　162
UISS（UCLA Integrated Staging System）　256

V

VAC 療法　288
VAD 療法　325
VAS（Visual Analogue Scale）　582
VCD 療法　325, 326
VDC/IE 療法　287
VEGF 阻害薬　483
VelP 療法　269
VIP 療法　267, 269
VISTA trial　326
VMP 療法　326
VRD 療法　325, 326
VRS（Verbal Rating Scale）　582
VTD 療法　325

W

Wayne State レジメン　177
Wells clinical decision rule　541
Wells score system　541
WHO 方式 3 段階除痛ラダー　584

X

XELOX 療法　140, 204
XP＋トラスツズマブ　142

和文

あ

悪液質　595
悪性黒色腫　337
　——の ABCDE　338
アスピリン　544
アスペルギルス症　411
アセトアミノフェン　584
亜致死損傷　37
アテゾリズマブ　108
アテゾリズマブ＋カルボプラチン＋パクリタキセル＋ベバシズマブ　106
アドバンス・ケア・プランニング　554
アナストロゾール　120
アファチニブ　105
アフリベルセプト＋FOLFIRI　170
アブレーション　95
アベルマブ　352
アムホテリシン B シロップ　431
アムルビシン　103
アルプラゾラム　420, 421, 580
アレクチニブ　105
アレルギー反応　475
アロプリノール　516
アロマターゼ阻害薬　119, 127, 134
アンチトロンビン製剤　537

安定　31
アントラサイクリン系薬剤　305
アントラサイクリン系薬剤＋Ara-C 療法　303
アントラサイクリン系薬剤の限界総投与量　452

い

胃癌　138
意思決定　650
医師主導治験　77
移植後リンパ増殖性疾患　473
痛み　582, 608
遺伝カウンセリング　658
遺伝子異常　281
遺伝性がん　658
遺伝性腫瘍　658
イトラコナゾール内服液　431
イピリムマブ　342
イピリムマブ＋ニボルマブ　342
イブルチニブ　309
イホスファミド　482
イホスファミド＋ドキソルビシン　291
イホスファミド＋ドキソルビシン＋ダカルバジン　291
イマチニブ　198, 200, 309
イリノテカン　144, 219
イリノテカン＋シスプラチン　272, 333
イリノテカン＋ネダプラチン　272
イリノテカン＋フルオロウラシル＋ロイコボリン　194
医療ソーシャルワーカーの役割　5
医療費控除　656
医療保険法によるサービス　657
医療用テープ　489
インスリン　499
インターロイキン 2　344
インフォームド・コンセント　74

う

うつ　577
運動療法　642

え

液性免疫不全　406
エスシタロプラム　580
エストロゲン生成経路と使用薬剤　126
エトポシド　219, 352
エトポシド＋カルボプラチン　210
エトポシド＋シスプラチン　112, 333, 352
エビデンスレベル　54
エピルビシン　130
エピルビシン＋シスプラチン　272
エベロリムス　208
エリスロポエチン　401
エリブリン　131, 292
エルロチニブ　105
塩化アルミニウム液　492

エンザルタミド 249
炎症性薬剤 466
延命 9

お

黄体ホルモン 135
嘔吐 414, 592
オキサリプラチン 271
オキサリプラチン＋S-1 142
オキシコドン 586, 588
オクトレオチド 208, 436
オシメルチニブ 105, 107
悪心 414, 592
オタワ個人意思決定ガイド 651
オピオイド換算表 588
オピオイドスイッチング 587
オピオイド鎮痛薬 585
オファツムマブ 309
オラパリブ 133, 220
オランザピン 418, 420
オンコロジック・エマージェンシー 501

か

介護保険法によるサービス 657
ガイドライン 54
外用局所麻酔薬 494
下咽頭癌 88
化学放射線療法 9
化学療法安全管理基準 652
可逆性後頭葉白質脳症 460
下垂体機能低下症 498
家族性腫瘍 658
カバジタキセル＋プレドニゾン 251
過敏性反応 475
ガベキサートメシル酸塩 537
カペシタビン 131, 162, 168
カペシタビン＋ゲムシタビン 192
カペシタビン＋テモゾロミド 210
カペシタビン＋ドセタキセル 131
カペシタビン＋放射線療法 160
カペシタビン＋ベバシズマブ 168
カボザンチニブ 97
カルシトニン 521
カルボプラチン 22, 266
カルボプラチン＋nab-パクリタキセル 107
カルボプラチン＋nab-パクリタキセル＋ペムブロリズマブ 106
カルボプラチン＋PLD療法 218
カルボプラチン＋アテゾリズマブ＋パクリタキセル＋ベバシズマブ 106
カルボプラチンアレルギー 220
カルボプラチン＋エトポシド 210
カルボプラチン＋ゲムシタビン 218
カルボプラチン＋ゲムシタビン＋ベバシズマブ 218

カルボプラチン＋ゲムシタビン療法 236
カルボプラチン＋パクリタキセル 112, 178, 334, 344, 348
カルボプラチン＋パクリタキセル＋ベバシズマブ 107, 218
カルボプラチン＋パクリタキセル＋放射線療法 103
肝癌サーベイランス 179
がん患者における妊孕性温存に対するアセスメントと相談のアルゴリズム 459
肝癌診断アルゴリズム 179
がん関連倦怠感に対する運動療法 642
看護介入 650
看護師の役割 4
肝細胞癌 179
がんサバイバーシップ 623
カンジダ症 410
カンジダ性口腔粘膜炎の病態による分類 425
間質性肺疾患等の発現頻度 440
間質性肺疾患 439
患者支援 617
肝障害 498
眼障害 499
肝障害時の薬物療法 15
がん情報 57
　――サイト 57
　――サービス 57
がん診療ガイドライン 57
がん診療連携拠点病院 571
がん性胸膜炎 379
がん性心膜炎 391
がん性髄膜炎 387
がん性腹膜炎 383
肝切除 182
感染症 403
完全奏効 31
完全奏効期間 32
がん対策基本法 570
がん対策情報センター 57
がん対策推進基本計画 570
肝転移 371
肝動注化学療法 183
肝動脈塞栓療法 182
がんと肥満 633
肝内胆管癌 184
がんの検診 618
がんの予防 618
がんのリハビリテーション 641
がん薬物療法 8
緩和ケア 554, 564
　――診療加算 572
　――チーム 570
緩和療法 547

き

起壊死性薬剤 466

基底細胞癌　349
キャンディン系抗真菌薬　411
急性骨髄性白血病　297
急性白血病　297, 471
急性白血病のFAB分類　300
急性リンパ性白血病　297
胸腔鏡　382
胸水ドレナージ　380
胸腺癌　110
胸腺腫　110
強度変調放射線治療　41
胸膜炎　379
胸膜切除術　382
胸膜癒着術　380
去勢術　245

く

クライオセラピー　430
クリゾチニブ　105
クレアチニンによる腎機能評価　21

け

形質細胞腫瘍　323
経尿道膀胱腫瘍切除術　234, 235
経皮的エタノール注入療法　182
血液透析　23
血管外漏出　466
血漿交換　530
血小板減少　401
血栓性微小血管症　542
血栓塞栓症　539
結腸癌　157
ゲフィチニブ　105
ゲムシタビン　131, 188, 219, 271
ゲムシタビン＋nab-パクリタキセル　193
ゲムシタビン＋S-1　188, 191
ゲムシタビン＋カペシタビン　192
ゲムシタビン＋カルボプラチン　218
ゲムシタビン＋カルボプラチン＋ベバシズマブ　218
ゲムシタビン＋カルボプラチン療法　236
ゲムシタビン＋シスプラチン　107, 187
ゲムシタビン＋シスプラチン＋S-1　188
ゲムシタビン＋ドセタキセル　293, 294
ゲムシタビン＋パクリタキセル　271
下痢　434
減感作療法　477
研究倫理　71
剣状突起下心膜開窓術　392
検診　618
倦怠感　641
原発不明がん　329

こ

抗CD20抗体　309

抗CD30抗体　317, 321
抗EGFR薬　486
抗HER2療法　126
抗PD-1抗体　317
抗うつ薬　580
抗エストロゲン製剤　119
高額療養費制度　655
硬化療法　392
高カルシウム血症　519
抗がん薬
　──調整　49
　──治療をやめる　561
　──の催吐レベル　417
　──の曝露　43
　──曝露予防対策　47
　──ミキシング　43
抗凝固療法　543
抗菌薬　411, 435, 488
口腔癌　88
口腔ケアアセスメントシート　429
口腔粘膜炎　424
抗コリン薬　436
甲状腺癌　93
甲状腺機能障害　498
抗精神病薬　603
光線過敏症　491
抗体医薬　12
好中球減少　396
好中球減少症　404
喉頭癌　88
紅斑丘疹型発疹　491
抗ヒスタミン剤　488
高頻度マイクロサテライト不安定性　144
抗不安薬　580
抗ムスカリン薬　609
肛門癌　175
高齢者機能評価　638
高齢者のがん　638
呼吸困難（感）　599, 608, 642
国際病期分類　325
コクラン　58
個人防護具　48
骨腫瘍　276
骨髄性腫瘍　470
骨髄抑制　396
骨転移　374, 643
骨肉腫　277, 367
コデイン　585
コミュニケーション　648
コミュニケーション・スキル　548
コルチコステロイド　499, 600

さ

在宅緩和ケア　564

サイトケラチン　330
催吐リスクによる制吐薬の用量　418
細胞性免疫不全　408
ざ瘡様皮疹　486
サバイバーシップ　623
座薬　611
酸化マグネシウム　588
三酸化ヒ素　306

し

子宮頸癌　226, 621
子宮体癌　221, 634
シグナル伝達阻害薬　13
シクロホスファミド　482
シスプラチン　348, 382, 481
シスプラチン＋S-1　142
シスプラチン＋イリノテカン　272, 333
シスプラチン＋エトポシド　112, 333, 352
シスプラチン＋エピルビシン　272
シスプラチン＋ゲムシタビン　107, 187
シスプラチン＋ゲムシタビン＋S-1　188
シスプラチン＋ドキソルビシン　286
シスプラチン＋ドセタキセル＋放射線療法　103
シスプラチン＋ビノレルビン　103
シスプラチン＋ビノレルビン＋放射線療法　104
シスプラチン＋フルオロウラシル　178, 348
シスプラチン＋フルオロウラシル＋セツキシマブ　348
シスプラチン＋ペメトレキセド　106
シスプラチン＋ペメトレキセド＋ペムブロリズマブ　105
シスプラチン＋放射線療法　89, 90, 228
事前指示　556, 613
終末期　605
　　──における療養場所　565
術後化学療法　8
術中照射　40
腫瘍随伴症候群　525
　　──皮膚・筋骨系の腫瘍随伴症候群　531
腫瘍随伴神経症候群　527
腫瘍随伴性血液症候群　531
腫瘍随伴内分泌症候群　527
腫瘍内科医　2
腫瘍崩壊症候群　514
腫瘍マーカー　30
上咽頭癌　88
障害年金　656
消化管間質腫瘍　196, 373
消化管障害　498
消化管神経内分泌腫瘍　205
消化管閉塞　594
消化器がんと肥満　634
小細胞肺癌　101
症状緩和　9
小線源治療　40
上大静脈症候群　502

小腸腫瘍　201
傷病手当金　656
静脈炎　467
静脈血栓塞栓症　539
食道癌　146
食欲不振　595
止痢薬　435
腎癌　255, 366
腎機能の推定法　22
腎機能評価　21
神経・筋障害　499
神経障害　460
神経内分泌腫瘍　205, 372
神経ブロック　590
進行　31
侵襲性糸状菌感染症　406
腎障害　480
腎障害時の薬剤投与量　23
腎障害時の薬物療法　21
心毒性　447
腎毒性　479
心嚢穿刺　392
心嚢ドレナージ　392
心膜炎　391

す

膵癌　190
膵神経内分泌腫瘍　205
水腎症　385
髄膜炎　387
ステロイド　446, 488, 492, 493, 499, 522, 530
　　──含有口腔用軟膏　431
　　──と感染症　408
ストレプトゾシン　209
ストレプトゾシン＋フルオロウラシル　209
スニチニブ　113, 199, 209
スピロノラクトン　385

せ

生禁食　411
性機能障害　457
成熟B細胞腫瘍　312
成熟T/NK細胞腫瘍　312
生殖機能　627
生殖機能障害　457
精巣胚細胞腫瘍　264
制吐薬　415, 593
生物効果　36
喘鳴　609
生理食塩水　521
脊髄圧迫　508
脊髄照射　389
脊椎不安定性スコア　511
セツキシマブ　168, 170

皮膚障害に応じた──投与量調節の目安　489
セツキシマブ＋CF療法　91
セツキシマブ＋PF療法　91
セツキシマブ＋シスプラチン＋フルオロウラシル　348
セツキシマブ＋フルオロウラシル　348
セツキシマブ＋放射線療法　90
積極的治療中止　559
腺癌　148
先進医療　78
全生存期間　32
全脳照射　102, 389
センノシド　590
せん妄　602, 609
前立腺癌　239, 622
線量　39

そ

爪囲炎　486
造血幹細胞移植　472
造血器腫瘍　297, 312, 323
奏効期間　32
瘙痒症　488
ソラフェニブ　95, 96, 183

た

第Ⅰ相試験　61
第Ⅱ相試験　62
第Ⅲ相試験　65
胎児危険度分類　46
大腸癌　366, 372, 622
ダカルバジン　343
ダカルバジン＋ドキソルビシン　291
ダカルバジン＋ドキソルビシン＋イホスファミド　291
多形紅斑　491
多重性　70
脱毛　453
妥当性　72
多発性骨髄腫　323
ダブラフェニブ＋トラメチニブ　105, 341, 343
タペンタドール　586
タモキシフェン　120, 126, 127, 134
タルク　381
胆道癌　186

ち

チーム医療　2
逐次化学療法　10
治験　77
致死損傷　37
中咽頭癌　88
中間解析　69
中枢神経障害　460
中毒性表皮壊死症　491
聴覚毒性　460

調整　49
腸閉塞　385
直接経口抗凝固薬　544
直腸癌　157
治療成功期間　32
治療中止　559
鎮静　610
鎮痛補助薬　589
鎮痛薬　432, 584

つ

爪の変化　491

て

手足症候群　490
定位照射　40
低分子ヘパリン　544
適応障害　577
デキサメタゾン　325, 388, 418, 419, 420, 422
デノスマブ　522
デノスマブ＋天然型ビタミンD・炭酸カルシウム　377
テモゾロミド　343
テモゾロミド＋カペシタビン　210
デュルバルマブ　104
転移がんのマネジメント　355
てんかん　363
天然型ビタミンD・炭酸カルシウム＋デノスマブ　377

と

頭蓋内圧亢進　363
頭頸部癌　86
統合医療　645
透析患者の薬物投与計画　23
透析患者への抗がん薬投与　484
疼痛　582, 642
導入化学療法　90
動脈血栓症　542
投与時反応　475
投与時反応に対する治療のフローチャート　477
ドパミン受容体拮抗薬　420
ドキソルビシン　130, 291
ドキソルビシン＋イホスファミド　291
ドキソルビシン＋イホスファミド＋ダカルバジン　291
ドキソルビシン＋シスプラチン　286
ドキソルビシン＋ダカルバジン　291
ドセタキセル　107, 125, 130, 154, 219, 348
ドセタキセル＋カペシタビン　131
ドセタキセル＋ゲムシタビン　293, 294
ドセタキセル＋シスプラチン＋放射線療法　103
ドセタキセル＋プレドニゾン　250
ドセタキセル＋ラムシルマブ　107
トポテカン　219
トラメチニブ＋ダブラフェニブ　341
トラスツズマブ＋XP療法　142

トラスツズマブ＋パクリタキセル　131
トラスツズマブ＋ペルツズマブ＋パクリタキセル　132
トラベクテジン　292
トラマドール　585
トラメチニブ＋ダブラフェニブ　105, 343
トリフルリジン・チピラシル　144
トリフルリジン/チピラシル塩酸塩　171
トロンボモジュリン製剤　538

な

内分泌放射線療法　249
内分泌療法　245
ナファモスタット酸塩　537
軟骨肉腫　277
軟部腫瘍　276
軟部肉腫　367

に

二次発がん　470
ニトロウレア系製剤　483
ニボルマブ　91, 108, 144, 172, 317, 341, 342, 352
ニボルマブ＋イピリムマブ　342
日本臨床腫瘍学会　57
乳癌　115, 366, 367, 621
　──と肥満　634
ニューキノロン系抗菌薬　411, 435, 436
尿素製剤　488
妊娠　627
妊孕性　がん患者の妊孕性温存に対するアセスメントと相談のアルゴリズム　459
妊孕性温存　458, 627

ね

ネダプラチン＋イリノテカン　272
粘膜保護剤　432

の

脳脊髄照射　389
脳転移　344, 356
脳浮腫　362
ノギテカン　103

は

肺癌　99, 502, 622
廃棄物の取り扱い　48
胚細胞腫瘍　264, 274, 367
肺障害のモニタリング　444
排泄物の処理　48
肺転移　365
肺毒性　439
ハイドロコロイド被覆材　494
廃用症候群　641
パクリタキセル　97, 125, 130, 143, 154, 219, 270, 294
パクリタキセル＋アテゾリズマブ＋カルボプラチン＋ベバシズマブ　106
パクリタキセル＋カルボプラチン　112, 178, 334, 344, 348
パクリタキセル＋カルボプラチン＋ベバシズマブ　107, 218
パクリタキセル＋カルボプラチン＋放射線療法　103
パクリタキセル＋ゲムシタビン　271
パクリタキセル＋トラスツズマブ　131
パクリタキセル＋トラスツズマブ＋ペルツズマブ　132
パクリタキセル＋ベバシズマブ　133
パクリタキセル＋ラムシルマブ　143
曝露予防対策　47
播種性血管内凝固　534
パゾパニブ　292
発がんリスク　618
白血病　297, 471
発熱性好中球減少　397
発熱性好中球減少症　404
　──の初期対応　409
パニツムマブ　171
パニツムマブ＋FOLFIRI療法　170
パニツムマブ＋FOLFOX療法　168
パロノセトロン　419
バンデタニブ　96

ひ

非壊死性薬剤　467
非オピオイド鎮痛薬　584
非細菌性血栓性心内膜炎　543
非小細胞肺癌　103
皮疹　486
非ステロイド性抗アンドロゲン薬　246
ビスホスホネート　521
ヒトパピローマウイルスワクチン　226
ビノレルビン　131
ビノレルビン＋シスプラチン　103
ビノレルビン＋シスプラチン＋放射線療法　104
皮膚・筋骨系の腫瘍随伴症候群　531
皮膚癌　337, 346, 349, 351
皮膚乾燥　486
鼻副鼻腔癌　88
皮膚障害　486, 490, 496
皮膚障害に応じたセツキシマブ投与量調節の目安　489
皮膚色の変化　491
皮膚の色素沈着を起こしやすい薬剤と症状の傾向　491
非扁平上皮癌　104
非ホジキンリンパ腫　472
肥満　633
びまん性大細胞型B細胞リンパ腫　319
非劣勢試験　66
貧血　400

ふ

不安　577
フェノバルビタール　612

フェブキソスタット 517
フェンタニル 432, 586
フォンダパリヌクス 544
副作用のマネジメント 395
腹水 144, 385
腹膜炎 383
腹膜播種 144
ぶどう膜炎 499
部分奏効 31
プリンアナログ 309
プリン体代謝経路 517
フルオロウラシル＋イリノテカン＋ロイコボリン 194
フルオロウラシル＋シスプラチン 178, 348
フルオロウラシル＋シスプラチン＋セツキシマブ 348
フルオロウラシル＋ストレプトゾシン 209
フルオロウラシル＋セツキシマブ 348
フルオロウラシル＋放射線療法 160
フルダラビン 309
フルニトラゼパム 611
フルベストラント 134, 135
フレア反応 467
ブレオマイシン 381, 392
プレドニゾロン 499
プレドニゾン＋カバジタキセル 251
プレドニゾン＋ドセタキセル 250
ブレンツキシマブ - ベドチン 317, 321
プロクロルペラジン 588
フロセミド 385
プロテアソーム阻害薬 13
分割照射 37
分子標的治療の理論 11
分子標的薬 32

へ

ベバシズマブ 168, 170, 219
ベバシズマブ＋ CAPEOX 療法 168
ベバシズマブ＋ FOLFOXIRI 療法 168
ベバシズマブ＋ modified FOLFOX6 167
ベバシズマブ＋ SOX 療法 168
ベバシズマブ＋ TC 療法 216
ベバシズマブ＋ TP 療法 229
ベバシズマブ＋アテゾリズマブ＋カルボプラチン＋パクリタキセル 106
ベバシズマブ＋カルボプラチン＋ゲムシタビン 218
ベバシズマブ＋カルボプラチン＋パクリタキセル 107, 218
ベバシズマブ＋パクリタキセル 133
ヘパリン類似物質 488
ペムブロリズマブ 106, 108, 144, 171, 237, 341, 342, 352
ペムブロリズマブ＋カルボプラチン＋ nab- パクリタキセル 106
ペムブロリズマブ＋シスプラチン＋ペメトレキセド 105
ベムラフェニブ 343
ペメトレキセド 107

ペメトレキセド＋シスプラチン 106
ペメトレキセド＋シスプラチン＋ペムブロリズマブ 105
ヘリコバクター・ピロリ一次除菌療法 319
ヘルシンキ宣言 69
ペルツズマブ＋トラスツズマブ＋パクリタキセル 132
ベンゾジアゼピン 600, 604
扁平上皮癌 148, 346
ベンラファキシン 580

ほ

膀胱癌 232
防護具 48
放射性ヨウ素 95
放射線外照射 513
放射線腫瘍学 36
放射線障害 37
放射線治療 36, 318, 505
　──計画 38
　──に関する注意事項 42
　──プロセス 38
放射線療法＋ ABVD 療法 316
放射線療法＋ FP 療法 228
放射線療法＋ PE 療法 102, 210
放射線療法＋ R-CHOP 療法 319
放射線療法＋カペシタビン 160
放射線療法＋カルボプラチン＋パクリタキセル 103
放射線療法＋シスプラチン 89, 90, 228
放射線療法＋シスプラチン＋ドセタキセル 103
放射線療法＋シスプラチン＋ビノレルビン 104
放射線療法＋セツキシマブ 90
放射線療法＋フルオロウラシル 160
補液 515
補完代替医療 645
ホジキンリンパ腫 312, 471
保湿剤 493
ホスピス 564
ボリコナゾール 412
ホルモン療法 245

ま

マイトマイシン C 392, 483
マインズガイドラインライブラリ 57
正岡−古賀分類 111
正岡分類 111
末梢神経障害 461, 642
末梢性 T 細胞リンパ腫 320
マルチキナーゼ阻害薬 492
慢性骨髄性白血病 297
慢性白血病 297
慢性リンパ性白血病 297

み

ミアンセリン 580
ミコナゾール軟膏 431

ミダゾラム　611, 612
看取り　613
ミノサイクリン　381, 487
未分画ヘパリン　537, 544
未分化大細胞型リンパ腫　321
ミルタザピン　580

む

無再発生存期間　32
無進行期間　32
無増悪生存期間　32
無病生存期間　32

め

メサドン　586
メチルプレドニゾロン　504
メトクロプラミド　588
メトトレキサート　389, 482
メラノーマ　337
メルケル細胞癌　351
免疫関連有害事象　495
免疫グロブリン大量療法　530
免疫チェックポイント阻害薬使用時に施行すべき診察・検査　496
免疫チェックポイント阻害薬における効果判定　33
免疫チェックポイント療法　484
免疫不全　403
免疫抑制薬　530
免疫療法　13

も

毛髪　487
モキシフロキサシン　410
モルヒネ　432, 585, 599

や

薬剤師の役割　5
薬剤性間質性肺炎　444
薬剤性神経障害　460
薬剤性肺障害　445
　　——の診断基準　444
　　——の診断フローチャート　445

ゆ

優越性試験　66
有棘細胞癌　346
油脂性軟膏　488
輸注反応　475

よ

養子免疫療法　14

予後予測　605
予防　618
予防的全脳照射　102

ら

ラジオ波焼灼療法　182, 368
ラスブリカーゼ　517
ラパチニブ　132
ラムシルマブ　143, 183
ラムシルマブ＋FOLFIRI　170
ラムシルマブ＋ドセタキセル　107
ラムシルマブ＋パクリタキセル　143
卵巣癌　213
卵巣癌治療フローチャート　215
卵巣胚細胞腫瘍　274
ランダム化比較試験　66
ランレオチド　208

り

リコール現象　467, 491
リツキシマブ　530
利尿薬　504
リハビリテーション　641
リポソーマルドキソルビシン　219
粒子線　41
臨死期　613
臨床研究　76
臨床試験　61
　　——登録　75
　　——の倫理　71
リンパ腫　312, 502
倫理　71

れ

冷却療法　493
レゴラフェニブ　171, 183, 200
レナリドミド　326
　　——による二次発がん　473
レボチロキサシン　499
レボチロキシン　498
レンバチニブ　95, 96, 97, 183

ろ・わ

ロイコボリン＋UFT　162
ロイコボリン＋イリノテカン＋フルオロウラシル　194
ロペラミド　435
ロラゼパム　420, 421
ワルファリン　544

がん診療スタンダードマニュアル
──がん薬物療法からサポーティブケアまで

発　行	2019年12月25日　第1版第1刷
編　集	勝俣範之・東 光久・後藤 悌・白井敬祐・高野利実・森 雅紀・山内照夫
装　幀	［本文］長谷川周平，［表紙，本扉］森　裕昌（森デザイン室）
発行者	藤本浩喜
編集協力	岡部順子
発行所	有限会社シーニュ 〒156-0041　東京都世田谷区大原2-13-10 電話＋FAX　03-5300-2081
印刷・製本	（株）双文社印刷

ISBN 978-4-9909505-6-9　　Y8000E

本書の無断複写は著作権法上の例外を除き，禁じられています．